AF277544

Cirugía en la clínica de pequeños animales

Cirugía en la clínica de pequeños animales
Cirugía mínimamente invasiva en tórax y abdomen

Propiedad de:
© 2024 Grupo Asís Biomedia, SL
Plaza Antonio Beltrán Martínez, n.º 1, planta 8 - letra I
(Centro Empresarial El Trovador)
50002 Zaragoza - España

Dirección editorial: Miguel Martín-Romo García-Tenorio
Gestión del proyecto editorial: Rut Varea Paño
Edición: Jorge Viejo Adiego y Rut Varea Paño
Diseño de cubierta e ilustración: Jacob Gragera Artal
Maquetación: Nieves Marín Ortiz

ISBN: 978-84-18498-31-2
DL: Z 1620-2024

Diseño y maquetación:
Grupo Asís Biomedia, SL
www.grupoasis.com

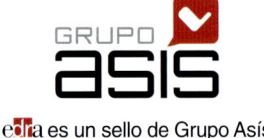

edra es un sello de Grupo Asís

Reservados todos los derechos.
Cualquier forma de reproducción, distribución, comunicación pública o transformación de esta obra
solo puede ser realizada con la autorización de sus titulares, salvo excepción prevista por la ley. Diríjase a CEDRO (Centro Español de Derechos Reprográficos) si necesita fotocopiar o escanear algún
fragmento de esta obra (www.conlicencia.com; 91 702 19 70/93 272 04 47).

Advertencia:
Los profesionales e investigadores veterinarios siempre deben basarse en su propia experiencia y conocimientos para evaluar y utilizar cualquier información, método, compuesto o experimento que se
describe en el presente documento. Debido a los rápidos avances de las ciencias médicas, en particular, se debe hacer una verificación independiente de los diagnósticos y las dosis de los fármacos.
En toda la extensión de la ley, Grupo Asís, los autores, editores o colaboradores no asumen ninguna
responsabilidad por cualquier lesión y/o daño a las personas o a la propiedad como consecuencia
de las responsabilidades de los productos, negligencias o de otra forma, o de cualquier uso u operación de cualquier método, producto, instrucción o idea contenida en el material aquí expuesto.

Impreso por Gráficas La Paz SL, Torredonjimeno (Jaén), España, noviembre 2024

Cirugía en la clínica de pequeños animales

José Rodríguez Gómez (coordinador)
Francisco Julián Pérez Duarte (coordinador)
Miguel Ángel Sánchez Hurtado
Jorge Gutiérrez Del Sol
Roberto Bussadori

Equipamiento e instrumental

Anestesia

Suturas

Ergonomía

Cirugía laparoscópica

Cirugía toracoscópica

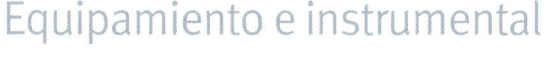

La cirugía en imágenes, paso a paso

Cirugía mínimamente invasiva en tórax y abdomen

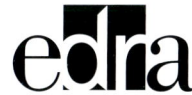

A nuestras familias, por su paciencia, generosidad y comprensión, ya que el extenso tiempo que le hemos dedicado a este libro se lo hemos restado a estar y disfrutar de su compañía.

También queremos recordar a aquellos seres queridos que ya no están y que se hubieran sentido tremendamente orgullosos al haber visto este libro publicado.

Agradecimientos

Este libro no habría sido posible sin la colaboración y el apoyo de muchas personas y organizaciones a lo largo de su desarrollo.

En primer lugar, queremos expresar nuestro más profundo agradecimiento a todos los colaboradores que han aportado su conocimiento, experiencia y tiempo a este proyecto. Vuestro compromiso y dedicación han sido fundamentales para la realización de este libro.

A los profesionales especialistas que cedieron imágenes para completar el contenido de la obra: Fausto Brandão, David Tapiador, CV Santa Ana (Chiclana de la Frontera), Centro Veterinario de Mínima Invasión Canarias, Luis Pérez (Clínica Veterinaria Tartessos), Francisco García Guerrero (Ecopet Diagnóstico Ecográfico Veterinario) y Justin Ganjei.

A los veterinarios que han demostrado su certeza en nuestro trabajo y en estas técnicas de mínima invasión y que ahora quieren avanzar en el conocimiento y la aplicación de los procedimientos que aquí tratamos.

A los pacientes y sus tutores, gracias por confiar en nosotros y permitirnos seguir avanzando en el tratamiento mínimamente invasivo en beneficio de las mascotas.

Queremos agradecer a la editorial Edra, por creer en este proyecto y hacerlo posible, y sobre todo las personas que han maquetado, revisado y comprobado hasta el último detalle del contenido que les hemos aportado; su trabajo, profesionalidad y dedicación han sido esenciales para el resultado excelente de este bonito libro que ahora está en sus manos.

Y por supuesto nuestro agradecimiento más profundo y sincero a usted por su interés en la cirugía mínimamente invasiva, en concreto en la cirugía laparoscópica y toracoscópica, y por estar leyendo este libro, que esperamos sea de utilidad práctica en su ejercicio profesional.

A todos, gracias de corazón.

Los autores

Autores

Coordinadores: José Rodríguez Gómez y Francisco Julián Pérez Duarte

José Rodríguez Gómez, LV, PhD

Licenciado y doctor en Veterinaria por la Universidad Complutense de Madrid. Profesor titular de Patología Quirúrgica y Cirugía Veterinaria del Departamento de Patología Animal de la Universidad de Zaragoza. Cirujano del Hospital Veterinario de la Universidad de Zaragoza.

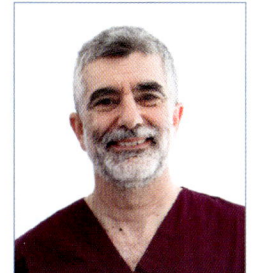

Autor de la colección de libros "La cirugía en imágenes, paso a paso" que engloba los títulos: La parte posterior, El abdomen caudal, El abdomen craneal, El tórax, Cabeza y cuello I, Cabeza y cuello II, Cirugía sin sangrado, Bases prácticas en el quirófano, Técnicas quirúrgicas, Errores y complicaciones en cirugía y Atlas de instrumental quirúrgico, entre otros, y que se han traducido a diversos idiomas como inglés, francés, alemán, italiano, chino, japonés, coreano, portugués, turco, polaco o ruso.

Francisco Julián Pérez Duarte, DVM, PhD

Realizó su tesis doctoral en el ámbito de la cirugía laparoscópica, obteniendo una calificación de sobresaliente "*cum laude*". Investigador de la unidad de laparoscopia del Centro de Cirugía de Mínima Invasión Jesús Usón (CCMIJU) desde 2005 a 2015. Cofundador del Servicio Móvil de Cirugía Veterinaria (VETMI), donde desarrolla actualmente su actividad pro-

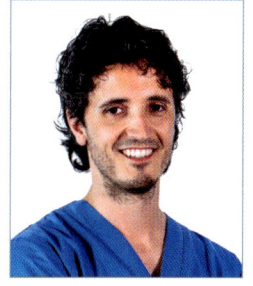

fesional. Desde 2023 es profesor asociado a tiempo parcial de la Facultad de Veterinaria de la UAX. En la actualidad es secretario del Grupo de Endoscopia de AVEPA y Mínima Invasión (GEAMI).

Ha sido profesor en más de 200 cursos de cirugía de mínima invasión enfocados a cirugía veterinaria y humana. Es autor de múltiples trabajos científicos en revistas nacionales e internacionales con índice de impacto, así como de capítulos de libros y monografías de cirugía veterinaria, y ha presentado más de 80 trabajos en congresos nacionales e internacionales.

Miguel Ángel Sánchez Hurtado, LV, PhD

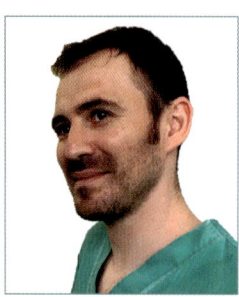

Doctor en Veterinaria por la Universidad de Extremadura (UEX) con experiencia clínica en mínima invasión desde 2013. Desde 2005, adquiere práctica en simulación laparoscópica y en cirugía experimental. Ha trabajado como investigador en el CCMIJU de Cáceres. Es cofundador de VETMI y del grupo ENDOTRAINING, dedicado a la organización de cursos de formación de cirugía de mínima invasión en diversas especialidades de medicina humana y veterinaria. Miembro de la Asociación Ibérica de Mínima Invasión Veterinaria (MINIMAL) y del GEAMI.

Profesor en más de 200 cursos de formación quirúrgica y actividades para obtener el título de especialista y másteres universitarios relacionados con la medicina veterinaria y humana. Tiene experiencia investigadora en convocatorias nacionales e internacionales. Es miembro del Grupo de investigación de BIOMARCADORES del Instituto INiBICA (Cádiz). Creador del canal de Instagram de divulgación sobre mínima invasión https://www.instagram.com/mis_veterinary/

Revisor en revistas internacionales, autor de capítulos de libros y monografías, coinventor de patentes y modelos de utilidad, autor o coautor en 45 referencias de revistas nacionales o internacionales y ponente en 130 comunicaciones y participaciones a congresos y reuniones nacionales e internacionales.

Roberto Bussadori, LV, PhD

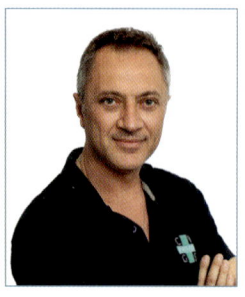

Licenciado en Veterinaria por la Universidad de Milán. Doctorado europeo en Veterinaria por la Universidad de León. Máster en microcirugía, cirugía experimental y trasplantes. Cirujano cardiovascular, torácico y de vías respiratorias de la Clínica Veterinaria Gran Sasso (Milán) y del Hospital Veterinario Valencia Sur (Valencia).

Coautor de los libros Bases prácticas en el quirófano y Cabeza y cuello I de la colección "La cirugía en imágenes, paso a paso".

Jorge Gutiérrez del Sol, LV, Msc.

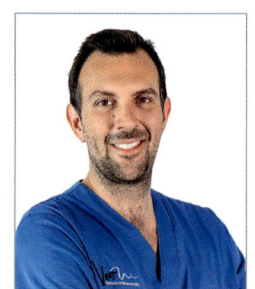

Actualmente se encuentra realizando el doctorado en el ámbito de la cirugía laparoscópica. Ha realizado estancias en el CCMIJU, donde ha colaborado en cursos sobre cirugía de mínima invasión en medicina veterinaria y humana. Colaborador docente del departamento de cirugía de la UEX. Cofundador de VETMI (2012), donde ha llevado a cabo con éxito cirugías laparoscópicas nunca antes descritas en veterinaria. Socio fundador y actual presidente de MINIMAL. Miembro del GEAMI y de la Sociedad Latinoamericana de Endoscopia Veterinaria (SLEV).

Ha sido profesor en más de 100 cursos de cirugía de mínima invasión enfocados a veterinaria y cirugía humana, presentando más de 40 trabajos en congresos nacionales e internacionales.

Autor de múltiples trabajos científicos en revistas nacionales e internacionales, así como en capítulos de libros y monografías de cirugía veterinaria.

Felipe Lillo Araya, MV, PhD

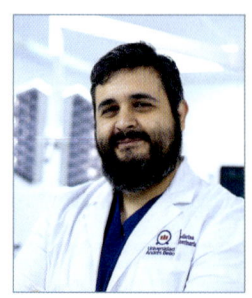

Médico veterinario, diplomado en Medicina Intensiva del Adulto, diplomado en Ética Fundamental y Clínica, doctor en Medicina Veterinaria. Desde 2011 es académico jefe del Servicio de Cirugía Mínimamente Invasiva de la red de hospitales veterinarios de la Universidad Andrés Bello de Chile. Desde 2018, es director del grado de Medicina Veterinaria en la sede Viña del Mar.

Autor de diversos artículos científicos y de capítulos de libros sobre cirugía mínimamente invasiva veterinaria.

Laura Hernández Hurtado, LV, PhD

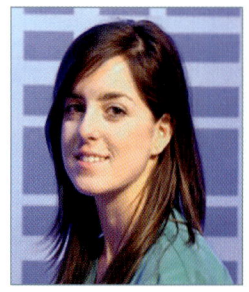

Licenciada y doctora en Veterinaria por la UEX. Profesora de la Escuela Superior de Biociencias de Elvas (Portugal), donde trabaja en la actualidad. Profesora de diferentes cursos de cirugía mínimamente invasiva.

Autora de varios artículos en revistas científicas.

Angelo E. Tapia-Araya, DVM, MSc, PhD, GPCertSAS, VEaMIS, MRCVS, Acred. AVEPA Cirugía tejidos blandos

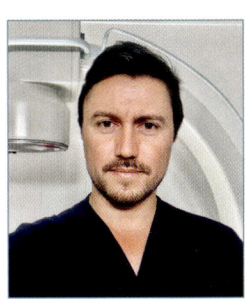

Licenciado en Veterinaria por la Universidad de Chile (2006), certificado en cirugía por el European School of Veterinary Postgraduate Studies (ESVPS) (2010), máster en Ciencias por la UAB (2011) y título de especialista en endoscopia y cirugía de mínima invasión concedido por la UEX (2013), doctor por la Universidad Autónoma de Barcelona (UAB) en colaboración con el CCMIJU (2015). Es fundador del servicio LAPAROENDOVET (Servicio de Laparoscopia y Endoscopia Veterinaria Móvil) y compagina este servicio con la docencia en cursos universitarios y no universitarios relacionados con la cirugía de mínima invasión (laparoscopia). Es miembro acreditado de AVEPA en Cirugía de tejidos blandos y miembro activo de diferentes asociaciones de mínima invasión y endoscopia (SLEV, VES, MINIMAL, AEVMI).

Autor de artículos científicos y capítulos de libros relacionados con estas materias.

María Teresa Mangas Ballester, LV, Residente ECVAA

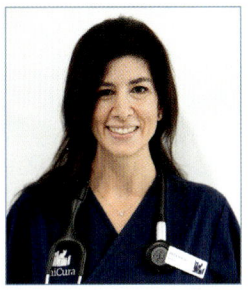

Licenciada en Veterinaria por la UEX. Obtuvo una beca clínica de 3 años en la Universidad Complutense de Madrid (UCM) y posteriormente fue investigadora del Departamento de Anestesiología del CCMIJU. Desde 2017 forma parte del Servicio de Anestesia de AniCura Valencia Sur Hospital Veterinario. Actualmente es residente del European College of Veterinary Anaesthesia and Analgesia (ECVAA). Ha realizado estancias en hospitales veterinarios de Europa y América del Norte. Es miembro de la Sociedad Española de Anestesia y Analgesia Veterinaria (SEAAV).

Ha participado en congresos nacionales e internacionales y ha colaborado en artículos científicos publicados en revistas nacionales e internaciones.

Manuel Jiménez Peláez, LV, Dipl.ECVS, MRCVS

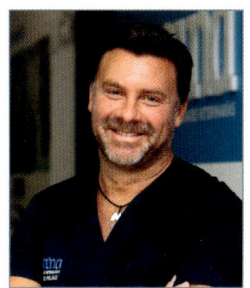

Licenciado en Veterinaria por la Universidad de Córdoba (1999) y diplomado por el European College of Veterinary Surgeons (ECVS). Durante 15 años adquiere experiencia en centros de Francia y Reino Unido. En 2013 trabajó en diferentes hospitales privados y universitarios como especialista en cirugía (tejidos blandos, traumatología y ortopedia y neurocirugía). Socio fundador, codirector y jefe del Servicio de Cirugía del Hospital de referencia multidisciplinario Aúna Especialidades Veterinarias – IVC Evidensia (Valencia).

Ponente en cursos posgrado y congresos nacionales e internacionales de manera asidua, autor de capítulos de libros y numerosas publicaciones nacionales e internacionales. Es también corrector oficial de numerosas publicaciones en revistas internacionales.

Sus áreas de mayor interés son la cirugía oncológica, cardiotorácica, cirugía vascular, hepática, reconstructiva y respiratoria incluyendo el síndrome braquicefálico, la cirugía mínimamente invasiva (laparoscopia, toracoscopia y artroscopia), la traumatología compleja y la cirugía espinal.

David García Rubio, LV, Spec. VEaMIS, Acred. AVEPA Cirugía tejidos blandos

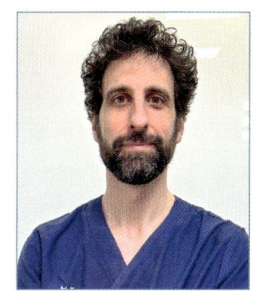

Licenciado en Veterinaria en 2008 por la Universidad de Zaragoza, donde realizó un internado de 3 años en el Hospital Veterinario Universidad de Zaragoza. En 2013 funda ECIVET, servicio ambulante de cirugía y endoscopia en Zaragoza y alrededores. En 2014 pasa a trabajar a tiempo completo en el Hospital Veterinario San Fermín en Pamplona como responsable de los servicios de Diagnóstico por Imagen y Cirugía de Tejidos blandos, con especial dedicación a la cirugía de mínima invasión. Es especialista en Mínima Invasión por el CCMIJU y Acreditado por AVEPA en cirugía de tejidos blandos. Miembro de los grupos GEAMI y GECIRA de AVEPA y secretario de MINIMAL.

Es autor y ponente de múltiples trabajos enfocados en torno a la cirugía de mínima invasión.

Colaboradores

Núria Comas Collgrós, LV, Dipl.ECVS, MRCVS

Licenciada en Veterinaria por la UAB. Realizó el internado general en el Hospital Costa Brava (2011-2012) y el internado rotatorio en pequeños animales de la UAB (2012-2013). Trabajó como veterinaria generalista con especial interés en Cirugía en el Hospital Costa Brava (2013-2016). Realizó un internado de cirugía en Aúna Especialidades Veterinarias (Valencia), en el periodo comprendido entre 2016 y 2018; y un internado de cirugía en el Fitzpatrick Referrals LTD en el Reino Unido durante los años 2018 y 2019. En 2019 trabajó como veterinaria generalista en una clínica de pequeños animales de una organización benéfica en el Reino Unido (PDSA). Desde 2020 y hasta la actualidad es residente de cirugía por el ECVS en el Fitzpatrick Referrals LTD (Reino Unido). Miembro del RCVS.

Daniel Aguilar García, LV, PhD, residente ECVS

Licenciado en Veterinaria por la Universidad de Córdoba (2011). Tras finalizar sus estudios, realizó un máster en Medicina, Sanidad y Mejora Animal, especialidad en Medicina y Cirugía Animal en la Universidad de Córdoba. Posteriormente, realizó su tesis doctoral sobre el uso de terapias biorregenerativas para el tratamiento de lesiones músculo-esqueléticas (2017) en esta misma Universidad. Ha trabajado en el Hospital Clínico Veterinario de la Universidad de Córdoba, y realizado estancias de formación en la unidad de pequeños animales de la Universidad de Viena y de Liverpool. Realizó un curso superior de posgrado de Traumatología en pequeños animales (nivel medio y avanzado); internado de especialidad en cirugía en el Hospital Aúna Especialidades Veterinaria – IVC Evidensia (Valencia), donde desde el año 2021 y hasta la actualidad se encuentra realizando la residencia en cirugía de pequeños animales.

Coautor de varias publicaciones en revistas indexadas internacionales y de comunicaciones en congresos nacionales e internacionales.

Francisco Martínez Gomariz, LV, PhD, Spec. VEaMIS, Acred. AVEPA Cirugía tejidos blandos

Licenciado en Veterinaria por la Universidad de Murcia (UMU) y doctor en Veterinaria por la misma Universidad. Especialista universitario en Endoscopia y Cirugía de Mínima Invasión en Pequeños Animales por la UEX. Diplomado posgrado en Cirugía y Anestesia de Pequeños Animales por la UAB. Acreditado AVEPA Cirugía de Tejidos Blandos. Profesor asociado de Anatomía en el Departamento de Anatomía y Embriología de la Facultad de Veterinaria de la UMU. Socio fundador de la Clínica Veterinaria Bonafé, en La Alberca (Murcia). Director del Centro Murciano de Endoscopia Veterinaria-CMEV, en La Alberca (Murcia). Miembro y presidente del GEAMI y miembro del GECIRA de AVEPA. Miembro fundador de la SLEV y miembro de la AEVMI y de MINIMAL.

Eleonora Pagni, DVM

Graduada Medicina Veterinaria por la Universidad de Pisa en diciembre de 2006. Su experiencia en la clínica de pequeños animales se inicia en 2008. Ha realizado los másteres de segundo nivel de Nefrología y Urología del perro y del gato (Universidad de Pisa, 2018) de Oncología Veterinaria y de Cirugía Especializada del Perro y del Gato (Universidad de Teramo, 2021 y 2023, respectivamente). Desde 2023 está formándose en endoscopia para obtener el GPCert (Med Endo).

Vincenzo Montinaro, DMV, MRCVS, MSc Oncologia, GPCert(SASTS), GPCert(ENDO), GpCert (CARDIO) Dipl.ECVS, EBVS European Specialist in Small Animal Surgery

Graduado en la Universidad de Bari en 2005. Entre 2006-2007 realiza un programa de internado especializado en cirugía oncológica con el Dr. Romanelli. En 2008 obtiene el Máster en Oncología Veterinaria de segundo nivel por la Universidad de Pisa. Trabaja en varias clínicas de Reino Unido (R.U.) y en 2009 comienza un internado rotacional en la clínica Dick White Referrals (Cambridgeshire, R.U.). En 2010 realiza un internado especializado en cirugía oncológica en el Ontario Veterinary College (EE. UU.). Entre 2012 y 2015 sigue el programa de Residencia del Colegio Europeo de Cirugía. Desde 2016 a 2019 ha trabajado en clínicas italianas y suizas como cirujano general, ortopédico y oncológico. Desde 2017 es secretario de la Sociedad Italiana de Especialistas en Cirugía Veterinaria (SCVI) y desde 2018, es responsable del Departamento de Cirugía de Tejidos Blandos de la Clínica Veterinaria Malpensa, ocupándose de la cirugía oncológica, miniinvasiva, torácica y cardiovascular. En 2018 obtiene el certificado en cirugía de tejidos blandos (GpCertSAS), en 2021 se diploma en el Colegio Europeo de Cirugía (ECVS), y en el mismo año obtiene el GPcert en Endoscopia. Desde 2021 es responsable del proyecto de formación interna semanal en la Clínica Veterinaria Malpensa para los internos rotacionales y especializados. A finales de 2023 obtiene el GPCert en Cardiología.

Ha sido ponente en congresos nacionales e internacionales y autor de publicaciones internacionales.

Isabel Rodríguez Piñeiro, LV, PhD, Dipl.ECVIM-CA

Especialista europea EBVS en Medicina Interna (Dipl.ECVIM-CA). Responsable del Servicio de Medicina Interna y directora médica del Hospital Veterinario Puchol.

Maurici Batalla Olivé, DVM

Director del centro veterinario de mínima invasión Maurici Batalla Veterinaris.

Prólogo

Tras haber tenido la ventura de vivir el comienzo y la evolución de la endocirugía, es un gran honor el poder prologar este libro; gracias.

El objetivo primordial y esencial que los autores de esta obra se han trazado es la realización de un libro eminentemente práctico y ricamente ilustrado con una magnífica iconografía que facilite la comprensión de las diversas técnicas endoquirúrgicas, plasmando de forma clara los conocimientos clínicos y fundamentalmente técnicos que todo buen cirujano debe poseer.

Es un tratado muy útil y valioso, pues describe de manera exhaustiva los distintos procesos patológicos que se pretenden resolver, concretando su índice de presentación, y cómo realizar de forma correcta y precisa las distintas técnicas de cirugía de mínima invasión, estableciendo su grado de dificultad y profundizando en cómo superarlas, lo cual es de agradecer por la valiosa información aportada. En definitiva, es un gran estímulo para la aplicación de estas técnicas. Y quién mejor para ello que los autores de esta obra, que atesoran brillantes conocimientos sobre la clínica y la técnica de la cirugía de mínima invasión debido a su vasta experiencia.

¿Qué es la cirugía mínimamente invasiva? ¿Es simplemente una técnica quirúrgica? Como buenos "quirurgos", todos conocemos el concepto de la cirugía; *pars medicinae quae manu curat*. Pero no olvidemos que la cirugía como técnica para resolver y abordar los procesos patológicos es un traumatismo *per se*. Traumatismo que debe controlarse indefectiblemente y siempre minimizarse, y aquí es donde entra en juego la cirugía de mínima invasión, que en buena lógica deberíamos llamar "cirugía de mínima agresión", pues cambia radicalmente el abordaje disminuyendo de manera notable la agresión quirúrgica. La toracotomía y la laparotomía exploratorias ya son historia.

Podríamos definir la cirugía de mínima invasión como el conjunto de técnicas endoquirúrgicas que se realizan a través de un abordaje mínimo que denominamos portales, realizado mediante trocares, que precisa inevitablemente de instrumental endoscópico (ópticas rígidas) para ver los órganos intracavitarios, lo que requiere la visualización y la coordinación de movimientos de forma indirecta a través de sistemas de vídeo y monitores, así como el uso de un tipo adecuado de instrumental especialmente diseñado.

La endocirugía, por sus particularidades en el gesto quirúrgico, aporta como ventajas un abordaje mínimo y, por tanto, una agresión tisular escasa, con una exposición, un resecamiento y una manipulación visceral menores, lo que disminuye la infección y reduce el dolor intra- y posoperatorio. Proporciona, además, una buena y magnificada visualización de los órganos que nos cambia el concepto anatómico respecto a la cirugía convencional. Todo ello caracteriza y realza esta técnica, y proporciona una recuperación posoperatoria rápida y gratificante para el paciente, el propietario y el cirujano.

Como inconvenientes tiene que requiere de un adiestramiento específico con una curva de aprendizaje progresiva para su eficaz ejecución, así como la ausencia de tacto, el cual es esencial para el cirujano; debemos aprender a palpar a través del instrumental, lo que se consigue con la práctica. De forma particular, podemos decir que se precisa de un perfecto control del sangrado; de forma general, cabe destacar que en la mayoría de las técnicas el tiempo quirúrgico se alarga respecto a la cirugía convencional, hecho que queda claramente compensado por la menor morbilidad y mejor periodo posoperatorio.

Muchas son las posibilidades e indicaciones diagnósticas y terapéuticas que se nos ofrecen, pero su aplicación dependerá fundamentalmente del proceso patológico (pues no todos se pueden o deben resolver por endocirugía), del paciente y, sobre todo, de nuestra experiencia. Las complicaciones quirúrgicas se deben más a la inexperiencia que a la propia técnica. La seguridad en uno mismo y en la técnica endoquirúrgica debe ser preceptiva. La capacidad de superar las dificultades a través del adiestramiento y cultivo necesarios para su eficaz ejecución permanece como virtud esencial de la técnica endoquirúrgica. Por ello, debemos ser conscientes de nuestras posibilidades y limitaciones, conocer nuestra capacidad para poder ajustar la imaginación a la realidad y, además, cultivar sin descanso el estudio y la habilidad manual; un verdadero cirujano nunca acaba de formarse. En definitiva, el buen juicio del cirujano y la destreza en la técnica quirúrgica son la base de elección.

No hace mucho tiempo se decía que la cirugía de mínima invasión era la cirugía del futuro; hoy ya podemos decir que es la cirugía del presente. Es una técnica bien instaurada y aceptada por muchos cirujanos que son conocedores de sus posibilidades y de sus beneficios, ya que tiene gran aplicación en la clínica diaria, ya sea realizando una práctica puramente endoquirúrgica o como apoyo a la cirugía convencional mediante técnicas asistidas.

Augurar el futuro es arriesgado, pero ciertamente, con un pasado revolucionario, un presente apasionante y en plena expansión y un futuro excitante, la cirugía de mínima invasión siempre estará al servicio del paciente y del cirujano porque aporta un avance importante en el diagnóstico, el tratamiento y el pronóstico. La cirugía robótica está en pleno desarrollo y esto supondrá cambiar el gesto quirúrgico, pues operaremos (visualizaremos y palparemos) superando la barrera del espacio. Ojo y mano humanos serán sustituidos por sensor y mano robóticos, pero el conocimiento y el buen juicio clínico siempre serán obra del cirujano.

Jesús M.ª Usón Casaús

Prefacio

Desde el primer libro de José Rodríguez que vimos publicado en esta colección por Servet, pensamos en lo bien que estaría tener uno así sobre cirugía de mínima invasión. Son libros prácticos, enfocados a resolver de manera clara y concisa las dudas que pueden aparecer antes de ejecutar un determinado procedimiento.

Cuando éramos pequeños y leíamos tebeos, lo que nos gustaba era ver las viñetas. Ahora, los libros de cirugía que preferimos son los que tienen muchas fotos y poco texto; el texto justo que vaya al grano y comente "qué haría yo en este punto concreto". Además, las técnicas que nosotros desarrollamos están perfectamente documentadas en formato gráfico de principio a fin. De esta manera, no existe excusa para no llenar un libro con imágenes que puedan servir al lector para afrontar una cirugía tras haber revisado previamente el paso a paso del procedimiento.

Así, se fue formando en nuestra mente la idea de realizar un libro tipo "los Servet de José Rodríguez y colaboradores". Después de unos años participando en varios libros y de darle vueltas al asunto, decidimos dar el paso: fuimos directamente al coordinador de esos libros que tanto nos gustaban y le ofrecimos la posibilidad de crear el libro de laparoscopia y toracoscopia que teníamos en la cabeza. Y se juntaron los astros, porque en la mente de José Rodríguez ya existía la idea y las ganas de editar este libro.

Ha sido un duro trabajo de recopilación de vídeos para sacar las mejores imágenes posibles. También nos hemos llevado algún que otro pequeño disgusto, porque en esa cirugía que habías realizado y se veía tan bien en tu cabeza, al revisar el vídeo, esa gotita de grasa que siempre mancha la óptica estaba ahí, en el peor momento posible.

Al final de todo, y aunque seguramente queden muchas cosas por mejorar, en nuestra opinión hemos escrito el libro que nos hubiese gustado tener cuando empezamos en esto de la mínima invasión. Hemos procurado ser lo más concretos posible, explicando cada paso y las complicaciones más frecuentes de los procedimientos quirúrgicos más relevantes, e intentando siempre incluir imágenes aclaratorias.

Esperamos de todo corazón que lo disfrutéis y, sobre todo, que os sea de utilidad cuando os pongáis delante del monitor de la torre.

Francisco Julián Pérez Duarte
Jorge Gutiérrez del Sol
Miguel Ángel Sánchez Hurtado

Manejo de la obra

El libro se divide en tres secciones. La primera trata los aspectos generales de la cirugía mínimamente invasiva, centrándose en la cirugía laparoscópica y toracoscópica. La segunda aborda la cirugía laparoscópica del aparato genital, el aparato urinario, el sistema digestivo, los órganos macizos abdominales, los shunts y las hernias. La última sección está enfocada en la cirugía toracoscópica de los pulmones, el pericardio, los grandes vasos torácicos y el mediastino.

En cada capítulo, después de exponer brevemente la etiología, los signos clínicos, el diagnóstico y el tratamiento de la patología o las indicaciones y las contraindicaciones de la técnica diagnóstica,

se describe paso a paso la técnica quirúrgica mediante imágenes y vídeos de gran calidad.

Se incluyen recuerdos anatómicos para que el cirujano tenga en mente las cuestiones más importantes desde un punto de vista quirúrgico a la hora de afrontar la intervención. También se destacan mediante cuadros la información más relevante, los consejos y los puntos críticos de cada procedimiento, y se describen los cuidados posoperatorios así como las complicaciones más notables o habituales a las que hay que prestar atención para disminuir la tasa de conversión a cirugía abierta y la morbimortalidad periquirúrgica.

Las aperturas de sección

Título de la sección

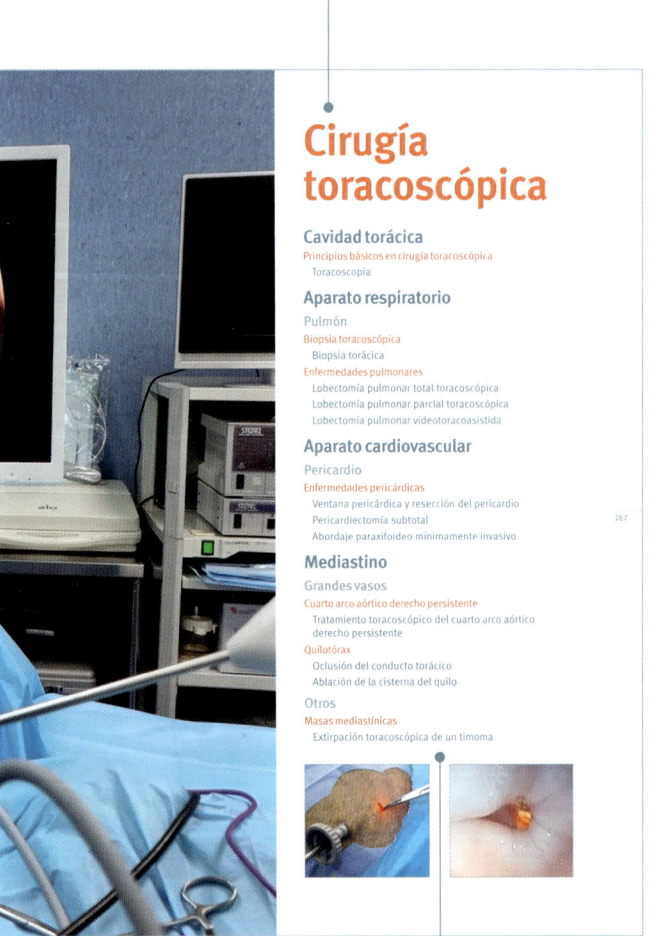

Resumen de los contenidos para facilitar la búsqueda

Los contenidos

La banda sin color contiene el nombre del capítulo y los autores

Órgano o región y título del capítulo donde nos encontramos

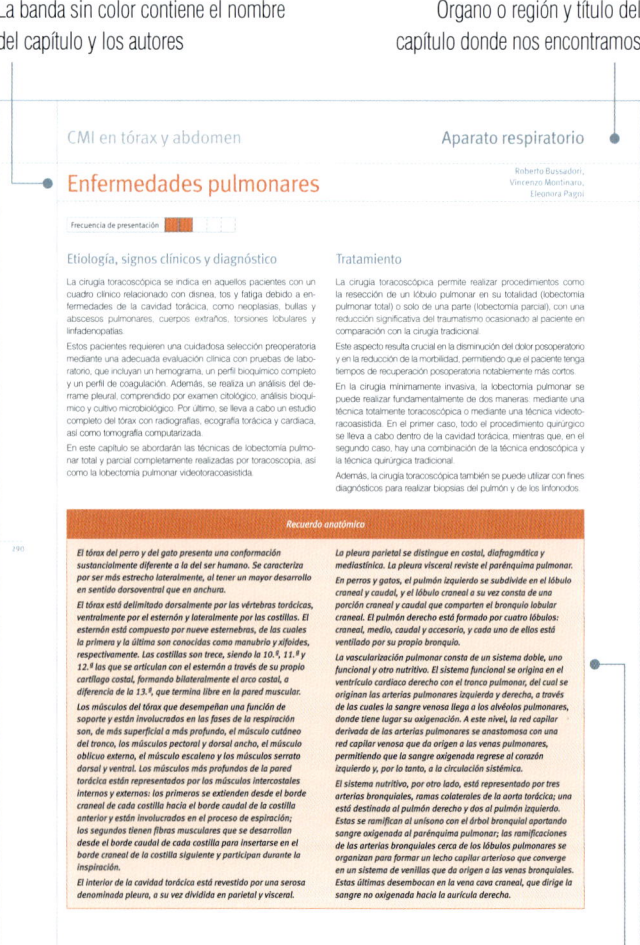

Los cuadros de color más grandes recuerdan la anatomía de la zona quirúrgica o desarrollan información adicional de interés

¿Cómo se maneja este libro?

La banda de color indica que estamos ante la descripción de una técnica quirúrgica aplicada para resolver la patología descrita

Los códigos QR permiten visualizar los vídeos de los procedimientos quirúrgicos

Las fotografías ilustran paso a paso la técnica quirúrgica

Los cuadros con asterisco advierten de un riesgo o de algún paso que requiera una atención especial

El cuadro al inicio del capítulo o de la descripción de la técnica indica el índice de presentación de la patología o la dificultad técnica del procedimiento (del 1 al 5)

Los cuadros con fondo de color destacan consejos útiles o información clave para la etapa de la intervención quirúrgica descrita

Las referencias a otras partes del libro están claramente señaladas para facilitar la consulta

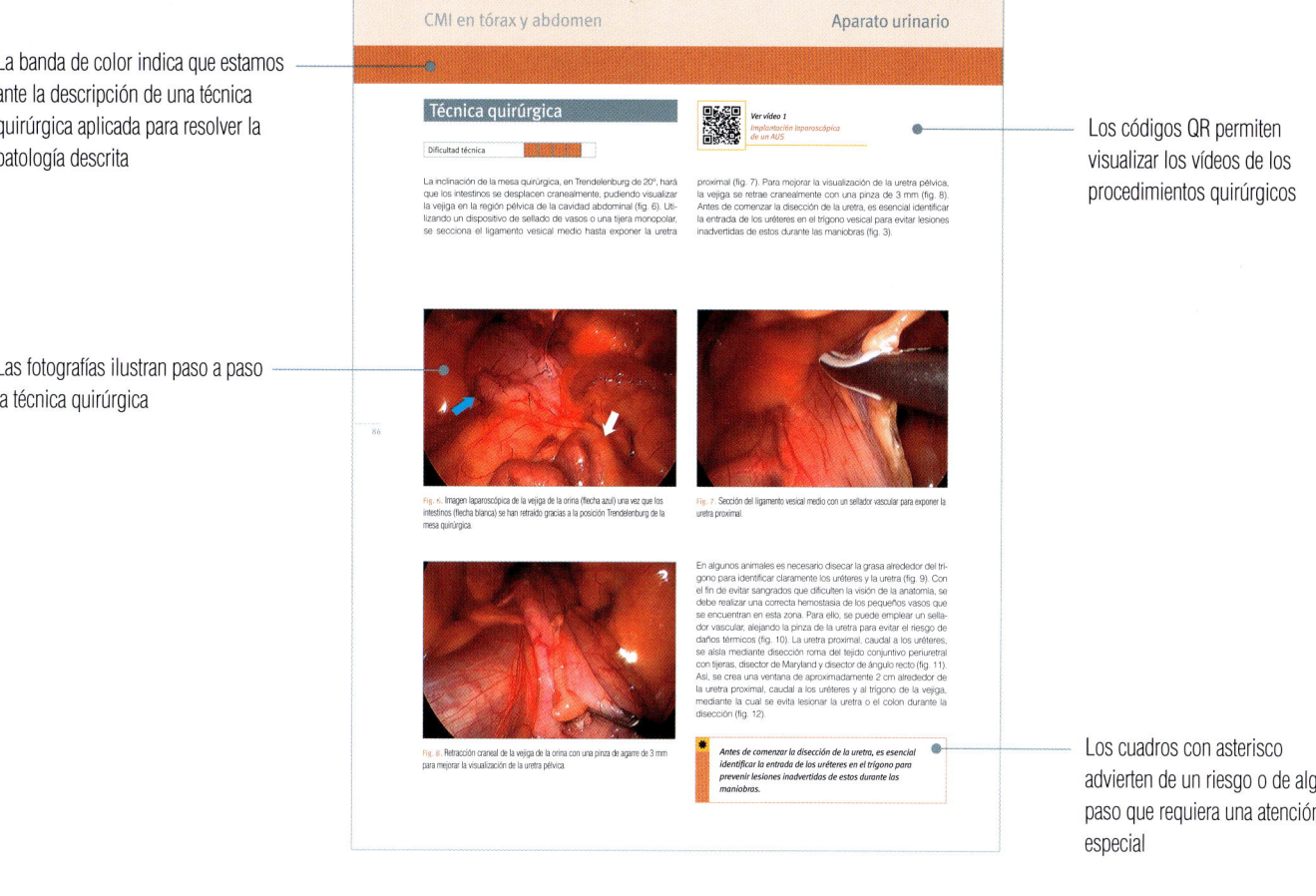

Índice

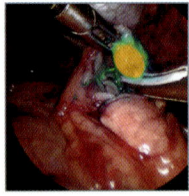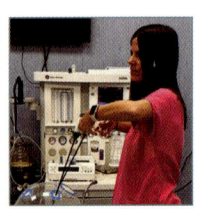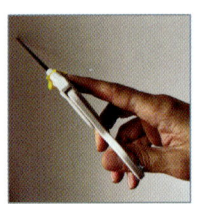

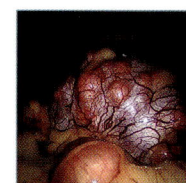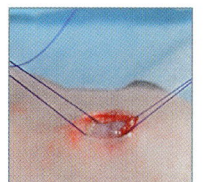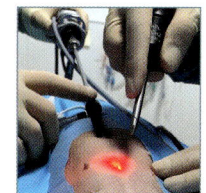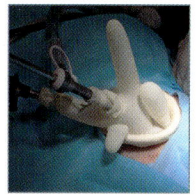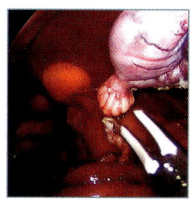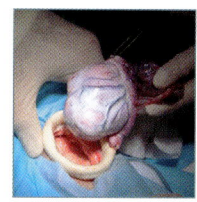

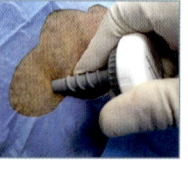
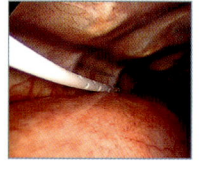
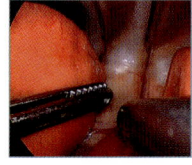

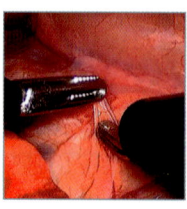
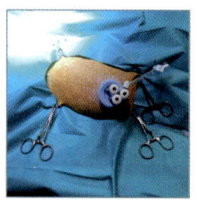
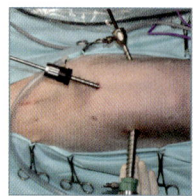

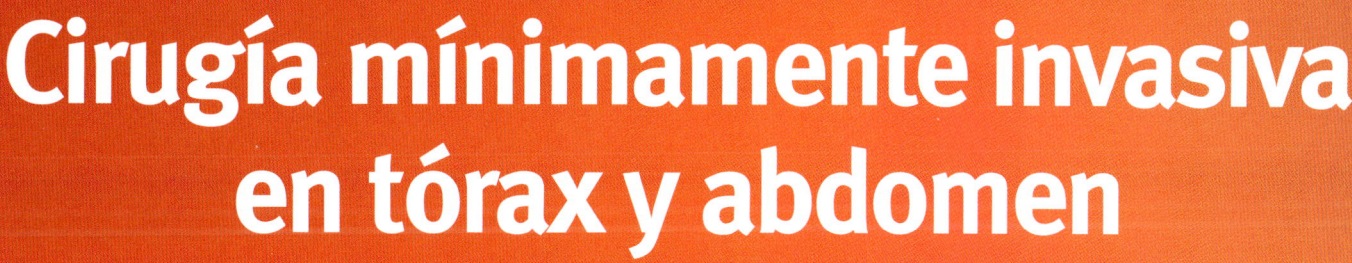

Cirugía mínimamente invasiva en tórax y abdomen

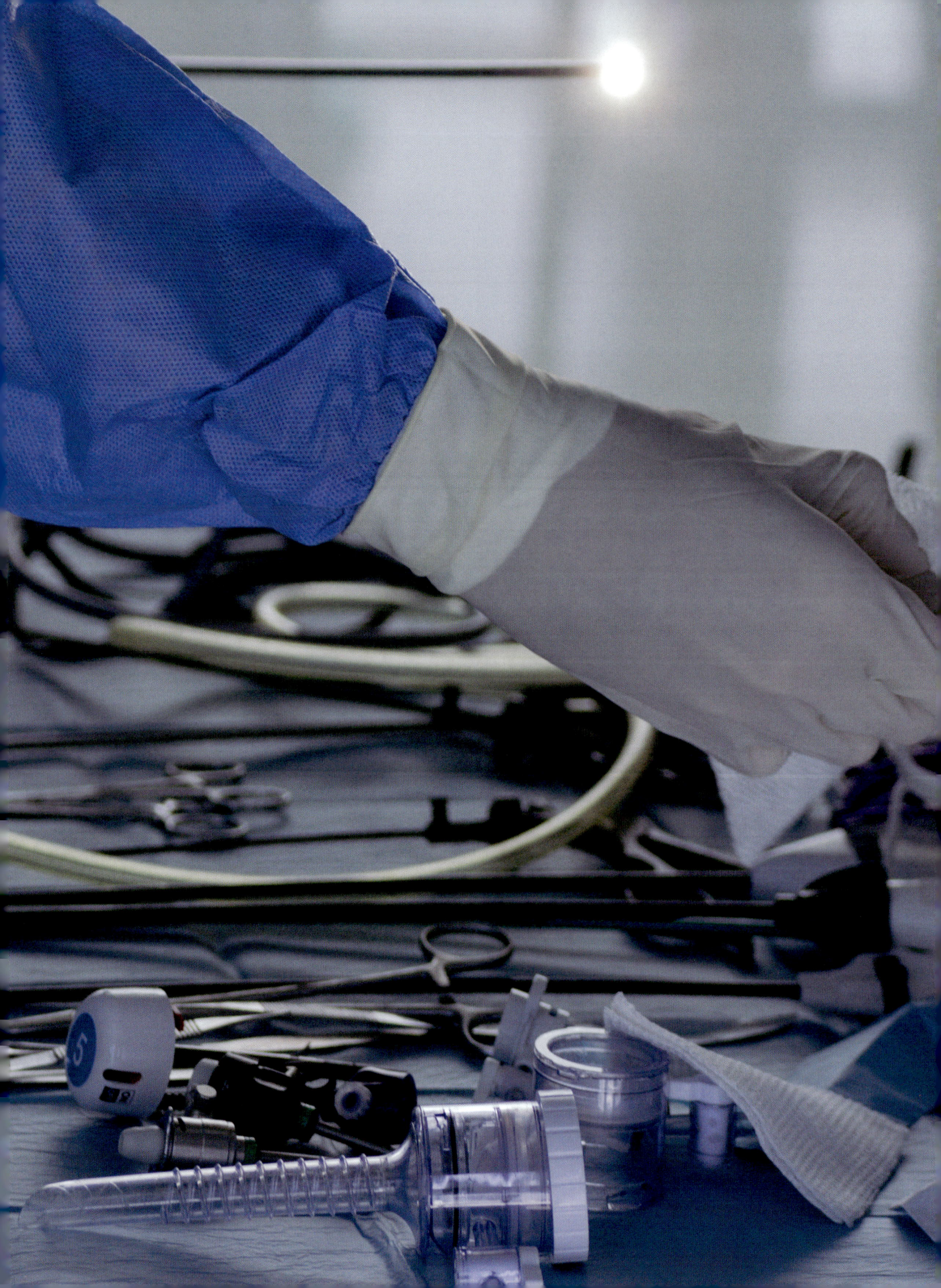

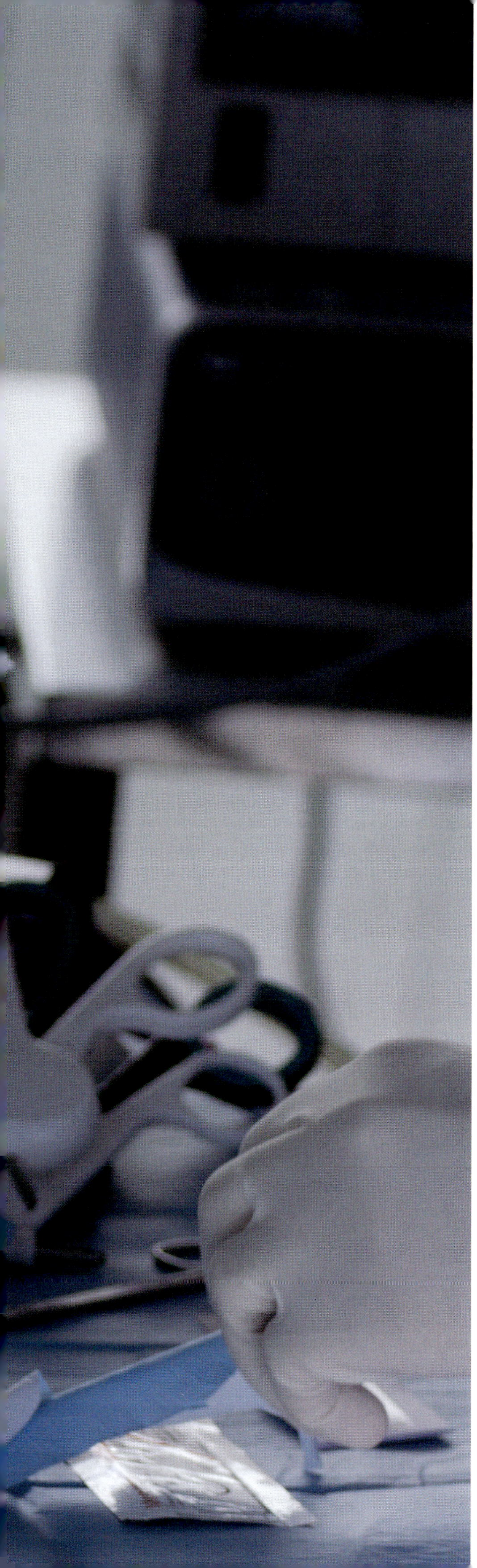

Aspectos generales

Introducción a la cirugía mínimamente invasiva

Equipamiento e instrumental en cirugía de mínima invasión

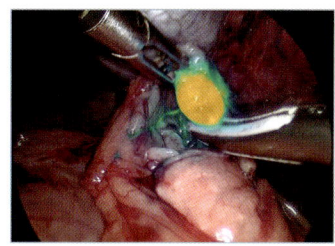 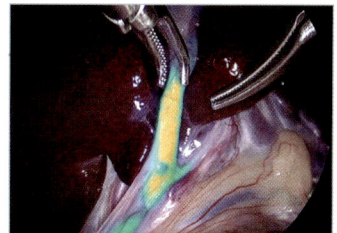

Anestesia en cirugía laparoscópica y toracoscópica

Sutura laparoscópica intracorpórea

Ergonomía en cirugía mínimamente invasiva

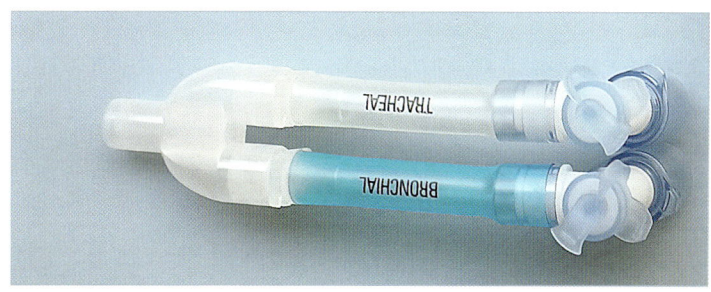

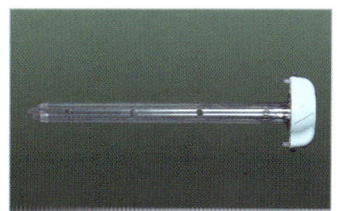 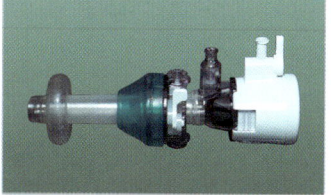

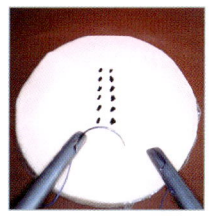 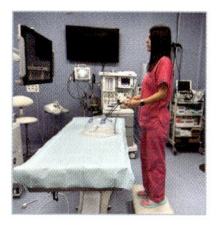 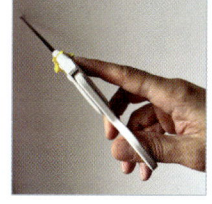

Introducción a la cirugía mínimamente invasiva

Francisco Julián Pérez Duarte, Jorge Gutiérrez del Sol,
Miguel Ángel Sánchez Hurtado

La cirugía laparoscópica y la cirugía toracoscópica constituyen dos abordajes quirúrgicos mínimamente invasivos a través de los cuales se accede a la cavidad abdominal y torácica, respectivamente, con la finalidad de realizar procedimientos diagnósticos o terapéuticos (fig. 1). Estas operaciones se llevan a cabo a través de incisiones pequeñas por las que se introduce una óptica y el instrumental quirúrgico. En los últimos años, estas técnicas han experimentado un avance considerable en veterinaria debido al desarrollo tecnológico y a las grandes ventajas que aportan a los pacientes. Entre estas ventajas destacan las siguientes:

- Disminución significativa del dolor posoperatorio, con una reducción del periodo de convalecencia y una recuperación funcional más rápida. En medicina humana, esto se ha demostrado sobradamente; en veterinaria, a pesar de no existir tantos estudios científicos al respecto, también se ha puesto de manifiesto este hecho.

- Mejor visualización y magnificación del campo quirúrgico y de las estructuras anatómicas de las cavidades abdominal y torácica.

- Manipulación visceral más cuidadosa durante el acto quirúrgico y menor pérdida de sangre.

- Minimización del riesgo de complicaciones como la infección de la herida quirúrgica y la hernia incisional. Esto es especialmente importante en veterinaria, ya que, en muchas ocasiones, los pacientes no pueden mantener un reposo posoperatorio adecuado.

- Mejor resultado estético, derivado del menor tamaño de las incisiones (fig. 2).

Sin embargo, este tipo de cirugía plantea una serie de inconvenientes y retos para el cirujano:

- Es necesario adquirir equipos e instrumental especializados cuyo coste puede ser elevado.

- El cirujano debe llevar a cabo una rigurosa selección de los pacientes candidatos de ser tratados por cirugía mínimamente invasiva, ya que en determinados casos el riesgo de complicaciones puede ser mayor en comparación con la cirugía convencional.

- Existe una curva de aprendizaje. El cirujano debe adaptarse a las particularidades de este tipo de cirugía, como son la necesidad de manipular con precisión una amplia variedad de instrumentos a través de unos orificios fijos, o la visión a través de una pantalla bidimensional, lo que provoca la pérdida de la sensación táctil y de profundidad y dificulta la coordinación ojo-mano. Esto hace que el rendimiento y la precisión del cirujano sean menores y, por tanto, que disminuya la seguridad del paciente. Esta circunstancia ha sido uno de los principales factores limitantes en la implementación de la cirugía laparoscópica y toracoscópica en todas las áreas de la cirugía veterinaria. Por ello, es fundamental pasar por un proceso de aprendizaje por etapas adecuado antes de la aplicación a los pacientes reales, para no aumentar en exceso el tiempo quirúrgico ni el riesgo de complicaciones. Cabe remarcar que para llevar a cabo un procedimiento laparoscópico o toracoscópico el cirujano debe primero saber realizar perfectamente la técnica abierta, ya que la mayoría de los pasos quirúrgicos son similares; además, en ocasiones será necesario convertir a cirugía convencional debido a complicaciones o dificultades inesperadas.

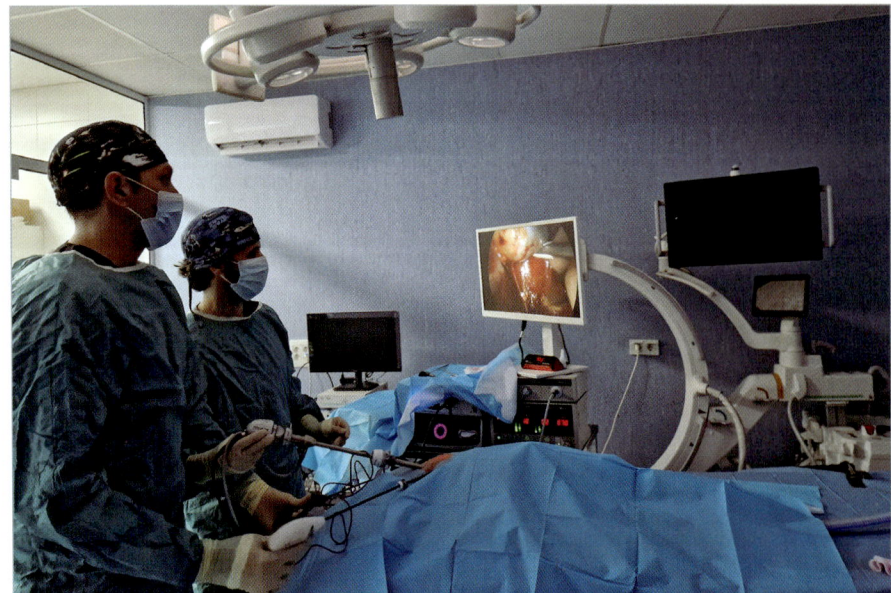

Fig. 1. Quirófano durante una colecistectomía laparoscópica.

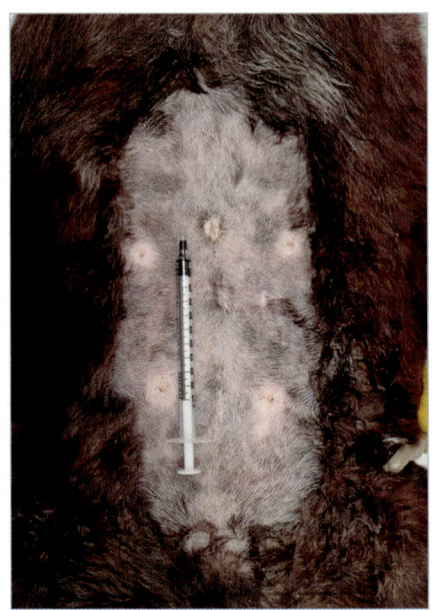

Fig. 2. Resultado estético tras el cierre de las incisiones después de una ovariectomía laparoscópica.

La conversión a cirugía a cielo abierto no debe considerarse nunca como un fracaso del procedimiento laparoscópico o toracoscópico, sino más bien como una decisión adecuada por parte del cirujano para evitar complicaciones mayores.

Hay que tener siempre muy presente que el fin último de la cirugía es ofrecer el mejor tratamiento a los pacientes, por lo que la cirugía mínimamente invasiva no debe suponer en ningún caso un aumento del riesgo de complicaciones intra- o posquirúrgicas. En este sentido, los estudios científicos de factibilidad y seguridad terapéutica desempeñan un papel fundamental en el desarrollo de estos abordajes.

En el ámbito de la cirugía humana, la influencia de la cirugía mínimamente invasiva ha sido significativa y ha provocado notables transformaciones en diversos aspectos de la práctica de la cirugía convencional, desde la técnica de apertura de la pared abdominal hasta la manipulación de los tejidos sin aplicar una tracción excesiva. Asimismo, la introducción de nuevos sistemas tecnológicos para la disección y el sellado de los vasos sanguíneos ha permitido minimizar la pérdida de sangre, lo que ha contribuido a una mejora de los resultados quirúrgicos. La evolución de la cirugía mínimamente invasiva no se ha limitado simplemente a la realización de intervenciones convencionales a través de la vía endoscópica; más bien, ha inspirado el diseño de variaciones técnicas sobre procedimientos existentes. Además, ha facilitado una descripción más exacta de la anatomía quirúrgica, lo que ha mejorado tanto la comprensión de los detalles anatómicos como la precisión en la ejecución de las intervenciones.

Las indicaciones de la cirugía mínimamente invasiva veterinaria se han ampliado de modo considerable en los últimos años, a medida que se han ido desarrollando y perfeccionando el instrumental y los equipos específicos para este tipo de cirugía. En este sentido, se vislumbra un futuro prometedor gracias a los avances tecnológicos que están abriendo camino a nuevas modalidades de tratamiento guiadas por técnicas de imagen avanzadas. Entre estas innovaciones destaca la fluorescencia con verde de indocianina, que se perfila como una herramienta clave para la identificación de lesiones tumorales de pequeño tamaño y de los linfonodos afectados (fig. 3a). Esta tecnología permite también visualizar más claramente estructuras anatómicas como el conducto torácico o las vías biliares (fig. 3b) y posibilita determinar con mayor seguridad la viabilidad de segmentos intestinales antes de su anastomosis. Del mismo modo, en un futuro próximo la incorporación de la robótica a la cirugía supondrá un elemento transformador. Más allá de asistir al cirujano con instrumentos, la robótica desempeñará un papel crucial al guiar instrumentos mediante sistemas computarizados. Este avance permitirá realizar intervenciones en áreas de difícil acceso o en lugares anatómicos complejos y mejorará significativamente la destreza del cirujano.

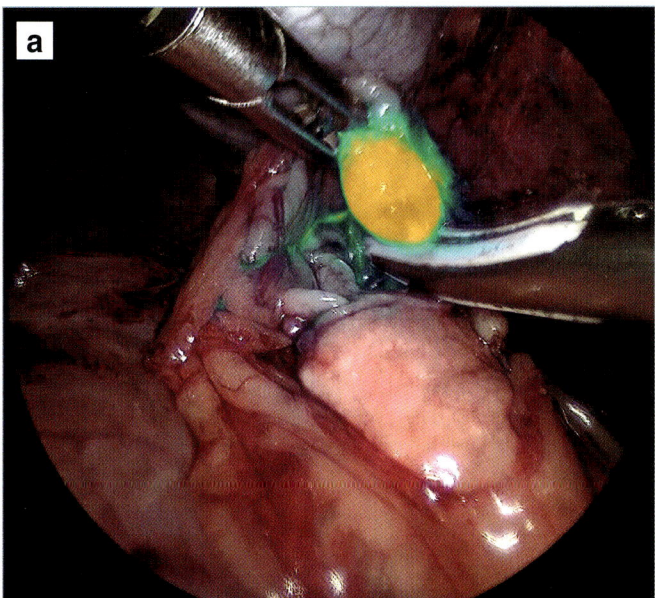 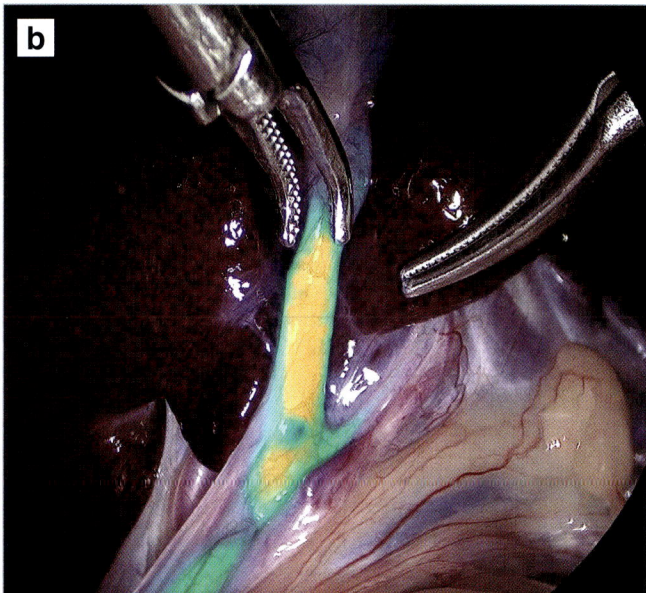

Fig. 3. Uso de la fluorescencia cercana al infrarrojo con verde de indocianina (NIRF/ICG) con el modo Intensity Mapping (mapeo de intensidades). Linfadenectomía del linfonodo hepático izquierdo (a). Colangiografía con visualización del conducto hepático izquierdo para la disección de conducto cístico (b). *Imágenes cortesía de Fausto Brandão, Portugal.*

Equipamiento e instrumental en cirugía de mínima invasión

Laura Hernández Hurtado

Torre de endoscopia

La torre de endoscopia es la estructura de soporte de los componentes básicos para la cirugía mediante abordaje laparoscópico o endoscópico (fig. 1). Dichos componentes son el monitor, el sistema de vídeo (o videoprocesador), la fuente de luz, el insuflador y el grabador de imagen (este último no es obligatorio, aunque sí muy recomendable).

Monitor

El monitor o pantalla se debe situar en frente del cirujano y ayudante (fig. 2). En este sentido, en ciertas cirugías es recomendable disponer de dos monitores para mejorar la ergonomía de todo el equipo quirúrgico. La resolución del monitor debe ser superior o igual a la de la cámara para preservar la calidad de la imagen. Los monitores quirúrgicos de última generación permiten mostrar imágenes con resolución 4K en 2D y 3D para la realización de cirugías mínimamente invasivas con la máxima precisión.

> *Con la tecnología 4K, las imágenes tienen máxima resolución, que se traduce en un mayor aporte de colores, luminosidad, profundidad y nitidez a las imágenes.*

4

Sistema de vídeo

Las cámaras utilizadas en cirugía laparoscópica están compuestas de un videoprocesador y de un cabezal de la cámara (fig. 3), que se adapta al ocular de la óptica. En la actualidad, existen en el mercado modelos que integran los sistemas de iluminación e imagen en un único cable.

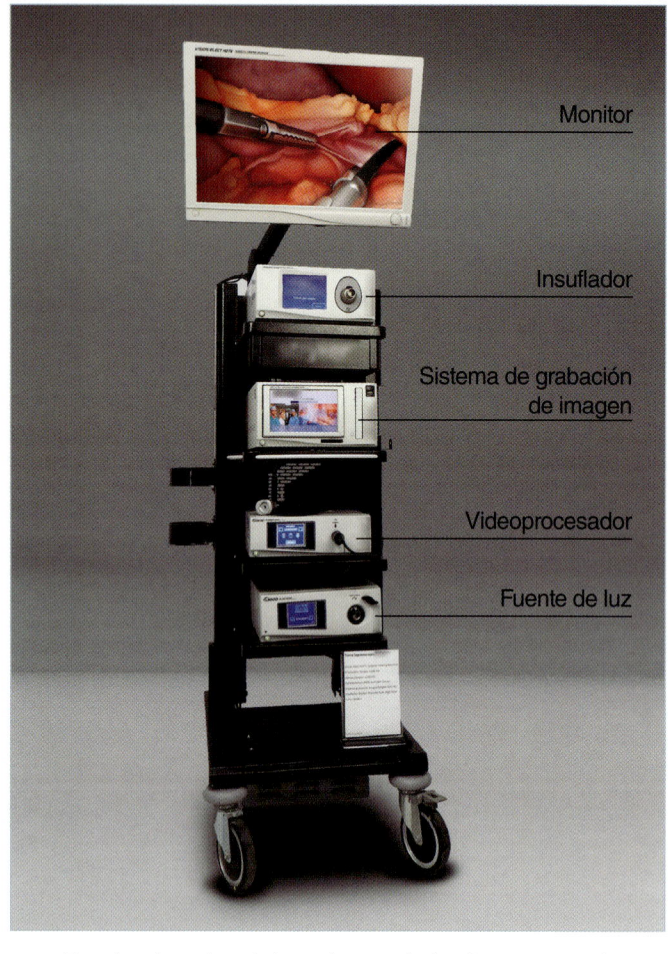

Fig. 1. Torre de endoscopia estándar que integra todos los elementos necesarios para la cirugía laparoscópica. *Imagen cortesía de David Tapiador.*

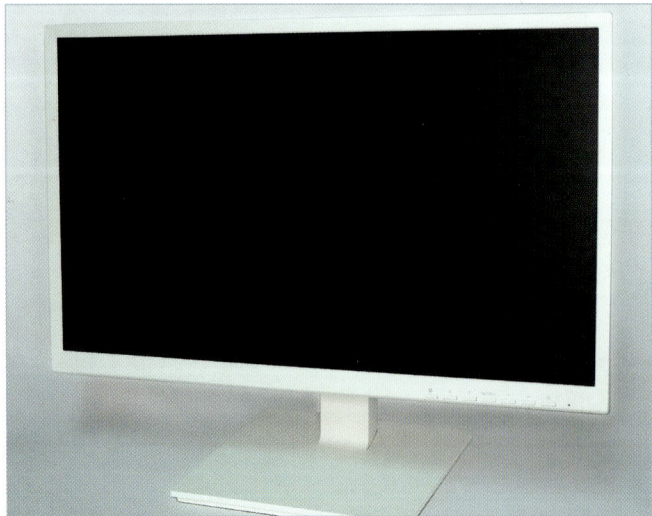

Fig. 2. Monitor empleado en cirugía endoscópica.

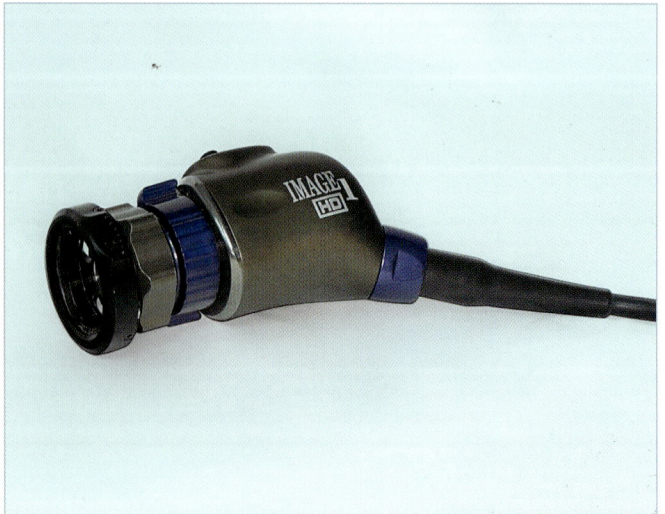

Fig. 3. Cabezal de cámara para endoscopio. Los botones situados en la parte superior incluyen los ajustes de la imagen con el fin de satisfacer las necesidades específicas de color e iluminación para cada procedimiento.

Cámara laparoscópica

Las cámaras están dotadas de uno o tres CCD (del inglés, *charge-couple device*), que se componen de una placa fotosensible formada por píxeles, cuyo número determina la resolución de la cámara. El cabezal de la misma dispone de un mecanismo para el enfoque de forma manual, que el cirujano adapta a su visión y circunstancia operatoria. Además, también permite realizar *zoom* de la imagen.

Fuente de cámara o videoprocesador

Este sistema es capaz de procesar imágenes de alta resolución y enviarlas al monitor para su visualización, o almacenarlas (fig. 4). Permite un control de ajuste de blancos relativo a la intensidad de luz y control automático del obturador para evitar destellos, mejorando la calidad de la imagen. Los videoprocesadores más modernos ofrecen imágenes en tres dimensiones o 4K de resolución. Otro de los avances tecnológicos es la fluorescencia de alta resolución mediante el verde de indocianina. Este método permite realizar con contraste lumínico ciertas estructuras anatómicas y comprobar la perfusión sanguínea de los tejidos. Es de gran utilidad para encontrar estructuras de difícil visualización como el conducto torácico o la vía biliar para prevenir lesiones iatrogénicas durante la colecistectomía laparoscópica. También se utiliza en la cirugía oncológica para la identificación de linfonodos.

> *El registro de las imágenes de la cirugía endoscópica es imprescindible para fines científicos, docentes o la realización de informes. Además, puede servir como un elemento de defensa legal en caso de reclamaciones.*

Sistema de insuflación

En cirugía laparoscópica la creación de un espacio intraabdominal es necesario para permitir la exposición y visualización de los órganos internos. Este espacio se crea mediante la insuflación de la cavidad abdominal con gases inertes, creando un neumoperitoneo. Actualmente, el CO_2 es el gas más utilizado por ser no comburente, y por su fácil solubilidad y rápida excreción por los pulmones, así como por su bajo coste.

La fuente de insuflación debe incorporar una lectura clara de los valores de la presión intraabdominal y del flujo de entrada del gas (fig. 5). Este sistema posee un cable de insuflación con filtro que se conecta a los trocares para introducir el gas en la cavidad abdominal. Algunos sistemas están dotados de un sistema de calentamiento del gas, para no alterar la temperatura corporal del animal, y de eliminación de humos producidos por el empleo de sistemas de electrocoagulación en la cavidad.

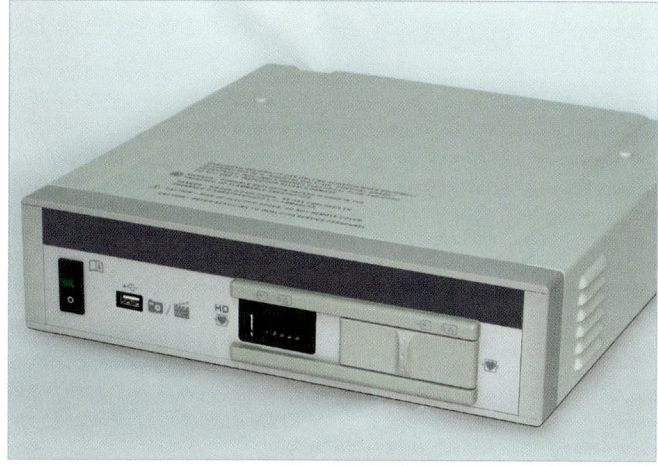

Fig. 4. Fuente de cámara de última generación con sistema de grabación digital.

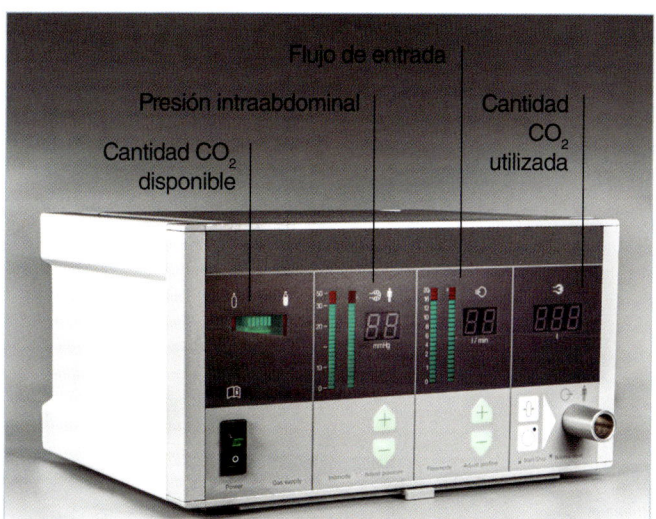

Fig. 5. Sistema de insuflación. Los indicadores incluidos son la presión intraabdominal, la velocidad de insuflación (flujo de entrada) y el CO_2 consumido durante la cirugía. También existe un indicador que informa sobre la cantidad de CO_2 disponible en la bombona. *Imagen cortesía de David Tapiador.*

> * *Las presiones intraabdominales determinadas suelen comprender presiones entre 5 y 10 mmHg, en función del tamaño y estado del paciente. Los cambios hemodinámicos y ventilatorios asociados al incremento de la presión intraabdominal (disminución del volumen de la cavidad torácica, colapso de vías venosas del abdomen y disminución del retorno venoso) deben tenerse en cuenta durante la anestesia.*

5

Fuente de luz

La fuente de luz proporciona la iluminación del campo quirúrgico (fig. 6). La lámpara de luz de xenón ha sido la estándar para la iluminación endoscópica durante los últimos años. En la actualidad, la implantación de la tecnología de iluminación LED ha permitido mejoras en cuanto a las horas de vida útil de la lámpara (normalmente 30.000 horas), y un consumo de electricidad muy reducido frente al xenón.

La lámpara es la fuente generadora de luz, la cual se transmite por el cable de fibra óptica (o de vidrio) hasta el extremo de la óptica. Las horas de funcionamiento de la lámpara son limitadas y se indican en el sistema. En la fuente de luz, se puede regular la intensidad de forma manual o automática.

El cable de luz (fig. 7) conecta la fuente de luz con la óptica. Es semiflexible y sumamente frágil, formado por fibras de vidrio para transmitir la luz y está provisto de una vaina de protección de silicona, que lo protege de golpes con el fin de evitar la pérdida de la capacidad de transmisión.

Ópticas

Las ópticas son responsables de transmitir la imagen captada del interior de la cavidad abdominal o torácica mediante un sistema de lentes y fibras ópticas longitudinales a la cámara. El ocular de la óptica se ensambla a la cámara a través de un adaptador y a la fuente de luz mediante el cable de fibra óptica (fig. 8). Las ópticas laparoscópicas disponen en su interior de dos sistemas, uno para la conducción de la luz que ilumina el campo operatorio y otro que transmite la imagen. La variedad de ópticas existentes difiere de unas a otras en tres características principales: longitud, diámetro (oscila entre 3 y 10 mm) y ángulo de visión en el extremo (visión frontal 0° y ángulos de 30° o 45° utilizadas en zonas de visualización de difícil acceso) (fig. 9). Es imprescindible extremar los cuidados para evitar la rotura de las fibras del interior de la óptica, que podría disminuir la calidad de la imagen transmitida.

> ***** *La torsión o flexión forzada del cable de luz, que está provisto de miles de fibras de vidrio extremadamente frágiles, favorece su rotura. Por ello, es muy importante la delicadeza durante su uso, limpieza y almacenamiento.*

> *Utilizar ópticas de alta definición* (full HD) *para tener la mejor visión del campo quirúrgico mejora la precisión de la técnica quirúrgica y disminuye la fatiga visual.*

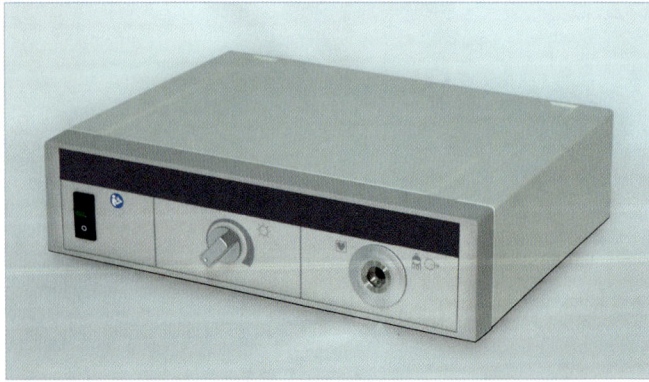

Fig. 6. Fuente de luz con lámpara LED.

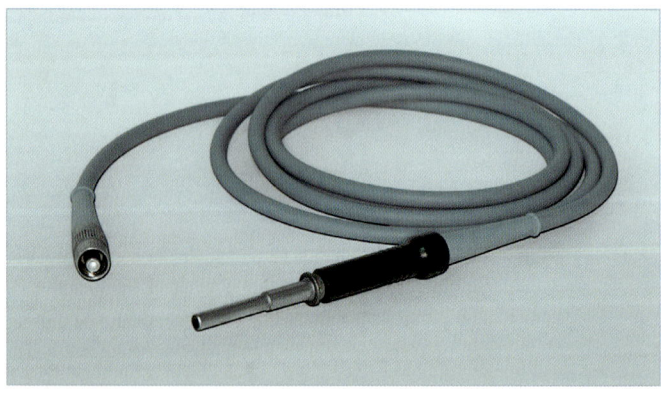

Fig. 7. Cable de luz de fibra de vidrio con conexiones a la óptica y a la fuente de luz.

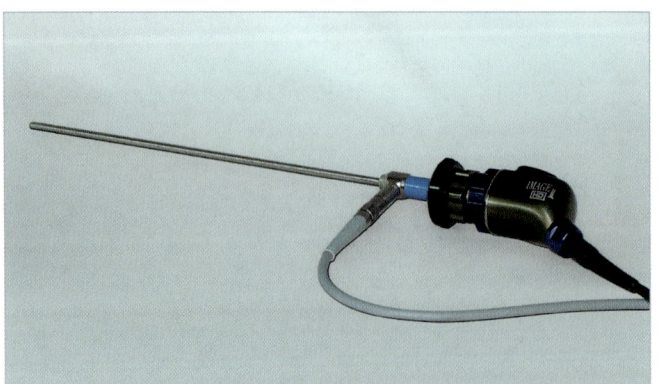

Fig. 8. Óptica con las conexiones para el cabezal de la cámara y el cable de luz.

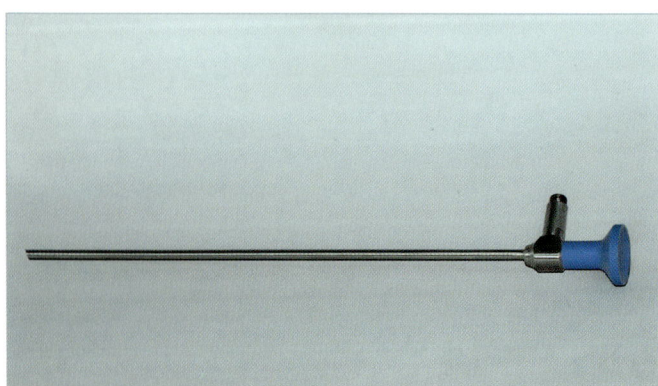

Fig. 9. Óptica con ángulo de visión de 30°.

Instrumental quirúrgico

Instrumental de acceso laparoscópico

El acceso a la cavidad abdominal puede llevarse a cabo mediante la técnica cerrada (con aguja de Veres) (fig. 10) o mediante la técnica abierta (disecando las capas de la pared abdominal).

Los trocares (fig. 11) permiten el acceso de la óptica y del instrumental dentro de la cavidad y, por lo tanto, el diámetro varía en función del instrumental utilizado. Los diámetros más usuales son 5 mm y 10 mm, aunque se pueden encontrar trocares de 3 mm, más empleados en animales de pequeño tamaño. Si se desea usar un dispositivo de sutura mecánica, será necesario un trocar de 12 mm para permitir su entrada.

En su diseño, los trocares están compuestos por:

- Un dispositivo en la parte superior con una válvula para la entrada y salida del instrumental sin que escape el CO_2.

- Una vaina que constituye la vía de acceso entre el interior de la cavidad abdominal y el exterior del paciente y que puede ser liso o compuesto por roscas para facilitar la fijación a la pared.

- Una llave que se puede controlar de forma manual para la entrada o salida del gas.

- El obturador, que posee una punta que sobresale de la vaina con bordes cortantes o romos y ayuda a su inserción en las cavidades orgánicas mediante movimientos rotatorios (fig. 12).

> *El trocar con balón (fig. 13) se usa generalmente en la técnica abierta como primer trocar, ya que permite su fijación a la pared abdominal, evitando su deslizamiento. Además, evita que salga el gas de la cavidad abdominal, aunque la incisión haya quedado holgada de tamaño. Se utiliza frecuentemente en pacientes con cirugías previas por las adherencias que se pueden encontrar.*

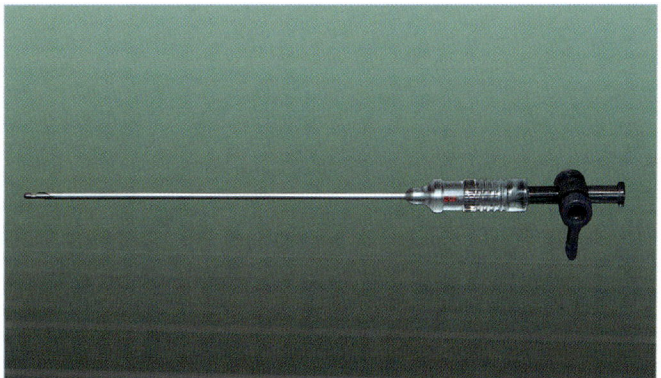

Fig. 10. Aguja de insuflación utilizada en la creación del neumoperitoneo mediante la técnica cerrada.

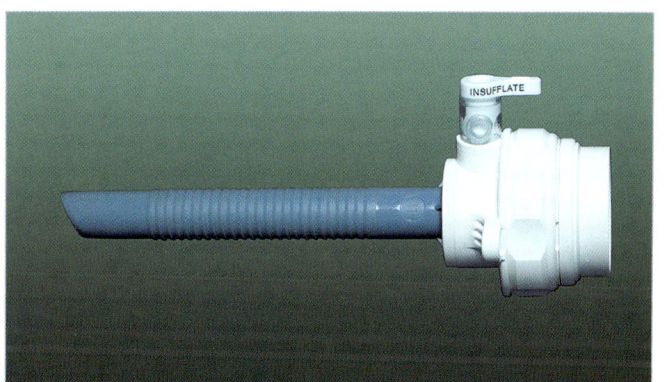

Fig. 11. Trocar fungible de 11 mm de diámetro. Se observa la conexión para introducir el CO_2.

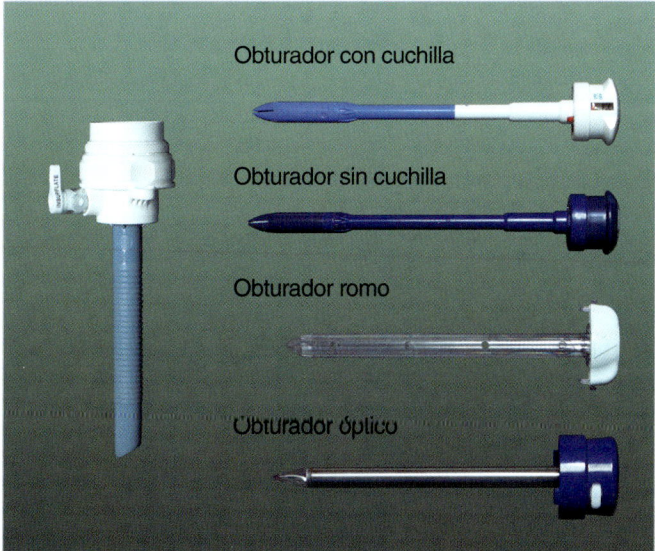

Obturador con cuchilla

Obturador sin cuchilla

Obturador romo

Obturador óptico

Fig. 12. Obturadores con diferentes puntas que ayudan a insertar el trocar en la cavidad abdominal.

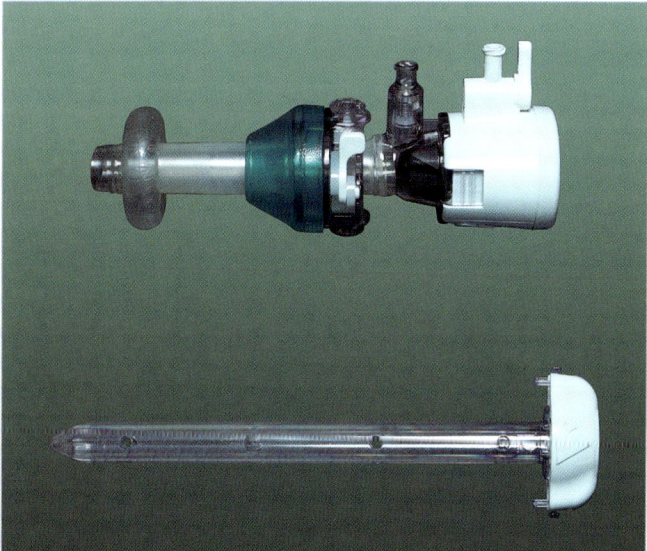

Fig. 13. Trocar con balón (fijación tipo Hasson) de 12 mm y obturador de punta roma para evitar el daño en los órganos.

Instrumental quirúrgico

Instrumental de disección y corte

Para las maniobras de disección roma en laparoscopia se emplean el disector y las tijeras (fig. 14), así como el gancho quirúrgico. Este instrumental tiene una conexión para la fuente de electrocoagulación que permite cauterizar los vasos sanguíneos y tiene un dispositivo de rotación que permite el movimiento.

El disector puede tener el extremo curvo o en ángulo recto y se utiliza frecuentemente en la disección y en la sutura laparoscópica intracorpórea en la mano no dominante.

Las tijeras, en su diseño, pueden estar provistas de un extremo angulado, para favorecer la visibilidad en el corte de los tejidos, o recto, y tienen capacidad de rotación.

Instrumental de aspiración y de extracción

El aspirador/irrigador es un sistema que permite la evacuación de fluidos o gases, mediante succión, y la irrigación, lo que permite el lavado y aspiración del área quirúrgica en situaciones de hemorragia o de acúmulo de fluidos, para mantener un campo quirúrgico limpio que permita una óptima visibilidad de las estructuras anatómicas.

Para la extracción de tejidos y órganos potencialmente tumorales o infecciosos se utilizan las bolsas extracción. La mayoría están diseñadas con un sistema en forma de lazo que permite su cierre de manera sencilla (fig. 15).

Separadores y pinzas de prensión

Las pinzas de prensión se emplean para la tracción y sujeción de los tejidos. Existen en el mercado diversos modelos, que varían principalmente según el mango y la forma de las mandíbulas, con prensión traumática o atraumática, que se pueden utilizar según la finalidad quirúrgica y el tejido. Estas pinzas disponen de un sistema de rotación y de bloqueo del mecanismo de cierre.

Los separadores permiten la correcta exposición del área quirúrgica. Los modelos más empleados utilizan valvas (fig. 16) o un sistema flexible para adoptar diferentes configuraciones en el interior del abdomen. Se usan para separar tejidos o realizar tracción de estructuras anatómicas que permita la visualización de otras.

8

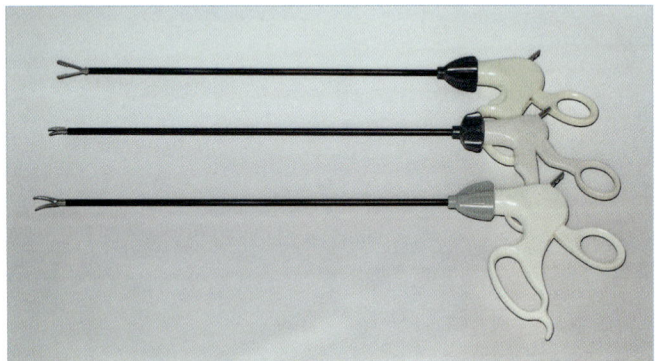

Fig. 14. Instrumental laparoscópico. Pinza de agarre, tijeras y disector (de arriba abajo).

> *La mayoría del instrumental está dotado de sistemas de rotación de 360° en el mango, para poder maniobrar con el instrumento sin modificar la posición de la mano. En su diseño cada vez se tiene más en cuenta la ergonomía del material y que permita una limpieza y una esterilización adecuadas.*

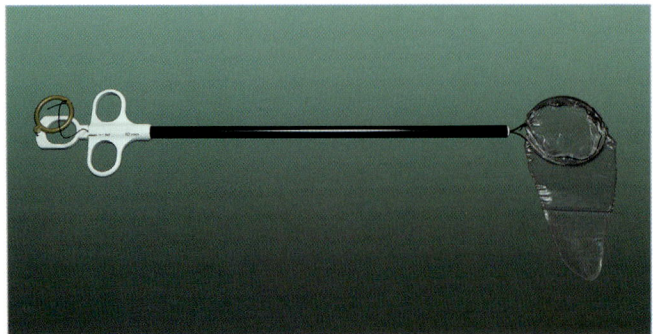

Fig. 15. Bolsa de extracción de tejidos con cierre en forma de lazo.

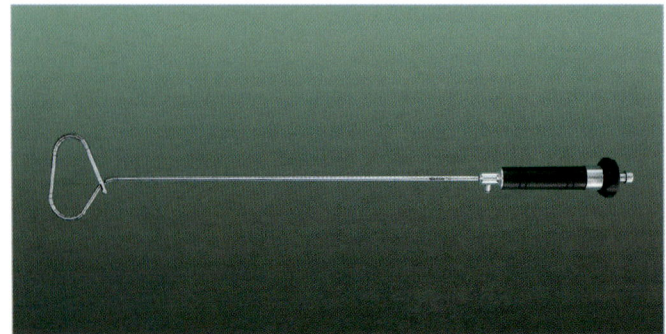

Fig. 16. Separador articulado utilizado en cirugía hepática y gastrointestinal.

Instrumental de hemostasia

Los materiales más habitualmente utilizados en la hemostasia de los tejidos son los clips y las ligaduras. También los equipos de electrocoagulación y ultrasonidos son instrumentos muy útiles para la coagulación de vasos sanguíneos.

La colocación de clips es un método simple y rápido para ocluir vasos y conductos. Se requiere que, para su óptima colocación,

la visualización de las palas sea correcta. Existen clips de titanio y de polímeros, con diversa longitud, que pueden ser absorbibles o no absorbibles. Los clips pueden colocarse mediante pinzas de carga individual (reutilizables) (fig. 17), o hay otros que ya vienen cargados con varios clips (pinzas desechables) (fig. 18).

Para la colocación de ligaduras o suturas con función hemostática, se precisa de un portagujas y una sutura o ligadura.

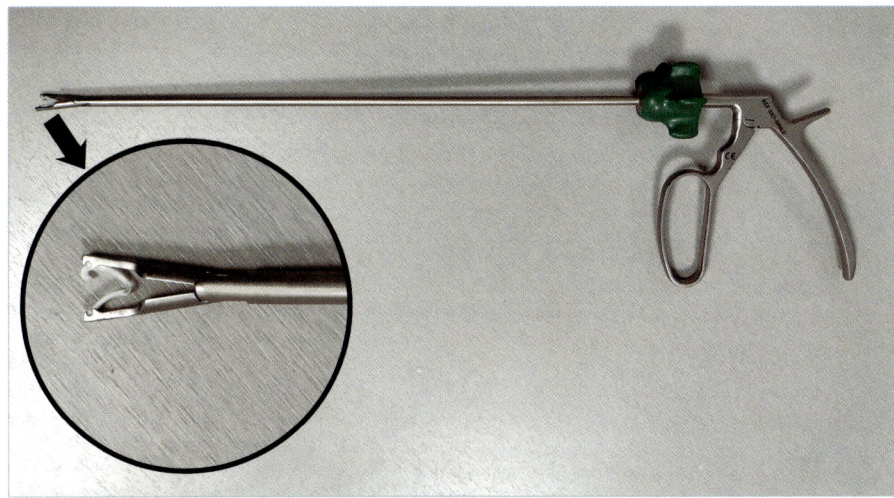

Fig. 17. Pinza reutilizable con carga individual de clips de polímero no absorbibles.

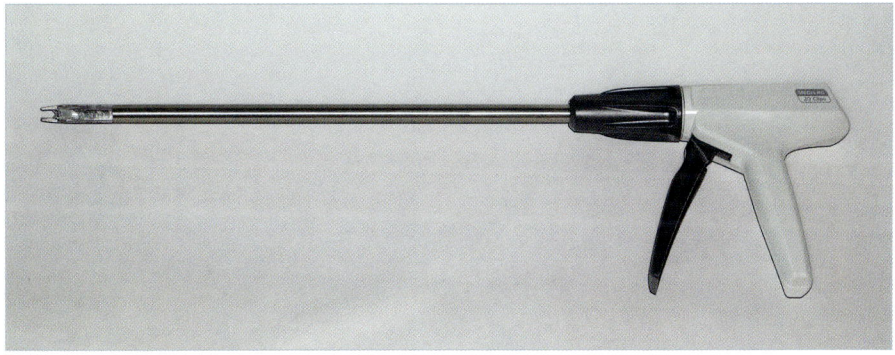

Fig. 18. Aplicador laparoscópico de carga múltiple de clips de titanio (pinza desechable).

9

Instrumental de sutura

El instrumental estándar para la realización de la sutura intracorpórea es el portagujas. El diseño del portagujas es variable en cuanto a la curvatura de la punta y al diseño del mango. El portagujas se emplea para introducir ligaduras y suturas y realizar anudado intracorpóreo. Hay alternativas para realizar el anudado laparoscópico, como es el anudado extracorpóreo o la utilización de dispositivos comerciales específicos para facilitar la sutura.

Por otro lado, las suturas mecánicas, que pueden ser lineales o circulares, permiten el sellado y corte seguro de los tejidos gracias a la colocación de varias hileras de grapas a ambos lados de la cuchilla central (fig. 19). Son empleadas frecuentemente en las resecciones pulmonares y en la cirugía gastrointestinal.

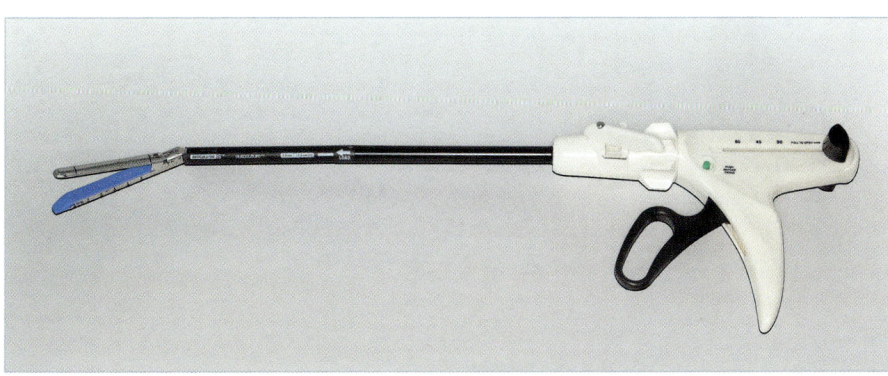

Fig. 19. Aplicador de sutura mecánica mediante líneas de grapas.

Sistemas de energía y diatermia

Electrocirugía monopolar y bipolar

Los sistemas de electrocoagulación basados en corriente alterna más utilizados en cirugía laparoscópica son el monopolar y el bipolar, con el objetivo de coagulación del tejido o hemostasia y sección del mismo. La intensidad para cada una de las dos acciones se regula en el aparato generador (fig. 20), y en la cirugía mínimamente invasiva se controla mediante pedales.

Las pinzas utilizadas en cirugía laparoscópica, más concretamente las tijeras, gancho, disector y la mayoría de las pinzas de prensión, tienen en el mango una conexión a la fuente de energía monopolar.

Las fuentes de energía monopolar se utilizan con mayor frecuencia y son más económicas, pero esta energía tiene el inconveniente de ser dispersa y poder proyectarse a zonas alejadas del punto de trabajo. La corriente eléctrica realiza un circuito cerrado desde un electrodo activo (pinza ejecutora) hasta un electrodo de salida (placa del electrobisturí que se encuentra en contacto con el animal).

En la electrocirugía bipolar, en cambio, la corriente alterna fluye entre dos electrodos que están en la zona anatómica donde se quiere ejercer la coagulación, lo que permite que la energía esté concentrada entre las dos mandíbulas de la pinza laparoscópica. Este tipo de energía no emana humo al coagular.

Selladores vasculares

Existen otras energías alternativas cuya finalidad es el corte y la coagulación tisular.

El equipo de ultrasonidos está formado por un generador de energía, un pedal (aunque la activación se suele hacer desde el propio mango) y el instrumento de mano. Las pinzas utilizadas en la energía mediante ultrasonidos tienen una rama fija y la otra que vibra alcanzando una frecuencia de 55.000 Hz (la energía eléctrica se transforma en energía mecánica), que desnaturaliza el colágeno llevando a cabo la hemostasia de los pequeños vasos. Tienen un gran potencial hemostático con la energía focalizada entre ambas ramas del instrumental.

La radiofrecuencia (fig. 21) se utiliza con mucha frecuencia en cirugía laparoscópica. Está provista de un generador bipolar basado en altas frecuencias que, de la misma forma que el ultrasonido, produce la fusión de las fibras de colágeno y elastina de los vasos sanguíneos y tejidos, provocando el sellado de los de mayor diámetro. Además, mide la impedancia de los tejidos para detener el flujo de energía cuando detecta que el tejido está correctamente sellado.

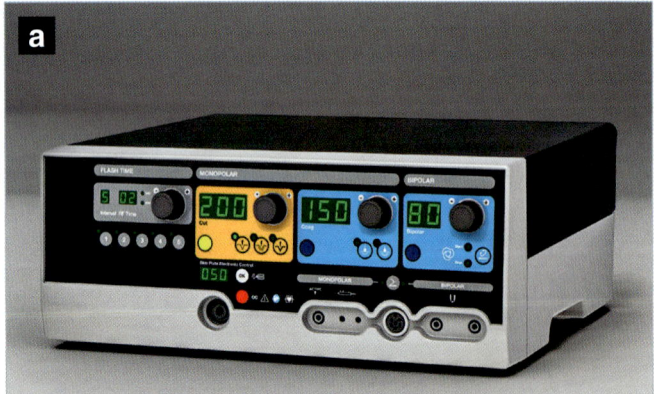
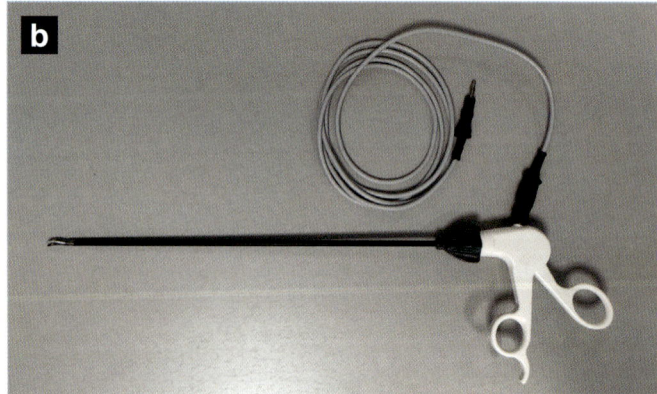

Fig. 20. Generador de corriente alterna para electrocirugía monopolar y bipolar (a). Tijera de laparoscopia con el cable de conexión a la fuente de energía monopolar (b).

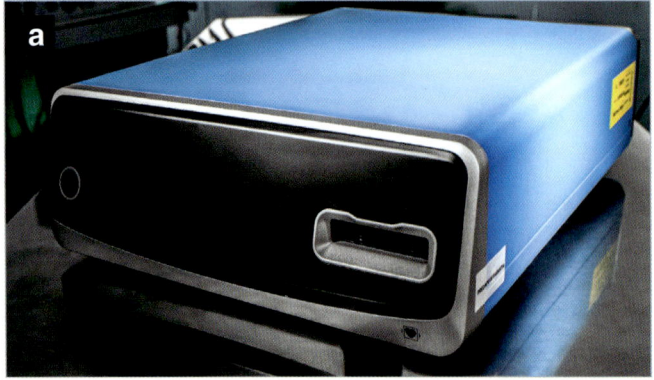
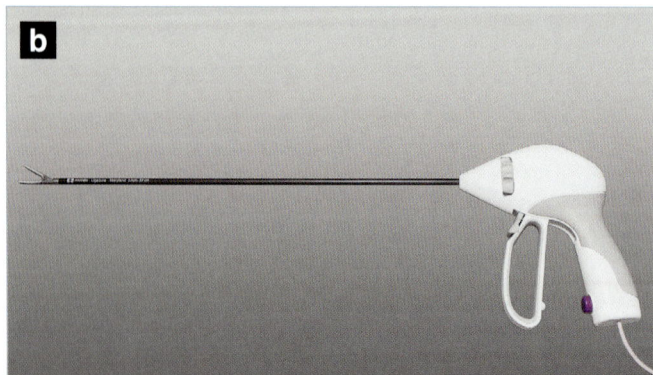

Fig. 21. Generador basado en altas frecuencias (a). Pinza de sellado y corte (b). *Imágenes cortesía de David Tapiador.*

Anestesia en cirugía laparoscópica y toracoscópica

María Teresa Mangas Ballester

Introducción

En los últimos años, los procedimientos de cirugía laparoscópica han ganado popularidad en medicina veterinaria. Esto se debe a las numerosas ventajas que presenta frente a la cirugía convencional: disminución de la respuesta inflamatoria y del estrés, reducción de los requerimientos analgésicos y mejores resultados estéticos, entre muchos otras.

Por otro lado, presenta ciertos inconvenientes, como puede ser la colocación del paciente para la cirugía o los efectos fisiológicos de la creación del neumoperitoneo, que hacen que el procedimiento anestésico conlleve una mayor dificultad.

> *Como en cualquier otra cirugía, se debe estabilizar al paciente antes de realizar el procedimiento anestésico, en función de la patología que presente.*

Consideraciones anestésicas relacionadas con la cirugía laparoscópica

En cirugía laparoscópica, es necesario crear un espacio de trabajo para poder introducir el instrumental y tener unas condiciones visuales adecuadas. Para ello se debe crear un neumoperitoneo mediante la insuflación de CO_2 en la cavidad abdominal. Esto va a producir una serie de alteraciones en el paciente que deben tomarse en consideración.

Efectos respiratorios

La insuflación de CO_2 en la cavidad abdominal tiene un impacto considerable en la función pulmonar (fig. 1). Esta maniobra puede conducir a un desequilibrio entre la ventilación y la perfusión pulmonares, debido a la formación de atelectasias pulmonares, que van a producir un aumento del espacio muerto. En condiciones normales, la presión parcial de CO_2 ($PaCO_2$) se encuentra 0-5 mmHg por encima de la fracción espirada de CO_2 ($FeCO_2$); sin embargo, en situaciones en las que hay un aumento del espacio muerto esta diferencia se incrementa. Este cambio tendrá relevancia a la hora de realizar el manejo ventilatorio (se tratará más adelante en este capítulo). A este hecho, se suma que el CO_2 empleado para crear el neumoperitoneo difunde fácilmente hacia el torrente circulatorio, incrementando la $PaCO_2$.

> *La distensión abdominal y la limitación del desplazamiento caudal del diafragma provocarán una reducción de la compliancia pulmonar y de la capacidad residual funcional.*

El neumoperitoneo, en pacientes con ventilación espontánea, provocará además una reducción del volumen corriente junto con un incremento de la $FeCO_2$. En animales sanos y procedimientos de corta duración (<30 minutos) podrá ser bien tolerado; por el contrario, en procedimientos de larga duración o pacientes enfermos se recomienda el empleo de ventilación mecánica.

> * *Otro aspecto importante en cirugía laparoscópica con un impacto significativo en el sistema respiratorio es la colocación del paciente. La posición de Trendelenburg provocará una disminución de la compliancia pulmonar, contribuyendo al aumento de la $PaCO_2$. En estos casos, será siempre necesario el empleo de ventilación mecánica.*

Efectos hemodinámicos

Los efectos hemodinámicos derivados del neumoperitoneo vendrán determinados en gran medida por las presiones intraabdominales alcanzadas y por la posición o inclinación del paciente. Las presiones que se emplean habitualmente en pequeños animales oscilan entre 8 y 15 mmHg. No obstante, estas alteraciones hemodinámicas dependerán en parte del estado de salud del paciente. Sin embargo, está demostrado que la instauración del neumoperitoneo produce una disminución del gasto cardiaco debido a la reducción de la precarga, disminuyendo el retorno venoso (por compresión de la vena cava caudal, la cual se incrementa con la presión intraabdominal) y cambios en las resistencias vasculares que dan como resultado un incremento de la poscarga. Sin embargo, estos cambios serán menos notables en las presiones intraabdominales empleadas habitualmente (10-12 mmHg).

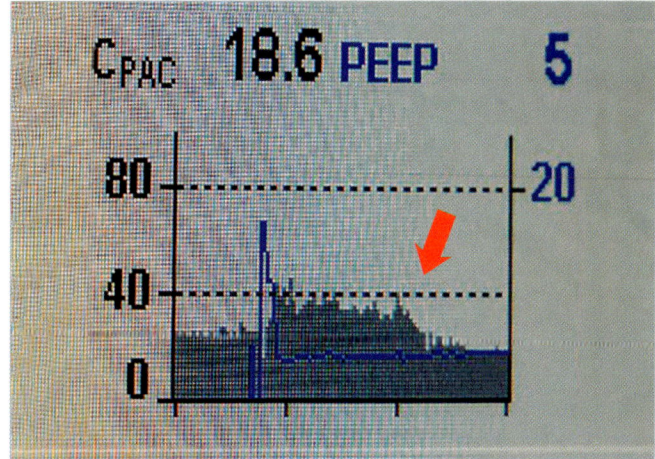

Fig. 1. Relación entre la compliancia pulmonar (área gris) y la presión positiva al final de la espiración o PEEP (línea azul) durante una cirugía laparoscópica. Nótese la disminución de la compliancia con la creación del neumoperitoneo (flecha).

Al igual que en los efectos respiratorios, la posición del paciente tendrá consecuencias hemodinámicas. Aunque ambas posiciones, Trendelenburg y Trendelenburg inverso, tendrán un impacto negativo, la segunda tendrá un mayor impacto en el gasto cardiaco por disminución del retorno venoso, debido a los efectos gravitatorios. Sin embargo, cabe destacar que, al igual que ocurre en los cambios producidos por la presión intraabdominal, los grados de inclinación jugarán un papel importante en la gravedad de dichos cambios.

> *Una inclinación del paciente de 15°, sin una presión intraabdominal excesiva, será bien tolerada por pacientes normovolémicos.*

Otros efectos

Otro efecto para tener en cuenta en la cirugía laparoscópica es la hipotermia. Esta es inevitable durante el procedimiento anestésico, en parte por el efecto de los anestésicos sobre el sistema nervioso central y, por tanto, en el control de la termorregulación, y en parte debido a las pérdidas de calor durante la cirugía (por evaporación, conducción, convección y radiación). La cirugía laparoscópica presenta, además, el inconveniente de introducir gas (habitualmente CO_2) a una temperatura inferior a la corporal del paciente, favoreciendo y agravando la hipotermia por convección. Puesto que es imposible evitar la pérdida de calor en este tipo de procedimientos y el empleo de aparatos de calentamiento activo no resulta práctico, los esfuerzos deben centrarse en minimizar la pérdida de calor empleando flujos bajos, evitando las fugas en trocares y minimizando el cambio de instrumentos y la duración del procedimiento (en la medida de lo posible). El empleo de flujos bajos no solo ayudará en el manejo de la hipotermia, sino que además favorecerá la prevención de reacciones vasovagales.

> *El estiramiento del peritoneo durante la insuflación puede incrementar el tono vagal; por tanto, un elevado flujo de CO_2 provocará un estiramiento rápido del peritoneo, pudiendo causar una respuesta vagal intensa.*

La distensión abdominal creada por el neumoperitoneo también puede favorecer la aparición de reflujo esofágico y la regurgitación en pacientes predispuestos (por su conformación o patología).

Manejo anestésico

En primer lugar, se deben tener en cuenta las consideraciones relacionadas con la patología. Puesto que en la actualidad la cirugía laparoscópica no está únicamente destinada a procedimientos programados, sino que se emplea también en el tratamiento de patologías graves, es recomendable estar familiarizado tanto con la fisiopatología del proceso como con la técnica quirúrgica que se vaya a realizar. De esta forma se pueden anticipar las posibles complicaciones que pueden aparecer.

Tras la estabilización y elección del protocolo anestésico, es importante decidir entre ventilación espontánea y ventilación mecánica. Como ya se ha mencionado anteriormente en este capítulo, la primera debe reservarse únicamente para procedimientos cortos y animales sanos. En este tipo de procedimientos, la presión intraabdominal debe ser muy baja y se debe estar preparado para instaurar un soporte ventilatorio en caso necesario, extremando la vigilancia de la capnografía, las presiones arteriales e, idealmente, los gases arteriales. En experiencia de la autora, la ventilación espontánea debería reservarse únicamente para pacientes de la especie canina, realizando una monitorización continua del intercambio gaseoso y estando siempre preparado para instaurar la ventilación mecánica. Los pacientes de la especie felina, aun cuando las presiones intraabdominales son reducidas (8 mmHg) y sin patología respiratoria previa, pueden presentar problemas de hipoxemia e hipercapnia incluso con soporte ventilatorio.

La ventilación mecánica facilitará la eliminación de CO_2 aumentado por el neumoperitoneo, por ello es importante que el paciente mantenga un correcto volumen minuto (VM).

> *Volumen minuto: volumen de aire inspirado en un minuto. Expresado matemáticamente es:*
>
> $$VM = VC \times FR$$
>
> *El volumen corriente o tidal (VC) de perros y gatos se calcula de la siguiente manera:*
>
> $$VC = peso\ ideal \times 10\text{-}15\ ml$$
>
> *VM: volumen minuto; VC: volumen corriente o tidal; FR: frecuencia respiratoria.*

El neumoperitoneo en cirugía laparoscópica causará un aumento en las presiones de la vía aérea por disminución de la compliancia. Por este motivo es recomendable aumentar la frecuencia respiratoria. El aumento del volumen corriente, también denominado volumen tidal, podría ocasionar presiones excesivamente elevadas en la vía aérea. Si en estos procedimientos se mantiene al paciente con una $FeCO_2$ elevada, es muy probable que el valor de CO_2 arterial esté muy elevado, alcanzando valores poco recomendables.

> *Es importante monitorizar la $FeCO_2$ y mantener valores entre 35-40 mmHg, ya que el neumoperitoneo aumentará la diferencia alveolar-arterial del CO_2 en 10-15 mmHg.*

Puesto que el neumoperitoneo favorece la aparición de atelectasias, la ventilación mecánica puede ayudar a minimizar o reducir su incidencia. El empleo de la presión positiva al final de la espiración (PEEP, de la expresión utilizada en inglés, *positive end-expiratory pressure*) ayudará a prevenir la formación de atelectasias, pero no a reducir las que ya se han producido. Para esto es necesario realizar maniobras de reclutamiento alveolar. Existen dos formas para realizarlas:

■ **Maniobra de capacidad vital:** seleccionando el modo ventilatorio "manual o ventilación espontánea" y posicionando la válvula APL en 30 cmH$_2$O, se mantiene una presión en la vía aérea de 15-25 cmH$_2$O durante 15-25 segundos presionando el balón reservorio. Esta maniobra resulta útil, pero cada paciente precisa de una presión y un tiempo específicos, hecho que dificulta la estandarización de la técnica.

■ **Maniobra escalonada de reclutamiento:** en el modo controlado por presión, se ajusta una presión pico (PIP) de 15 cmH$_2$O y una PEEP de 5 cmH$_2$O. Se realizan tres o cuatro respiraciones y se aumentan 5 cmH$_2$O ambas presiones, PIP y PEEP, alcanzando 20 y 10 cmH$_2$O, respectivamente. Finalmente se asciende hasta 25-15 cmH$_2$O y se comienza un descenso escalonado, siguiendo las presiones empleadas en el ascenso (fig. 2).

Independientemente de la maniobra que se emplee, es importante supervisar la frecuencia cardiaca del paciente durante el reclutamiento. Lo habitual es que esta aumente a la vez que disminuye la presión arterial. En caso de aparición de bradicardia, se debe interrumpir la maniobra y restaurar los valores iniciales programados en el ventilador.

Las maniobras de reclutamiento alveolar idealmente deben realizarse:

■ Antes de instaurar y al finalizar el neumoperitoneo. Asimismo, es conveniente realizarla antes de posicionar al paciente en Trendelenburg.

■ Cuando la compliancia pulmonar esté disminuida (<1-1,3 ml/cmH$_2$O/kg) o presente una disminución progresiva. Esta se puede calcular dividiendo el volumen corriente entre la diferencia entre presión meseta y PEEP. CPulm=VC/(Pplat – PEEP), donde CPulm: compliancia pulmonar; VC: volumen corriente; Pplat: presión meseta; PEEP: presión positiva al final de la espiración.

■ Cuando la proporción de pulmón atelectásico o *shunt* tenga significación clínica. Para comprobarlo existen diferentes pruebas:

■ Test de aire: consiste en disminuir la fracción inspirada de O$_2$ (FiO$_2$) del paciente hasta 0,21 durante 5 minutos. Si la SpO$_2$ cae por debajo de 95 % (fig. 3), se estima que la proporción de atelectasia es significativa.

■ PaO$_2$/FiO$_2$ <250 (necesario realizar una gasometría arterial).

Respecto al modo ventilatorio que se debe emplear (controlado por volumen o por presión), no existen evidencias de la superioridad de uno sobre el otro. No obstante, el hecho de fijar un volumen corriente durante el procedimiento anestésico será de vital importancia en situaciones restrictivas (como el neumoperitoneo), ya que evitará la hipoventilación del paciente. En este caso, será necesario supervisar las presiones generadas en la vía aérea. Estas aumentan por la disminución de la compliancia de la caja torácica (pero no la pulmonar). Es importante que la diferencia de presión (ΔP) entre la presión meseta y la PEEP sea inferior a 15 cmH$_2$O (fig. 4).

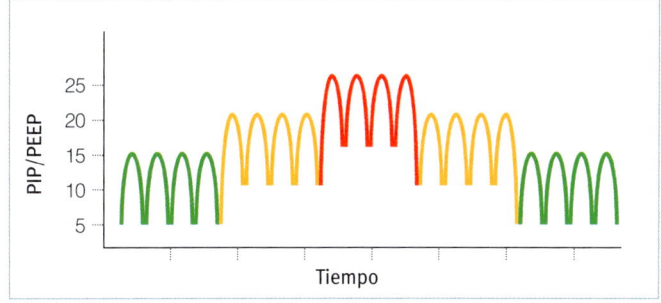

Fig. 2. Maniobra de reclutamiento alveolar escalonado mostrando las presiones pico y positiva al final de la espiración en cada tramo.

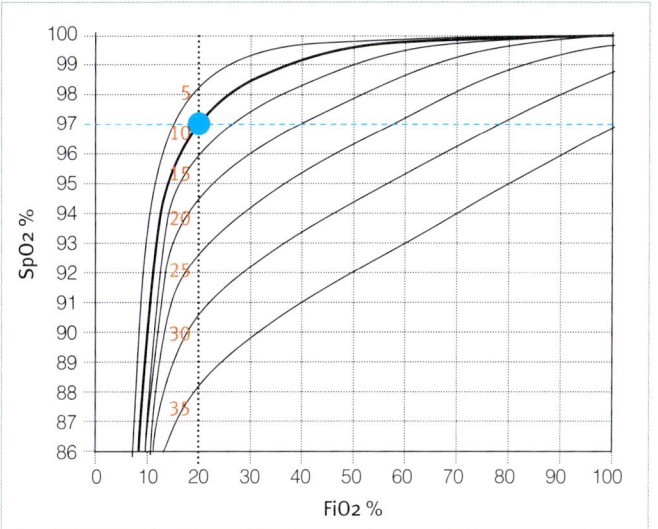

Fig. 3. Relación entre SpO$_2$ y FiO$_2$. Esta gráfica muestra el porcentaje de *shunt*. El valor normal se muestra en negro. Conforme aumenta la proporción de *shunt* o atelectasia, la curva se desplaza hacia abajo.

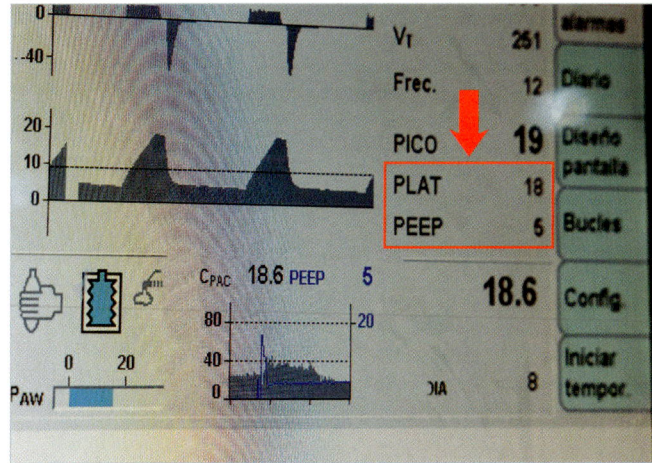

Fig. 4. Ventilación de un paciente durante una cirugía laparoscópica.

Si por el contrario se decide emplear el control por presión, la supervisión deberá realizarse sobre el volumen corriente alcanzado, asegurando que sea el adecuado, ya que cualquier disminución en la compliancia del sistema respiratorio provocará que la presión programada se alcance antes y el volumen corriente sea inferior. En este caso nuestro paciente estará hipoventilado.

Consideraciones anestésicas relacionadas con la cirugía toracoscópica

Como en cirugía laparoscópica, en cirugía toracoscópica es necesario crear un neumotórax para facilitar la visualización y mejorar las condiciones de trabajo en la cavidad torácica. La pérdida de presión intratorácica negativa o el elevado riesgo de complicaciones graves implican una mayor complejidad en el manejo anestésico.

Los procedimientos de cirugía toracoscópica pueden realizarse con fines diagnósticos o terapéuticos. Además, dependiendo del abordaje, el manejo ventilatorio del paciente variará:

- En abordajes ventrales con el paciente en decúbito dorsal, se podrá realizar una ventilación bipulmonar.
- En abordajes laterales, puede ser necesario realizar el colapso del pulmón no dependiente (el que no va a ser intervenido) y emplear ventilación unipulmonar.

Ventilación unipulmonar

Existen procedimientos en los cuales, para poder tener unas condiciones visuales adecuadas, es necesario colapsar el pulmón no dependiente. El mantenimiento de un intercambio gaseoso adecuado durante esta maniobra supone un reto para el manejo anestésico del paciente.

El colapso pulmonar puede realizarse de dos maneras: con bloqueadores bronquiales o mediante tubos endotraqueales de doble luz (p. ej.: Robertshaw) (fig. 5).

Ambos métodos presentan ventajas y desventajas que deben tenerse en cuenta a la hora de decantarse por uno de ellos:

- **Bloqueadores bronquiales:** se introducen en el bronquio del pulmón que se desea colapsar a través de un conector multi-puerto, permitiendo la introducción simultánea con el fibroscopio por dentro del tubo endotraqueal (fig. 6). Existen diferentes modelos (rectos, en ángulo, en Y). Estos dispositivos son útiles y fáciles de colocar. En concreto, el modelo EZ-Blocker (en forma de Y) presenta una opción cómoda en procedimientos en los

cuales es necesario abordar ambos hemitórax (fig. 7). La colocación es sencilla y únicamente requiere una pequeña cantidad de lubricante de base acuosa para facilitar el deslizamiento a través del tubo endotraqueal.

> ***El bloqueador bronquial (independientemente del modelo) debe colocarse e inflarse bajo supervisión directa con broncoscopio.***

Dependiendo del modelo que se emplee, será necesario un tamaño mínimo de tubo endotraqueal (p. ej.: el EZ-Blocker requiere un tubo endotraqueal de al menos 6,0 mm, mientras que en bloqueadores individuales el diámetro mínimo suele ser de 5,0 mm). Asimismo, en perros de raza grande, puede ser necesario inflar al máximo el bloqueador bronquial, y en algunos casos podría no realizarse un sellado completo. El inflado excesivo del bloqueador, aunque es raro, puede producir la rotura del bronquio.

- **Tubos de doble luz:** la parte bronquial del tubo (distal y de color azul) se introduce en el bronquio del pulmón que se desea ventilar (o pulmón dependiente). La parte traqueal (proximal y de color blanco) queda en la tráquea permitiendo la ventilación bipulmonar cuando no se realiza el colapso (fig. 8).

> ***Existen tubos de doble luz para el pulmón izquierdo y para el derecho (por la conformación anatómica de los bronquios humanos): la versión que mejor se ajusta a la anatomía canina es la izquierda.***

Al igual que ocurre con los bloqueadores bronquiales, la colocación de tubos de doble luz debe realizarse bajo visualización endoscópica y emplear lubricante de base acuosa. Para realizar el colapso pulmonar bastará con clampar la rama traqueal y continuar la ventilación a través de la bronquial.

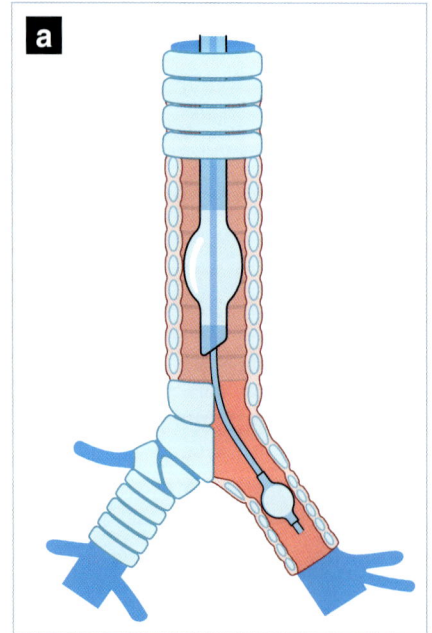
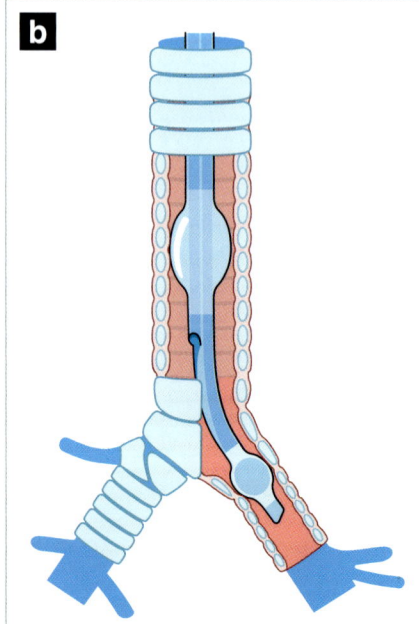

Fig. 5. Representación de ambos sistemas de ventilación pulmonar: un bloqueador bronquial que bloquea el paso de aire al bronquio del pulmón objeto de la intervención (a) y un tubo endotraqueal de doble luz que permite la ventilación independiente de cada bronquio (b).

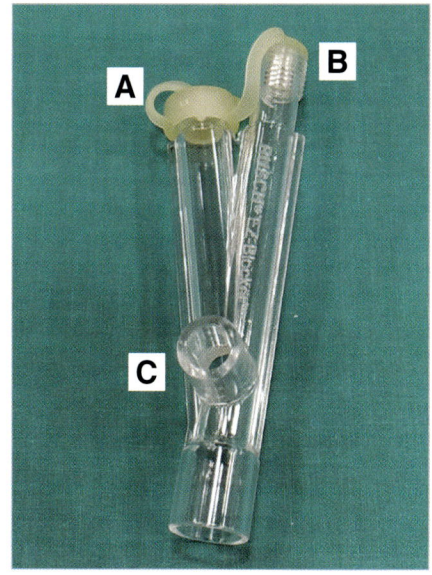

Fig. 6. Conector multipuerto para introducir el fibroscopio (A), el bloqueador bronquial (B) y la conexión del circuito de respiración (C).

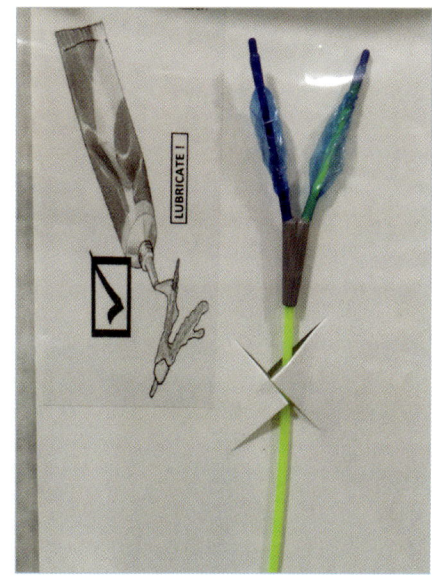

Fig. 7. Detalle del bloqueador EZ-Blocker. Presenta dos balones de diferente color que facilitan su identificación durante el inflado.

Una vez inflados ambos neumotaponamientos es posible realizar ventilación dual, es decir, emplear un modo ventilatorio diferente en cada pulmón (p. ej.: presión positiva continua en la vía aérea (CPAP) en el pulmón colapsado y ventilación controlada en el pulmón no colapsado): estrategias encaminadas a mejorar el intercambio de oxígeno.

> *La ventaja que ofrecen los tubos de doble luz frente a los bloqueadores bronquiales es el manejo independiente de ambas ramas (traqueal y bronquial) (fig. 8).*

 En pacientes de tamaño grande (>30 kg) los tubos de doble luz tienen el inconveniente de ser excesivamente cortos, impidiendo una correcta colocación, lo que favorecería el colapso. En este caso debe emplearse un bloqueador bronquial.

- **Catéteres de Fogarty:** es otra opción para la realización del bloqueo pulmonar. Para ello se introduce por la tráquea un catéter de Fogarty en paralelo al tubo endotraqueal que se dirige y entra en el bronquio del pulmón que se desee colapsar. El inflado se debe realizar bajo supervisión directa. La ventaja que ofrece es la posibilidad de emplearlo en pacientes de tamaño reducido. Sin embargo, los inconvenientes que presenta hacen que sea la última opción elegida por la autora:

  - No son huecos y, por lo tanto, no se puede realizar succión ni oxigenación a través de ellos.
  - Requiere un fiador de alambre, curvado en el extremo, para facilitar la introducción en el bronquio deseado.
  - La introducción en paralelo al tubo endotraqueal puede provocar fugas alrededor del neumotaponamiento.

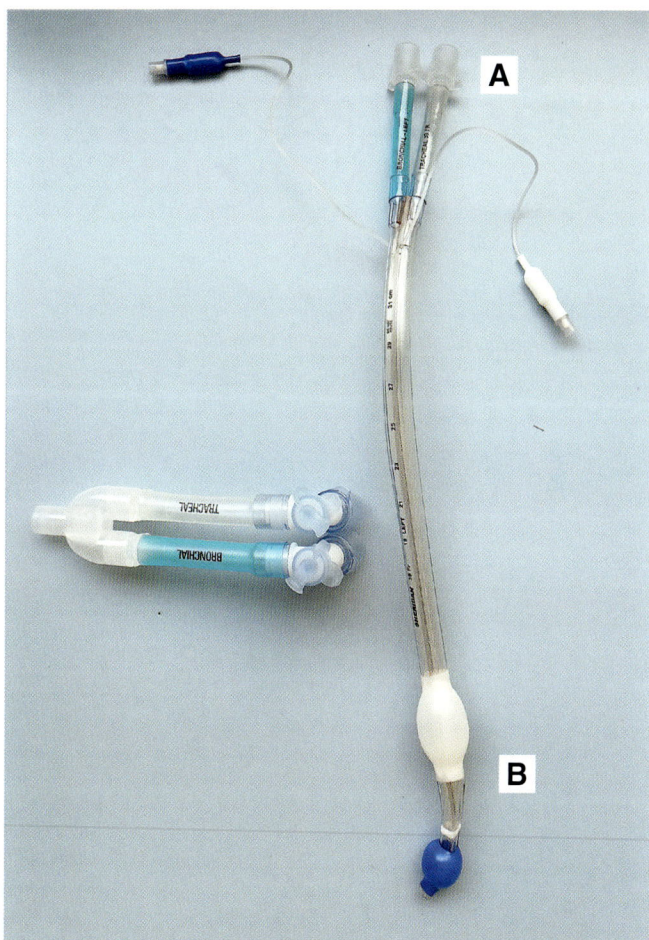

Fig. 8. Tubo de doble luz. Ramas traqueal y bronquial, que pueden emplearse de manera independiente o simultáneamente (conector con puerto de entrada para fibroscopio) (A). Neumotaponamientos traqueal (blanco) y bronquial (azul) (B).

Manejo ventilatorio

Ventilación bipulmonar

La pérdida de la presión negativa del tórax hace obligatorio el uso de ventilación mecánica en este tipo de procedimientos. El objetivo será optimizar al máximo el intercambio gaseoso y minimizar el colapso pulmonar. Para ello son imprescindibles las maniobras de reclutamiento alveolar (ya comentado anteriormente en este capítulo) antes de realizar el abordaje torácico.

Durante la ventilación mecánica bipulmonar es necesario administrar un volumen corriente adecuado para el paciente (8-10 ml/kg) evitando alcanzar presiones elevadas que dificulten la visualización por parte del cirujano. Al igual que en la cirugía laparoscópica, se emplea una frecuencia respiratoria más elevada con el fin de mantener un volumen minuto adecuado.

En este tipo de cirugía el empleo de PEEP será imprescindible (tras realizar la maniobra de reclutamiento alveolar), pero es recomendable emplear un valor de PEEP moderado (<4 cmH$_2$O) para no dificultar la visualización. Esto será de vital importancia sobre todo en procedimientos con abordajes laterales, donde el empleo de PEEP y las maniobras de reclutamiento evitarán el colapso del pulmón dependiente.

La comunicación con el cirujano es esencial. En situaciones de hipoxemia, puede ser necesario aumentar la presión meseta empleada para conseguir una mejoría.

> *La FiO$_2$ en este tipo de cirugías suele ser elevada (0,6-0,8 siempre que se consiga una correcta saturación, o incluso 1 en caso de hipoxemia).*

Ventilación unipulmonar

En los casos en los que se deba realizar el colapso de un pulmón y emplear ventilación unipulmonar, se procederá de la misma forma que en la bipulmonar, pero será necesario realizar un reclutamiento alveolar antes del colapso pulmonar, con el fin de asegurar una correcta ventilación del pulmón dependiente, el cual será el encargado de realizar el intercambio gaseoso.

Durante la ventilación unipulmonar, el valor de PEEP empleado debe ser más agresivo (4-8 cmH$_2$O). Además, en estos casos resulta de gran ayuda el empleo de ventilación controlada por volumen para asegurar un correcto volumen corriente. Se debe tener en cuenta el colapso pulmonar, y tras realizarlo, reducir el volumen corriente a la mitad (6-7 ml/kg). Para compensar se puede emplear una frecuencia respiratoria más elevada (20-24 rpm).

La FiO$_2$ empleada en este tipo de cirugías, al igual que en ventilación bipulmonar, será elevada (0,8). Tras realizar el colapso pulmonar, la SpO$_2$ debe encontrarse por encima del 98 % y la PaO$_2$ como mínimo en 150 mmHg. Una relación de PaO$_2$/FiO$_2$ >300 mmHg es indicativa de una correcta ventilación.

> *Se debe prestar especial atención a la pulsioximetría e, idealmente, a la gasometría arterial.*

En caso de desaturación (SpO$_2$ <95 %) o hipoxemia (PaO$_2$ <100 mmHg), se deben tomar medidas para corregir:

- Aumentar la FiO$_2$.
- Comprobar el colapso pulmonar mediante endoscopia (una causa frecuente de desaturación es el desplazamiento o descolocación del bloqueador bronquial o tubo de doble luz).
- Realizar maniobras de reclutamiento alveolar.
- Aumentar la presión pico o el volumen corriente.
- Alternar la ventilación unipulmonar y la bipulmonar, si fuese posible.

Al finalizar el colapso pulmonar se debe realizar un reclutamiento alveolar de ambos pulmones con la finalidad de tener una funcionalidad normal y mejorar la oxigenación del paciente de cara al posoperatorio inmediato.

> *Se debe tener en consideración la posibilidad de edema pulmonar por reperfusión (tras la reexpansión pulmonar).*

La respuesta inflamatoria puede provocar la liberación de sustancias citotóxicas. Esta complicación está bien documentada en medicina humana (hasta 48 horas tras la cirugía), y aunque no existen datos en medicina veterinaria, debe tenerse en cuenta y monitorizar al paciente.

Sutura laparoscópica intracorpórea

Miguel Ángel Sánchez Hurtado,
Jorge Gutiérrez del Sol,
Francisco Julián Pérez Duarte

Aprendizaje de la sutura laparoscópica

La cirugía laparoscópica y toracoscópica veterinaria, antes utilizada sobre todo en procedimientos diagnósticos básicos, ha ido evolucionando hasta abarcar otras técnicas más avanzadas. A diferencia de lo que ocurre en cirugía convencional, la sutura laparoscópica (SL) requiere de maniobras de repetición cuya curva de aprendizaje puede ser larga y laboriosa si se quiere llegar a ser competente. Además, la SL siempre debe aprenderse usando simuladores o modelos animales experimentales, y no directamente en el paciente.

> *Aunque la sutura laparoscópica reproduce prácticamente los pasos de la sutura tradicional, existen algunas diferencias específicas limitantes. En particular, está muy influenciada por factores intrínsecos y extrínsecos al cirujano, incluyendo, entre otros, las habilidades técnicas, el entrenamiento previo, un equipo quirúrgico competente, la calidad del instrumental y de los equipos y las dimensiones del paciente.*

Utilidad práctica de la sutura laparoscópica en cirugía veterinaria

En la práctica clínica veterinaria, la SL es una de las competencias quirúrgicas que pueden ayudar a los cirujanos a dar un salto cualitativo para afrontar procedimientos avanzados. Sus aplicaciones clínicas están en constante evolución. En el cuadro 1 se enumeran los principales procedimientos en los que se utiliza la SL según la bibliografía veterinaria.

Cuadro 1. Principales procedimientos en los que se usa la sutura laparoscópica en veterinaria.

Toracoscopia	Laparoscopia
■ Ligadura del conducto torácico.	■ Ligadura del pedículo ovárico y del cuerno uterino (esterilización).
■ Hernia diafragmática peritoneo-pericárdica.	■ Colopexia, gastropexia, cistopexia y colposuspensión.
■ Reparación de pequeños defectos locales en el esófago o la tráquea.	■ Ureterorrafia (para la extracción de urolitos) y reimplante ureteral.
■ Ligadura de la arteria subclavia aberrante.	■ Gastrotomía y cierre de enterotomías.
	■ Fijación del esfínter uretral artificial (AUS).
	■ Ligadura de conductos y pedículos vasculares: conducto cístico, uréter, arteria y vena renales, orquiectomía, biopsia (páncreas, intestino).
	■ Cierre del anillo inguinal para la reparación de hernias pequeñas.

> *La gastropexia laparoscópica pura es quizá el procedimiento en el que la mayoría de los veterinarios optan por realizar una sutura laparoscópica intracorpórea. Es un procedimiento con creciente base científica y estandarización, ya sea con sutura estándar o barbada, y cuenta incluso con simuladores específicos para replicarla.*

Tipos de sutura laparoscópica

Existen dos grandes categorías de SL: intracorpórea (SLI) y extracorpórea (SLE). Este capítulo se centrará solamente en la primera. En la SLI el anudado se realiza completamente dentro del paciente utilizando instrumentos laparoscópicos, mientras que en la SLE los nudos se crean manipulando ambos extremos del hilo fuera del paciente y, generalmente, ajustándolos con un empujanudos laparoscópico. Ambas categorías cuentan con una amplia variedad de nudos, que se pueden clasificar, según el método utilizado, en nudos planos (como el nudo de cirujano o el nudo cuadrado) y nudos deslizantes (como el nudo Roeder extracorpóreo o el nudo deslizante cuadrado intracorpóreo).

Además, como sucede en cirugía convencional, la SLI puede realizarse utilizando dos patrones: simple (o interrumpido), con un hilo de una longitud estándar de 12-15 cm, y continuo, que requiere un hilo más largo, pero sin superar los 20 cm.

> *Un buen cirujano laparoscopista debería dominar al menos un nudo intracorpóreo y otro extracorpóreo, para adaptar la configuración del nudo según el escenario intraoperatorio.*

Consideraciones técnicas de la sutura laparoscópica

La SL persigue replicar los mismos pasos y habilidades que el anudado tradicional, si bien las maniobras para sostener la aguja, orientarla en el ángulo deseado, pasarla atraumáticamente por el tejido y crear correctamente el nudo requieren de muchos detalles técnicos que hay que perfeccionar y de una curva de aprendizaje mayor que la necesaria en cirugía convencional.

> *La sutura laparoscópica es una coreografía precisa de acciones. Todo el proceso debe ser eficiente, suave, reproducible, estructurado y con economía de movimientos y tiempo.*

A continuación, se citan algunos de los detalles más representativos que se deben considerar cuando se realiza SL, principalmente enfocados al anudado intracorpóreo.

- **Ergonomía:** una disposición de los equipos y una postura corporal correctas aumentarán la eficiencia de la SL.

- **Colocación de los trocares:** es recomendable colocar los trocares en una conformación de triangulación, con el trocar de la óptica en el centro del campo quirúrgico y el resto, para las pinzas, a ambos lados.

- **Instrumental:** es primordial que al menos el portagujas de la mano dominante tenga una calidad apropiada.

- **Material de sutura:** en general, el calibre y el tipo de hilo son los mismos que se utilizarían en cirugía convencional. En cuanto a la aguja, no debe tener sección triangular; son recomendables las agujas de sección cilíndrica y forma semicircular.

- **Exposición del campo quirúrgico:** una mala visualización puede estar asociada a errores y a un incremento en el tiempo operatorio. No se debe trabajar lejos de la incisión o zona que se va a suturar, lugar conocido como *base de operaciones*.

- **Longitud de la sutura:** es muy importante calcular la longitud mínima necesaria para cada patrón de sutura. No se recomiendan hilos excesivamente cortos ni demasiado largos, porque solo complicarán el proceso de sutura.

- **Inserción de la aguja:** el diámetro del trocar debe permitir el paso de la aguja, la cual debe introducirse suavemente con el portagujas sujetando el hilo cerca de la aguja (a 1 cm de distancia aproximadamente).

> *En la bibliografía veterinaria no se describe un procedimiento único para la sutura laparoscópica, porque hay diferentes configuraciones de puertos, tipos de instrumentos y nudos (intracorpóreos frente a extracorpóreos) y dispositivos (sistemas comerciales frente a hilo de sutura tradicional).*

- **Colocación de la aguja y su paso por el tejido:** colocar la aguja en un ángulo de entrada correcto permitirá un paso atraumático de la misma. Los autores recomiendan adoptar la representación mental de colocación de la aguja en cuatro posiciones neutras (fig. 1). De ellas, la más habitual para un cirujano diestro es la posición 1 (alegre), de derecha a izquierda. De esta forma, se asegura la aguja con las pinzas de la mano izquierda (disector de Maryland o portagujas), y con el portagujas en la derecha se toma el hilo para efectuar giros sucesivos, hasta que la aguja quede colocada en la posición y ángulo deseados. Después, con el portagujas se bloquea la aguja en el tercio más proximal a su base (fig. 2).

- **Anudado y aproximación de los tejidos:** la ejecución debe ser eficiente, sin cruzar los instrumentos, y ejerciendo la fuerza mínima necesaria al apretar el nudo.

> *Se recomienda que el laparoscopista principiante practique gradualmente, por separado, las tres fases de la sutura laparoscópica (colocación de la aguja, paso de la aguja a través del tejido y anudado) hasta dominar todo el proceso en su conjunto.*

18

> *Con las cuatro posiciones básicas de la aguja en la posición neutra de 90° se podría conseguir prácticamente cualquier ángulo de entrada, especialmente con las posiciones 1 y 3 (alegre). No obstante, el cirujano debería saber realizar modificaciones sutiles de este ángulo en el caso de que la situación quirúrgica lo requiera.*

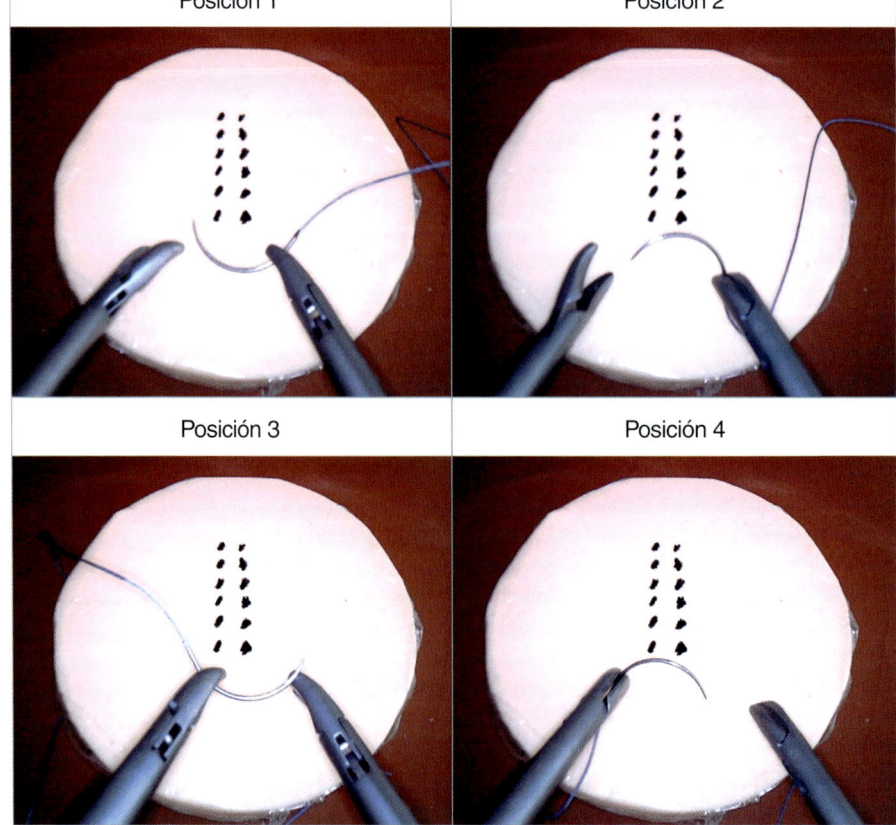

Fig. 1. Orientación de la aguja y del portagujas en las cuatro posiciones básicas (en 90°). Las posiciones 1 y 3 se denominan coloquialmente "alegre", y las posiciones 2 y 4, "triste".

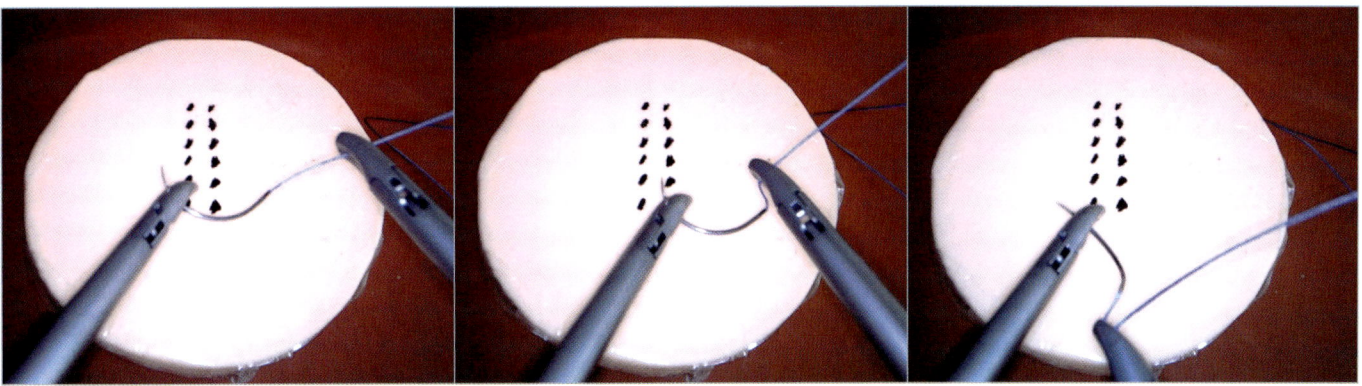

Fig. 2. Maniobras de colocación de la aguja en las posiciones 1 (alegre) y 2 (triste).

Nudo intracorpóreo de cirujano

El nudo de cirujano es probablemente el más universal en sutura laparoscópica intracorpórea porque es ideal para la aproximación de los tejidos bajo tensión leve o moderada. Se compone de tres seminudos (fórmula simplificada: 2:1:1). El primer seminudo es una doble vuelta, el segundo es un seminudo simple en sentido contrario, y el último es otro seminudo simple en sentido contrario al anterior (fig. 3).

Según los estudios sobre la seguridad de los nudos, tres o cuatro seminudos pueden ser suficientes para una buena seguridad, independientemente de si los seminudos son simples o dobles en cada ocasión.

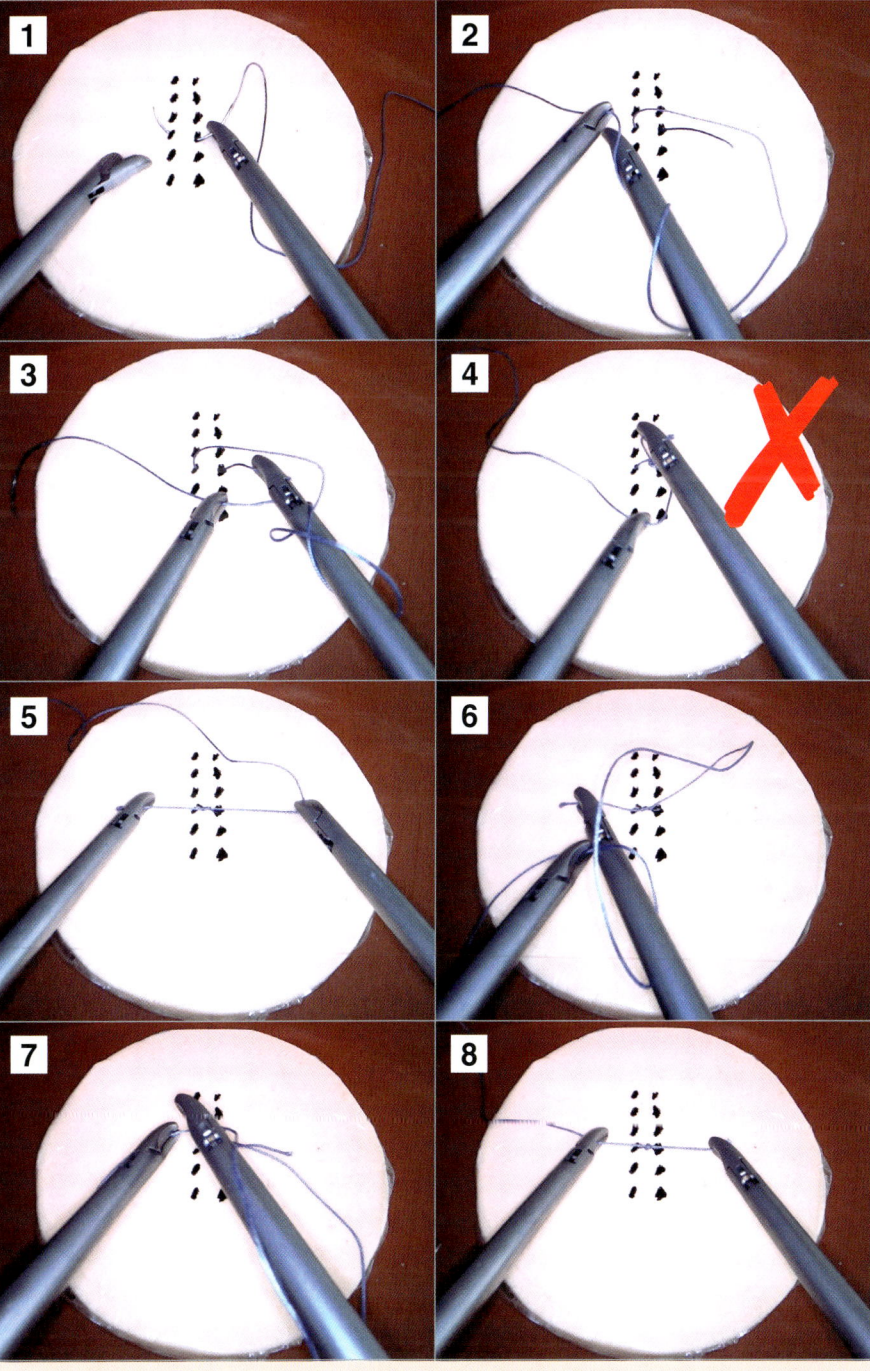

Fig. 3. Pasos para la realización de un nudo intracorpóreo de cirujano. En la imagen 4, es incorrecto cruzar los instrumentos en el campo quirúrgico cuando se aproxima el nudo.

Ergonomía en cirugía mínimamente invasiva

Francisco Julián Pérez Duarte,
Jorge Gutiérrez del Sol,
Miguel Ángel Sánchez Hurtado

Introducción

A pesar de las múltiples ventajas que la cirugía laparoscópica conlleva para los pacientes, entraña una serie de riesgos para el cirujano, relacionados con la reducción de la libertad de movimientos y la adopción de posturas forzadas, que ocasionan una mayor fatiga muscular en comparación con la cirugía convencional (fig. 1). De esta forma se produce una disminución del rendimiento y la precisión del cirujano, aumentando al mismo tiempo la aparición de fatiga física y patologías musculoesqueléticas.

La aplicación de criterios ergonómicos en la práctica quirúrgica proporciona una serie de beneficios, tanto para los cirujanos como para los pacientes. Básicamente, la ergonomía pretende que los cirujanos dispongan de un material de trabajo adecuado, reduciendo así la aparición de fatiga muscular y de las patologías asociadas. Paralelamente, supone también un beneficio indirecto para los pacientes, ya que la reducción de la fatiga muscular de los cirujanos aumenta la precisión en el acto quirúrgico.

Organización del quirófano y uso del instrumental

Para lograr una postura corporal correcta durante el desempeño de la cirugía laparoscópica, la organización del quirófano y el manejo del instrumental juegan un papel fundamental (fig. 2).

Posición del monitor

> *La posición de monitor es importante no solo para la coordinación del cirujano, sino que influye decisivamente en la postura corporal que el cirujano adopta durante la cirugía.*

El monitor tradicionalmente se ha colocado sobre la torre de laparoscopia, sin posibilidad de regular su altura. Esto origina incomodidad y fatiga en los músculos de la espalda y cuello, sobre todo en los cirujanos de menor estatura, debido a una mayor reclinación de la columna cervical.

Han sido varios los trabajos que se han centrado en determinar cuál debe ser la posición y altura óptima del monitor. La principal conclusión que se puede extraer de estos estudios es que el monitor debe situarse frente al cirujano y a la altura de sus ojos, o ligeramente inferior. De esta manera se consigue disminuir al máximo el estrés y la fatiga, tanto visual como muscular.

En condiciones ideales el cirujano debería estar alineado con la cámara, el campo quirúrgico y el monitor. En maniobras de complejidad elevada se ha demostrado que, si las manos del cirujano y su visión siguen una misma dirección hacia el campo quirúrgico y el monitor, se obtienen mejores resultados en la ejecución de los ejercicios. Por ello, algunos autores proponen situar el monitor al nivel del campo quirúrgico en las cirugías de mayor dificultad.

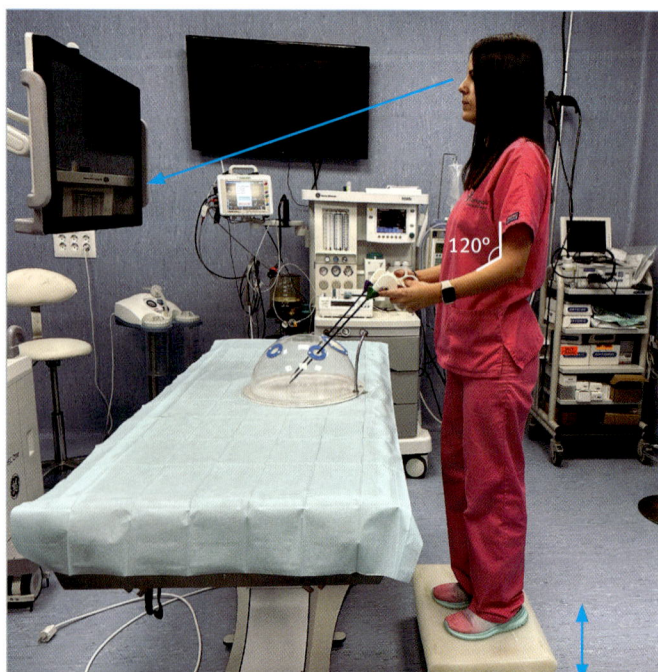

Fig.1. Postura corporal incorrecta durante la ejecución de una cirugía laparoscópica. La altura de la mesa no está correctamente ajustada (demasiado alta), lo que obliga a la cirujana a mantener una elevación excesiva del hombro y a aplicar un ángulo de entrada de las pinzas muy vertical. Además, el monitor no está frente a la cirujana, forzándole a rotar el cuello.

Fig. 2. Postura corporal correcta durante una cirugía laparoscópica. Ninguna de las articulaciones del brazo se encuentra en un ángulo forzado. Igualmente, las manos de la cirujana y su visión van en la misma línea hacia el campo quirúrgico y el monitor.

Altura de la mesa de cirugía

En cualquier trabajo manual la altura de la mesa constituye el factor más importante en el esfuerzo que deben realizar las extremidades superiores. En la cirugía tradicional la altura de la mesa debe coincidir con la altura al codo del cirujano. Sin embargo, la cirugía laparoscópica requiere el uso de instrumentos más largos que los de cirugía convencional, por lo que la altura óptima de las mesas debe ser sensiblemente inferior. Concretamente, durante los procedimientos laparoscópicos la mesa debe situarse en un intervalo de 39 a 87 cm sobre el nivel del suelo, en función de la estatura del cirujano y del tamaño del paciente. De esta forma se consigue un ángulo óptimo en la articulación del codo y se evita que los músculos de la espalda y el cuello trabajen en exceso.

Si la mesa de cirugía no bajase lo suficiente en altura, el cirujano debería subirse a un cajón o alza para evitar forzar la postura (fig. 2).

Diseño de los agarres del instrumental

El diseño del instrumental de cirugía laparoscópica constituye un aspecto fundamental en la práctica quirúrgica diaria de los cirujanos, ya que estos elementos tienen un impacto ergonómico acusado en muchas de las tareas que estos realizan. La adaptación del instrumental quirúrgico al tipo de operación y a las características de los cirujanos presenta los siguientes beneficios:

- Disminución de la sobrecarga en las articulaciones, ligamentos y músculos de los miembros superiores, evitando posturas forzadas y movimientos repetitivos.
- Mejora del rendimiento y la eficacia de la cirugía.

El instrumental actual de cirugía laparoscópica suele incorporar un mecanismo de sujeción de pistola con anillos para los dedos. Se ha podido comprobar que este mecanismo de cierre en ocasiones origina neuropatías tenares compresivas en el dedo pulgar, causando adormecimiento de los dedos y pérdida de la sensibilidad. Por ello, conviene sujetar este tipo de pinzas con un mayor apoyo palmar en lugar de introducir el pulgar en la anilla, salvo para maniobras quirúrgicas que requieran de gran precisión. En este último caso, existen dispositivos de silicona, que acoplados a los sistemas de agarre con anillas, reducen la compresión que se provoca en las ramas nerviosas digitales.

Recomendaciones ergonómicas para una correcta postura corporal en cirugía laparoscópica

- *El monitor debe estar en frente del cirujano y a la altura de sus ojos o ligeramente por debajo, evitando de esta forma el giro, flexión o extensión excesiva de las vértebras cervicales. En cirugías de elevada dificultad el monitor debería estar a la altura del campo quirúrgico.*

- *Se debe mantener un ángulo en la articulación del codo de 90°-120°. Para ello la altura de la mesa debe regularse en función de la estatura del cirujano y del tamaño del paciente, fijándose esa altura entre 39 y 87 cm sobre el nivel del suelo.*

- *Conviene evitar la hiperflexión o giros innecesarios de la muñeca durante el manejo del instrumental.*

- *El instrumental debe manejarse con el máximo apoyo palmar y sin ejercer mucha presión. En el caso de mangos que incorporen un anillo para el pulgar, es importante no introducir demasiado el dedo en este mecanismo para evitar patologías tenares compresivas (fig. 3).*

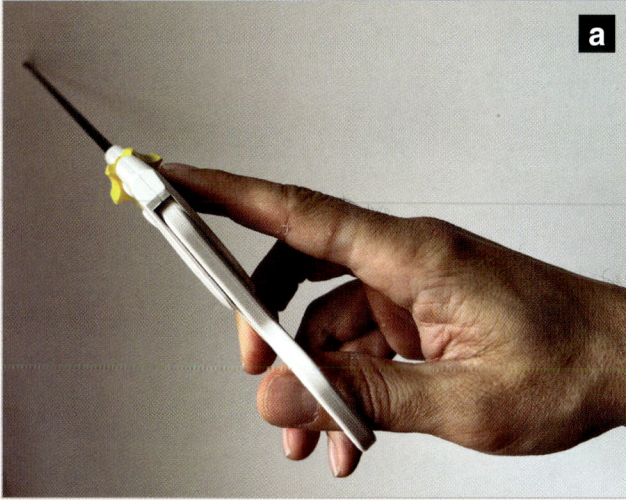
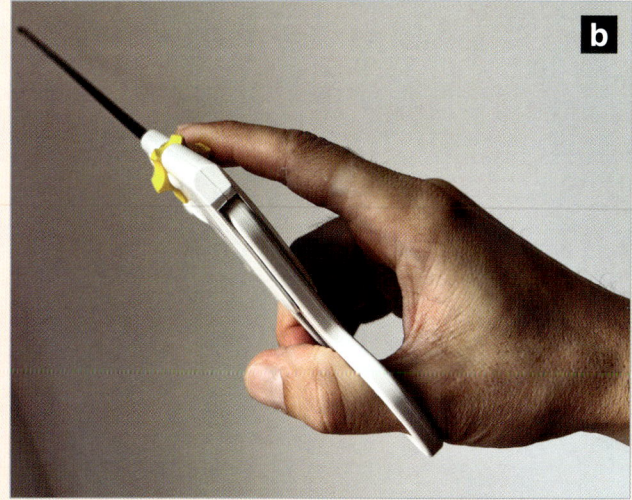

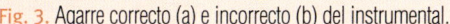

Fig. 3. Agarre correcto (a) e incorrecto (b) del instrumental.

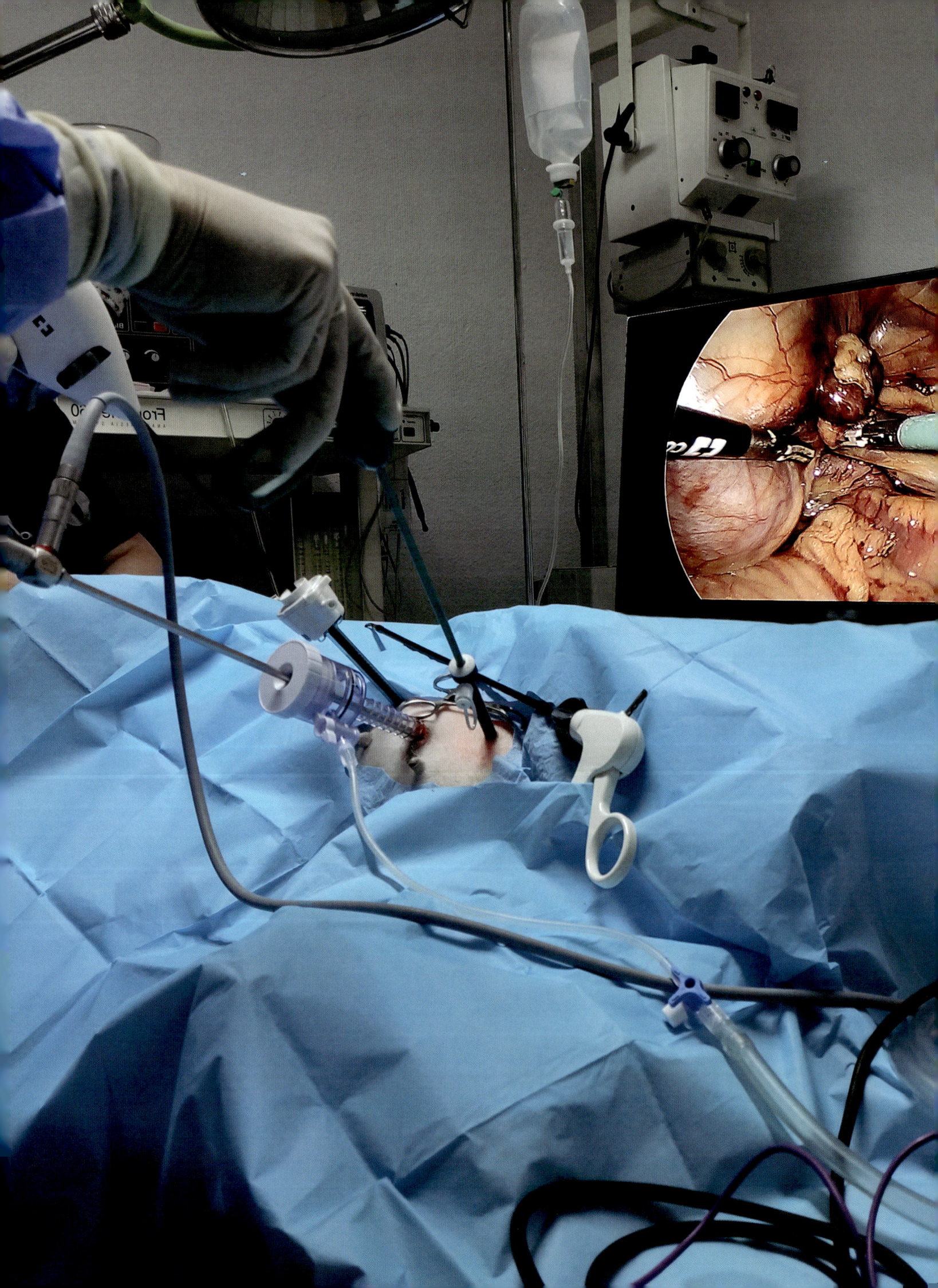

Cirugía laparoscópica

Cavidad abdominal

Principios básicos en cirugía laparoscópica
   Laparoscopia
Nuevos abordajes: NOTES, laparoscopia de incisión única y minilaparoscopia

Aparato genital

Ovarios y útero

Patologías ováricas y uterinas
   Ovariectomía laparoscópica
   Ovariohisterectomía laparoscópica

Testículos

Testículos ectópicos, neoplasias y torsiones
   Orquiectomía laparoscópica

Aparato urinario

Vejiga, uretra y próstata

Litiasis vesical
   Cistoscopia asistida por laparoscopia (CAL)
Incontinencia urinaria
   Implantación laparoscópica de un esfínter uretral artificial (AUS)
Quistes prostáticos
   Omentalización

Riñón

Biopsia renal laparoscópica
   Biopsia renal
Tumores renales, hidronefrosis y otras enfermedades renales
   Nefroureterectomía laparoscópica

Uréteres

Litiasis ureteral
   Ureterotomía laparoscópica
Ectopia ureteral extramural
   Reimplante ureteral

Sistema digestivo

Estómago

Síndrome de dilatación-torsión gástrica
   Gastropexia asistida por laparoscópica
   Gastropexia laparoscópica pura

Intestino grueso

Prolapso rectal
   Colopexia laparoscópica pura incisional con sutura barbada

Órganos macizos abdominales

Glándulas adrenales

Tumores adrenales
   Adrenalectomía laparoscópica

Hígado y vesícula biliar

Biopsia hepática
   Biopsia hepática
Tumores hepáticos
   Hepatectomía laparoscópica
Mucocele biliar, colelitiasis y masas biliares
   Colecistectomía

Páncreas

Biopsia pancreática
   Biopsia pancreática
Tumores pancreáticos
   Pancreatectomía parcial laparoscópica

Bazo

Biopsia esplénica
   Biopsia esplénica
Tumores esplénicos y otras enfermedades del bazo
   Esplenectomía laparoscópica

Shunt portosistémico

Shunt portosistémico extrahepático
   Shunt portocavo en el foramen epiploico
   Shunt con desembocadura en la cava poshepática
   Shunt portofrénico izquierdo
   Shunt portoácigos

Pared abdominal

Hernias

Hernia diafragmática
   Herniorrafia diafragmática laparoscópica
Hernia inguinal
   Herniorrafia inguinal laparoscópica

Principios básicos en cirugía laparoscópica

Jorge Gutiérrez del Sol,
Miguel Ángel Sánchez Hurtado,
Francisco Julián Pérez Duarte

Introducción

Ventajas y limitaciones del abordaje laparoscópico

La laparoscopia, una técnica avanzada en el campo de la veterinaria, ha revolucionado la manera en que se realizan diagnósticos y tratamientos quirúrgicos. Al igual que en medicina, la laparoscopia implica la inserción de una pequeña óptica acoplada a una cámara y otros instrumentos quirúrgicos a través de pequeñas incisiones en el abdomen del paciente, lo que permite la visualización y el acceso a órganos de la cavidad abdominal. Esta técnica se ha convertido en un recurso valioso en veterinaria para una amplia gama de procedimientos, tanto básicos como avanzados.

Esta tecnología se ha vuelto esencial en la práctica veterinaria moderna, ya que no solo mejora los resultados clínicos, sino que también refuerza la seguridad y el bienestar de los pacientes. La laparoscopia ofrece ventajas significativas en comparación con la cirugía tradicional:

- **Menor dolor intra- y posquirúrgico:** la cirugía laparoscópica implica incisiones mucho más pequeñas que la cirugía abierta. Este hecho en sí no es el principal motivo que justifica la reducción del dolor. El hecho de una manipulación más delicada de los tejidos y una tracción de la pared abdominal y de los órganos internos muy inferior a la aplicada en cirugías convencionales es lo que reduce considerablemente el dolor, tanto intra- como posquirúrgico.

- **Menor tiempo de recuperación:** los pacientes que se someten a cirugía laparoscópica suelen experimentar una recuperación más rápida en comparación con la cirugía abierta. Esto puede significar una estancia hospitalaria más corta y un regreso más temprano a la actividad habitual.

- **Menor riesgo de infección y pérdidas de sangre:** dado que las incisiones son más pequeñas, hay una menor exposición de los tejidos internos al ambiente, lo que reduce el riesgo de infecciones posoperatorias. Además, se describen menores pérdidas sanguíneas que en cirugía convencional.

- **Mejor visión para el cirujano:** los actuales equipos de visión proporcionan una mejor visualización y magnificación del campo quirúrgico. Se añade, además, la ventaja de que todo el equipo quirúrgico tiene acceso a visualizar el campo quirúrgico de la misma manera que el cirujano principal, hecho que puede ser de gran ayuda en la toma de decisiones durante la cirugía (fig. 1).

- **Menor traumatismo para los tejidos:** en la cirugía abierta, a menudo es necesario traccionar o seccionar músculos y tejidos para acceder al área de operación. En la cirugía laparoscópica, las incisiones son mucho más pequeñas y se utilizan herramientas especializadas para manipular los órganos y tejidos con un traumatismo menor.

- **Resultados estéticos:** dado que las cicatrices son pequeñas y generalmente se ubican en áreas menos visibles, los pacientes presentan mejores resultados estéticos en comparación con la cirugía clásica (fig. 2).

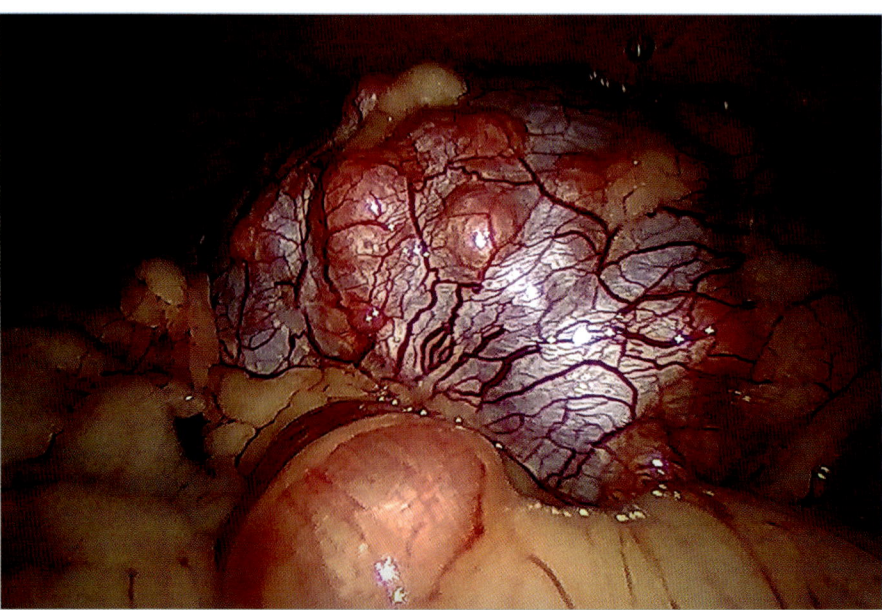

Fig. 1. Imagen de un riñón poliquístico donde gracias a la magnificación de imagen de la cámara laparoscópica se aprecian mejor las lesiones y su vascularización.

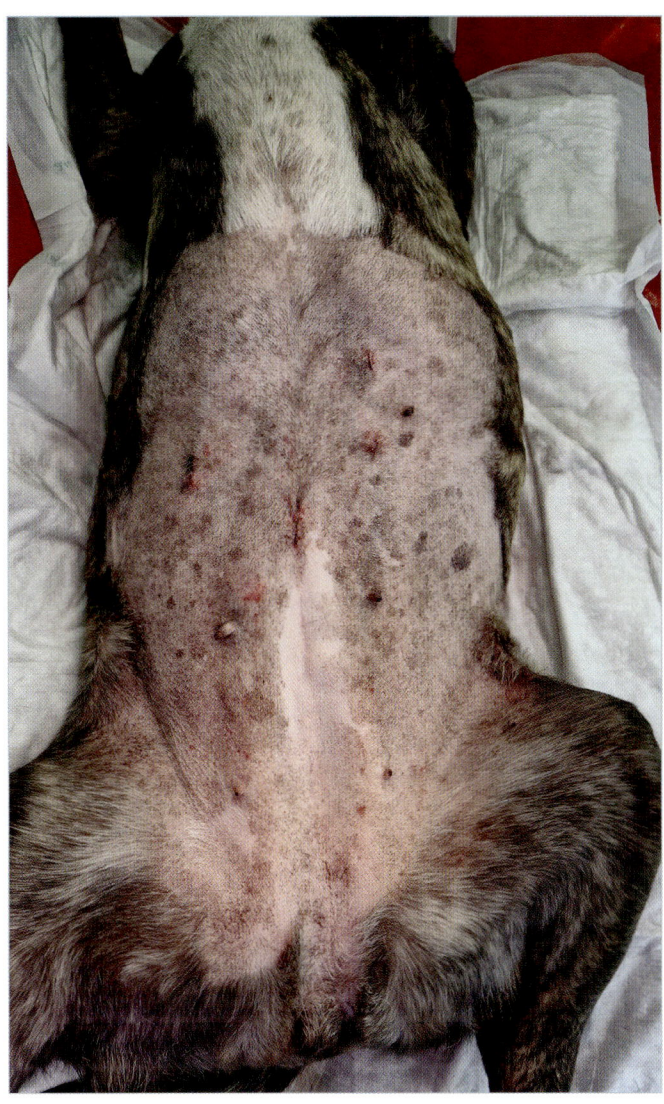

Fig. 2. Imagen del abdomen de un animal de 30 kg tras la realización de una colecistectomía laparoscópica.

A pesar de estas ventajas, es importante señalar que la cirugía laparoscópica puede no ser adecuada para todos los casos y presenta limitaciones en cierto tipo de procedimientos:

- **Habilidad y experiencia requeridas:** la cirugía laparoscópica exige un alto nivel de destreza y habilidad por parte del cirujano. La curva de aprendizaje es más lenta que en otros procedimientos quirúrgicos. Los cirujanos necesitan entrenamiento y práctica para dominar estas técnicas, lo que puede llevar a resultados subóptimos o aumentar el riesgo de complicaciones en manos de operadores menos experimentados (fig. 3).

- **Limitaciones en la visión y la percepción:** aunque los sistemas de laparoscopia ofrecen imágenes en alta definición, la visión en 2D y la falta de percepción de profundidad de campo pueden dificultar la orientación espacial y la identificación de estructuras anatómicas críticas.

- **Restricciones en la manipulación:** la cirugía laparoscópica utiliza instrumentos largos y/o articulados que están limitados en su rango de movimiento y sensación táctil en comparación con las manos del cirujano. Esto puede dificultar la manipulación precisa de tejidos y estructuras, hecho que a veces puede dar como

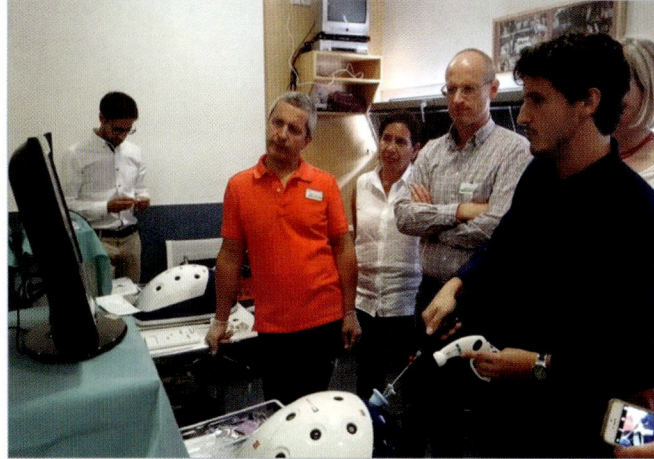

Fig. 3. La práctica que consiste en simular de manera virtual el procedimiento laparoscópico es completamente recomendable para el cirujano veterinario que quiere comenzar su andadura en laparoscopia. La adquisición de habilidades básicas con la ayuda de estos simuladores permite avanzar al profesional en su curva de aprendizaje. Estos simuladores se pueden encontrar a precios muy económicos.

resultado un mayor tiempo de intervención o un mayor riesgo de causar un daño inadvertido a órganos circundantes.

- **Limitaciones en casos complejos:** en ciertos casos, como grandes tumores, infecciones graves o cirugías de urgencia, la técnica laparoscópica puede resultar más difícil de llevar a la práctica o ser menos efectiva. La naturaleza de las pequeñas incisiones y la limitación de movimientos del instrumental puede hacer que sea más complicado abordar problemas complejos o de urgencia.

Es importante tener en cuenta que, a pesar de estas limitaciones, la cirugía laparoscópica sigue siendo una opción valiosa en numerosas circunstancias, especialmente para procedimientos menos invasivos y en manos de cirujanos expertos.

> *La elección entre cirugía laparoscópica y cirugía abierta depende de la situación clínica específica, la anatomía del paciente y la experiencia del equipo quirúrgico.*

Indicaciones

Gracias a los avances técnicos en el ámbito de la cirugía laparoscópica y sobre todo al abaratamiento de los equipos en los últimos años, se abre un amplio abanico de procedimientos, tanto diagnósticos como terapéuticos, para el cirujano veterinario.

 > *Es de vital importancia comprender las limitaciones, tanto técnicas como quirúrgicas, que se poseen, para la selección indicada de los casos a abordar por laparoscopia.*

A lo largo de este libro se tratarán los distintos procedimientos, desde los más básicos a los más avanzados, que con una correcta curva de aprendizaje el cirujano veterinario podrá desarrollar.

Contraindicaciones

La cirugía laparoscópica en el ámbito veterinario ha demostrado ser una técnica valiosa y avanzada para el abordaje quirúrgico de diversas afecciones. Sin embargo, existen ciertas contraindicaciones fundamentales que se deben considerar antes de emprender procedimientos laparoscópicos. Estas contraindicaciones se basan en factores anatómicos, fisiológicos y patológicos, y están destinadas a garantizar la seguridad y el éxito de la intervención:

■ **Obesidad y dificultades de acceso visual:** la obesidad puede suponer un problema para acceder al abdomen, para instaurar el neumoperitoneo y posteriormente para cerrar los puertos. Además, puede provocar complicaciones durante la cirugía debido a la dificultad de visión y exposición correcta del campo quirúrgico debido al exceso de grasa intraabdominal, lo que afecta negativamente la eficacia y seguridad del procedimiento.

■ **Condiciones patológicas avanzadas:** la presencia de enfermedades o afecciones avanzadas, por ejemplo, una inflamación extensa, adherencias o tumores voluminosos, puede dificultar la identificación y manipulación de los tejidos objetivo. La falta de espacio y la posibilidad de complicaciones derivadas de la disección en tejidos patológicos pueden requerir un abordaje quirúrgico convencional en lugar de la cirugía laparoscópica.

■ **Inestabilidad cardiovascular y respiratoria:** las afecciones cardiacas y respiratorias no controladas pueden aumentar el riesgo durante la cirugía laparoscópica. El posicionamiento del paciente y los cambios en la presión intraabdominal pueden tener consecuencias negativas para los sistemas cardiovascular y respiratorio. Por lo tanto, es crucial evaluar la salud cardiovascular y respiratoria del paciente antes de optar por la cirugía laparoscópica.

■ **Trastornos de la coagulación y riesgo de sangrado:** los trastornos de la coagulación sanguínea aumentan el riesgo de hemorragia durante la cirugía laparoscópica. Cualquier dificultad para controlar el sangrado puede comprometer la seguridad del paciente debido a una incorrecta visualización del campo quirúrgico o puede ser necesaria una rápida conversión a cirugía abierta para controlarlo correctamente.

■ **Limitaciones de tamaño y anatomía:** la cirugía laparoscópica puede suponer un reto en animales de menor tamaño debido al espacio limitado que se dispone para manejar el instrumental y la cámara. En algunos casos, la anatomía particular de ciertos animales puede dificultar la identificación precisa de las estructuras anatómicas, con consecuencias negativas para realizar la cirugía laparoscópica (fig. 4).

La cirugía laparoscópica en veterinaria ofrece numerosos beneficios, pero es esencial considerar las contraindicaciones que son la clave para determinar la viabilidad y seguridad de la técnica en cada caso. La evaluación exhaustiva del paciente, su estado de salud general y las características específicas de la afección son fundamentales para tomar decisiones informadas y lograr resultados óptimos en procedimientos laparoscópicos.

26

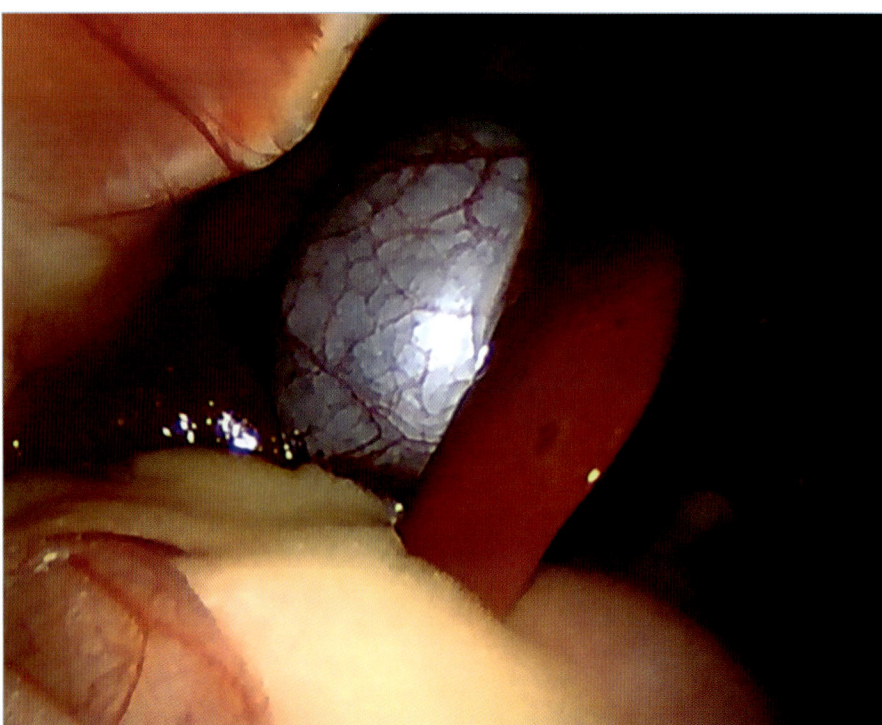

Fig. 4. Imagen de una intervención de colecistectomía laparoscópica convertida a cirugía abierta debido al defecto en una de las últimas costillas del animal que impedía elevar la vesícula biliar para disecar el conducto cístico.

Laparoscopia

Acceso a la cavidad abdominal

El comienzo de cualquier procedimiento laparoscópico radica en el adecuado acceso al abdomen. La ejecución precisa de la entrada y el posicionamiento de los trocares se convierte en un pilar esencial para llevar a cabo la cirugía con éxito y de la forma más fluida posible. En el ámbito de la laparoscopia, el paso inicial de mayor relevancia consiste en la instauración del neumoperitoneo y la disposición de los puertos. Dominar a la perfección la técnica de instauración del neumoperitoneo y la colocación de los trocares es imperativo para cualquier cirujano laparoscopista, ya que más del 50 % de las complicaciones se materializan en este punto, antes del inicio efectivo de la cirugía.

> *Es preciso destacar que gran parte de las complicaciones inherentes a la cirugía laparoscópica se derivan del proceso de instauración del neumoperitoneo y de la colocación de los trocares. No obstante, una técnica de acceso debidamente ejecutada redunda en una considerable reducción de las complicaciones habituales.*

Los avances técnicos continuos han intentado simplificar el acceso y limitar las complicaciones inherentes a las técnicas de ingreso al abdomen. A lo largo de los últimos años, se han concebido diversos sistemas de entrada y metodologías con el fin de minimizar las complicaciones convencionales. En esta línea, la innovación ha supuesto la aparición de instrumental variado con multitud de trocares diferentes y otros elementos (p. ej.: el trocar de Hasson, la aguja de Veres, los trocares ópticos, los de punta roma, etc.) que permiten al cirujano laparoscopista elegir entre una amplia gama, en función de sus preferencias y experiencia.

Aún no se ha establecido un consenso inequívoco en torno al enfoque óptimo para la realización del neumoperitoneo, que marca el punto de partida para toda intervención laparoscópica. Dado que el abdomen constituye una cavidad carente de espacio real y luz propia, este paso adquiere carácter crítico en todo procedimiento de esta naturaleza. Con el neumoperitoneo se introduce CO_2 que genera un área de trabajo previamente inexistente, gracias a la expansión del espacio entre la pared abdominal y las vísceras.

> *El CO_2 es soluble en la sangre, por lo que, en un tiempo máximo de 48 h, se reabsorbe todo el gas que no se haya podido vaciar de la cavidad abdominal o del tejido subcutáneo en caso de fuga. Además, no es comburente, por lo que se pueden utilizar fuentes de diatermia sin riesgo de deflagración. A modo de curiosidad, existen sistemas de fijación externa que permiten realizar una cirugía laparoscópica sin necesidad de insuflar gas (sistemas gasless).*

Las vías de acceso laparoscópico principales y más habitualmente descritas incluyen la técnica cerrada mediante la aguja de Veres y la técnica abierta a través de una pequeña incisión (técnica de Hasson).

Aguja de Veres

La aguja de Veres fue diseñada por el húngaro Janos Veres en 1938 para tratar la tuberculosis. Posteriormente, fue adoptada por los cirujanos para reducir las lesiones causadas por la penetración abdominal de otro tipo de agujas. En 1947, el ginecólogo francés Raoul Palmer popularizó su uso en estudios sobre el neumoperitoneo, hecho que llevó a identificar con su nombre el punto subcostal izquierdo, por donde se suele introducir la aguja en cirugía humana.

La aguja de Veres es la más habitualmente empleada. Se trata de un dispositivo especial con una cánula externa que culmina en una punta biselada. En su interior, hay un émbolo con punta roma y resorte, que se libera al disminuir la presión cuando alcanza la cavidad peritoneal. Este diseño busca prevenir daños accidentales en vasos y órganos abdominales.

A pesar de su amplia utilización, la introducción de la aguja de Veres se asocia con un 35-40 % de las complicaciones que se presentan en cirugía laparoscópica. Por lo tanto, es esencial colocarla adecuadamente para disminuir al máximo dichas complicaciones.

Técnica cerrada

La técnica cerrada consiste en generar el neumoperitoneo mediante un tipo de aguja especial (p. ej.: agujas de Veres, Kuss o Bruhat) antes de introducir los trocares.

Antes de comenzar con el procedimiento se debe realizar una meticulosa comprobación del funcionamiento del mecanismo de la aguja de Veres, especialmente con agujas inventariables. Es crucial asegurarse de que la luz de la aguja no está obstruida y de que el orificio de salida de gas no está bloqueado por la vaina exterior. Estos problemas son menos frecuentes con agujas de Veres desechables, aunque este hecho no debe reemplazar la rutina de verificar su correcto funcionamiento.

Se pueden emplear dos vías principales para introducir la aguja de Veres: la línea media, cerca de la cicatriz umbilical para reducir el riesgo de enfisema retroperitoneal, y el punto de Palmer, en el hipocondrio izquierdo, que es de particular interés en cirugía humana. Sin embargo, en cirugía laparoscópica veterinaria, las consideraciones anatómicas varían y, debido al mayor tamaño del bazo en carnívoros, se recomienda evitar el punto de Palmer en favor del hipocondrio derecho. Otras precauciones que se deben tener en cuenta antes de introducir la aguja de Veres son el sondaje vesical y gástrico del paciente.

✱ *La línea media en una zona cercana a la cicatriz umbilical es el punto de mayor interés para la introducción de la aguja de Veres en veterinaria. En esta zona el peritoneo está firmemente adherido a la pared abdominal y por consiguiente existe menor riesgo de crear un enfisema retroperitoneal. En caso de introducir la aguja en el hipocondrio derecho, caudalmente al arco costal, se debe tener la precaución de no hacerlo excesivamente cerca de las costillas. En algunos animales el receso diafragmático puede prolongarse más allá de la última costilla, con lo que se podría introducir erróneamente la aguja en el tórax.*

Introducción de la aguja de Veres

El proceso más seguro para introducir la aguja de Veres, según los autores, es la técnica cerrada modificada que se describe a continuación:

1. Hacer una incisión adecuada para el primer trocar, ligeramente caudal a la cicatriz umbilical, preferiblemente del tamaño del trocar más grande que se va a utilizar.

2. Disecar el tejido subcutáneo para exponer la fascia muscular y la línea media (fig. 5).

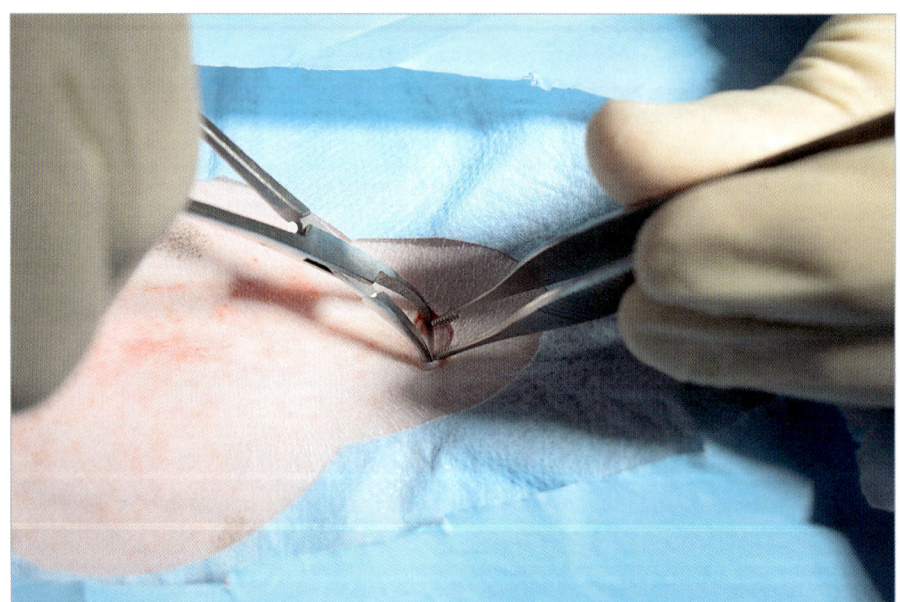

Fig. 5. Disección del tejido subcutáneo hasta la fascia muscular.

3. Pasar una sutura a través de la capa muscular para separar ligeramente la pared abdominal de las vísceras (fig. 6).

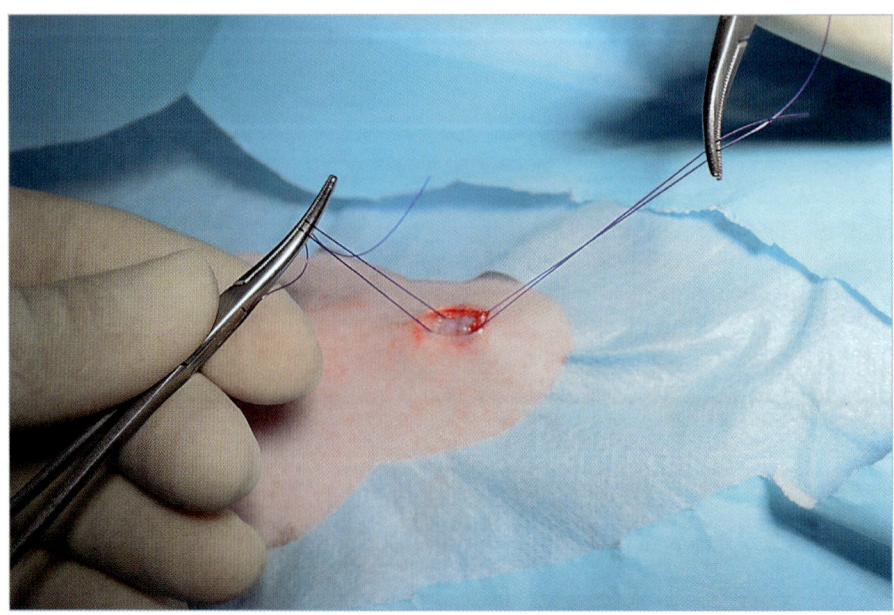

Fig. 6. Tracción de la fascia muscular mediante dos suturas para crear un espacio de seguridad para introducir la aguja de Veres.

28

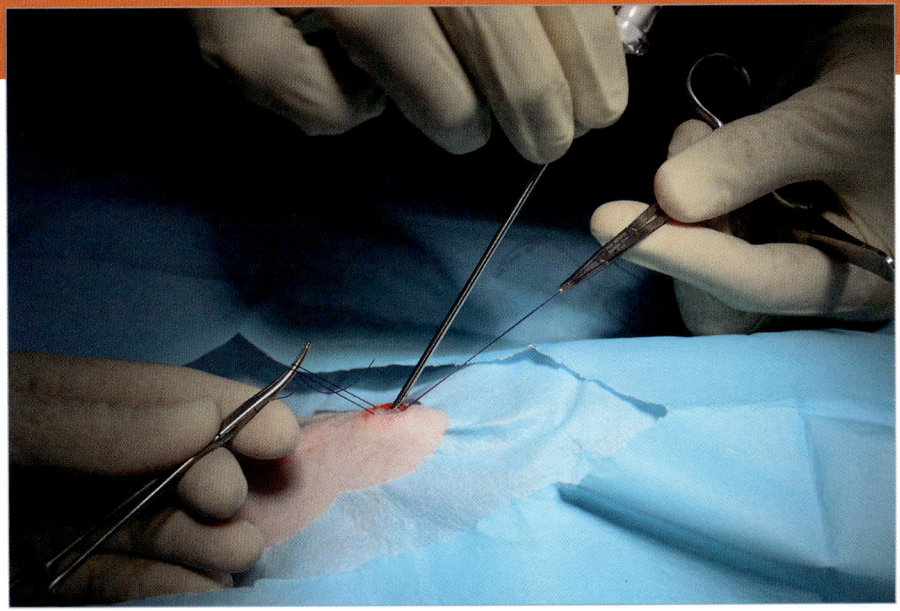

4. Introducir la aguja de Veres con un ángulo de 45°, aplicando presión hasta sentir los saltos del émbolo al atravesar la fascia muscular y posteriormente el peritoneo (fig. 7).

Fig. 7. Introducción de la aguja de Veres, mientras se tracciona al mismo tiempo de las suturas. La aguja se debe introducir con un ángulo aproximado de 45°.

5. Una vez comprobado que la aguja se encuentra correctamente colocada, se comienza con la insuflación. El flujo máximo que puede aceptar una aguja de Veres para insuflar el abdomen en una laparoscopia puede variar según el diámetro y el diseño específico de la aguja, al igual que la presión máxima recomendada para la insuflación abdominal.

- *Si la aguja no se inserta correctamente después de tres intentos, se debe considerar cambiar a la técnica abierta, ya que las complicaciones pueden aumentar del 0,8 % al 44 %.*
- *En general, el flujo de CO_2 a través de la aguja de Veres se debe controlar e introducir de forma gradual para evitar complicaciones como son embolias gaseosas o perforaciones en el tejido. Se recomienda un flujo inicial de alrededor de 1-1,5 l/min para permitir que el abdomen se insufle de manera segura.*

A continuación, se describen diferentes métodos para verificar la correcta introducción de la aguja de Veres antes de comenzar la insuflación para crear el neumoperitoneo:

- Movimientos suaves de lateralización de la aguja sin superar un ángulo de 45°. Cuidado: esta acción no se considera segura debido al riesgo de causar lesiones en el intestino y el bazo.
- Entrada de suero por gravedad en la aguja, que debe absorberse si está colocada correctamente.
- Instilación de suero con una jeringa a través de la aguja para comprobar que no hay resistencia al flujo y que no hay recuperación al aspirar.
- Prueba del sonido de aspiración (*hissing sound*) al abrir la válvula de la aguja después de acceder a la cavidad abdominal. La válvula emite un sonido de vacío al abrirla cuando la aguja se encuentra libre en el interior del abdomen y correctamente colocada.
- Usar el insuflador de CO_2 para medir la presión. Los insufladores modernos detectan la presión negativa del abdomen, verificando si la aguja está libre en la cavidad abdominal.

Inserción de los trocares

En la técnica cerrada esta operación se realiza tras establecer el neumoperitoneo. Para mayor seguridad cuando se introduce el primer trocar a ciegas se aumenta la presión intraabdominal a unos 15 mmHg. Una vez establecido el primer puerto, dicha presión se reduce. En algunos estudios de cirugía humana se describe la posibilidad de aumentar esta presión inicial hasta los 25 mmHg; sin embargo, los autores de este capítulo desaconsejan llegar a estas presiones en veterinaria debido a la diferencia de tamaño de los pacientes y los riesgos que pueden conllevar.

En la mayoría de los casos en los que se emplea la técnica cerrada los trocares utilizados son traumáticos o con cuchilla. En el caso de los trocares de cuchilla existe un sistema de seguridad que consiste en que la cuchilla se retira una vez que ha atravesado los planos musculares y el peritoneo. Los dispositivos más comunes que se encuentran en el mercado vienen en diámetros de 5, 10, 11 y 12 mm.

- *Durante la inserción a ciegas del primer trocar es cuando se reportan más lesiones, tanto en órganos huecos como sólidos.*

29

Para un uso adecuado de estos dispositivos, es importante revisar su sistema de seguridad. Se deben cargar previamente, ya que todos cuentan con una pestaña que se baja y se bloquea al atravesar por completo la pared abdominal. El sistema de válvula para la entrada de CO_2 debe estar cerrado para evitar una pérdida brusca del neumoperitoneo.

En primer lugar, se realiza una incisión en la piel del diámetro del trocar que se va a colocar. Es muy importante, para prevenir posibles complicaciones causadas por la introducción del trocar con excesiva fuerza, agarrar de forma adecuada el trocar, colocando el dedo índice como tope. A su vez, en el momento de introducirlo en el abdomen se debe ejercer una presión continua, pero no excesiva, a la vez que se realiza un movimiento de rotación (fig. 8).

En caso de no disponer de trocares traumáticos, se pueden introducir trocares atraumáticos. En esta situación, además de realizar el corte en la piel, se diseca el tejido subcutáneo y se abre una pequeña incisión en la capa muscular, intentando que esta no sea de mayor tamaño que el diámetro del trocar, para que este quede bien fijado a la pared. De este modo se podrá introducir el trocar romo. En determinadas ocasiones, también es necesario realizar un corte en el peritoneo para poder introducir el trocar romo, ya que en ciertos animales este presenta gran laxitud y el trocar no es capaz de atravesarlo.

Una vez introducido el primer trocar a ciegas, los siguientes trocares de trabajo, en opinión de los autores, se deben insertar bajo visión directa. Además, recomiendan apagar las luces del quirófano y aprovechar la retroiluminación proporcionada por la luz de la óptica desde el interior de la cavidad para obtener una visión nítida de los vasos de la pared muscular (fig. 9). Esto ayuda a prevenir posibles hemorragias que, aunque en su mayoría no son significativas, podrían complicar el cierre posterior de las incisiones.

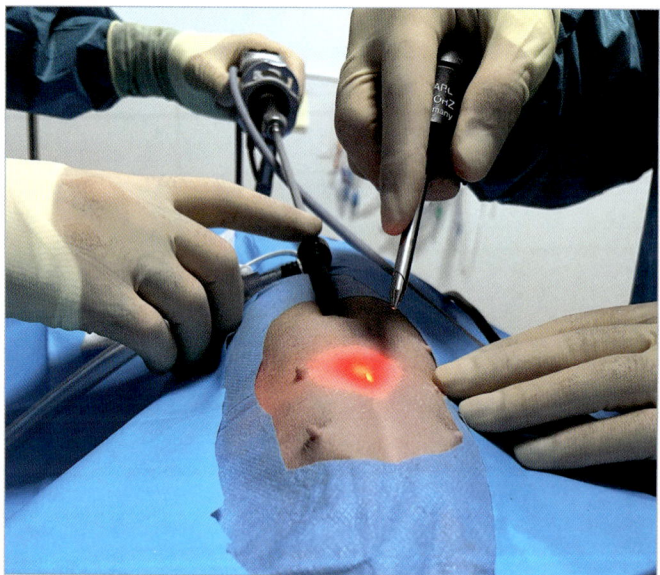

Fig. 8. Imagen de la sujeción adecuada del trocar para introducirlo en el abdomen una vez se ha instaurado el neumoperitoneo: el dedo índice como tope de seguridad y el obturador apoyado en la palma de la mano.

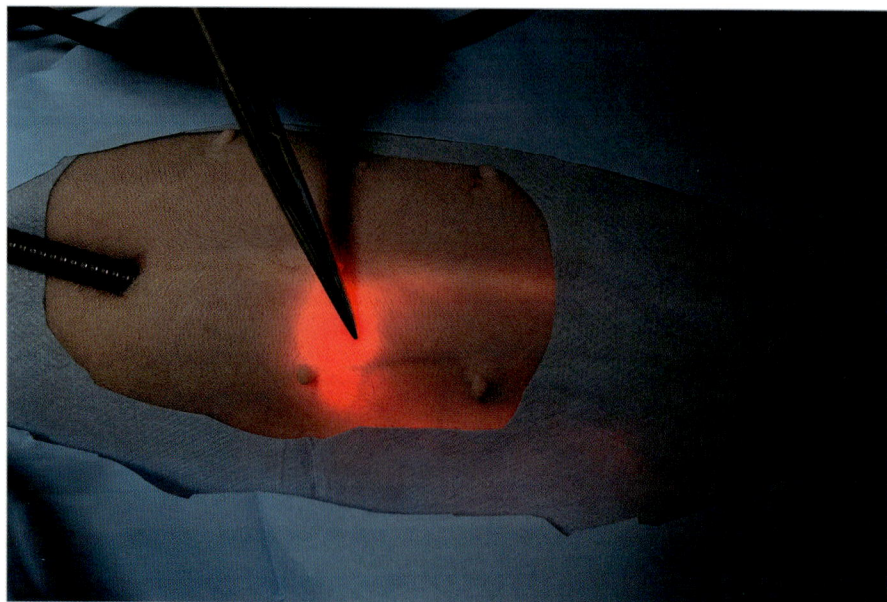

Fig. 9. Gracias a la iluminación que aporta la luz de la óptica se puede apreciar la vascularización de la pared abdominal, pudiendo así evitar lesionar estos vasos.

Técnica abierta

En 1970, el ginecólogo Harrith M. Hasson de Chicago introdujo un procedimiento destinado a garantizar un abordaje quirúrgico óptimo y lo más seguro posible. En el ámbito de la medicina contemporánea, el objetivo de realizar el acceso abierto ha prevalecido como el método más difundido entre los cirujanos, considerándose el de menor riesgo a pesar de que su seguridad no haya sido completamente establecida mediante diversas revisiones sistemáticas.

La técnica de entrada abierta o de Hasson resulta particularmente aconsejable en pacientes con antecedentes de cirugías previas o cuando se sospecha la existencia de adherencias viscerales en la pared abdominal.

Inserción del trocar romo

Para llevar a cabo esta técnica se realiza una incisión en la línea media de la pared abdominal, y mediante una cuidadosa disección de las distintas capas de la pared, se logra alcanzar la cavidad abdominal. Dicha incisión se emplea para insertar el primer trocar atraumático o de punta roma, evitando así los abordajes previos que se basaban en maniobras "a ciegas".

Los pasos para ejecutar esta técnica se detallan a continuación:

1. La selección del punto de entrada depende del procedimiento quirúrgico específico. De manera general, siempre se debe intentar realizarlo en la línea media, generalmente cerca de la cicatriz umbilical, pero esto no siempre será posible en todas las cirugías.

2. Se realiza un corte en la piel del tamaño del primer trocar que se introduce. Durante el aprendizaje, puede ser útil marcar la piel aplicando presión con la cánula del trocar para calcular mejor la longitud de la incisión (fig. 10).

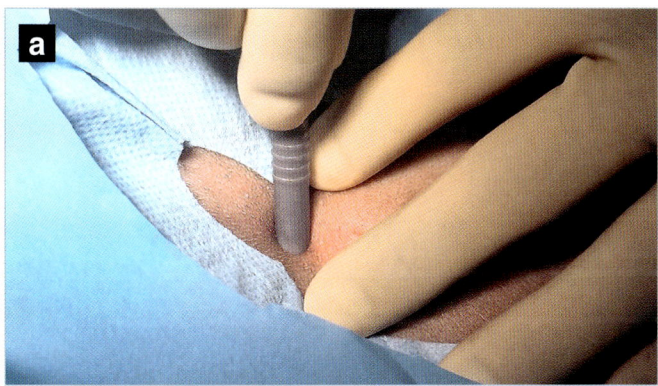
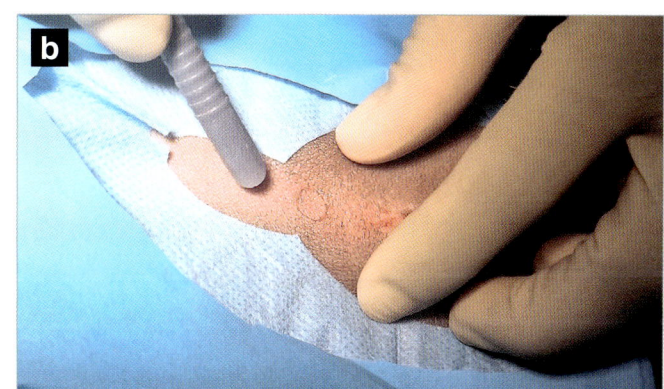

Fig. 10. Puede ser de gran ayuda en las primeras ocasiones que se realiza la entrada de Hasson, presionar la piel con el trocar para tomar como referencia la marca dejada por este y así ajustar lo máximo posible la incisión al diámetro del trocar.

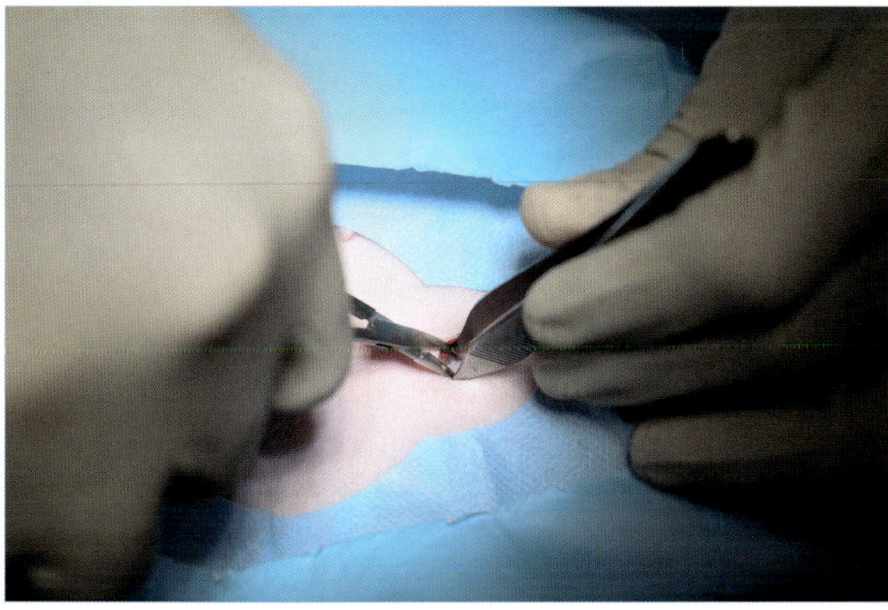

3. Mediante disección roma del tejido subcutáneo se expone la fascia muscular (fig. 11).

Fig. 11. Con una pinza mosquito de punta fina y con una pinza de Adson se realiza la disección del tejido subcutáneo hasta visualizar la fascia. La disección es completamente perpendicular al plano medio para no realizar trayectos subcutáneos y siempre se mantiene uno de los dos instrumentos abiertos para no perder el plano de disección.

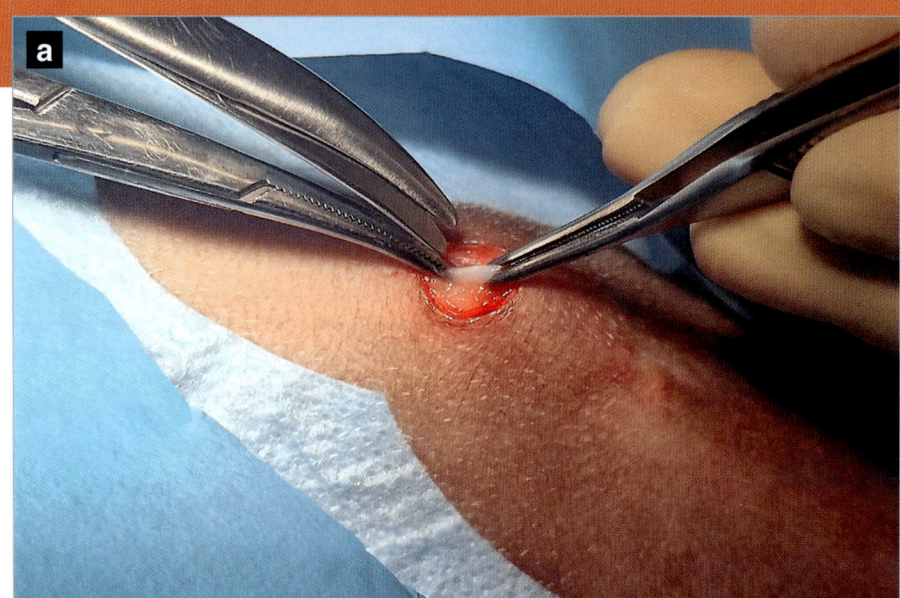

4. Una vez expuesta la fascia y el plano muscular, para facilitar el posterior cierre de la incisión es recomendable, durante el periodo de aprendizaje, colocar dos suturas de tracción a ambos lados de la incisión. Estas suturas, además, permiten elevar la pared para un acceso más seguro, especialmente en pacientes obesos (con experiencia se puede prescindir de estas suturas). También se puede realizar el corte de fascia y músculo mediante tracción con una pinza de Adson con dientes (fig. 12a). Tras el corte, se amplía la incisión con disección roma (fig. 12b).

5. Una vez visualizado el peritoneo, este se tracciona y corta para acceder a la cavidad abdominal (fig. 13).

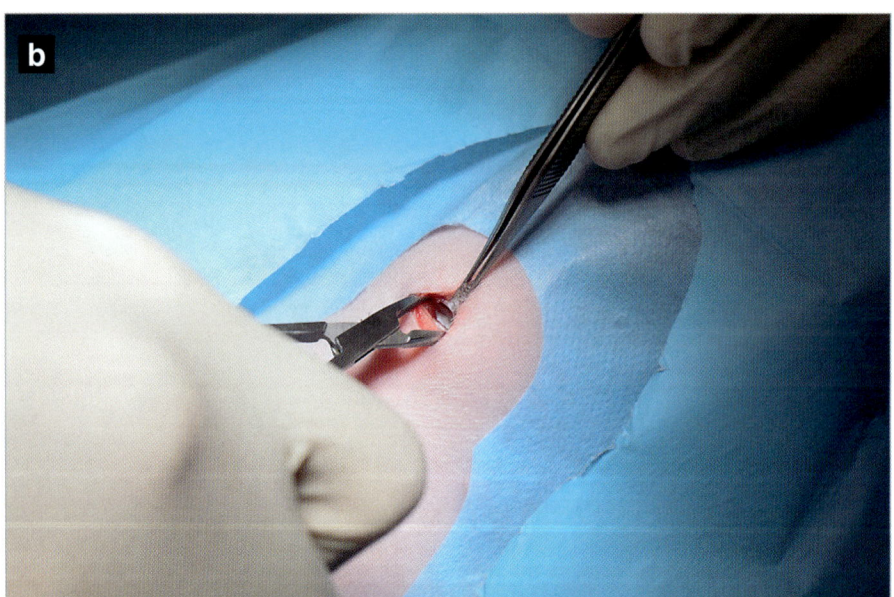

Fig. 12. Tracción de la fascia mediante una pinza de Adson y una pinza mosquito. A continuación, para realizar el pequeño corte se emplea una tijera de disección (a). Se amplía la incisión mediante disección roma y se visualiza el peritoneo (b).

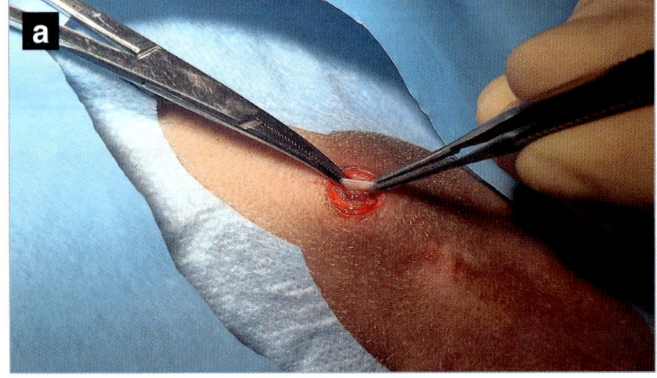
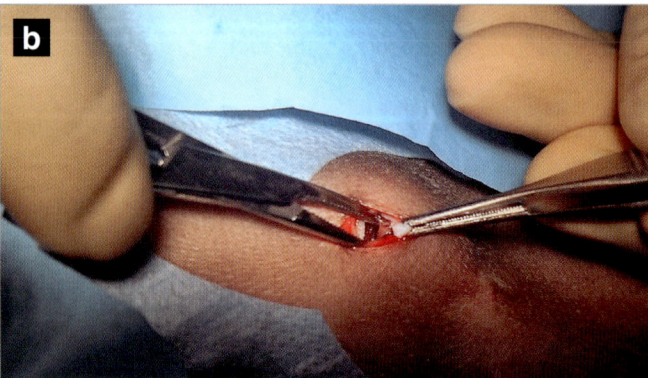

Fig. 13. Se tracciona del peritoneo de la misma forma que se ha hecho con la fascia anteriormente, se corta (a) y amplía la incisión (b). Hecho esto, habitualmente se observa la grasa abdominal del ligamento falciforme, que suele tener una coloración más sonrosada.

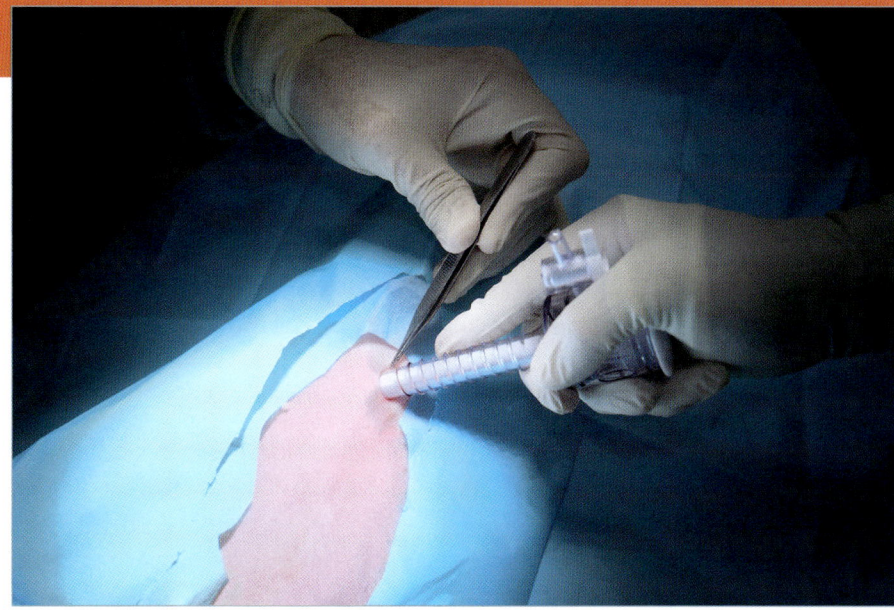

6. Se introduce el trocar a través de la incisión, dirigiéndolo hacia el hemiabdomen derecho para evitar dañar el bazo (fig. 14).

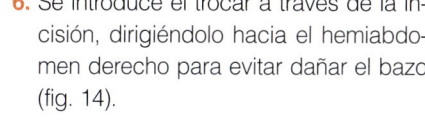
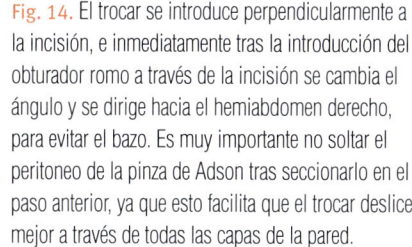

Fig. 14. El trocar se introduce perpendicularmente a la incisión, e inmediatamente tras la introducción del obturador romo a través de la incisión se cambia el ángulo y se dirige hacia el hemiabdomen derecho, para evitar el bazo. Es muy importante no soltar el peritoneo de la pinza de Adson tras seccionarlo en el paso anterior, ya que esto facilita que el trocar deslice mejor a través de todas las capas de la pared.

7. Finalmente, se introduce la óptica a través del trocar para comprobar que este se encuentra correctamente introducido en la cavidad abdominal sin estar obstruido por el ligamento falciforme o haber causado alguna lesión (fig. 15).

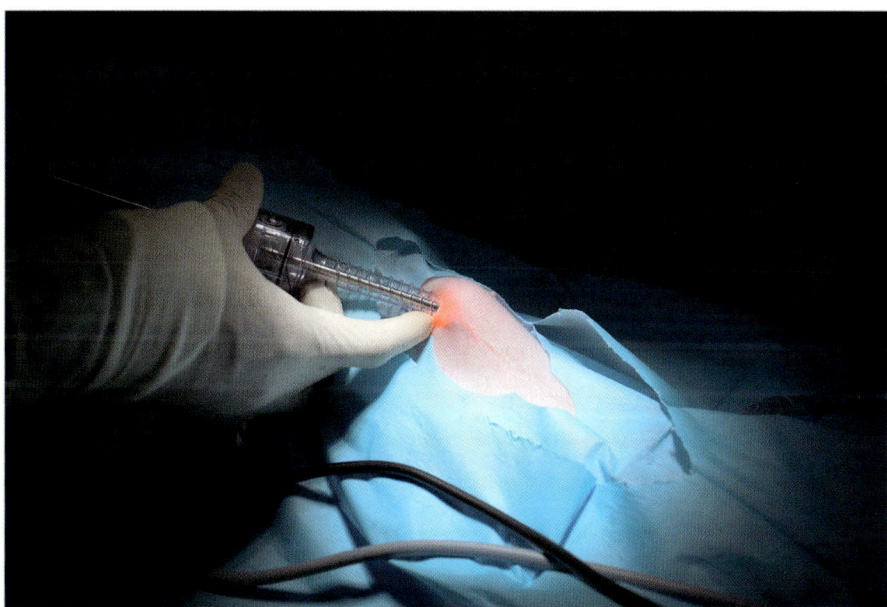

Fig. 15. Dispuesto el trocar en la incisión, se comprueba, introduciendo la óptica, que se han atravesado correctamente todas las capas de la pared. Realizar un movimiento de palanca con el trocar para elevar la pared contribuye a crear un pequeño espacio interno y visualizar de forma segura el interior del abdomen.

Tabla 1. Caudales de insuflación y presión intraabdominal de CO_2 según el peso del animal.

Peso del paciente (kg)	Caudal de insuflación (l/min)*	Presión de CO_2 (mmHg)
‹5	≤1	6-7
5-15	1,5	7-8
›15	2	9-10

* Valores orientativos, se debe tener en cuenta el estado corporal del animal.

8. Realizadas todas las comprobaciones, se comienza a insuflar. Esta operación debe ser lenta y progresiva, sobre todo en pacientes de pequeño tamaño, para no provocar alteraciones hemodinámicas. En la tabla 1 los autores detallan los caudales de insuflación recomendados según el peso del paciente.

Se recomienda insuflar a volúmenes cercanos o inferiores a 1 l/min, en caso de disponer de insuflador pediátrico, en animales con un peso por debajo de 5 kg; a 1,5 l/min en animales de 5-15 kg, y a volúmenes de 2 l/min en animales de más de 15 kg. Estos valores son orientativos y además se debe tener en cuenta el estado corporal del animal.

En el diseño original del trocar por Hasson este se encontraba fijado a la fascia mediante suturas. Los modelos actuales tienen un balón inflable en su extremo distal, que se coloca dentro de la cavidad para evitar la pérdida de gas insuflado al ajustarse a la pared. Además del clásico trocar de Hasson, existen varios modelos de trocares romos con sistemas de dilatación para un acceso gradual a la cavidad.

La principal ventaja que ofrece la técnica de Hasson es que verifica de manera inmediata que la entrada ha sido limpia, sin causar lesiones iatrogénicas en órganos huecos o parenquimatosos. Aunque las lesiones viscerales que se reportan son similares a la técnica cerrada, las provocadas en el intestino por la aguja de Veres pueden pasar desapercibidas y causar signos clínicos a los días. Otra de sus principales ventajas sobre el método cerrado radica en la menor incidencia de lesiones en grandes vasos. También puede mejorar la insuflación, reducir el embolismo gaseoso y minimizar las complicaciones en órganos huecos y parenquimatosos. No parece estar asociada con un aumento en el tiempo quirúrgico ni con una mayor tasa de infecciones en la zona de acceso.

Principios fundamentales para la ubicación de los trocares

Cada procedimiento laparoscópico conlleva una disposición ideal de los puertos. Como regla esencial, y siempre que sea factible, se debe priorizar la ubicación de los trocares en la línea media, ya que de este modo se disminuye la probabilidad de dañar los vasos mamarios o los epigástricos que discurren a ambos lados de esta.

> *Diversos estudios han demostrado que colocar los trocares en la línea media del abdomen conlleva una disminución del dolor y de las complicaciones posoperatorias.*

La elección entre los distintos tipos de trocares depende de la preferencia y experiencia del cirujano. El mercado actual dispone de una gran variedad de trocares, cada uno con sus propias ventajas e inconvenientes. En cirugía laparoscópica veterinaria se encuentra el problema de que los diseños de los trocares se realizan de acuerdo con el tamaño de los pacientes de cirugía humana. En el ámbito de la cirugía laparoscópica veterinaria, especialmente debido al tamaño de los pacientes, resultan más apropiados los trocares de perfil bajo y ligeros. Otra consideración que se debe tener en cuenta respecto a los sistemas de fijación, y concretamente a los trocares roscados, es la distancia del comienzo de la rosca a la punta del trocar. Siempre se debe intentar conseguir aquellos en los que esta distancia sea menor, así no es necesario introducir gran cantidad de trocar en el abdomen hasta llegar a la rosca de fijación.

Si bien no existe un consenso universal sobre la disposición de los puertos en la cirugía laparoscópica, en general se emplea el principio de la triangulación para facilitar la visualización y la manipulación adecuada del instrumental. Además, es preciso considerar algunas pautas básicas para asegurar una cirugía fluida y menos complicada. Un ángulo de manipulación óptimo resulta crucial para reducir tanto los riesgos quirúrgicos como el tiempo operatorio.

La ubicación correcta de los puertos garantiza dicho ángulo de manipulación, lo que a su vez permite una ejecución eficiente de las diversas maniobras quirúrgicas.

Los principios y ángulos clave que influyen en el desarrollo adecuado de la cirugía endoscópica son:

■ **Configuración de triangulación:** esta disposición se forma entre los puertos de trabajo y el puerto de la óptica. Aunque en cirugía humana se han propuesto distancias específicas entre los puertos, en cirugía veterinaria estas medidas pueden adaptarse orientativamente. Lo esencial es mantener un ángulo de 60°-90° respecto al tejido objetivo y un ángulo de manipulación de 45°-75°, lo que se ha relacionado con eficacia y calidad en los procedimientos, además de una menor fatiga muscular (fig. 16).

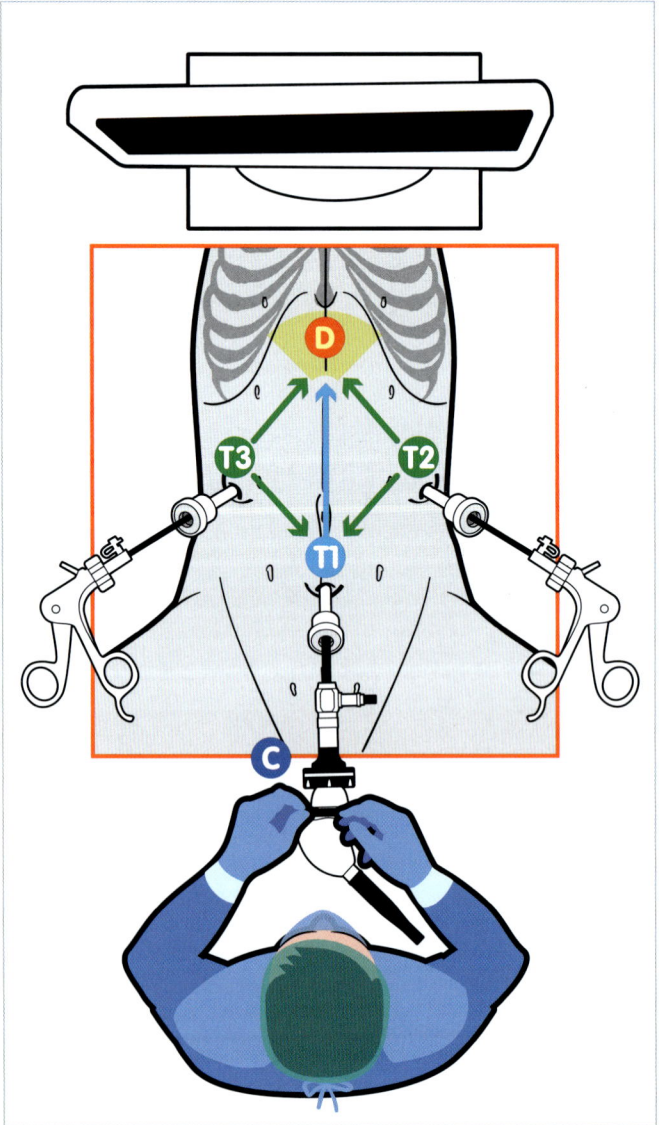

Fig. 16. La configuración de triangulación es esencial para un fluido desarrollo de la cirugía. El puerto de la óptica (T1) tiene que formar una especie de forma de diamante con los puertos de trabajo (T2 y T3) y el punto diana (D). El cirujano (C) siempre debe estar frente a la pantalla.

> *La manipulación en ángulos cercanos a los 90° presenta el mayor rango de fatiga muscular, mientras que los ángulos inferiores a 45° aumentan la dificultad de los procedimientos.*

- **Ángulo de visión:** viene marcado por el ángulo de la punta de la óptica. En laparoscopia veterinaria se recomienda utilizar ópticas con un ángulo de visión de 30° debido al pequeño espacio de trabajo que habitualmente se tiene en estos pacientes y a la versatilidad en grados de visión que aportan estas ópticas.

- **Ángulo de manipulación:** este se forma entre los instrumentos de trabajo y el tejido objetivo, siendo crucial que se mantenga en el intervalo de 60°-90° (fig. 17). Además, el ángulo formado por la punta de los instrumentos de trabajo y la óptica respecto al punto diana (ángulo acimut) debe ser de 35°-45°. Es recomendable que el ángulo acimut sea lo más parecido posible entre los dos trocares para facilitar las maniobras de manipulación (fig. 17).

- **Ángulo de elevación:** este ángulo se forma entre el tejido objetivo, la mesa quirúrgica y las pinzas de trabajo. Debe estar entre 30° y 60° (fig. 17).

- **Elevación de la mesa quirúrgica:** para la cirugía laparoscópica, la altura adecuada de la mesa quirúrgica es más baja que en la cirugía convencional y debe estar alineada con el codo del cirujano o 10 cm por debajo de este.

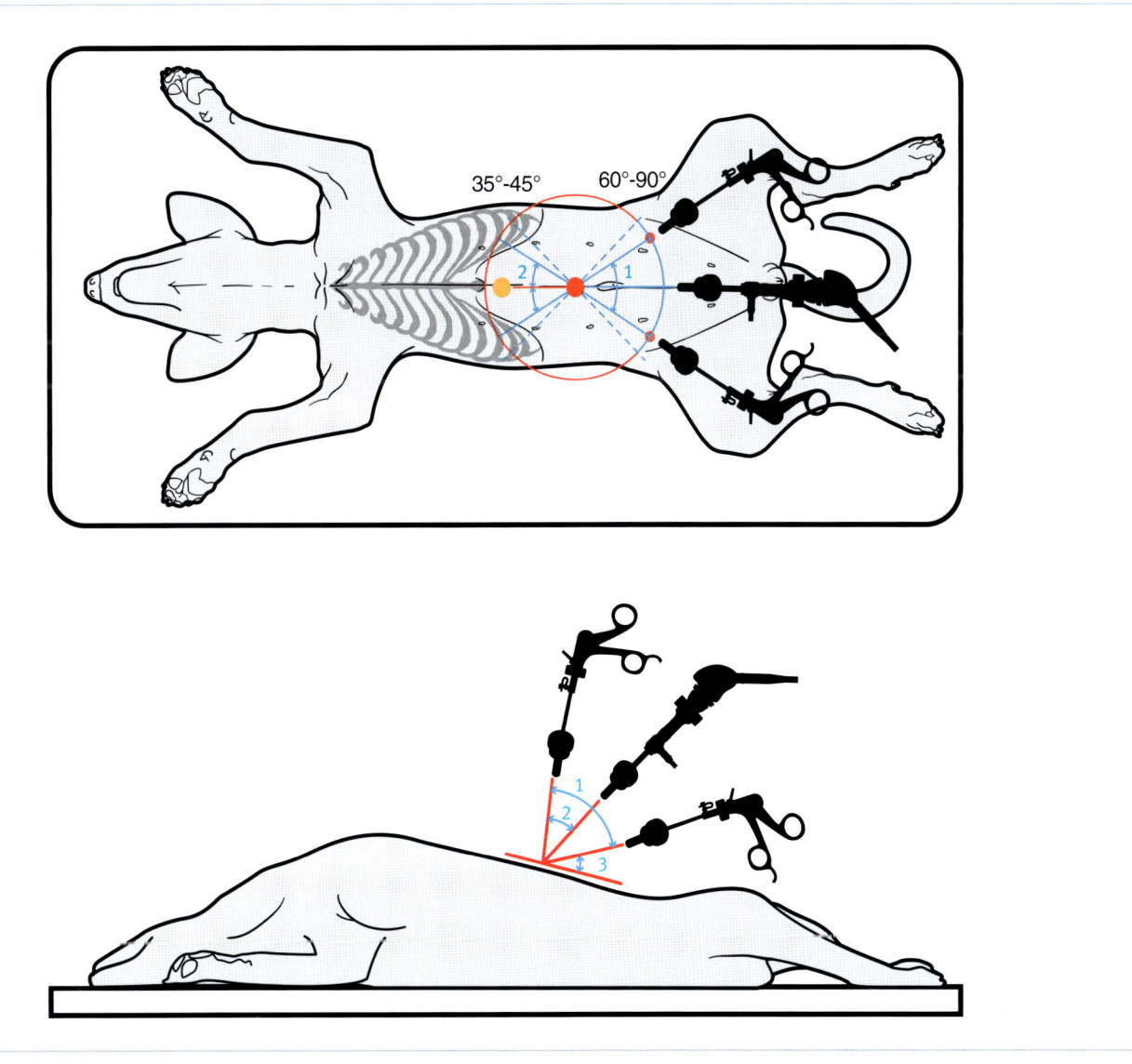

Fig. 17. Representación de los ángulos recomendados de manipulación (1), acimut (2) y de elevación sobre la horizontal (3) para un desarrollo adecuado de la cirugía laparoscópica.

Complicaciones

Las complicaciones relacionadas con la inserción de trocares son las más frecuentes en el desarrollo de la cirugía laparoscópica. Estas varían de gravedad dependiendo del momento en el que se manifiestan y detectan.

> ✳ *Se ha observado que más del 50 % de las lesiones iatrogénicas vinculadas a los trocares, tanto las que se producen en el intestino como en estructuras vasculares, ocurren durante su inserción inicial. Sin embargo, entre el 30 % y el 50 % de las iatrogenias intestinales y entre el 15 % y el 50 % de las iatrogenias vasculares no se detectan en el instante de la lesión.*

El retraso en el hallazgo de estas lesiones aumenta la tasa de mortalidad. En estudios de cirugía humana, esta oscila entre el 3 % y el 30 % debido a las iatrogenias intestinales y vasculares.

- Lesión en grandes vasos: las lesiones vasculares de grandes vasos son las más temidas, con tasas de mortalidad de hasta el 15 % en cirugía humana. Estas lesiones se producen generalmente cuando se inserta la aguja de Veres o al introducir el primer trocar "a ciegas" tras realizar la insuflación con Veres. Las lesiones vasculares menores se ocasionan generalmente en los vasos parietales y se manifiestan con hemorragias en el punto de punción o con la formación de hematomas. En la mayoría de las ocasiones, la presión del mismo trocar realiza la hemostasia en esos vasos de la pared; sin embargo, si son los vasos epigástricos los que se ven afectados, es posible que sea necesario ampliar la incisión y controlar el sangrado.

- Lesión esplénica o intestinal: las vísceras ubicadas en la región intraabdominal, especialmente el intestino y el bazo, son las más propensas a sufrir lesiones por punción en comparación con los grandes vasos retroperitoneales. Entre las complicaciones que se presentan, las lesiones intestinales ocupan el tercer lugar en términos de mortalidad, superadas únicamente por las lesiones vasculares importantes y los casos relacionados con la anestesia. A diferencia de las lesiones vasculares de mayor envergadura, que se manifiestan de manera inmediata, muchas lesiones intestinales pasan inadvertidas durante el procedimiento. Esta demora en su detección contribuye significativamente a los índices de morbilidad y mortalidad. Por el contrario, las lesiones en el bazo son habituales en la cirugía laparoscópica veterinaria debido al tamaño, forma y posición de este órgano en la cavidad abdominal. En caso de ocurrir, generalmente se detectan de inmediato y, en la mayoría de los casos se pueden controlar mediante presión y el uso de materiales hemostáticos. No obstante, en estas situaciones se recomienda llevar a cabo un seguimiento ecográfico después de la cirugía.

> ✳ *La dificultad en la identificación intraoperatoria de las lesiones intestinales aumenta el riesgo, dado que los pacientes podrían desarrollar peritonitis en el periodo posoperatorio antes de que se logre identificar la lesión.*

- Enfisema subcutáneo: la incidencia de este proceso es baja y suele originarse principalmente al introducir incorrectamente la aguja de Veres. La insuflación de gas sin lograr acceso a la cavidad abdominal y dejando la aguja en el espacio retroperitoneal es una de las causas primordiales del enfisema. Otras posibles causas abarcan las incisiones musculares que exceden el diámetro del trocar en la técnica de Hasson, lo cual es particularmente frecuente en la especie felina. Además, el desgarro muscular ocasionado por uno de los trocares o el movimiento de estos durante la operación también pueden dar lugar al desarrollo de enfisema subcutáneo.

Nuevos abordajes: NOTES, laparoscopia de incisión única y minilaparoscopia

Miguel Ángel Sánchez Hurtado,
Jorge Gutiérrez del Sol,
Francisco Julián Pérez Duarte

En la última década, el interés por reducir la agresión quirúrgica y por buscar modalidades combinadas de abordaje con instrumentos rígidos y flexibles ha originado novedosas variantes de la laparoscopia clásica. Entre estos nuevos abordajes quirúrgicos se incluye la cirugía endoscópica transluminal por orificios naturales o NOTES (*natural orifice translumenal endoscopic surgery*), la laparoscopia de incisión única o monopuerto (LESS, *laparoendoscopic single-site surgery*) y la cirugía de trocares reducidos con material miniaturizado (minilaparoscopia). Dichas variantes se presentan como una evolución de las cirugías endoscópica flexible, laparoscópica o de la combinación de ambas, lo que permite, *a priori*, disminuir la morbilidad y mejorar la recuperación posoperatoria (fig. 1).

> *Los nuevos abordajes por orificios naturales (NOTES), por incisión única o los asistidos con mininstrumentos no pretenden sustituir a los abordajes laparoscópicos estandarizados de dos o tres trocares ni a la endoscopia flexible convencional, sino que pueden ser complementarios en casos seleccionados.*

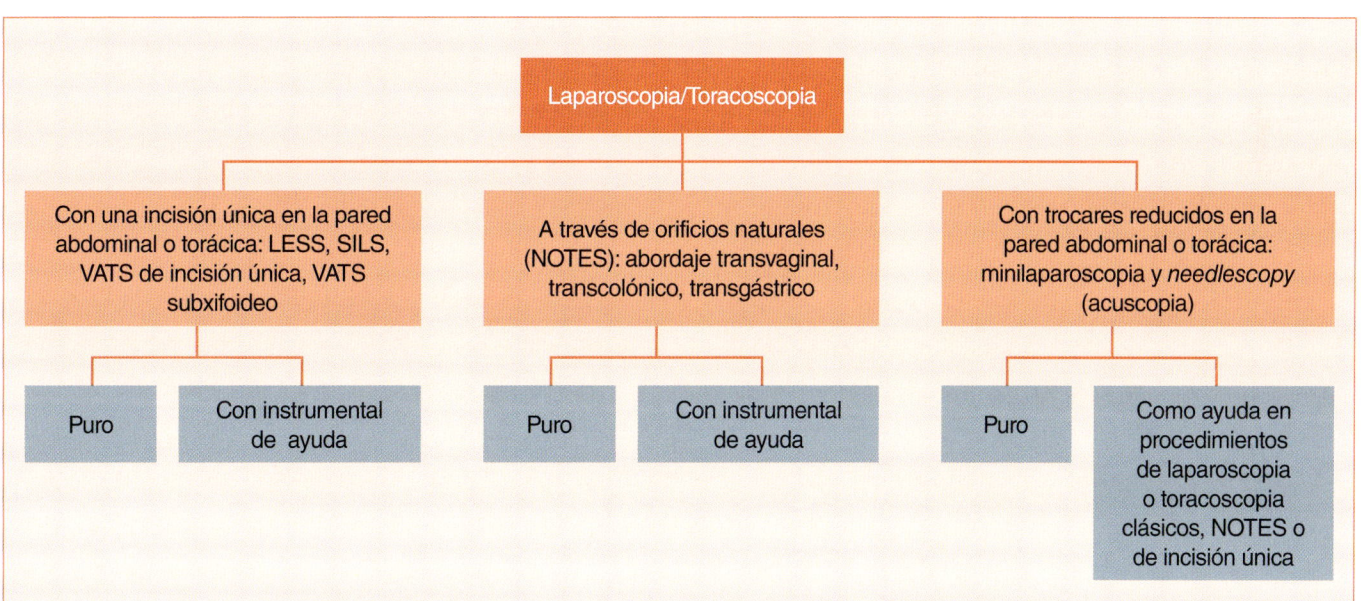

Fig. 1. Nuevas vías para disminuir la agresión quirúrgica y mejorar los resultados estéticos mediante la reducción del número y tamaño del instrumental y trocares y a través de abordajes alternativos a los tradicionales. LESS, *laparoendoscopic single-site surgery*; NOTES, *natural orifice translumenal endoscopic surgery*; SILS, *single-incision laparoscopic surgery*; VATS, *video-assisted thorascopic surgery*.

NOTES

NOTES son las siglas en inglés de cirugía endoscópica transluminal a través de orificios naturales. Dichos orificios se utilizan para introducir el material necesario para la realización de las intervenciones o como vía de salida de la pieza resecada. La NOTES combina aspectos de la endoscopia flexible y de la laparoscopia rígida, con el objetivo de conseguir la ausencia casi completa de cicatrices y de disminuir el traumatismo quirúrgico y las complicaciones derivadas de las incisiones parietales. Puede ser acometida como un procedimiento puro, si se realiza dentro de la cavidad sin ayuda accesoria (p. ej.: solo a través de los canales de trabajo del endoscopio), o híbrido, en caso de ayudarse de mininstrumentos, otras pinzas o la óptica laparoscópica a través de la pared abdominal.

La NOTES cuenta con referencias experimentales y clínicas en veterinaria, pero tiene ciertas limitaciones que han reducido su expansión clínica: una maniobrabilidad reducida, una mayor inversión en equipamiento, recursos humanos y materiales, un mayor tiempo de aprendizaje y la necesidad de un equipo quirúrgico experto, entre otras.

Dentro de la NOTES existen varias vías de abordaje, tanto para trabajar dentro de un determinado lumen como para acceder a la cavidad abdominal o torácica.

> *Principalmente, existen tres vías de abordaje al abdomen en la NOTES en veterinaria. Por orden decreciente de frecuencia de aplicación clínica son el abordaje transvaginal, el abordaje transcolónico o transanal y, raramente, el abordaje transgástrico.*

Laparoscopia/toracoscopia de incisión única (LESS)

Este abordaje consiste, en la mayoría de los casos, en la realización de una incisión de unos 3 cm como única vía de acceso al campo quirúrgico. Por esta incisión se introduce la óptica y todo el instrumental laparoscópico necesario para la intervención.

Los autores recalcan que en este abordaje no siempre es necesario realizar una incisión parietal. También se consideraría una cirugía de puerto único los casos en los que se usen dispositivos monopuerto por orificios naturales o NOTES (fig. 2).

> **✳ La laparoscopia de incisión única conlleva importantes restricciones en la triangulación del instrumental y en la ergonomía con respecto al abordaje laparoscópico tradicional.**

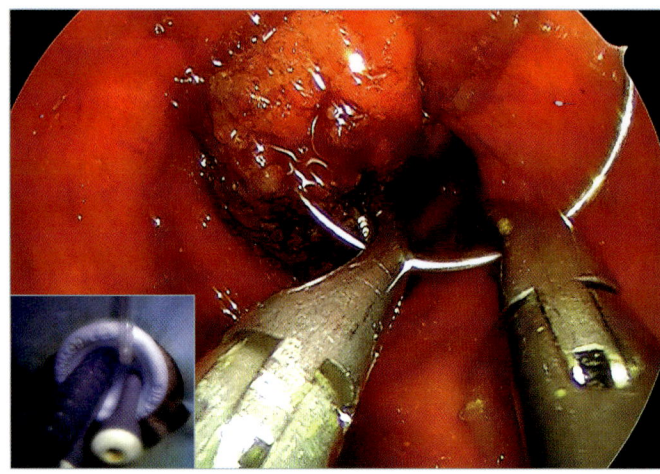

Fig. 2. Abordaje laparoscópico transanal (TAMIS, *transanal minimally invasive surgery*) con plataforma monopuerto para la exploración y extirpación de una masa neoplásica rectal y la sutura posterior.

Los trocares (plataformas) monopuerto y la pincería y ópticas específicas dependen de las preferencias del cirujano y, en gran medida, de sus recursos económicos. Este material puede ser desechable o inventariable. En el caso de la pincería, puede usarse instrumental laparoscópico tradicional, precurvado, articulable o una combinación de estas características. En cuanto a las plataformas, pueden ser tanto comerciales como caseras de bajo coste (*glove port*, puerto utilizando un guante quirúrgico estéril y exento de talco), estas últimas muy utilizadas en veterinaria y la variante preferida por los autores (fig. 3). En ocasiones, se consideran también procedimientos de puerto único los realizados usando una óptica rígida con un canal de trabajo a través de un único trocar estándar de 10-12 mm.

> *En veterinaria, la laparoscopia de incisión única está respaldada por una gran variedad de estudios que avalan su factibilidad y seguridad, así como su no inferioridad con respecto al abordaje laparoscópico clásico, y cuenta con una considerable aceptación por parte de los veterinarios y los tutores de los pacientes.*

El abordaje por laparoscopia o toracoscopia de incisión única o monopuerto puede aplicarse en muchos tipos de procedimientos, tanto puros como asistidos, transperitoneales y retroperitoneales. La mayoría son abdominales, en particular la ovariectomía y la ovariohisterectomía (cuadro 1).

38

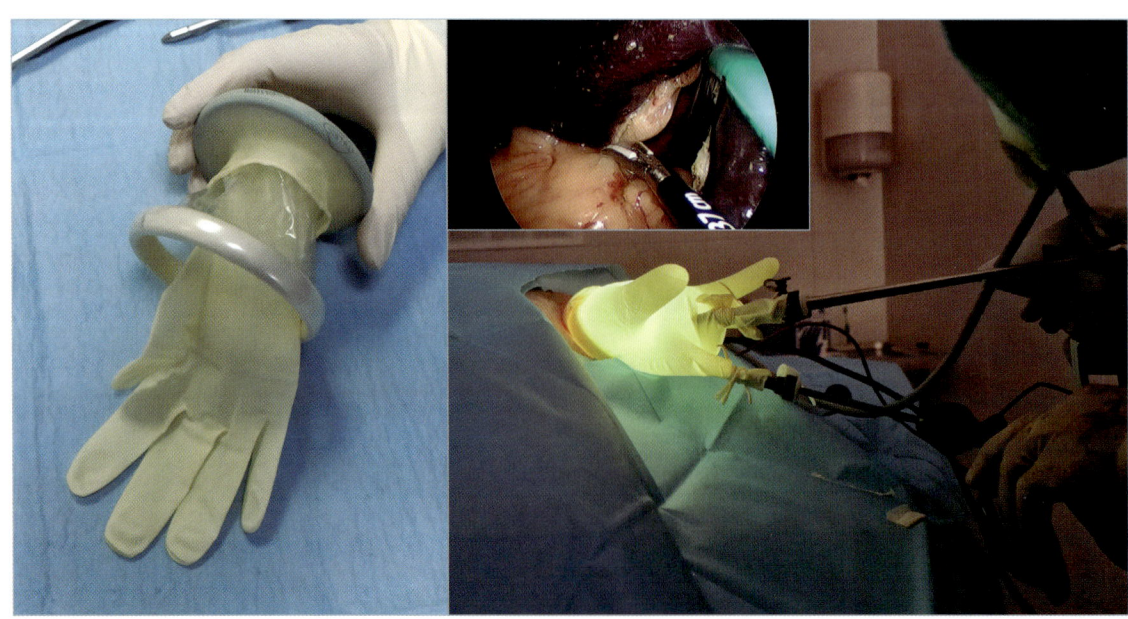

Fig. 3. Esplenectomía laparoscópica de incisión única mediante un abordaje puro con modificación "de dentro afuera" del dispositivo casero *glove port*, desarrollado por los autores.

Abdomen	Tórax
■ Ovariectomía.	**Abordaje en la pared torácica lateral:**
■ Ovariohisterectomía.	■ Pericardiectomía.
■ Tratamiento del síndrome del ovario remanente.	■ Lobectomía parcial y macrobiopsia pulmonar.
■ Criptorquidectomía.	■ Ablación de la cisterna del quilo como tratamiento del quilotórax.
■ Cirugía intestinal.	
■ Gastropexia.	**Abordaje subxifoideo:**
■ Cirugía transanal TAMIS/TATME.	■ Pericardiectomía.
■ Adrenalectomía.	■ Extracción de cuerpos extraños.
■ Cirugía intravaginal.	■ Tratamiento del neumotórax, timoma y piotórax.
■ Colecistectomía.	
■ Biopsia.	
■ Esplenectomía.	
■ Monopuerto intravesical para la extracción de cálculos vesicales.	
■ Monopuerto intragástrico para la extracción de cuerpos extraños.	
■ Reparación de la hernia de hiato.	
■ Prostatectomía radical laparoscópica.	
■ Tiroidectomía transaxilar endoscópica subcutánea.	

TAMIS, *transanal minimally invasive surgery*; TATME, *transanal total mesorectal excision*.

Es importante conocer que en la laparoscopia o toracoscopia de incisión única, los términos asistido o mixto se pueden aplicar tanto al uso extra de un trocar estándar como al hecho de exteriorizar, a través de la única incisión o del anillo protector de heridas del dispositivo monopuerto, la pieza resecada o el órgano (p. ej.: intestino o pulmón) en el caso de biopsia o para realizar los pasos finales de cirugías asistidas, como la esplenectomía o la extracción de un cuerpo extraño intestinal.

Cirugía laparoscópica de trocares reducidos

La miniaturización del instrumental de 5-12 mm de la laparoscopia clásica tiene como objetivo reducir aún más el traumatismo quirúrgico mediante la disminución del diámetro de los trocares, las pinzas y las ópticas. Este tipo de cirugía puede subdividirse en minilaparoscopia propiamente dicha, con instrumentos y ópticas de 3 mm y trocares de 3,5 mm, y *needlescopy* (acuscopia), con instrumentos, ópticas y trocares de unos 2 mm de diámetro externo. En este último tipo se incluye también una variante con instrumentos novedosos que no requieren de un trocar.

La minilaparoscopia es algo más que "una cara bonita". Optar por este abordaje y su particular instrumental no es una frivolidad con solo fines estéticos, ya que se ha demostrado científicamente los beneficios que aporta en la recuperación de los pacientes.

La principal ventaja de este abordaje es el menor traumatismo quirúrgico que conlleva para el paciente, con características equiparables al abordaje laparoscópico convencional en cuanto a la maniobrabilidad, la calidad de la visión y el tiempo operatorio, todo ello sin comprometer los estándares de seguridad quirúrgica.

Entre sus principales inconvenientes se puede destacar que sus costes iniciales son algo superiores, aunque se compensan con una menor necesidad de analgesia, una menor estancia hospitalaria y la no necesidad de sutura para su cierre (más allá del pegamento tisular). Este abordaje no está recomendado en cirugías con movilización de tejidos de gran volumen o cuando se prevea un sangrado abundante.

Uno de los ejemplos del uso de la minilaparoscopia en veterinaria es la utilización de instrumental de agarre percutáneo sin trocar para la realización de la ovariectomía y la criptorquidectomía laparoscópicas.

Patologías ováricas y uterinas

Jorge Gutiérrez del Sol, Miguel Ángel Sánchez Hurtado,
Francisco Julián Pérez Duarte, Isabel Rodríguez Piñeiro

Índice de presentación

Etiología, signos clínicos y diagnóstico

Una de las cirugías que con mayor frecuencia se realiza en la clínica veterinaria diaria es la esterilización quirúrgica de hembras. Gracias a los avances tecnológicos de equipos e instrumental laparoscópico y a la mayor oferta y el descenso del precio de estos materiales, la cirugía laparoscópica se haya al alcance de la gran mayoría de los cirujanos veterinarios. Por tanto, la ovariectomía (OVE) laparoscópica, extirpación quirúrgica de los ovarios, y la ovariohisterectomía (OHT) laparoscópica, extirpación completa de útero y ovarios, van a ser las técnicas más frecuentes en el día a día del cirujano laparoscopista veterinario.

> *En la actualidad, es posible realizar estos procedimientos en gatas y perras de cualquier tamaño, aunque inicialmente se destinaban principalmente a razas caninas medianas y grandes debido a los desafíos que presentaba el espacio de trabajo reducido y la manipulación del instrumental rígido en pacientes de pequeño tamaño.*

En la mayor parte de los casos, la esterilización es una cirugía preventiva. Su principal beneficio es la eliminación del celo y de los inconvenientes que este supone para el tutor del animal, como son las camadas indeseadas y los comportamientos sexuales asociados al estro. Además, previenen patologías como los quistes ováricos, la piometra, la pseudogestación, la torsión o el prolapso uterino.

La esterilización disminuye también la aparición de tumores mamarios. Su incidencia en veterinaria es una preocupación importante, ya que constituyen una de las neoplasias más comunes en perras y gatas, especialmente en hembras no esterilizadas. Estos tumores pueden ser benignos o malignos, y su frecuencia varía según la especie, raza, edad y factores hormonales, entre otros.

En la especie canina, los tumores mamarios son el tipo más común de los tumores en las hembras, y su incidencia varía según la raza y el estado hormonal; en perras es muy alta, ya que suponen aproximadamente el 25-50 % de los tumores diagnosticados. Los tumores mamarios malignos son más comunes en las perras no esterilizadas, y la esterilización temprana se ha asociado con una reducción significativa del riesgo de desarrollarlos.

En las gatas, los tumores mamarios también son frecuentes, pero la proporción de los malignos es mucho mayor en comparación con las perras (aproximadamente el 85 %). A diferencia de las perras, la esterilización temprana no parece tener el mismo impacto en la reducción del riesgo de tumores mamarios, pero en cualquier caso se considera una práctica importante para la salud en general.

> *La esterilización temprana reduce la incidencia de tumores mamarios en perras. En algunos casos, este procedimiento también constituye una terapia de apoyo frente a los problemas conductuales. Además, se ha explorado su utilidad como coadyuvante en pacientes con diabetes o episodios epilépticos.*

Los ovarios y el útero pueden verse afectados por diversas patologías. Tanto la OVE como la OHT pueden realizarse con fines terapéuticos en los casos en los que se ha producido un proceso patológico en los ovarios o el útero. Algunas de las principales se describen a continuación.

Patologías ováricas

Quistes ováricos

Los más frecuentes son los quistes foliculares y los luteicos. Se desarrollan debido a trastornos hormonales por un exceso de estrógenos o un déficit de hormona luteinizante. Pueden interferir con el ciclo reproductivo normal y causar irregularidades en el celo y la fertilidad. Las hembras que presentan estas patologías manifiestan signos de celo constante (aumento del volumen de la vulva, atracción de machos, etc.). Otro tipo de quistes foliculares, menos frecuentes, son consecuencia de una invaginación de las células epiteliales o debidos a una alteración del desarrollo de los conductos de Wolff. Estos quistes no suelen ir acompañados de alteraciones en el estro ni de otros cambios genitales, pero pueden adquirir un gran tamaño y requerir su eliminación quirúrgica. La ecografía es la técnica de imagen de elección para confirmar el diagnóstico de quistes ováricos (fig. 1).

> *Los quistes ováricos foliculares son los más frecuentes y pueden alcanzar un gran tamaño. Los quistes luteínicos están asociados a piometras y a un metaestro o anestro prolongado.*

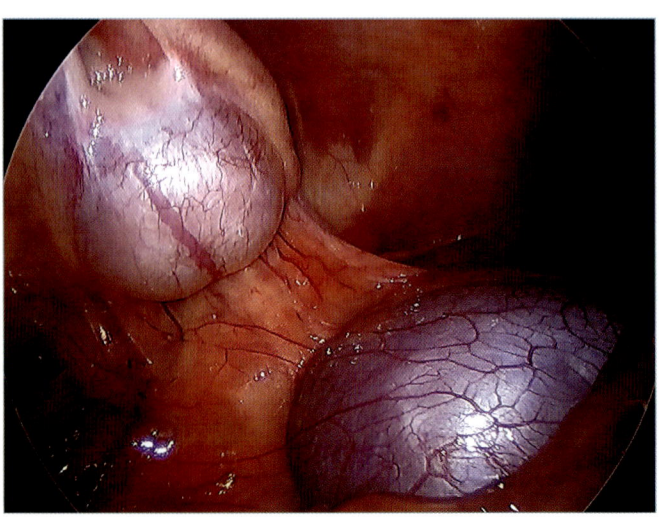

Fig. 1. Imagen de un quiste ovárico detectado accidentalmente durante una ovariectomía laparoscópica.

Tumores ováricos

Pueden ser tanto benignos como malignos y alterar la función reproductiva y la salud general del animal. Se clasifican en cuatro tipos según su origen (del epitelio superficial del ovario, del estroma ovárico, de las células germinales, y mixtos o de los cordones sexuales y de las células germinales). Las neoplasias ováricas son frecuentes, aunque raramente presentan signos clínicos. Suelen pasar desapercibidas hasta que alcanzan un gran tamaño. Las metástasis no son frecuentes en este tipo de neoplasias, pero pueden ir acompañados de otras alteraciones como son los celos prolongados, la hemorragia vaginal, la hiperplasia endometrial y mamaria o la alopecia. Aunque en muchas ocasiones debido a su tamaño son fáciles de palpar, la ecografía nos ofrece un diagnóstico más certero de esta patología.

> *Los tumores ováricos pueden pasar desapercibidos, por no presentar en muchos casos signos clínicos y alcanzar un gran tamaño, hecho que aumenta el riesgo de que se produzca una torsión ovárica o uterina.*

Síndrome del ovario remanente (SOR)

Es un proceso que puede afectar a las hembras después de ser sometidas a una OVE o a una OHT. Esto ocurre cuando una parte del tejido ovárico no se extirpa completamente durante la cirugía y queda en el organismo del animal. Puede ser simple, si afecta a uno solo de los ovarios, o doble. También se describe la existencia de tejido ovárico ectópico en el ligamento ovárico. Si no se extirpa junto con los ovarios, puede originar el SOR.

Este tejido ovárico remanente puede continuar produciendo hormonas sexuales, como estrógenos y progesterona, que pueden causar signos clínicos similares a los observados en hembras que aún tienen sus ovarios intactos. El cuadro clínico incluiría:

- Comportamiento sexual inusual.
- Hinchazón abdominal.
- Secreciones vulvares.
- Sangrado vaginal.
- Cambios en el comportamiento, como agresión o agitación.
- Cambios en el ciclo estral (celo).

El diagnóstico del síndrome de ovario remanente suele basarse en la historia clínica de la perra, los signos observados y a menudo puede confirmarse mediante citología vaginal en función del estadio de las células epiteliales vaginales. Las pruebas hormonales para detectar la concentración de progesterona y hormona antimülleriana también pueden ser diagnósticas. La ecografía en la mayoría de los casos es diagnóstica, pero en ocasiones la visualización del remanente ovárico puede ser complicada debido a su pequeño tamaño y a las posibles adherencias de la cirugía previa.

> *El ovario derecho es el que más frecuentemente está implicado en el SOR (90 %) debido a su localización más craneal.*

Los signos del SOR pueden aparecer años después de la cirugía debido a los restos de tejido ovárico ectópico, que quedaron en el ligamento, o pequeños fragmentos de ovario van aumentando de tamaño y se manifiestan cuando alcanzan un poder de producción hormonal suficiente.

Patologías uterinas

Hiperplasia endometrial quística y piometra

La hiperplasia endometrial quística (HEQ) es una afección que afecta a las hembras caninas y felinas, caracterizada por cambios anormales en la pared del útero. Aunque se observa con mayor frecuencia en perras y gatas geriátricas y no esterilizadas, también puede afectar a animales más jóvenes.

La HEQ se origina durante el diestro debido a la influencia de las hormonas sexuales, especialmente la progesterona, en el revestimiento uterino. En condiciones normales, el endometrio experimenta cambios cíclicos a lo largo del ciclo reproductivo preparándose para la posible implantación de un embrión. Sin embargo, en la HEQ estos cambios normales se alteran y dan lugar a la formación de quistes en el tejido uterino que pueden acumular fluidos y producir un aumento anormal del tamaño del útero.

Uno de los riesgos más significativos asociados con la HEQ es su potencial para evolucionar hacia una piometra, una infección uterina grave que puede poner en peligro la vida del animal. Si los quistes presentes en el útero no se resuelven, pueden proporcionar un entorno ideal para el crecimiento bacteriano que puede dar como resultado una acumulación de pus y otros fluidos infectados en el útero, lo que llevará a la formación de la piometra.

La piometra se clasifica en dos tipos principales: piometra abierta y piometra cerrada. En la piometra abierta, el cuello uterino está ligeramente abierto, lo que permite que el contenido purulento o sanguinolento drene y cause signos más leves en comparación con la piometra cerrada, en la que el cuello uterino está cerrado y el contenido se acumula en el útero, hecho que puede originar un aumento rápido de la infección y una mayor gravedad del cuadro clínico.

Los signos clínicos de la piometra pueden variar, pero generalmente incluyen letargo, falta de apetito, poliuria, polidipsia, secreción vaginal anormal, distensión abdominal y fiebre. En casos graves, pueden empeorar rápidamente y llevar al *shock* séptico, un proceso potencialmente mortal.

El diagnóstico de la HEQ y la piometra se basa en los signos clínicos, el tiempo transcurrido tras el celo y en las técnicas de diagnóstico por imagen. La radiografía abdominal puede ayudar a emitir un diagnóstico, aunque existe el riesgo de error en el caso de hembras gestantes o tras el parto. La ecografía es la técnica más fiable para diagnosticar esta patología, ya que revela la presencia de quistes y cambios en el tamaño uterino. En los casos de sospecha de piometra, se pueden realizar pruebas adicionales, como son los análisis de sangre y los cultivos bacterianos, para evaluar la gravedad de la infección.

Tumores uterinos

Los tumores uterinos no se encuentran entre las neoplasias habituales de perras y gatas. Pueden clasificarse en varios tipos según su origen y características histológicas. Los más comunes incluyen los leiomiomas que suponen el 85 % de las neoplasias uterinas y son benignos. Los leiomiosarcomas en perras y los adenocarcinomas en gatas son las neoplasias malignas más habituales.

> *Numerosos estudios han demostrado que la incidencia de tumores uterinos en perras es aproximadamente del 0,003 %, y casi todos los casos son leiomiomas benignos. También parece que hay una conexión hormonal con el desarrollo de las neoplasias uterinas.*

Los tumores uterinos suelen pasar desapercibidos y se desarrollan sin apenas signos clínicos. Estos pueden variar, pero a menudo incluyen un sangrado vaginal anormal, aumento del volumen abdominal, letargo, pérdida de apetito y cambios de comportamiento. Al aumentar de tamaño, pueden presionar estructuras cercanas que provocan incontinencia urinaria o dificultad para defecar. En el caso de los tumores malignos avanzados en perras y sobre todo en los adenocarcinomas uterinos felinos, los signos pueden ser mucho más graves, presentando la perra o la gata afectada, flujos hemorrágicos o purulentos, fiebre, poliuria y polidipsia. En los casos en los que el tumor se encuentra en el cuello del útero podrá provocar una piometra

El diagnóstico de los tumores uterinos generalmente implica un examen físico completo, incluido un análisis de sangre y pruebas de diagnóstico por imagen, como la radiografía y la ecografía.

Indicaciones y tratamiento

Actualmente existe cierta controversia sobre si realizar OVE u OHT, aunque existen ya numerosos estudios que destacan las ventajas de realizar exclusivamente la OVE en hembras sanas o con patología uterina leve.

Para elegir entre una u otra técnica en hembras sanas se debe tener en cuenta que el control poblacional, la prevención de los ciclos de celo que llevan a comportamientos indeseados, la pérdida de sangre, la piometra y las neoplasias mamarias están relacionadas y provocadas por el tejido ovárico, no por el uterino.

Al considerar cuál de estos procedimientos elegir, se deben tener en cuenta factores como la facilidad del procedimiento, el tiempo quirúrgico, el número y tamaño de las incisiones y las posibles complicaciones posoperatorias.

En estudios recientes se ha comprobado con un seguimiento a largo plazo (hasta 4 años) que perras con alteraciones leves o no avanzadas en el útero (p. ej.: quistes uterinos, útero con escaso contenido o leve HEQ) no desarrollaron problemas tras realizar exclusivamente la OVE. Incluso se comprobó mediante ecografía la regresión y normalización del útero.

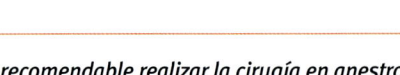
> *Es recomendable realizar la cirugía en anestro para evitar la aparición de pseudogestaciones.*

Las complicaciones asociadas con la OVE y la OHT son similares. No existen diferencias significativas en la aparición de incontinencia urinaria entre ambas técnicas. Si bien, en la OHT se deben añadir las complicaciones asociadas a la ligadura inadvertida de los uréteres con el cuello del útero.

> *Los estudios a largo plazo no han demostrado evidencia de piometra en pacientes exclusivamente ovariectomizadas. Noparece haber una base científica sólida para preferir la OHT a la OVE para realizar la esterilización de rutina.*

En las patologías que únicamente involucran a los ovarios y siempre que no estén afectados los cuernos uterinos, como los quistes o neoplasias ováricas, la OVE es la técnica de elección. Aunque existe tratamiento médico basado en la administración de hormona liberadora de gonadotropinas y gonadotropina coriónica humana para los quistes foliculares y con estrógenos y prostaglandinas para los quistes luteínicos, estos son raramente efectivos. En las neoplasias el tratamiento es quirúrgico y se debe valorar la administración de quimioterapia una vez tipificado el tumor.

El tratamiento del SOR es siempre la eliminación quirúrgica del tejido ovárico remanente. Esta cirugía puede ser más complicada que una esterilización convencional debido a la necesidad de localizar y extirpar el tejido remanente, que posiblemente haya creado adherencias a los tejidos y órganos cercanos.

El tratamiento para la HEQ y la piometra consiste en la eliminación del útero y los ovarios. En casos en los que la cirugía no sea una opción viable, se pueden explorar otras terapias médicas, pero es importante tener en cuenta que estas tienen un éxito limitado. En el tratamiento quirúrgico laparoscópico de estas patologías se pueden considerar el abordaje laparoscópico puro o el asistido. En caso de que el útero no tenga contenido o no se encuentre notablemente engrosado, se puede considerar factible el abordaje laparoscópico puro, ya que un sellador vascular avanzado es suficiente para realizar un correcto sellado del cuello uterino. Si se encontrara contenido en el útero, también se puede ligar con sutura mediante un nudo extracorpóreo o con sutura laparoscópica intracorpórea, aunque los autores de este capítulo no recomiendan realizar esta maniobra, ya que se deben extraer los ovarios y los cuernos del paciente de todos modos y se están aumentando el tiempo y los riesgos quirúrgicos. Así pues, en los casos en los que el útero tenga contenido, el abordaje laparoscópico asistido es el procedimiento de elección.

Aunque antes se consideraba que la piometra era una contraindicación para los procedimientos laparoscópicos, hay publicados numerosos estudios que describen el uso de la laparoscopia para el tratamiento quirúrgico de la piometra. No obstante, los autores de este capítulo recomiendan que el cirujano tenga cierta experiencia en procedimientos laparoscópicos antes de decidir intervenir una piometra de manera laparoscópica. Una ecografía previa, que permita medir el tamaño de los cuernos uterinos, es fundamental para decidir si esta patología es abordable por laparoscopia. La relación entre el tamaño de los cuernos y el tamaño del paciente sirve como orientación para conocer el espacio disponible para realizar la OHT laparoscópica.

> *La OHT laparoscópica puede utilizarse como tratamiento en casos de piometra siempre que se tomen las precauciones adecuadas.*

Recuerdo anatómico

El ovario izquierdo se encuentra a 1-3 cm caudalmente al riñón izquierdo y habitualmente en una posición más caudal que el ovario contralateral y relacionado lateralmente con el bazo y el colon descendente (fig. 2). Por otro lado, el ovario derecho se localiza cercano al polo caudal del riñón derecho, entre el duodeno derecho (fig. 3) y la pared lateral del abdomen. (fig. 4)

En las perras, ambos ovarios se encuentran dentro de la bolsa ovárica, una estructura de tejido peritoneal que encapsula el ovario y consta de dos capas, una externa y otra interna, que contienen tejido graso y músculo liso. Estas capas se extienden hasta el cuerno uterino formando el mesosálpinx y el ligamento propio del ovario. En perras adultas y con sobrepeso, puede haber una acumulación significativa de tejido graso en la bolsa ovárica, hecho que dificulta la visualización de las trompas uterinas.

Los ovarios son órganos ligeramente ovalados contenidos en la bolsa ovárica. Están conectados al cuerno uterino a través del ligamento propio del ovario y unidos al último arco costal mediante el ligamento suspensorio del ovario. El riego ovárico

está formado por la arteria ovárica que proviene directamente de la aorta y por la vena ovárica que desemboca directamente en la cava (fig. 5).

Las trompas uterinas, son estructuras tubulares que conectan los ovarios con los cuernos uterinos. Se dividen en tres partes: el infundíbulo, la ampolla y el istmo. El infundíbulo, situado cerca de la apertura de la bolsa ovárica, cuenta con fimbrias que ayudan a capturar el ovocito durante la ovulación. A través del infundíbulo, el óvulo ingresa en la trompa y, posteriormente, llega al cuerno uterino.

El útero es una estructura tubular que se encuentra en la cavidad abdominal, dorsal al tracto urinario y ventral al tubo digestivo. Consta de dos cuernos, un cuerpo y un cuello o cuello uterino. Los cuernos se extienden desde el cuerpo y albergan las trompas uterinas. El cuello, ubicado dorsalmente a la vejiga, se conecta con los cuernos y la vagina. El tamaño y el peso del útero varían según la especie, raza, edad y ciclo estral. El peso uterino es mayor en el diestro temprano y menor en el anestro (fig. 6).

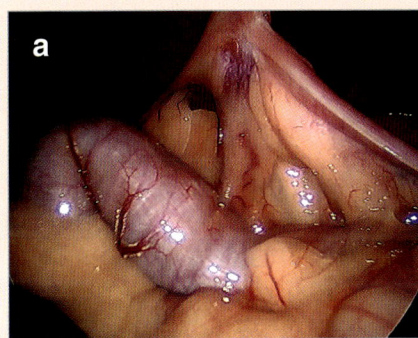
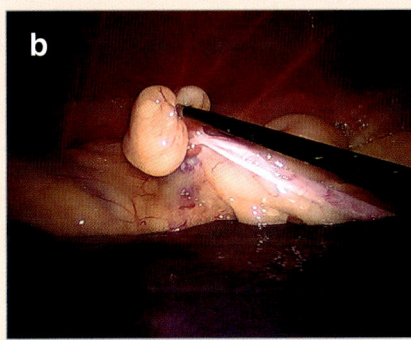
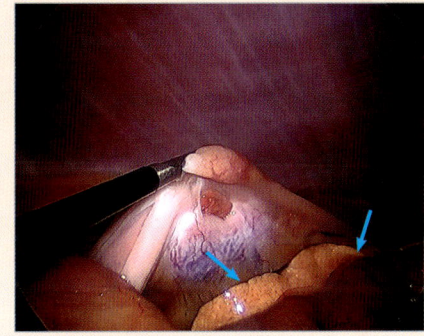

Fig. 2. En la imagen se distingue el colón distendido con heces que puede dificultar la exposición del ovario izquierdo (a). Imagen en la que se aprecia la relación del ovario izquierdo con el bazo (b). En ciertas ocasiones es necesario lateralizar más al animal para acceder a este ovario, sobre todo en pacientes con bazos de gran tamaño.

Fig. 3. Imagen de ovario derecho, que en muchas ocasiones se puede encontrar cubierto por el duodeno y el páncreas (flechas azules) y es necesario manipularlos con cuidado hacia medial para exponer correctamente el ovario.

43

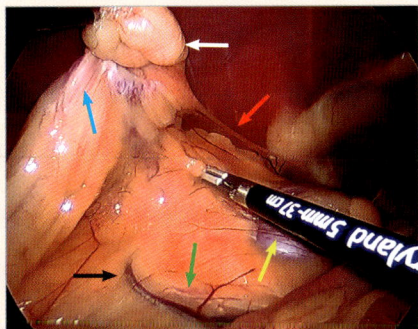
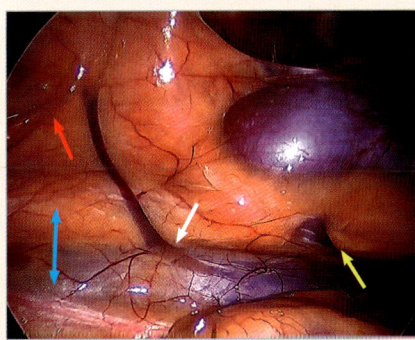
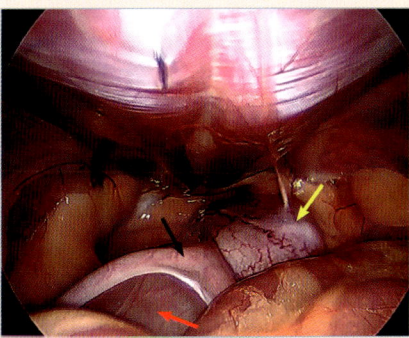

Fig. 4. Imagen del ovario derecho suspendido mediante la pinza de agarre percutánea durante una ovariectomía laparoscópica (OVElap). Se aprecian las siguientes estructuras anatómicas: ligamento ovárico (flecha roja); bolsa ovárica (flecha blanca); cuerno uterino (flecha azul); riñón derecho (flecha amarilla); vena ovárica (flecha negra) y uréter (flecha verde).

Fig. 5. Imagen que muestra estructuras orgánicas importantes para el desarrollo correcto de los procedimientos laparoscópicos. Entrada de la vena ovárica en la cava (flecha blanca); vena renal (flecha amarilla); uréteres (flecha azul) y arteria ovárica (flecha roja).

Fig. 6. Imagen de los cuernos uterinos en su unión con el cuello uterino y su relación con el colon y la vejiga. Cuernos uterinos en su unión al cuello uterino (flecha negra); colon descendente (flecha roja); y vejiga (flecha amarilla).

Ovariectomía laparoscópica

Aspectos quirúrgicos generales

Preparación del paciente

Se recomienda ayuno sólido de, al menos, 8 horas previo a la cirugía. El agua puede retirarse unas 4 horas antes de la cirugía. Al tratarse generalmente de una cirugía electiva, son pacientes sanas sin ningún problema médico. No obstante, siempre es recomendable realizar un estudio prequirúrgico completo con analítica y bioquímica, considerando también realizar electrocardiograma y radiografía de tórax, sobre todo en animales geriátricos. En cirugía laparoscópica es crucial disponer de un correcto espacio de trabajo, por lo que se debe intentar que el animal defeque y orine antes de la cirugía. Tanto una vejiga como sobre todo un colon excesivamente distendido pueden dificultar la exposición de los ovarios. En caso de percibir la vejiga especialmente distendida, se debe sondar al animal o intentar vaciarla manualmente mediante presión.

El animal se depila desde la apófisis xifoides al pubis y unos centímetros lateralmente a ambas cadenas mamarias. En caso de realizar la técnica con dos puertos y agarre externo, el depilado debe ampliarse unos centímetros más. Según algunos autores hasta la mitad de la distancia entre la línea media ventral y dorsal. El abdomen se limpia y se desinfecta correctamente el campo quirúrgico.

Posicionamiento del paciente y de los equipos

Actualmente existen en el mercado mesas especialmente diseñadas para realizar cirugías laparoscópicas y en concreto para las esterilizaciones laparoscópicas. Estas mesas posicionadoras quirúrgicas permiten lateralizar a los pacientes de forma rápida y segura para exponer correctamente ambos ovarios. En caso de no disponer de este equipamiento, se posicionará al animal en decúbito dorsal al iniciar la cirugía (fig. 7).

> ✱ Es conveniente no cerrar en exceso las alas de la mesa quirúrgica, ya que estas podrían chocar con los instrumentos de trabajo cuando se lateraliza al animal para acceder a ambos ovarios.

Según los autores de este capítulo, la disposición ideal de los equipos en el quirófano es la siguiente: la torre de laparoscopia se sitúa a los pies de la mesa. Considerando que los cirujanos deben cambiar de posición durante la cirugía a izquierda y derecha del paciente para abordar ambos ovarios, lo ideal sería situar un monitor a cada lado de la mesa quirúrgica. En caso de no disponer de dos monitores, este se coloca en la torre de laparoscopia, y deben ser posibles los giros leves a izquierda y derecha durante el procedimiento. La torre de anestesia se posiciona a la cabeza de la mesa quirúrgica (fig. 8).

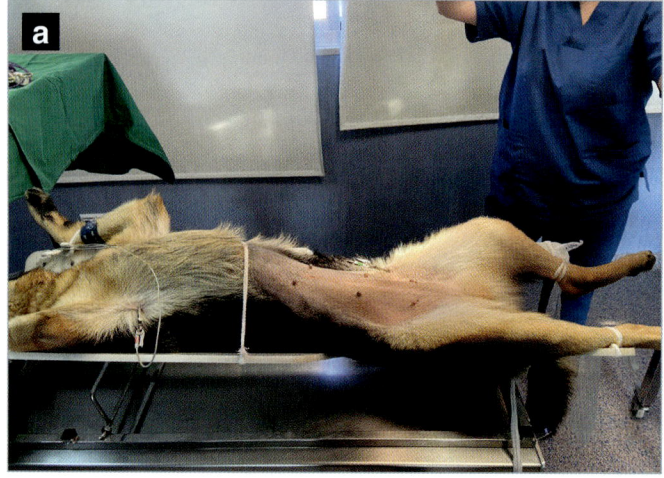

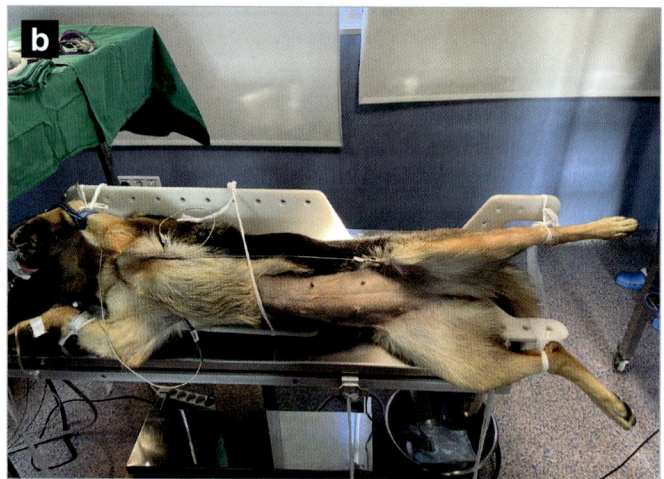

Fig. 7. Imagen de mesa posicionadora para laparoscopia que permite lateralizar al paciente en decúbito lateral izquierdo y derecho durante la cirugía. *Imagen cortesía de CV Santa Ana (Chiclana de la Frontera).*

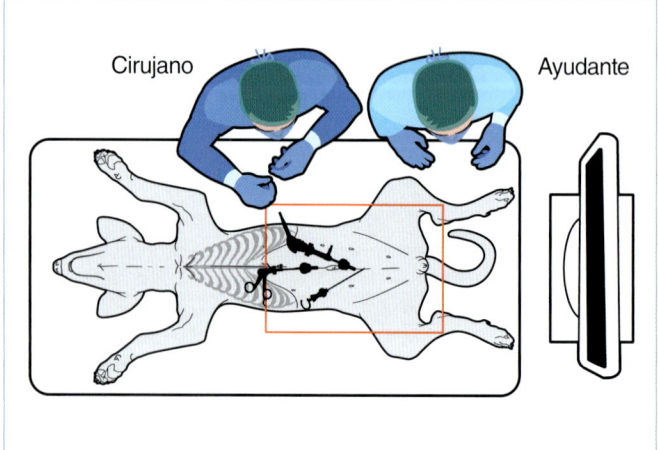

Fig. 8. Posicionamiento del paciente y de los equipos para la ovariectomía laparoscópica.

Colocación de los trocares

La ovariectomía laparoscópica (OVElap) puede ser la técnica donde mayor variabilidad en la disposición de los trocares se puede encontrar. En los años durante los cuales se desarrolló la técnica se disponían 3 o 4 trocares para realizar el procedimiento. Actualmente, las técnicas más utilizadas son OVElap con dos puertos y pinza percutánea de suspensión, OVElap con dos puertos y suspensión transabdominal con aguja, y OVElap con puerto único.

- **OVElap con dos puertos y pinza de agarre percutánea:** de forma general, la entrada de Hasson se realiza con un trocar de 5 o 10 mm (T2), en función del tamaño del animal. Este puerto se posiciona unos centímetros craneal a la cicatriz umbilical. Por él se introducen las pinzas de coagulación y corte y se extraen los ovarios. Una vez instaurado el neumoperitoneo, el siguiente trocar (T1), que es el de la óptica, se sitúa en la línea media ligeramente caudal a la cicatriz umbilical, intentando evitar mediante

visión interna el ligamento falciforme. Por último, se dispone la pinza de agarre percutánea sin necesidad de trocar en posición suprapúbica, unos centímetros caudalmente al T1 (fig. 9).

- **OVElap con dos puertos y agarre o suspensión transabdominal:** el primer trocar (T2) por donde se introduce el instrumental y se extraerán los ovarios (5 o 10 mm, dependiendo del tamaño del animal) se encuentra a una distancia de 1,5-2 cm caudal a la cicatriz umbilical. Bajo visión laparoscópica se localiza la posición del segundo trocar (T1), por donde se introduce la óptica durante el procedimiento, el cual se sitúa craneal a la cicatriz umbilical a unos 1,5-2 cm de la misma (fig. 10).

- **OVElap con puerto único:** el dispositivo monopuerto se coloca ligeramente caudal a la cicatriz umbilical. Como referencia se puede tomar un punto ligeramente caudal a la línea de la última costilla, ya que, dependiendo del animal, la cicatriz umbilical puede situarse excesivamente craneal o caudal (fig. 11).

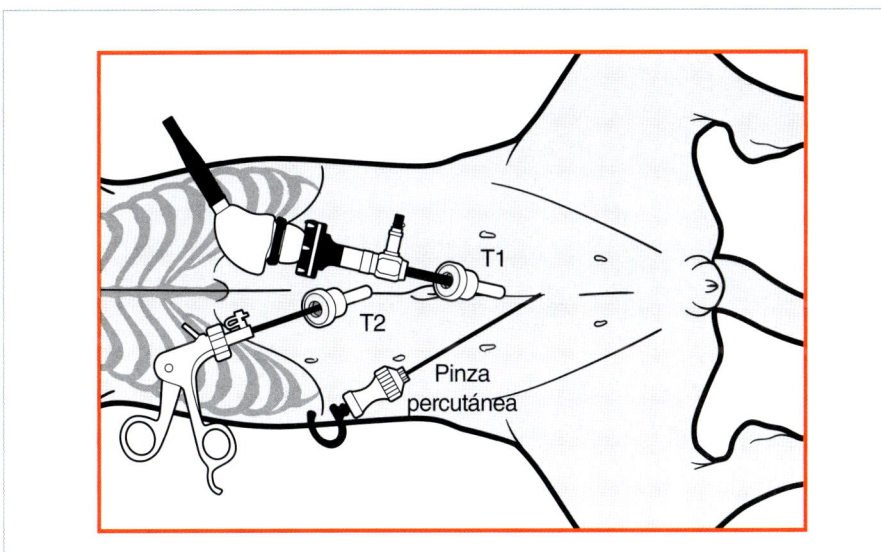

Fig. 9. Disposición de los trocares para la ovariectomía laparoscópica con dos puertos y pinza percutánea.

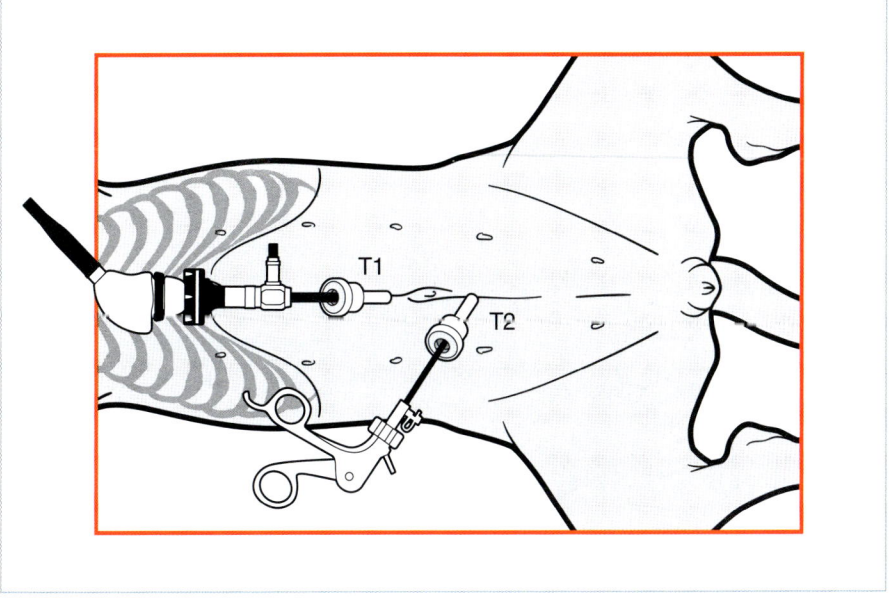

Fig. 10. Representación de la ovariectomía laparoscópica con dos trocares y agarre transabdominal.

45

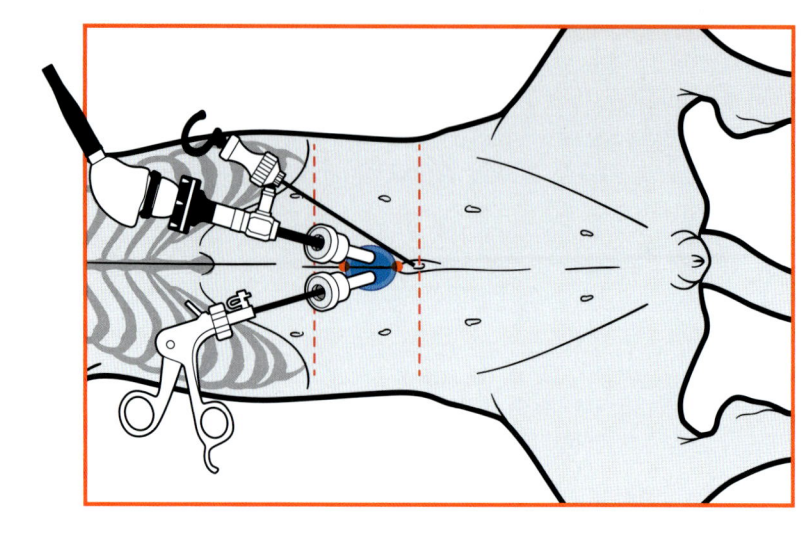

Fig. 11. Disposición de los trocares para la ovariectomía laparoscópica con puerto único.

Aunque como norma general en todas las técnicas laparoscópicas se utiliza la cicatriz umbilical como referencia para la colocación de los trocares, hay que tener en cuenta que su situación en la línea media puede variar ampliamente dependiendo de la especie, la raza y el tamaño del animal. La línea de la última costilla puede servir también como referencia.

En las gatas se describe la posibilidad de realizar la OVElap con dos puertos sin suspensión transabdominal ni pinza de agarre percutánea. Gracias a la anatomía ovárica de la especie felina puede ser una técnica factible y segura.

La elección de la técnica depende de las preferencias del cirujano, el material disponible y el tamaño del animal. Aunque existe una gran variabilidad en la bibliografía, los autores de este capítulo según su experiencia hacen las siguientes recomendaciones:

- **Gatas y perras <5 kg:** trocar de 5 mm instrumental en posición subxifoidea, trocar de 3 mm para óptica de 3 mm en posición umbilical, y pinza de agarre percutánea suprapúbica o agarre externo con aguja percutánea (posibilidad de no utilizar agarre).

- **Perras entre 5-10 kg:** dos trocares de 5 mm. Entrada con trocar en posición subxifoidea para el instrumental y el segundo trocar en posición umbilical para la óptica, y pinza de agarre percutánea suprapúbica o agarre externo con aguja percutánea.

- **Perras >10 kg, jóvenes o sin historia de problemas uterinos:** trocar de 10 mm subxifoideo para instrumental y umbilical de 5 mm para la óptica, y pinza de agarre percutánea suprapúbica o agarre externo con aguja percutánea.

- **Perras obesas o con sospecha de problemas uterinos:** trocar de 10 mm suprapúbico (suturas de tracción en la capa muscular), trocar de 5 mm en posición umbilical para la óptica, trocar de 5 mm subxifoideo para instrumental o pinza de agarre percutánea.

- **Perras >30 kg:** sistema de puerto único.

El hecho de realizar en la mayoría de las ocasiones la entrada de Hasson y disponer el trocar de mayor tamaño en la línea media en posición subxifoidea se debe a varios motivos que según la experiencia de los autores tiene ciertas ventajas:

El arco costal crea un pequeño espacio de seguridad, donde los órganos abdominales se encuentran más alejados de la pared que respecto a la línea media en la zona de la cicatriz umbilical. El bazo es el órgano abdominal que con mayor frecuencia se lesiona al realizar la entrada y en esta posición subxifoidea se reducen las posibilidades de dañarlo.

La cicatriz de mayor tamaño, por donde se extraen los ovarios, se encuentra en posición craneal a una distancia a la que es más difícil que el animal llegué a tocarse la herida y, por lo tanto, se evita el uso de collar isabelino en animales nerviosos.

Es cierto que puede resultar más sencillo realizar la técnica de Hasson o disponer la aguja de Veres en la línea media en una posición cercana a la cicatriz umbilical, pero la posición subxifoidea para realizar la entrada en la ovariectomía disminuye la posibilidad de dañar el bazo durante la entrada y minimiza la probabilidad de que el animal pueda llegar a tocarse la cicatriz y complicar el posoperatorio.

Se han evaluado las diferencias en el dolor posoperatorio y el tiempo quirúrgico entre las técnicas de uno, dos y tres puertos, y se ha encontrado que el tiempo quirúrgico era considerablemente más largo para la técnica de un solo puerto; sin embargo, no hubo una diferencia significativa en las tasas de complicaciones entre los grupos y tampoco hubo diferencia en los niveles de dolor posoperatorio entre las técnicas de uno y dos puertos.

El material mínimo necesario para realizar la OVElap con seguridad se detalla a continuación: dos trocares de 5 mm o un trocar de 5 mm y otro de 10 mm, sellador vascular, pinza de agarre traumática para la extracción de los ovarios y pinza de agarre percutánea o sutura de tracción.

Ovariectomía con dos trocares y pinza de agarre percutánea

Dificultad técnica

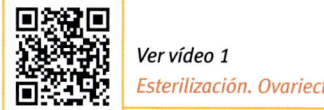

Ver vídeo 1
Esterilización. Ovariectomía

Esta es la técnica preferida por los autores de este capítulo por varios motivos. El principal de ellos es el uso de la pinza de agarre percutánea, que supone varias ventajas respecto a la suspensión transabdominal con sutura. Este dispositivo permite movilizar el ovario como una pinza de agarre a través de un tercer trocar, pero sin la necesidad de este, exponiendo mucho mejor el tejido ovárico y alejándolo de otras estructuras donde se podrían causar lesiones de distinta gravedad por dispersión térmica durante el sellado. Además, la pinza puede ayudar a aumentar la seguridad en la entrada del segundo trocar, sobre todo en gatas y perras de pequeño tamaño, realizando una contratracción desde el interior de la pared abdominal. Esto repercute en que se podrá ajustar mejor la incisión del segundo trocar, pudiendo ejercer más presión con mayor seguridad al introducirlo y disminuyendo la posibilidad de que el trocar deslice durante la cirugía y/o provoque enfisema subcutáneo.

Una vez dispuestos los trocares (ver apartado *Colocación de los trocares*) y realizado el neumoperitoneo correctamente, se localiza la posición del ligamento falciforme respecto al trocar más craneal (fig. 12). La elección del ovario por el que empezar, viene marcada por la situación de este ligamento. Esto es muy importante para evitar complicaciones en la extracción de los ovarios. Como recomendación de los autores de este capítulo, siempre se debe empezar por el ovario que esté situado en la dirección donde se encuentre el ligamento falciforme. De este modo, si el trocar más craneal entra a la izquierda del citado ligamento, se comienza por el ovario derecho y, al contrario.

Cuando se ha elegido el ovario por el que comenzar, se lateraliza al animal en decúbito izquierdo o derecho según convenga. En el caso del ovario izquierdo, generalmente, se debe lateralizar al animal un poco más que en el derecho, ya que el bazo puede estar tapando el ovario, incluso el riñón. La resección del ovario izquierdo también se puede complicar si el colón descendente se encuentra muy distendido. Para el ovario derecho, se debe tener la precaución de traccionar cuidadosamente del duodeno y el páncreas, que en muchas ocasiones se encuentran entre el riñón derecho y la pared abdominal, tapando la localización del ovario de este lado.

Localizado el ovario, mediante la pinza de agarre percutánea se tracciona de su bolsa ovárica elevándolo y separándolo del resto de las estructuras adyacentes (fig. 13).

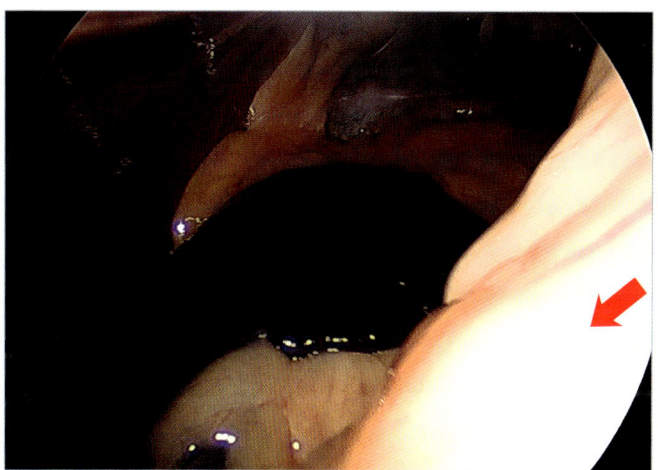

Fig. 12. Visión hacia caudal desde el primer trocar, dispuesto en posición más craneal, tras instaurar el neumoperitoneo. Se observa en posición derecha, el ligamento falciforme que divide en dos la zona más craneal del abdomen (flecha).

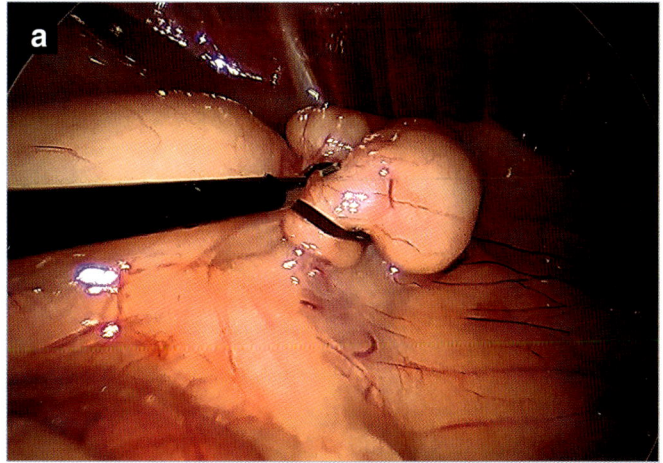

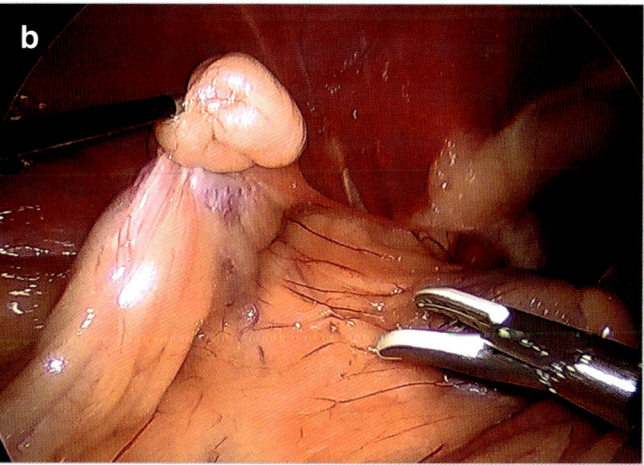

Fig. 13. Agarre de la bolsa ovárica del ovario derecho mediante la pinza de agarre percutánea que entra desde una posición caudal (a). Elevación del ovario mediante la pinza de agarre percutánea para exponer sus estructuras anatómicas (b).

Se introduce la pinza selladora desde T2, para sellar y cortar en primer lugar el ligamento suspensorio del ovario (fig. 14). Se avanza con el sellado por el mesovario, hasta llegar al pedículo ovárico por donde discurren arteria y vena ovárica. En este punto se realiza un doble sellado de seguridad, primero se sella sin cortar distalmente, y posteriormente se sella y corta en una posición más cercana al ovario. Por último, se sella y corta el cuerno uterino en su porción más cercana al ovario y el mesometrio restante (fig. 15).

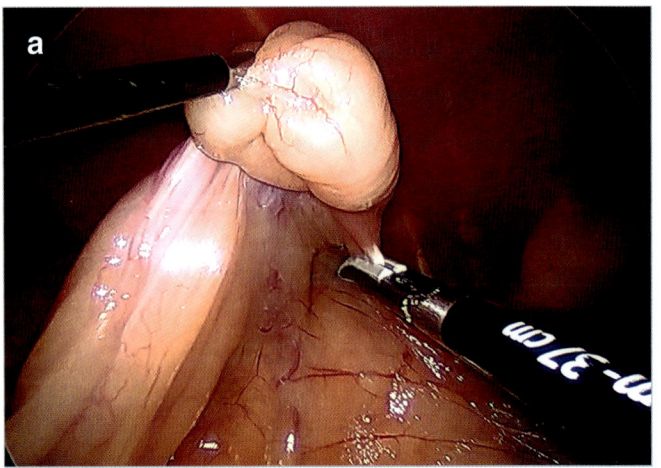
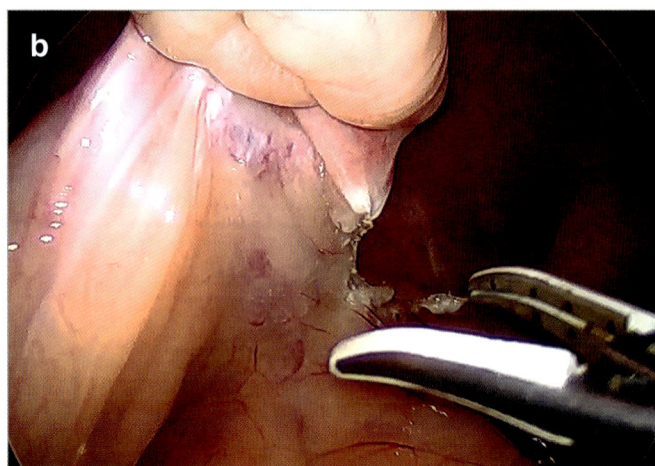

Fig. 14. Sellado y corte del ligamento ovárico (a). Imagen del ligamento tras su sellado y corte (b).

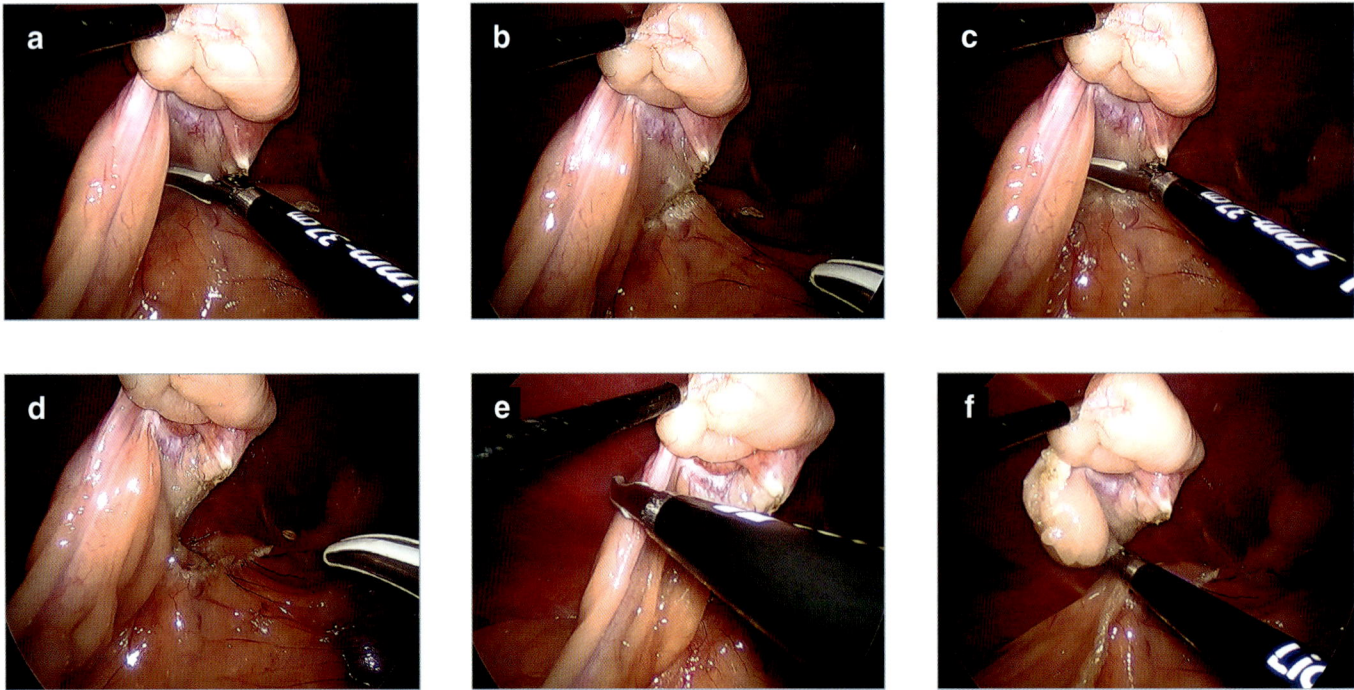

Fig. 15. Primer sellado de seguridad del pedículo ovárico más distal al ovario (a). Imagen del primer sellado de seguridad sin realizar el corte del mismo (b). Segundo sellado más proximal al ovario donde se realiza también el corte del pedículo ovárico (c). Imagen del pedículo ovárico finalmente sellado y cortado (d). Sellado y corte del cuerno uterino (e). Liberación del mesometrio restante (f).

Una vez liberado el primer ovario, los autores de este capítulo prefieren sujetarlo con la pinza de agarre percutánea y tumbar al animal hacia el lado opuesto para continuar con la resección del ovario contralateral. Una vez tumbado sobre el lateral contrario se suelta la pinza del primer ovario (fig. 16), en una zona controlada y cercana al riñón de ese lado, y se procede a la resección del segundo ovario de la misma manera descrita (fig. 17).

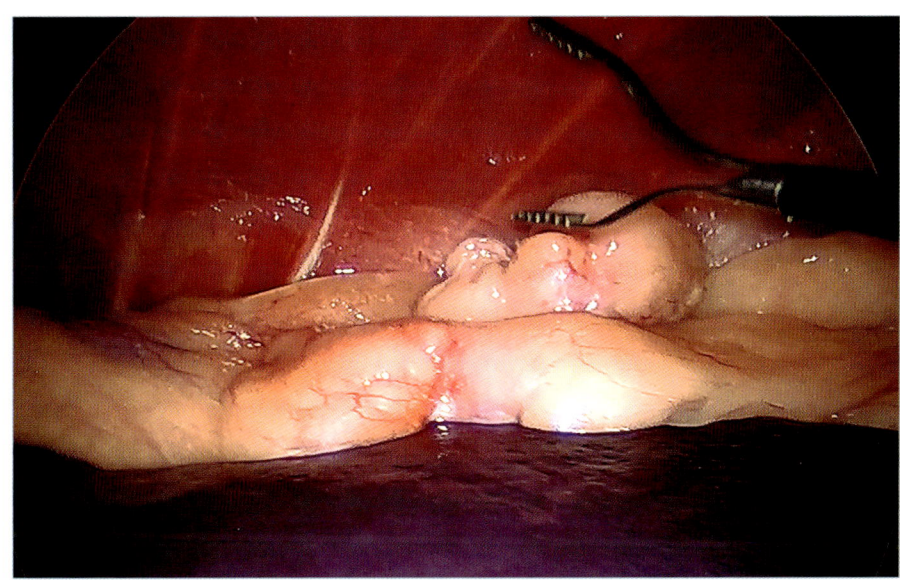

Fig. 16. Tras tumbar al animal sobre el lateral contrario, se libera el primer ovario resecado en una zona cercana al segundo ovario.

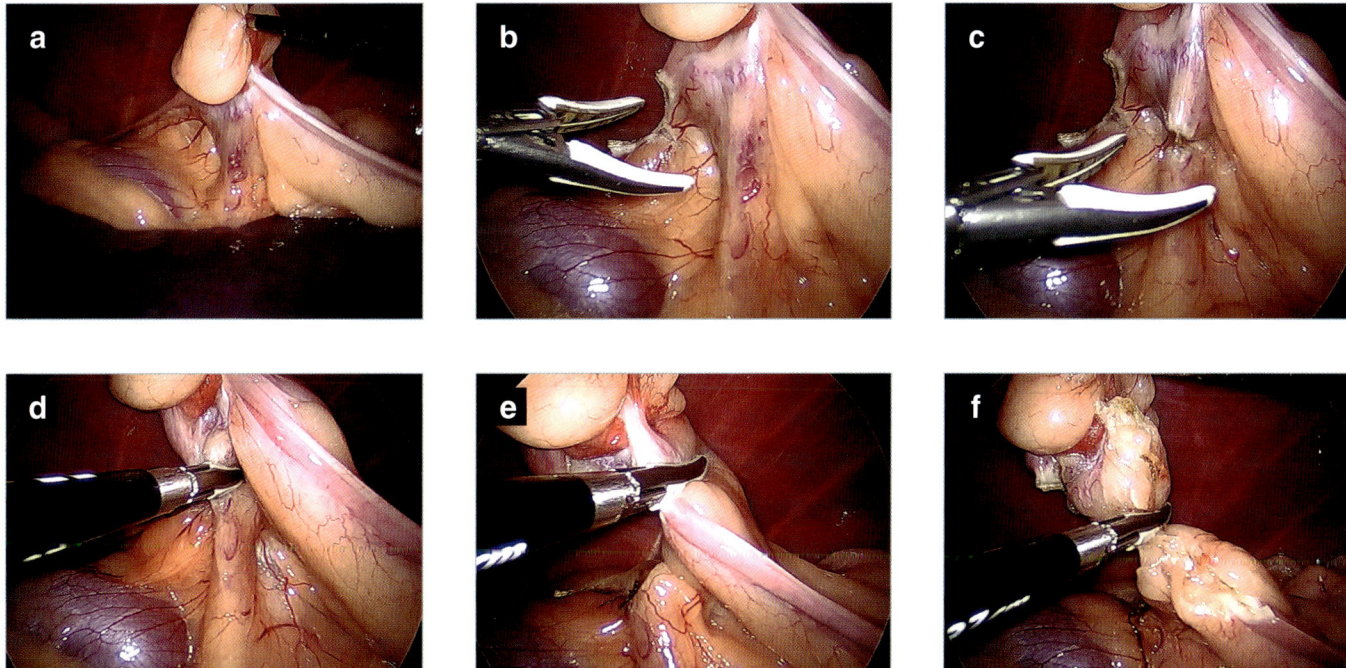

Fig. 17. Suspensión del ovario izquierdo con la pinza de agarre percutánea (en este caso, el bazo en muchas ocasiones puede ocultar este ovario) (a). Imagen del ligamento ovárico tras su corte y coagulación (b). Sellado de seguridad en el pedículo sin realizar corte (c). Segundo sellado más cercano al ovario donde se realiza el corte del pedículo (d). Sellado y corte del útero próximo al ovario (e). Liberación final de la grasa del mesometrio (f).

Liberados ambos ovarios se procede a su extracción. La decisión de qué ovario extraer en primer lugar, cobra importancia en este punto, ya que los dos ovarios resecados se encuentran en el hemiabdomen, donde el ligamento falciforme no interfiere para su extracción. Además, en un gran número de animales es necesario ampliar la incisión de T2 al extraer los ovarios. Así pues, si se extrae el primer ovario y es necesario ampliar la incisión, el trocar no se ajustará perfectamente con la pared abdominal y aumenta la posibilidad de generar un enfisema subcutáneo.

Es muy importante antes de volver a la posición de decúbito dorsal, introducir una pinza de agarre traumática para sujetar el primer ovario resecado que permanece libre en el abdomen donde se ha depositado con anterioridad (fig. 18).

Una vez ambos ovarios se encuentran fijos, uno en la pinza de agarre y el otro en la pinza de agarre percutánea, se procede a posicionar al animal en decúbito dorsal. A través de T2 se extrae el ovario que se encuentra en la pinza de agarre sujetándolo de la grasa de la bolsa ovárica o del resto de útero. Nunca se debe traccionar de la grasa del mesovario, ya que esta grasa es muy friable y existe un riesgo elevado de rasgarla y que el ovario caiga al interior del abdomen al intentar extraerlo a través de la incisión (fig. 19).

Extraído el primer ovario, se introduce de nuevo el trocar y se procede a realizar la misma maniobra con el segundo. Después de extraer ambos ovarios, se debe asegurar la salida del gas del neumoperitoneo y se cierran las incisiones por planos.

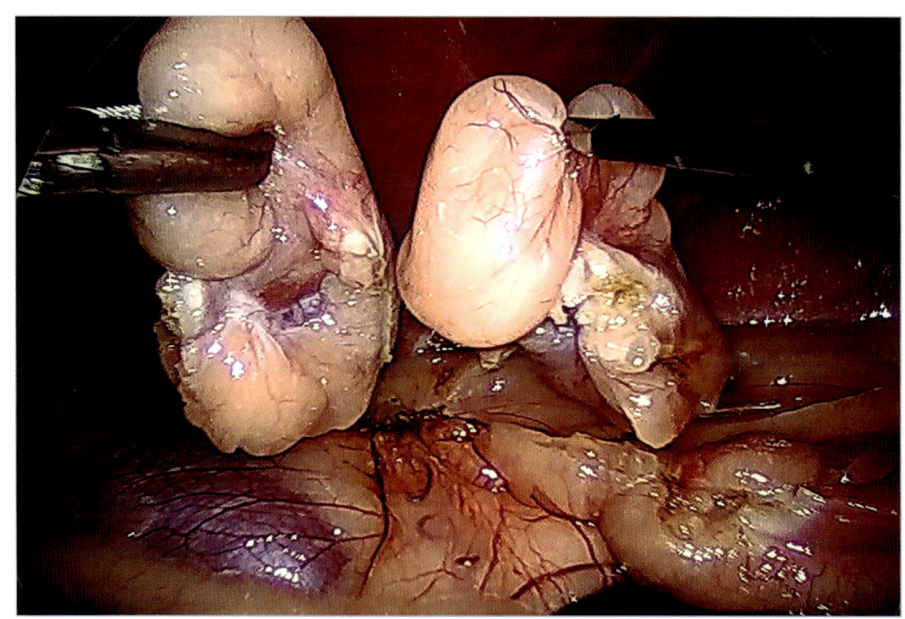

Fig. 18. Antes de posicionar el paciente en decúbito dorsal para extraer los ovarios, se debe localizar y sujetar el primer ovario resecado. El agarre de la pieza siempre debe realizarse por la grasa de su bolsa ovárica.

> *****
>
> *Una consideración importante a la hora de extraer los ovarios es colocar al animal de nuevo en decúbito dorsal para que las incisiones realizadas en los distintos planos (piel-subcutáneo, fascia-muscular y peritoneo) coincidan y faciliten la extracción.*
>
> *Siempre se debe extraer en primer lugar el primer ovario resecado, que se encuentra en la pinza de agarre, y después el segundo ovario, que se encuentra sujeto y controlado por la pinza de agarre percutánea.*
>
> *Es esencial examinar el tejido resecado para asegurarse de que el ovario se ha extirpado completamente.*

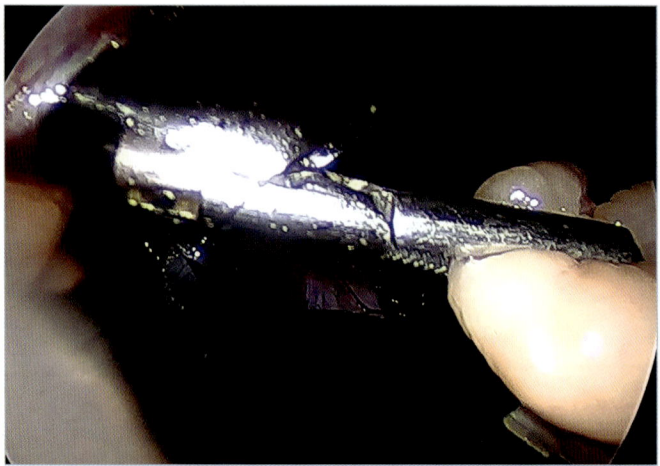

Fig. 19. Imagen de extracción de un ovario en la que se aprecia que el trocar se encuentra en el hemiabdomen libre, donde el ligamento falciforme no interfiere para la exteriorización del ovario.

Ovariectomía con dos trocares y agarre transabdominal

Dificultad técnica					

Una vez realizado el neumoperitoneo y colocados los trocares (ver apartado *Colocación de los trocares*), se introduce la óptica a través del T1 y se explora el abdomen para localizar posibles daños iatrogénicos. Posteriormente, se lateraliza el animal hacia la izquierda o la derecha dependiendo del ovario por el que se vaya a comenzar. En esta técnica el ligamento falciforme no suele interferir, ya que los trocares se sitúan más caudales. En algunos animales el ligamento falciforme recorre todo el abdomen hasta el ligamento vesical medio, por este motivo, en este caso se toman las mismas consideraciones que en la técnica anterior para elegir el ovario por

el que empezar. Una vez localizado este, se introduce una pinza de agarre por T2 para traccionar del mismo por su ligamento propio (fig. 20) y se procede a su suspensión empleando un gancho de ovariectomía (fig. 21) o un punto de sutura transabdominal (fig. 22).

Tras suspender el ovario en la pared lateral del abdomen y utilizando una pinza de sellado vascular y corte, se inicia la resección del mismo comenzando por la porción más alta del cuerno uterino. Se continúa con el pedículo ovárico, mediante una doble coagulación de seguridad, y, finalmente, el ligamento suspensorio del ovario.

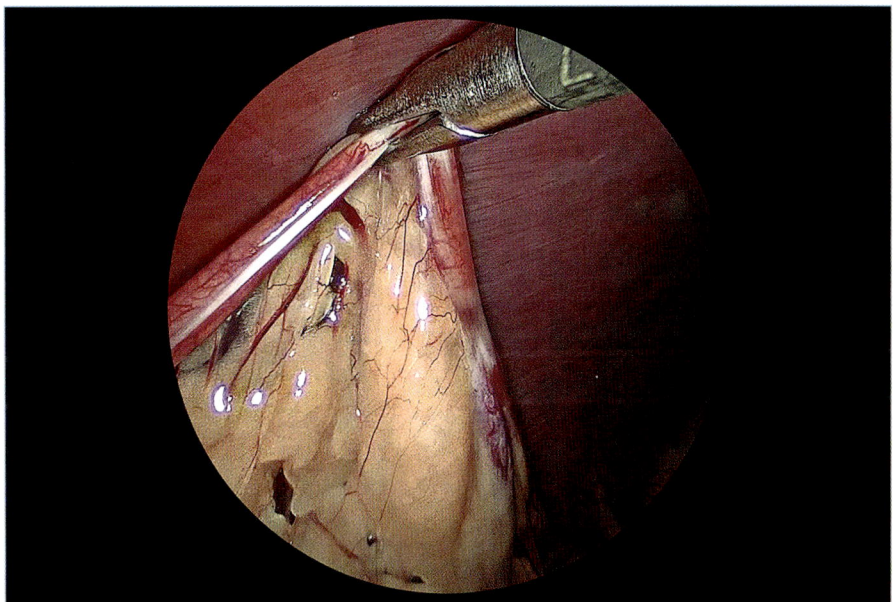

Fig. 20. Tracción del ovario con pinza de agarre para posicionarlo cercano a la pared abdominal, donde se inserta el punto de tracción o el gancho de ovariectomía.

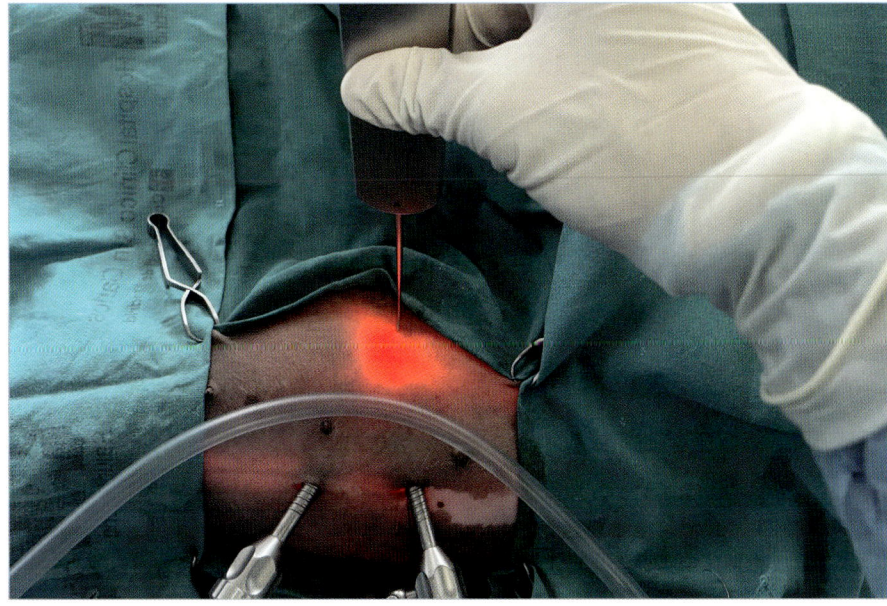

Fig. 21. Imagen externa del gancho de suspensión para ovariectomías. *Imagen cortesía de Francisco Martínez Gomariz.*

51

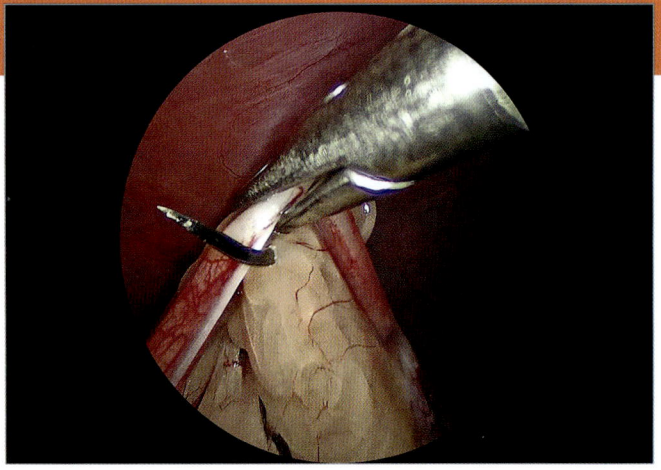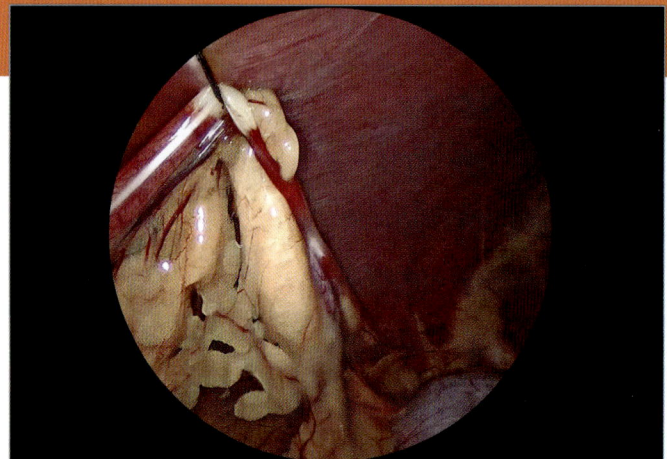

Fig. 22. Paso de la aguja e imagen final del ovario suspendido por el punto transabdominal.

> ✳ *Cuando se aplica la coagulación se debe tener la precaución de realizar una leve tracción del tejido con la pinza de coagulación, que permita separar las estructuras resecadas del resto de los órganos abdominales, para evitar así posibles daños térmicos accidentales.*

En este punto, se puede proceder a retirar el ovario utilizando una pinza de agarre a través de T2 a la vez que se retira el gancho de ovariectomía o el punto de tracción.

Los autores de este capítulo prefieren retirar los ovarios después de completar la ovariectomía bilateral, por los motivos explicados en la técnica anterior. En este caso, con una pinza de agarre, se debe mantener sujeto el ovario extirpado mientras se cambia la posición del animal tumbándolo sobre el otro lateral. El ovario resecado se suelta con las mismas precauciones descritas previamente.

> ✳ *Antes de retirar los ovarios, se debe verificar la adecuada hemostasia de las áreas coaguladas.*

Se procede al sellado y coagulación del segundo ovario de igual modo y tomando las mismas precauciones. Finalmente, se puede proceder a la extracción de ambos ovarios una vez que la paciente se encuentra en decúbito dorsal.

> *En ocasiones, vaciar el neumoperitoneo al extraer los ovarios disminuye la tensión de la pared abdominal y facilita la maniobra sin necesidad de ampliar la incisión.*

Una vez concluido el procedimiento, se elimina adecuadamente el CO_2 de la cavidad abdominal, aplicando una leve presión en la pared abdominal. Posteriormente, se procede a suturar ambas incisiones por planos.

Ovariectomía por puerto único

Dificultad técnica	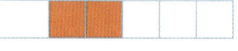				

La ovariectomía por puerto único es de elección en pacientes de gran tamaño y peso. Existen diferentes sistemas de puerto único en el mercado y cada uno posee sus particularidades, pero como norma general la técnica se desarrolla de igual manera para todos ellos. La descripción acerca de la colocación de los trocares se encuentra en el apartado *Colocación de los trocares*.

El procedimiento quirúrgico se inicia tomando como referencia la cicatriz umbilical y la última costilla. Ya que la cicatriz umbilical dependiendo del paciente puede estar más craneal o caudal en la línea media, se debe tomar también como referencia la última costilla, de manera que el dispositivo se coloca unos centímetros, caudal a esta en la línea media.

La incisión es de unos 15-20 mm. Se realiza disección roma del subcutáneo hasta llegar a la fascia muscular, en la que se efectúa un pequeño corte que se amplía para acceder al peritoneo, el cual también se secciona en último lugar. Es recomendable pasar dos puntos de tracción que engloben el peritoneo y la muscular para facilitar la introducción del dispositivo en el abdomen.

> *Es conveniente humedecer con suero el dispositivo de puerto único para que deslice más fácilmente a través de la pared.*

Una vez introducido y anclado el dispositivo, se inserta un trocar de 5 mm para introducir la óptica y comprobar que se encuentra dentro de la cavidad abdominal para proceder a la insuflación del neumoperitoneo. A continuación, realizado el neumoperitoneo, se insertan en el dispositivo el resto de los trocares de trabajo (dos de 5 mm).

Se continúa con la colocación de la paciente como en cualquier OVElap, sobre su lateral con un ángulo de 30-45° hacia izquierda o derecha, para comenzar con la resección de los ovarios. Para proseguir con el procedimiento se inserta a través del dispositivo una pinza roticulada para exponer correctamente el ovario y la pinza del sellador vascular (fig. 23).

> *Si no se dispone de una pinza roticulada se puede realizar el procedimiento suspendiendo el ovario mediante una sutura transabdominal o insertando una pinza de agarre percutánea.*

La ovariectomía se lleva a cabo de la misma forma que se ha descrito en las técnicas anteriores. Los ovarios se extraen a través de la incisión del dispositivo, retirando este mientras se mantiene sujeto el ovario resecado con una pinza de agarre. Una vez extraído, se debe comprobar la integridad de cada uno de los ovarios.

Finalmente, se procede al cierre de la incisión de manera rutinaria.

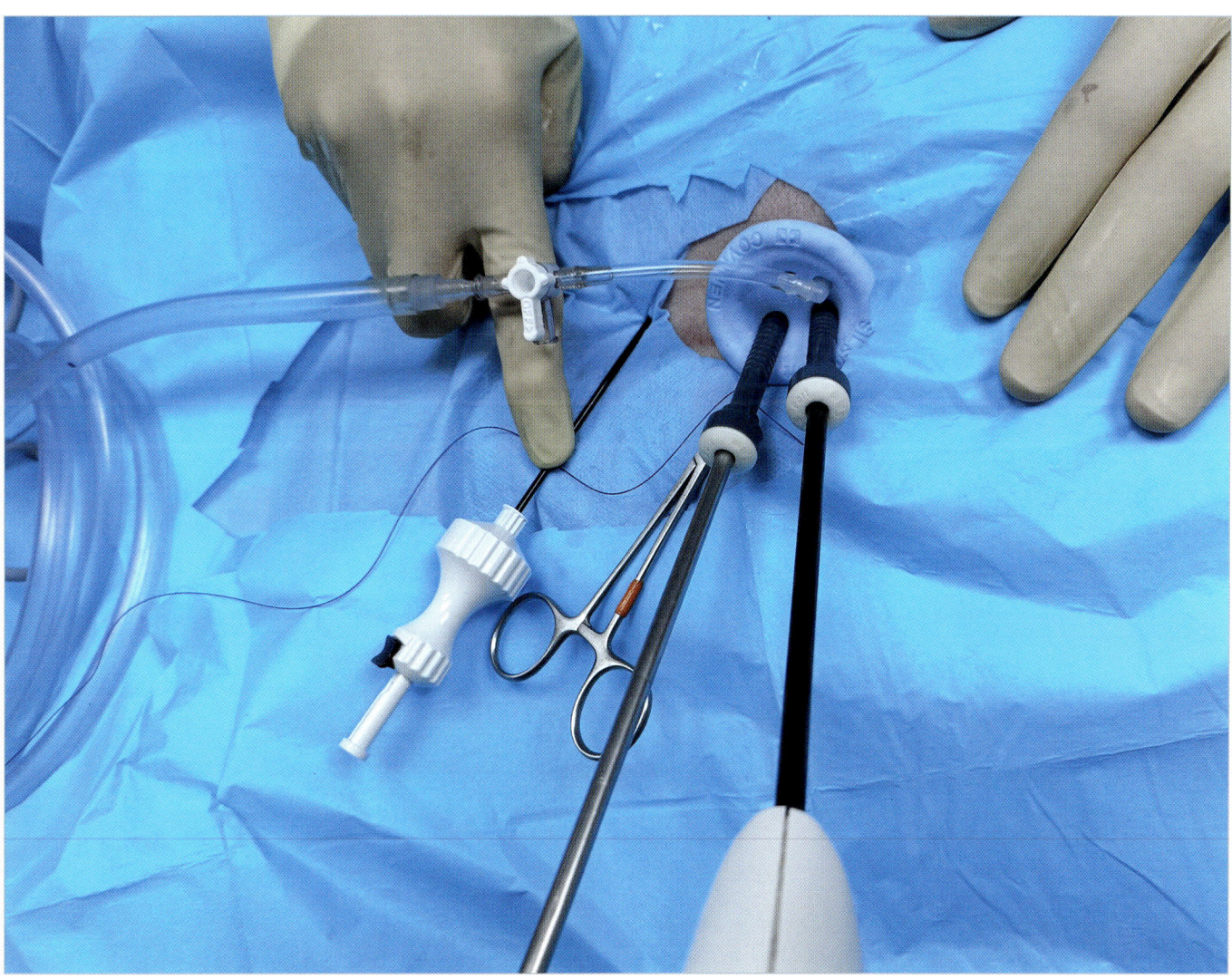

Fig. 23. Imagen externa de un puerto único y una pinza de agarre percutánea utilizada para la suspensión del ovario.

Tratamiento del síndrome del ovario remanente

índice de presentación

El ovario remanente puede darse tanto si se ha practicado previamente una ovariectomía como una histerectomía, sin embargo, su tratamiento siempre será mediante el tratamiento que se describe a continuación.

El paciente se prepara tal como se describe en el apartado *Aspectos generales* de la ovariectomía, si bien debe tenerse en cuenta que, si el tejido remanente solo se encuentra en un lado, la torre de laparoscopia se coloca en el lado de la mesa donde se encuentran los restos del ovario, y, si es bilateral, en ese caso se coloca en la misma posición.

En lo que se refiere a la colocación de los trocares, en este procedimiento la disposición es igual que para la OVElap. Cabe destacar que dependiendo del tamaño y adherencias del remanente ovárico puede ser necesario la colocación de tres trocares de trabajo.

En este procedimiento es aún más recomendable realizar la entrada de Hasson unos centímetros caudalmente al xifoides para evitar la zona de la intervención previa. Se dispone con un trocar de 5 o 10 mm (T2) en función del tamaño del animal. Una vez instaurado el neumoperitoneo, se explora el abdomen en busca de posibles adherencias a la pared abdominal que se pudieron producir en el posoperatorio de la anterior intervención. El siguiente trocar para la óptica (T1), siempre que sea posible, se sitúa en la línea media, cercano a la cicatriz umbilical. Por último, se dispone la pinza de agarre percutánea sin necesidad de trocar en posición suprapúbica, unos centímetros caudalmente al T1. En caso de que nos encontremos con un resto ovárico de gran tamaño o adherencias a estructuras importantes, se coloca un tercer puerto en posición suprapúbica en lugar de la pinza percutánea.

> ✳ *En animales con reintervenciones previas se debe evitar realizar la entrada a través de la cicatriz quirúrgica de la anterior cirugía debido a la posibilidad de que se hayan producido adherencias intestinales o de otro tipo a la pared abdominal.*

El material mínimo necesario para realizar este procedimiento son dos trocares de 5 mm o un trocar de 5 mm y otro de 10 mm, sellador vascular, pinza de agarre traumática para la extracción del remanente y pinza de agarre percutánea. También puede ser necesario un tercer trocar, una pinza de agarre atraumática y un disector Maryland en aquellos casos que presentan adherencias importantes a duodeno y páncreas.

Técnica quirúrgica

Dificultad técnica

Ver vídeo 2
Tratamiento del síndrome del resto ovárico

La dificultad de esta técnica radica en el grado de adherencias que se hayan producido tras la primera intervención. Depende también del lado en el que se encuentra el remanente ovárico, siendo más frecuente el lado derecho, donde pueden crearse importantes adherencias a duodeno y páncreas.

Tras la instauración del neumoperitoneo se coloca la paciente en decúbito lateral izquierdo o derecho dependiendo de la situación del remanente ovárico. En estos pacientes puede ser necesario que la inclinación de la paciente sea un poco mayor que en una OVElap rutinaria para tener una mejor visión del campo quirúrgico.

Se introduce la óptica por T1 y se procede a explorar el abdomen tomando como referencia el polo caudal del riñón. En ocasiones se pueden encontrar adherencias en el epiplón de la zona que se va a intervenir, y que se deben liberar para exponer correctamente el remanente ovárico (fig. 24).

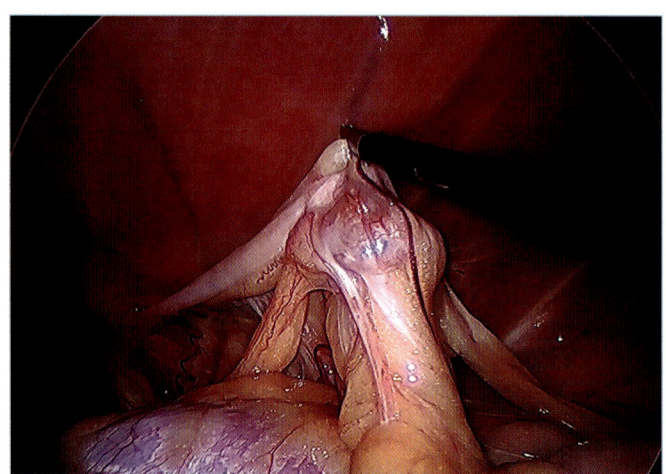

Fig. 24. Exposición de resto ovárico izquierdo con adherencias al epiplón.

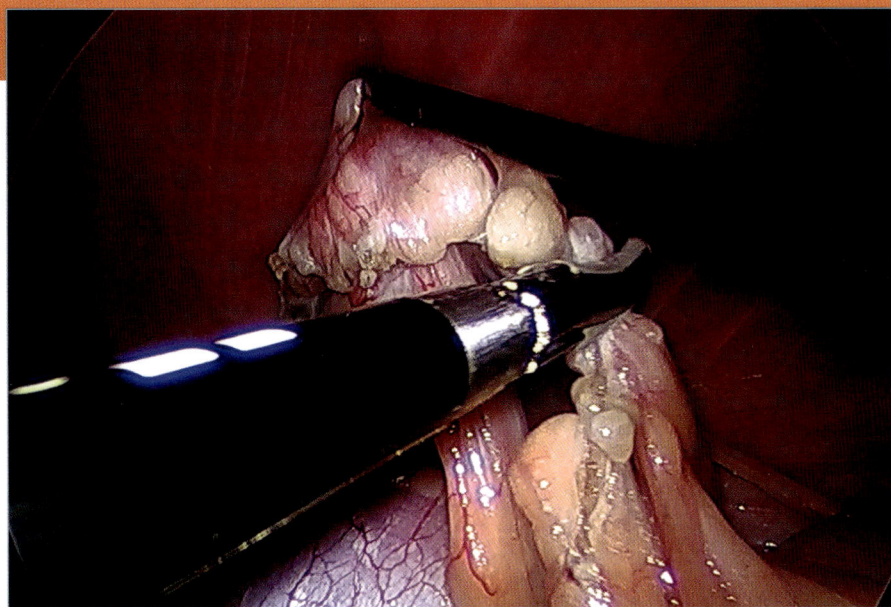

Una vez se localiza el remanente se toma con la pinza de agarre percutánea y se libera de sus adherencias a las estructuras adyacentes (fig. 25).

Fig. 25. Liberación de las adherencias del remanente ovárico al epiplón.

Se debe intentar realizar la disección roma de las adherencias siempre que sea posible, sobre todo de las que se encuentran en duodeno o páncreas. Con un sellador vascular se coagulan y cortan las zonas que se encuentren vascularizadas (fig. 26).

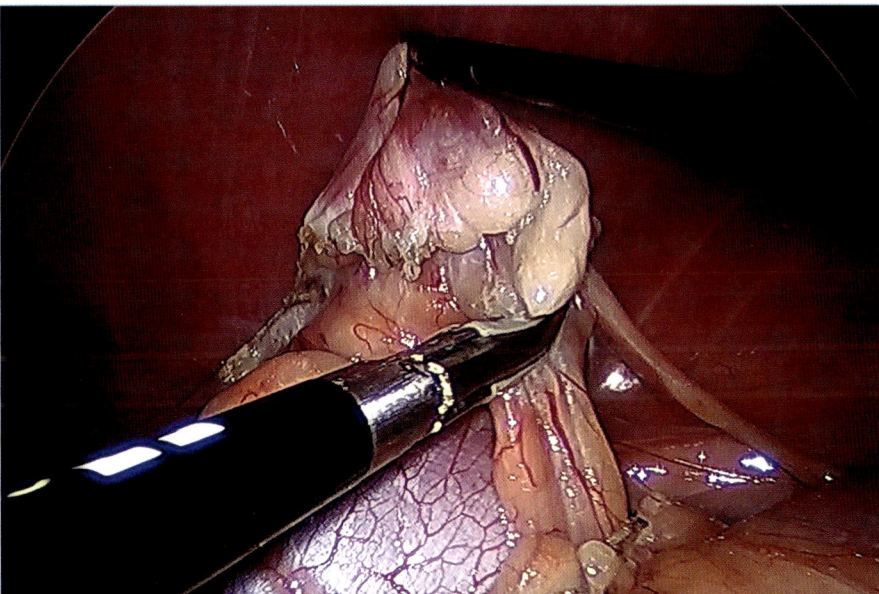

55

Fig. 26. Sellado de las zonas vascularizadas.

Una vez liberado el remanente ovárico se inserta una pinza de agarre traumática y se exterioriza la pieza a través de la incisión de T2 (fig. 27).

 Siempre es recomendable en este procedimiento realizar la exploración del ovario contralateral y del muñón.

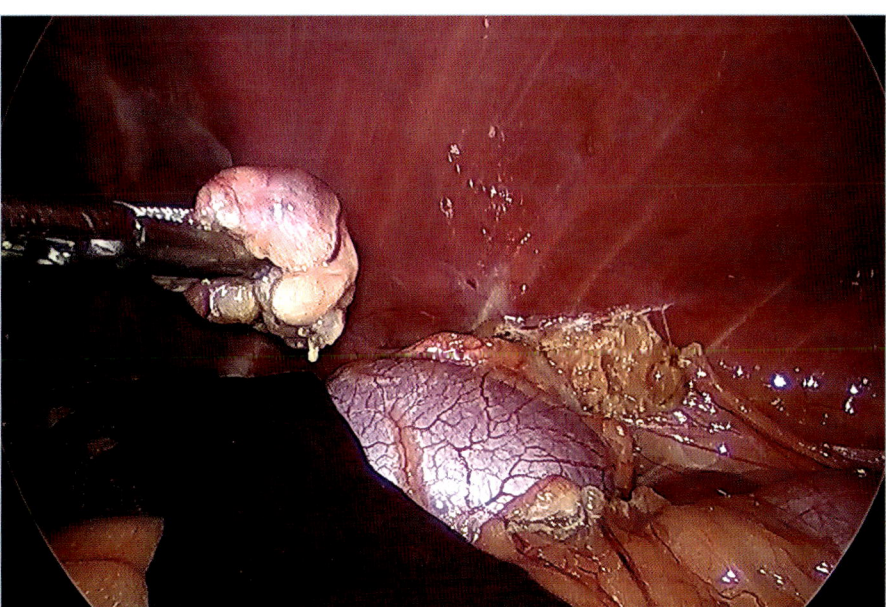

Fig. 27. Imagen del resto del remanente ovárico totalmente liberado y sujeto con la pinza de agarre para su extracción.

Ovariohisterectomía laparoscópica

Índice de presentación

Aspectos quirúrgicos generales

Preparación del paciente

Las recomendaciones para esta cirugía serán las mismas que para la OVElap. Ayuno sólido de al menos 8 horas previo a la cirugía. El agua se puede retirar unas 4 horas antes de la cirugía. En los casos en los que se opta por realizar una ovariohisterectomía laparoscópica se debe a que han diagnosticado una patología uterina, por tanto, es recomendable realizar un estudio prequirúrgico completo con analítica y bioquímica, además de realizar también un electrocardiograma y una radiografía de tórax. En esta cirugía es aún más necesario que en la OVE convencional asegurar un correcto vaciamiento de la vejiga y el colón para disponer de un espacio de trabajo óptimo. Sobre todo, en aquellos procesos como las piometras, en los que el útero se encuentra aumentado de tamaño.

El paciente se depila de igual modo que en la OVElap, desde la apófisis xifoides al pubis y unos centímetros lateralmente a ambas cadenas mamarias. El abdomen se limpia y se desinfecta correctamente el campo quirúrgico.

Posicionamiento del paciente y disposición de los equipos

El animal se coloca en decúbito dorsal, sería ideal utilizar un posicionador laparoscópico quirúrgico, como se comenta en el mismo apartado dedicado a la ovariectomía.

El posicionamiento de los equipos quirúrgicos es el mismo que en la OVElap. La torre de laparoscopia a los pies de la mesa quirúrgica y un monitor a cada lado de esta en caso de ser posible. Si no se dispone de dos monitores, este se coloca sobre la torre de laparoscopia. La torre de anestesia se posiciona a la cabeza de la mesa quirúrgica (fig. 8).

Colocación de los trocares

Aunque se describen varias técnicas para la ovariohisterectomía laparoscópica (OHTlap), la más frecuente y la que los autores de este capítulo recomiendan corresponde a la técnica asistida con tres puertos, en la que la disposición de dichos puertos es en la línea media ventral. También se puede realizar la OHT de manera totalmente laparoscópica con esta disposición de trocares.

La entrada se realiza mediante la técnica de Hasson en posición suprapúbica, concretamente en la zona donde anatómicamente se va a encontrar el cuello uterino. La localización aproximada corresponde a un punto equidistante entre la cicatriz umbilical y el pubis. En esta posición se dispone un trocar de 10 mm (T3). Si se realizan dos suturas de tracción a ambos lados de la incisión englobando la muscular y el peritoneo, se facilita que posteriormente se pueda ampliar la incisión para extraer los ovarios y los cuernos uterinos que se encuentran aumentados de tamaño.

> *Realizar la entrada mediante la técnica de Hasson en posición suprapúbica con un trocar de 10 mm, facilita la exteriorización de ambos ovarios y cuernos uterinos.*

Material mínimo necesario para realizar la OHTlap con seguridad: dos trocares de 5 mm y uno de 10 mm, sellador vascular, pinza de agarre tipo babcock para la suspensión de los ovarios y cuernos uterinos durante las maniobras de corte y disección, y pinza de agarre traumática para extraer los ovarios y los cuernos uterinos.

El trocar de la óptica de 5 mm (T1) se sitúa cercano a la cicatriz umbilical y el último trocar de trabajo (T2) se posiciona unos centímetros craneal al T1 (fig. 28).

> *El trocar más craneal se puede sustituir por una pinza de agarre percutánea cuando se dispone de experiencia en cirugía laparoscópica.*

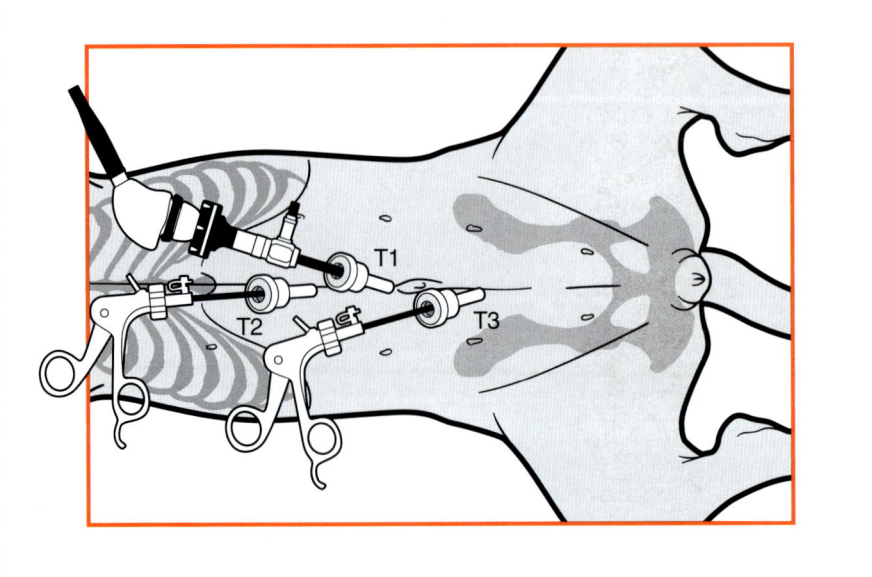

Fig. 28. Disposición de los trocares para la ovariohisterectomía laparoscópica.

Ovarioshisterectomía laparoscópica pura

Dificultad técnica					

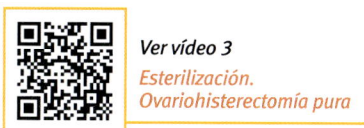

Ver vídeo 3
*Esterilización.
Ovariohisterectomía pura*

Situados los puertos y realizado el neumoperitoneo, se tumba lateralmente el paciente 30-45° a izquierda o derecha para comenzar la liberación del cuello uterino y uno de los dos cuernos. Para exteriorizar el cuerno derecho, el animal se debe encontrar en decúbito lateral izquierdo o, si se trata del cuerno izquierdo, en decúbito lateral derecho. Se introduce la óptica por el trocar más medial (T1), la pinza de agarre por el más craneal (T2) y la pinza del sellador vascular situada caudalmente (T3).

Se suspende el cuerno uterino con la pinza de agarre traccionando con delicadeza y se procede primero al sellado y corte del cuello uterino (fig. 29). El siguiente paso consiste en la liberación de todo el mesometrio uterino, siempre intentando realizar su disección cercana al cuerno uterino, hasta llegar al pedículo ovárico (fig. 30). Se finaliza con el sellado y corte de este con un doble sellado, de la misma forma descrita en la técnica de ovariectomía.

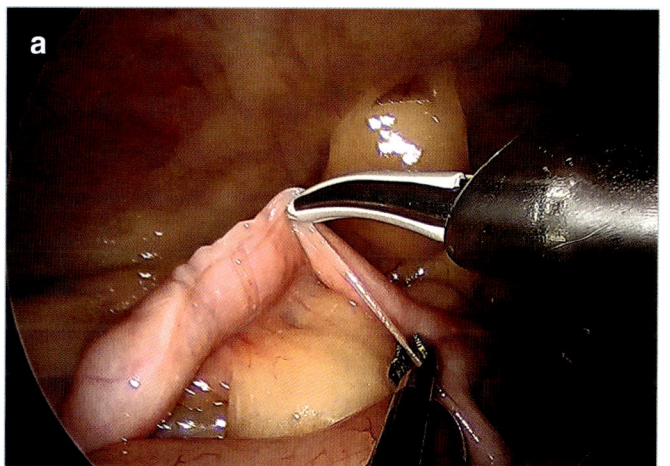
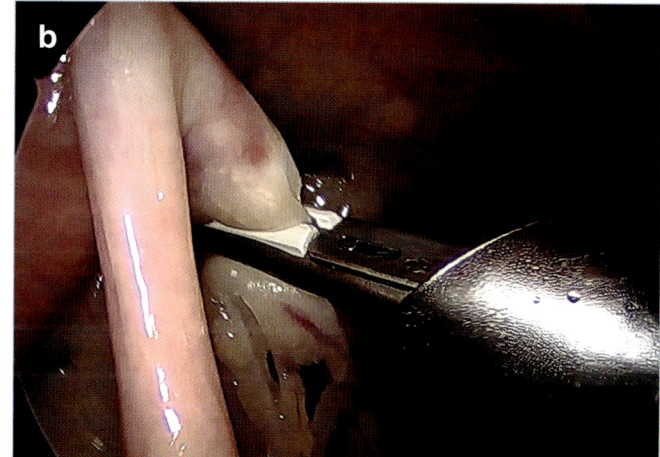

Fig. 29. Exposición del cuerno izquierdo para buscar su inserción en el cuello uterino (a). Sellado y corte del cuello uterino (b).

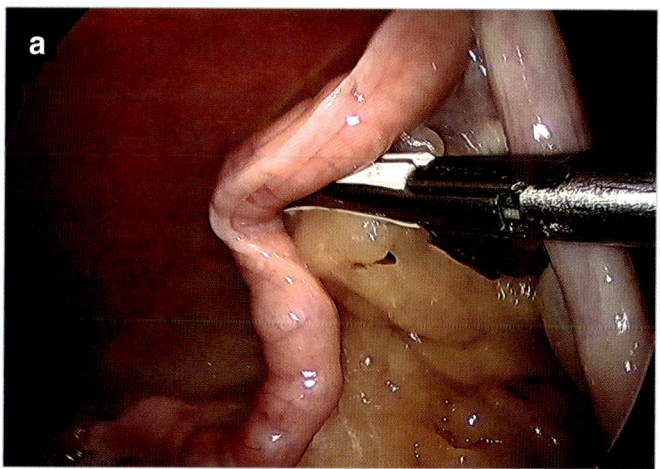
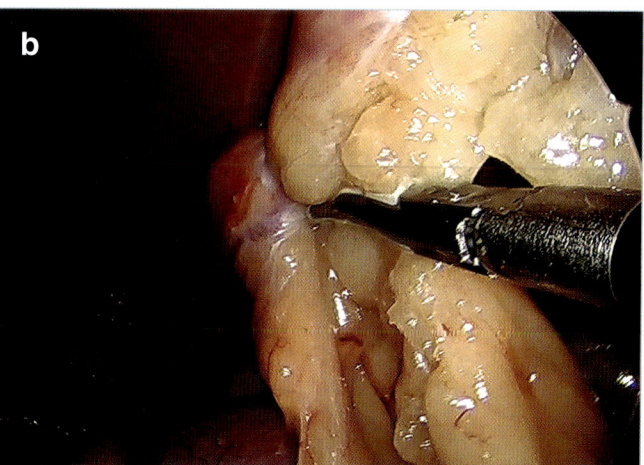

Fig. 30. Comienzo de la liberación del mesometrio más cercano al cuello uterino (a). Final de la liberación del mesometrio llegando al pedículo ovárico (b).

Una vez liberado completamente el primer cuerno y su ovario, se coloca el animal en decúbito sobre el lateral contrario. Se realiza la liberación del segundo cuerno uterino del mismo modo (fig. 31) con doble sellado en el pedículo ovárico y, finalmente, se libera el ligamento ovárico (fig. 32).

Cuando se han liberado ambos cuernos con sus respectivos ovarios, se procede a su extracción a través de la incisión más caudal (que es la de mayor tamaño, en la que se dispone el trocar de 10 mm y se realiza la entrada de Hasson). Mediante una pinza de

agarre traumática se sujeta uno de los ovarios por la grasa de su bolsa ovárica (fig. 33) y se extrae en bloque el trocar junto con la pinza en su interior que sujeta el ovario. Ya exteriorizado el primer ovario, se tira delicadamente del cuerno uterino, de este modo se extrae hasta llegar al cuello y se continúa con el cuerno contrario para extraer el segundo ovario.

Finalmente, se puede reintroducir el trocar más caudal (T3) reinsuflar y comprobar que no se ha dejado ningún sangrado activo. Por último, se suturan las incisiones de manera convencional.

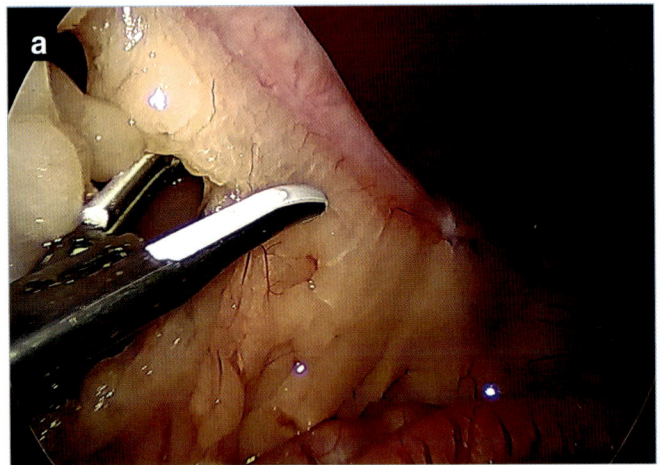 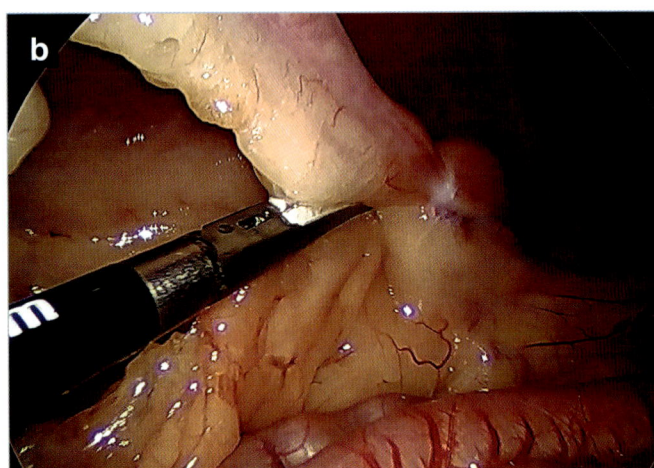

Fig. 31. Liberación del mesometrio del cuerno contralateral, en este caso el cuerno uterino derecho (a y b).

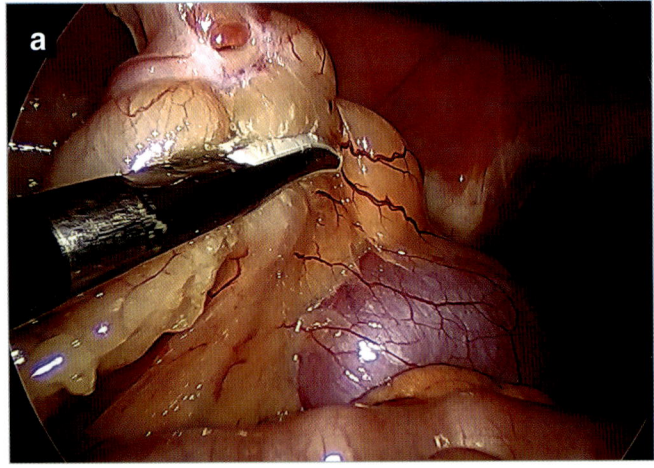 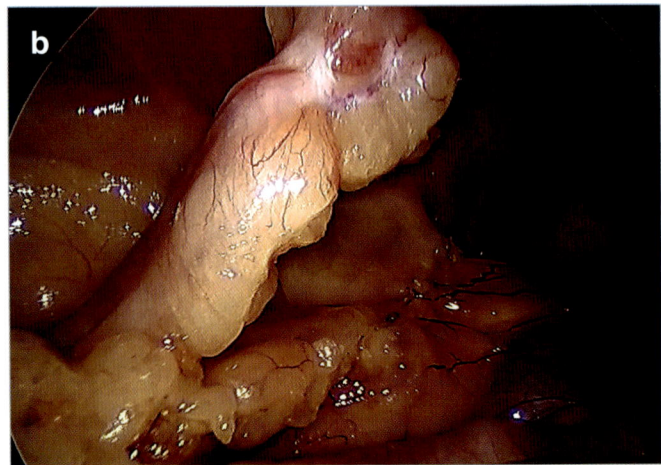

Fig. 32. Sellado del segundo pedículo ovárico (a). Imagen final del ovario y el cuerno uterino totalmente liberados (b).

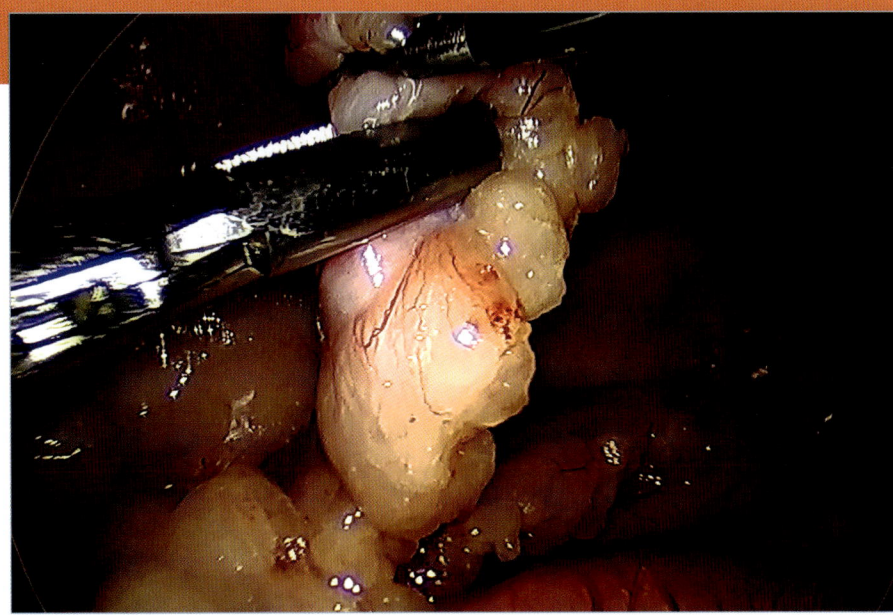

Fig. 33. Sujeción de uno de los ovarios por la grasa de la bolsa ovárica para su extracción. Generalmente, es más sencillo realizarlo con el que se ha resecado en segundo lugar, ya que se encuentra bien localizado.

Ovariohisterectomía asistida por laparoscopia

Dificultad técnica					

Una vez dispuestos los trocares se coloca a la paciente en decúbito lateral con un ángulo de 30-45° a izquierda o derecha dependiendo del lado por el que se prefiera comenzar. Para la liberación del ovario y del cuerno uterino izquierdos, se posiciona a la paciente en decúbito lateral derecho y para el ovario y cuerno uterino contralateral en decúbito lateral izquierdo.

A través del trocar central se introduce la óptica (T1). Desde el trocar caudal (T3) se introduce la pinza de agarre para suspender el ovario traccionando de la bolsa ovárica. Una vez expuesto el ovario y el cuerno uterino, a través del puerto más craneal (T2) se inserta el sellador vascular.

Se comienza por la coagulación y el corte del ligamento suspensorio del ovario. Seguidamente, se realiza la misma acción con el pedículo ovárico, teniendo la precaución de realizar un doble sellado de este. Posteriormente, se realiza la disección del ligamento ancho y todo el mesometrio lo más próxima posible al cuerno uterino hasta la bifurcación cornual (fig. 34).

Llegados a este punto, el cirujano y el asistente pasan al otro lado de la mesa para realizar el mismo procedimiento en el ovario y cuerno contralaterales.

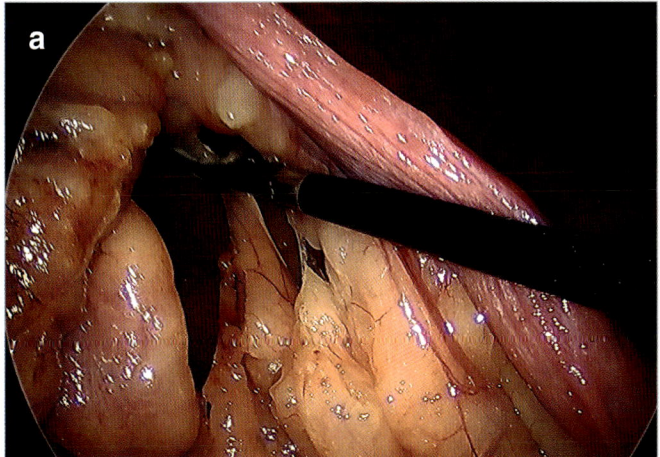
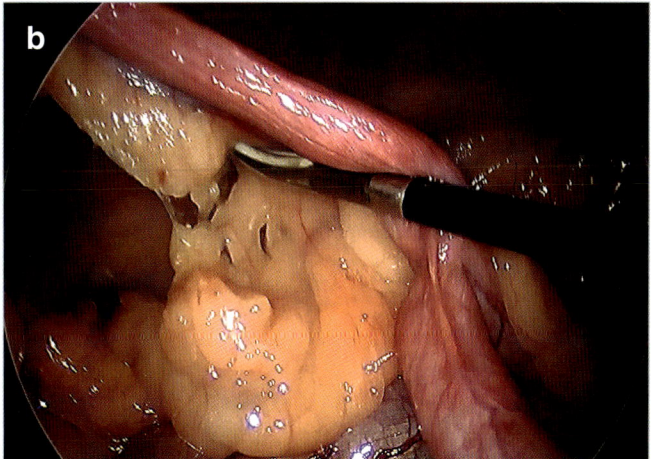

Fig. 34. La disección de todo el mesometrio dejando una distancia lo más reducida posible al cuerno y a la bifurcación cornual facilita la posterior extracción y ligadura del cuello uterino en el exterior del paciente.

Tras disecar ambos ovarios y cuernos uterinos, se reposiciona el paciente en decúbito dorsal y se introduce la pinza de agarre traumática para sujetar uno de los ovarios por su bolsa ovárica. Se retira el puerto caudal en bloque con la pinza de agarre aún dentro del trocar y con el ovario firmemente sujeto. En este punto puede ser necesario ampliar la incisión. Finalmente, se extrae el ovario unido a su cuerno uterino hasta llegar a la bifurcación cornual

(fig. 35), en este momento se tracciona del cuerno uterino que aún permanece en el paciente hasta exteriorizarlo completamente junto con su ovario (fig. 36).

Ya en el exterior del paciente se sellan las arterias y venas uterinas y se realiza una ligadura en bloque del cuello uterino, para finalmente seccionar el cuello del útero (fig. 37).

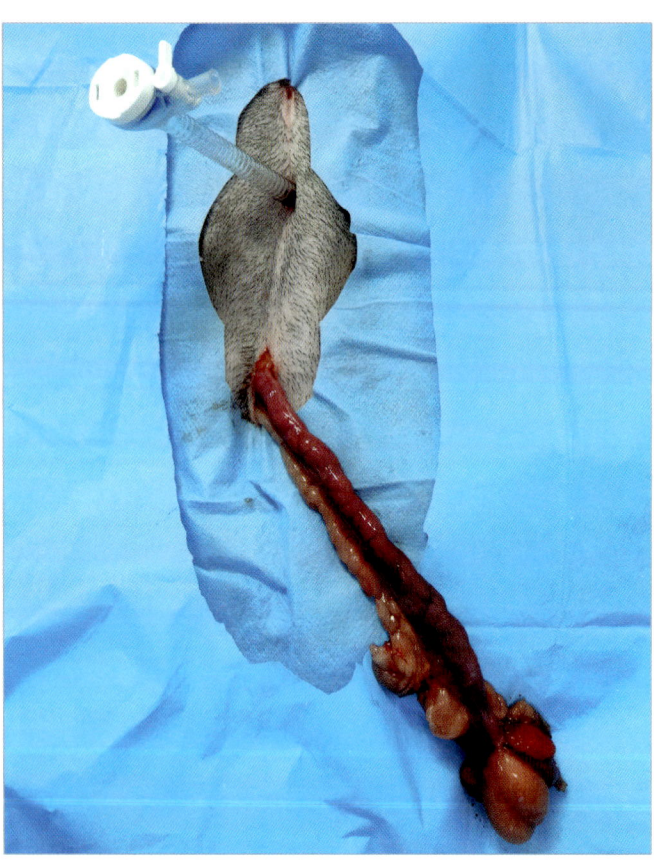

Fig. 35. Imagen del primer ovario y cuerno uterino una vez extraídos.

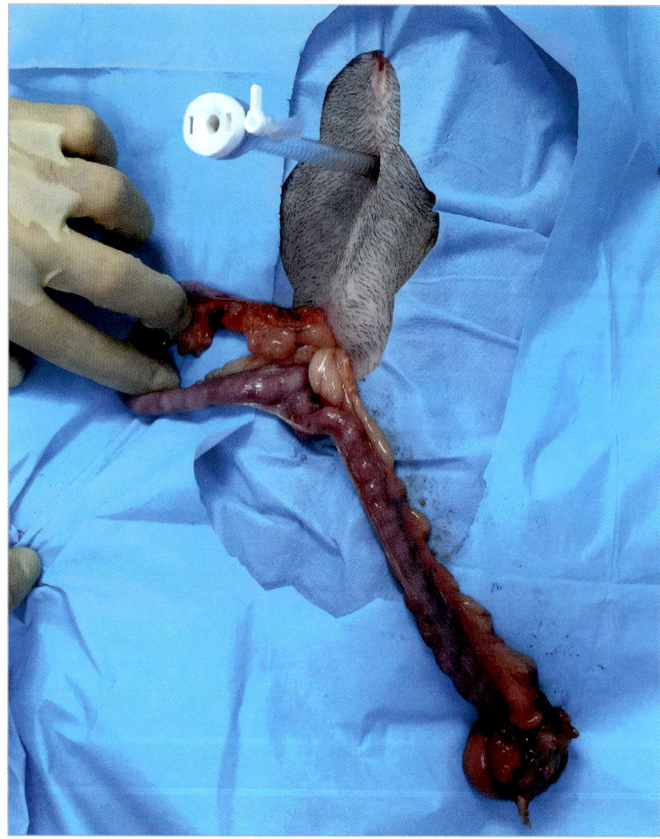

Fig. 36. Exteriorización del segundo cuerno hasta llegar a su ovario.

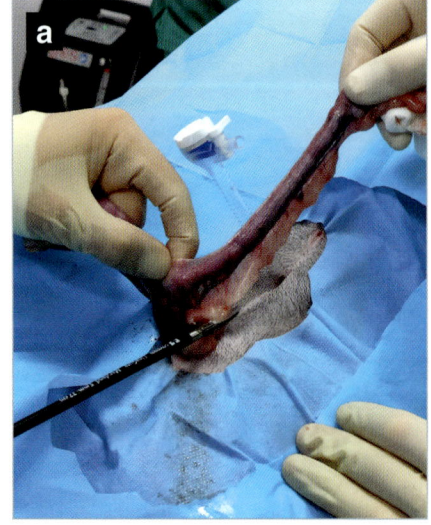
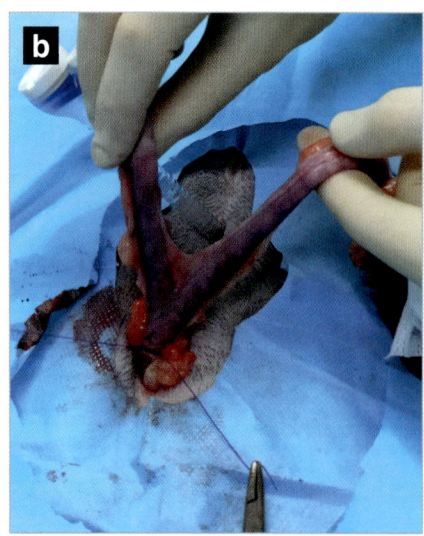
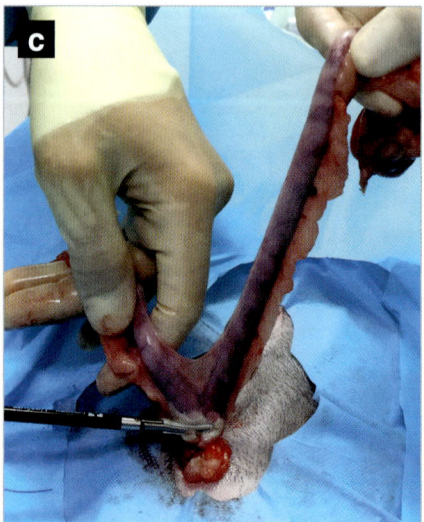

Fig. 37. Sellado de la arteria y vena uterinas (a). Ligadura en bloque del cuello uterino (b). Sellado del cuello uterino craneal a la ligadura (c).

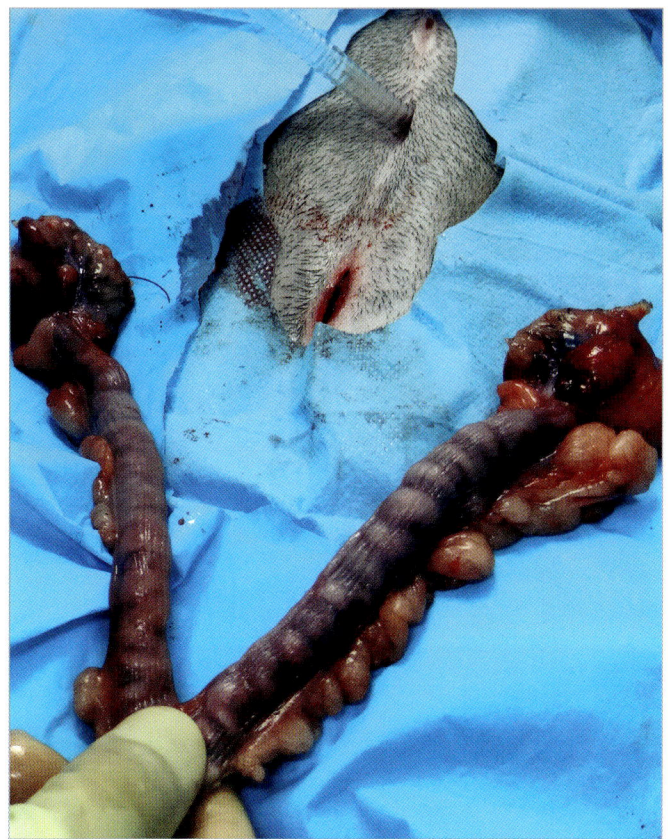

Fig. 38. Imagen final de los ovarios y los cuernos uterinos tras su exéresis.

Una vez terminada la exéresis (fig. 38), se establece nuevamente el neumoperitoneo para la comprobación de la correcta hemostasia de las estructuras.

El muñón uterino se introduce nuevamente en el abdomen. Como medida de seguridad, se puede cerrar la incisión rápidamente con pinzas o suturas para permitir la reinsuflación, y se realiza una breve exploración para asegurar que no existe ningún sangrado interno (fig. 39).

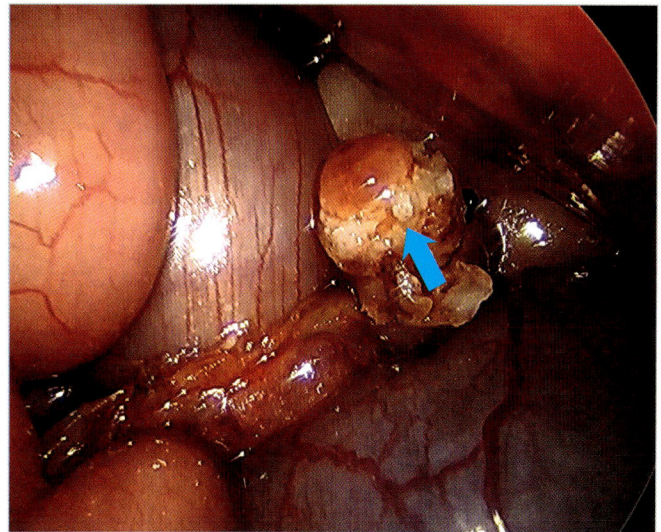

Fig. 39. Imagen final del muñón uterino (flecha azul) tras reinsuflar el abdomen.

61

Resolución de piometras

La técnica laparoscópica para el tratamiento de la piometra se describe en el apartado de la OHTlap asistida. Esta técnica se debe realizar cuando se ha conseguido cierta experiencia en otras OHTlap asistidas. Es conveniente considerar ciertos pasos importantes para esta intervención.

- No existe un consenso claro en la bibliografía sobre el tamaño máximo recomendado para intervenir las piometras por laparoscopia. Como norma general, los autores de este capítulo no recomiendan aplicar la técnica laparoscópica para resolver piometras en las que los cuernos superan los 2-5 cm de diámetro (dependiendo del tamaño del paciente). En animales muy pequeños (menores de 2 kg) la recomendación es que no superen los 2 cm. En animales mayores de 10 kg, que no sean obesos, se pueden abordar de manera laparoscópica piometras que superan los 5 cm.

- También será recomendable no utilizar aguja de Veres para realizar el neumoperitoneo. La entrada de Hasson es más segura en este caso. Durante la cirugía la manipulación de los cuernos debe ser extremadamente delicada para evitar perforaciones o laceraciones cuando se realice la disección del mesometrio.

- Una vez realizado la liberación de los ovarios (fig. 40) y el mesometrio de los cuernos uterinos (fig. 41) y se proceda a exteriorizar los ovarios unidos a sus cuernos, es muy recomendable ampliar la incisión caudal y disponer de un retractor de pared para terminar de ligar el cuello uterino en el exterior del paciente de manera convencional mediante una ligadura trasfixiante.

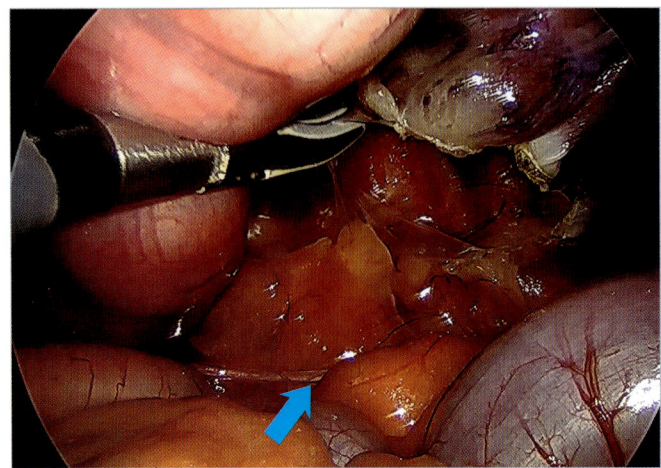

Fig. 40. Liberación del ovario derecho en una paciente con piometra. Se aprecia el espacio de trabajo más reducido debido al volumen ocupado por el cuerno. En esta paciente se puede ver también parte del recorrido del uréter derecho (flecha azul).

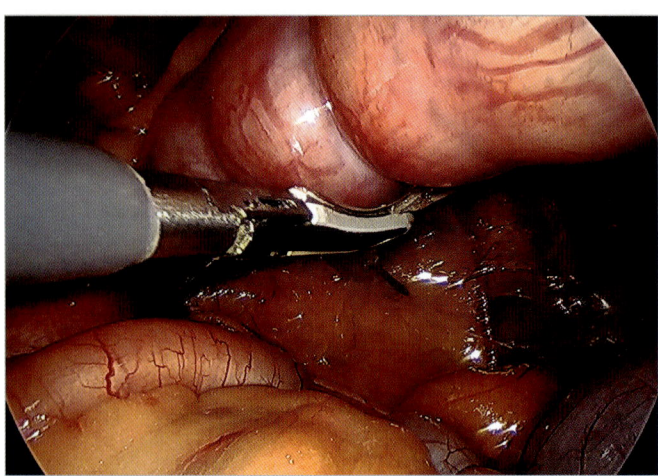

Fig. 41. Liberación de todo el mesometrio que permita el espacio de trabajo existente, para conseguir una exteriorización más sencilla de los ovarios y cuernos uterinos.

Se describe también la utilización del puerto único *glove port* para el abordaje de la piometra (fig. 42). Este dispositivo se fabrica de manera casera uniendo un guante estéril sin polvo al retractor de pared. Los trocares se sitúan en los dedos del guante. Este dispositivo se coloca en la línea media en posición suprapúbica. Los autores recomiendan realizar esta técnica con un trocar de apoyo de 5 mm que se coloca en la línea media, próximo a la cicatriz umbilical, por el que se introduce el sellador vascular. La óptica y la pinza de agarre se insertan a través de dos trocares situados en los dedos del guante del sistema *glove port*.

Ver "Laparoscopia/toracoscopia de incisión única (LESS)" 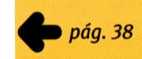 pág. 38

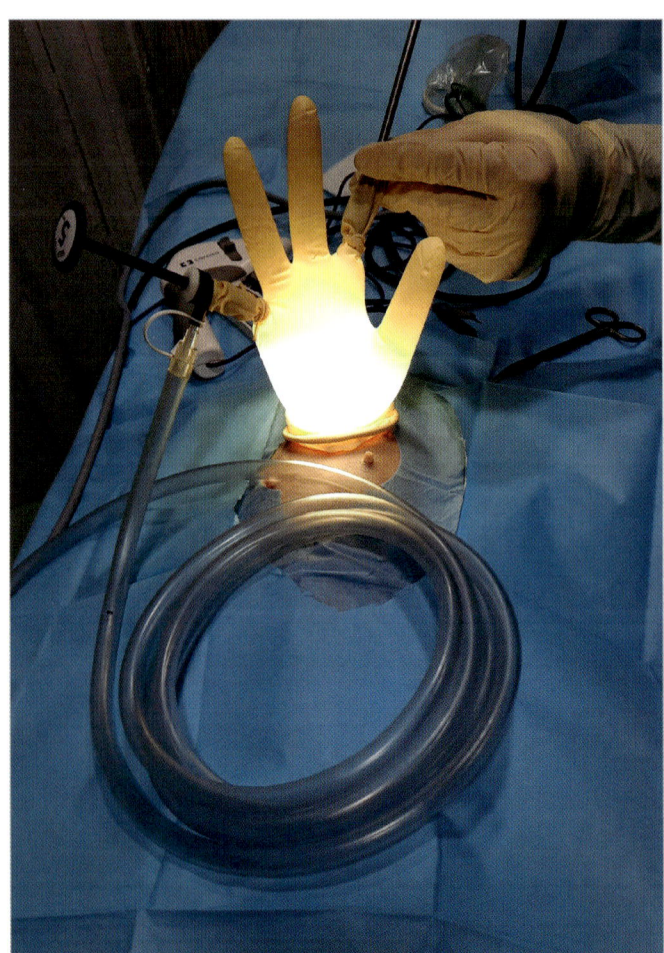

Fig. 42. Imagen del dispositivo *glove port*.

Manejo posoperatorio y seguimiento

El posoperatorio en la OVElap y la OHTlap se basa en el control del dolor y el cuidado de las incisiones. Generalmente, es suficiente con la administración de AINE durante 2-3 días tras la cirugía. La antibioterapia es necesaria en los casos en los que exista una infección previa como las piometras. El control de la actividad tras la cirugía también es recomendable, ya que los animales alcanzan su actividad habitual a las pocas horas de la cirugía en la mayoría de los casos. El collar isabelino no es necesario en la gran mayoría de las intervenciones, pero se debe vigilar al animal y colocarlo si se observa el lamido de las incisiones.

Posibles complicaciones

Las complicaciones asociadas a las técnicas descritas en este capítulo son las habituales de cualquier procedimiento laparoscópico durante el proceso de entrada y la instauración del neumoperitoneo: cambios fisiológicos inducidos por el incremento de la presión intraabdominal, enfisema subcutáneo, daño iatrogénico de vísceras parenquimatosas (bazo e hígado) y asas intestinales o vejiga.

Además, en estos procedimientos, la extracción de las piezas resecadas puede suponer un desafío en ciertas ocasiones. Sobre todo, la extracción de los ovarios en perras muy obesas se puede ver dificultada por la cantidad de grasa que recubre el ovario y por la grasa subcutánea de la pared muscular.

> *Una de las complicaciones más habituales de la OVElap es la caída del ovario al interior del paciente mientras se está extrayendo por la incisión del trocar.*

> *En perras obesas siempre es recomendable realizar el paso de dos puntos de tracción en la muscular a ambos lados de la incisión para facilitar la extracción de los ovarios. De este modo, se tienen localizados ambos bordes de la muscular en el momento de extraer los ovarios y resulta más sencillo ampliar la incisión.*

- Perras esterilizadas durante el periodo de celo: durante dicho periodo el procedimiento puede resultar más complicado por su mayor tendencia al sangrado, que ya de por sí puede dificultar la entrada de Hasson, y porque los ovarios son de mayor tamaño, hecho que dificulta su extracción.

Con los actuales equipos de sellado vascular es difícil que se produzca un fallo en el sellado del pedículo. No obstante, los autores del capítulo siempre recomiendan un primer sellado más distal en el pedículo sin realizar corte y, posteriormente, otro más cercano al ovario en el que se realiza el corte. Esta maniobra es importante en perras obesas con abundante grasa en el pedículo, ya que se dificulta la visualización de la arteria y la vena ováricas (fig. 43).

- Daños iatrogénicos en el uréter: este tipo de lesiones se han descrito durante la OVElap, debido a la dispersión térmica que se produce al realizar el sellado del pedículo ovárico en una zona cercana a su entrada a los grandes vasos (cava y aorta). El mismo daño en uréteres se ha descrito para la OHTlap cuando se realiza el sellado muy caudal del cuello del útero. Estas lesiones si solo consisten en la fibrosis del tejido cercano al uréter, se pueden reparar en el caso de detectarlas con rapidez. Si el uréter se corta o daña gravemente durante la OHTlap, se puede reimplantar cuando el daño se produce próximo a la vejiga.

- Piometras: las complicaciones durante la OHTlap realizada para tratar una piometra pueden ser graves si se lacera o rompe el útero durante la manipulación laparoscópica.

- Remanentes ováricos: en la exéresis de restos de tejido ovárico, se añaden al resto de las complicaciones descritas las relacionadas con las adherencias y su localización. En tal caso, pueden ser complicaciones más o menos graves en función del grado de adherencia y los órganos o estructuras que se encuentran afectados (fig. 44).

Los quistes ováricos de gran tamaño pueden suponer un desafío en ciertas ocasiones por su gran tamaño (fig. 45) o debido a que también pueden causar adherencias a órganos cercanos al romperse (fig. 46).

- Otras: las complicaciones posoperatorias más frecuentes son problemas originados en el punto de inserción de los puertos como son la infección, el seroma, la hemorragia o la dehiscencia de la sutura intradérmica. También es posible la aparición de un hematoma en la zona de inserción del punto de suspensión transabdominal.

63

>
> *La necesidad de conversión a cirugía a cielo abierto es poco común, pero es necesaria en las siguientes situaciones:*
>
> - *Existencia de hemorragias en el bazo y en el pedículo ovárico no controlables de manera laparoscópica.*
> - *Roturas o laceraciones con pérdida de contenido en alguno de los cuernos uterinos durante el tratamiento laparoscópico (OHT) de piometras.*
> - *Imposibilidad de encontrar el ovario tras su caída durante la extracción.*

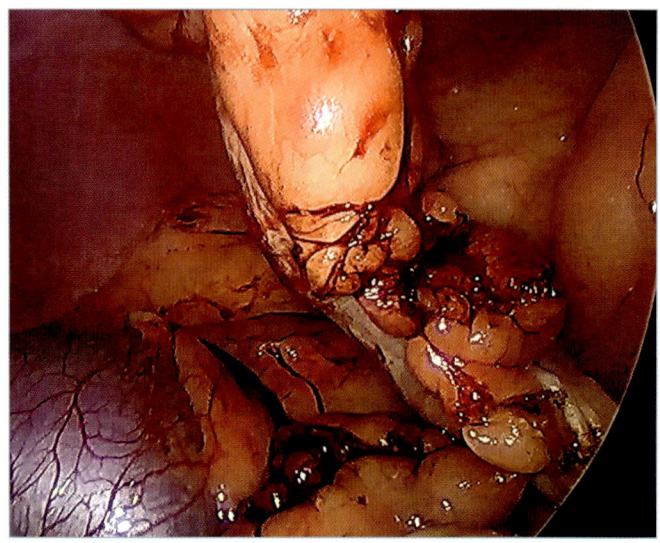

Fig. 43. Imagen de sangrado durante una OVE por fallo en el sellado derivado de la presencia de abundante grasa en el pedículo ovárico.

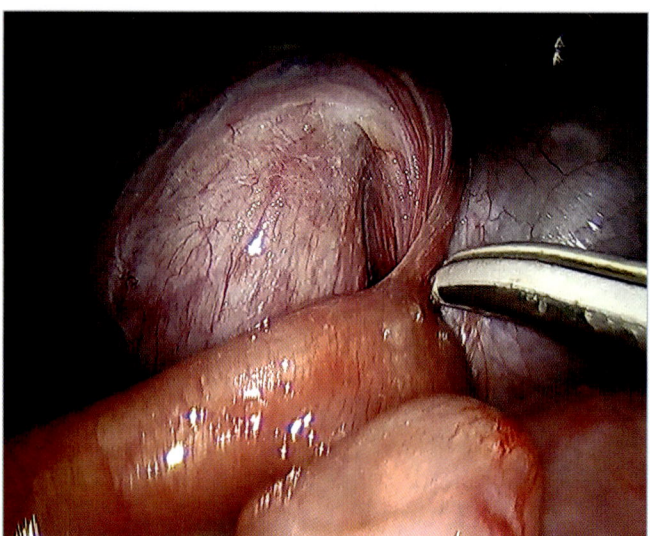

Fig. 44. Adherencias de uno de los cuernos uterinos al intestino delgado durante la exéresis de un remanente ovárico y parte de cuerno uterino con acumulación de pus, que no pudo ser eliminado durante la primera intervención de esterilización convencional debido a complicaciones derivadas del sangrado.

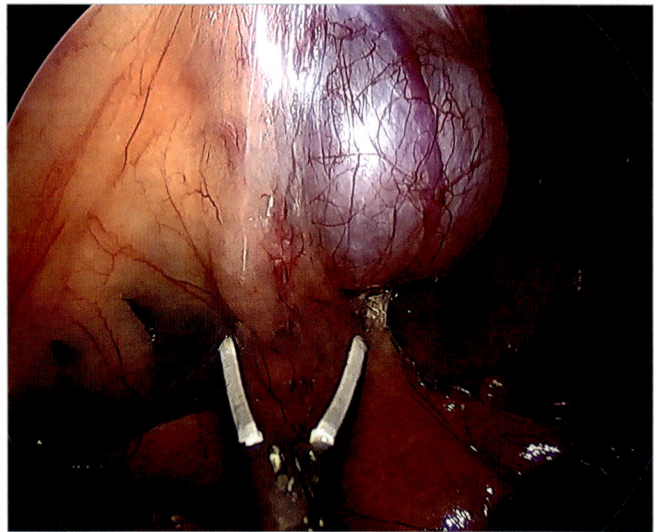

Fig. 45. Quiste ovárico de gran tamaño. Estos quistes se pueden drenar a través de la piel antes de su exéresis o en el momento de su extracción.

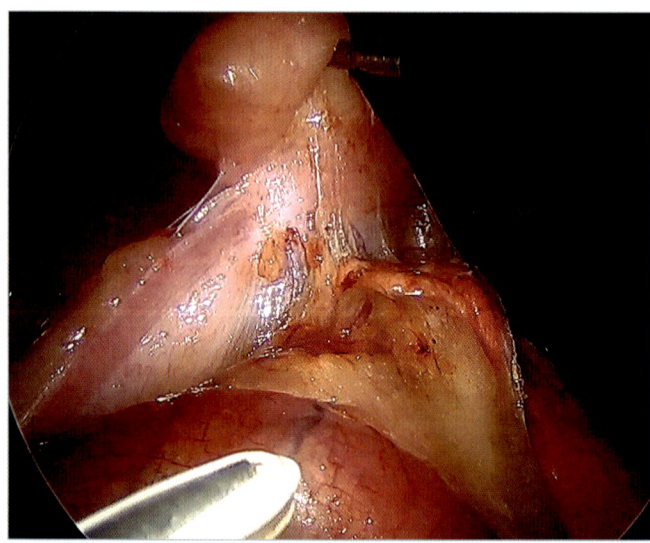

Fig. 46. Adherencias del ovario al páncreas debidas a la rotura de un quiste ovárico.

Testículos ectópicos, neoplasias y torsiones

Jorge Gutiérrez del Sol,
Miguel Ángel Sánchez Hurtado,
Francisco Julián Pérez Duarte,
Isabel Rodríguez Piñeiro

Índice de presentación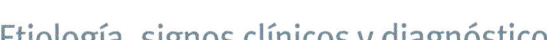

Etiología, signos clínicos y diagnóstico

La criptorquidia es una patología que se observa en la medicina veterinaria y se refiere a la falta de descenso de uno o ambos testículos a la bolsa escrotal. Normalmente, durante el desarrollo fetal, los testículos se forman en la cavidad abdominal y descienden a través del canal inguinal hacia la bolsa escrotal antes del nacimiento o poco después. Sin embargo, en casos de criptorquidia, este descenso no ocurre correctamente, y los testículos permanecen en la cavidad abdominal, en el canal inguinal o en la región inguinal.

La criptorquidia es una enfermedad congénita, de las más comunes en la práctica veterinaria habitual. La incidencia recogida en la bibliografía varía del 1,2 % al 12,9 % en perros y del 1,3 % al 3,8 % en gatos. Puede afectar a cualquier raza, pero se ha observado una mayor prevalencia en ciertas razas, como Yorkshire Terrier, Schnauzer miniatura, Bulldog Inglés o Boxer. En gatos existe una mayor predisposición en los de la raza Persa.

Existen dos formas principales de criptorquidia: unilateral y bilateral. En la criptorquidia unilateral, solo uno de los testículos está afectado y no desciende a la bolsa escrotal. En la criptorquidia bilateral, ninguno de los testículos desciende correctamente. La criptorquidia abdominal unilateral derecha es la que se presenta con mayor frecuencia.

La criptorquidia puede tener implicaciones graves para la salud y el bienestar del animal. Los testículos criptórquidos, sobre todo los inguinales, tienen una mayor probabilidad de desarrollar complicaciones, como infecciones, formación de quistes, tumores (tumor de células de Sertoli y seminomas, principalmente) y problemas de fertilidad. Además, los testículos retenidos en la cavidad abdominal están expuestos a temperaturas más altas, lo que puede afectar negativamente la producción de esperma y la calidad del semen.

> **Los pacientes criptórquidos tienen mayor riesgo de sufrir una torsión testicular, y también de presentar neoplasias (hasta 13,6 veces más de probabilidades de convertirse en neoplásicos), y en 1/5 de los casos diagnosticados con un tumor testicular en realidad ambos se encuentran afectados. Por lo tanto, es esencial concienciar al tutor de realizar la criptorquiectomía bilateral.**

Como hemos dicho anteriormente, los testículos criptórquidos están predispuestos al desarrollo de neoplasias, que se detectan más a menudo en los situados en la región inguinal, mientras los casos de torsión se dan más en los intraabdominales. No obstante, se han descrito casos combinados de ambas patologías.

El aumento de tamaño y peso de los testículos neoplásicos aumenta el riesgo de rotación del testículo ectópico. Por lo tanto, la mayoría de los informes describen la torsión como una secuela de la transformación neoplásica. Curiosamente, la torsión del cordón espermático en los testículos neoplásicos es más a menudo un hallazgo incidental y rara vez se observan cambios congestivos o necróticos. Presumiblemente, esto se debe al aumento del riego sanguíneo inducido por el tumor, que permite la torsión sin trombosis.

> **La torsión testicular es rara en animales con testículos en posición normal, pero suele aparecer cuando ya hay una transformación neoplásica de testículos criptórquidos, probablemente porque no hay túnica vaginal que fije el testículo y hay más espacio para la torsión dentro del abdomen.**

En la exploración física y en el examen rectal pueden observarse testículos asimétricos, hinchazón escrotal o inguinal y prostatomegalia por hiperestrogenismo, que también puede causar síndrome de feminización (alopecia, ginecomastia, prepucio colgante, atrofia peneana, galactorrea y anomalías hematológicas. Los recuentos sanguíneos completos pueden mostrar pancitopenia (anemias no regenerativas, leucopenias y trombocitopenias).

Existen tres tipos histológicos de tumores testiculares: tumor de células intersticiales (Leydig), seminoma y tumor de células de Sertoli, que suelen ser no agresivos, y para los cuales la orquiectomía es mayoritariamente resolutiva. Raramente son funcionales o metastásicos (<15 % y localizados en los linfonodos regionales) y es poco probable que causen morbilidad o mortalidad significativas. Los factores predisponentes pueden ser la edad (>6 años y especialmente <10 años), la raza (Boxer, Pastor Alemán, el Lebrel Afgano, el Weimaraner y el Perro Pastor de Shetland), la criptorquidia y la exposición a carcinógenos ambientales.

La producción de estrógenos, más común en los tumores de células de Sertoli, causa el síndrome de feminización en un 16 %-39 % de los perros, con un cuadro clínico caracterizado por alopecia bilateral, hiperplasia prostática, atrofia peneana, ginecomastia, galactorrea y mielotoxicosis (anemia, leucopenia, trombocitopenia).

El diagnóstico definitivo de la criptorquidia se realiza a partir de los 3-6 meses. Hasta esta edad es posible que los testículos desciendan a la bolsa escrotal. Aunque mediante palpación es factible localizar algunos testículos ectópicos, sobre todo aquellos que se encuentren en posición inguinal, puede resultar muy complicado en ocasiones, sobre todo en animales obesos por la grasa o en cachorros debido al pequeño tamaño de los testículos y su movilidad. En el caso de torsión testicular o tumores testiculares a la palpación puede encontrarse una masa abdominal inguinal o caudal, con signos de dolor o sin ellos. Normalmente se localizan ventralmente al riñón.

La ecografía, en estudios realizados, tiene una sensibilidad del 96,6 % en testículos abdominales y del 100 % en los inguinales (fig. 1). Por lo tanto, se debe tener un correcto diagnóstico ecográfico antes de decidir realizar una laparoscopia en busca de un testículo abdominal.

En el diagnóstico de los tumores testiculares es habitual que estos se detecten accidentalmente durante la exploración física o con la ecografía, o con otras modalidades diagnósticas como son la resonancia magnética nuclear o la tomografía computarizada.

Tratamiento y selección de los casos

El tratamiento recomendado para la criptorquidia es la orquiectomía bilateral. La eliminación de los testículos ectópicos cobra mayor importancia debido a las posibles complicaciones y riesgos de enfermedades descritas en estos casos. Las neoplasias y las torsiones testiculares representan un estadio más grave en la patología testicular. Si ya de por sí los testículos ectópicos requieren concienciar al tutor para su tratamiento quirúrgico, los estadios de neoplasia o torsión requieren más celeridad aún. Es por ello que podrían diferenciarse entre criptorquiectomía electiva o sin patología asociada, o criptorquiectomía de urgencia, donde estarían las neoplasias y las torsiones testiculares.

 Aunque a priori puede resultar un procedimiento simple, debe considerarse que en el abordaje laparoscópico las estructuras anatómicas del testículo ectópico aparecen de manera alterada a como suelen abordarse en cirugía convencional, lo cual puede llevar a equívocos a la hora de identificar estructuras.

Es importante destacar que la criptorquidia es una enfermedad hereditaria y, por lo tanto, los animales afectados no deben utilizarse para la reproducción, por lo que siempre se debe recomendar la orquiectomía bilateral con el fin de evitar la transmisión genética de este defecto.

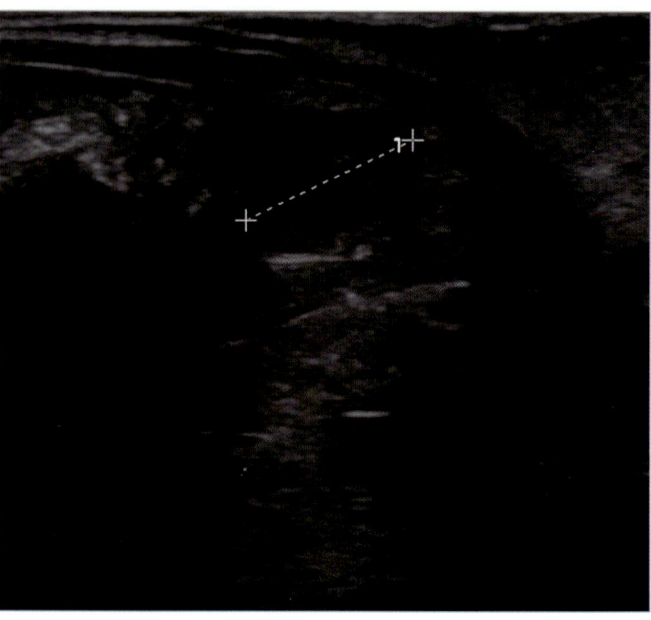

Fig. 1. Imagen ecográfica de testículo ectópico. *Imagen cortesía de Francisco García Guerrero, Ecopet Diagnóstico Ecográfico Veterinario.*

El tratamiento laparoscópico de la criptorquidia se está imponiendo en los últimos años y está indicado en individuos criptórquidos abdominales uni- y bilaterales, en casos de torsión testicular y para el tratamiento de neoplasias testiculares. Clásicamente, se han venido utilizando tres puertos para realizar el abordaje laparoscópico del paciente criptórquido abdominal. Actualmente, gracias a los avances en el diseño de materiales y a la aplicación de dispositivos como la cirugía laparoscópica de incisión única, se pueden valorar otros abordajes para el tratamiento laparoscópico de esta patología.

Se pueden abordar por este método quirúrgico todos los testículos intraabdominales, salvo los neoplásicos que tengan un tamaño tan grande que no permita su manejo y exposición con el instrumental de cirugía laparoscópica.

Orquiectomía laparoscópica

Aspectos quirúrgicos generales

Preparación del paciente

Previamente a realizar la cirugía, es conveniente y de gran ayuda en muchos casos, realizar el sondaje de la vejiga para mejorar la visualización de la parte caudal del abdomen. El depilado del abdomen debe ir desde el pubis a la apófisis xifoides, y en el caso de que haya que realizar la escisión del testículo descendido, entonces también se debe depilar la zona preescrotal.

Posicionamiento del paciente y de los equipos

Se posiciona al animal en decúbito dorsal. El empleo de la maniobra de Trendelerburg facilita la exposición del testículo ectópico al conseguir de esta manera que el paquete intestinal se desplace hacia craneal. También, en ciertas ocasiones, lateralizar ligeramente al animal puede ayudar a mejorar la visualización del testículo, aunque se puede valorar la realización de esta maniobra durante la cirugía.

El cirujano y el ayudante se sitúan en el lado del abdomen contrario al testículo ectópico que se va a intervenir y la torre de laparoscopia a los pies de la mesa quirúrgica (fig. 2). En el caso de ser bilateral, se tendrá que abordar uno de ellos en primer lugar y, posteriormente, el cirujano y el ayudante cambiarán de lado del abdomen para continuar con la escisión del testículo contralateral.

El instrumental mínimo indispensable es una pinza bipolar de coagulación y corte y una pinza de agarre para la extracción del testículo. En lo que respecta al material necesario recomendado es la pinza percutánea de tracción, que facilita la movilización y exposición del testículo. Por último, será necesaria una bolsa de extracción o un protector de heridas para extirpar la pieza resecada en caso de sospecha de neoplasia.

Colocación de los trocares

Los trocares necesarios para la orquiectomía laparoscópica son, al menos, un trocar de 10 o 5 mm y un trocar de 5 mm. La elección del trocar de 10 o 5 mm vendrá determinada por el tamaño del testículo, para facilitar su extracción. En caso de no utilizar suspensión transabdominal, ya sea suspensión con sutura, gancho o pinza percutánea de minilaparoscopia, se tendrá que disponer de un tercer trocar de trabajo para introducir una pinza de agarre y suspender el testículo. La colocación de un tercer trocar de trabajo puede ser recomendable en testículos torsionados de gran tamaño, para facilitar su movilización, o en testículos neoplásicos, donde el paso de la aguja de suspensión a través del testículo neoplásico y la pared pudiera provocar la implantación tumoral. Por otra parte, los autores prefieren utilizar una óptica de 5 mm y 30° para el desarrollo de esta cirugía. Se pueden utilizar ópticas de 0° pero en espacios reducidos, como es la zona pélvica donde suelen encontrarse los testículos ectópicos, una óptica de 30° mejora la visualización y facilita las maniobras durante el procedimiento.

> *En los casos de torsiones o testículos neoplásicos es recomendable un tercer trocar que facilita las maniobras quirúrgicas.*

> *Aunque se utilizan ópticas de 0º (visión frontal), los autores se decantan por las de 30º, ya que mejoran la visualización y facilitan el procedimiento quirúrgico en estos casos.*

67

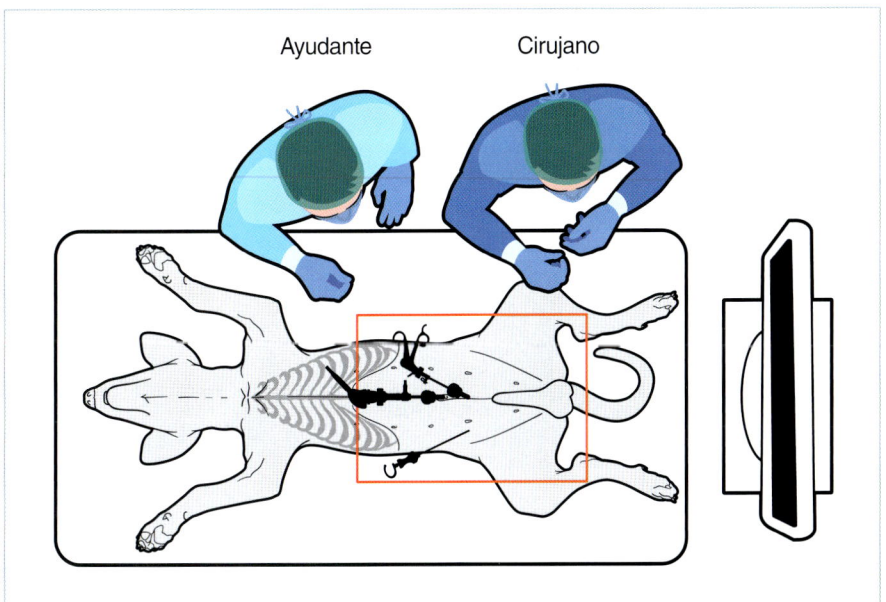

Fig. 2. Posicionamiento del paciente y de los equipos para la orquiectomía laparoscópica derecha.

El primer puerto de trabajo, correspondiente a la óptica, de 10 mm o 5 mm (T1) se posiciona en la línea media, a la altura de la cicatriz umbilical (fig. 3). Una vez realizado el neumoperitoneo, se explora la cavidad abdominal, en la que en muchas ocasiones se visualiza fácilmente el testículo ectópico. Bajo visión directa se dispone el siguiente trocar de 5 mm (T2) en la línea media y caudal al primero (se puede tomar como referencia el punto medio de la distancia entre el prepucio y la cicatriz umbilical). Por último, la pinza percutánea de minilaparoscopia se introduce lateral a este último trocar, en el lado del abdomen del testículo que se va a intervenir.

Esta cirugía también puede llevarse a cabo mediante cirugía laparoscópica de incisión única. En ese caso únicamente se coloca un trocar multicanal, específico para este tipo de abordaje, en la cicatriz umbilical. Si no se dispone de este tipo de trocar comercial, también se puede emplear un protector de heridas, acoplado a un guante estéril, con dos trocares de laparoscopia convencionales, insertados en los dedos del guante (fig. 4). Este dispositivo de bajo coste se conoce como *glove port* y, en opinión de los autores, presenta ventajas ergonómicas y de manejo sobre la mayoría de los trocares comerciales de laparoscopia de incisión única.

Ver "Laparoscopia/toracoscopia de incisión única (LESS)"   ← **pág. 38**

Técnica quirúrgica

Dificultad técnica [■][ ][ ][ ][ ]

Ver vídeo 1

Orquiectomía laparoscópica para extirpar un testículo ectópico

Instaurado el neumoperitoneo correctamente y posicionados todos los trocares de trabajo, es posible que haya que lateralizar al paciente hacia la izquierda o hacia la derecha, en función del testículo retenido, para mejorar la exposición. Como se comentaba anteriormente, la maniobra de Trendelenburg es de gran utilidad en aquellos casos en los que se encuentran muy distendidas las asas intestinales. Con esta maniobra se consigue que las asas se desplacen por gravedad y se tenga una mejor visión.

Una vez localizado el testículo (fig. 5), suele encontrarse lateral a la vejiga de la orina en relación con el canal inguinal, se introduce una pinza de agarre atraumática a través de T2. Se suspende el testículo y se fija momentáneamente a la pared abdominal mediante una sutura introducida de manera percutánea. Aunque la suspensión transabdominal con sutura está ampliamente aceptada, los autores de este capítulo prefieren el uso de una pinza percutánea de minilaparoscopia (fig. 6). Las ventajas en cuanto a exposición y movilización para un acceso más sencillo a las estructuras que se van a resecar son importantes. En criptórquidos bilaterales, la pinza percutánea puede situarse en la línea media, justo en posición craneal al pene. En criptórquidos unilaterales puede disponerse lateral a la línea media en el hemiabdomen del testículo que se va a intervenir.

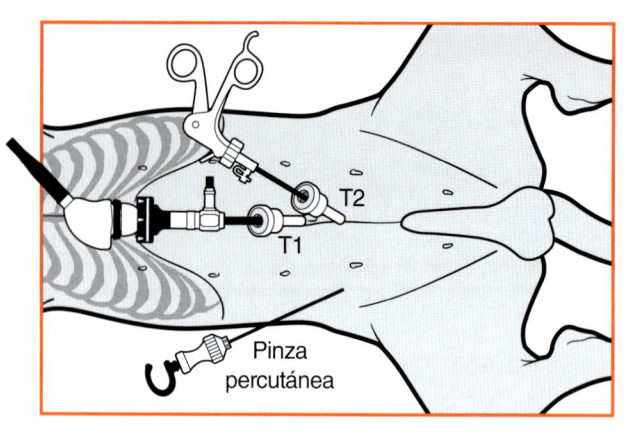

Fig. 3. Disposición de los trocares para la orquiectomía laparoscópica derecha.

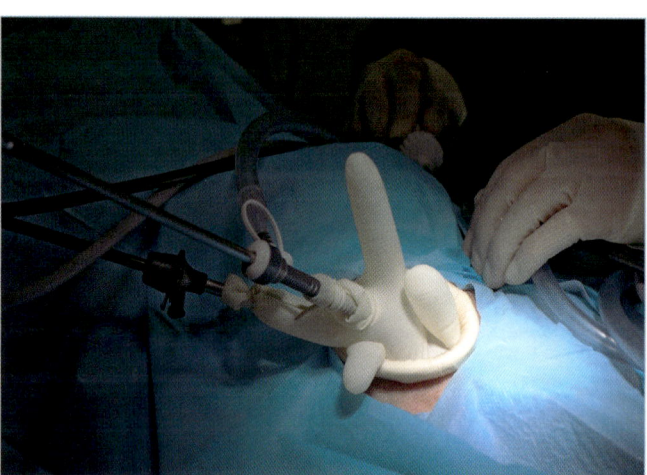

Fig. 4. Dispositivo *glove port* para laparoscopia de incisión única durante la realización de una orquiectomía.

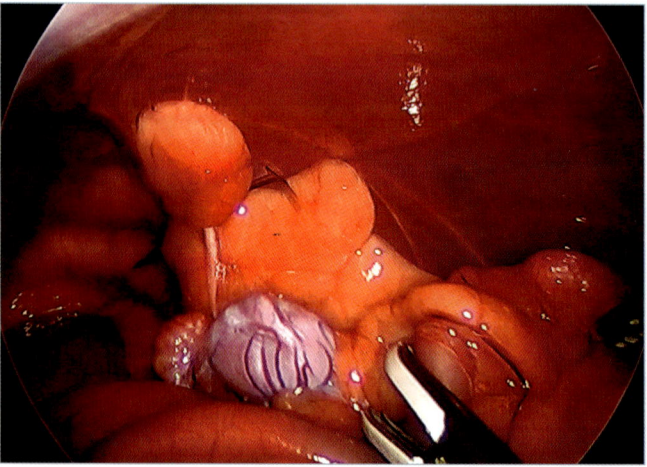

Fig. 5. Localización habitual de los testículos ectópicos, cercana al anillo inguinal y lateral a la vejiga de la orina.

Cuando el testículo se encuentre suspendido (fig. 7), se introduce la pinza de hemostasia y se procede al sellado y corte de la arteria y vena testicular, el conducto deferente y el ligamento de la cola del epidídimo (figs. 8 y 9). Si el testículo se encuentra torsionado, es importante realizar la resección en la misma posición para evitar complicaciones por reperfusión. Liberado completamente el testículo, se introduce a través del trocar de 10 mm una pinza de agarre, preferiblemente tipo Babcock traumática, si se dispone de ella, y se extrae a través de la incisión (fig. 10). En el caso de tratarse de un testículo neoplásico siempre se debe extraer dentro de una bolsa o a través de un protector de heridas, para evitar una posible diseminación tumoral en la pared abdominal (fig. 11).

> *Es muy frecuente que se tenga que ampliar la incisión de 10 mm para extraer el testículo, aunque hay dos opciones que pueden evitar esta medida: deshacer el neumoperitoneo puede ayudar a disminuir la tensión en la pared a la hora de la extracción, o intentar colocar el testículo longitudinalmente para reducir la necesidad de ampliar la incisión.*

Una vez extraído el testículo de la cavidad abdominal se cierra por planos. La capa muscular con punto en X y la piel con sutura intradérmica. Finalmente se debe proceder, mediante técnica convencional, con la orquiectomía del testículo escrotal.

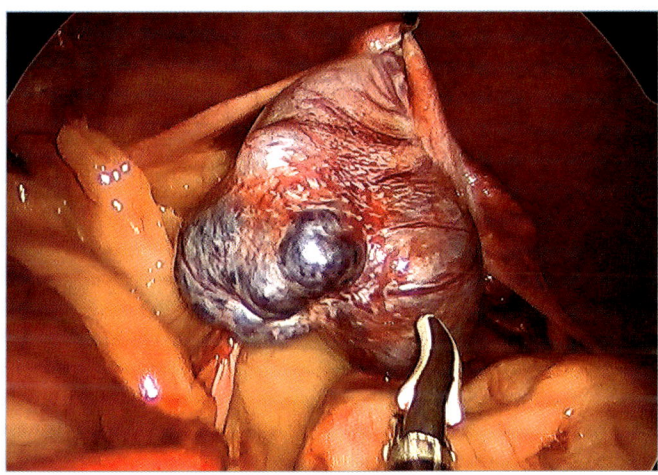

Fig. 6. Exposición del testículo ectópico mediante pinza percutánea. En este caso se trata de un testículo neoplásico.

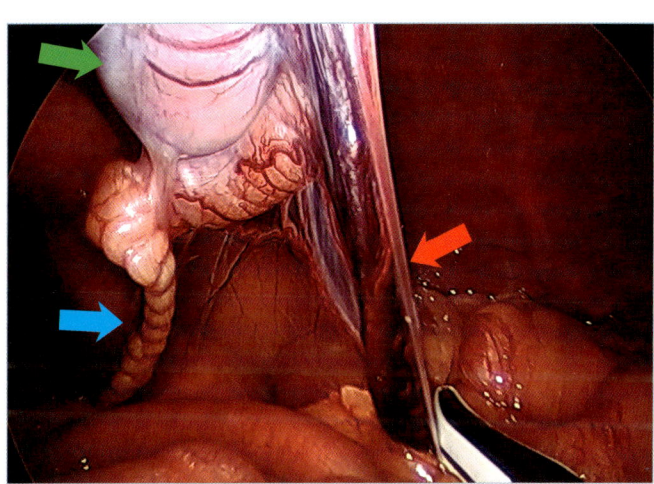

Fig. 7. Exposición del testículo ectópico donde se aprecia sus distintos componentes anatómicos: arteria y vena testiculares (flecha roja); conducto deferente (flecha azul) y testículo (flecha verde).

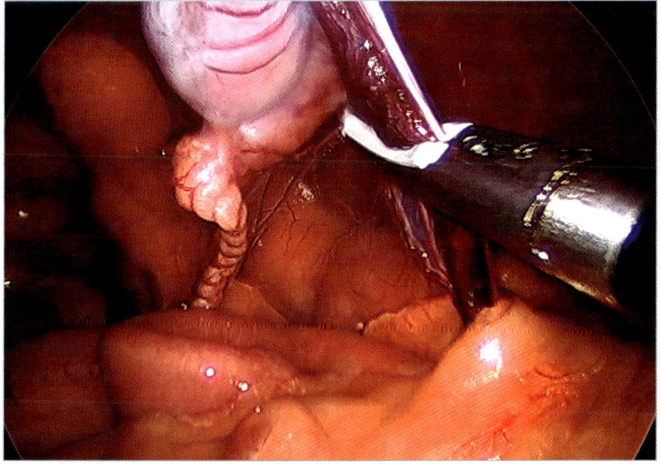

Fig. 8. Sellado y corte de la arteria y vena testiculares con pinza bipolar avanzada. Es conveniente, para aumentar la seguridad, realizar primero un sellado distal y posteriormente el sellado y corte definitivo más proximal al testículo.

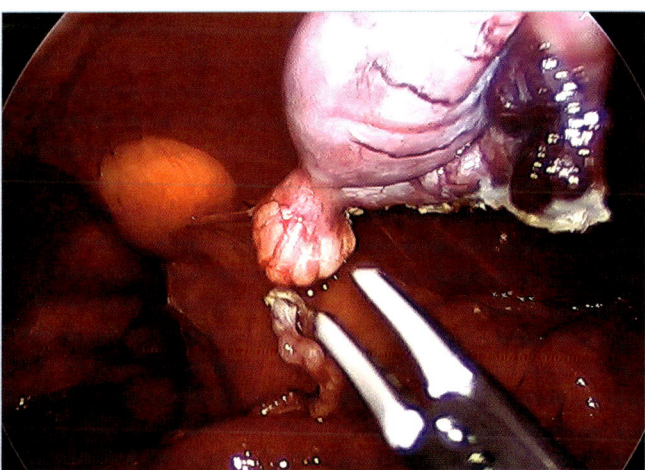

Fig. 9. Una vez sellados los vasos del testículo se procede al sellado y corte del conducto deferente y de su ligamento de la cola.

69

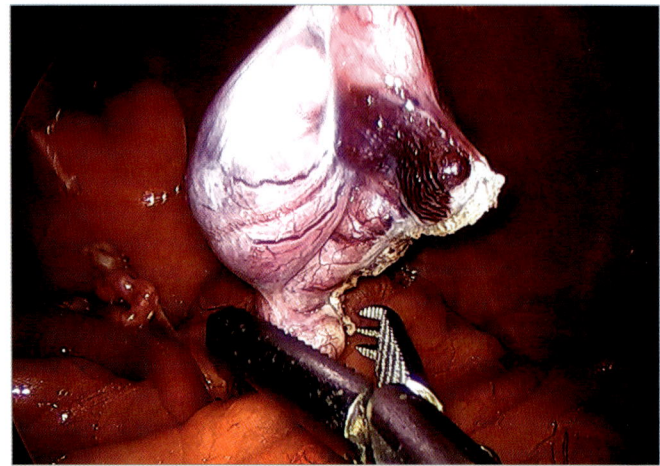

Fig. 10. Imagen del testículo ectópico resecado e introducción de la pinza de agarre para su extracción. Se debe intentar traccionar del testículo de la zona del epidídimo para que sea más fácil su exteriorización.

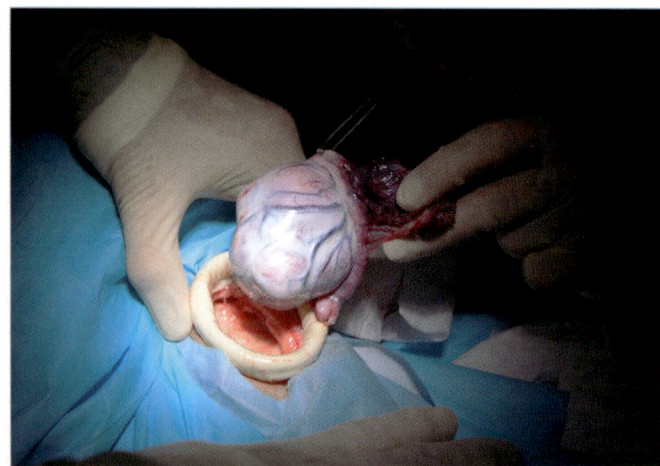

Fig. 11. Extracción de la cavidad abdominal de un testículo ectópico neoplásico a través de un protector de heridas.

Posoperatorio

El posoperatorio de este procedimiento no difiere en nada con el de una orquiectomía tradicional y constituye una intervención de tipo ambulatoria. El animal puede ser dado de alta a las horas de la cirugía, una vez se haya recuperado de la anestesia. Se pauta cobertura antibiótica y analgésica durante unos días tras la cirugía. En los casos en los que se trate de torsiones neoplasias testiculares, se debe tener en cuenta el estado previo del animal a la cirugía y, en los casos que sea necesario, estabilizar al animal con fluidos. La pieza resecada se debe enviar al laboratorio para realizar el correspondiente estudio histopatológico y una vez obtenidos los resultados, implantar la quimioterapia ideal en caso de ser oportuno.

Posibles complicaciones

Las complicaciones de la orquiectomía laparoscópica comprenden todas aquellas intrínsecas a cualquier procedimiento laparoscópico (enfisema subcutáneo, inflamación-infección de los puntos de acceso o laceración de órganos abdominales).

En caso de neoplasia, es obligatoria una completa exploración de las estructuras adyacentes, poniendo especial atención en comprobar el estado de los linfonodos regionales, riñones, hígado, páncreas y bazo. La implantación de células tumorales en la pared abdominal se describe también en la extracción de tejidos neoplásicos, por lo que durante este proceso siempre se debe aislar la pieza tumoral, bien introduciéndola en una bolsa de extracción o bien colocando un protector de heridas.

> *El testículo neoplásico se debe extraer con cuidado, en una bolsa de extracción o mediante un protector de heridas, para evitar la implantación de células tumorales en los tejidos anejos.*

Litiasis vesical

Miguel Ángel Sánchez Hurtado, Jorge Gutiérrez del Sol,
Francisco Julián Pérez Duarte

Índice de presentación

Etiología, signos clínicos y diagnóstico

La litiasis vesical en pequeños animales se refiere a la formación de urolitos o cálculos en la vejiga de la orina. En ocasiones, ciertas sustancias de desecho pasan a la orina en forma de cristales (calcio, magnesio y fósforo) que pueden acumularse hasta formar cálculos con la consiguiente aparición de la urolitiasis. La litiasis vesical puede tener diversas causas; entre ellas, las más frecuentes son las siguientes:

- Dieta inadecuada.
- Infecciones del tracto urinario (ITU).
- Predisposición genética.
- Alteraciones en el pH de la orina.
- Deshidratación.

En cuanto a factores como la composición y localización de los cálculos en el tracto urinario inferior no son los mismos para cada especie, teniendo cada una de ellas sus particularidades. En gatos, pueden localizarse tanto en el tracto urinario superior como en el inferior. Aproximadamente el 90 % son de estruvita u oxalato cálcico, y dentro de ellos, predominan los de oxalato frente a los de estruvita en los machos y al contrario en el caso de las hembras. En cuanto a la edad de aparición, los gatos jóvenes tienen propensión a desarrollar los de estruvita, los de mediana edad ambos por igual, y los de edad avanzada los de oxalato. El manejo de la dieta también es importante; por ejemplo, la acidificación urinaria que contribuye a reducir los de estruvita podría incrementar la proporción de los de oxalato. La raza también es un factor predisponente, de manera que es posible encontrar con mayor frecuencia los de oxalato en las razas Persa e Himalaya, y los de estruvita en la raza Siamés. Por su parte, en los perros la localización de urolitos en el tracto urinario inferior es más frecuente que en el superior, y al igual que en los gatos, en la especie canina en torno al 90 % son de estruvita u oxalato cálcico, con algo más de presentación de los de estruvita.

> *Los cálculos de estruvita se producen en orinas alcalinas y se asocian a infecciones del tracto urinario (ITU) inferior por bacterias ureasa positivas, como es Staphylococcus spp.; por tanto, van a ser más frecuentes en hembras (más propensas a infecciones urinarias).*

> *Los cálculos urinarios son más frecuentes en los gatos esterilizados que en los intactos, sin existir una predisposición clara entre los animales intactos. Por el contrario, en los perros parece haber menor representación en pacientes esterilizados.*

Los signos de urolitiasis están relacionados principalmente con la ubicación de los cálculos y pueden variar desde no presentar clínica hasta tratarse de un cuadro agudo que se deba tratar con urgencia. Otros factores determinantes de la presentación clínica son la duración de la enfermedad y el tamaño y forma de los urolitos.

Así, los signos clínicos que provocan los cálculos situados en la vejiga y en la uretra dependen de si existe o no obstrucción urinaria. La acción de los cálculos localizados en la vejiga, sin llegar a obstruir la uretra, ocasiona signos clásicos de cistitis, como polaquiuria, disuria, estranguria y hematuria. Si existiera ITU concomitante, la orina puede ser turbia y maloliente. Si los urolitos se alojan en la uretra, los pacientes mostrarán un cuadro clínico propio de una obstrucción urinaria, y en tal caso, pueden expulsar un flujo débil de orina, gotas, o llegar incluso a la obstrucción uretral total. Esta última forma de presentación requiere un tratamiento quirúrgico de urgencia.

El diagnóstico de esta patología comienza con una adecuada anamnesis, el examen físico y las pruebas laboratoriales correspondientes. Por tanto, en animales con signos clínicos asociados a trastornos del tracto urinario, siempre debe realizarse una anamnesis detallada y deben formularse al tutor preguntas de carácter variado; por ejemplo, si hubo un episodio o problemas similares anteriores, si hay antecedentes en hermanos o padres, sobre la posible coexistencia de otras enfermedades, el tipo de dieta, la medicación o acerca de la micción (si se observa sangre, si presenta dolor o si llega a poder orinar mínimamente). En el examen físico se puede palpar la pared vesical, que puede estar anormalmente engrosada, e incluso se podrían percibir en la palpación los propios cálculos, así como la vejiga distendida si hay obstrucción.

Las pruebas laboratoriales incluyen analítica sanguínea con bioquímica para detectar, entre otros problemas, azotemia o disfunción renal; y urianálisis, el cual ayudará a identificar la presencia de sangre, cristales u otras anormalidades que sugieran la presencia de cálculos en la vejiga, y aportará información sobre la existencia de ITU (piuria o bacteriuria).

Las pruebas de imagen también son importantes. La radiografía simple es útil para confirmar el número, dimensiones y ubicación de los cálculos radiopacos. Entre estos se encuentran los de estruvita y oxalato, aunque los de <1 mm pueden pasar desapercibidos, y se estima que para cálculos de cualquier tipo la radiografía simple puede alcanzar hasta un 13 % de falsos negativos. La radiografía de contraste doble, positivo y negativo, ofrece mejores resultados diagnósticos que la radiografía simple, con un porcentaje de falsos negativos del 4,5 %. Con la ecografía se detectan también los radiotransparentes y los de pequeño tamaño, localizados en el tracto urinario superior y vejiga, además de informar de irregularidades en la pared vesical o el trígono. Es una herramienta con mejores resultados que la radiografía simple, por tener solo un 3,5 % de falsos negativos. La tomografía computarizada puede usarse para la detección de cálculos urinarios, pero está más asentada en urología humana. Finalmente, la cistoscopia es una vía mínimamente invasiva que permite tanto la exploración y biopsia del tracto urinario inferior como la resolución de la litiasis por varios métodos, solos o combinados (retirada mecánica de los cálculos y/o ruptura con láser).

> *Un diagnóstico adecuado y saber en qué momento es preciso intervenir son importantes para la resolución apropiada del problema.*

Tratamiento y selección de los casos

El tratamiento de la litiasis vesical es esencial para aliviar el malestar del paciente, mejorar su calidad de vida y prevenir complicaciones graves. El enfoque del tratamiento puede variar según la gravedad de la patología y la composición de los cálculos. En casos en los que el cuadro clínico es leve o inexistente, se puede optar inicialmente por modificar la dieta de los pacientes para intentar disolver los cálculos existentes y prevenir la formación de otros nuevos. Conviene recordar que solo se pueden disolver algunos tipos de cálculos, por lo que es muy recomendable realizar un análisis de orina para tratar de determinar la composición de los cristales. Si existe además infección urinaria, esta se debe tratar con antibioterapia de amplio espectro, o específica si se dispone del resultado de un cultivo microbiológico.

En los casos en los que el cuadro clínico es evidente o existe riesgo de obstrucción urinaria, se recomienda el tratamiento quirúrgico. Tradicionalmente, los cálculos vesicales se han eliminado mediante cirugía abierta, a través de cistotomía. Sin embargo, diversos estudios han evidenciado ciertas limitaciones de la cirugía abierta, como es la eliminación incompleta de los cálculos en un 10-20 % de los pacientes intervenidos. Además, otro estudio ha puesto de manifiesto que el 9,4 % de cálculos que recidivan tras la cistotomía tradicional son inducidos por la sutura vesical.

La aparición de diferentes técnicas de mínima invasión ha permitido el tratamiento quirúrgico de las litiasis vesicales con una mejor recuperación de los pacientes y menores complicaciones posoperatorias. En las referencias disponibles para consulta en veterinaria existen tres variantes para retirar urolitos mediante técnicas de mínima invasión: cistoscopia transuretral, cistoscopia asistida por laparoscopia (CAL) y cistolitotomía percutánea (PCCL). La cistoscopia transuretral es de los tres el método menos invasivo, pero tiene la limitación de que los cálculos deben ser lo suficientemente pequeños como para salir por la uretra sin dañarla (salvo que previamente se realice una litotricia).

La CAL y la PCCL son alternativas híbridas para la eliminación de cálculos urinarios no susceptibles de disolución médica (p. ej.: oxalato cálcico) y demasiado grandes o numerosos para extraerlos con cistoscopia transuretral. La diferencia principal entre ambos métodos radica en la necesidad o no de instaurar un neumoperitoneo para localizar la vejiga y exteriorizarla. En la CAL se colocan dos trocares en el abdomen y la vejiga se visualiza y exterioriza bajo visión laparoscópica, mientras que en la PCCL se realiza una única incisión y a través de ella se localiza por palpación o visualización directa la vejiga.

> *La CAL y la PCCL ofrecen las consabidas ventajas del abordaje mínimamente invasivo de la laparoscopia, tanto para la pared abdominal como para la pared vesical, además de reducir el potencial riesgo de contaminación urinaria hacia el abdomen y asegurar una completa exploración del tracto urinario inferior, y, por tanto, la retirada completa de los cálculos.*

La CAL y la PCCL no son procedimientos con especiales contraindicaciones, pero hay que tener en cuenta varios aspectos clave que pueden llevar al fracaso de los mismos. Entre ellos destacan los cálculos demasiado voluminosos o en elevado número, para lo cual algunos autores hablan empíricamente de "varias docenas". En estos casos, el abordaje con cistotomía tradicional sería el más indicado.

> *La cistoscopia asistida con laparoscopia puede verse condicionada por la presencia de uraco persistente del ligamento vesical medio, en cuyo caso, y dependiendo de su extensión, se puede reparar durante el mismo acto quirúrgico.*

Recomendaciones para tratar y prevenir los urolitos en perros y gatos

En 2016, el American College of Veterinary Internal Medicine publicó unas guías para el tratamiento y prevención de los urolitos en perros y gatos. Sus recomendaciones para los cálculos alojados en vejiga y uretra se resumen en los siguientes puntos:

1. Los cálculos de estruvita, urato y cistina se deben disolver con tratamiento médico.

2. Los urolitos que causen signos clínicos se deben eliminar mediante técnicas de mínima invasión.

3. Los urolitos que no causen signos clínicos pero que potencialmente no vayan a provocar obstrucción urinaria no requieren ser eliminados.

4. Los urolitos que no causen signos clínicos pero que potencialmente pueden provocar obstrucción urinaria se deben eliminar mediante técnicas de mínima invasión.

5. Los cálculos en la uretra se deben eliminar mediante litotricia o uretroscopia (propulsados a vejiga).

6. La cirugía de la uretra no se recomienda para eliminar los cálculos.

Recuerdo anatómico

El tracto urinario inferior suele sectorizarse en dos regiones, la vejiga y la uretra.

La función principal de la vejiga es actuar como un reservorio de orina, que se adapta en función de las fases de llenado y vaciado de la micción. La vejiga de los pequeños animales, a diferencia de la de los humanos, se encuentra libre intraperitonealmente. En perros puede ser de localización más variable, pelvicoabdominal, desde el interior del canal pélvico hasta llegar a la propia línea media abdominal. En los gatos, normalmente, permanece en la zona más caudal del abdomen.

Sus principales elementos de sostén son ligamentos aplanados y de doble hoja. El ligamento vesical medio conecta la vejiga con la pared abdominal, desde la línea media a la sínfisis pélvica, y es el único "prescindible" durante una cirugía, dado su mínimo aporte vascular vesical. Ambos ligamentos laterales de la vejiga se unen a ambas paredes pélvicas y contienen dos estructuras importantes que hay que respetar en cada lado, la porción distal del uréter y la arteria umbilical.

En el macho, los conductos deferentes discurren dorsalmente a la vejiga, y en la hembra, el cuello y el cuerpo del útero están adyacentes (dorsalmente) a la vejiga. Estructuralmente la vejiga se divide en tres áreas, de craneal a caudal: ápex o cúpula, cuerpo y cuello. Cada uréter forma un túnel oblicuo de corto trayecto a través de la pared dorsolateral de la vejiga, antes de desembocar en la vejiga en el meato ureteral (fig. 1). El trígono, metafóricamente conocido como el "cerebro de la vejiga", es el área dorsal de la pared vesical comprendida entre las aberturas ureterales de ambos meatos y la uretra proximal, en el cuello de la vejiga.

Las capas del tejido vesical se componen, de dentro afuera, por el urotelio, formado por una lámina mucosa de células epiteliales de transición y submucosa de tejido conjuntivo. Este se encuentra cubierto por una capa muscular de tejido liso o músculo detrusor. Dicho músculo detrusor tiene fibras musculares oblicuas que se continúan con el músculo liso de la uretra, no existiendo un esfínter interno anatómicamente distinto en la unión vesicouretral. La lámina serosa es la capa más externa de la vejiga.

Por tanto, a partir del cuello vesical, se continúa la uretra, dividida en uretra proximal y distal. La uretra proximal comprende el trayecto desde el orificio uretral interno hasta el hueso púbico, que en machos incluye también la uretra preprostática. A partir de ahí se continúa como uretra distal, que da lugar a la uretra pélvica. Esta uretra pélvica, en hembras, continúa hasta el orificio uretral externo, que desemboca cranealmente en el suelo del vestíbulo vaginal. En machos, la uretra distal o pélvica

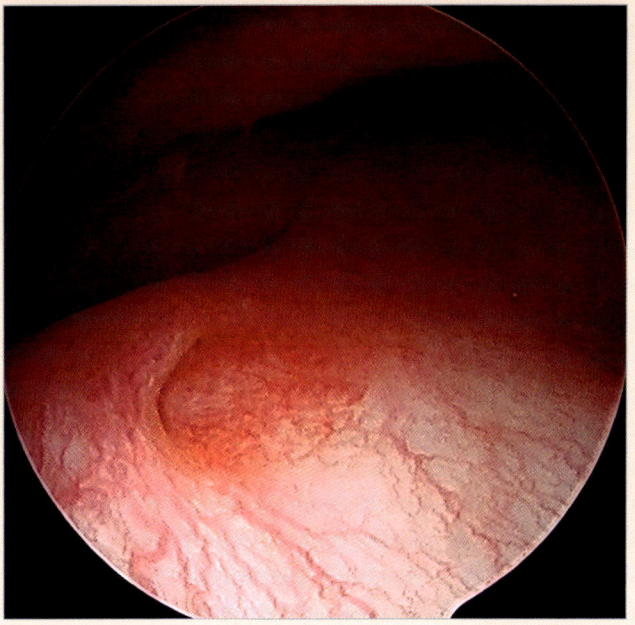

Fig. 1. Imagen en la que se observa un meato ureteral sano, cuyo orificio debe ser pequeño y ovalado. Además, anejo a él se aprecia parte del trígono vesical.

continúa, como uretra posprostática o membranosa, hasta el arco isquiático, desde donde continúa como uretra peneana hasta el extremo del pene.

En la inervación interviene, por un lado, la activación simpática de los nervios hipogástricos, con contracción de los receptores α-adrenérgicos en el cuello de la vejiga y la uretra proximal. La activación de receptores β-adrenérgicos de la pared de la vejiga produce la relajación simultánea del músculo detrusor para que la vejiga se llene. El vaciado vesical corre a cargo del nervio pélvico parasimpático; los receptores vesicales se activan y actúan sobre el músculo detrusor, que estimula a su vez al nervio pélvico parasimpático para iniciar la contracción refleja del detrusor y, en consecuencia, la micción.

El aporte sanguíneo de la vejiga está principalmente representado por la arteria vesical caudal, que al igual que los nervios, llega a la vejiga con procedencia dorsal. Esta arteria vesical caudal proviene de la rama vaginal (hembras) o prostática (machos) de la arteria pudenda interna. Por otra parte, la arteria umbilical puede originar una arteria vesical craneal, que puede permanecer sin ocluir en adultos e irrigar la vejiga cranealmente. El drenaje venoso corre a cargo de las venas pudendas internas. Y el drenaje linfático lo realizan los linfonodos hipogástricos y sublumbares.

73

Cistoscopia asistida por laparoscopia (CAL)

Aspectos quirúrgicos generales

Frente a la CAL, la PCCL tiene la ventaja de no precisar la instauración de un neumoperitoneo ni la colocación de trocares abdominales. Sin embargo, no permite explorar el abdomen y con esta técnica puede resultar difícil localizar la vejiga en pacientes con vejigas de pequeño tamaño, intrapélvicas o con adherencias por cirugías previas. Por ello, en este capítulo se describirá la CAL, aunque ambas técnicas son perfectamente válidas y bastante similares en la mayoría de los aspectos.

Equipamiento accesorio de endourología rígida o flexible

Para proceder a la retirada de los cálculos en la vejiga de la orina, la primera opción es recurrir a un cistoscopio con canal de trabajo, e introducir por él las pinzas de agarre o las cestas de cuerpos extraños. A su vez, para los cálculos más fuertemente adheridos a la pared uretral, se puede recurrir a la litotomía/litotricia con láser.

El cistoscopio rígido más usado es el instrumento multipropósito, constituido por la óptica, que encaja en un armazón o vaina, que a su vez contiene tres entradas, una para el paso del instrumental y dos para la entrada o salida de suero salino. Las ópticas que pueden emplearse son de 30° de ángulo de visión con un diámetro de 1,9-2,7 mm y 10-18 cm de longitud. La vaina externa ofrece unas dimensiones de 9-14,5 F (4,83 mm) de diámetro externo, 5 F (1,67 mm) de canal de trabajo y 10-15 cm de longitud.

> *Este procedimiento tiene ciertas particularidades con respecto a un abordaje típico de laparoscopia rígida porque en casos complejos puede requerir, además, equipos de uretrocistoscopia rígida y/o flexible si se quiere explorar por completo el tracto urinario inferior.*

Preparación del paciente

El manejo preoperatorio apenas difiere del de una cistotomía tradicional. Se debe controlar la azotemia, resolver las ITU y detectar cualquier otra anomalía sistémica que pudiera coexistir en la cirugía. Además, otro aspecto clave es la caracterización de los urolitos en cuanto a su ubicación, número y tamaño.

Se administran antibióticos perioperatorios. Se ha propuesto el uso preoperatorio de cefazolina por vía intravenosa (durante la inducción) y repetir al menos una dosis más si se llega a los 120 minutos de intervención.

El ayuno preoperatorio puede variar entre 8 y 12 horas antes de la cirugía. Para este procedimiento se debe rasurar y preparar asépticamente todo el abdomen, extendiendo dicho rasurado hasta la zona prepucial o vulvar, porque, por una parte, no es descartable tener que convertir a cistotomía abierta o realizar una uretrotomía y, por otra parte, se debe tutorizar la vía urinaria con una sonda, para vaciar preoperatoriamente la vejiga, llenarla y comprobar su permeabilidad intraoperatoriamente, o incluso para combinarla con una cistoscopia retrógrada.

Posicionamiento del paciente y de los equipos

El paciente se coloca en decúbito dorsal, y ambos cirujanos, principal y ayudante, cada uno a un lado del paciente. Normalmente, para un cómodo uso de la mano dominante, si el cirujano principal es diestro, se recomienda que permanezca en el lado izquierdo del paciente, y viceversa. La torre de laparoscopia se sitúa a los pies de la mesa de operaciones (fig. 2).

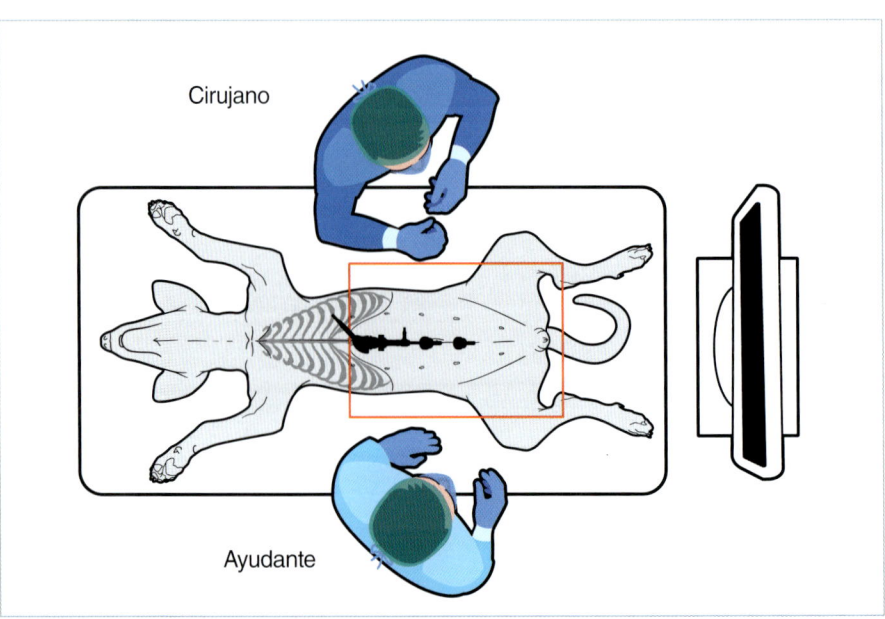

Fig. 2. Posicionamiento del paciente y de los equipos para la cistoscopia asistida por laparoscopia.

Colocación de los trocares

Para la retirada de cálculos mediante CAL se precisan dos trocares. El primero, de 5 mm, es para la óptica (T1), y se coloca ligeramente subumbilical, en la línea media. Es necesario instaurar el neumoperitoneo estándar, de 8-10 mmHg, para seleccionar el punto adecuado de inserción del segundo trocar (T2), de 10 mm, por el cual se exteriorizará la vejiga (fig. 3). El punto de elección adecuado en las hembras será la línea media, en una zona donde la vejiga quede suficientemente estirada como para poder hacer una correcta exploración de toda la vejiga y facilitar la entrada a la uretra con el cistoscopio. En machos, la zona de inserción de T2 puede variar, suprapeneana o parapeneana según el vértice de la vejiga se encuentre más o menos caudal. En general, T2 se podrá localizar suprapeneano en la línea media, salvo en aquellos machos con vejigas muy pequeñas o intrapélvicas, en los que este trocar se colocará parapeneano para que la vejiga no sufra demasiada tensión al realizar la pexia temporal.

Los autores prefieren un T2 de 10 mm porque, en la mayoría de los casos, la ampliación final de la pared abdominal para trabajar cómodamente tendrá esa longitud. También prefieren, en la medida de lo posible, en los machos, una colocación suprapeneana, con menor carácter proinflamatorio que la parapeneana.

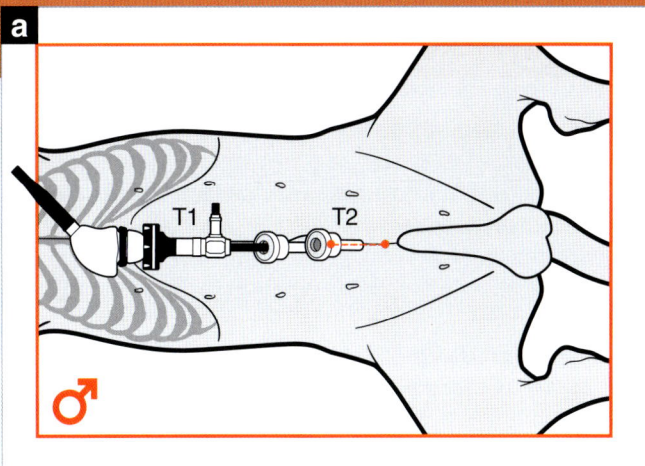

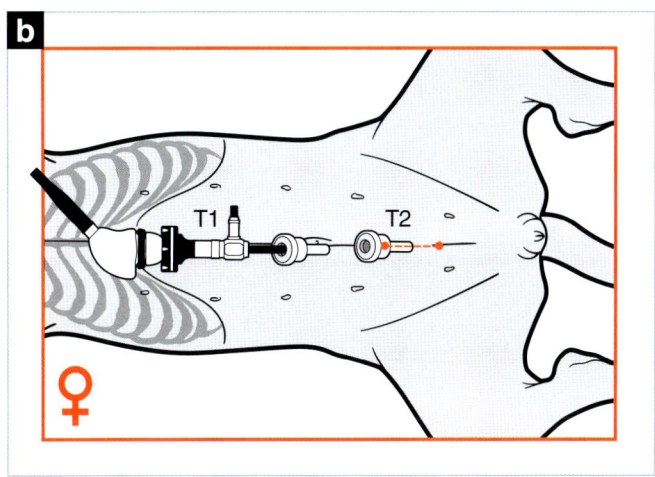

Fig. 3. Colocación de los trocares en los machos (a) y en las hembras (b) para la cistoscopia asistida por laparoscopia. La línea naranja indica la miniincisión.

Técnica quirúrgica

Dificultad técnica

Ver vídeo 1
Cistoscopia asistida por laparoscopia

Una vez colocados ambos trocares, a través de T2 se introduce una pinza de agarre atraumática (tipo Babcock o "de pato") que tenga, preferentemente, un sistema de fijación o trinquete (fig. 4).

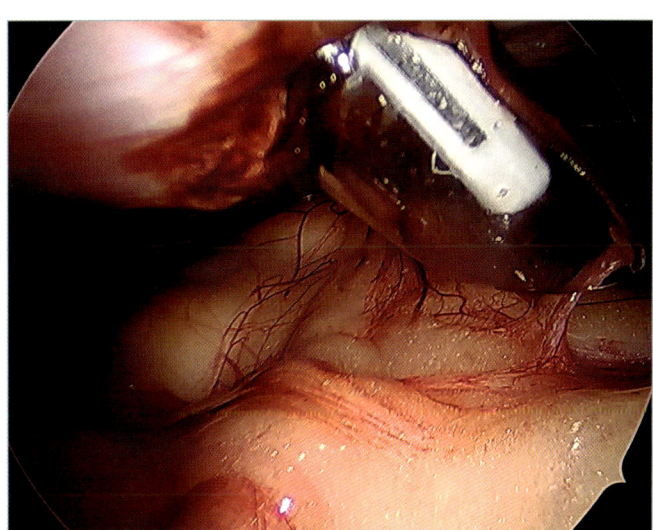

Fig. 4. Localización inicial de la vejiga para exteriorizarla a través de T2. En ocasiones puede ser difícil visualizarla debido a que el epiplón la cubre completamente.

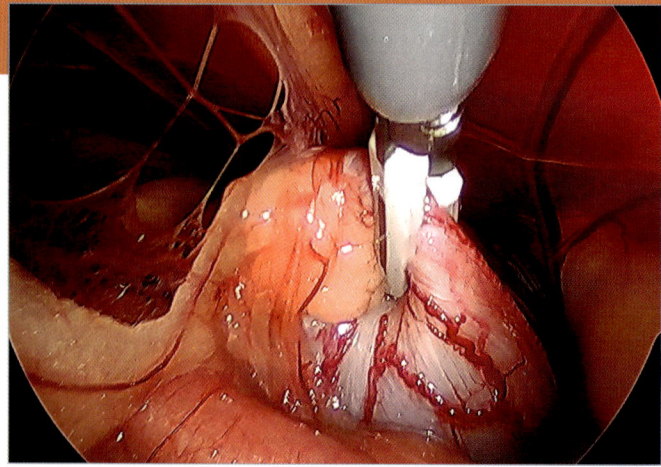

A continuación, se sujeta el vértice o cúpula vesical en la zona más avascular posible y se inmoviliza con la activación del sistema de fijación de la pinza. En este paso es importante que la vejiga ya esté sondada para poder vaciarla y que la pinza pueda abarcar más tejido (fig. 5).

> *Es importante elegir cuidadosamente el lugar de la incisión del trocar por donde se exterioriza la vejiga (T2), ya que esta debe quedar estirada hacia craneal pero no excesivamente tirante, porque podría desgarrarse. Esta disposición facilitará una correcta exploración mediante cistoscopia de toda la vejiga, el trígono y la uretra proximal.*

Fig. 5. Sujeción del vértice vesical con unas pinzas de agarre atraumáticas para exteriorizar la vejiga a través de T2.

Se retira la óptica y se detiene la insuflación, momento en que el ayudante debe dedicar su atención a no liberar la fijación de la pinza de agarre. Por su parte, el cirujano principal se ocupará de retirar T2 y de ampliar la incisión si fuera necesario. Al mismo tiempo exteriorizará el vértice de la vejiga para proceder a la pexia temporal (fig. 6).

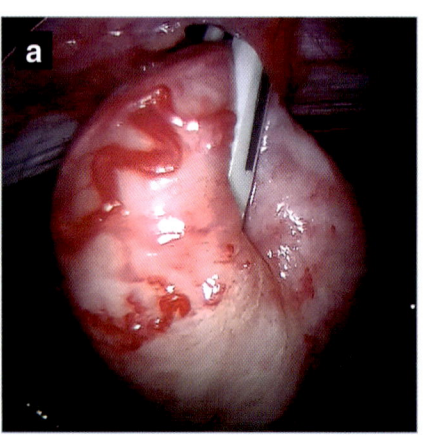
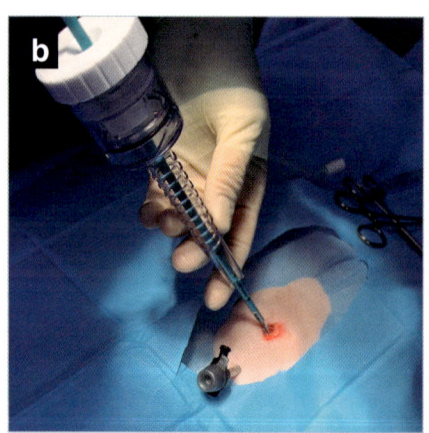
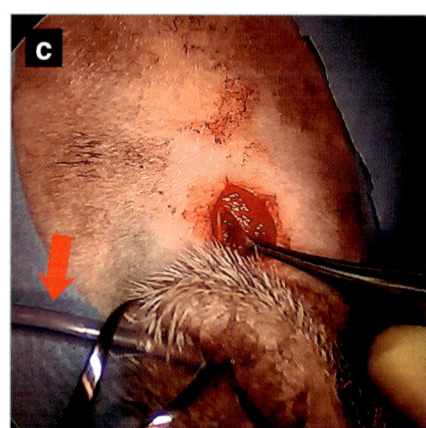

Fig. 6. Imágenes de la exteriorización de la vejiga a través de T2. Visualización interna (a). Visualización externa de la línea media en una hembra (b). Visualización externa en posición suprapeneana en un macho (c). Se puede ver la sonda urinaria (flecha roja) dispuesta desde el inicio de la cirugía.

Para que la vejiga no retorne hacia el abdomen se realizan dos puntos de fijación seromusculares, que ayudan a inmovilizar la zona para realizar una pequeña cistotomía por la que después se introduce la vaina de un trocar de 5 mm (fig. 7).

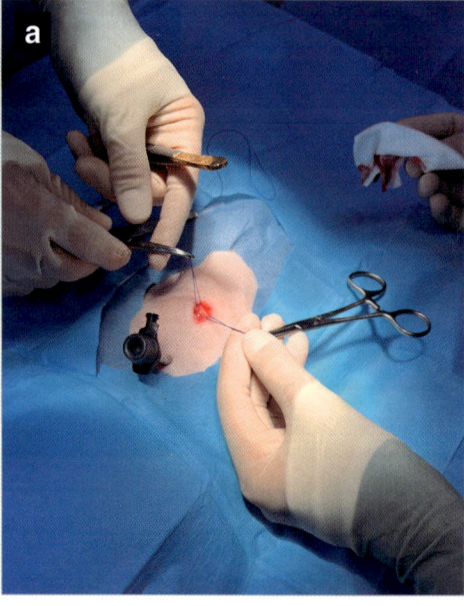
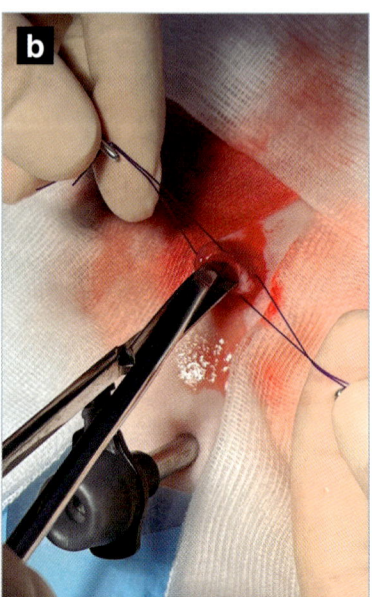

Fig. 7. Puntos de fijación vesical para ayudar en la realización de la minicistotomía (a). Hay que cerciorarse de penetrar hasta la luz vesical, especialmente en casos de engrosamiento excesivo de la pared a causa de una cistitis (b).

76

Después, se procede a la fijación de la vejiga a la pared abdominal (pexia temporal), que debe mantenerse durante todo el procedimiento, porque de lo contrario no podría realizarse la técnica con comodidad a causa de las repetidas entradas y salidas del instrumental. Por eso, mientras se mantienen los dos puntos de sujeción vesical, se coloca además un número variable de puntos interrumpidos de fijación entre los bordes de la capa seromuscular vesical y la pared abdominal, incluyendo piel preferentemente, para que la orina y el suero salino de los lavados vesicales deslicen en todo caso fuera del paciente (fig. 8). El tipo de puntos puede ser simple, de colchonero o en forma de X, y cabe citar que algunos autores también realizan un patrón de sutura continua. Una vez que la vejiga ya está fijada a la pared abdominal, se coloca la vaina de un trocar de 5 mm. Los autores recomiendan que sea un tipo de trocar con cabezal desmontable, para que el cistoscopio rígido pueda entrar y salir junto a los cálculos y que estos no se pierdan con el roce de la válvula. También es aconsejable que la vaina del trocar utilizado sea transparente para facilitar la exploración de la vejiga a través de las propias paredes del trocar. Esto puede ser de gran utilidad en pacientes con vejigas pequeñas (fig. 8). Si no se dispone de estos trocares en particular, también se puede utilizar un trocar rígido de toracoscopia sin válvula.

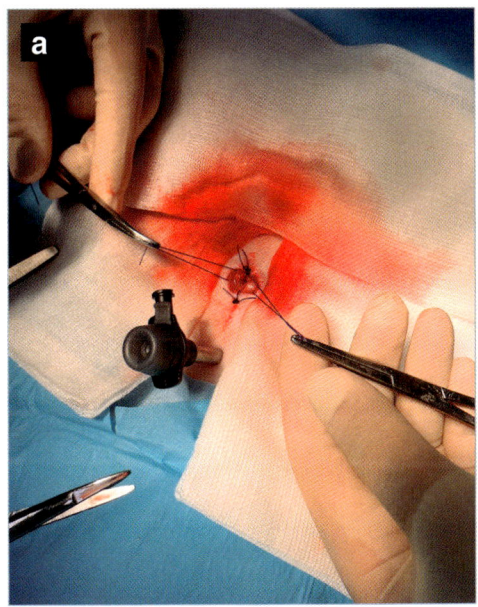 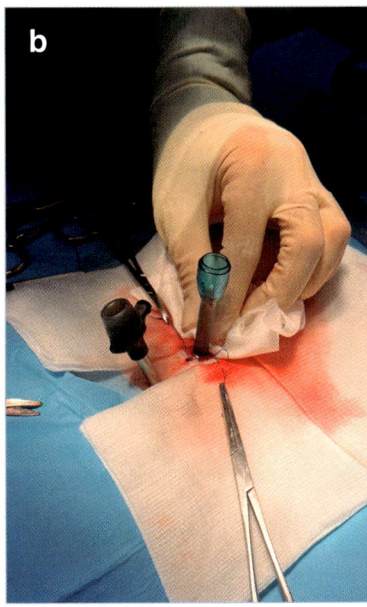

Fig. 8. Realización, con puntos simples, de la pexia temporal de la vejiga con la pared abdominal (a) a través de la cual se coloca el trocar de 5 mm, preferentemente de cabezal desmontable y transparente (b).

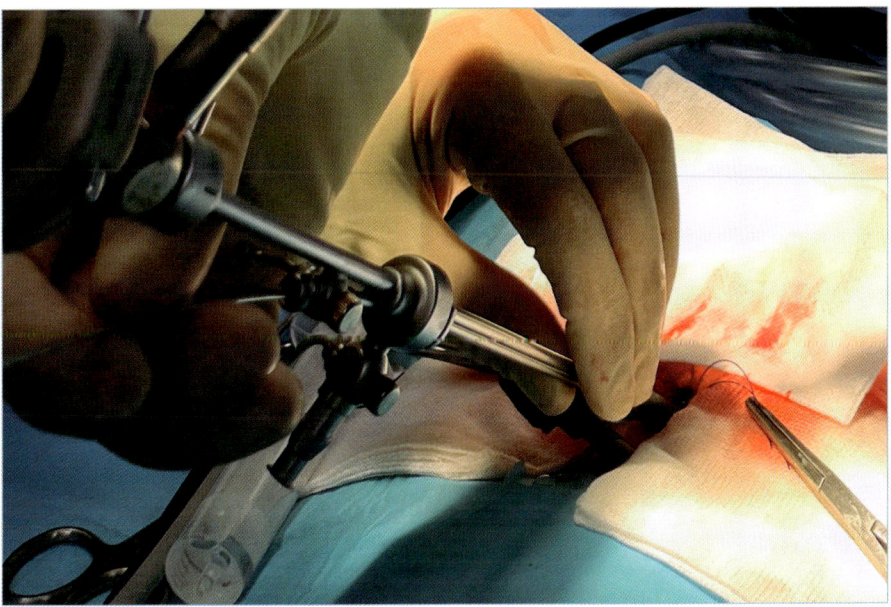

A través del trocar se introduce un cistoscopio rígido (2,7 mm o 1,9 mm) con canales de trabajo para instilar suero y para introducir las pinzas de agarre o cestas (fig. 9).

Fig. 9. Imagen externa de la introducción del cistoscopio rígido en la vejiga de la orina.

77

Se realizan lavados sucesivos para clarificar la imagen, tanto con el cistoscopio
como a través de la sonda uretral, la cual
se recomienda siempre que la luz uretral
no esté obstruida (fig. 10).

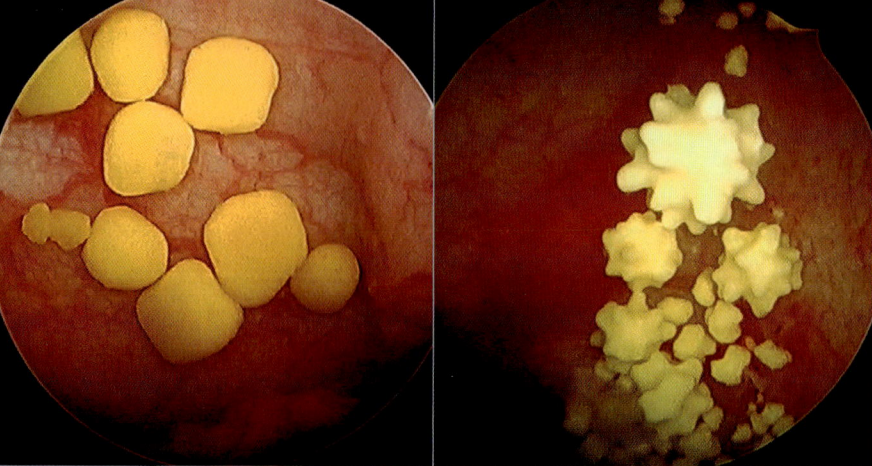

Fig. 10. Cálculos con diferente morfología localizados en la vejiga de dos perros machos.

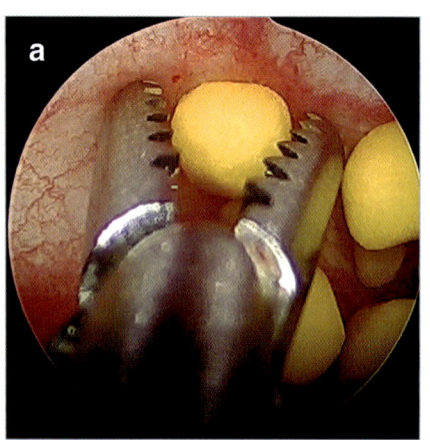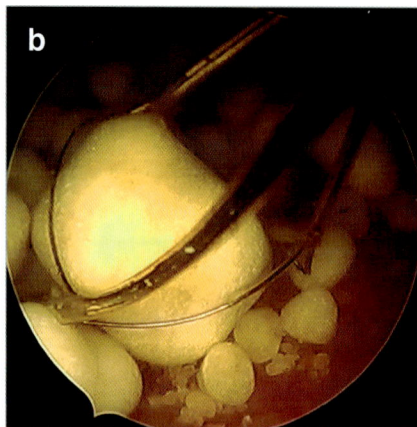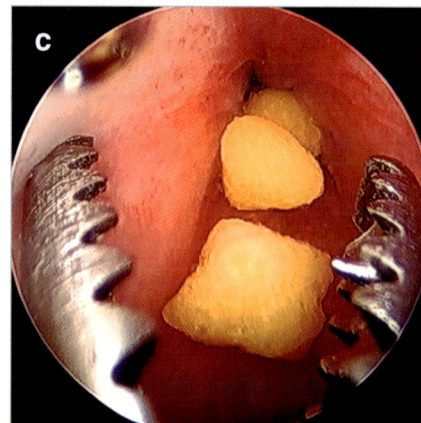

Fig. 11. Imágenes endoscópicas de la retirada de urolitos. Con pinzas de cocodrilo semirrígidas (a) y con cesta flexible (b). Retirada de cálculos de la uretra prostática (c).

La forma de retirar los cálculos es variable en función del instrumental de que se disponga, del número de cálculos y de su localización, entre otros factores. La primera forma es mediante instrumental de agarre a través del canal de trabajo del cistoscopio. En este
caso, si se utilizan pinzas de agarre semirrígidas, se retirarían uno
a uno (fig. 11a) o, si se utilizan cestas flexibles, se podrían extraer
varios cálculos al mismo tiempo (fig. 11b). Con este cistoscopio se
puede explorar toda la vejiga y la uretra en perras y hasta la uretra
prostática en los machos (fig. 11c).

En cualquier caso, la retirada del conjunto cistoscopio junto con la
pinza y los cálculos debe ser en bloque, sin necesidad de retirar el
trocar, excepto en los casos en los que el cálculo supere el diámetro del trocar y no pase por su interior (fig. 12).

La segunda variante, reservada para cálculos de tamaño considerable, consiste en introducir una pinza de agarre rígida en paralelo
a la óptica de laparoscopia, ambas en bloque a través de la minicistotomía. Estas pinzas de agarre pueden ser de minilaparoscopia
de 3 mm (incluso de 5 mm llegado el caso) o de artroscopia.

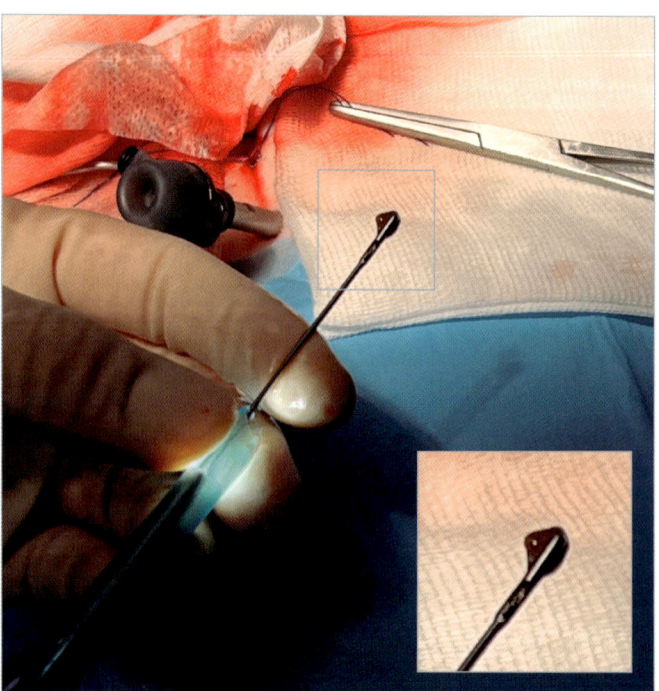

Fig. 12. Extracción de un urolito que se encontraba en la vejiga, mediante pinzas de agarre.

> *El sedimento vesical y los cálculos de reducido tamaño se pueden aspirar a través del canal de trabajo del cistoscopio rígido o a través de una sonda de aspiración que se introduce en la vejiga en paralelo al cistoscopio.*

El procedimiento no finaliza solo con la retirada de los cálculos intravesicales, porque es necesario certificar visualmente que no ha quedado ningún otro urolito dentro de la luz uretral (fig. 13). Esto se comprueba mediante la exploración completa de la uretra de forma retrógada con un endoscopio flexible (fig. 13a), en machos, o rígido, en hembras. Si no se dispone de un endoscopio flexible de tamaño adecuado para la uretra de los machos, también se puede usar una sonda urinaria (fig. 13b).

> *La comprobación de que no se ha dejado ningún urolito en la uretra cobra mayor relevancia en los machos, debido a que la posibilidad de obstrucción uretral es mucho mayor que en las hembras.*

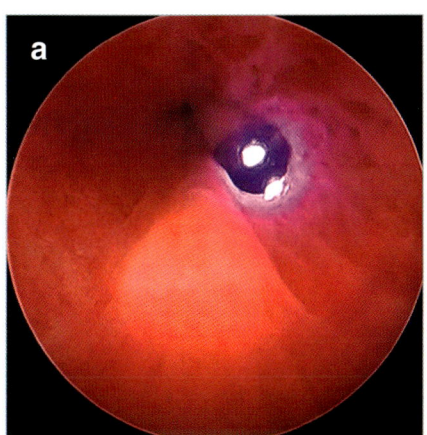
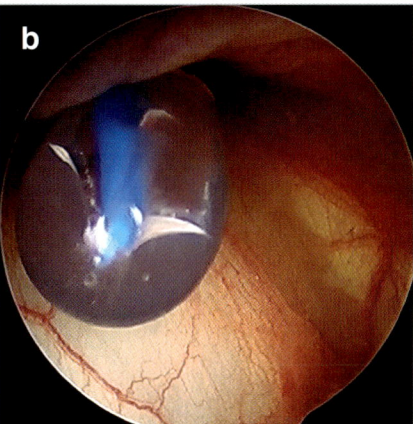

Fig. 13. En función del equipamiento de endourología disponible, la comprobación final de que, además de la vejiga, la uretra está exenta de cálculos se puede hacer con endoscopio flexible, mediante el cual se observa la punta del endoscopio flexible accediendo de manera retrógrada (a) o con sonda uretral (b).

79

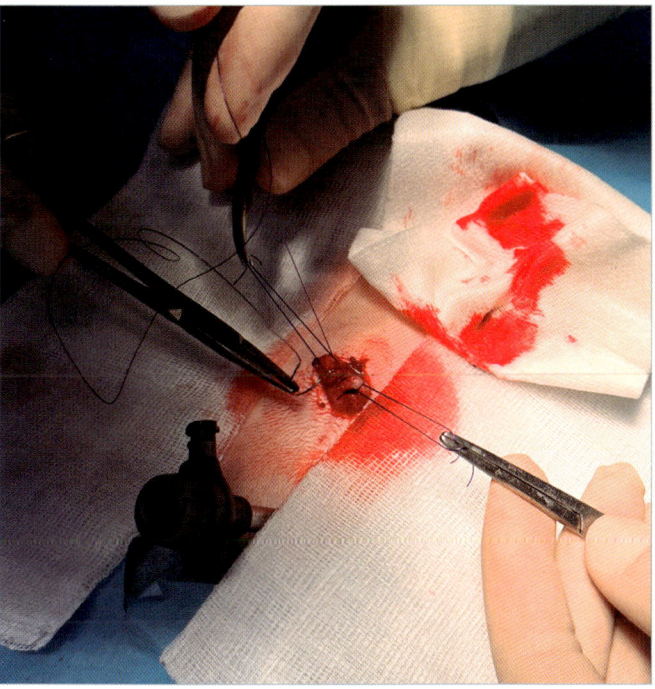

Finalmente se realiza un último lavado desde la sonda o el endoscopio flexible para comprobar el paso del suero salino sin obstrucción.

Se sutura la minicistotomía con sutura absorbible con patrón de aposición sin incluir la lámina mucosa, se retiran los puntos de fijación de la pexia temporal y se reintroduce la vejiga dentro del abdomen (fig. 14).

Se puede comprobar con el laparoscopio el estado del procedimiento intraabdominalmente. Para ello, se cierra T2 con un patrón estándar y a través de T1 se instaura de nuevo el neumoperitoneo para comprobar el campo quirúrgico. Una vez comprobado, se retira T1 y se cierra con un patrón de sutura estándar.

> *La CAL no solo permite la retirada de cálculos de forma mínimamente invasiva, sino también realizar la biopsia local de estructuras anómalas en la vejiga o uretra proximal, o biopsia de espesor completo vesical para estudio histopatológico o para cultivo, en casos de ITU recurrentes.*

Fig. 14. Sutura de la minicistotomía, antes de reintroducir la vejiga en el abdomen.

Pueden darse casos en los que el elevado número de urolitos, alojados en vejiga o en uretra proximal, haga literalmente imposible la retirada de todos los cálculos, con los métodos anteriormente citados, de una forma mínimamente invasiva, efectiva, y con tiempo quirúrgico y coste asequibles. Para estos casos existen dispositivos comerciales que consisten en varios tipos de vaina endoscópica con posibilidad de accesos por vía uretrocistoscopia, cistoscopia asistida o nefroscopia, para aspirar o realizar litotricia de cálculos uretrales, vesicales, renales o ureterales. A través de dicha vaina se introduce la óptica, que, al ser retirada, permitirá traer consigo los cálculos previamente visualizados con la misma y siendo aspirados por el puerto lateral oblicuo de la Y. Este puerto se conecta al aspirador convencional, y ejerce la presión de aspiración negativa (fig. 15).

A través de la vaina también puede realizarse litotricia láser con visión endoscópica y, seguidamente, aspirar del mismo modo los restos sobrantes de los urolitos.

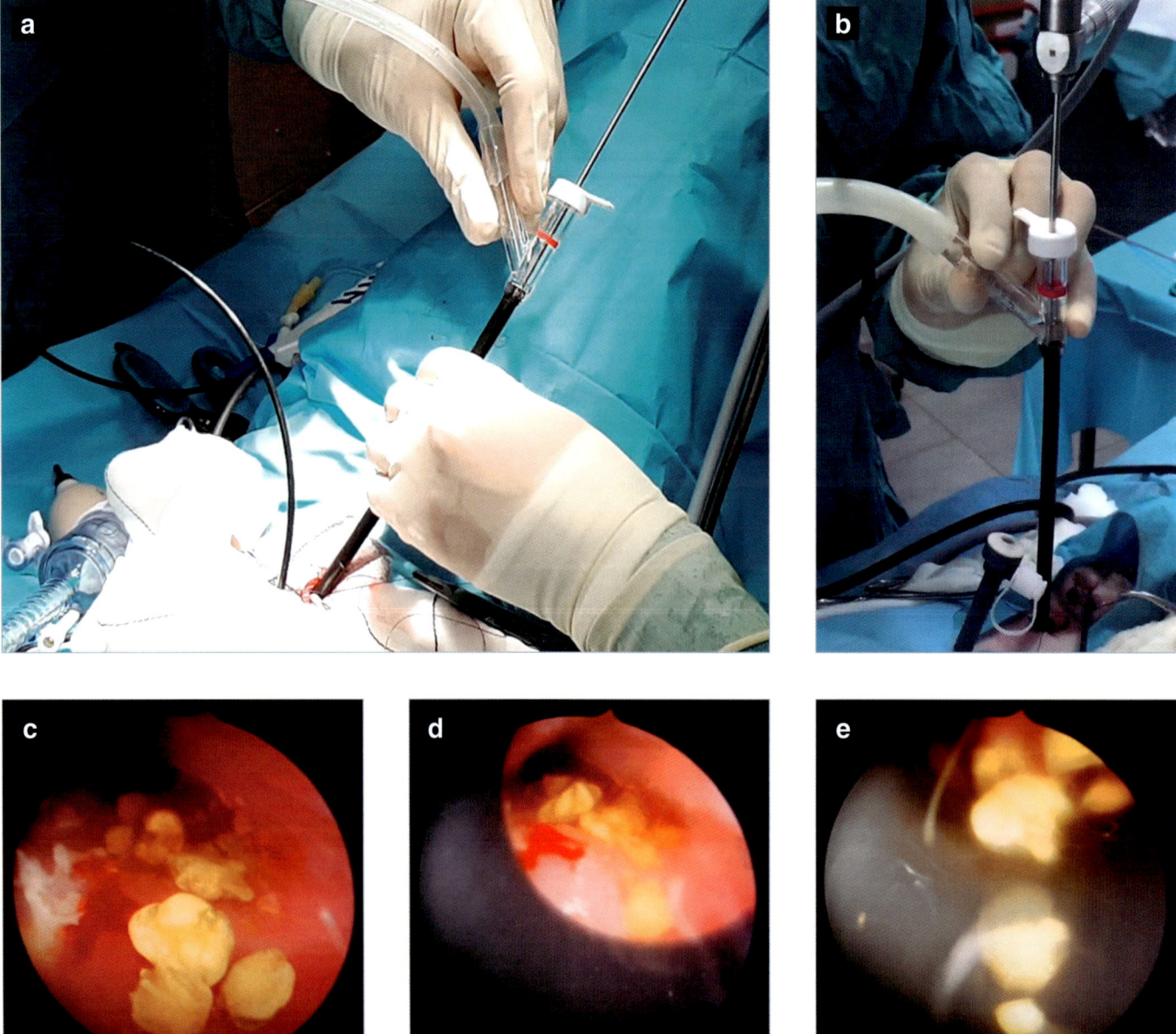

Fig. 15. Secuencia de imágenes externas e internas mediante un sistema que utiliza diferentes vainas. Introducción del dispositivo a través de la incisión de la cistoscopia asistida (a). En este caso, en paciente macho, se ha combinado con litotricia láser con cistoscopia flexible transuretral. En ambos casos el circuito de vacío/aspiración se activa externamente, ocluyendo la ranura en el puerto lateral de la Y. Situación similar sin necesidad de litotricia láser en un caso típico de múltiples cálculos intravesicales (b). El dispositivo permite la normal exploración retrógrada de la vejiga y de la uretra proximal con óptica rígida y de todo el tracto urinario inferior con endoscopio flexible (c). El extremo de la vaina endoscópica se aproxima y selecciona un primer grupo de cálculos (d). Al activar la ranura lateral del puerto lateral de la Y, comienza la aspiración y la óptica se va retirando, al mismo tiempo que se aspiran los urolitos (e).

Resección de pólipos inflamatorios

Los pólipos inflamatorios son las lesiones vesicales no neoplásicas más frecuentes en perros. Son el resultado de cambios inflamatorios asociados a ITU recurrentes o a litiasis vesicales. Se recomienda su resección en los casos donde coexistan con liatiasis vesical, y con ello reducir su carácter proinflamatorio y controlar subsiguientes ITU. Es por ello que, durante el mismo procedimiento anteriormente descrito para la retirada de cálculos asistida por laparoscopia, se puede combinar el procedimiento con la ablación de los pólipos con láser de diodo, introducido a través del canal de trabajo del cistoscopio rígido (fig. 16).

> *En los casos de ablación de pólipos o tumores siempre es recomendable colocar un protector de heridas en la incisión por la que se exteriorizará la vejiga, evitando de esta forma la posible implantación de células tumorales en la pared abdominal.*

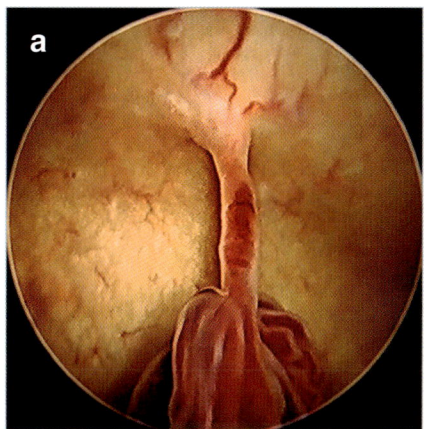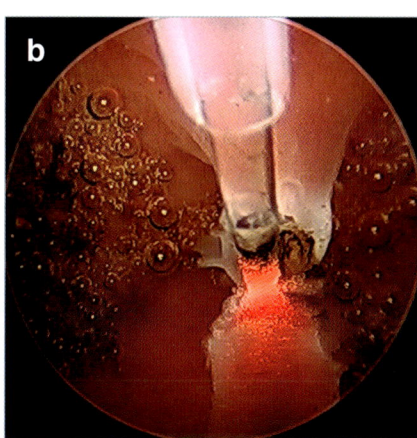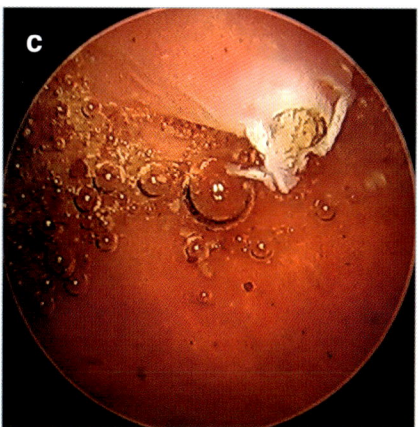

Fig. 16. Resección de un pólipo intravesical asistida con láser de CO_2 durante una cistoscopia asistida por laparoscopia anterógrada.

Posoperatorio

Este procedimiento puede considerarse de carácter ambulatorio con un periodo de hospitalización generalmente corto. Se debe tomar al menos una radiografía abdominal lateral después de la cirugía, mientras el paciente está anestesiado, para confirmar que al menos no hay cálculos radiopacos residuales. En el posoperatorio más tardío, en torno a los 15 días, se puede controlar ecográficamente la presencia de cálculos y el estado de la vejiga y del tracto urinario inferior.

La atención posoperatoria en cuanto a fluidoterapia, analgesia, antiobioterapia y modificación de la dieta no difiere del procedimiento por cirugía abierta. Se aplica fluidoterapia para mantener la función renal y estimular la evacuación de la sangre residual y de fragmentos de cálculos. Para la analgesia, pueden combinarse opiodes y antiinflamatorios no esteroideos en el posoperatorio temprano, o bien continuar solo con opioides varios días después de la cirugía. La antibioterapia debe establecerse en función de las pruebas de sensibilidad a partir del cultivo de orina. Aun así, algunas referencias describen un protocolo basado en cefalexina intravenosa preoperatoria y cefalexina oral posoperatoria durante 5 días. La modificación de la dieta es un aspecto clave para disminuir la recurrencia de las litiasis de tipo crónico. El análisis de los cálculos retirados dará información cuantitativa (composición porcentual) y cualitativa (tipo de mineral) de los mismos, y esta servirá de guía al veterinario para recomendar una dieta apropiada.

El seguimiento del paciente coordinado entre el veterinario y el tutor es fundamental para evitar recurrencias. Por eso, en los casos con litiasis crónica hay que aconsejar al tutor que permanezca alerta ante signos de disuria o de obstrucción urinaria. También se recomiendan análisis de orina y cultivos bacteriológicos periódicos en pacientes con antecedentes de ITU, además de controles radiográficos o ecográficos periódicos.

Posibles complicaciones

La CAL es un procedimiento con una baja tasa de complicaciones y efectivo en cuanto a resultados satisfactorios, siempre que se disponga de la máxima variedad de equipos e instrumental de laparoscopia y de endourología.

■ Una de las complicaciones que se deben considerar es la realización de una pexia vesical a la pared abdominal incorrecta, que dejase espacios libres que permitieran acceder a la orina al interior de la cavidad. Pero esta fijación tampoco debe ser excesiva; es decir, tiene que haber un equilibro para no provocar isquemia vesical. Más infrecuente, pero no inesperada, es la posibilidad de que se produzca una infección o seroma en el punto de exteriorización de la vejiga.

■ Otras complicaciones: puede ser que no se recuperen todos los urolitos, o que aparezca una hematuria transitoria, en torno a los 3 días de duración, o signos leves de disuria o estranguria e incluso incontinencia urinaria.

■ Dificultad para localizar y manipular la vejiga debido a adherencias por cistotomías anteriores (fig. 17). También pueden encontrarse vejigas con la pared hipertrofiada a causa de cistitis recurrentes previas, que dificultan su manipulación y exteriorización.

■ La dimensión (área) de la vejiga exteriorizada debe ser equilibrada con respecto a la minilaparotomía donde se vaya a fijar temporalmente. De lo contrario, demasiado tejido vesical en un orificio pequeño "estrangularía" el riego vesical durante el procedimiento, dando lugar a isquemia y cianosis.

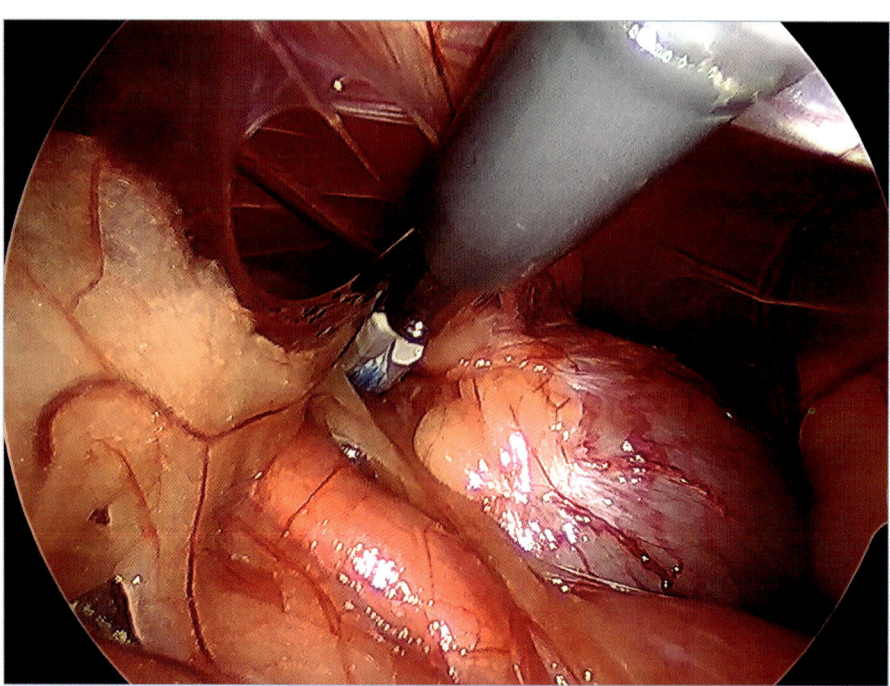

Fig. 17. Presencia de adherencias vesicales con la línea media, intestino y epiplón, a causa de cirugías previas a cielo abierto para extraer urolitos.

Incontinencia urinaria

Francisco Julián Pérez Duarte, Maurici Batalla Olivé, Jorge Gutiérrez del Sol, Miguel Ángel Sánchez Hurtado

Índice de presentación

Etiología, signos clínicos y diagnóstico

La incompetencia del esfínter uretral es la principal causa de incontinencia en perras, con una incidencia del 1-10 % después de la esterilización, ya que los estrógenos desempeñan un papel importante en el tono del esfínter uretral. Los machos también pueden presentar esta patología, pero exhiben una menor clínica, ya que la próstata ejerce cierto efecto de esfínter. Algunos animales con ectopia ureteral también tienen una incompetencia concomitante del esfínter uretral, de modo que en muchos casos la incontinencia persiste incluso después de la corrección quirúrgica de la ectopia.

La incontinencia urinaria en las hembras de la especie canina, principalmente, es una patología relativamente común que conlleva una disminución en la calidad de vida del animal y del tutor. Una pérdida involuntaria de orina durante un periodo prolongado de tiempo causará que el área de la piel donde se produce esté siempre húmeda. Esto inducirá al animal a lamer la zona para intentar limpiarla, y junto con el efecto irritante de la orina, provocará dermatitis, úlceras e infecciones cutáneas. Asimismo, también se favorecen las infecciones ascendentes del tracto urinario, que para los tutores son un problema grave añadido, e incluso sanitario, ya que será necesaria una limpieza diaria exhaustiva de la casa y los espacios físicos donde tienen lugar las pérdidas de orina.

El proceso de diagnóstico de la incontinencia urinaria en perras implica una evaluación exhaustiva que abarca la historia clínica, el examen físico, análisis sanguíneos, análisis de orina y cultivo urinario, pruebas de diagnóstico por imagen (radiografías simples y, en ocasiones, de contraste, ecografía) y, en algunos casos, estudios avanzados.

La recopilación de una historia clínica detallada es esencial para identificar el inicio, la duración y la naturaleza de la incontinencia. Los tutores deben proporcionar información sobre la frecuencia y el volumen de las pérdidas de orina, así como sobre factores desencadenantes, como la actividad física o la posición corporal. Además, se debe tener en cuenta la historia reproductiva, la edad y cualquier tratamiento médico previo. También es importante una descripción detallada del comportamiento de micción normal del animal (fuera de los momentos de incontinencia): posicionamiento, frecuencia y aspecto y olor de la orina. El examen físico permitirá identificar posibles anomalías en el tracto urinario, así como evaluar la salud general del animal.

El diagnóstico de la incontinencia urinaria en perras engloba una combinación de historia clínica, examen físico y pruebas diagnósticas. La identificación precisa de la causa subyacente de la incontinencia es crucial para desarrollar un plan de tratamiento efectivo que mejore la calidad de vida tanto de las perras como de sus tutores.

Las pruebas diagnósticas desempeñan un papel clave para la confirmación y caracterización de la incontinencia urinaria en perras. Entre las pruebas más habituales se encuentran:

- Análisis y cultivo de orina: el análisis químico y microscópico de la orina puede proporcionar información valiosa sobre la salud del tracto urinario. El cultivo permite identificar la presencia de infecciones urinarias que podrían estar contribuyendo a la incontinencia, ya que estas pueden causar irritación y debilidad de los músculos de la vejiga.

- Hematología y bioquímica general: ayudan a excluir la presencia de patologías concomitantes y a investigar posibles complicaciones de la incontinencia (p. ej.: pielonefritis). Además, pueden proporcionar pistas sobre ciertas enfermedades que originan la aparición de un síndrome poliuria/polidipsia que podría estar agravando el cuadro.

- Radiografías (simples y de contraste), ecografía y tomografía computarizada: las pruebas de imagen del tracto urinario pueden revelar anomalías estructurales, como cálculos, tumores o malformaciones congénitas (ectopia ureteral), que podrían estar causando la incontinencia.

- Estudios de urodinamia en las situaciones en las que el diagnóstico no es claro o en casos de incontinencia refractaria al tratamiento. Con esta técnica se evalúa la función de la vejiga y la uretra al medir la presión y el flujo urinario durante la micción. También pueden realizarse endoscopias o estudios de resonancia magnética en casos seleccionados.

- La cistoscopia puede proporcionar una información valiosa, ya que permite visualizar el interior del tracto urinario para identificar, e incluso resolver, malformaciones, y tomar muestras de tejido para su estudio histológico y cultivo (fig. 1).

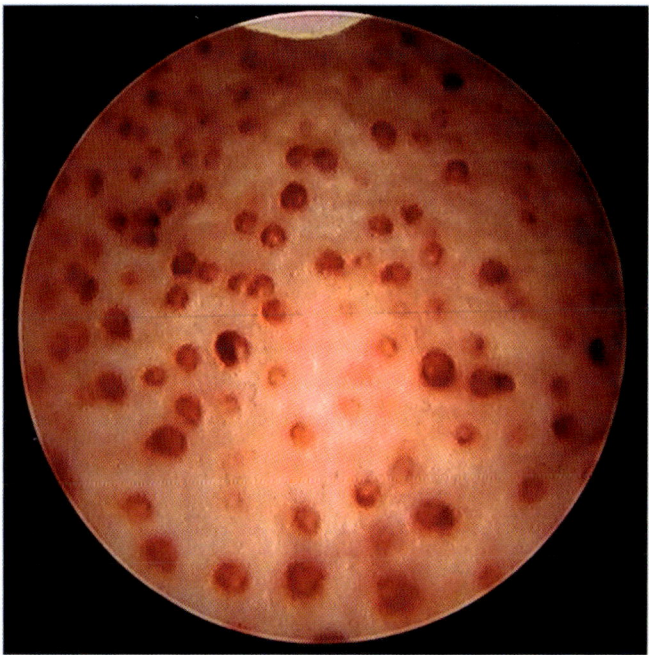

Fig. 1. Imagen de cistoscopia donde se aprecia una cistitis muy evidente. El paciente presentaba incontinencia urinaria por incompetencia del esfínter uretral.

Tratamiento y selección de los casos

El tratamiento médico de la incontinencia urinaria con agonistas adrenérgicos α o estrógenos, de forma directa o indirecta, aumenta el tono del esfínter uretral, logrando tasas de continencia en el 50-90 % de los casos. Sin embargo, aún existe un porcentaje significativo de animales refractarios a estos tratamientos. Además, estos fármacos provocan efectos secundarios indeseables, como falta de apetito, malestar gastrointestinal, letargo o agresividad.

Dentro del tratamiento quirúrgico se han descrito varias técnicas tradicionales para corregir la incontinencia urinaria, como la colposuspensión, la cistouretropexia o la banda transpélvica. El objetivo de estos procedimientos es aumentar la presión alrededor de la uretra mediante compresión directa o reposicionar el esfínter de la vejiga a una posición más craneal. Los resultados a largo plazo de estas técnicas son muy variables, logrando continencia en el 14-70 % de los casos, por lo que un alto porcentaje de animales sigue siendo incontinente o requiere un tratamiento médico continuo. Por esta razón, más recientemente se ha descrito el uso de dispositivos o implantes como la cinta vaginal transobturadora, la inyección de agentes de relleno (colágeno o teflón) o la implantación de un esfínter uretral artificial (AUS, por sus siglas en inglés).

La inyección de colágeno en la submucosa uretral ha mostrado muy buenos resultados a corto plazo, pero la mayoría de los animales experimentan recaídas en menos de 2 años, lo que hace necesario repetir el procedimiento. Con la cinta vaginal transobturadora, se logran tasas de continencia en el 40 % de los animales tratados y en un 80 % de los casos si se combina con terapia médica.

El AUS es un dispositivo de silicona que se coloca quirúrgicamente alrededor de la uretra y puede inflarse gradualmente después de la operación a través de un puerto subcutáneo (fig. 2). De esta manera, se realiza una compresión progresiva de la uretra hasta lograr la continencia. Existen varios estudios en los que la implantación de este dispositivo mediante cirugía abierta ha mostrado muy buenos resultados a medio y largo plazo, con complicaciones mínimas.

La colocación del AUS está indicada en las siguientes situaciones:

- Animales con incompetencia del mecanismo del esfínter uretral, ya sea congénita o adquirida, que no responden al tratamiento médico.
- Animales con ectopia ureteral en los que persiste la incontinencia urinaria después de la cirugía correctiva del uréter ectópico.
- Animales en los que otras técnicas quirúrgicas para el tratamiento de la incompetencia del mecanismo del esfínter uretral han fracasado.

Por el contrario, se desaconseja su implantación en los siguientes casos:

- La principal contraindicación para esta técnica se encuentra en animales con incontinencia causada por cistitis recurrente o infecciones del tracto urinario (fig. 1). En estos casos, se debe tratar la infección, y el AUS solo se debe implantar cuando la incontinencia persiste después de obtener un cultivo de orina negativo.
- En animales con incontinencia debido a la ectopia ureteral, esta se debe corregir quirúrgicamente primero, y el AUS se debe implantar solo si la incontinencia persiste después de la cirugía.
- Al igual que en cualquier procedimiento laparoscópico, los pacientes que están hemodinámicamente inestables o con alto riesgo anestésico tampoco son buenos candidatos.

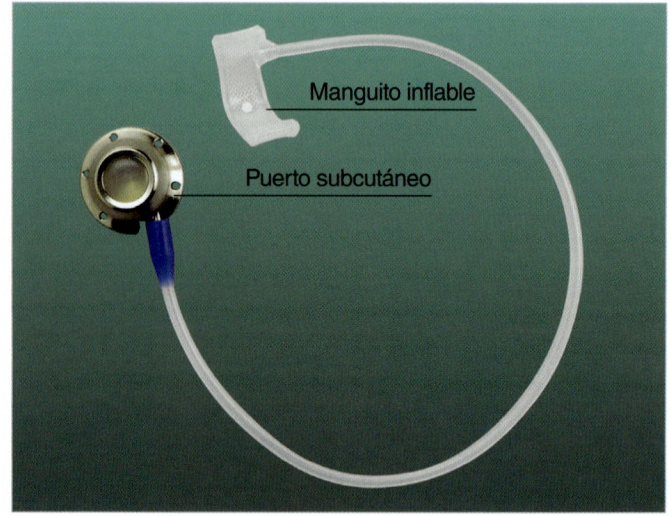

Manguito inflable

Puerto subcutáneo

Fig. 2. Detalle del dispositivo AUS.

Recuerdo anatómico

La vejiga de la orina es un órgano hueco y distensible, situada en la región caudal de la cavidad peritoneal. Es responsable del almacenamiento de la orina, que le llega desde los riñones a través de los uréteres, hasta su expulsión del organismo a través de la uretra. Los uréteres se insertan en la vejiga en el llamado trígono vesical. El esfínter vesical, también conocido como esfínter uretral interno, es un músculo circular ubicado en la unión entre la uretra y la vejiga. Este músculo es crucial para mantener la continencia urinaria y evitar la pérdida involuntaria de orina.

Para la implantación de un AUS por laparoscopia es necesario reconocer perfectamente diversas estructuras anatómicas. Al inicio de la intervención, la vejiga urinaria se debe exponer, junto con el ligamento medial de la vejiga y sus dos ligamentos laterales. En algunos animales, dependiendo de la cantidad de grasa que tengan, también se pueden identificar los vasos ilíacos y los uréteres. También es conveniente localizar el colon y el útero o el muñón uterino (en caso de hembras).

Una vez que se haya abierto la fascia visceral de la pelvis, se debe identificar la uretra, con su tejido periuretral, el trígono de la vejiga y la entrada de ambos uréteres en la vejiga (fig. 3).

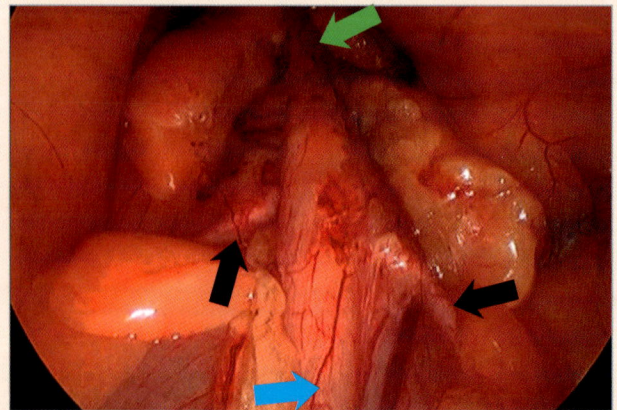

Fig. 3. Las referencias anatómicas más importantes para esta cirugía son: ambos uréteres (flechas negras), la vejiga de la orina (flecha azul) y la uretra (flecha verde).

Implantación laparoscópica de un esfínter uretral artificial (AUS)

Aspectos quirúrgicos generales

Preparación del paciente

Previa intervención quirúrgica es necesario realizar cultivos de orina e instaurar terapia antibiótica en caso de que resulten positivos.

El paciente debe estar en ayuno de sólidos durante 12 horas antes de la cirugía. Se recomienda sondar la vejiga una vez inducida la anestesia para vaciarla de orina y poder movilizarla más fácilmente durante el procedimiento.

El depilado del abdomen debe ser similar al de la colocación de un AUS por abordaje convencional, ya que siempre hay que estar preparados para una rápida conversión a intervención abierta. En la técnica laparoscópica se debe, además, ampliar el área depilada desde el xifoides hasta el pubis y la región de la musculatura paravertebral en ambos lados. El abdomen se cubre con paños estériles y se prepara de forma aséptica.

Posicionamiento del paciente y de los equipos

El animal se coloca en decúbito dorsal en la mesa con una inclinación de 20° (posición Trendelenburg poco forzada), lo que desplaza los intestinos cranealmente y, por lo tanto, aporta más espacio en la cavidad pélvica.

La torre de laparoscopia se coloca en la base de la mesa de operaciones, con el cirujano principal en el lado izquierdo del paciente y el asistente en el lado derecho (fig. 4).

Colocación de los trocares

Aunque tres trocares podrían ser suficientes para realizar la técnica, los autores recomiendan colocar un cuarto trocar para retraer cranealmente la vejiga durante el procedimiento.

El neumoperitoneo se crea mediante técnica abierta, reduciendo así el riesgo de lesionar los órganos internos y los grandes vasos del abdomen. El trocar para la óptica, de 5 mm (T1), se dispone en la línea media a nivel del ombligo o ligeramente lateral a la línea media para evitar el ligamento falciforme. A continuación, se establece el neumoperitoneo a una presión de 8-10 mmHg. Bajo visión laparoscópica, se colocan otros dos trocares de manera simétrica en la pared abdominal izquierda y derecha, caudales al ombligo y creando un área triangular con el trocar de la óptica. El trocar colocado en el lado derecho del abdomen es de 5 mm (T2), mientras que el trocar del lado izquierdo es de 10 mm (T3). Además, se coloca otro puerto adicional de 3 mm (T4) en el lado derecho del abdomen, lateral al trocar de 5 mm. Este cuarto puerto se utiliza para introducir una pinza de 3 mm para retraer la vejiga cranealmente, mejorando la visualización de la uretra (fig. 5).

> *El trocar T3 es de 10 mm porque a través de esta incisión se introduce el manguito del AUS en la cavidad abdominal y al finalizar la intervención en ese punto se fijará a la pared abdominal el puerto subcutáneo.*

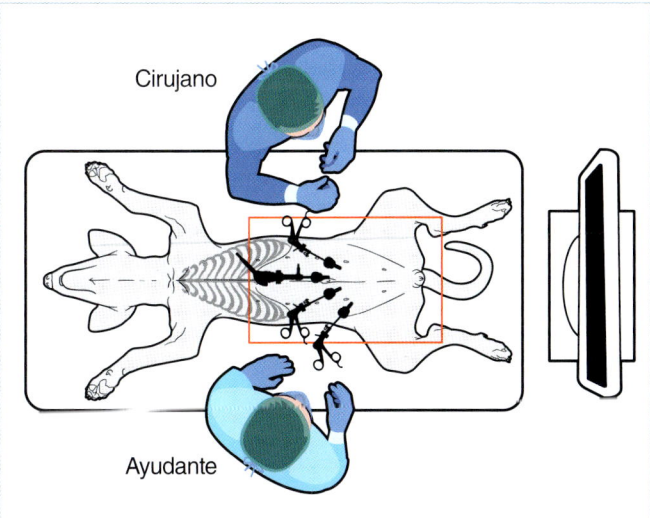

Fig. 4. Posicionamiento del paciente y de los equipos para la implantación laparoscópica de un esfínter uretral artificial.

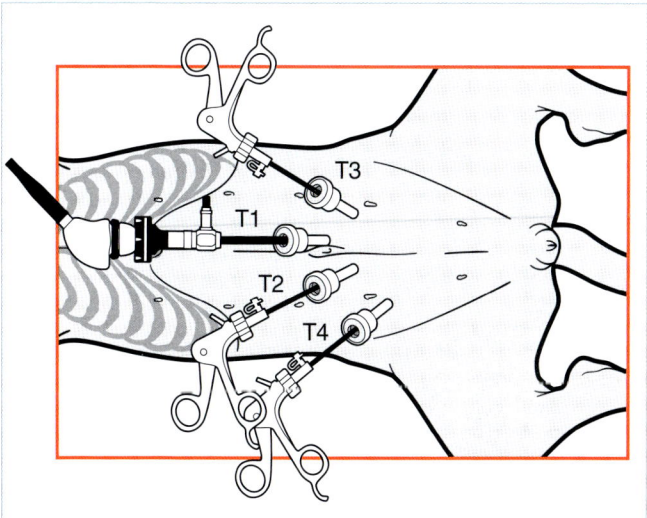

Fig. 5. Colocación de los trocares para la implantación laparoscópica de un esfínter uretral artificial.

Técnica quirúrgica

Dificultad técnica					

Ver vídeo 1
Implantación laparoscópica de un AUS

La inclinación de la mesa quirúrgica, en Trendelenburg de 20°, hará que los intestinos se desplacen cranealmente, pudiendo visualizar la vejiga en la región pélvica de la cavidad abdominal (fig. 6). Utilizando un dispositivo de sellado de vasos o una tijera monopolar, se secciona el ligamento vesical medio hasta exponer la uretra proximal (fig. 7). Para mejorar la visualización de la uretra pélvica, la vejiga se retrae cranealmente con una pinza de 3 mm (fig. 8). Antes de comenzar la disección de la uretra, es esencial identificar la entrada de los uréteres en el trígono vesical para evitar lesiones inadvertidas de estos durante las maniobras (fig. 3).

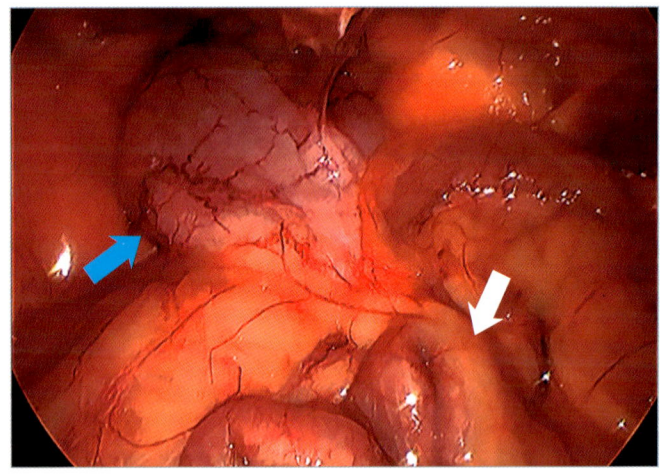

Fig. 6. Imagen laparoscópica de la vejiga de la orina (flecha azul) una vez que los intestinos (flecha blanca) se han retraído gracias a la posición Trendelenburg de la mesa quirúrgica.

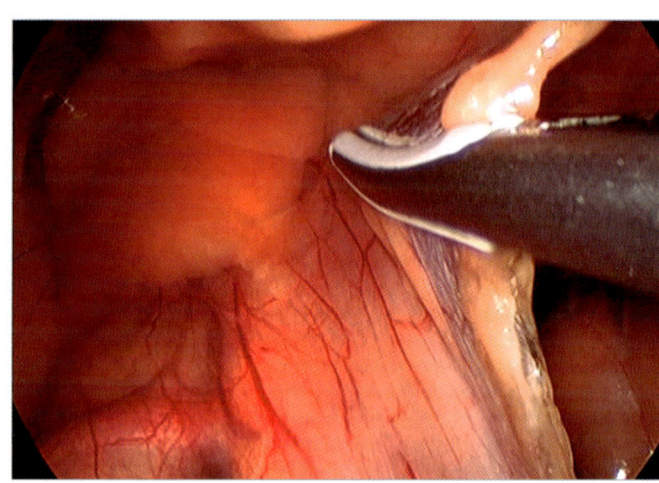

Fig. 7. Sección del ligamento vesical medio con un sellador vascular para exponer la uretra proximal.

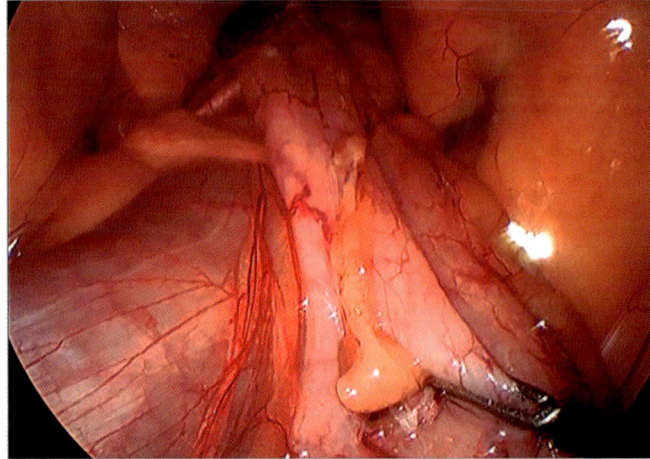

Fig. 8. Retracción craneal de la vejiga de la orina con una pinza de agarre de 3 mm para mejorar la visualización de la uretra pélvica.

En algunos animales es necesario disecar la grasa alrededor del trígono para identificar claramente los uréteres y la uretra (fig. 9). Con el fin de evitar sangrados que dificulten la visión de la anatomía, se debe realizar una correcta hemostasia de los pequeños vasos que se encuentran en esta zona. Para ello, se puede emplear un sellador vascular, alejando la pinza de la uretra para evitar el riesgo de daños térmicos (fig. 10). La uretra proximal, caudal a los uréteres, se aísla mediante disección roma del tejido conjuntivo periuretral con tijeras, disector de Maryland y disector de ángulo recto (fig. 11). Así, se crea una ventana de aproximadamente 2 cm alrededor de la uretra proximal, caudal a los uréteres y al trígono de la vejiga, mediante la cual se evita lesionar la uretra o el colon durante la disección (fig. 12).

 Antes de comenzar la disección de la uretra, es esencial identificar la entrada de los uréteres en el trígono para prevenir lesiones inadvertidas de estos durante las maniobras.

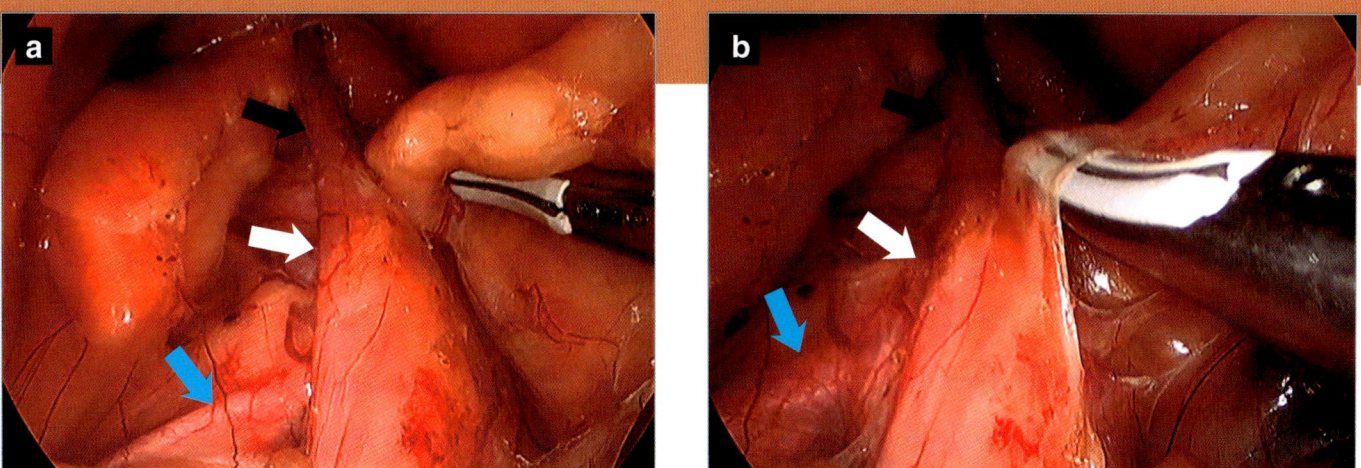

Fig. 9. Disección de la grasa alrededor del trígono vesical (flecha blanca) para identificar claramente los uréteres (flecha azul) y la uretra (flecha negra).

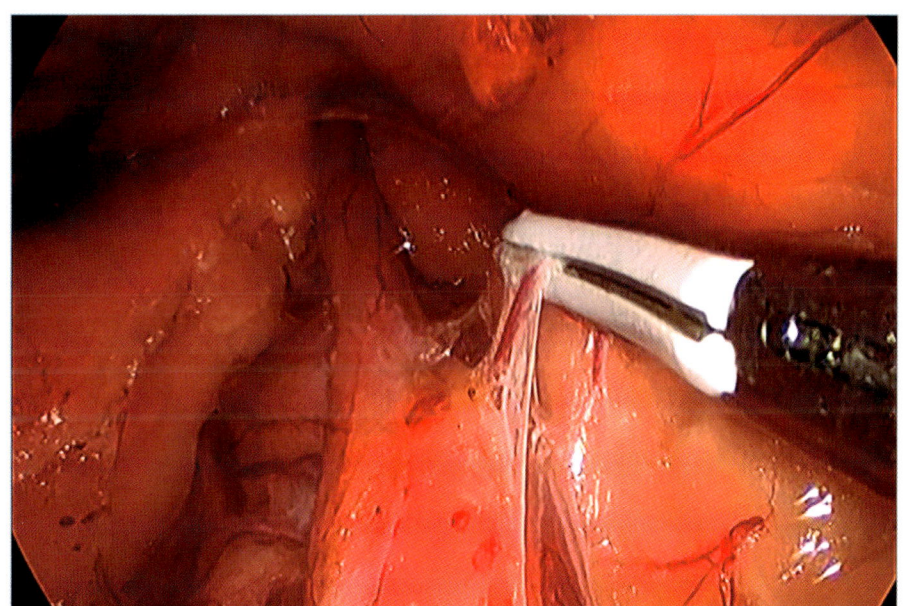

Fig. 10. Disección y sellado de los pequeños vasos de la grasa periuretral.

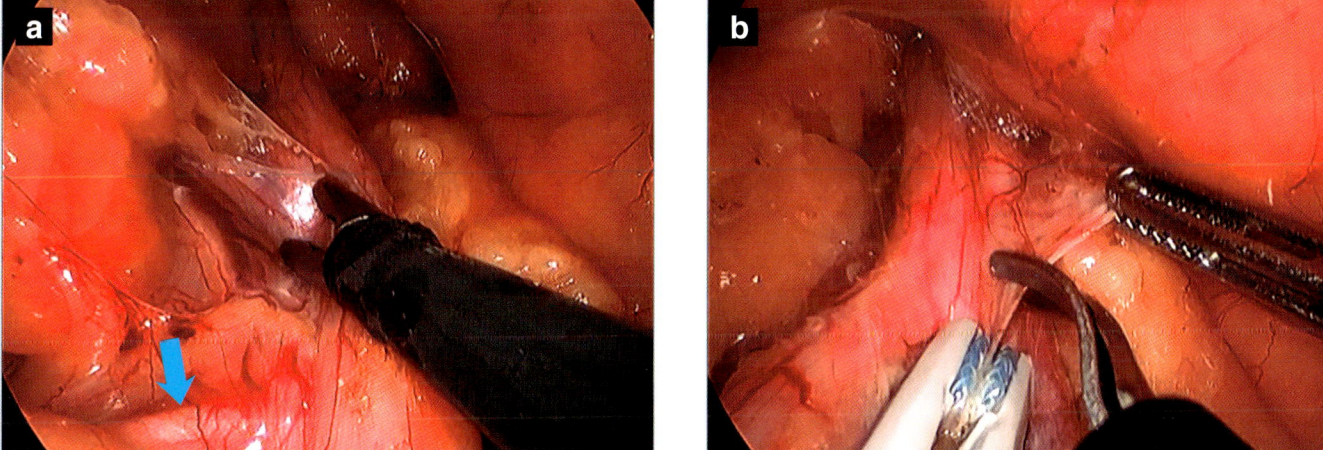

Fig. 11. Disección roma y corte del tejido conjuntivo lateral a ambos lados de la uretra proximal, caudal a los uréteres (flecha azul).

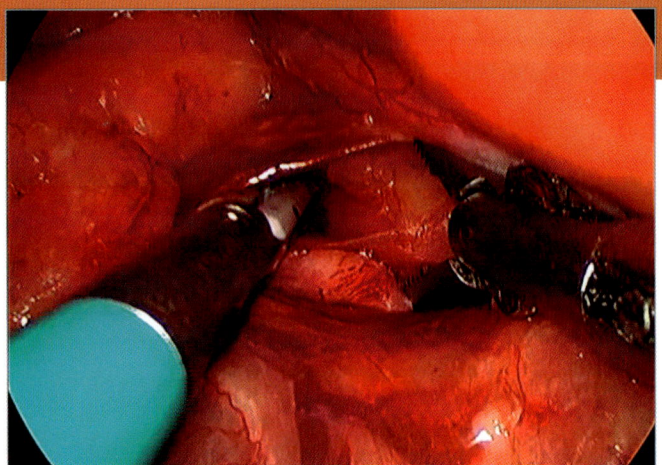

Fig. 12. Creación de una ventana de 2 cm alrededor de la uretra proximal.

> *La longitud del manguito del AUS debe ser ligeramente superior que el perímetro externo de la uretra, para causar compresión solo cuando el manguito esté inflado.*

Para elegir el tamaño correcto del implante, se mide la circunferencia externa de la uretra, que se estima midiendo la longitud de un hilo de sutura enrollado alrededor de la uretra (fig. 13). El manguito inflable del AUS está disponible en diferentes diámetros de lumen (4, 6, 8, 10, 12, 14 y 16 mm) y dos anchuras de las alas del manguito (11 y 14 mm). Existen dos formas de seleccionar el tamaño adecuado del AUS. La primera es dividiendo la medida de la circunferencia uretral en un 50 %. Por ejemplo, si la circunferencia de la uretra es de 20 mm, se elige un dispositivo de 10 mm. La segunda forma de elegir el tamaño del AUS es comparando el hilo de sutura, que se pasó alrededor de la uretra, y la longitud del manguito del AUS, para asegurarse de que el manguito tenga una circunferencia igual o mayor que la uretra pélvica.

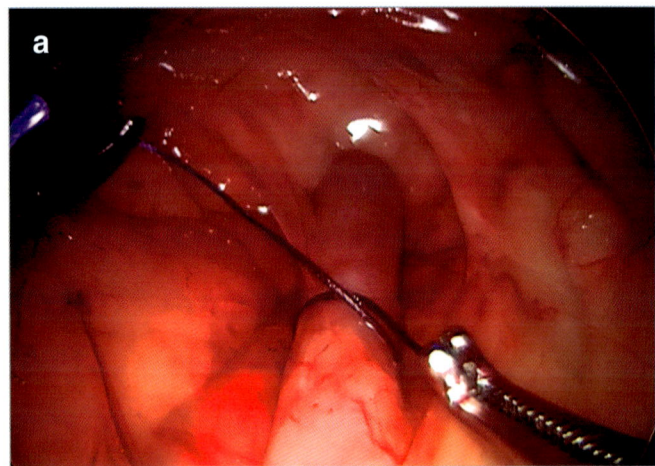
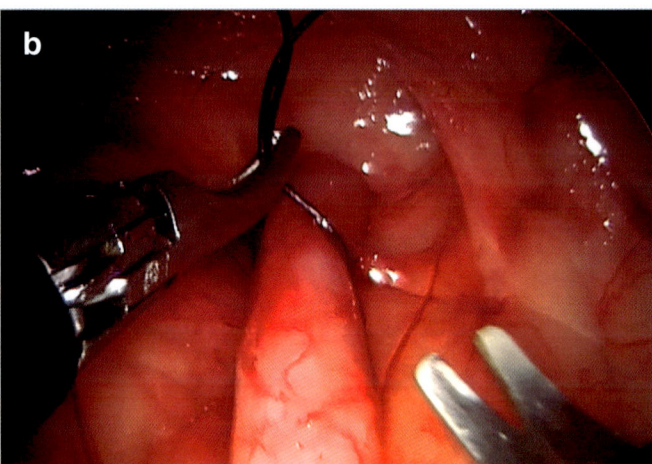

Fig. 13. Paso de un hilo alrededor de la uretra (a) y corte del mismo para saber su longitud y estimar así el diámetro de la uretra en ese punto (b).

Fuera del paciente, se enhebra un hilo de polipropileno o nailon de 2-0 USP a través del ojal del manguito del AUS más cercano a la unión con el tubo de insuflación. A continuación, se retira el trocar de 10 mm y se introduce el manguito oclusor del AUS en el abdomen, a través de la incisión del trocar. El trocar de 10 mm se coloca nuevamente y se restablece la presión intraabdominal de CO_2 (fig. 14). Con una pinza de sujeción atraumática se pasa el extremo libre del manguito del AUS alrededor de la uretra, a través de la ventana creada (fig. 15). Durante esta maniobra, resulta útil retraer la vejiga craneal y lateralmente con la pinza de 3 mm para visualizar mejor la ventana uretral.

El manguito se cierra alrededor de la uretra pasando el extremo libre del hilo de sutura a través del ojal opuesto del manguito, de caudal a craneal (fig. 16). En opinión de los autores, esta es probablemente una de las partes más dificultosas del procedimiento debido a que el diámetro del ojal es estrecho en comparación con el hilo y es muy difícil lograr un buen ángulo con los instrumentos para introducir el hilo a través del ojal.

> *Enhebrar el hilo de sutura laparoscópicamente a través del ojal del manguito resulta muy difícil. Como alternativa, es posible pasar, fuera del paciente, dos suturas independientes de calibre 2-0 USP a través de cada uno de los ojales del manguito, para reducir de esta manera la dificultad de la maniobra (fig. 17).*

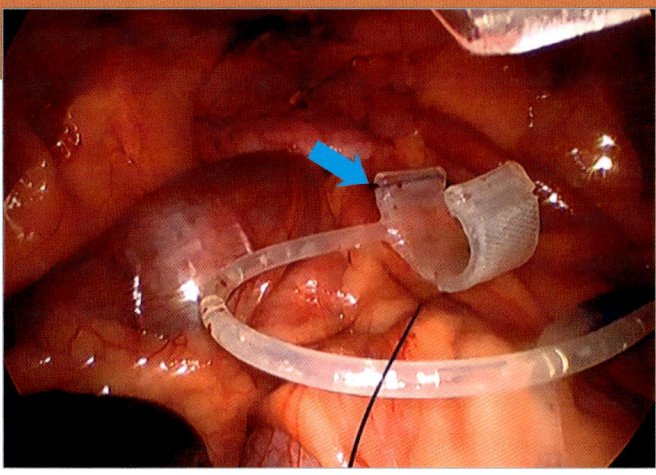

Fig. 14. Introducción del AUS en el interior del abdomen a través de la incisión del trocar de 10 mm. Puede observarse cómo el hilo de sutura ya está enhebrado a través del ojal del manguito más cercano al tubo de insuflación (flecha azul).

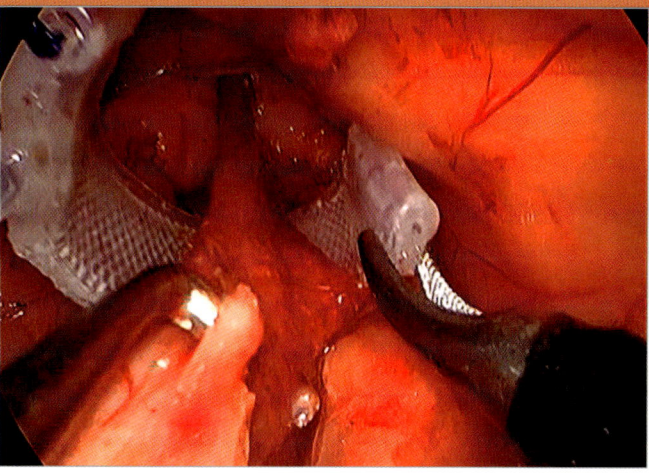

Fig. 15. Con la vejiga retraída cranealmente, el extremo libre del manguito del AUS se pasa alrededor de la uretra, a través de la ventana creada previamente.

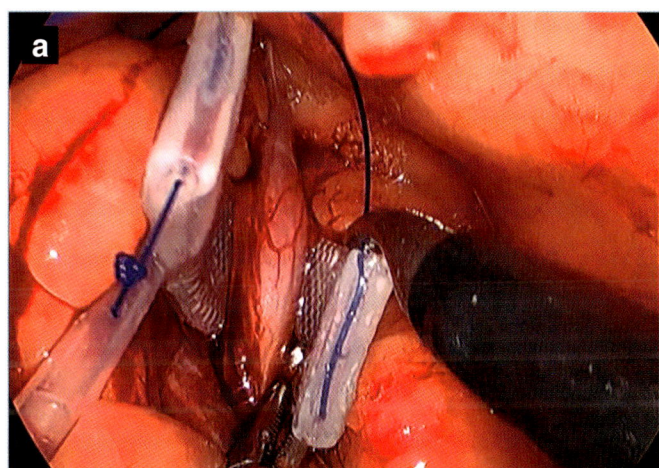

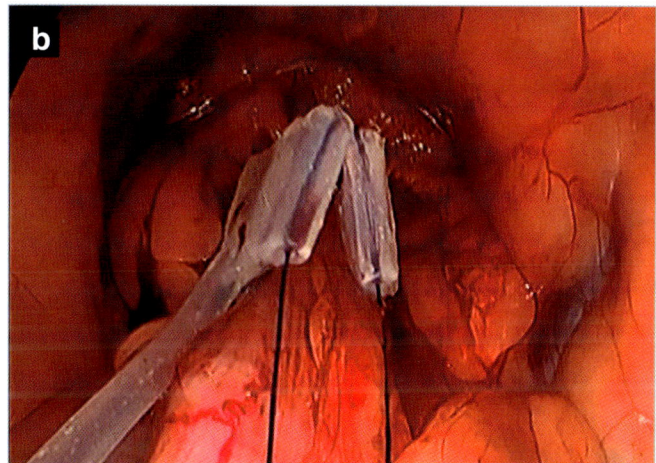

Fig. 16. El extremo libre del hilo de sutura se pasa a través del lado opuesto del ojal del manguito, de caudal a craneal (a). De esta manera, el manguito se cierra alrededor de la uretra (b).

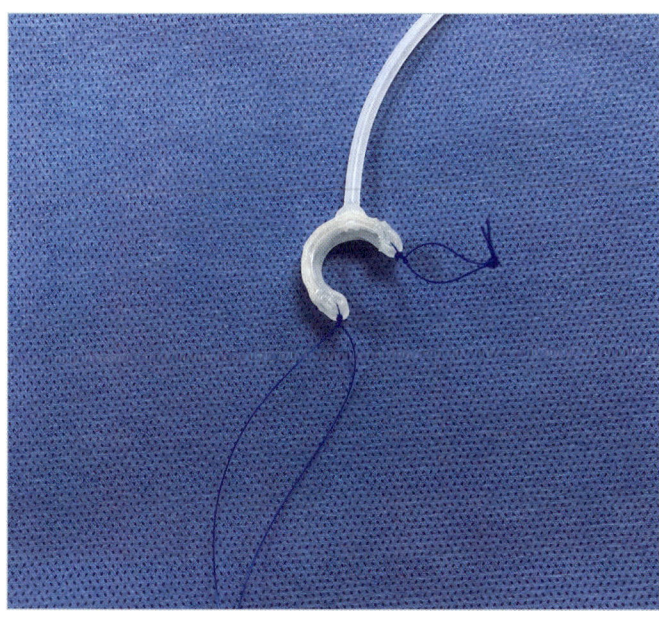

Fig. 17. Fuera del paciente, se pasan dos suturas independientes a través de cada ojal del manguito. *Imagen cortesía del Dr. Felipe Lillo Araya.*

89

Una vez que el manguito se ha pasado alrededor de la uretra, ambos hilos se aseguran mediante la aplicación de dos clips endoscópicos (fig. 18a) y anudado intracorpóreo, para evitar que los clips se deslicen (fig. 18b).

A continuación, se recupera el extremo libre del tubo de insuflación de la cavidad abdominal, a través de la incisión del trocar de 10 mm (fig. 19), que se amplía 4-5 cm. La pared abdominal lateral a esta incisión se diseca de forma roma entre el tejido subcutáneo y la fascia muscular ventral, creando un bolsillo para el puerto de inyección. Es importante que el puerto de inyección no quede situado justo debajo de la sutura de la piel para evitar que la posible fibrosis cicatricial dificulte las futuras inyecciones de suero.

El tubo de insuflación se corta a una longitud adecuada para evitar la tensión o torsión del tubo (fig. 20) y el sistema AUS se purga con solución salina estéril (0,9 % NaCl) para eliminar todo el aire. Esto se realiza insertando un catéter largo de calibre 22 F en la luz del tubo de insuflación, llenando retrógradamente el tubo con la solución salina. El puerto subcutáneo también se purga con solución salina estéril para eliminar todo el aire. El extremo del tubo de insuflación se acopla al conector del puerto de inyección, cubriendo esta unión con la envoltura azul de silicona suministrada por el fabricante del dispositivo. Esta cubierta azul refuerza la conexión del puerto y el tubo de insuflación del AUS para evitar dobleces, fugas o desconexiones. Finalmente, el puerto de infusión se ancla a la fascia superficial de la pared abdominal con sutura no absorbible monofilamento de 2-0 USP, utilizando todos los agujeros alrededor del perímetro del puerto (fig. 21), y las incisiones de los trocares se cierran rutinariamente.

 El manguito del AUS no debe inflarse en el momento de la intervención ni en el periodo posoperatorio inmediato.

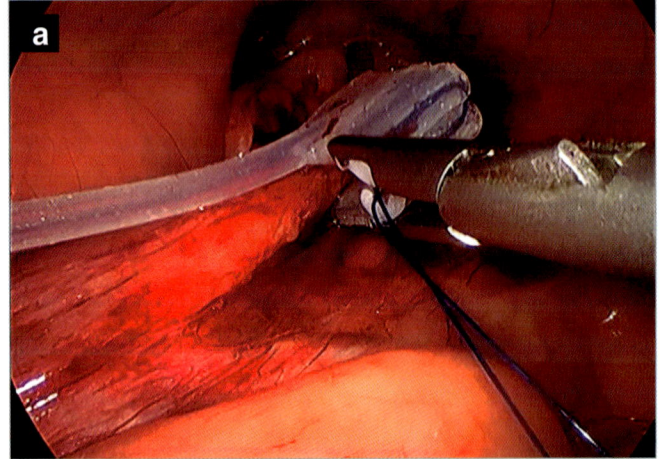
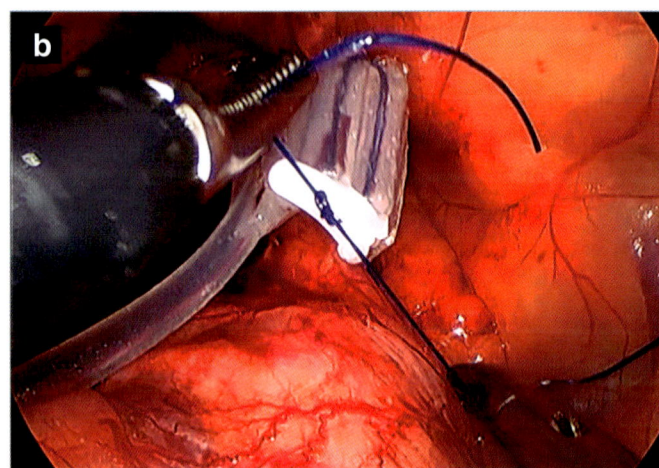

Fig. 18. El AUS se mantiene cerrado alrededor de la uretra al colocar dos endoclips a través del hilo de sutura (a). Se realiza un nudo intracorpóreo para evitar que los clips se deslicen (b).

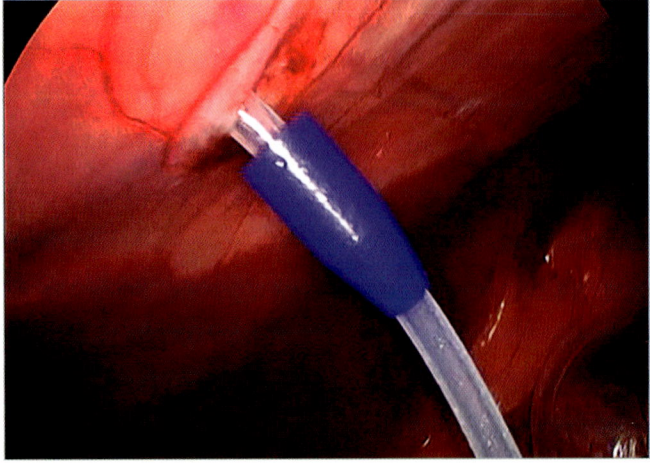
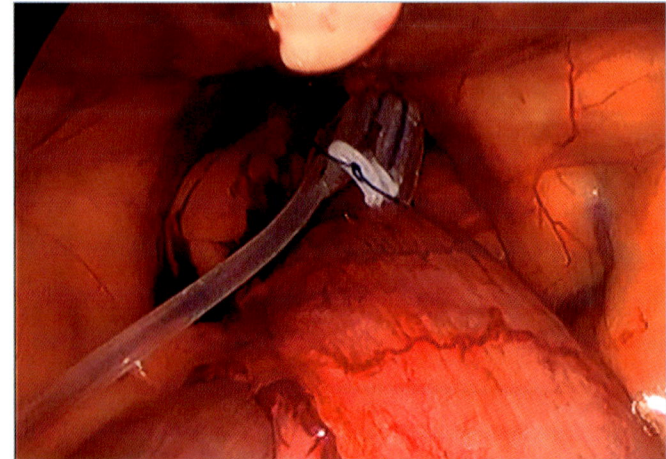

Fig. 19. El extremo libre del tubo de insuflación se recupera de la cavidad abdominal a través de la incisión de T3 (10 mm) ampliada con posterioridad (ver fig. 21).

Fig. 20. El AUS debe permanecer alrededor de la uretra sin tensión ni torsión del tubo de insuflación.

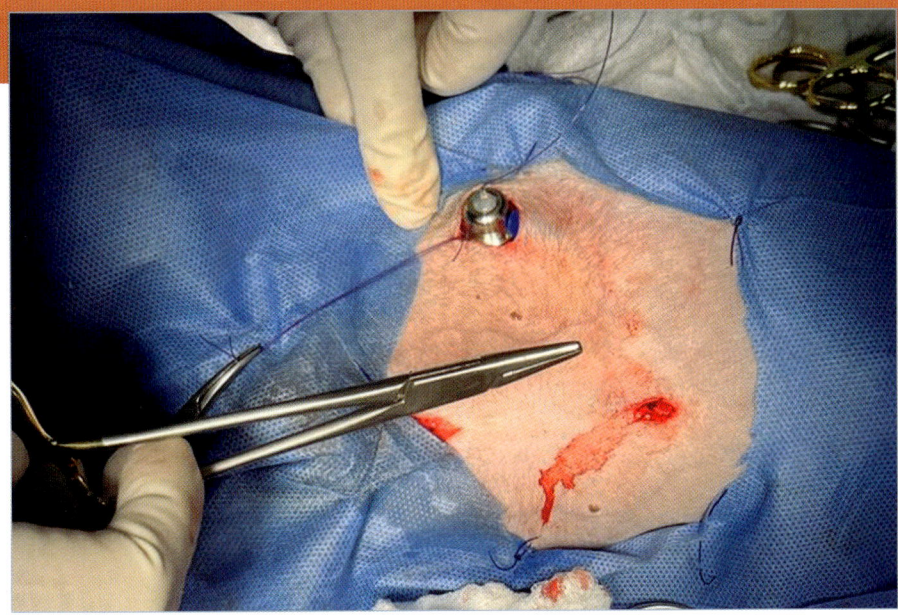

Fig. 21. Una vez ampliada la incisión del trocar T3 en la piel 4-5 cm, se diseca lateralmente el espacio subcutáneo y se fija el puerto de inyección a la fascia muscular mediante puntos simples. *Imagen cortesía del Dr. Felipe Lillo Araya.*

Posoperatorio

Aunque este es un procedimiento mínimamente invasivo que genera menos dolor e incomodidad que la cirugía abierta, se debe garantizar una correcta cobertura analgésica al paciente. Los opioides como la metadona, la buprenorfina o la hidromorfona se pueden utilizar cada 6-12 horas, dependiendo del grado de dolor que presente el animal durante las primeras 24 horas después de la intervención. Durante este periodo, el animal se debe hospitalizar y es imprescindible prestar atención a la posible aparición de signos de obstrucción uretral. Como se mencionó anteriormente, el dispositivo no debe inflarse en el periodo posoperatorio inmediato para permitir la revascularización del tejido periuretral disecado y, por lo tanto, reducir la incidencia de atrofia uretral. A las 24 horas después de la cirugía, si no ha ocurrido ninguna complicación, los animales son dados de alta con analgesia (clorhidrato de tramadol o meloxicam) durante 3-5 días y antibióticos (amoxicilina-ácido clavulánico) durante 5-7 días.

 Tras la intervención quirúrgica, antes de dar el alta al paciente, es necesario cerciorarse de que consigue orinar de forma voluntaria.

Si no hay complicaciones, los animales se reevalúan a las 6 semanas después de la cirugía. Opcionalmente, los animales pueden revisarse a las 2-3 semanas, y aquellos en los que no se haya logrado continencia comenzarán con tratamiento médico para la incontinencia (fenilpropanolamina y/o dietilestilbestrol). En animales en los que se ha logrado la continencia, solo se deben realizar exámenes periódicos. En los pacientes que continúen presentando incontinencia

en la sexta semana después de la intervención, se realiza un cultivo de orina y, en caso de obtener un resultado positivo, se establece un tratamiento antibiótico específico hasta que se resuelva la infección. Si el cultivo de orina es negativo, el dispositivo se infla progresivamente con solución salina. Para hacer esto, la piel sobre el puerto subcutáneo se prepara de manera aséptica y se instila solución salina en este puerto con una aguja de tipo Huber y una jeringa de 1 ml. El volumen de solución salina que se debe instilar se puede calcular de diversas formas, pero generalmente será de 0,1-0,2 ml. Antes de enviar al paciente a casa, se debe monitorizar hasta que se confirme que es capaz de orinar voluntariamente. Las inflaciones del AUS se repiten, utilizando nuevamente volúmenes de 0,1-0,2 ml, por lo general en intervalos semanales, hasta que se logre la continencia. El volumen total que generalmente es necesario inyectar es de 0,4-0,5 ml (en un rango de 0,1-0,9 ml) en 3 insuflaciones (en un rango de 1-8 insuflaciones).

Posibles complicaciones

- Obstrucción uretral: las principales complicaciones mayores asociadas al periodo posquirúrgico corresponden al desarrollo de una obstrucción uretral, que ocurre en el 5-17 % de los pacientes. Este problema generalmente se resuelve mediante la extracción o reemplazo del AUS, pero a veces es necesario realizar dilataciones uretrales seriadas o colocar una endoprótesis uretral metálica autoexpandible.

- Complicaciones menores: son más frecuentes e incluyen infecciones del tracto urinario, empeoramiento temporal de la incontinencia durante los primeros 14 días después de la cirugía, formación de seromas o infecciones en el área del puerto de inyección y estranguria leve o hematuria. Estas complicaciones suelen resolverse durante el primer mes después de la cirugía.

Quistes prostáticos

Manuel Jiménez Peláez, Núria Comas Collgrós

Índice de presentación

Etiología, signos clínicos y diagnóstico

Los quistes prostáticos están formados por una capa externa que puede ser más o menos gruesa y fibrótica, con trabéculas y una acumulación de líquido marronáceo en el interior. Su origen no está claramente identificado, pero se sospecha que son fruto de una acumulación de secreciones glandulares secundaria a cambios quísticos microscópicos y la alteración de su drenaje junto a la obstrucción de sus conductos, asociado a una hiperplasia prostática benigna. Estos quistes se pueden encontrar en el interior del parénquima prostático o estar separados de él y estar junto a la próstata afectando solo a su cápsula.

Los quistes prostáticos son poco comunes en pacientes caninos, con una incidencia de entre el 1,1 % y el 5,3 % de los perros con enfermedad prostática. Los individuos de razas grandes, de avanzada edad y los machos no castrados presentan una mayor predisposición, aunque también se ha descrito en machos esterilizados.

Los signos clínicos referidos con más frecuencia son los asociados a una masa en el abdomen caudal, como tenesmo, distensión abdominal, disuria, hematuria, retención urinaria e incluso trastornos del aparato locomotor, aunque también pueden ocurrir de forma asintomática. Normalmente los quistes son estériles, pero pueden infectarse y, en este caso, causar fiebre. Se ha descrito un caso con infección con *Echinococcus multilocularis.*

Estos quistes pueden localizarse en el abdomen caudal, en el canal pélvico o incluso en la zona perineal, en el caso de que el paciente presente también hernia perineal. El examen físico básico para evaluar la presencia de quistes prostáticos debe incluir palpación abdominal y palpación rectal, aunque esta última puede resultar de poca utilidad en caso de que el quiste prostático esté desplazando la próstata cranealmente. Las analíticas sanguíneas pueden revelar leucocitosis e incremento de la fosfatasa alcalina, y pueden aparecer eritrocitos en el análisis de orina, pero los cambios laboratoriales son poco específicos.

Las pruebas de imagen son muy útiles para el diagnóstico. Las radiografías abdominales en los casos de quistes prostáticos demuestran una masa de densidad tejido blando en el abdomen caudal o en el canal pélvico, próximo a la próstata, y posiblemente desplazando la vejiga craneal o dorsalmente, así como otros órganos que pueden ser el colon, el recto o el intestino delgado (fig. 1). Algunos casos presentan mineralización del quiste. El tracto urinario se puede delinear y distinguir del quiste prostático y la próstata con radiografías de contraste.

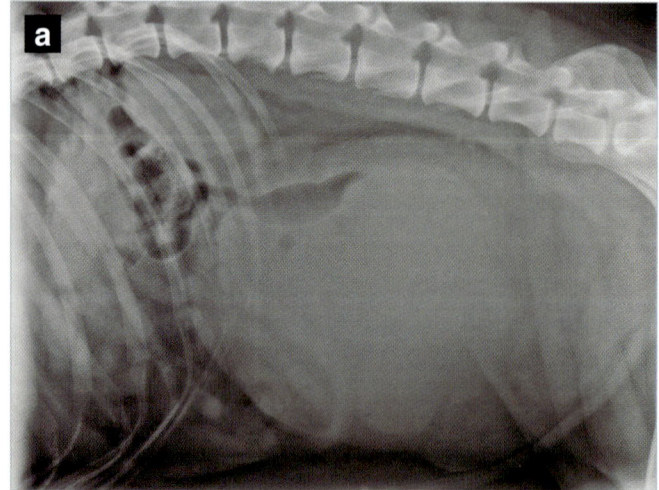

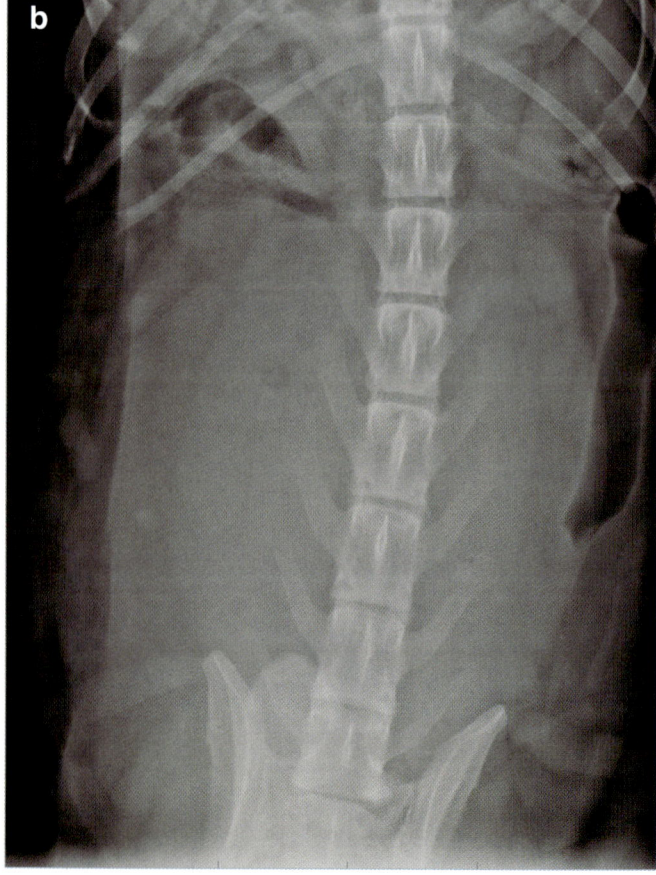

Fig. 1. Radiografías abdominales, proyección lateral (a) y ventrodorsal (b) de un perro con un quiste prostático de grandes dimensiones (12×16×32 cm).

En la ecografía abdominal, los quistes prostáticos se muestran como masas rellenas de líquido, con borde hiperecoico y contenido hipoecoico o anecoico, con o sin septos en su interior (fig. 2). En algunas ocasiones, pueden confundirse con la vejiga. Estas estructuras pueden localizarse en el parénquima prostático o comunicando con la próstata. La obtención de muestras del líquido para citología mediante aspirado con aguja fina es posible, pero en la mayoría de los casos solo revelará células epiteliales con una pequeña población de células inflamatorias, que contribuyen poco al diagnóstico.

> ❋ *La aspiración ecoguiada se debe de realizar de forma cuidadosa para evitar derramar el contenido en el abdomen y causar peritonitis iatrogénica en el caso de que el quiste estuviera infectado.*

Se ha descrito la presencia de orina en el interior del quiste, este puede contener una infección bacteriana secundaria o la lesión puede representar un absceso prostático. La tomografía computarizada abdominal, combinada con la ecografía, es de gran utilidad para el diagnóstico, localización y extensión de los quistes prostáticos (fig. 3).

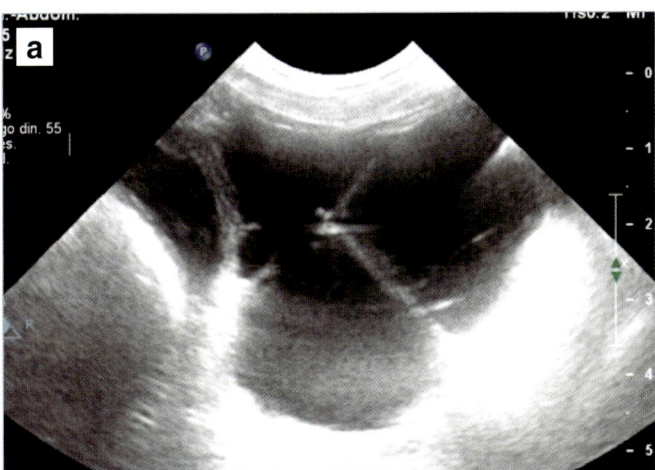
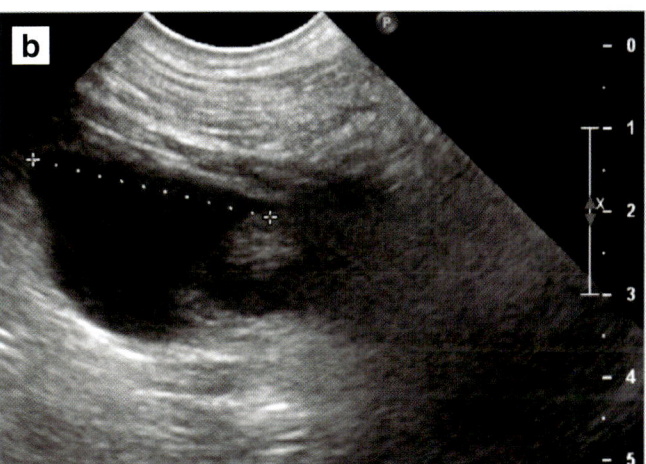

Fig. 2. Imágenes ecográficas de dos pacientes caninos con quistes prostáticos que muestran el borde hiperecoico y el contenido anecoico, con septos y sin ellos en su interior (a y b, respectivamente).

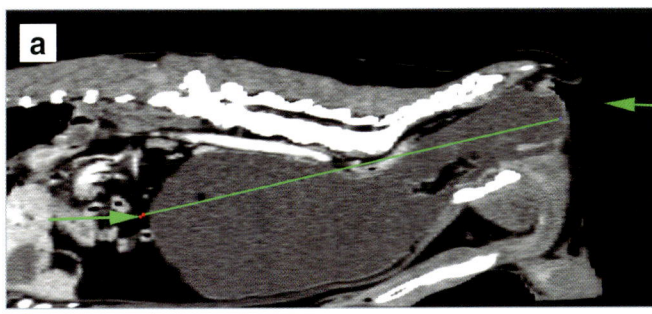
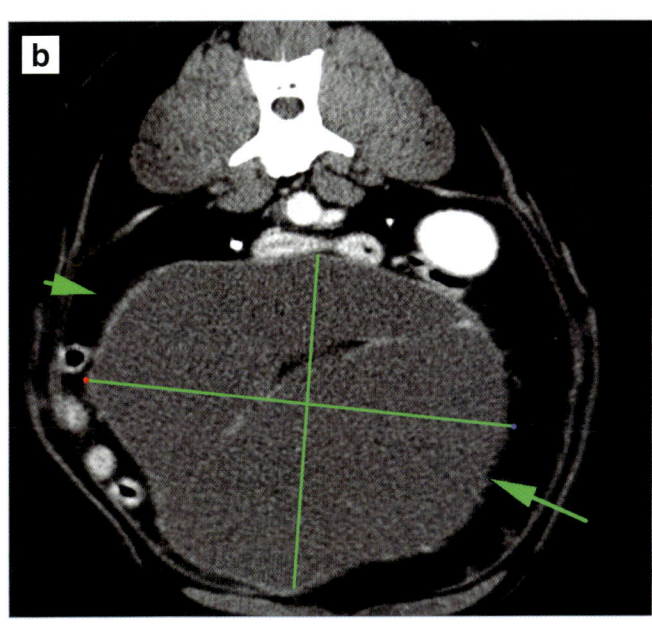

Fig. 3. Imágenes de tomografía computarizada abdominales. Corte sagital (a) y transverso (b) pertenecientes al perro de la figura 1, con un quiste prostático de grandes dimensiones (12×16×32 cm).

Tratamiento

El tratamiento de elección para los quistes prostáticos es el drenaje, la resección parcial de la cápsula quística (parcial o subtotal cuando es posible) y la omentalización del quiste residual, sobre todo cuando son grandes o si se comunican con el parénquima prostático o la uretra. Cuando se realiza mediante cirugía abierta/convencional, a través de una laparotomía caudal hasta el pubis, se identifica el quiste y se drena a través de una incisión pequeña minimizando la contaminación abdominal. La uretra prostática debe estar identificada con la colocación de un catéter urinario antes de proceder con la intervención. Después del drenado, la mayor parte de la cápsula del quiste se resecciona, evitando la superficie dorsal de la próstata cuando el quiste está en el interior del parénquima prostático, donde se encuentra su neurovascularización, y la uretra y el cuello de la vejiga. Si el quiste es pequeño o tiene poca adherencia a la próstata, puede reseccionarse por completo. Los septos presentes en el interior del quiste se rompen/desbridan de forma roma, digitalmente o con el uso de pinzas hemostáticas. Seguidamente, la parte restante de quiste o próstata se omentaliza, y el abdomen se cierra de forma rutinaria tras la realización de lavados abdominales. La castración es obligatoria para reducir el riesgo de recidiva.

Técnicas de mínima invasión

> *Las técnicas de mínima invasión para el tratamiento de quistes prostáticos incluyen el drenaje percutáneo, la ablación con láser y el drenaje, y la resección parcial y omentalización laparoscópicos.*

El drenaje percutáneo guiado por ecografía es posible en algunos quistes y abscesos prostáticos que no sean de gran tamaño, de la misma forma en que se realiza en medicina humana, aunque en personas se puede hacer por vía percutánea y también transrectal. Normalmente, se requieren varias series de drenajes antes de la resolución total. Esta opción puede ser útil para tratar quistes de pequeño tamaño o como manejo temporal. Las complicaciones principales de esta técnica son la contaminación de la cavidad abdominal por fuga de líquido quístico y el trauma vascular; no obstante, la tasa de complicaciones es baja en perros y humanos. En 2018, Bigliardi *et al.* publicaron la administración de plasma rico en plaquetas en el interior del quiste, después de drenar su contenido y reducir su tamaño en 10 perros en los que no hubo recidivas. Otras técnicas alternativas, como la ablación con láser de la próstata mediante cistoscopia percutánea vídeoasistida y también de forma transperineal, se han descrito en estudios experimentales en perros, pero no en casos clínicos que presentaban quistes prostáticos.

Tratamiento laparoscópico

El tratamiento viable y efectivo de los quistes prostáticos mediante drenaje, resección parcial y omentalización de forma completamente laparoscópica se publicó en un caso clínico por primera vez en 2021 por los autores de este capítulo.

La ventaja del tratamiento laparoscópico es que reduce el grado de invasión y traumatismo quirúrgicos, la morbilidad del paciente, las complicaciones de heridas que se derivan de las laparotomías caudales/parapeneanas, el dolor perioperatorio y el tiempo de hospitalización, tal y como se ha publicado en artículos de medicina y veterinaria con respecto a cirugías en condiciones similares. Otras ventajas, en opinión de los autores, son una mayor visibilidad del campo quirúrgico gracias a la magnificación de la óptica y a la fuente de luz; por otra parte, se evita la realización de laparotomías parapeneanas, intervenciones que se desarrollan en una zona de difícil acceso y con visibilidad reducida, y que pueden estar asociadas a un mayor número de complicaciones locales como el seroma y la infección.

> *La técnica laparoscópica reduce los inconvenientes de las cirugías convencionales y evita la realización de la laparotomía parapeneana, una intervención con un abordaje complejo, debido a su localización y reducida visibilidad, y a que puede llevar asociadas complicaciones como el seroma o la infección.*

Omentalización

Aspectos quirúrgicos generales

Preparación y posicionamiento del paciente

Para realizar el tratamiento laparoscópico, los autores recomiendan colocar el paciente en la posición Trendelenburg (con la cabeza más baja que las extremidades pélvicas) con una inclinación de 15°. Se debe rasurar completamente y preparar asépticamente el abdomen desde el xifoides hasta el pubis y el área de la musculatura paravertebral en ambos lados. Es importante mantener la uretra cateterizada para poder identificarla durante la cirugía y evitar daños iatrogénicos.

La torre se coloca en el extremo caudolateral (izquierdo o derecho según el lugar en el que se encuentre la lesión) de la mesa quirúrgica, con el equipo de anestesia situado cerca de la cabeza del paciente, y la mesa de instrumental se ubica en la esquina caudolateral del paciente (en el lado contrario a la torre). El cirujano y el ayudante se colocan a ambos lados de la mesa quirúrgica (fig. 4).

> *Es importante tener en cuenta la posición del paciente en la mesa quirúrgica, así como la posición del instrumental y de la torre de laparoscopia para realizar el procedimiento.*

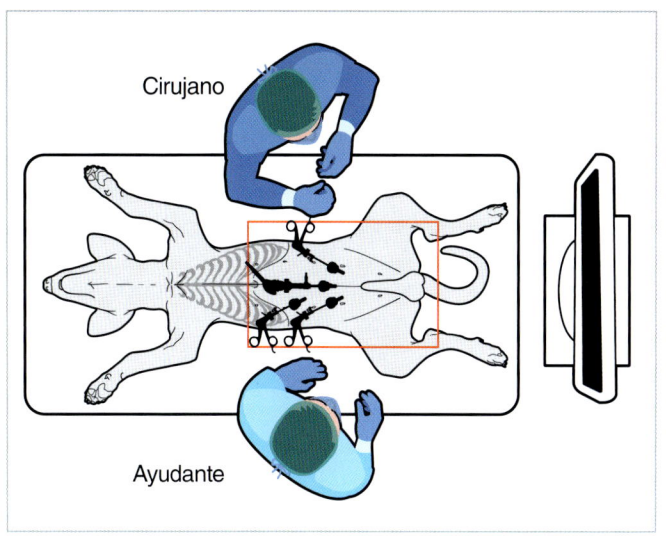

Fig. 4. Posicionamiento del paciente y de los equipos para la omentalización laparoscópica de quistes prostáticos.

Colocación de los trocares

En el caso descrito, se utilizó la técnica de Hasson modificada para la colocación del primer trocar en el abdomen y establecer el neumoperitoneo, llegando a una presión intraabdominal de unos 8-10 mmHg (también se puede crear con el uso de una aguja Veres). Es una técnica que se puede realizar con 3 o 4 portales de 5 mm de diámetro, con el puerto para la óptica (T1) situado en la línea media, inmediatamente caudal al ombligo. Los autores recomiendan la utilización de un laparoscopio de 30° para una mejor visualización de la cavidad abdominal. Bajo visualización directa, dos

puertos para instrumentos (T2 y T3) se situaron en la parte derecha e izquierda del abdomen, y un cuarto puerto se podría colocar en la parte izquierda o derecha del abdomen, cranealmente al resto de los puertos (fig. 5). Este último puerto puede ser de gran ayuda en algunos casos para traccionar cranealmente de la vejiga con una pinza atraumática o sutura de tracción, facilitando así la exposición del quiste prostático, especialmente en aquellos casos en los que se sitúan en la zona caudal e intrapélvica. El cuarto puerto puede sustituirse por una pinza de agarre minilaparoscópica, para traccionar cranealmente de la vejiga.

95

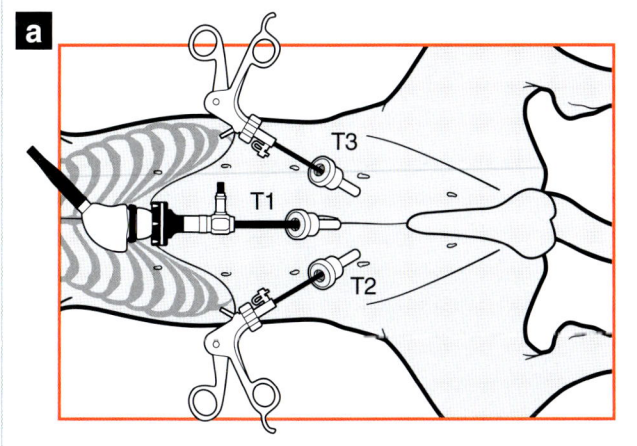

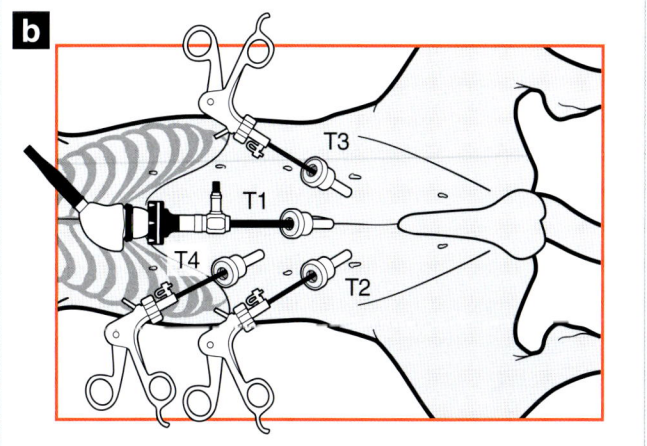

Fig. 5. Colocación de los trocares para la omentalización laparoscópica de quistes prostáticos. Técnica con tres trocares (a). Técnica con cuatro trocares; T4 es opcional (b).

Técnica quirúrgica

Dificultad técnica					

La cirugía comienza con la exposición del quiste y la identificación de la anatomía que lo rodea. En los casos de quistes de pequeño tamaño o intrapélvicos será necesario traccionar de la vejiga en sentido craneal para visualizar con claridad el quiste (fig. 6). Antes de incidir el interior del quiste conviene disecar el peritoneo y la grasa que lo recubre para identificar mejor su pared (fig. 7). El desbridamiento de la pared del quiste se realiza con tijeras, pinzas o palpador, realizando una incisión amplia para permitir el drenaje (fig. 8).

> *Un punto importante que podría mejorar el éxito del procedimiento es la tracción craneal de la vejiga para lograr una mejor visualización de las estructuras abdominales caudales y/o intrapélvicas.*

> ✳ *Durante la disección del quiste es importante evitar la zona dorsal de la próstata para prevenir daños neurológicos que podrían causar incontinencia urinaria.*

El drenaje del quiste se puede efectuar completamente con un instrumento laparoscópico de aspiración-irrigación (vídeo 1), permitiendo la aspiración del líquido quístico y la irrigación con lactato de Ringer (fig. 9a). Si hay mucha presión en el quiste, se puede realizar un vaciado parcial con una aguja espinal de manera percutánea (fig. 9b), hasta permitir que la cápsula del quiste se pueda sujetar con una pinza de agarre, y se pueda realizar una incisión para introducir el aspirador laparoscópico. La omentalización se realiza con un disector laparoscópico, atravesando el quiste de craneal a caudal (fig. 10a), llevando el omento con otra pinza de agarre a este disector, que coge el omento y al tirar de él hacia craneal, omentaliza la totalidad del quiste (fig. 10b). La fijación de la omentalización se puede realizar mediante el uso de una sutura absorbible, después de introducirla en el abdomen. El omento se sutura de forma intracorpórea a la cápsula del quiste prostático con la ayuda de un portagujas laparoscópico (fig. 11) (vídeo 2).

Ver vídeo 1
Vaciado de quiste prostático con aspirador endoscópico

Ver vídeo 2
Vaciado, drenaje y lavado de quiste prostático con omentalización, fijando el omento mediante sutura absorbible intracorpórea

96

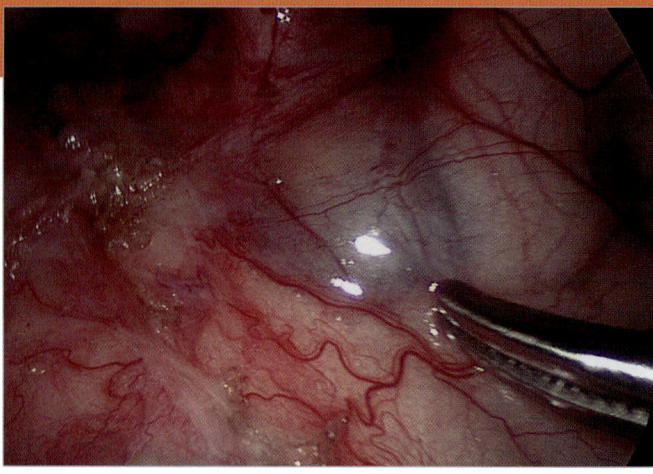

Fig. 6. Imagen laparoscópica donde se aprecia el quiste (punta del disector) prostático antes de ser drenado.

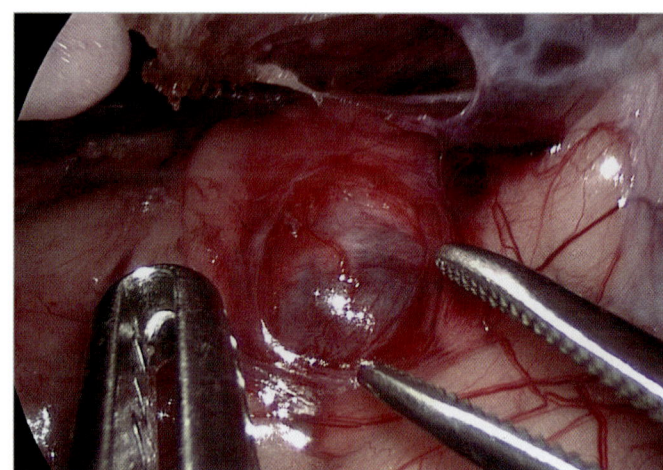

Fig. 7. Disección del peritoneo y grasa que recubre el quiste.

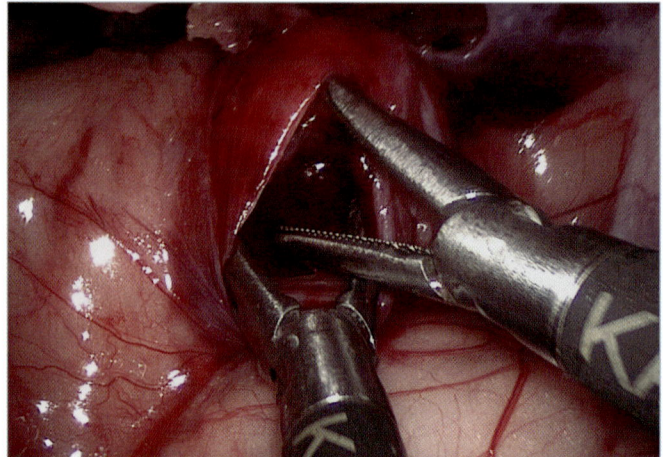

Fig. 8. Desbridamiento y apertura de la pared del quiste.

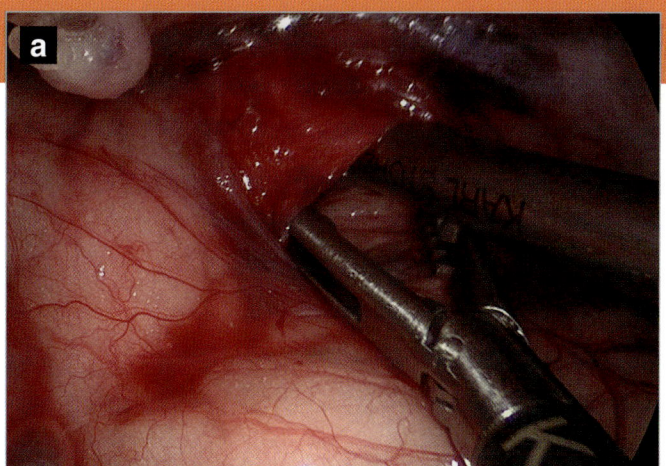
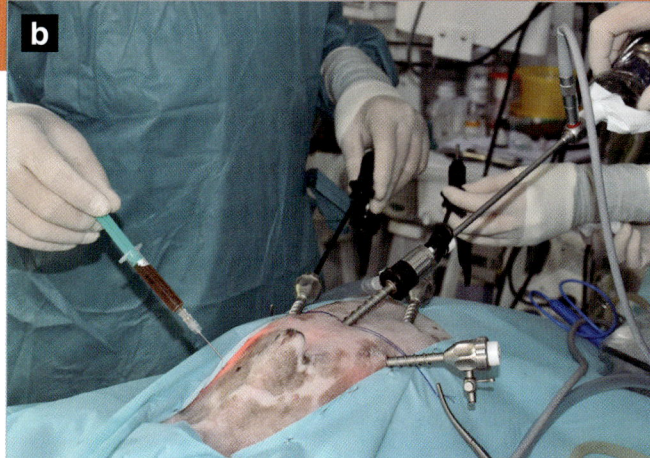

Fig. 9. Drenaje y lavado del interior del quiste empleado un irrigador-aspirador laparoscópico (a). Imagen quirúrgica del vaciado parcial de un quiste prostático, con una aguja espinal de manera percutánea, guiado por laparoscopia (b).

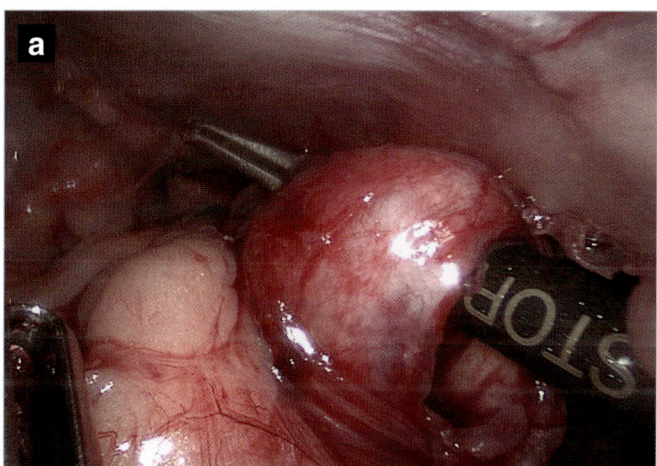
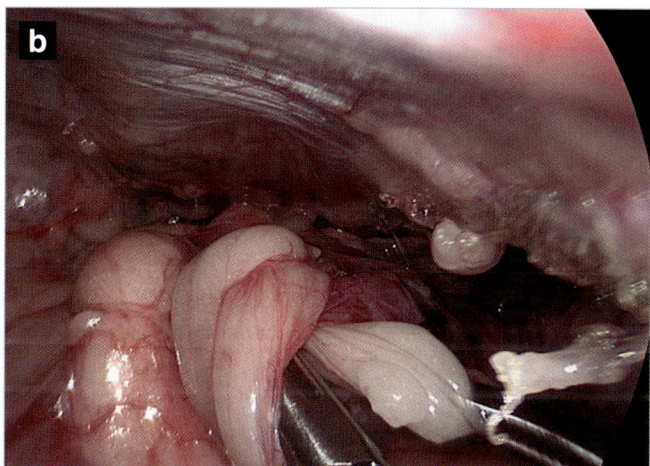

Fig. 10. Pinza de laparoscopia atravesando el quiste de craneal a caudal (a). Con esa misma pinza se pasa el omento a través del quiste de caudal a craneal (b).

97

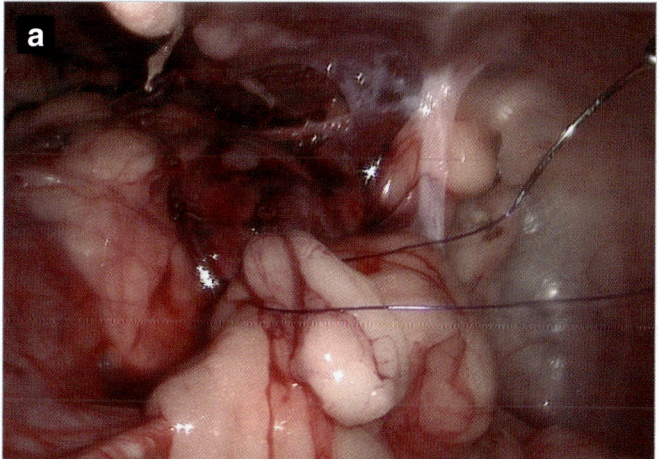
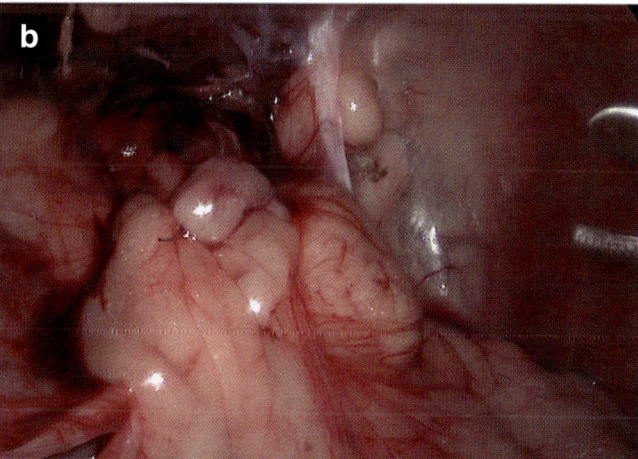

Fig. 11. Anudado intracorpóreo del omento para fijarlo sobre sí mismo y a la pared de la cápsula del quiste (a). Imagen quirúrgica del omento correctamente fijado (b).

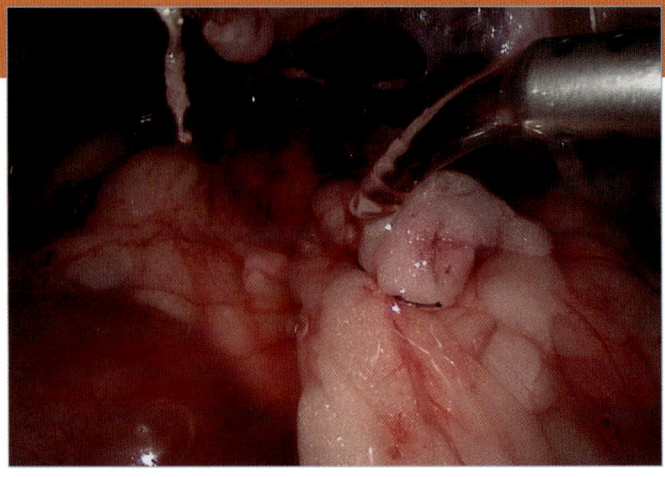

El uso de los selladores, vasculares o tisulares, es de gran ayuda, especialmente en los casos donde hay adherencias omentales al quiste y cuando se realiza una resección parcial o total del quiste.

Antes de retirar los instrumentos y trocares, es necesario asegurarse de que la aspiración del contenido del quiste y del líquido de lavado se ha completado (fig. 12). Las incisiones de los puertos laparoscópicos se cierran de forma rutinaria en tres capas.

Fig. 12. Lavado y aspiración de la cavidad abdominal para eliminar cualquier resto del contenido del quiste que hubiera podido diseminarse.

Resección de quiste prostático mediante sellador vascular-tisular

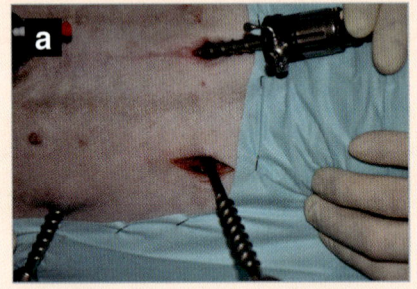
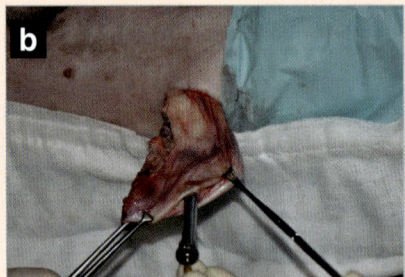
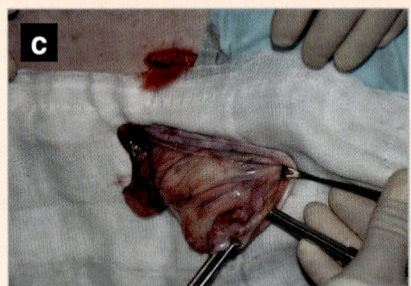

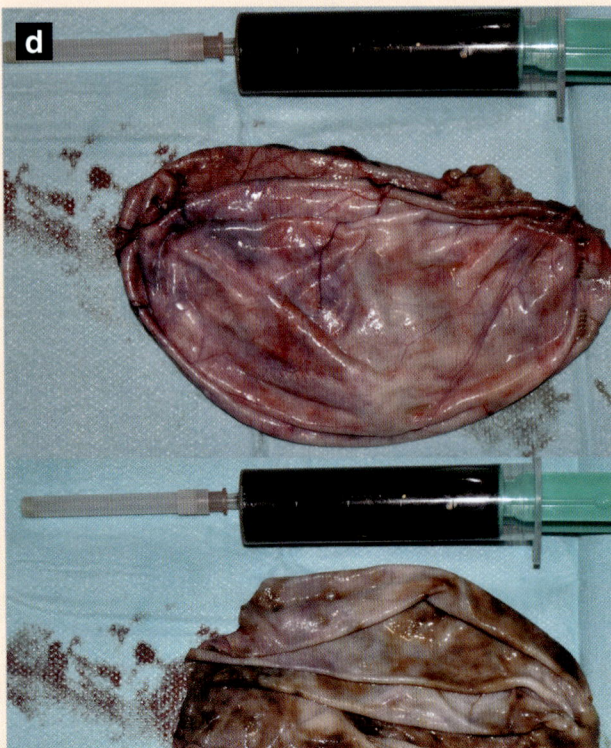

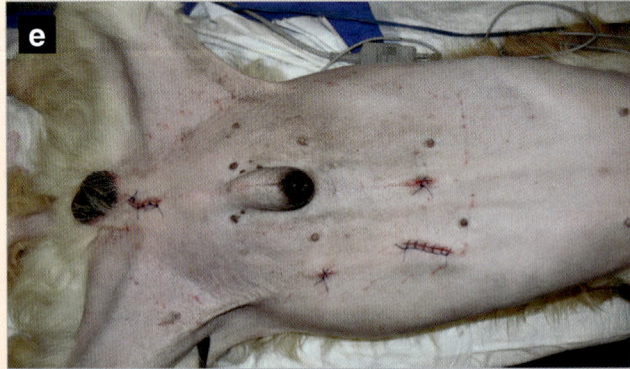

Ver vídeo 3
Resección de quiste prostático con sellador vascular-tisular y extracción

Fig. 13. Tras la resección intracorpórea laparoscópica completa del quiste, para facilitar su extracción y minimizar la incisión, se realiza un vaciado del mismo de manera percutánea, se amplía ligeramente una de las incisiones de uno de los portales (a) y se completa su vaciado introduciendo un aspirador dentro del quiste de manera extracorpórea (b). Extracción completa del quiste (c), pieza anatómica del quiste prostático extraído abierto (d) e imagen final de las incisiones cutáneas (e).

Posoperatorio

El paciente debe quedarse hospitalizado para monitorizar los parámetros vitales y administrarle los analgésicos necesarios hasta alcanzar los niveles de confort apropiados, normalmente por un mínimo de 24 horas. En el caso de tratamiento laparoscópico es más probable que el dolor del paciente sea muy limitado y se le pueda dar el alta hospitalaria en menos de 24 horas. La administración de antibióticos solo está recomendada si se sospecha de infección bacteriana. Si el material quístico es purulento y se ha producido contaminación abdominal profusa, se recomienda colocar un drenaje abdominal de aspiración activa. La micción debe monitorizarse durante los días siguientes al tratamiento quirúrgico, debido a posibles complicaciones urinarias posoperatorias.

Posibles complicaciones

Las complicaciones que se pueden presentar en estos casos en función de su gravedad se detallan a continuación:

- Se han publicado un 11-22,7 % de complicaciones posoperatorias menores tras la cirugía convencional, entre las que se incluyen la incontinencia urinaria [15,9 %, temporal (4,5 %) o permanente (11,3 %)], los seromas y las infecciones de la herida, y la obstrucción temporal del tracto urinario (6,8 %).

- Las complicaciones graves, que han concluido con la muerte del paciente, se han descrito en un 6,8 % de los casos que cursan con insuficiencia renal aguda, arritmias cardiacas o persistencia de la obstrucción urinaria. La recurrencia publicada de los quistes prostáticos tratados con resección total o parcial del quiste con cirugía convencional, drenaje y omentalización es del 4,5 %, con un tratamiento exitoso en el 88,6 % de los casos.

Biopsia renal laparoscópica

Miguel Ángel Sánchez Hurtado,
Jorge Gutiérrez del Sol,
Francisco Julián Pérez Duarte

Frecuencia de realización			
Dificultad técnica			

Introducción

La biopsia renal laparoscópica permite realizar de manera mínimamente invasiva un diagnóstico más preciso de la patología renal, para ayudar a tomar decisiones clínicas y afinar el pronóstico. Esta técnica compensa la incertidumbre propia del abordaje ecoguiado, en situaciones con alteraciones hemáticas o de la coagulación, o de la presencia de estructuras de considerable tamaño como quistes o abscesos renales, porque se puede drenar, aspirar, mover estructuras y, sobre todo, realizar una observación directa. Con respecto a la biopsia percutánea asistida por ecografía, la opción laparoscópica tiene la relativa desventaja de necesitar anestesia general y cierto material específico, pero se ve ampliamente compensada por la mejor visualización y toma de la muestra más selectiva, además de asegurar el control de la posible hemorragia.

Tanto en perros como en gatos, mediante la biopsia laparoasistida puede obtenerse hasta más del doble de glomérulos que con la percutánea ecoguiada, y consigue una muestra de mayor calidad con menor tasa de hemorragia. Pero a pesar de ser una "simple" toma de muestra con control visual directo requiere una serie de habilidades y conocimientos particulares. Existen estudios sobre modelo canino y porcino que establecen la realización de hasta siete biopsias renales guiadas por laparoscopia para que un operador se considere "competente". Por tanto, la experiencia del cirujano también es relevante, porque la curva de aprendizaje permite cuantitativamente minimizar el tiempo de cirugía y el número de intentos, y cualitativamente optimizar el estado de la muestra recogida y su procesamiento posterior.

Esta técnica debe plantearse después de una evaluación renal adecuada mediante técnicas analíticas y de diagnóstico por imagen (ecografía, tomografía computarizada o urografía excretora con contraste y gammagrafía renal) para determinar la pérdida de la función y filtración renales. Además, deberían realizarse cultivos urinarios previos para detectar procesos infecciosos que estén causando o complicando la enfermedad renal. En función de la patología sospechada habrá que obtener biopsias de uno o ambos riñones, lo que permitirá diferenciar las lesiones específicas de cada riñón.

Indicaciones

Las indicaciones más frecuentes de la realización de biopsias renales son las siguientes:

- La caracterización de glomerulopatías proteinúricas (nefropatías con pérdida de proteínas) supone la indicación más común. Además de permitir un diagnóstico histológico etiológico, proporciona información clave sobre la pertinencia del uso de un tratamiento inmunosupresor. Para la correcta caracterización de las glomerulopatías se recomienda realizar el proceso mediante histología convencional, microscopía electrónica e inmunofluorescencia, por lo que es esencial trabajar con un laboratorio con experiencia en este tipo de procedimientos.

- Fallo renal agudo: en animales que han sufrido un daño renal reciente, activo y progresivo de causa incierta. En este contexto, la biopsia renal tiene por objetivo clarificar la etiopatogénesis, refinar el plan terapéutico y evaluar la gravedad, el pronóstico y la reversibilidad del proceso.

- Enfermedad renal crónica: una posible indicación para realizar biopsias en animales con enfermedad renal crónica sería la detección de un empeoramiento rápido de la azotemia, que podría deberse a la superposición de una causa potencialmente tratable.

- Otras posibles indicaciones son el diagnóstico de nefropatías de aparición juvenil, enfermedades infiltrativas, masas o neoplasias, o la investigación de las causas de hematuria.

En casos de enfermedad renal crónica no se recomienda esperar a estadios finales (IRIS IV) para realizar la toma de muestras, ya que la información proporcionada en estos casos es muy limitada (la distorsión de los resultados es importante debido al tejido cicatricial). Tampoco se recomienda en casos de coagulopatías o anemias graves, hipertensión sistémica no controlada, hidronefrosis o hidrouréter, quistes renales grandes o múltiples, absceso perirrenal, pielonefritis extensa, o masas o adherencias que interfieran con el sitio de biopsia propuesto.

Antes de realizar biopsias renales conviene ponerse en contacto con un laboratorio especializado en el análisis de este tipo de muestras para que nos informe de los medios de conservación necesarios para el envío adecuado de las mismas, ya que dependiendo del tipo de enfermedad que se sospeche, los exámenes requeridos sobre las biopsias y los medios de conservación difieren.

> *La biopsia renal asistida por laparoscopia es un abordaje ventajoso porque permite la visualización directa de la punción y el control de la hemorragia, la posibilidad de tomar muestras de otras regiones, así como la exploración del resto del abdomen en un solo acto quirúrgico.*

Recuerdo anatómico

El riñón puede considerarse como el órgano estrella del aparato urinario, entre otras facetas, por producir la orina, que resulta de filtrar la sangre a través de los glomérulos (unidades funcionales). Por tanto, los elementos funcionales y más relevantes del aparato urinario estarían situados en el riñón, con sus tareas excretora de metabolitos de desecho exógenos y endógenos, homeostásica para regular la eliminación de agua y electrolitos y hormonal, para producir renina, eritropoyetina y la forma activa de la vitamina D.

Macroscópicamente presenta forma de alubia, ligeramente comprimida en sentido dorsoventral. Es un órgano retroperitoneal, localizado en la región lumbar, en la fosa renal, ventralmente a las 3-4 primeras vértebras lumbares. Topográficamente se distinguen dos polos, craneal y caudal, y una zona media. Casi siempre el riñón derecho está más craneal que el izquierdo, pero en el gato están en una posición ligeramente más caudal. En el perro, sus dimensiones varían de 5 a 8 cm de largo con 3-5 cm de ancho y 3-4 cm de grosor, mientras que en el gato, la proporción de las dimensiones es mayor que en el perro.

En el centro de la cara medial presenta una hendidura en la que se encuentra el seno renal, por donde discurre el hilio renal, cuyas estructuras son: arteria renal, ligeramente más dorsal que la vena renal, uréter, vasos linfáticos y nervios (fig. 1).

Externamente está recubierto por una cápsula renal fibrosa, e internamente, su parénquima se subdivide en corteza renal periférica, de color oscuro, y médula renal interna, de color claro, que proyecta su sistema colector hacia la pelvis renal, que se continua con el uréter.

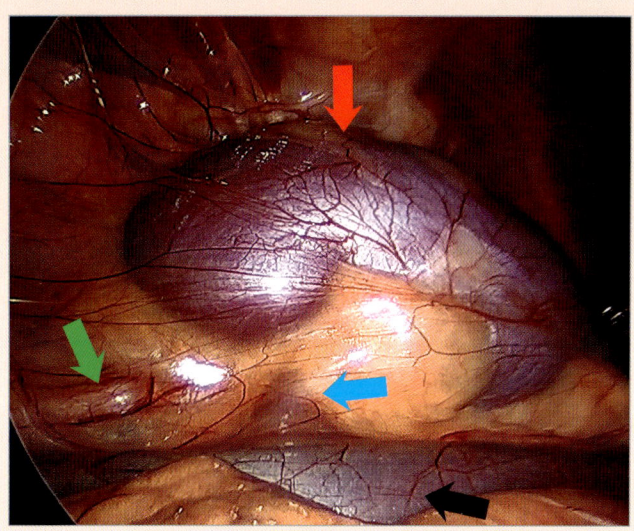

Fig. 1. Imagen anatómica de un riñón derecho (flecha roja) en el que se aprecia el uréter (flecha verde), la vena renal (flecha azul) y la vena cava caudal (flecha negra).

El riñón derecho está relacionado con el diafragma, el ligamento hepatorrenal y el lóbulo caudado del hígado, la glándula adrenal derecha, el lóbulo derecho del páncreas, la vena cava caudal y el colon ascendente. Y del mismo modo, el riñón izquierdo limita con la glándula adrenal izquierda, el lóbulo Izquierdo del páncreas, el bazo, la curvatura mayor del estómago, la aorta abdominal, el colon descendente y el mesovario.

101

Biopsia renal

Aspectos quirúrgicos generales

Preparación del paciente

Se debe conocer de antemano el correcto estado del hemograma, las plaquetas, la coagulación, la bioquímica y el urianálisis, además de corregir cualquier infección del tracto urinario previamente a la obtención de biopsias.

Son pacientes normalmente comprometidos metabólica y cardiovascularmente, por lo que hay que disminuir al máximo estas anormalidades antes de la anestesia general. La patología de base suele causar sobrehidratación o deshidratación, hipotensión o hipertensión, anuria u oliguria, por lo que en cada caso habrá que administrar o suprimir fluidoterapia o aplicar hemodiálisis.

Se recomienda realizar un examen ecográfico preoperatorio para descartar cualquier estructura que contraindique la realización de la biopsia (p. ej.: quistes, obstrucción ureteral, hidronefrosis). Por otra parte, la ecografía permite diferenciar áreas locales de lesión de tipo infiltrativo o masas, y orientar al cirujano para puncionar la mejor zona posible.

Posicionamiento del paciente y de los equipos

El paciente se dispone inicialmente en decúbito dorsal para colocar los trocares; seguidamente se cambia a decúbito lateral izquierdo si el riñón que se debe biopsiar es el derecho. El monitor se posiciona en un lateral de la mesa, en el lado del riñón que se va a biopsiar, en la región de la columna vertebral del paciente (fig. 2). Es decir, para que ambos cirujanos, el principal y el ayudante con la cámara, miren hacia la región de la columna vertebral del paciente, de ventral a dorsal.

 Un solo cirujano experto podría realizar todo el procedimiento, pero los autores recomiendan recurrir siempre a un ayudante, para no trabajar con las manos alejadas, no puncionar en ángulos incómodos (en espejo), recoger cuidadosamente la muestra y realizar con celeridad las maniobras de hemostasia.

Colocación de los trocares

En general, es indistinto colocarlos para abordar un riñón u otro porque mayoritariamente estos pacientes suelen tener enfermedad difusa y bilateral. Algunos autores prefieren realizar la biopsia sobre el riñón derecho porque el ligamento hepatorrenal ayuda a mantenerlo fijo durante la punción, y porque en el lado izquierdo el bazo puede molestar más. Sin embargo, otros prefieren hacerla sobre el riñón izquierdo porque este está situado más caudalmente y es más accesible.

 A menos que haya una indicación específica para tomar muestras del riñón izquierdo, se prefiere el riñón derecho porque es menos móvil, además de que el bazo ocupa más espacio en el lado izquierdo.

La excepción sería que la ecografía o la tomografía computarizada hubiera determinado una enfermedad localizada en un determinado riñón, que hiciera interesante biopsiarlo, o bien alguna estructura o condición que recomendase biopsiar el contralateral.

Con el paciente en decúbito dorsal, se coloca el trocar de la óptica (T1) en la línea media mediante la técnica de Hasson, pero ligeramente caudal al ombligo y lateral (±2 cm) hacia el lado donde se vaya a realizar la punción, para evitar el ligamento falciforme. Este trocar puede ser de 5 mm, pero también de 10 mm si se pretende introducir posteriormente con comodidad un agente hemostático o una gasa (fig. 2a).

Se instaura un neumoperitoneo de 8-12 mmHg y se coloca un segundo trocar (T2) de 5 mm, a unos ±4 cm caudolateralmente al de la óptica (fig. 2a). El animal se lateraliza hacia el lado contrario del riñón que se va a puncionar, desde los 45° hasta el decúbito lateral completo (fig. 2b).

Técnica quirúrgica

 *Ver vídeo 1*
Biopsia renal asistida por laparoscopia

Los autores recomiendan introducir material hemostático absorbible antes de la punción y mantenerlo cercano a dicho punto por si hubiera una hemorragia (fig. 3). También se puede hacer compresión temporal con una gasa y retirarla después o bien solo control visual del sangrado hasta su detención.

Antes de la punción, el ayudante puede utilizar una pinza roma para levantar y sostener el riñón (fig. 4), para retraer anteriormente el epiplón que cubre el riñón, o para eliminar el ligamento hepatorrenal en el lado derecho y mejorar la exposición renal (fig. 5).

Se incide la piel abdominal con el bisturí para poder introducir la aguja de biopsia, caudalmente al riñón. El control visual laparoscópico permite calcular la distancia adecuada, así como no dañar cualquier vaso sanguíneo o nervio de la pared abdominal (fig. 6).

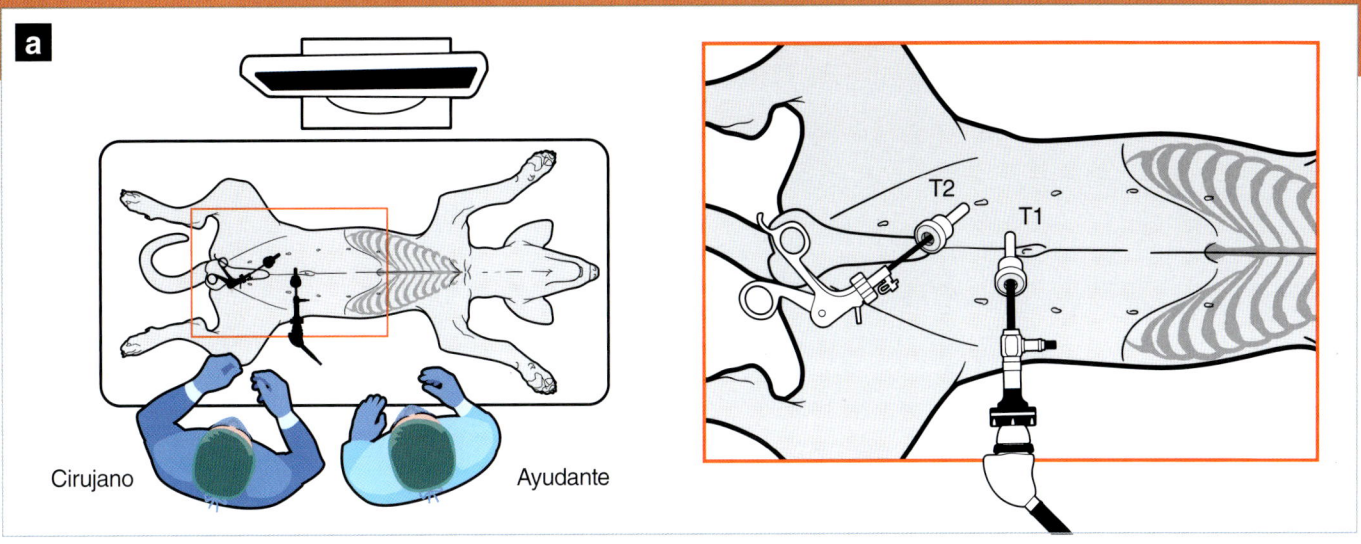

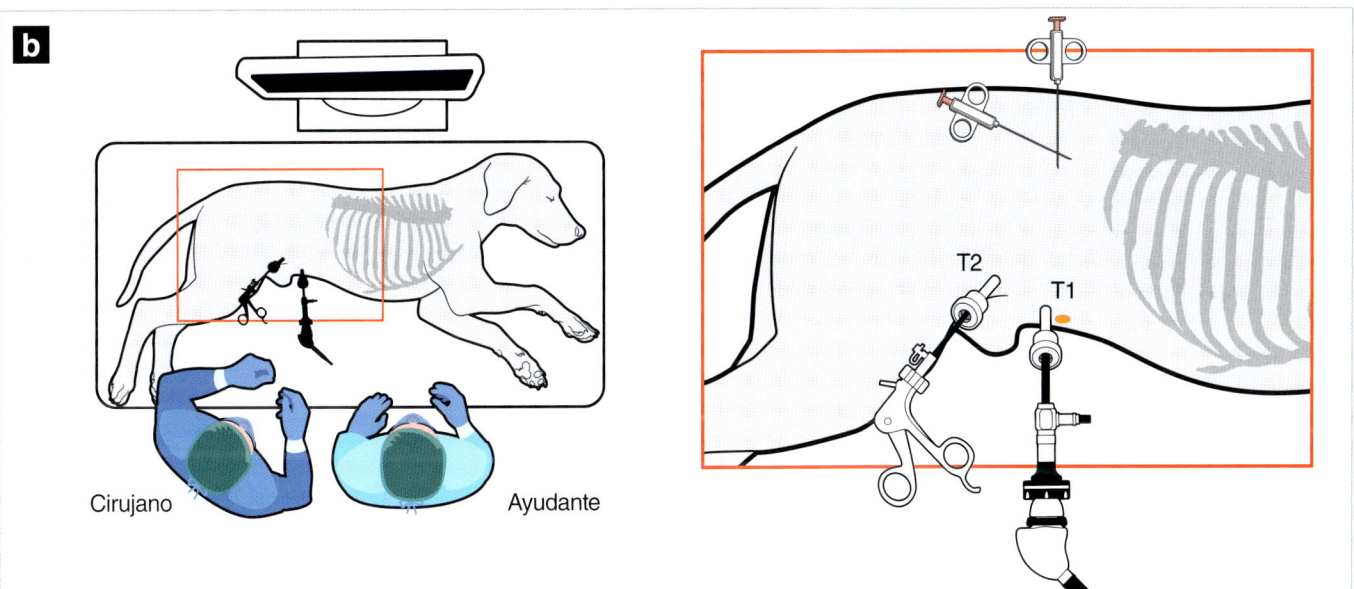

Fig. 2. Posicionamiento del paciente y de los equipos y colocación de los trocares para la biopsia renal laparoscópica (a). Lateralización del paciente y ángulos ideales de entrada de la aguja de biopsia (b).

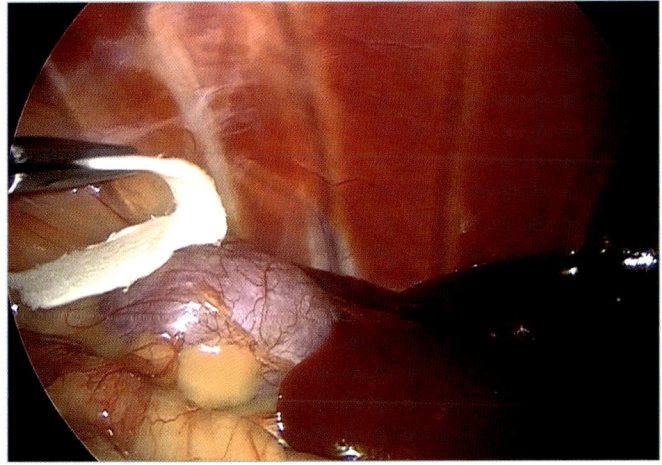

Fig. 3. Introducción anticipada de material hemostático absorbible. Riñón derecho.

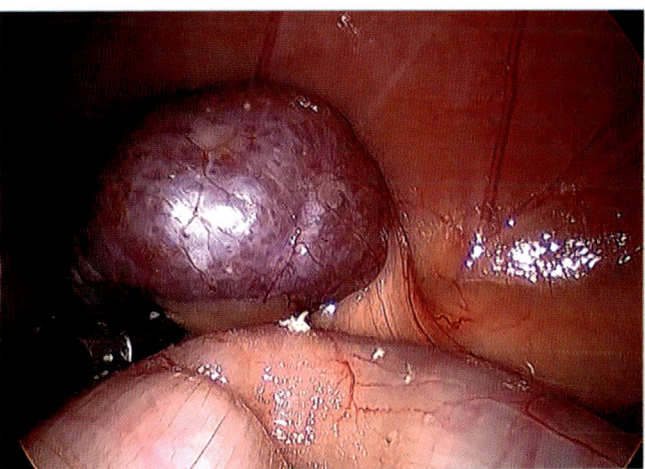

Fig. 4. Maniobra de elevación del riñón con pinza roma. Riñón izquierdo.

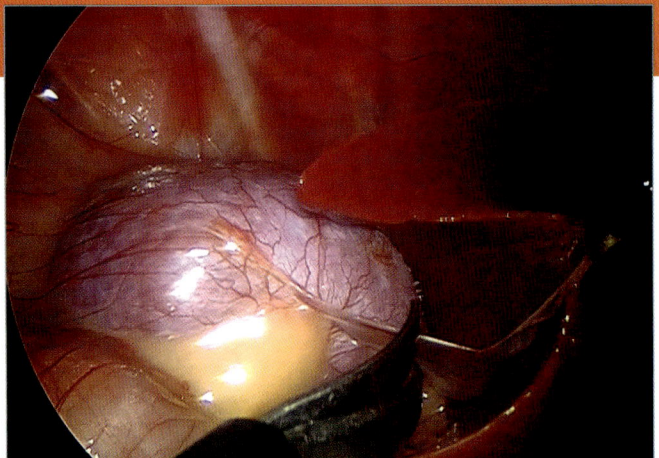

Fig. 5. Sección del ligamento hepatorrenal para separar el hígado y aumentar la superficie de punción. Riñón derecho.

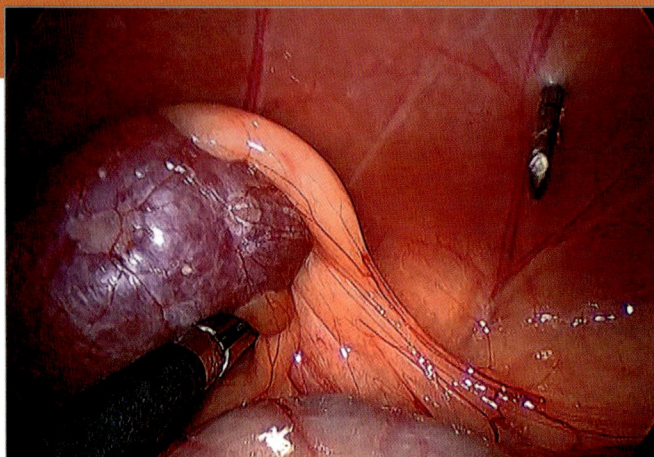

Fig. 6. Introducción atraumática de la aguja de biopsia, asistida con imagen laparoscópica. Riñón izquierdo.

Antes de la punción, se recomienda que el cirujano calcule "imaginariamente" la trayectoria ideal de entrada de la aguja en el parénquima renal (fig. 7). Por otra parte, el ayudante debe acercar todo lo posible el campo de visión para que no se pierda profundidad tridimensional (fig. 8). De lo contrario, si se trabaja lejos, se pierde la perspectiva. En este momento clave, ambos cirujanos deben mirar frontalmente al monitor, es decir, para no trabajar "en espejo" y no perder la orientación de la aguja dentro del abdomen. Por eso el monitor puede colocarse más cranealmente, hacia la mitad anterior del paciente, y no tanto en el flanco del animal.

El cirujano principal acercará la aguja a la zona que se debe puncionar, manteniendo un ángulo de entrada para obtener tejido cortical, sin entrar en la médula (fig. 9). Si la distancia desde la entrada de la aguja es lejana, se puede disminuir la presión intraabdominal lo necesario para que se gane más trayecto de maniobra.

Después de activar el mecanismo de la aguja, se puede esperar ½ o 1 minuto para favorecer la hemostasia.

> ✱ *El cirujano debe estar familiarizado con los tipos de agujas de biopsia en el mercado: manual con aguja gruesa (conocida también como tru-cut), semiautomática, automática o de núcleo completo con muesca lateral. Tienen distintos mecanismos de activación y no sería aceptable desconocerlo de antemano.*

Se retira la aguja y el cirujano principal se ocupa de preparar externamente la muestra mientras el ayudante mantiene la presión sobre la zona de punción con el material hemostático absorbible o con la gasa (fig. 10). Es un paso que requiere personal competente y coordinación entre el cirujano que toma la muestra, el personal que la manipule posteriormente y quien la analice, porque cualquier fallo puede llevar a una mala interpretación, y se consideraría una complicación.

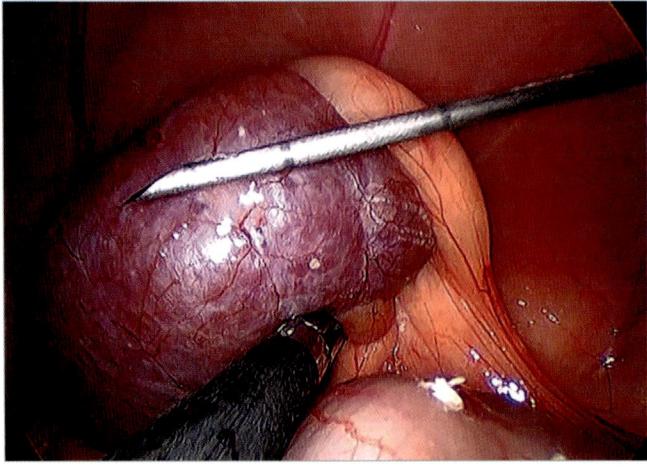

Fig. 7. Maniobra externa de anticipación para calcular la trayectoria ideal que tendría la aguja de biopsia dentro de riñón. Riñón izquierdo.

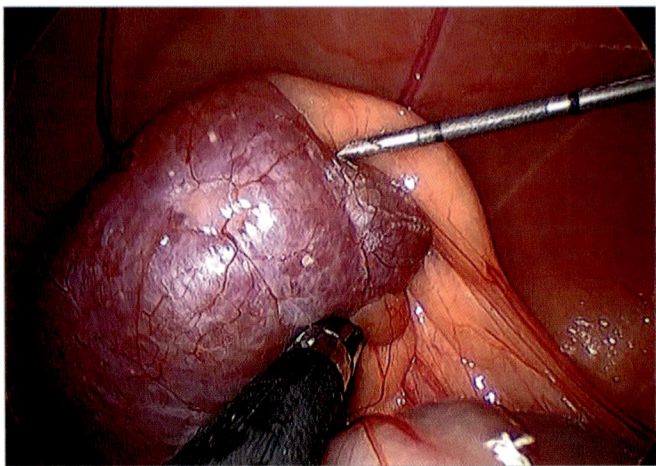

Fig. 8. Maniobra de acercamiento del campo operatorio para no perder perspectiva. Riñón izquierdo.

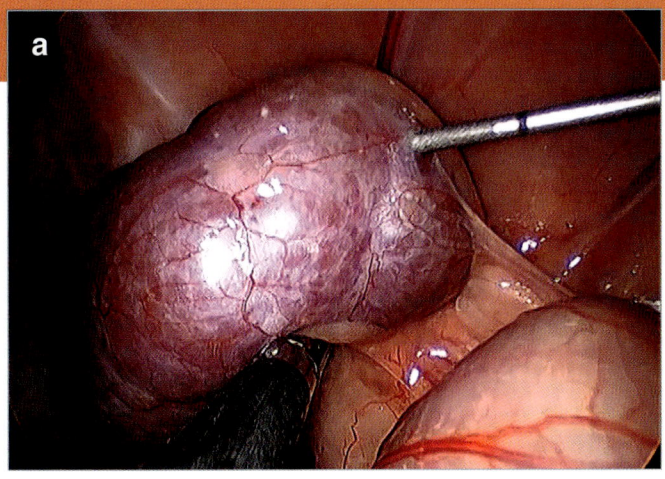

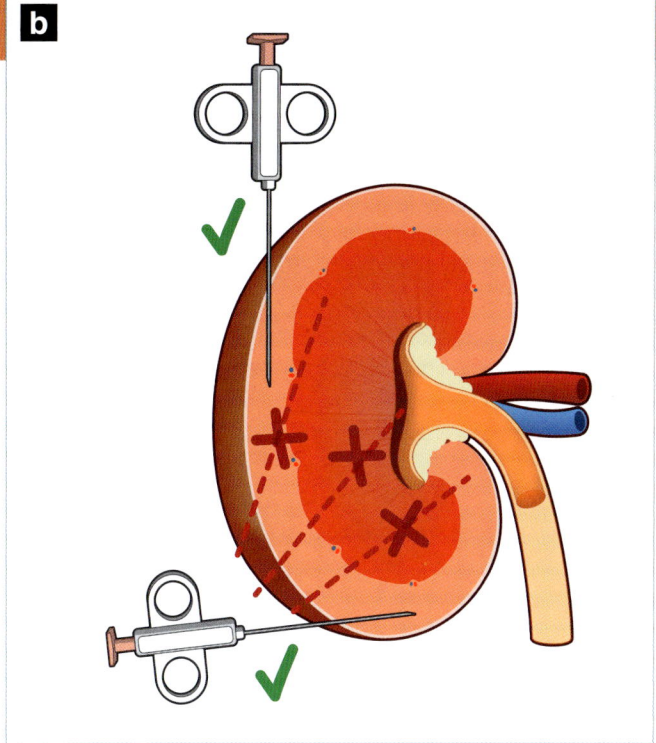

Fig. 9. Avance de la aguja de biopsia sobre el parénquima renal y activación de su mecanismo. Riñón izquierdo (a); esquema de los ángulos de entrada correctos e incorrectos (b).

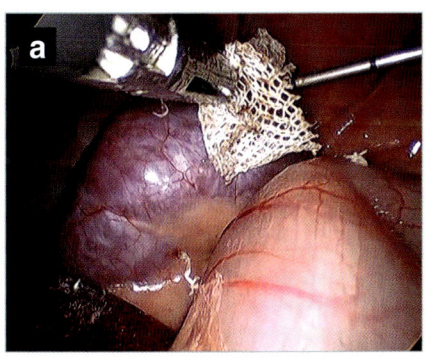
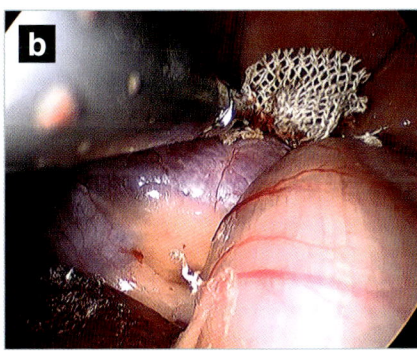
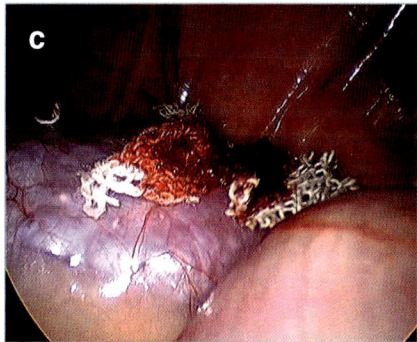

Fig. 10. Secuencia de imágenes para una correcta finalización de la biopsia. Riñón izquierdo. El material de compresión o hemostasia debe estar preparado antes de retirar la aguja de biopsia (a). Compresión del riñón con el material hemostático para cohibir y controlar el sangrado (b). Visión final, con mínimo sangrado controlado (c).

 Las agujas de biopsia de 14-16 G representan el calibre ideal porque las de 18 G no suelen obtener muestras renales adecuadas.

Se puede repetir el procedimiento hasta cuatro veces, dependiendo de las necesidades del estudio. Finalmente, se revisa que no haya sangrado activo ni otras lesiones iatrogénicas en órganos adyacentes.

Dependiendo del tipo y localización de la lesión, y de la superficie renal accesible, es recomendable realizar un mínimo de dos tomas de muestra con suficiente cortical para realizar las pruebas de microscopía de luz, inmunofluorescencia y microscopía electrónica; siempre del mismo riñón, sin abordar el contralateral y asegurando su viabilidad.

Posoperatorio

Se recomienda mantener al paciente con fluidos intravenosos durante varias horas para forzar la diuresis y evitar la obstrucción de la pelvis renal o el uréter por coágulos. Además, hay que monitorizar el hematocrito, la tensión arterial, las frecuencias cardiaca y respiratoria y el dolor. Previamente al alta, se debe realizar una comprobación ecográfica en la zona biopsiada para evaluar hematomas y descartar un hemoabdomen o un uroabdomen, además de concienciar a los tutores para que limiten la actividad del paciente durante al menos 3 días.

 Recomendamos realizar la biopsia asistida por laparoscopia a primera hora de la mañana y realizar controles durante las 6-8 h siguientes para poder dar el alta. En caso contrario, se recomienda dejar hospitalizado al paciente y controlarlo hasta el día siguiente.

Posibles complicaciones

Si la técnica se realiza con cuidado, el posoperatorio suele discurrir sin complicaciones o son de tipo leve, con hematuria microscópica o macroscópica que puede prolongarse hasta 2 días después de la intervención. También puede haber ligera pérdida de la función renal a causa de la lesión provocada por la propia aguja de biopsia.

Las complicaciones menos frecuentes, pero más graves, estarían relacionadas con un sangrado difícil de controlar (fig. 11) o con una mala praxis durante la punción que alcance órganos circundantes (p. ej.: uréter, intestino, hígado, bazo, grandes vasos, glándulas adrenales) (fig. 12). También es infrecuente, pero posible, la aparición de fístulas arteriovenosas o que algún coágulo cause obstrucción piélica o ureteral, con la consiguiente insuficiencia renal o hidronefrosis.

Si no se consigue controlar el sangrado renal posterior a la biopsia o se ha cometido alguna lesión iatrogénica en otro órgano al puncionar (p. ej.: intestino, grandes vasos), el cirujano debe decidir si convertir a cirugía convencional o bien, si lo considera factible, reparar el problema y finalizar la biopsia.

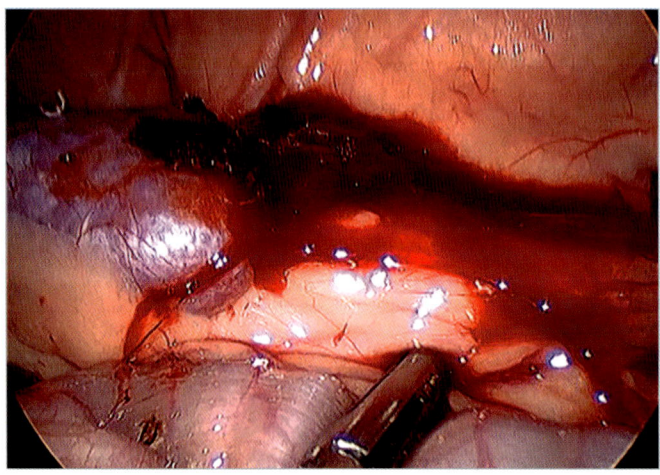

Fig. 11. Sangrado en sábana más extenso de lo normal en una toma de biopsia con aguja.

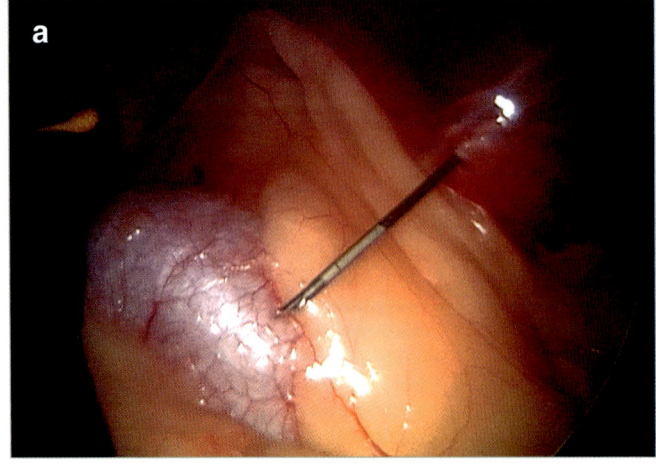

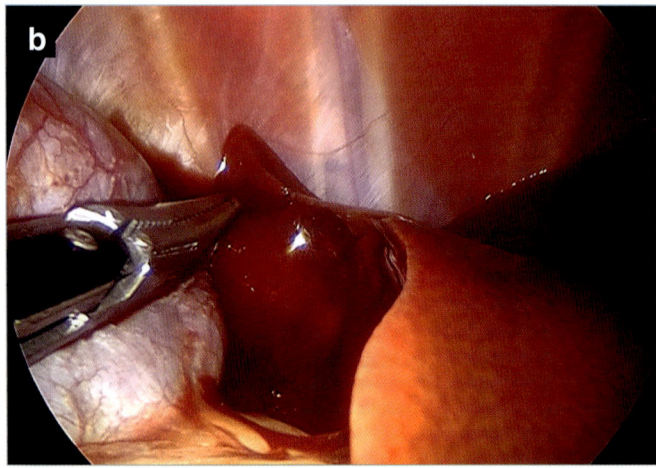

Fig. 12. Imágenes relacionas con una mala ejecución de la técnica. Punción incorrecta, con ángulo perpendicular al hilio y médula. Riñón izquierdo (a). Inicialmente el ángulo de entrada fue correcto, pero se atravesó por completo el riñón al activar el mecanismo de la aguja, causando un peligroso sangrado en una zona cercana a grandes vasos y órganos vitales. Riñón derecho (b).

Tumores renales, hidronefrosis y otras enfermedades renales

Jorge Gutiérrez del Sol,
Francisco Julián Pérez Duarte,
Miguel Ángel Sánchez Hurtado,
Isabel Rodríguez Piñeiro

Índice de presentación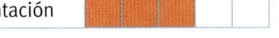

Etiología, signos clínicos y diagnóstico

Las enfermedades renales en pequeños animales pueden deberse a un amplio abanico de causas, desde infecciones hasta trastornos genéticos, que afectan a la función renal. Las principales nefropatías que pueden resolverse quirúrgicamente son la hidronefrosis, las neoplasias, la pielonefrosis, los quistes y abscesos renales, la nefrolitiasis obstructiva, el traumatismo renal, la avulsión del pedículo renal y la hematuria renal no controlada.

La sintomatología es variable según el proceso involucrado y de si se trata de una condición aguda o crónica. Cambios en el patrón de micción, anorexia y dolor abdominal son signos clínicos frecuentes en los procesos agudos. En los procesos crónicos en los que el riñón pierde funcionalidad con el paso del tiempo, si el riñón contralateral no compensa correctamente, se observa debilidad, anorexia, poliuria-polidipsia, vómitos, diarrea, úlceras en la mucosa oral y anemia.

Un hemograma y una bioquímica completa son necesarios en el proceso diagnóstico de cualquier patología renal y sus resultados deben evaluarse antes de programar una cirugía. Se debe realizar además un urianálisis y un urocultivo para intentar conocer la causa primaria y pautar la terapia antibiótica indicada según los resultados del antibiograma. El seguimiento de la presión arterial también está indicado en todo nefrópata. La dimetilarginina simétrica (SDMA) es otro marcador de filtración glomerular y presenta la ventaja de que la masa muscular del paciente no influye en los resultados.

Las pruebas de diagnóstico por imagen son fundamentales en la toma de decisiones y en la correcta planificación quirúrgica. El estudio radiográfico puede ayudar en el diagnóstico de litiasis radiopacas que estén provocando una obstrucción y en la valoración del tamaño y la forma de los riñones. La sensibilidad del examen radiográfico para la detección de litiasis en el aparato urinario aumenta si se combina con la ecografía abdominal. El estudio ecográfico de los riñones proporciona una información valiosa sobre su estructura interna y su volumen (fig. 1), aunque no sirve para valorar la funcionalidad renal. La ecografía abdominal permite además evaluar el tamaño de la pelvis renal y el diámetro de los uréteres, detectar la presencia de líquido retroperitoneal y valorar la presencia de lesiones en otros órganos abdominales. De forma adicional, la ecografía permite guiar la toma de aspirados con aguja fina y de biopsias renales cuando estas técnicas son necesarias para la obtención de un diagnóstico.

Cuando se sospecha una obstrucción ureteral pero la causa no puede identificarse mediante los exámenes de diagnóstico por imagen convencionales, puede ser necesaria la realización de un pielograma (inyección de un medio de contraste directamente en la pelvis renal) para identificar interrupciones en el trayecto del uréter.

La urografía excretora proporciona información acerca de la funcionalidad renal, aunque la técnica ideal para valorarla es la gammagrafía renal. Esta es una técnica de diagnóstico por imagen funcional y es la única que permite la valoración de la tasa de filtración glomerular de forma cuantitativa e individualizada para cada riñón. En aquellos pacientes en los que la nefroureterectomía se practique por causas no obstructivas, se aconseja realizar una gammagrafía renal previa a la cirugía para saber con precisión la aportación a la filtración glomerular global del riñón que se va a retirar, con el objetivo de garantizar que el paciente puede vivir con el riñón restante.

Por último, la tomografía computarizada es una prueba que aporta una valiosa información al cirujano a la hora de evaluar la dimensión, la extensión y el grado de infiltración de las lesiones en el caso de las neoplasias.

> **Antes de realizar una nefroureterectomía es necesario comprobar que la funcionalidad del riñón contralateral es adecuada.**

Ver Recuerdo anatómico en "Biopsia renal laparoscópica" 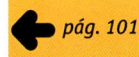 pág. 101

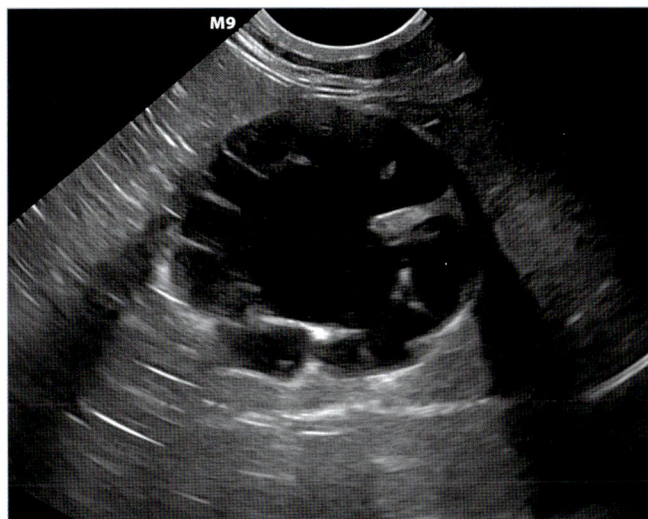

Fig. 1. Imagen ecográfica de un riñón hidronefrótico en un gato. *Imagen cortesía de Francisco García Guerrero, Ecopet Diagnóstico Ecográfico Veterinario.*

Tratamiento y selección de los casos

El manejo médico es fundamental en muchas ocasiones para evitar la solución quirúrgica final: la nefroureterectomía. El tratamiento médico dependerá de la causa primaria que esté provocando la enfermedad. En la mayoría de los casos se recomienda administrar una dieta específica. A menudo el tratamiento con fármacos antihipertensivos está indicado para disminuir la presión en el riñón. En caso de enfermedad obstructiva por litiasis, el manejo médico consiste en fluidoterapia, bloqueantes α-adrenérgicos y terapia diurética. En todos los casos hay que instaurar un tratamiento para el control de los signos clínicos derivados, como pueden ser antieméticos, analgésicos o antibióticos.

Existen casos en los que se tiene que plantear la nefroureterectomía como primera opción, como en los pacientes con neoplasias renales. De estas, las más frecuentes son el carcinoma renal o adenocarcinoma en perros y el linfoma renal en gatos.

Como en cualquier procedimiento laparoscópico avanzado se debe llevar a cabo una cuidadosa selección del paciente según las enfermedades que puedan tratarse mediante nefroureterectomía laparoscópica. Los riñones o masas de gran tamaño, la presencia de adherencias extensas a grandes vasos o los traumatismos con hemorragias pueden ser casos muy complicados de manejar mediante cirugía laparoscópica. El cirujano debe ser consciente del punto de la curva de aprendizaje en el que se encuentra y conocer muy bien los medios técnicos disponibles que puedan ser necesarios.

En cuanto al tipo de abordaje laparoscópico, al igual que en humanos, el riñón puede abordarse con un acceso transperitoneal o retroperitoneal. Son pocas las experiencias con el abordaje retroperitoneal dado su dificultad de acceso, de espacio y de manejo y debido al cambio especular en la perspectiva anatómica, por lo que este capítulo se centra en la nefroureterectomía laparoscópica con abordaje transperitoneal.

> *A medida que la experiencia del cirujano en cirugía laparoscópica vaya avanzando se podrán abordar casos más complicados. Por ejemplo, los riñones hidronefróticos de gran tamaño pueden drenarse previamente bajo guía ecográfica o durante la cirugía para ganar espacio de trabajo y poder abordar la cirugía con más seguridad.*

Nefroureterectomía laparoscópica

Aspectos quirúrgicos generales

Preparación del paciente

Antes de la cirugía se deben corregir los posibles desequilibrios electrolíticos que son frecuentes en estos pacientes, sobre todo en aquellos que presenten enfermedad obstructiva. Se debe instaurar una terapia antibiótica previa cuando los resultados de los cultivos de orina sean positivos.

El depilado del abdomen debe ser similar al que se realiza para una nefroureterectomía convencional, ya que siempre hay que tener prevista una rápida conversión a cirugía abierta en cualquier procedimiento laparoscópico. En la nefroureterectomía laparoscópica se debe, además, ampliar el depilado lateralmente hasta la zona lumbar del riñón afectado por si fuera necesario colocar un cuarto trocar o drenar el riñón. Por tanto, las referencias anatómicas del depilado son las siguientes: dorsoventralmente, desde las apófisis espinosas transversas de la columna vertebral hasta la zona abdominal media; cranealmente, hasta la mitad del tórax, y caudalmente, hasta la zona perineal.

Posicionamiento del paciente y de los equipos

Se posiciona inicialmente el paciente en decúbito dorsal para colocar el primer trocar y, después, en decúbito lateral, izquierdo o derecho en función del riñón que se va a intervenir. Si se trata de una nefroureterectomía izquierda, el paciente se colocará en decúbito lateral derecho, y al contrario en el caso de una nefroureterectomía derecha. Colocar toallas bajo la zona lumbar del paciente puede ser de gran ayuda para mejorar la exposición renal, ya que las asas intestinales se desplazan en sentido medial por la gravedad.

El cirujano y el ayudante se sitúan frente al abdomen del animal, en dirección al riñón que se va a intervenir. La torre laparoscópica se posiciona delante del cirujano, aunque puede desplazarse ligeramente hacia caudal en el momento de liberar y ligar el uréter para tener una mejor ergonomía durante estas maniobras (fig. 2).

Colocación de los trocares

Con el animal en decúbito dorsal, el trocar de la óptica (T1), de 10 mm, se coloca en la línea media, cerca de la cicatriz umbilical y ligeramente lateral a esta, en el hemiabdomen del riñón que se va a intervenir. Una vez creado el neumoperitoneo, se lateraliza el animal y se colocan los dos trocares para el manejo del instrumental, de 5 mm, craneodorsalmente y caudodorsalmente, respectivamente, a T1, intentando siempre conseguir una triangulación adecuada (fig. 3). Se pueden tomar como referencias la zona subcostal (T2) y la fosa ilíaca (T3). Puede ser necesario utilizar un cuarto trocar o una pinza percutánea en ciertas ocasiones en las que se requiera movilizar el riñón para las maniobras de disección del hilio renal (p. ej.: neoplasias con adherencias). Este trocar (T4), como norma general, se posiciona más lateral y caudal que T3 para no interferir con las maniobras de disección y poder elevar el riñón en caso necesario.

En algunos pacientes se puede introducir algún tipo de cuña o paño enrollado entre el flanco del animal y la mesa para elevar la zona dorsal del animal y que los órganos abdominales se desplacen por gravedad, lo que facilita la visión del riñón en caso necesario. Para visualizar el riñón izquierdo deben desplazarse el bazo y el colon, mientras que para el derecho deben apartarse el duodeno y el páncreas. Se ha descrito también la necesidad de retraer el lóbulo hepático en el lado derecho, e incluso de seccionar el ligamento hepatorrenal.

> *El uso de material de minilaparoscopia percutáneo puede ahorrar la colocación de un cuarto trocar a la hora de exponer el hilio renal y facilitar su disección.*

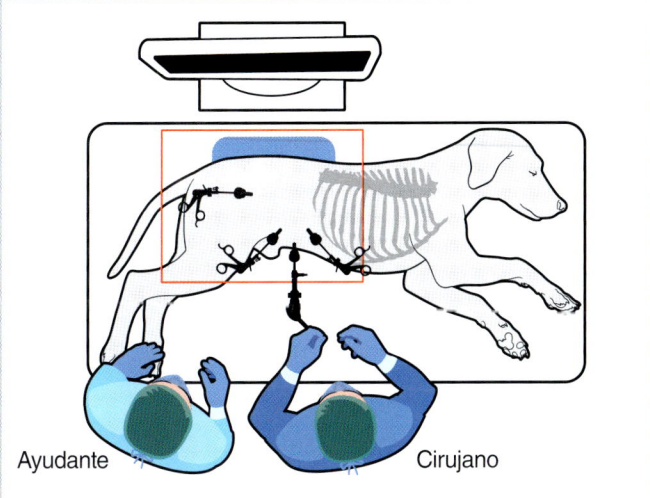

Fig. 2. Posicionamiento del paciente y de los equipos para la nefroureterectomía laparoscópica derecha.

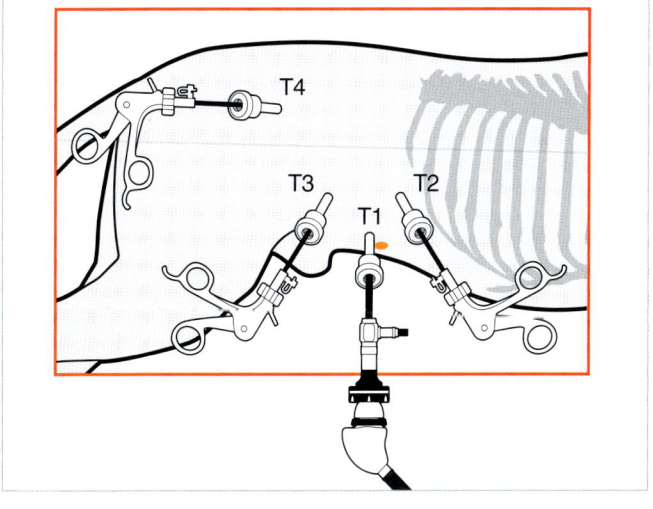

Fig. 3. Colocación de los trocares para la nefroureterectomía laparoscópica derecha.

Técnica quirúrgica

Dificultad técnica					

Ver vídeo 1
Nefroureterectomía laparoscópica

La cirugía comienza con la exploración completa del campo quirúrgico. Debe intentarse visualizar el uréter, la glándula adrenal y la vena cava caudal o la aorta, así como el alcance de las lesiones y las posibles adherencias a las principales estructuras cercanas (fig. 4). Estas estructuras, en muchas ocasiones, no serán visibles inicialmente al estar recubiertas por la grasa renal.

Se comienza la disección siempre por el polo caudal del riñón, incidiendo el peritoneo y profundizando en la grasa hasta localizar el uréter (fig. 5).

> ✳ *En la nefroureterectomía laparoscópica derecha se pueden encontrar adherencias del uréter a la vena cava, sobre todo en aquellos pacientes con procesos obstructivos en los que se ha producido un hidrouréter, por lo que la disección debe realizarse con sumo cuidado.*

Una vez identificado el uréter, este se va disecando en sentido craneal hasta localizar la arteria y vena renales. Durante estas maniobras se puede traccionar del uréter para tener una mejor visión del hilio renal (fig. 6).

> ✳ *Para evitar la colocación de un cuarto trocar que suspenda el uréter, se puede utilizar una sutura de tracción percutánea en aquellos casos en los que haya un uréter dilatado o un hidrouréter. También existen pinzas laparoscópicas percutáneas que no necesitan la colocación de un trocar para su uso.*

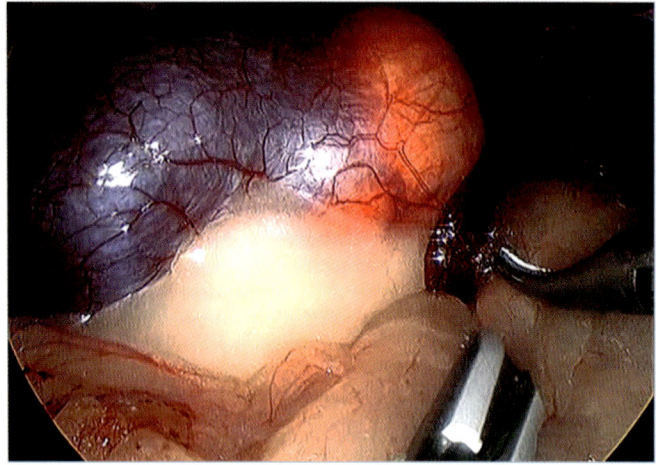

Fig. 4. Imagen laparoscópica de un tumor en el polo craneal del riñón derecho. Aunque en casos complejos como este se debe realizar un estudio de tomografía computarizada previo que aporte información de las adherencias o la invasión de estructuras cercanas, siempre es conveniente explorar completamente el campo quirúrgico antes de comenzar la nefroureterectomía.

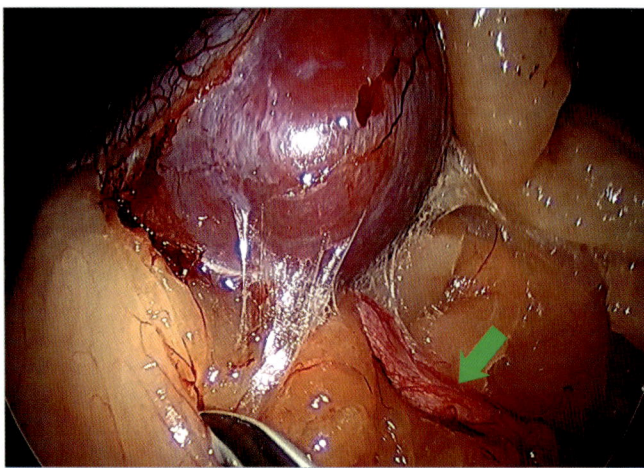

Fig. 5. Resulta conveniente realizar la disección del polo caudal del riñón con un sellador vascular para evitar pequeñas hemorragias. De esta forma se localizará el uréter (flecha verde) más fácilmente.

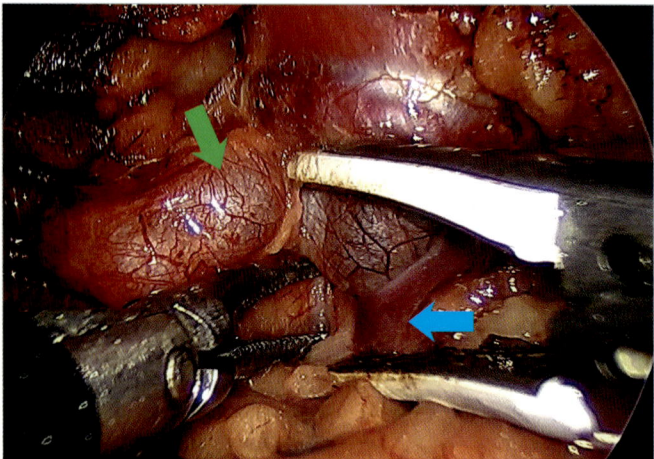

Fig. 6. Se debe encontrar y disecar correctamente el uréter (flecha verde) hasta su entrada en la pelvis renal. Esta maniobra es muy importante para una correcta visualización de la arteria y vena renales (flecha azul) *a posteriori*.

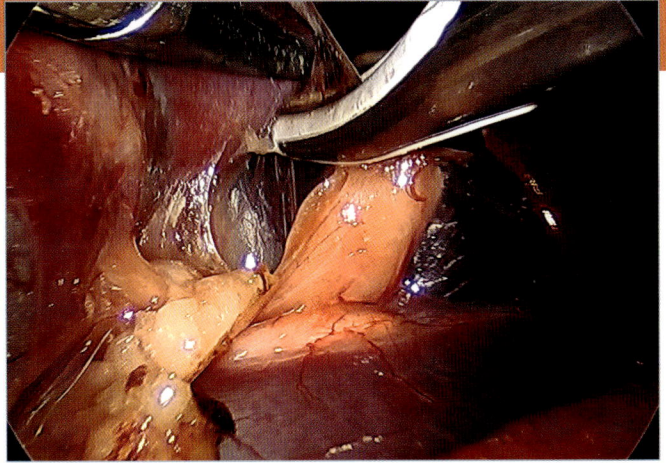

Fig. 7. En muchas ocasiones se debe disecar ampliamente el espacio retroperitoneal para liberar más el riñón y tener un mejor acceso al hilio renal.

Se debe continuar la disección hasta el polo craneal del riñón para exponer más fácilmente el hilio renal (fig. 7). Mediante un disector de Maryland y uno de ángulo recto se disecan los vasos renales (vena y arteria) y se ligan por separado. Para ello, en primer lugar, se identifica la vena renal y se diseca, siempre medial al uréter (fig. 8). A continuación, se diseca la arteria renal, que discurre por detrás de la vena y su trayecto suele ser oblicuo (fig. 9). Como generalmente la arteria renal se divide en dos o tres ramas cerca del riñón, se recomienda comenzar la disección no muy cerca del hilio para que sea más sencillo encontrar el tronco común. La disección de estos dos vasos renales puede ser complicada en animales de pequeño tamaño y en aquellos que sufran hidronefrosis grave, ya que la arteria tendrá un tamaño muy reducido.

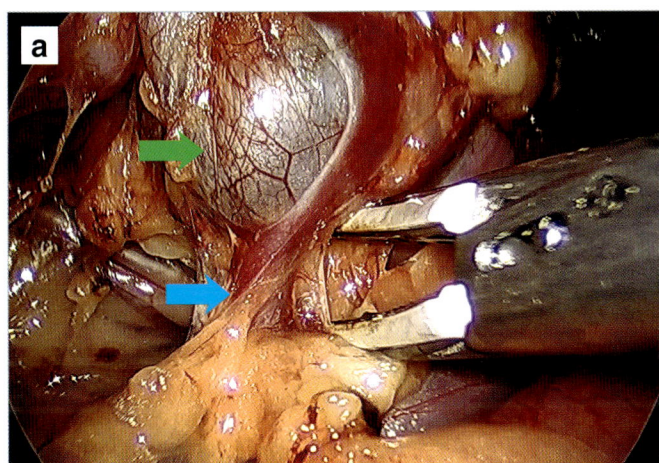

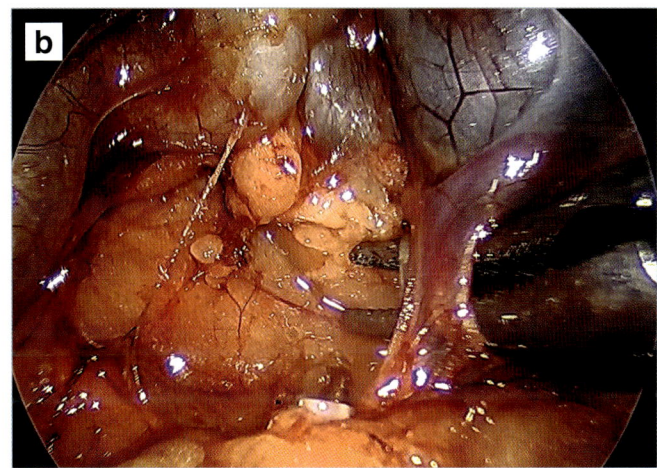

Fig. 8. Disección del hilio renal (a). Se suele localizar la vena renal (flecha azul), la cual es necesario disecar muy cuidadosamente medial al uréter (flecha verde). Durante esta disección se debe tener especial cuidado con la vena cava caudal en el lado derecho y con la glándula adrenal en el lado izquierdo. La disección de los vasos debe ser lo suficientemente amplia como para permitir la colocación de al menos tres clips vasculares (b).

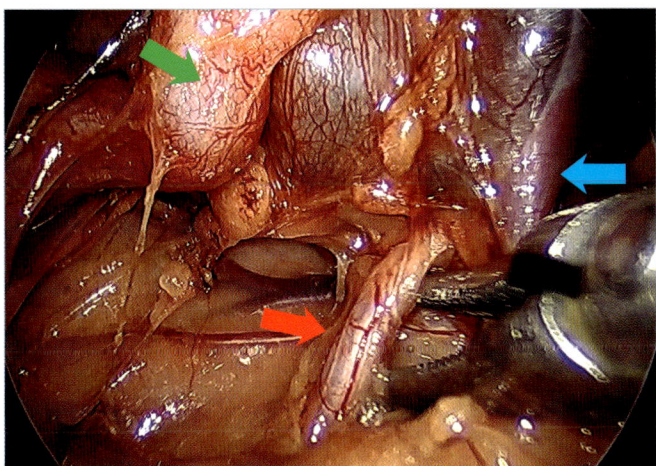

Fig. 9. Para la disección de la arteria renal (flecha roja), resulta muy útil el uso de un disector de Maryland o de ángulo recto que facilite las maniobras para que el vaso quede completamente libre y posteriormente se puedan introducir los clips vasculares con la mayor seguridad posible. En la imagen también se aprecia el uréter (flecha verde) y la vena renal (flecha azul).

> *Cabe destacar que en ciertos animales se puede encontrar una arteria renal doble, o bifurcada desde un único tronco arterial común. Por tanto, la disección debe ser amplia para asegurar que todos los vasos principales se aíslan y exponen.*

111

Una vez disecados correctamente los vasos del hilio renal, se liga primero la arteria mediante tres clips, dos en la zona más proximal del vaso y el tercero en la zona más distal (fig. 10). En lugar de este último clip, también se puede coagular con un instrumento bipolar la arteria en su zona distal, cerca del parénquima renal. Se realiza la misma maniobra en la vena, colocando dos clips en la zona proximal del vaso y otro en la zona más distal (figs. 11 y 12). Se recomienda poner el primer clip en la zona distal de la vena para evitar que esta se ingurgite en el caso de existir otra rama arterial que se haya pasado por alto. Una vez ocluidos correctamente los vasos, se procede al corte o sellado de los mismos (fig. 13). Los autores remarcan que siempre que se seccione un vaso sanguíneo, si se utilizan pinzas con termosellado, debe usarse energía de tipo bipolar, y si se hace con tijeras, el corte debe ser frío, sin utilizar la coagulación monopolar durante la sección del vaso. De lo contrario, la energía monopolar puede provocar que los clips o las ligaduras se liberen.

Puede haber casos en los que el tamaño del clip no abarque la totalidad del diámetro del vaso renal, especialmente de la vena. Por eso, es importante tener recursos de sutura laparoscópica intracorpórea o extracorpórea. Si se pasa una ligadura alrededor del vaso, este podrá movilizarse lateralmente (maniobra de la bandera) para obtener una mejor visión antes de aplicar los clips. Y si, además de lo anterior, se anuda el vaso, su calibre disminuirá y se podrán colocar los clips con más seguridad.

* *Especialmente en gatos, y en perros pequeños, la vena renal tiene un espesor de pared y un calibre mínimos. Según el tipo de clip, este podría deslizarse por no comprimir totalmente las paredes del vaso. Por tanto, en estos casos el cirujano debe considerar ocluir el flujo sanguíneo únicamente con un sellador vascular bipolar.*

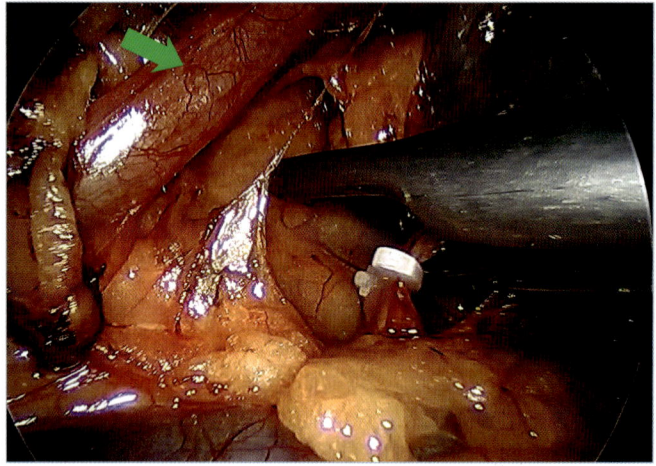

Fig. 10. Aplicación de clips en la arteria renal. Es de vital importancia que durante esta maniobra se tenga la total seguridad de haber abarcado por completo el vaso con el clip para evitar que este se deslice o que pellizque el vaso y lo desgarre. En la imagen se aprecia el uréter (flecha verde).

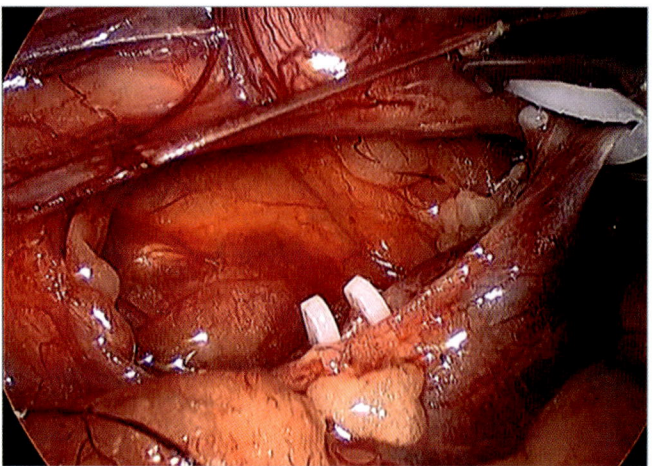

Fig. 11. Aplicación de clips en la vena renal. Se recomienda colocar el primer clip en la parte distal del vaso, cerca del riñón, ya que, aunque antes se hayan colocado correctamente clips en todas las ramas arteriales, la sangre que aún permanezca en el riñón puede fluir por el vaso e ingurgitarlo, lo que dificultaría la colocación de los otros dos clips.

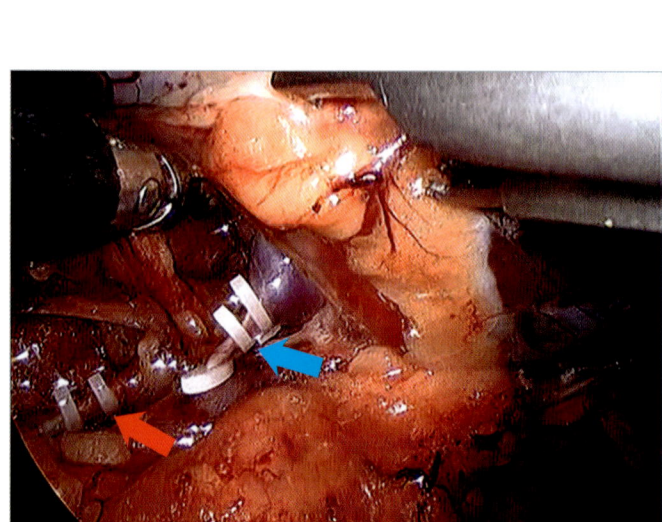

Fig. 12. Imagen final de la ligadura mediante clips de la arteria (flecha roja) y vena renales (flecha azul). Se puede apreciar cómo, aun ocluyendo primero la arteria, la vena se ingurgita por la sangre remanente del riñón.

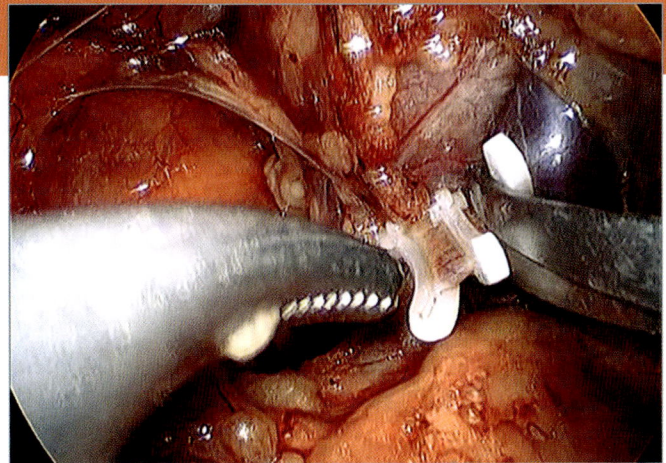

Fig. 13. El corte de la vena renal se realiza dejando dos clips en la zona proximal del vaso y uno en la zona distal.

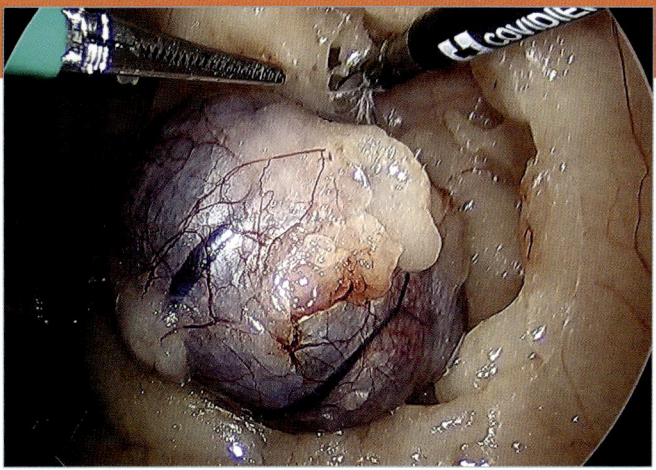

Fig. 14. Liberación completa del riñón de todas sus adherencias a la grasa y a la musculatura de la pared abdominal.

 Siempre se debe ocluir primero la arteria renal, porque si se pone el clip antes en la vena renal, el flujo sanguíneo ingurgitará la vena y será imposible colocar el resto de los clips.

Una vez sellado correctamente el hilio renal, se procede a liberar por completo el riñón del espacio retroperitoneal (fig. 14). Mediante el uso de un sellador vascular bipolar se evitan pequeñas hemorragias que, aun no siendo graves, pueden alargar la cirugía y enturbiar la visión del campo quirúrgico. Para completar la escisión de la pieza, se debe continuar la disección del uréter hasta su desembocadura en el trígono vesical (fig. 15). El uréter se puede ocluir con clips vasculares o, si su diámetro es demasiado grande, con una sutura laparoscópica intracorpórea. Si el uréter no está muy dilatado, también se puede colocar un solo clip proximal al trígono vesical y seccionar el uréter con sellador vascular (fig. 15).

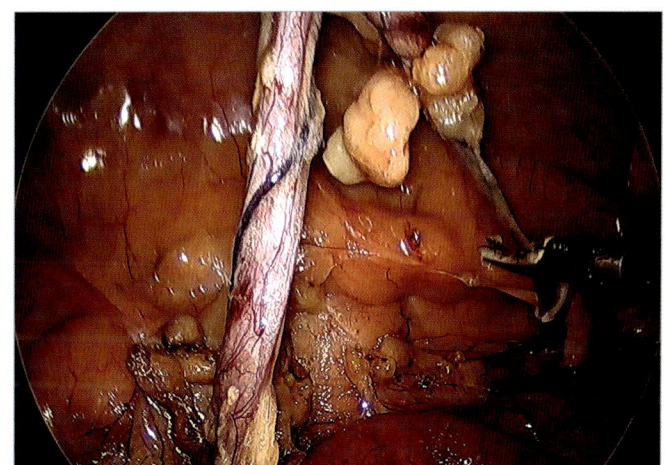

Fig. 15. Disección de todo el uréter hasta su entrada a la vejiga. Una vez ocluido el uréter en un punto proximal al trígono vesical, se puede seccionar con un sellador vascular para su completa liberación.

 En ocasiones, debido al tamaño del paciente, no será posible poner tres clips en los vasos. En estos casos siempre se debe tener la precaución de dejar dos clips en el interior del paciente y realizar el corte con un termosellador bipolar en la zona más distal del vaso.

Por último, la pieza resecada se introduce en una bolsa de extracción (fig. 16) y se retira del abdomen o se exterioriza a través de un protector de heridas. De esta manera, se evita la implantación en la pared abdominal de células tumorales o de bacterias que pueda contener el riñón resecado.

Antes del cierre, se revisa el campo quirúrgico en busca de posibles hemorragias. Después, se elimina el neumoperitoneo y se procede al cierre de las incisiones por planos.

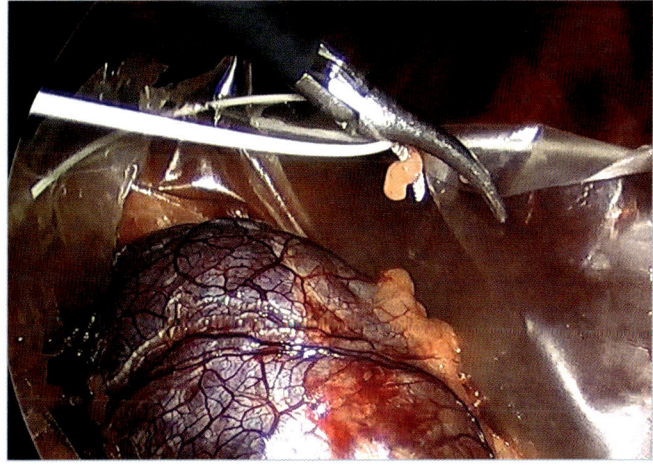

Fig. 16. Riñón embolsado previa exteriorización.

Posoperatorio

En el periodo posoperatorio se debe llevar a cabo un seguimiento escrupuloso de la funcionalidad renal. Se realiza una bioquímica y hemograma completos en el posoperatorio inmediato. A las horas y en los días posteriores se debe hacer un seguimiento ecográfico, sobre todo si hay sospecha de hemorragia.

También se debe monitorizar la presión arterial y la producción de orina para evaluar el grado de hidratación del paciente tras la cirugía. Asimismo, deben identificarse y corregirse las posibles anomalías electrolíticas y ácido-base.

Es necesario instaurar una terapia analgésica adecuada (opioides o tramadol) y evitar los antiinflamatorios no esteroideos en este tipo de pacientes. El alta hospitalaria se da normalmente a los 2-3 días tras la cirugía, aunque depende de la causa subyacente que motivó la intervención quirúrgica.

Posibles complicaciones

Las complicaciones que pueden surgir tras la nefroureterectomía laparoscópica comprenden todas las descritas para la nefroureterectomía abierta más las inherentes a la cirugía laparoscópica.

■ Hemorragias graves por desgarro durante las maniobras de disección o aplicación de clips en la arteria y vena renales. Estas hemorragias se pueden controlar, en la mayoría de las ocasiones, con un equipo de termosellado avanzado si está disponible. Si esto no es posible, se debe estar preparado para una conversión inmediata a cirugía abierta, como en cualquier otro procedimiento laparoscópico.

■ Laceración en el riñón que provoque fugas de orina o pus, especialmente cuando el riñón sea una bolsa hidronefrótica. Es muy recomendable tener siempre preparado un equipo de aspiración-irrigación laparoscópico para poder aspirar posibles fugas y realizar abundantes lavados de la cavidad abdominal.

■ Cambios importantes en las características morfológicas renales y adherencias a estructuras adyacentes. En aquellas enfermedades en las que el riñón se encuentre muy aumentado de tamaño (p. ej.: hidronefrosis), en enfermedades obstructivas que provoquen hidrouréter o en ciertos tumores que alteren gravemente la estructura renal, se pueden encontrar adherencias; por ejemplo, del uréter a la vena cava o del polo craneal del riñón derecho al hígado o a la glándula adrenal.

■ Cirugías previas. Si se realiza una nefroureterectomía laparoscópica debido a complicaciones en intervenciones previas (la más frecuente es la ligadura del uréter en una ovariectomía o una ovariohisterectomía), pueden encontrarse importantes adherencias en el uréter que pueden suponer un reto para el cirujano.

> *Cuando se libera por completo el riñón puede tenerse la falsa sensación de que se ha llegado al término de la cirugía, especialmente si el cirujano tiene poca experiencia. Sin embargo, en este momento pueden surgir no pocas complicaciones. Pueden producirse lesiones iatrogénicas vasculares, principalmente en los vasos frénico-abdominales que recorren la pared abdominal, en los grandes vasos o en los vasos gonadales. En esta fase final del procedimiento, también pueden provocarse quemaduras térmicas inadvertidas en los órganos adyacentes (intestino, glándulas adrenales, hígado, bazo o páncreas)*

Litiasis ureteral

Jorge Gutiérrez del Sol, Miguel Ángel Sánchez Hurtado, Francisco Julián Pérez Duarte, Isabel Rodríguez Piñeiro

Índice de presentación

Etiología, signos clínicos y diagnóstico

En los últimos años ha aumentado la incidencia de las obstrucciones ureterales provocadas por cálculos, debido seguramente a la mejora en los medios diagnósticos por imagen. Los ureterolitos generalmente se forman en la pelvis renal, y su tratamiento suele ser un desafío para el veterinario dependiendo sobre todo de su localización final.

El retraso en el tratamiento de una obstrucción completa causada por un ureterolito puede provocar la pérdida completa de la función renal, por lo que se recomienda instaurar un tratamiento de inmediato. La repercusión de los daños provocados dependerá de la gravedad y la duración de la obstrucción.

Se ha descrito que, en perros sanos a los que se les provocó una obstrucción ureteral total, la tasa de filtración glomerular disminuyó un 35 % tras 7 días, y después de 14 días se redujo hasta un 54 %. Esto se observó en animales sanos sin enfermedad renal, por lo que podemos pensar que los daños serán más importantes si los pacientes presentan previamente dicha enfermedad. De la misma manera, existen modelos de obstrucciones ureterales parciales en el perro, y aunque la pérdida de la función renal es más lenta, también se produce, por lo que este tipo de obstrucciones debe igualmente corregirse.

La gravedad de los signos clínicos dependerá de si la obstrucción es unilateral o bilateral y, en el caso de las obstrucciones unilaterales, de la funcionalidad del riñón contralateral. Si esta es buena, las obstrucciones unilaterales suelen pasar desapercibidas. Los signos clínicos son generalmente inespecíficos e incluyen letargo, disminución del apetito que puede evolucionar a anorexia, poliuria-polidipsia, dolor abdominal (sobre todo durante la palpación renal), deshidratación o hiperhidratación, hipersalivación, náuseas, vómitos, ulceración oral, nefromegalia y asimetría renal. Se ha descrito la presencia de soplos cardiacos en un 48-54 % de los gatos con obstrucciones ureterales, que podrían deberse a la presencia de anemia, a una disfunción cardiaca consecuencia de la uremia, a la fluidoterapia o a la presencia de una enfermedad cardiaca subyacente, por lo que el seguimiento cardiovascular de estos animales debe ser minucioso para minimizar las complicaciones quirúrgicas.

> *Los ureterolitos que se forman con mayor frecuencia son los de oxalato cálcico, con una presentación de más del 98 % en los gatos y sobre el 50 % en los perros.*

Los hallazgos analíticos más frecuentes son la presencia de anemia, azotemia, hiperfosfatemia, hiper- o hipocalcemia e hiper- o hipopotasemia. En la gasometría aparece frecuentemente acidosis metabólica, y el examen de orina suele demostrar isostenuria, piuria con o sin bacteriuria y cristaluria. Se ha documentado la presencia de infecciones urinarias en hasta un 32 % de los gatos con obstrucción ureteral.

Las pruebas diagnósticas de imagen son fundamentales en esta enfermedad. La radiografía simple puede aportar información sobre el tamaño y la posición del cálculo, aunque presenta limitaciones en urolitos radiotransparentes o muy pequeños. Siempre deberían realizarse dos proyecciones (ventrodorsal y laterolateral), y la parte terminal del tubo digestivo debería estar vacía (se pueden usar enemas en caso necesario).

La ecografía dará información importante sobre la dilatación del uréter y de la pelvis renal y sobre el estado del riñón. La combinación de radiografías y ecografías abdominales aumenta la sensibilidad diagnóstica para la detección de ureterolitos. En los casos en los que se sospeche la presencia de una obstrucción ureteral, pero no se detecte la causa, está indicada la realización de una pielografía (inyección de contraste yodado en la pelvis renal tras la extracción del mismo volumen de orina) para confirmar el diagnóstico. Esta técnica tiene pocas complicaciones.

La tomografía computarizada es el método diagnóstico de elección en medicina humana, pero hay que tener en cuenta que, además de los costes, en veterinaria es necesario anestesiar y, generalmente, inyectar un medio de contraste yodado en un paciente cuya función renal estará comprometida. La gammagrafía puede dar información sobre la filtración glomerular y la viabilidad renal.

Tratamiento y selección de los casos

En las litiasis ureterales obstructivas el tratamiento médico no suele ser efectivo. La terapia para intentar disolver el cálculo en el uréter es infructuosa por dos razones. Por un lado, en la mayoría de los casos los ureterolitos son de oxalato cálcico u otras sales cálcicas, que no se pueden disolver médicamente. Por otro lado, aunque los ureterolitos tuviesen otra composición, para su disolución es necesario que estén rodeados de orina, lo cual es posible en la pelvis renal y en la vejiga, pero no en el uréter ni en la uretra.

El tratamiento médico solo es eficaz para hacer avanzar los cálculos hacia la vejiga en aproximadamente un 5-10 % de los casos, por lo que esta no es su principal indicación y nunca debería intentarse durante más de 24-48 horas, ya que cuanto más tiempo esté obstruido el riñón, menor será el porcentaje de filtración glomerular recuperable. La probabilidad de avance a la vejiga es mayor si los ureterolitos son de pequeño tamaño y si se encuentran cerca de la unión ureterovesical. Aun así, el tratamiento médico es indispensable para la estabilización prequirúrgica del paciente.

En aquellos animales deshidratados o hipovolémicos, el tratamiento médico consiste en la reposición de fluidos, que debe llevarse a cabo en las primeras 24 horas tras la hospitalización. Solo después de que el paciente se encuentre rehidratado y estable, se comenzará la terapia con diuréticos para aumentar el flujo de orina a través del uréter y así movilizar los ureterolitos. Como relajantes del uréter se pueden emplear bloqueantes α-adrenérgicos (p. ej.: prazosina, tamsulosina) u otras moléculas como el glucagón o la amitriptilina.

Los animales con obstrucción ureteral bilateral pueden presentarse con sobrecarga de volumen e hiperpotasemia. Estos pacientes suponen una urgencia quirúrgica y su estabilización debe ir orientada al manejo de la hiperpotasemia (insulina regular o glucosa y estabilización de las membranas cardiacas con gluconato de calcio al 10 % en caso necesario). Estos casos son incluso candidatos a la diálisis o a la colocación de un tubo de nefrostomía temporal si estas medidas estuviesen disponibles.

La utilización de antibióticos antes de la intervención dependerá de los resultados del análisis de orina (sedimento urinario). Aun así, aunque se envíe un cultivo al laboratorio, no se recomienda esperar a los resultados antes de instaurar el tratamiento si ya se ha reconocido la infección, ya que esto retrasaría la aplicación del tratamiento quirúrgico.

En el caso de que el ureterolito no se movilice con las estrategias de manejo médico, desde hace unos años se cuenta en veterinaria con una amplia gama de tratamientos urológicos que se han incorporado de la medicina humana. Los *stents* ureterales, las técnicas de litotricia, los dispositivos de *bypass* ureteral (SUB) y, por supuesto, la cirugía convencional y la laparoscopia serán las técnicas de elección dependiendo de cada caso.

La ureterotomía laparoscópica reproduce los pasos de la ureterotomía convencional, con las ventajas que supone la magnificación del campo quirúrgico y el menor trauma quirúrgico. No obstante, es fundamental que el personal quirúrgico cuente con una elevada experiencia en sutura laparoscópica antes de decidir abordar la litiasis ureteral mediante esta técnica.

> *Una de las principales ventajas de la laparoscopia radica en la magnificación visual. Esto permite respetar en gran medida la vascularización del uréter durante las maniobras de disección, lo que se traduce en una mejor cicatrización de la ureterotomía.*

La selección del caso es fundamental para conseguir el éxito quirúrgico y minimizar las complicaciones posoperatorias. En este sentido, los autores consideran que se deben dar las siguientes circunstancias para que un paciente sea candidato a la ureterotomía laparoscópica:

- Presencia de un único cálculo, para evitar realizar varias ureterotomías. También se pueden extraer cálculos dobles siempre que se encuentren en la misma zona del uréter.

- Cálculo con un tamaño de 3-4 mm como mínimo. Los cálculos más pequeños son muy difíciles de identificar y palpar con las pinzas de laparoscopia.

- Existencia de una cierta dilatación ureteral, sobre todo en pacientes felinos, ya que de lo contrario la sutura resulta muy complicada.

Ureterotomía laparoscópica

Aspectos quirúrgicos generales

Preparación del paciente

Se debe instaurar fluidoterapia y antibioterapia prequirúrgicas. Se depila completamente el abdomen, y se amplía el rasurado lateralmente hacia la zona lumbar del uréter afectado debido a que puede ser necesario introducir un cuarto trocar u otro dispositivo de retracción percutánea.

> *Es fundamental la localización precisa del ureterolito mediante métodos de diagnóstico por imagen inmediatamente antes de la cirugía, con el fin de diseccionar el menor trayecto de uréter que sea posible.*

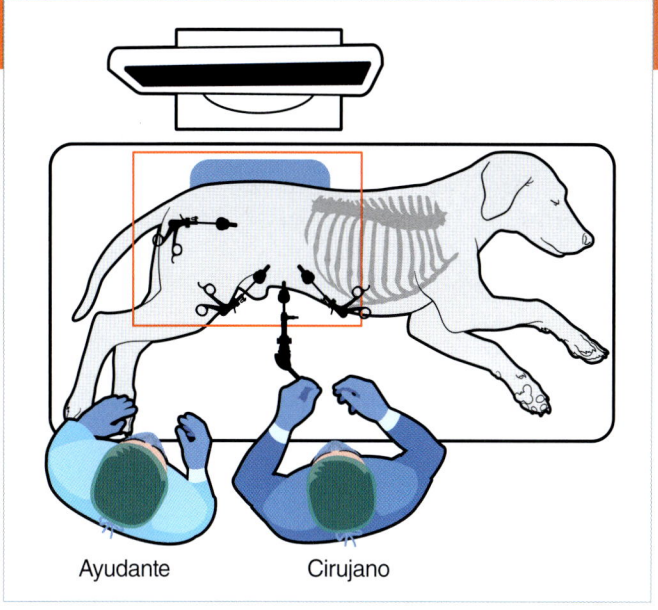

Fig. 1. Posicionamiento del paciente y de los equipos para la ureterotomía laparoscópica derecha.

Posicionamiento del paciente y de los equipos

Se posiciona el paciente en decúbito lateral, bien sea izquierdo o derecho en función del uréter que se va a intervenir. Del mismo modo que en la nefrectomía laparoscópica, puede ser útil elevar la zona lumbar introduciendo toallas o paños para mejorar la exposición del uréter.

El cirujano y el ayudante se sitúan frente al abdomen del animal, en dirección al uréter afectado. La torre laparoscópica se posiciona delante de ellos (fig. 1).

Colocación de los trocares

Para la realización de esta cirugía se necesitan tres trocares. El trocar de la óptica (T1), de 5 o 10 mm, se posiciona cercano a la cicatriz umbilical y ligeramente lateral a esta, en el hemiabdomen del uréter que se va a intervenir. El segundo trocar (T2), de 5 mm, se coloca craneal y dorsalmente a T1. El tercer trocar (T3), de 5 o 3 mm, se inserta caudal y dorsalmente a T1 (fig. 2). En ocasiones puede ser necesario utilizar un cuarto trocar (T4), de 3 o 5 mm, o una pinza percutánea de minilaparoscopia (fig. 3) para elevar el riñón o exponer mejor el uréter durante la sutura; estos instrumentos se introducen dorsalmente a T3.

117

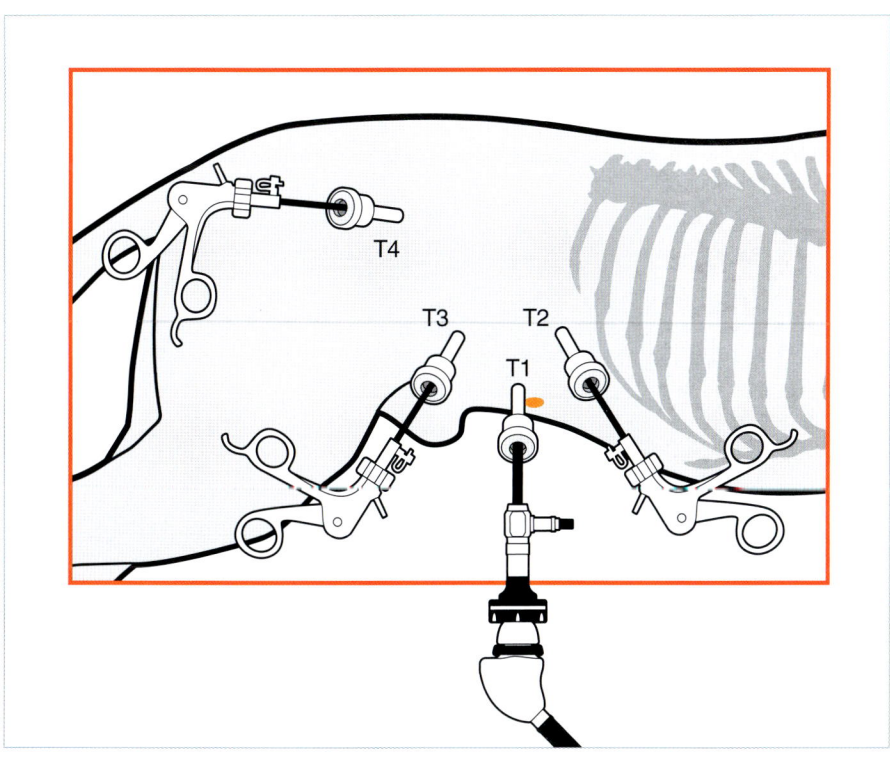

Fig. 2. Colocación de los trocares para la ureterotomía laparoscópica derecha.

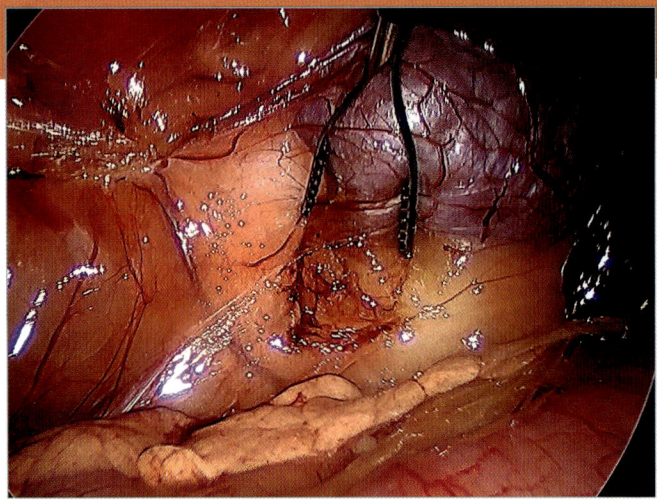

Fig. 3. El empleo de una pinza percutánea de minilaparoscopia es de gran ayuda para elevar el riñón y así exponer mejor el uréter proximal.

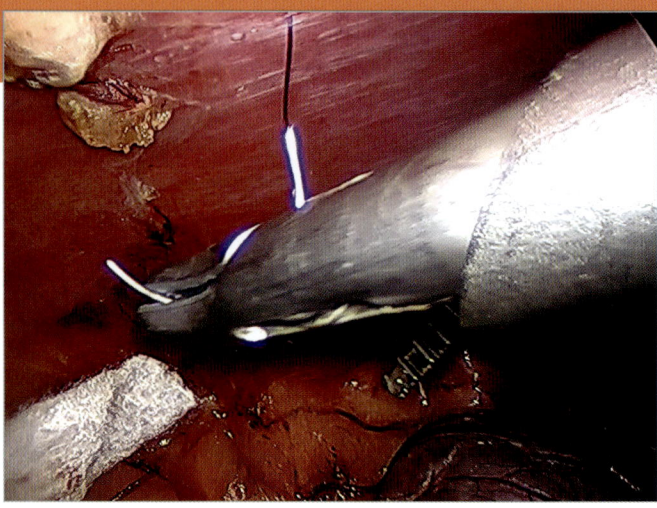

Fig. 4. Introducción en el abdomen de la aguja de sutura de forma percutánea.

 En animales muy pequeños se puede introducir la aguja de sutura de manera percutánea y así se evita la necesidad de colocar un trocar de 10 mm para introducir la sutura (fig. 4).

 Es de vital importancia colocar T2 y T3 con una triangulación correcta sobre la zona del uréter donde se va a realizar la ureterotomía para facilitar al máximo la maniobra de sutura.

Técnica quirúrgica

Dificultad técnica					

 *Ver vídeo 1*
Ureterotomía laparoscópica

La cirugía comienza con la exploración completa del campo quirúrgico, donde se inspeccionará el polo caudal del riñón ipsilateral al uréter que se va a intervenir para buscar el trayecto ureteral (fig. 5). En ocasiones, sobre todo en gatos y en animales obesos, el uréter no se puede localizar a simple vista debido a la grasa abdominal (fig. 6).

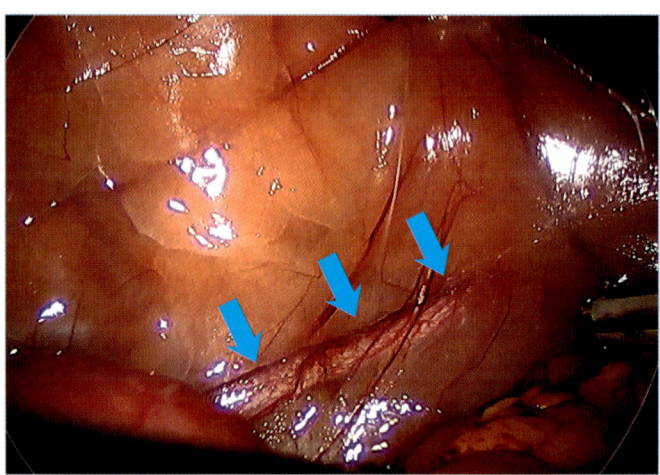

Fig. 5. Imagen laparoscópica del uréter (flechas azules) caudal a la obstrucción, por lo que su diámetro no está aumentado de tamaño en este punto.

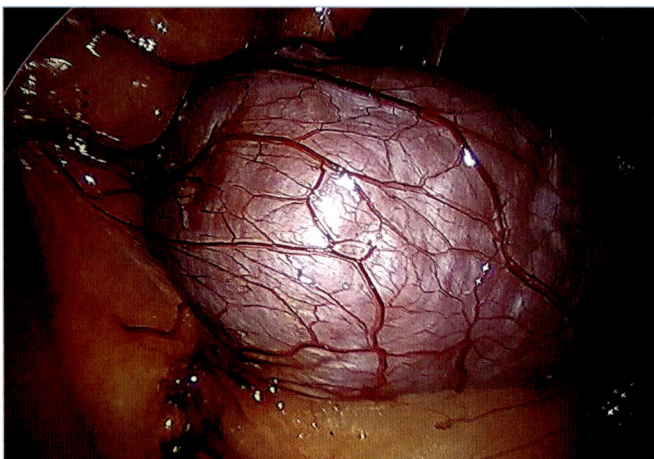

Fig. 6. Exposición del polo caudal del riñón, con el uréter cubierto por la grasa abdominal.

118

Se comienza con la disección del uréter empleando un disector de Maryland y una pinza de agarre atraumática. Puede ser necesaria la utilización de dispositivos de coagulación avanzados para prevenir un sangrado excesivo de la grasa que rodea al uréter, lo que dificultaría la visión del campo quirúrgico (fig. 7). Se debe tener sumo cuidado con la disección del uréter y no coagular ni desvitalizar su vascularización más cercana (fig. 8). Además, no es recomendable realizar una disección demasiado amplia, sino que se debe preservar lo máximo posible la vascularización del uréter para mejorar la cicatrización de la sutura y prevenir una posible dehiscencia (fig. 9).

> **✱** *En la maniobra de disección del uréter derecho, cuando la obstrucción está cerca de la pelvis renal, se debe tener especial cuidado con la vena renal o incluso con la vena cava caudal. Estos vasos pueden estar estrechamente adheridos al uréter en los casos en los que haya existido una obstrucción parcial continuada en el tiempo.*

Una vez se haya disecado completamente el uréter se procede a realizar un corte transversal en el mismo, teniendo la precaución de no seccionarlo por completo (figs. 10 y 11). Aunque en cirugía convencional está descrito el corte longitudinal del uréter, los autores consideran que la sección transversal realizada por laparoscopia es más fácil. Es importante colocar gasas debajo del uréter antes de su corte y tener preparado el aspirador laparoscópico para succionar las posibles fugas de orina. Es posible que al realizar el corte se produzca un sangrado del uréter, que, aunque es autolimitante, en cirugía laparoscópica se observará muy magnificado y dificultará la visión. No se debe coagular de forma descontrolada este sangrado, sino únicamente realizar hemostasia con una gasa durante unos minutos.

> *El corte del uréter se realizará de forma transversal al mismo y sobre el urolito o ligeramente craneal al mismo, en la zona dilatada.*

Después de que se haya visualizado la mucosa ureteral y se haya comprobado que el uréter está completamente abierto, se presiona cuidadosamente el ureterolito intentando empujarlo u "ordeñarlo" hacia la zona donde se ha realizado la incisión (fig. 12).

Una vez extraído el ureterolito, este se deposita en un dedo de un guante estéril sin polvo y se saca del paciente (figs. 13 y 14).

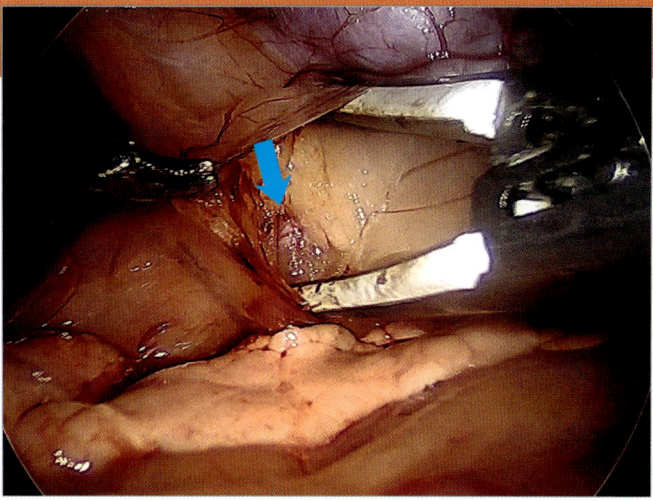

Fig. 7. Comienzo de la disección en el punto donde se ha localizado el ureterolito según las pruebas de diagnóstico por imagen. Puede verse el uréter (flecha azul) cubierto por la grasa perirrenal.

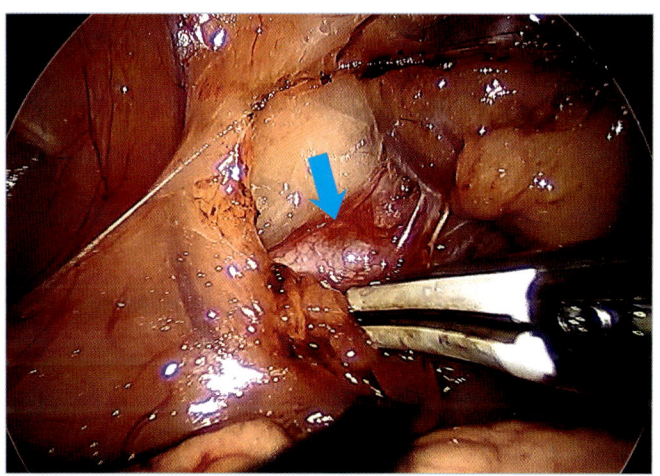

Fig. 8. Se continúa con la disección del uréter (flecha azul) utilizando lo mínimo posible los dispositivos de coagulación avanzada y realizando la disección de manera roma.

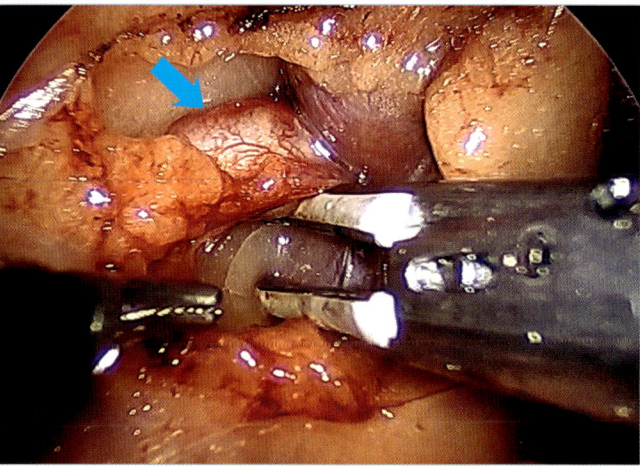

Fig. 9. Exposición completa del uréter en su zona de obstrucción (flecha azul). Debe preservarse su vascularización lo máximo posible.

119

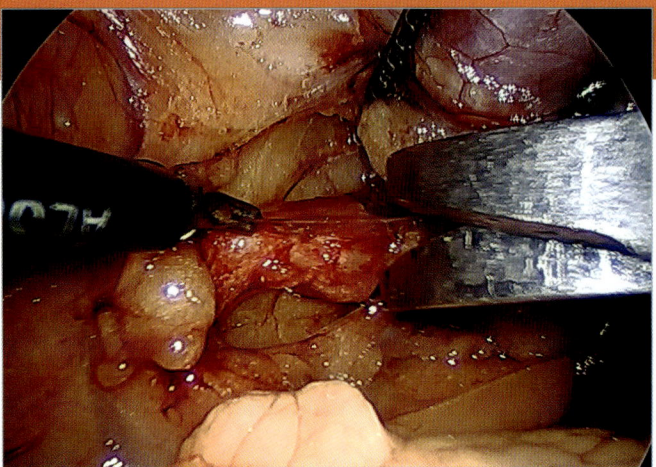

Fig. 10. Al realizar la ureterotomía, se puede traccionar de la grasa periureteral, pero no del propio uréter directamente.

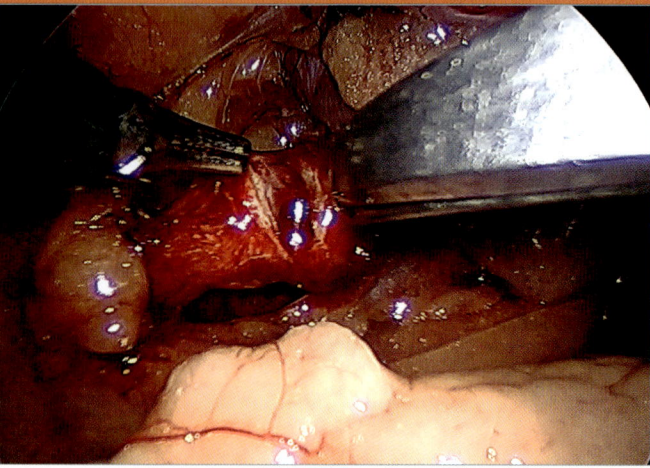

Fig. 11. La incisión en el uréter se profundiza hasta visualizar su luz o urotelio.

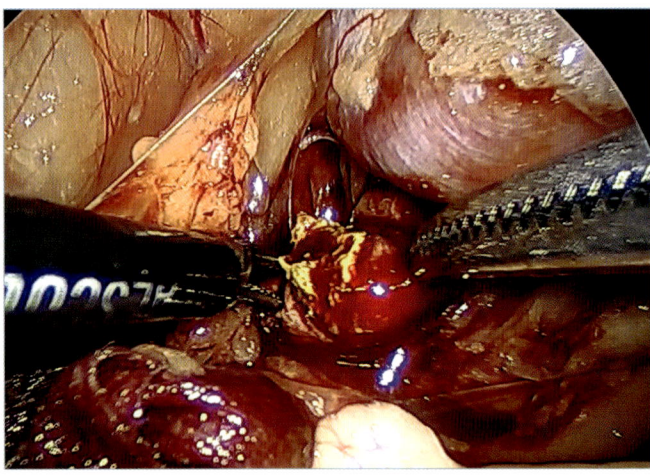

Fig. 12. Para extraer el cálculo se debe manipular el uréter cuidadosamente. En cálculos de gran tamaño se deberá tener paciencia y rotar el cálculo con sumo cuidado para evitar desgarros del uréter.

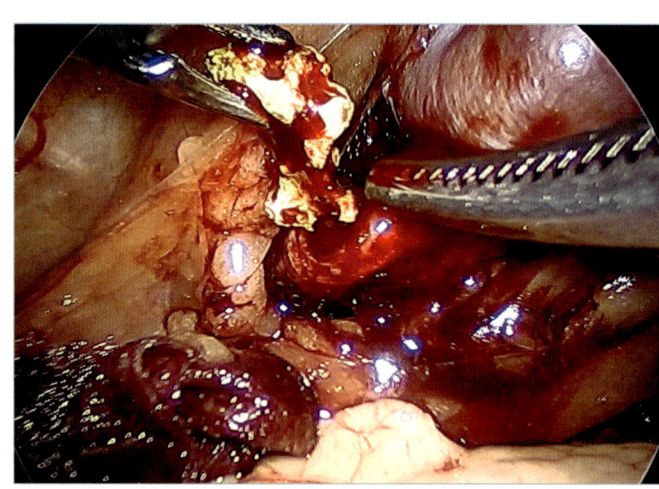

Fig. 13. Extracción del cálculo del interior del uréter.

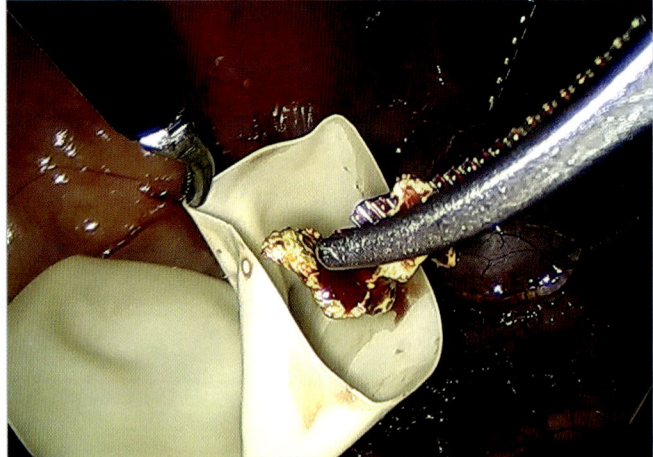

Fig. 14. Introducción del cálculo en un dedo de un guante estéril sin polvo para su posterior extracción del abdomen.

Antes de comenzar con la sutura, se revisa la ureterotomía para comprobar que no existen desgarros y se comprime con una gasa para detener el posible sangrado que dificultaría la visibilidad del uréter durante el cierre. La sutura se realiza con un material mono-filamento absorbible de calibre 6/0 USP, con una aguja de punta cónica y con una curvatura de ½ de círculo. De dos a cuatro puntos simples son suficientes (figs. 15-20), en función del tamaño de la ureterotomía que se haya llevado a cabo. Una vez se haya comple-tado la sutura se buscan indicios de fugas de orina, para lo cual se comprime el uréter, se espera unos segundos hasta que se dilate en la zona de sutura y se comprueba que no se produzcan fugas de orina (figs. 21 y 22).

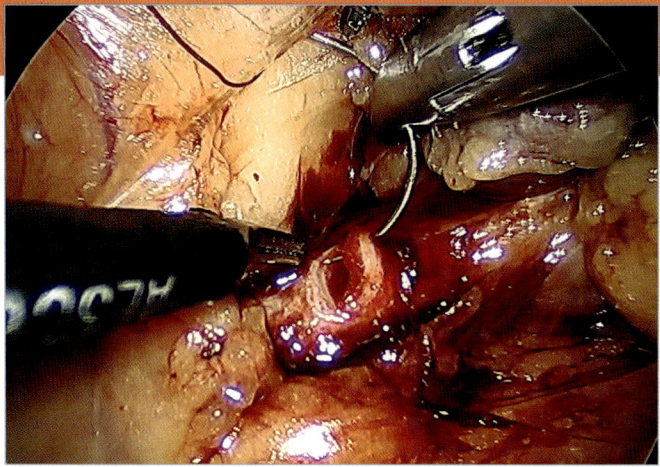

Fig. 15. Inicio de la sutura de la ureterotomía. Es muy importante asegurarse de no englobar con la sutura la pared posterior de uréter. En la imagen se aprecia cómo la sutura incluye únicamente la pared anterior.

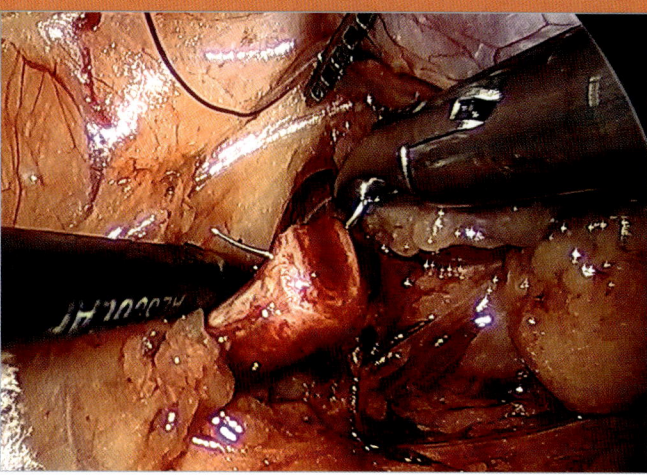

Fig. 16. Paso completo de la aguja. Es importante englobar la misma cantidad de tejido en ambos lados de la incisión. El paso de la aguja siempre debe realizarse girando la muñeca y evitando tirones que puedan provocar desgarros.

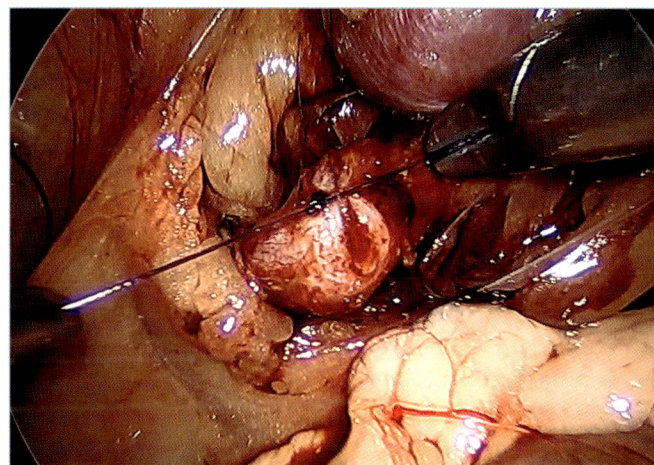

Fig. 17. Anudado del primer punto de sutura. La tensión de los cabos siempre debe realizarse de forma perpendicular a la ureterotomía, aplicando la misma fuerza con ambas manos.

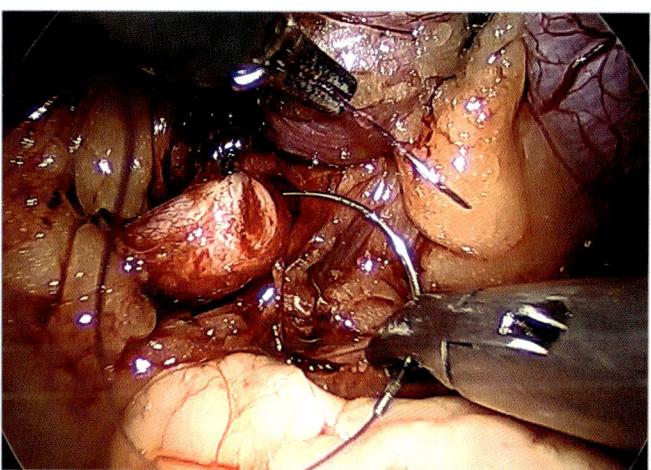

Fig. 18. Aplicación del segundo punto. Se traccionará de uno de los cabos del punto anterior para exponer mejor la incisión sin tener que sujetar directamente el uréter.

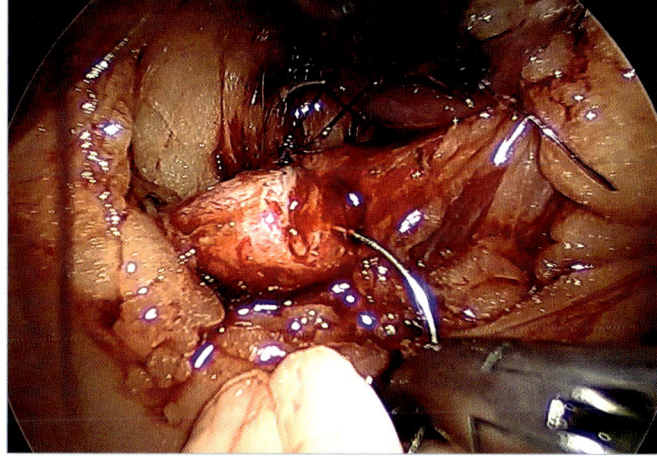

Fig. 19. La aguja debe entrar perpendicularmente al tejido, pero sin profundizar en exceso para no englobar la pared posterior del uréter.

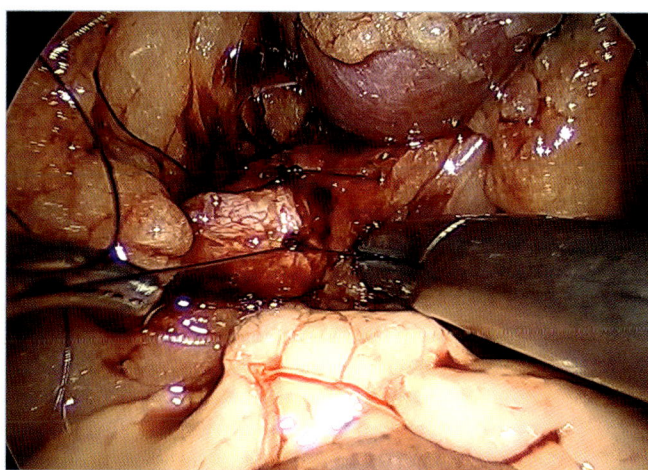

Fig. 20. Anudado del segundo punto. Debe comprobarse que este no queda suelto y que no haya desgarrado la incisión.

121

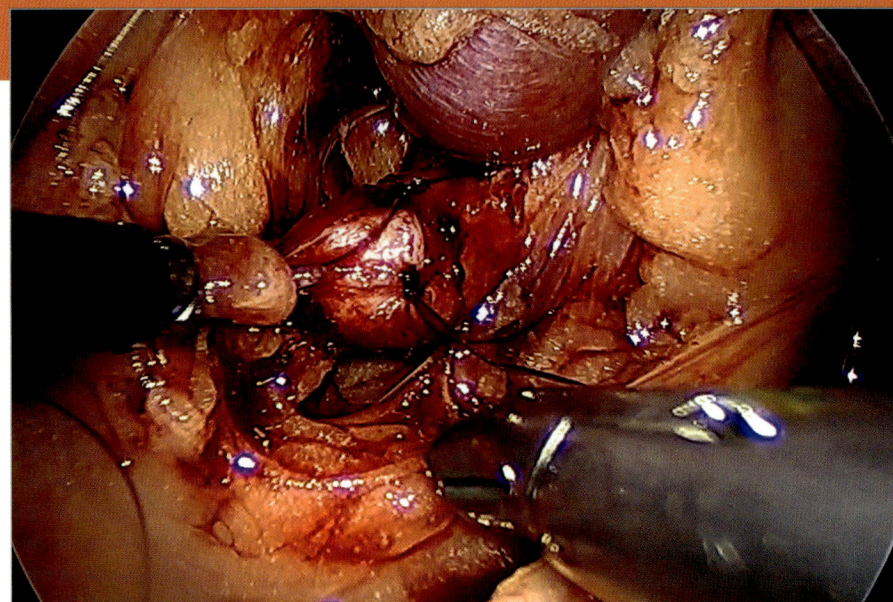

Fig. 21. Comprobación de fugas. En la imagen se puede ver cómo al comprimir el uréter en un punto caudal a la sutura, este se ingurgita sin que haya fugas de orina.

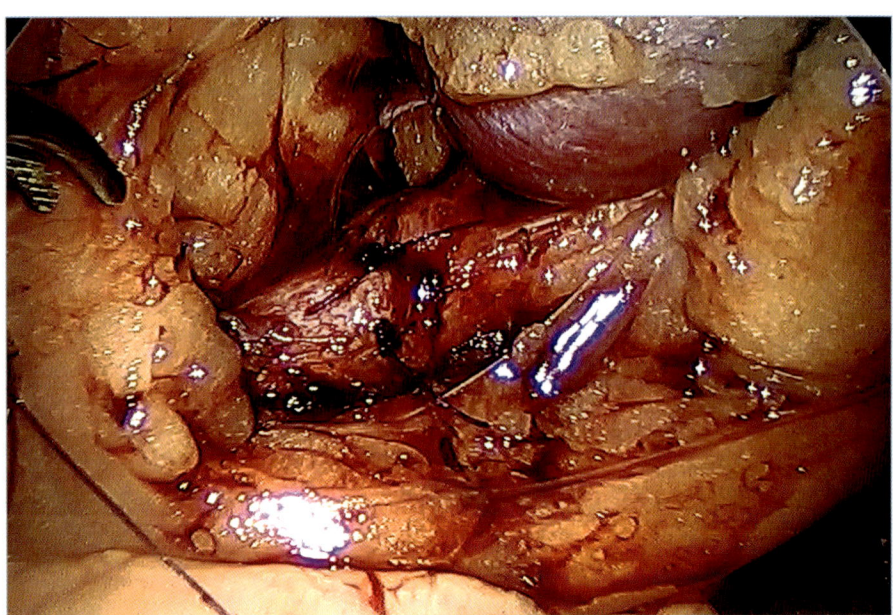

Fig. 22. Aspecto final de la ureterotomía una vez finalizada la sutura.

Posoperatorio

En las horas siguientes a la intervención es recomendable realizar un estudio ecográfico para comprobar que no existe líquido libre en el abdomen por una fuga de orina. Pasada una semana, deberá repetirse esta prueba para verificar que no ha habido dehiscencia de la sutura. También es importante en los días posteriores a la intervención observar al animal por si presenta de nuevo signos de obstrucción ureteral. Se deberá, de igual modo, controlar con fluidoterapia cualquier desequilibro electrolítico o ácido-base que surja en el posoperatorio. Los antiinflamatorios no esteroideos están contraindicados si existe daño renal.

Posibles complicaciones

Las complicaciones más frecuentes son las inherentes a la cirugía laparoscópica: enfisema subcutáneo, laceración de algún órgano durante el abordaje o el procedimiento, infección en la zona de los puertos y conversión a cirugía a cielo abierto. Las principales complicaciones asociadas a la propia ureterotomía son:

- Daño o desgarro del uréter durante su disección o durante las maniobras de sutura.

- Estenosis o cierre completo del uréter debido a una inadecuada técnica de sutura.

- Fugas de orina en el posoperatorio por una mala aposición de los bordes de la ureterotomía o por dehiscencia de la sutura.

- Lesión de los vasos renales, o incluso de la vena cava caudal, durante la disección del uréter.

Ectopia ureteral extramural

Felipe Lillo-Araya

Índice de presentación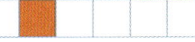

Etiología, signos clínicos y diagnóstico

Las disfunciones ureterales pueden ser causadas por una variedad de enfermedades, tanto congénitas como adquiridas. Además, estas disfunciones se pueden clasificar en enfermedades obstructivas o no obstructivas. Las obstructivas alteran el flujo de la orina y pueden finalmente ocasionar una enfermedad renal de origen posrenal grave. Las obstrucciones pueden ser causadas por urolitos, masas de origen inflamatorio o neoplásico, o pueden ser iatrogénicas, como son las ligaduras inadvertidas; todas estas son patologías adquiridas.

Por otra parte, las ectopias ureterales son alteraciones congénitas causantes de disfunción ureteral cuyos signos más relevantes son: la incontinencia aparente, debido a la desembocadura del uréter afectado en la uretra caudal al esfínter vesical, y la estasis urinaria unilateral, que se manifiesta por una dilatación ureteral, que provoca hidrouréter y pielectasia y que podría derivar en una hidronefrosis del riñón afectado. Usualmente, estas condiciones favorecen infecciones ascendentes, por lo que es relativamente frecuente encontrarse infecciones del tracto urinario concomitantes con un uréter ectópico.

Estrictamente, un uréter es ectópico cuando se inserta en cualquier parte del tracto urinario diferente al trígono vesical. De este modo, podría producir solo estasis urinaria o estasis más incontinencia y, en algunos casos, noctiuria. Es una patología heredable, significativamente más frecuente en hembras que en machos. En machos no suele producir signos de incontinencia, ya que la longitud de la uretra aumenta la resistencia al flujo urinario lo suficiente como para evitar la incontinencia. La presencia de uréter ectópico en gatos es muy rara; no obstante, cuando ocurre suele producir signos más evidentes y complicaciones derivadas de la anomalía.

La mayoría de los uréteres ectópicos se unen al tracto urinario de descarga en la uretra; de estos se reconocen dos tipos: las ectopias intramurales y las extramurales. Según la literatura, el 95 % de las ectopias son extramurales. En estos casos, la intervención para reconstruir la vía urinaria se puede realizar por vía endoscópica, seccionando de distal a proximal la membrana o septo que separa la luz ureteral del resto del tracto urinario, hasta restituir la posición de salida en el trígono vesical. Contrariamente, los uréteres ectópicos extramurales deben ser reimplantados de igual forma que ocurre con otras patologías obstructivas infranqueables del uréter distal. Esta maniobra quirúrgica se conoce como neoureterocistostomía.

El diagnóstico de ectopia ureteral se puede lograr con técnicas de imagen avanzadas. Habitualmente, se detecta la presencia de esta anomalía durante un examen ecográfico abdominal; la diferencia entre la forma extramural de la intraparietal se realiza por medio de un examen contrastado, ya sea mediante una urografía excretora tradicional o fluoroscópica o, idealmente, con una uro-TC contrastada. La cistoscopia puede ser de ayuda para identificar la desembocadura del uréter en el tracto urinario bajo y confirmar el diagnóstico; no obstante, no es una buena herramienta para diferenciar el tipo de ectopia ureteral. Durante el ejercicio diagnóstico es necesario determinar la funcionalidad del riñón afectado; esto es especialmente relevante en pacientes con más de 1 año de vida, debido al riesgo de hidronefrosis grave y de pérdida de la funcionalidad renal ipsilateral.

 Es importante establecer la funcionalidad del riñón afectado; si la hidronefrosis es grave y no hay evidencia de filtración glomerular, el procedimiento será inútil y, por lo tanto, estaremos sometiendo al paciente a un proceso quirúrgico con sus implicaciones innecesario.

Como ya se ha dicho con anterioridad, es común que estos pacientes sufran infecciones urinarias secundarias. Por esta razón, si es preciso realizar algún tratamiento prequirúrgico previo o para evitar cualquier complicación posterior, se deben descartar las infecciones bacterianas mediante el urocultivo y antibiograma de muestras.

 Antes de remitir al paciente para la cirugía de reimplante ureteral es imprescindible comprobar que los urocultivos son negativos.

Tratamiento

El tratamiento de la ectopia ureteral extramural, como ya se ha dicho, debe ser quirúrgico mediante un reimplante ureteral o neoureterocistostomía. En medicina veterinaria se describe una técnica clásica de reimplante ureteral, que incluye una cistotomía media y una transfixión de la vejiga con el uréter previamente seccionado y espatulado, para luego realizar la síntesis anastomótica, mucosa con mucosa, intravesicalmente. Para lograr un resultado adecuado en esta cirugía, es necesario un abordaje tradicional abierto y una extensa cistotomía, motivo por el cual se considera un procedimiento difícil. Por otro lado, también es importante considerar que al plantear una anastomosis término-lateral como método de reconstrucción urinaria, se produce un reflujo cistoureteral debido a que se altera la función valvular del trayecto intraparietal del uréter, de manera que se favorece una estasis urinaria parcial.

Para resolver el problema del reflujo cistoureteral se ha descrito una técnica moderna de reimplante ureteral, llamada Lich-Gregoir. Esta técnica está ampliamente extendida en medicina humana, ya que previene el reflujo mediante la reconstrucción del trayecto intraparietal del uréter. Además, esta técnica se puede realizar por vía laparoscópica logrando mejores resultados y recuperaciones más rápidas. Por esta razón, la técnica de Lich-Gregoir es una buena alternativa para tratar las disfunciones ureterales distales no litiásicas en perros y gatos.

123

Reimplante ureteral

Aspectos quirúrgicos generales

Preparación del paciente

Antes de la cirugía se deben corregir los posibles desequilibrios electrolíticos, sobre todo en aquellos pacientes que presenten ectopia ureteral bilateral con pérdida de la funcionalidad renal. Igualmente, es necesario realizar cultivos de orina e instaurar una terapia antibiótica, si estos resultaran positivos.

El rasurado del abdomen debe ser similar al de un reimplante ureteral convencional, ya que siempre hay que estar preparados para una posible conversión a cirugía abierta. En la técnica laparoscópica se debe, además, ampliar el rasurado lateralmente hasta la zona lumbar del lado que se va a intervenir. Por tanto, como referencias para realizar esta operación se pueden considerar: dorsoventralmente, desde las apófisis espinosas transversas de la columna vertebral hasta la zona abdominal media; cranealmente, el área se extendería hasta la mitad del tórax, y caudalmente, hasta la zona perineal.

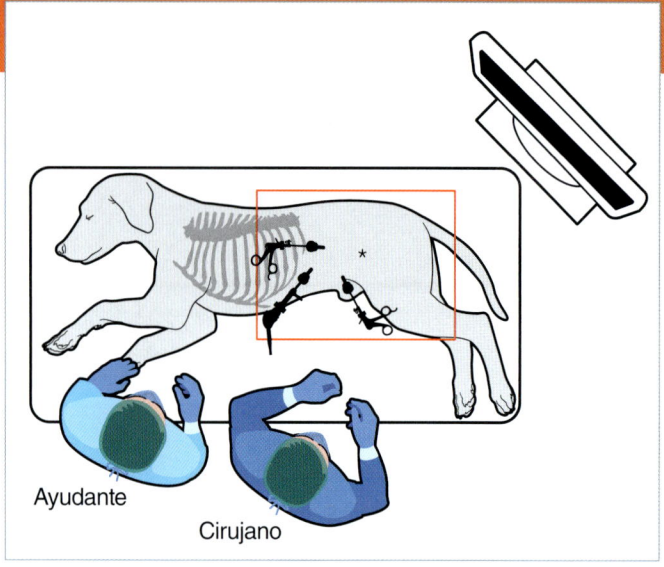

Fig. 1. Posicionamiento del paciente y de los equipos para el reimplante ureteral por laparoscopia.

Posicionamiento del paciente y de los equipos

El paciente se posiciona en decúbito lateral con el lado del uréter afectado hacia arriba. Si es preciso, es posible inclinar el paciente hacia dorsal abduciendo el miembro pélvico del lado que se va a operar. Es importante en esta fase colocar una sonda uretral para el drenaje de orina continuo. Los cirujanos se sitúan en la parte ventral y craneal del paciente y el monitor de laparoscopia en la zona caudodorsal al paciente (fig. 1). El campo quirúrgico se cubre con paños estériles.

Colocación de los trocares

La colocación de los trocares laparoscópicos se inicia con el trocar de la óptica (T1), que se sitúa de 4 a 10 cm lateral a la cicatriz umbilical (fig. 2). El primer trocar para el instrumental (T2) se instala, bajo visión directa, en la línea axilar ventral de 4 a 6 cm caudal al trocar de la óptica. El segundo trocar de instrumental (T3) se ubica en la línea trocantérica longitudinal, de 3 a 5 cm caudal a la última costilla. Por último, se coloca una sutura de tracción percutánea para suspender la vejiga durante la cirugía.

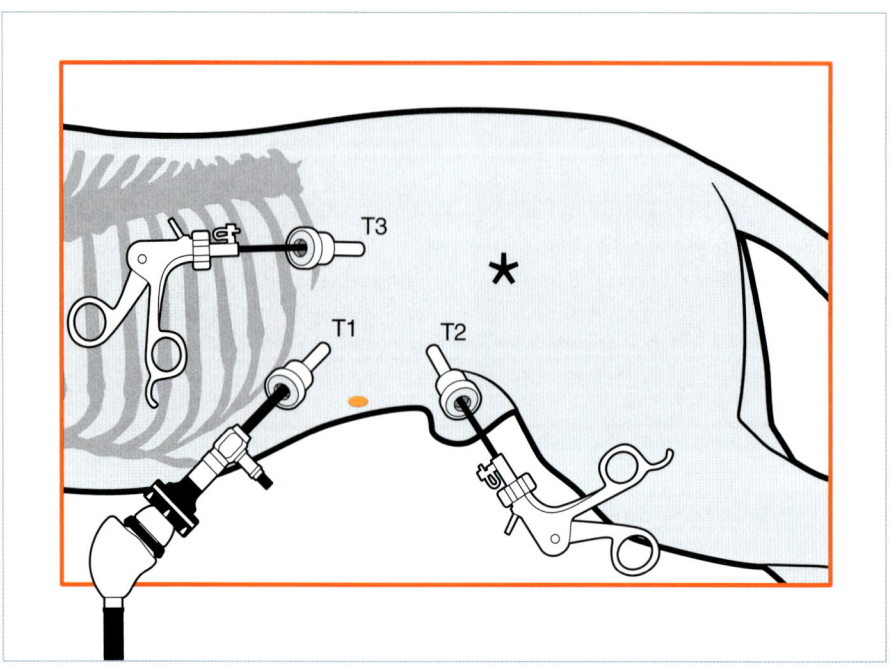

Fig. 2. Colocación de los trocares para el reimplante ureteral por laparoscopia. El asterisco indica el punto de entrada de la sutura percutánea de tracción vesical.

Técnica quirúrgica

Dificultad técnica

Ver vídeo 1
*Reimplante ureteral
por laparoscopia*

Tras realizar una exploración inicial, se debe localizar un segmento de pared vesical sano adecuado para recibir el uréter. También es importante asegurarse de que el uréter remanente tendrá la longitud adecuada para evitar una tensión excesiva en la anastomosis. El siguiente paso es suspender la vejiga de la pared abdominal lateral o techo (si tomamos como referencia la imagen laparoscópica), que se logra mediante un punto percutáneo. Una vez se realiza la suspensión vesical, se incide verticalmente la pared de la vejiga urinaria dejando un defecto seromuscular de unos 2 cm, dependiendo del tamaño del paciente. A continuación, se realiza una incisión de la mucosa vesical en la porción superior del defecto que se profundiza hasta alcanzar la luz (fig. 3). Posteriormente, se diseca el uréter afectado desde su posición retroperitoneal, lo más distal posible, para luego ligarlo y así evitar el posible reflujo de orina remanente; se secciona longitudinalmente con tijeras laparoscópicas sin utilizar energía unos 5-10 cm, con el fin de espatular el uréter y aumentar la circunferencia de anastomosis (fig. 4).

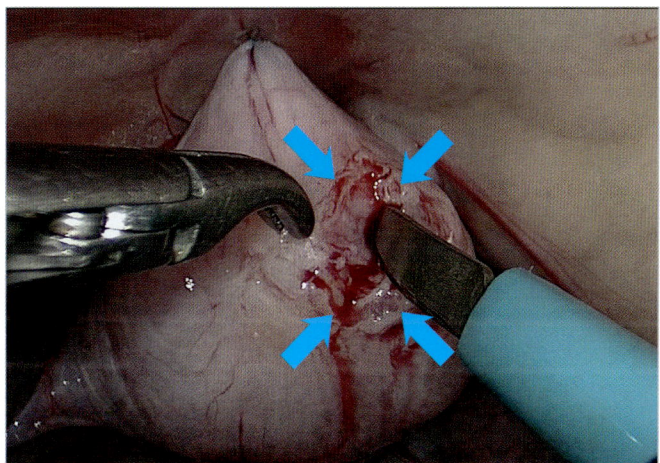
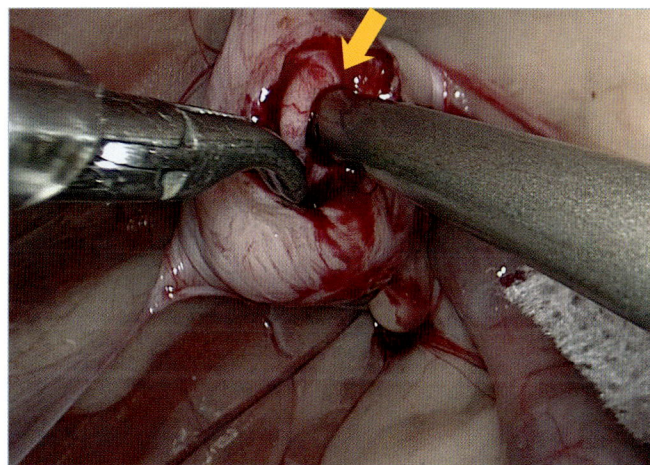

Fig. 3. Incisión en la capa seromuscular de la vejiga (flechas azules) (a). Incisión en la mucosa de la vejiga en el vértice superior (flecha amarilla) (b).

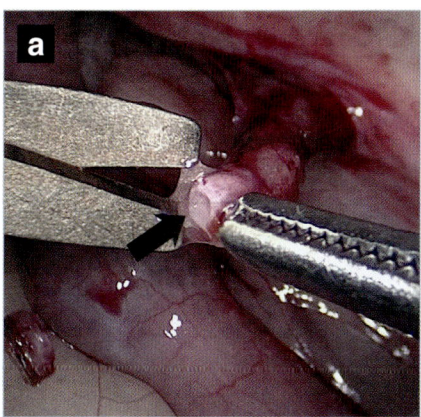
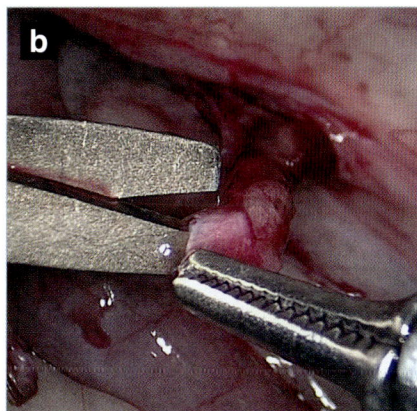
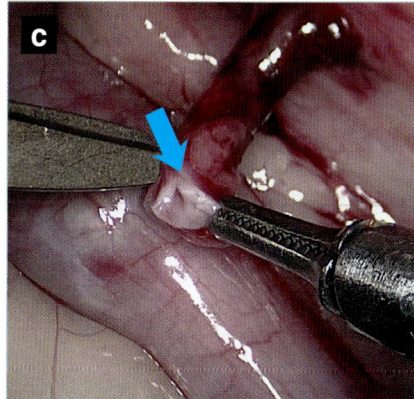

Fig. 4. Adaptación del uréter para su anastomosis a la vejiga. Uréter seccionado, en el que se aprecia la salida de orina (flecha negra) (a). Incisión longitudinal realizada con tijera laparoscópica con el fin de espatular el extremo ureteral proximal (b). Extremo proximal del uréter una vez espatulado (flecha azul) para ampliar la circunferencia anastomótica para reducir el riesgo de estenosis posoperatoria (c).

Es recomendable utilizar la técnica de Van Velthoven para realizar la anastomosis ureterovesical, aunque es posible mediante una sutura con puntos simples discontinuos. Si se utiliza la analogía del reloj, el primer punto se realiza a las 12 h, y se sutura una cara de la anastomosis con un patrón continuo aposicional entre la mucosa vesical y el uréter. Tras completar la primera cara, se coloca un catéter doble J (*stent* ureteral o *pigtail*) percutáneo en el uréter y, usando las pinzas laparoscópicas, se introduce la porción libre dentro de la vejiga (fig. 5).

 Es muy recomendable emplear un catéter ureteral con el objetivo de evitar estenosis y prevenir posibles fugas de orina.

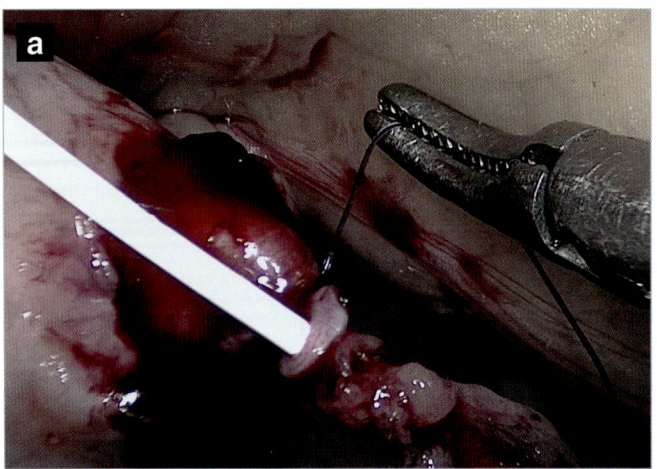

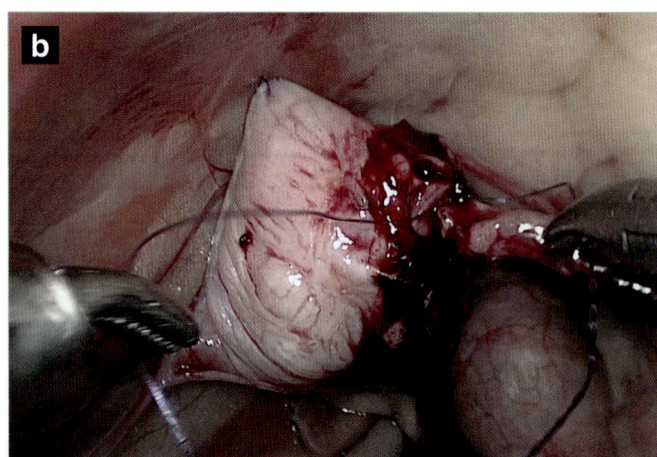

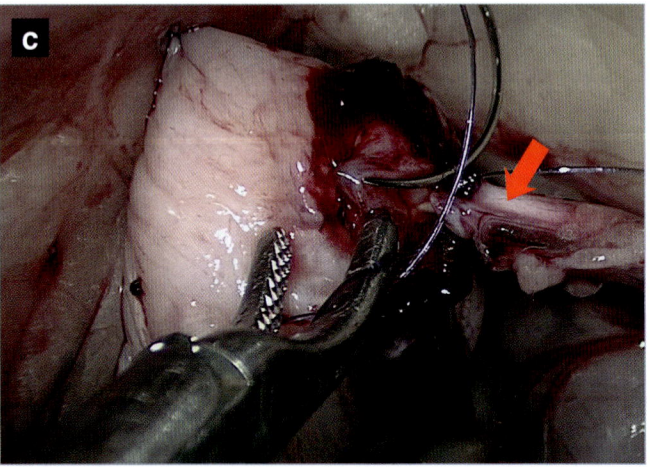

Fig. 5. Anastomosis ureteromucosal lateral. Colocación del catéter ureteral doble J por vía percutánea con la síntesis lateral completa (a y b). Catéter doble J instalado (flecha roja), previene la sutura inadvertida entre paredes de la anastomosis (c).

Una vez finalizada la primera cara de la anastomosis, la opuesta se debe realizar con la otra aguja según la técnica de Van Velthoven. Al completar el plano de síntesis, ambas suturas se anudan a las 6 h (fig. 6), y se comprueba la impermeabilidad de la anastomosis. Posteriormente, se procede a realizar el segundo plano de sutura seromuscular sobre la última porción de uréter con un patrón simple continuo; de esta manera, el uréter mantendrá un recorrido entre la mucosa y la muscular generando el efecto antirreflujo (fig. 7).

La anastomosis circunferencial debe aposicionar los bordes del uréter espatulado solo con la mucosa vesical.

El último paso quirúrgico consiste en descolgar la vejiga y nuevamente realizar una prueba de fugas. Es igualmente importante realizar un lavado peritoneal con el fin de eliminar los residuos de orina que pudieran haberse derramado durante la cirugía (fig. 8).

126

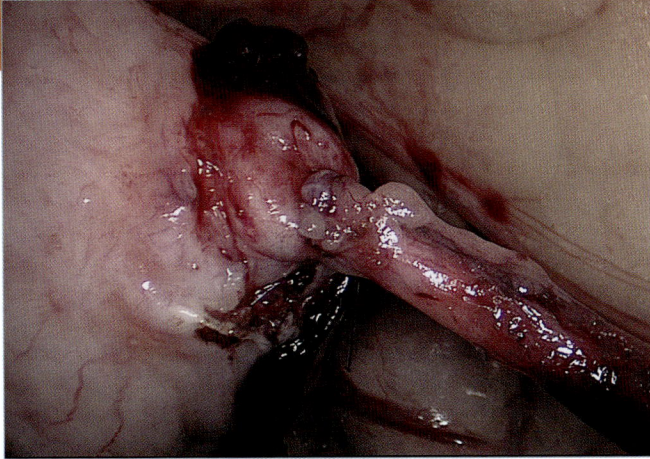

Fig. 6. Anastomosis ureteromucosal completada.

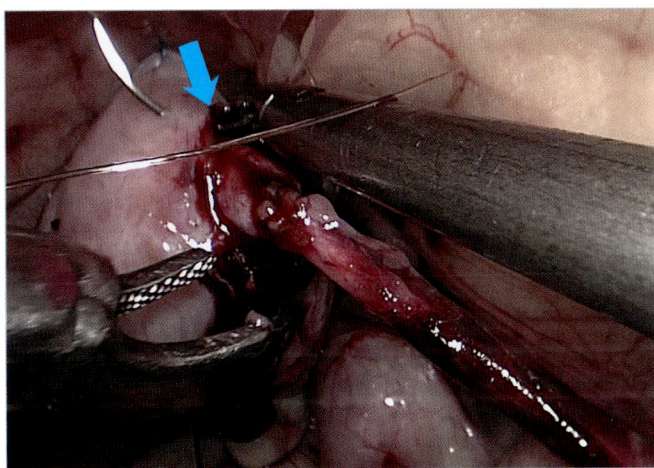

Fig. 7. Síntesis seromuscular sobre el uréter (flecha azul).

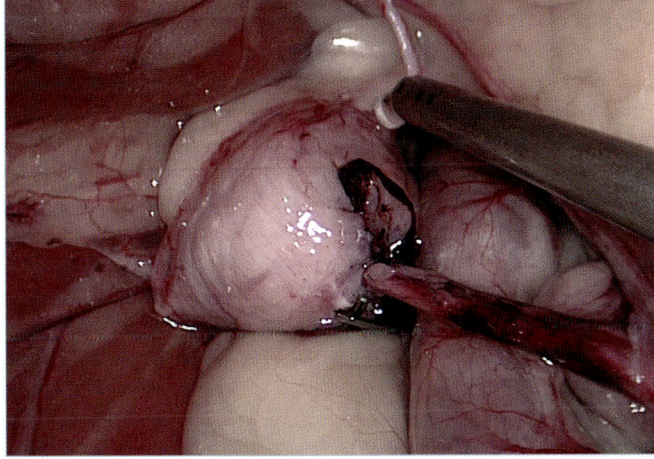

Fig. 8. Comprobación de la estanqueidad de la sutura y lavado peritoneal.

Posoperatorio

Durante el posoperatorio es recomendable controlar el riesgo de fugas de líquidos por medio de AFAST (del inglés, *abdominal focused assesment with sonography for trauma*), técnica ecográfica para detectar líquido libre en la cavidad abdominal, que se realizará cada 4 horas. Con el fin de mantener la presión intravesical baja, la sonda urinaria se mantiene durante 12 horas. Los pacientes sometidos a un reimplante ureteral laparoscópico se recuperan rápidamente la mayoría de las veces y a las 48 horas se les suele dar el alta hospitalaria.

A los 2 meses del posoperatorio debe realizarse una cistoscopia con el objetivo de comprobar la reorganización de la neoureterocistostomía y extraer el catéter ureteral. Adicionalmente, se recomienda realizar una cistografía retrógrada fluoroscópica con contraste. El volumen de contraste administrado es el necesario para conseguir el llenado vesical y descartar la ausencia de reflujo cistoureteral (confirmada al no detectar contraste en el uréter intervenido).

Posibles complicaciones

Las complicaciones que pueden surgir con la realización de esta intervención se detallan a continuación:

- Uroabdomen por fuga urinaria: esta es una complicación esperable, pero bastante infrecuente. En caso de AFAST positiva es importante determinar la magnitud de la fuga. Si se trata de un derrame mínimo, se recomienda observar y complementar con un drenaje activo. Si el volumen es significativo, será necesaria una nueva cirugía en la que, si no se puede identificar la fuga por vía laparoscópica, es recomendable la conversión a cirugía abierta.

- Estenosis ureteral: es el resultado de un sobrecrecimiento cicatricial de la anastomosis y del uréter manipulado. La mejor forma de evitar una estenosis se consigue ampliando la circunferencia anastomótica mediante el espatulado del uréter y el mantenimiento de un catéter ureteral doble J. En el caso de que se produzca, se puede intentar una dilatación endoscópica con catéteres de calibre progresivo. Si este método no es efectivo, el paciente se tendrá que reintervenir en condiciones muy similares a las descritas en este capítulo.

127

Síndrome de dilatación-torsión gástrica

Ángelo Tapia-Araya,
Jorge Gutiérrez del Sol,
Francisco Julián Pérez Duarte

Índice de presentación

Etiología, signos clínicos y diagnóstico

El síndrome de dilatación-torsión gástrica (SDTG) es una afección grave que, aun en la actualidad, continúa presentando una elevada tasa de mortalidad en torno al 15-24 %. Por este motivo, se recomienda la realización de una gastropexia profiláctica en razas predispuestas, en perros con otros factores de riesgo predisponentes, como enfermedad esplénica previa, y en animales con antecedentes familiares de SDTG.

> **El SDTG se manifiesta con dilatación del estómago acompañado de la rotación del mismo sobre los ligamentos que lo unen al bazo e hígado. Sigue en duda si el proceso comienza con la dilatación y posterior torsión o viceversa.**

La gastropexia es la técnica quirúrgica que une de forma permanente la pared abdominal con la zona del antro pilórico del estómago. Está indicada en los perros de razas grandes y de tórax profundo. Entre las más predispuestas a sufrir SDTG se pueden encontrar: Gran Danés, Braco de Weimar, Setter Irlandés, Caniche Gigante, San Bernardo y Pastor Alemán. Otros factores que pueden predisponer al desarrollo del SDTG son el tipo de dieta, la ingesta de grandes volúmenes de comida o agua, una enfermedad gastrointestinal preexistente y comportamientos ansiosos, así como el ejercicio posprandial. El riesgo se incrementa con la edad, la obesidad y la aparición previa de episodios de dilatación gástrica e historial de SDTG en los progenitores o hermanos, entre otros factores.

La sintomatología suele ser inespecífica, pero hay señales comunes que indican que un perro puede estar sufriendo SDTG, como son:

- Intentos de vómito fallidos y náuseas.
- Ansiedad e inquietud.
- Salivación abundante.
- Abdomen dilatado y sonido timpánico al percutir el abdomen.
- Dificultad para respirar.
- Debilidad, depresión y falta de apetito.

El pronóstico varía según la gravedad y el tiempo desde que se inicia el SDGT. Cuando la dilatación-torsión se trata en estadios iniciales, el pronóstico suele ser favorable.

> ***** **Si ha empezado a producirse necrosis, la tasa de mortalidad es alta incluso después de la cirugía. Los perros que superan las 48 horas posteriores a la cirugía suelen tener mejor pronóstico.**

Los factores pronósticos negativos incluyen la hiperlactatemia que no responde a la fluidoterapia, la perforación o necrosis gástrica o la necesidad de esplenectomía o resección gástrica.

Tratamiento

El tratamiento médico no es suficiente para la corrección del SDTG, aunque se debe instaurar para manejar el posible *shock* del animal, que puede ser obstructivo, distributivo, cardiogénico e hipovolémico. La rehidratación con fluidos y las medidas de descompresión constituyen los objetivos iniciales del tratamiento médico.

La reanimación con fluidos debe guiarse por objetivos y se realiza administrando bolos a través de catéteres del mayor calibre posible situados en la parte craneal del paciente. Inicialmente se usan cristaloides isotónicos pero, dependiendo de la respuesta a la terapia, puede ser necesario el uso de coloides o suero salino hipertónico.

Las medidas de descompresión incluyen la trocarización y el sondaje orogástrico. En ocasiones, es necesario repetir estas medidas si el inicio del procedimiento quirúrgico se retrasa. Para realizar el sondaje orogástrico se introduce una sonda lubricada del mayor diámetro posible, para permitir la salida de gases, fluidos y restos de comida por la sonda. También es conveniente realizar un lavado gástrico, que precisa sedación profunda o anestesia general (preferible para disminuir el riesgo de aspiración).

La trocarización percutánea puede efectuarse con el animal consciente utilizando una aguja de gran calibre o un catéter introducidos de forma percutánea, por la pared izquierda del abdomen, tras el rasurado y limpieza quirúrgica de la piel.

Existe una alta tasa de recidiva cuando no se resuelve quirúrgicamente, por este motivo es totalmente recomendable la gastropexia como tratamiento quirúrgico una vez se ha revertido el SDTG.

> **La gastropexia laparoscópica (pura o asistida) presenta múltiples ventajas respecto a la cirugía convencional y su efectividad ha quedado ampliamente demostrada en la bibliografía.**

La gastropexia laparoscópica reduce el dolor y la morbilidad relacionada con el procedimiento quirúrgico convencional, hecho que adquiere una mayor importancia porque se trata de una intervención preventiva. Se ha demostrado que la gastropexia laparoscópica, tanto pura como asistida, consigue una adherencia tan fuerte que reduce la incidencia de torsión gástrica; y cuando esta ocurre, a menudo se puede manejar solamente con tratamiento médico.

> **En hembras, la intervención se puede optimizar al combinar esta técnica con la ovariectomía laparoscópica, reduciendo así la repetición innecesaria de procedimientos anestésicos y convalecencia del paciente.**

Gastropexia asistida por laparoscopia

Ángelo Tapia-Araya

Aspectos quirúrgicos generales

Preparación del paciente

Para la práctica de esta intervención es necesario someter al animal a anestesia general, por lo que se debe realizar un examen preanestésico convencional y se requiere un ayuno mínimo de 12 horas. Es muy importante el control de la ingesta, puesto que la presencia de contenido en el estómago o en las asas intestinales puede dificultar tanto la visualización como las maniobras propias de la técnica. Incluso puede ser conveniente realizar pruebas de imagen inmediatamente previas a la cirugía, por si existe contenido en el estómago. Con el animal en decúbito dorsal, se rasura y desinfecta la región abdominal de manera convencional. Es importante ampliar el rasurado lateralmente en la zona derecha, caudal a la última costilla (fig. 1).

Posicionamiento del paciente y de los equipos

Se posiciona al paciente en decúbito dorsal. El cirujano se sitúa en el lado derecho de la mesa, mientras que el ayudante se coloca en el lado izquierdo (fig. 2). La torre de laparoscopia se coloca a la altura de la cabeza del paciente, en el lado derecho de la mesa.

Colocación de los trocares

El primer trocar (T1), de 5 o 10 mm y destinado a la óptica, se coloca en la línea media abdominal, 2-3 cm caudal al ombligo, mediante la técnica abierta. Como la fijación del estómago se realiza por la parte derecha, se procede a colocar el segundo trocar (T2), de 11-12 mm, aproximadamente 2 cm caudal a la última costilla derecha y lateral al borde del músculo recto abdominal (fig. 3).

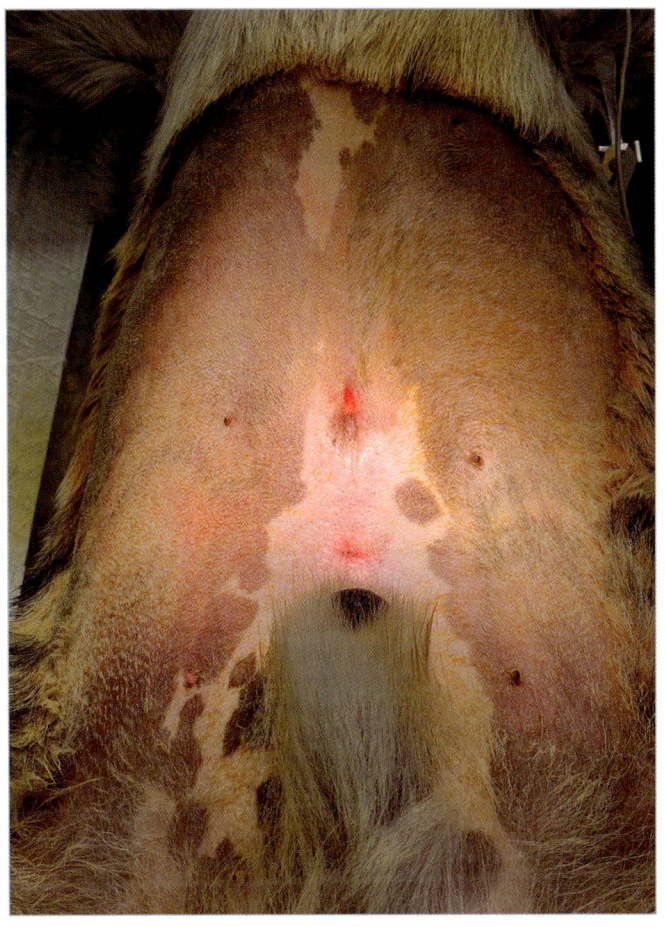

Fig. 1. Amplio rasurado y preparación en un perro macho, previo a la realización de una gastropexia asistida por laparoscopia.

129

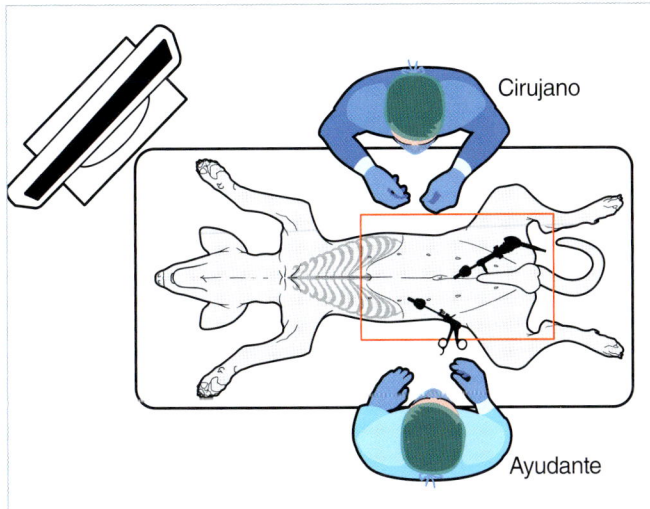

Fig. 2. Posicionamiento del paciente y de los equipos para la gastropexia asistida por laparoscopia.

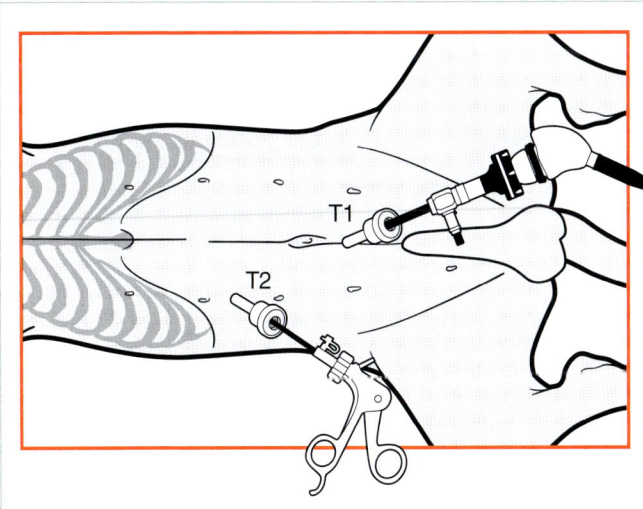

Fig. 3. Colocación de los trocares para la gastropexia asistida por laparoscopia.

Técnica quirúrgica

Dificultad técnica					

A través del trocar lateral de 11 mm, se introduce una pinza de agarre para la sujeción del antro del estómago (fig. 4). La posición ideal para traccionar del estómago se sitúa en el punto medio entre las curvaturas mayor y menor (ya que es la zona más avascular), unos 3-5 cm cranealmente al píloro. Una vez se tiene el estómago sujeto, se amplía la incisión del trocar aproximadamente 4-5 cm (fig. 5). En este momento, se vacía el neumoperitoneo y se tracciona de la pinza para exteriorizar el estómago.

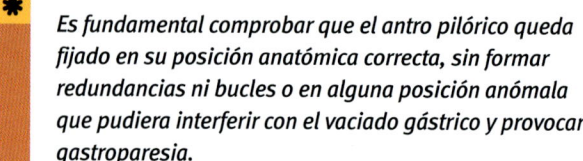

Es fundamental comprobar que el antro pilórico queda fijado en su posición anatómica correcta, sin formar redundancias ni bucles o en alguna posición anómala que pudiera interferir con el vaciado gástrico y provocar gastroparesia.

Para disminuir la agresión en la pared abdominal y reducir el dolor posoperatorio, la ampliación de la incisión del trocar se realiza mediante disección de los planos musculares, separando, y no cortando, los músculos oblicuo externo, oblicuo interno y transverso.

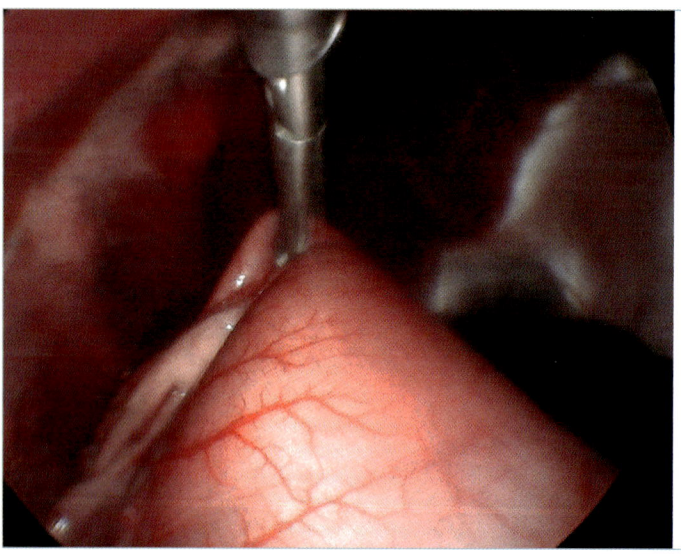
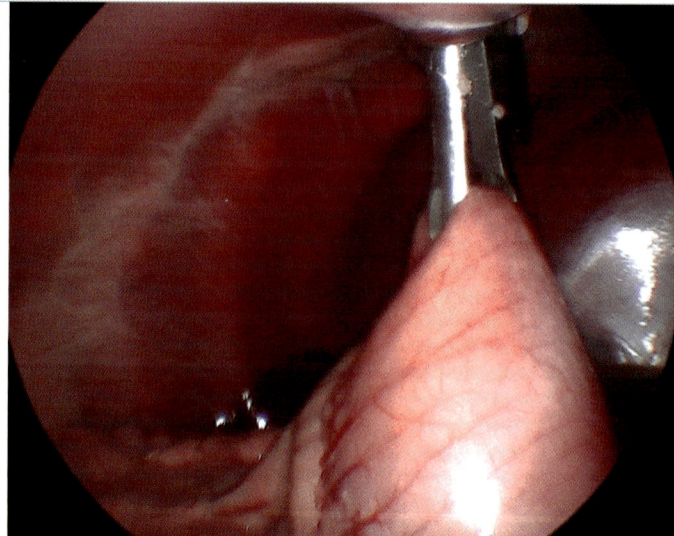

Fig. 4. Inserción de la pinza de agarre y sujeción del estómago para su posterior exteriorización.

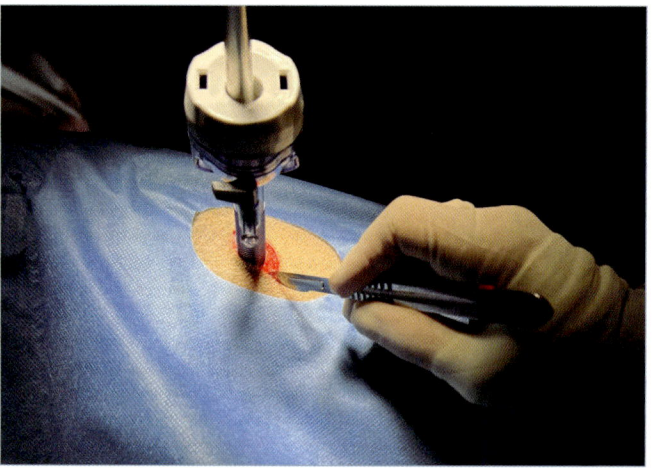

Fig. 5. Ampliación con bisturí de la incisión del trocar para lograr exteriorizar el estómago.

En este momento se colocan dos puntos de tracción temporales en el antro pilórico (fig. 6) para identificar la región donde realizar la gastropexia, siempre respetando un margen de 3-5 cm con respecto al píloro. Se procede entonces a realizar una gastropexia incisional de manera convencional (fig. 7). Es decir, se efectúa una incisión seromuscular, sin penetrar en la mucosa del estómago, y se sutura cada borde con el borde de la incisión del músculo transverso abdominal, mediante dos patrones de sutura continua con material monofilamento de 2/0 USP. El cierre de dichas incisiones se comienza por el borde de la incisión más dorsal, en dirección craneocaudal, y finalizando en el borde ventral (fig. 8).

130

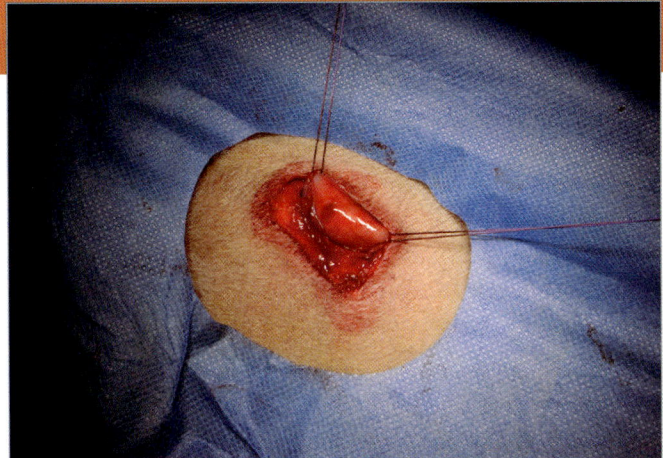

Fig. 6. Mediante dos puntos de tracción se logra exteriorizar y exponer correctamente el estómago.

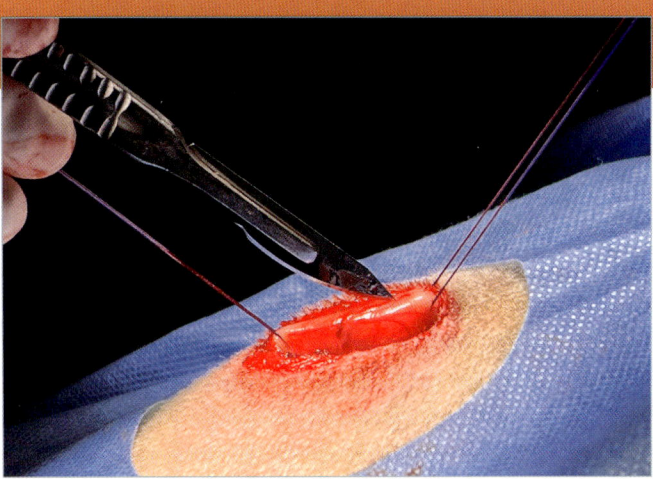

Fig. 7. Incisión de 4-5 cm en la capa seromuscular del antro pilórico sin llegar a penetrar en su luz.

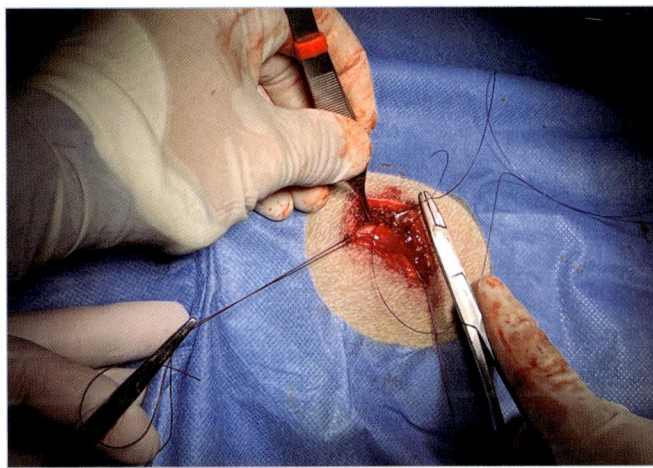

Fig. 8. Ambos bordes de la incisión gástrica se suturan por separado al músculo transverso del abdomen, empleando un patrón de sutura continua y comenzando por el borde dorsal.

* *Al finalizar la intervención se debe comprobar la correcta orientación y posicionamiento de la gastropexia mediante la óptica colocada en el primer trocar (fig. 9).*

Seguidamente, se procede al cierre de los músculos oblicuos sobre la gastropexia, seguido del tejido subcutáneo y la piel de manera convencional, y por último, de la incisión correspondiente al trocar de la óptica (fig. 10).

131

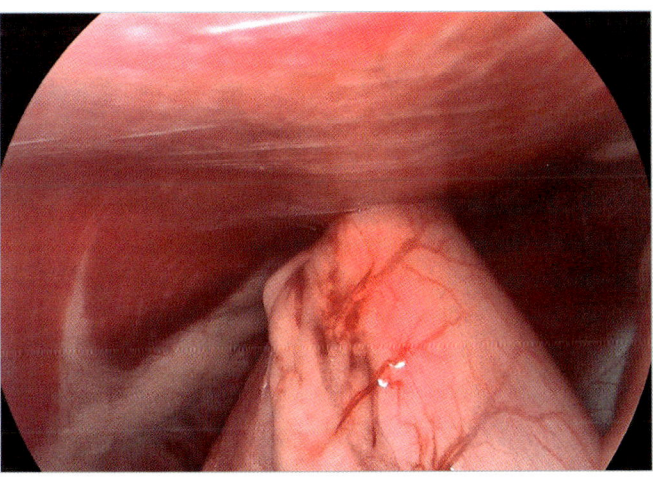

Fig. 9. Imagen laparoscópica final de una gastropexia asistida, en la que se aprecia que el estómago se encuentra en una posición anatómica correcta.

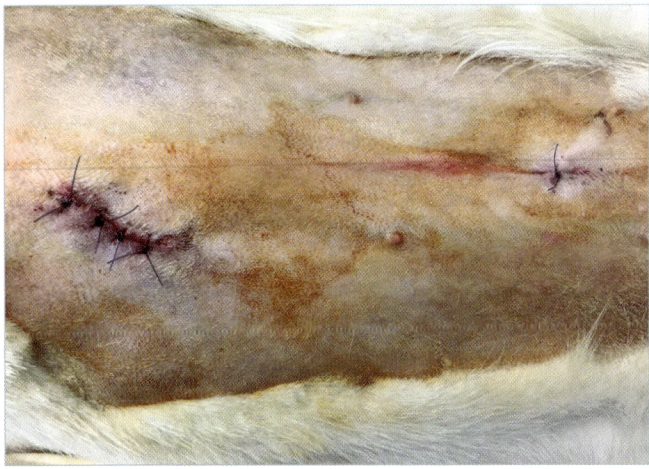

Fig. 10. Aspecto final del cierre de ambas incisiones finalizada la gastropexia asistida por laparoscopia.

Gastropexia laparoscópica pura

Jorge Gutiérrez del Sol, Francisco Julián Pérez Duarte

En esta técnica se sutura el estómago a la pared abdominal únicamente por laparoscopia, sin la necesidad de realizar una minilaparotomía subcostal, como en el caso de la gastropexia asistida. Hace unos años, esta técnica resultaba más tediosa y con tiempos quirúrgicos bastante más elevados con respecto a la gastropexia asistida. Actualmente, el desarrollo de nuevos materiales, como son las suturas barbadas (fig. 11), ha facilitado mucho estas maniobras, reduciendo considerablemente el tiempo de cirugía.

La gastropexia totalmente laparoscópica conlleva un mejor posoperatorio para los animales que la técnica asistida, ya que no requiere tener que ampliar ninguna de las incisiones para exteriorizar el estómago.

Sutura barbada

Se trata de un tipo de sutura que facilita la técnica laparoscópica intracorpórea gracias a las espículas que se disponen a lo largo de su superficie. Estas permiten el paso del hilo pero impiden su retroceso, manteniendo la tensión en toda la línea de sutura sin necesidad de anudado, gracias a los sistemas de bloqueo que posee en su extremo final. La aguja ideal es de ½, circular, 26 mm de longitud y punta trocar. En experiencia de los autores, resulta preferible emplear un hilo de absorción media o lenta y con una longitud de 14-15 cm, para facilitar su manejo dentro de la cavidad abdominal.

Fig. 11. Detalle de una sutura barbada y sus espículas (flecha azul). El hecho de introducirla ya enhebrada en el sistema de bloqueo aumenta el bucle (flecha negra) para que, dentro del paciente, sea más fácil el paso de la aguja a través de él.

Posicionamiento del paciente y de los equipos

Se posiciona al paciente en decúbito dorsal, aunque en algunas ocasiones puede facilitar el procedimiento si se lateraliza ligeramente hacia decúbito lateral izquierdo. El cirujano y el ayudante se colocan en el lado izquierdo del paciente, y la torre de laparoscopia en el lado derecho (fig. 12).

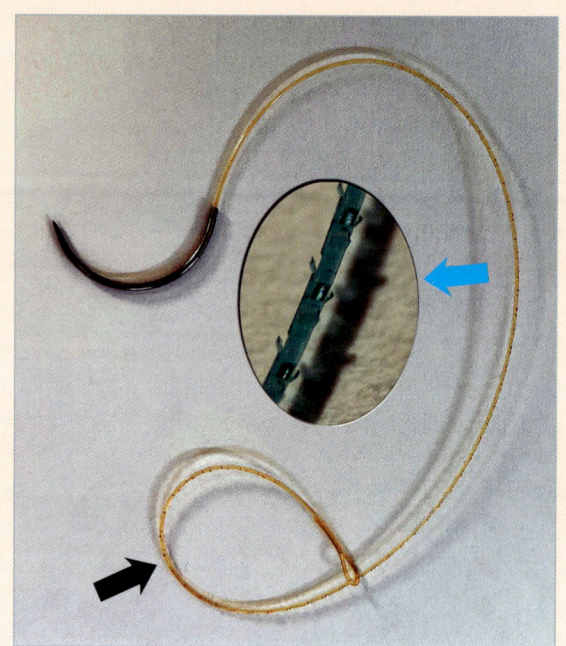

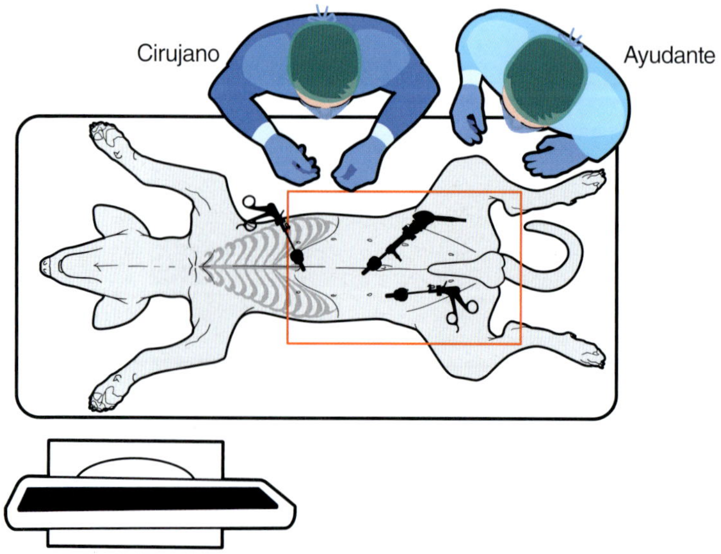

Cirujano

Ayudante

Fig. 12. Posicionamiento del paciente y de los equipos para la gastropexia laparoscópica pura.

Colocación de los trocares

Son necesarios tres trocares para realizar la gastropexia laparoscópica pura. El primer trocar de trabajo (T3) será el más caudal, de 10 mm. Se dispone ligeramente lateral a la línea media en el hemiabdomen derecho, unos 2-3 cm caudalmente a la cicatriz umbilical. Inicialmente se empleará para introducir la óptica, aunque durante la gastropexia será por donde se maneje el instrumental de la mano izquierda.

El segundo (T1) y tercer trocares (T2), ambos de 5 mm, se colocan bajo visión laparoscópica, siempre intentando evitar el ligamento falciforme. El trocar T1 se sitúa en la línea media, a unos 6-7 cm cranealmente a T3, y a través de él se introducirá la óptica durante la cirugía. El trocar T2 se dispone en la línea media a nivel subxifoideo y se empleará para introducir las pinzas que se manejan con la mano derecha (fig. 14).

> *Disponer en primer lugar el trocar T3, lateral a la línea media, permite evitar el ligamento falciforme, que puede dificultar enormemente este procedimiento, y conseguir una mejor triangulación entre los trocares y el lugar de la gastropexia, lo cual facilita la sutura laparoscópica (fig. 13).*

> *Otros cirujanos describen un método de sutura ipsilateral, sin triangulación, manteniendo la óptica en T3 y suturando a través de T1 y T2. Pero los autores recomiendan no perder la triangulación descrita en la figura 14 por ser un método más intuitivo.*

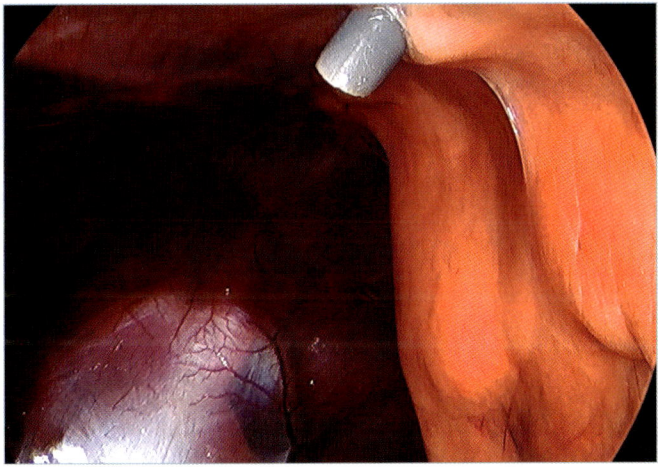

Fig. 13. Disponer primero T3, ligeramente lateral a la línea media, permite visualizar la entrada de los otros dos trocares en la línea media evitando el ligamento falciforme.

Esta disposición de trocares permite realizar, si está indicada, una ovariectomía laparoscópica. Como recomendación de los autores, se debe llevar a cabo primero la gastropexia y posteriormente la ovariectomía, ya que generalmente se va a realizar la gastropexia en razas grandes, las cuales poseen ovarios de gran tamaño. Esto ocasiona que muchas veces sea necesario ampliar la incisión del trocar de 10 mm para la extracción de los ovarios. El hecho de ampliar la incisión va a ocasionar fugas de gas mientras se realiza la gastropexia y que el trocar pueda salirse constantemente durante las maniobras de sutura. Aunque esto pueda solucionarse mediante un punto en la piel, los autores no ven necesario el retraso que esto supondría.

El instrumental indispensable para llevar a cabo está técnica es un portagujas laparoscópico, un disector Maryland, una tijera laparoscópica y una pinza de agarre atraumática. Es conveniente disponer también de un electrobisturí monopolar para realizar la incisión en la pared del estómago.

133

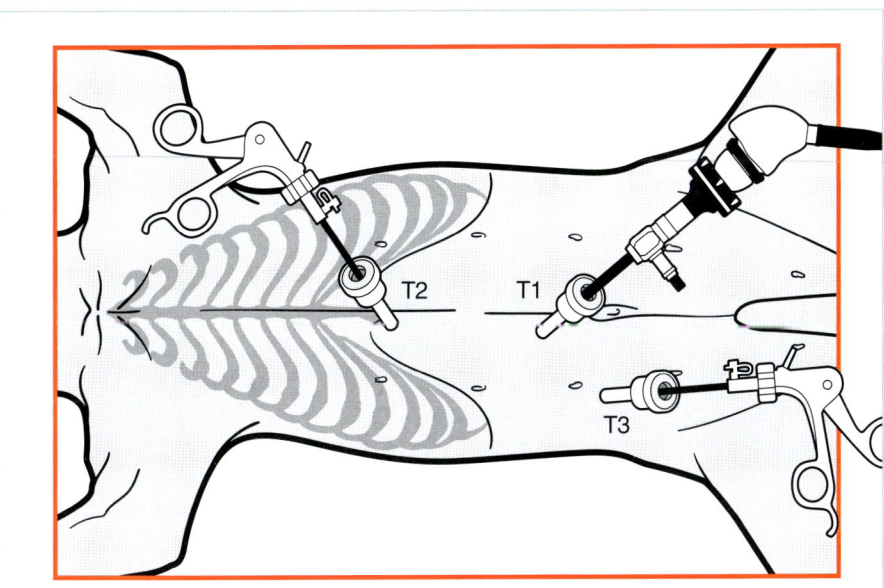

Fig. 14. Colocación de los trocares para la gastropexia laparoscópica pura.

Técnica quirúrgica

Dificultad técnica				

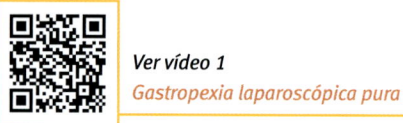

Ver vídeo 1
Gastropexia laparoscópica pura

Una vez realizado el neumoperitoneo y colocados los trocares, se explora el abdomen para localizar el antro pilórico (fig. 15). Mediante una pinza de agarre atraumática se coge el estómago, a unos 3-5 cm cranealmente al píloro en la zona media entre la curvatura mayor y menor, y se aproxima hacia la pared abdominal, a la zona donde debe ir la gastropexia (fig. 16). De forma orientativa, se puede considerar que este punto está aproximadamente a 2-3 cm por detrás de la última costilla derecha y lateral al músculo recto del abdomen. El primer paso de la sutura consiste en fijar de manera temporal el antro pilórico a la pared abdominal introduciendo una aguja a través de la pared abdominal (figs. 17 y 18). De esta manera se evita el uso de un cuarto trocar para mantener el estómago en aposición con la pared abdominal (fig. 19).

Una vez localizado el antro pilórico, resulta conveniente disminuir la presión del neumoperitoneo a 6 mmHg para facilitar la aproximación del estómago a la pared.

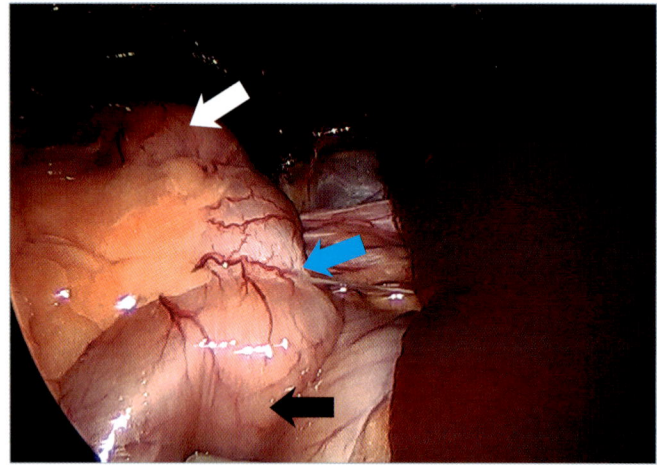

Fig. 15. Identificación del antro pilórico (flecha negra), píloro (flecha azul) y duodeno (flecha blanca).

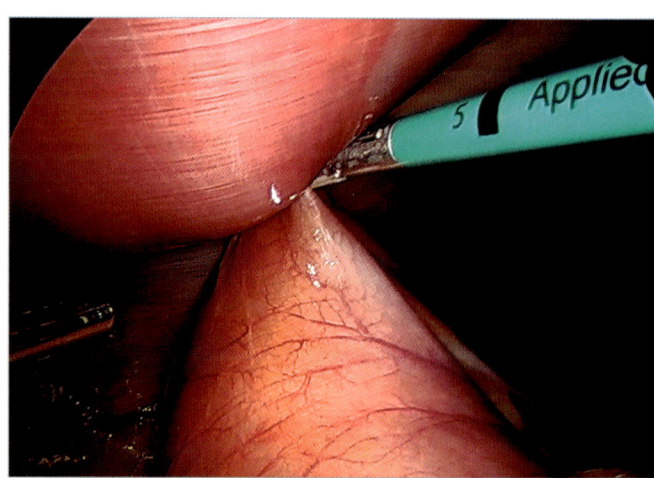

Fig. 16. Se selecciona el lugar donde se realizará la gastropexia, lateral al músculo recto del abdomen y aproximadamente 2-3 cm caudal a la última costilla. A pesar de estas referencias anatómicas, resulta conveniente palpar desde fuera la pared abdominal para comprobar que internamente el estómago queda correctamente colocado y no hay tensión en esa región.

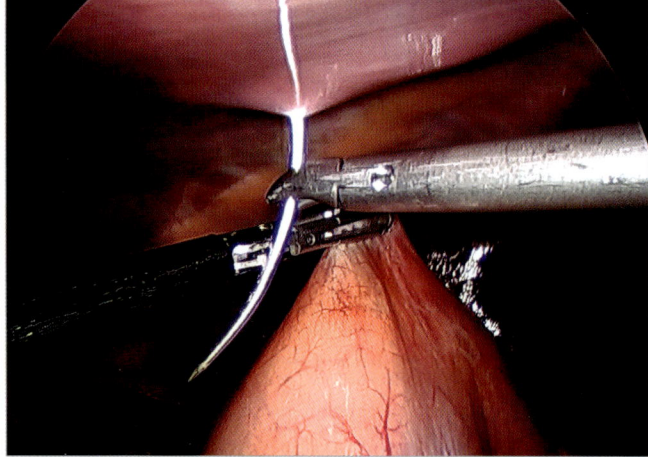

Fig. 17. Introducción de la sutura de tracción percutánea desde el exterior. Se puede modificar la curvatura de la aguja para facilitar su entrada.

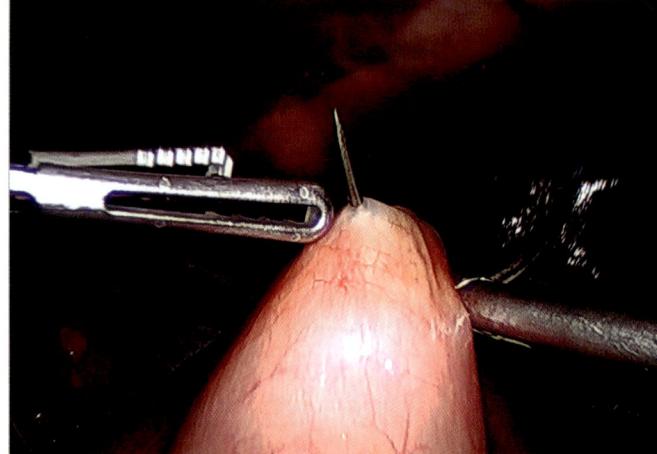

Fig. 18. Paso de la sutura a través del antro pilórico, en la zona media entre la curvatura mayor y menor. Es necesario englobar bastante tejido en este paso para evitar su desgarro.

134

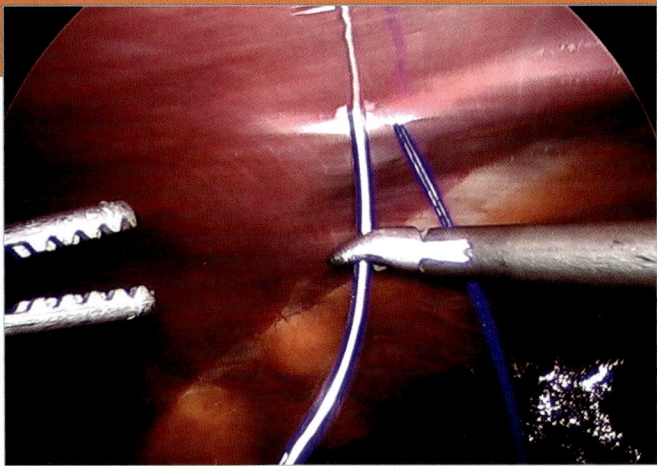

Fig. 19. Salida al exterior de la sutura de tracción que mantendrá fijo el estómago a la pared mientras se realiza la gastropexia.

Fijado el estómago, se procede a marcar con coagulación monopolar una línea de 4-5 cm de longitud en la pared del antro pilórico, en la zona más avascular entre la curvatura mayor y la menor (fig. 20).

> *Los últimos estudios demuestran que no existe diferencia entre la gastropexia laparoscópica con una línea simple de sutura barbada y dos líneas de sutura separadas, aunque sí ponen de manifiesto que tiene una importancia crítica la longitud de la línea de sutura, siendo el mínimo recomendable en los estudios de tracción una línea de al menos 4 cm (fig. 21).*

Mediante corte frío con tijera, sin necesidad de utilizar la coagulación monopolar, se realiza otra incisión en el peritoneo que recubre el músculo transverso abdominal, medial al arco costal y de la misma longitud que la línea de coagulación practicada en el estómago (figs. 22 y 23).

Una vez enhebrada a través del sistema de bloqueo del hilo (fig. 11), se introduce en el abdomen la sutura barbada a través del trocar de 10 mm. También se puede introducir de forma percutánea a través de la pared abdominal, pero en opinión de los autores es más sencillo y rápido realizarlo a través del trocar de 10 mm.

135

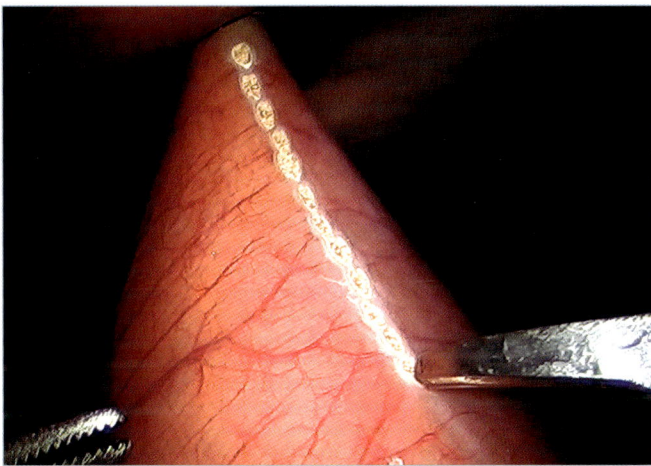

Fig. 20. La incisión en el antro pilórico, en la zona media entre la curvatura mayor y menor, se marca inicialmente con puntos de coagulación.

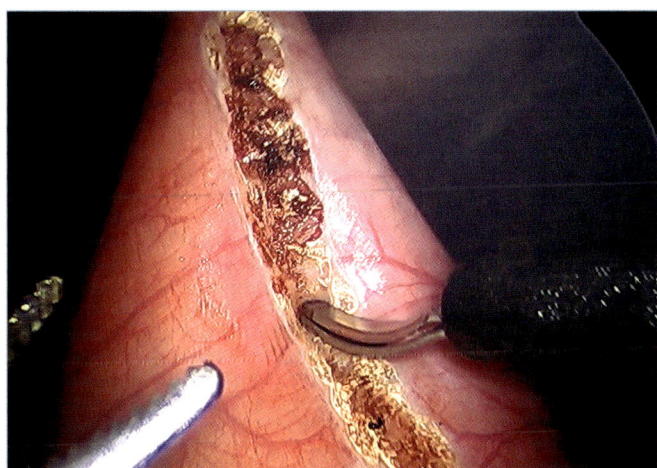

Fig. 21. Aunque ya hay artículos que evidencian que no es necesario, los autores prefieren aumentar la disección y profundizar ligeramente en la incisión. De esta manera se aumenta la reacción tisular posterior.

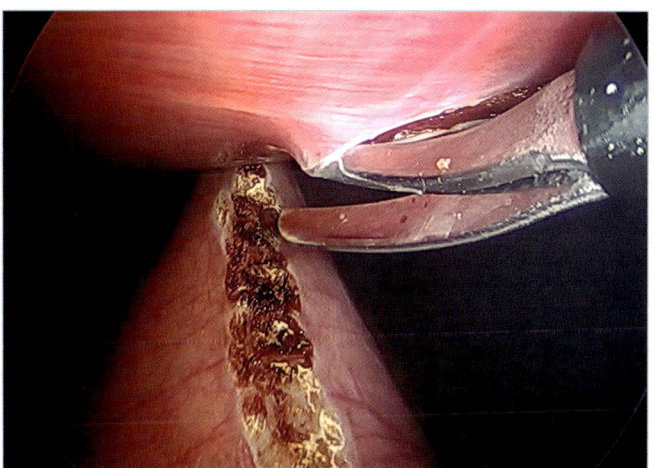

Fig. 22. Corte del peritoneo que recubre el músculo transverso del abdomen, medial al arco costal. Es fundamental ir palpando desde el exterior del paciente el borde costal para no penetrar en el tórax por error, ya que se puede provocar un neumotórax iatrogénico.

Para facilitar la comprensión espacial de las pasadas de la aguja, se establecerá una nomenclatura propia para la pexia (fig. 23). En la incisión del estómago se tendrá un borde de la curvatura mayor y otro de la curvatura menor, mientras que en la pared abdominal existirá un borde medial y otro lateral.

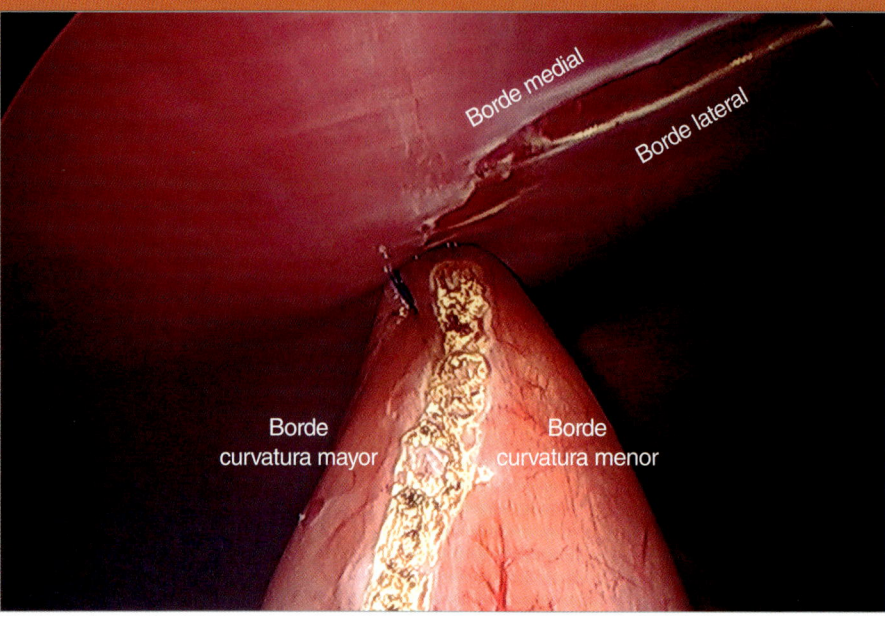

Fig. 23. Las incisiones en la serosa del estómago y de la pared abdominal deben ser de la misma longitud. Nótese la terminología que los autores proponen para facilitar la comprensión del proceso de sutura.

Para realizar la pexia se puede emplear un portagujas y un disector o dos portagujas. Se va a utilizar un patrón de sutura continuo que englobará con cada pasada de la aguja ambos bordes de las dos incisiones. El primer punto comienza en la zona más caudal de la incisión de la pared abdominal, adyacente al punto de tracción percutáneo (fig. 24), introduciendo la aguja desde el borde medial y saliendo por el lateral. A continuación, se pasa la aguja a través de la capa la muscular del estómago, desde el borde de la curvatura menor para que salga por el borde de la curvatura mayor (fig. 25).

Tras el primer punto se debe bloquear el hilo, introduciendo la aguja a través del lazo que previamente ha sido preformado en el exterior del paciente, evitando así la necesidad de anudado (figs. 26 y 27). Se continúa la sutura siguiendo la misma metodología, intentando no realizar los pasos de la aguja muy próximos para poder conseguir una longitud de al menos 4-5 cm (fig. 28). En la incisión de la pared abdominal la aguja siempre se pasará del borde medial al lateral, mientras que en la incisión del estómago la aguja se introducirá desde el borde de la curvatura menor al de la curvatura mayor. A la hora de terminar la pexia, para aumentar la fijación se cambiará el sentido del último punto (fig. 29). Una vez terminada la sutura, se corta el hilo sin dejar el cabo largo y teniendo la precaución de que sea en la parte final donde aún quedan espículas de retención (fig. 30). La aguja se extrae a través del trocar de 10 mm.

Finalmente, se retira la sutura de tracción y se revisa la gastropexia. Se puede comprobar la longitud de la gastropexia con un simple truco, ya que el disector abierto equivale a unos 2 cm (fig. 31). Las incisiones de los trocares se cierran en dos capas, realizando en el plano cutáneo una sutura intradérmica.

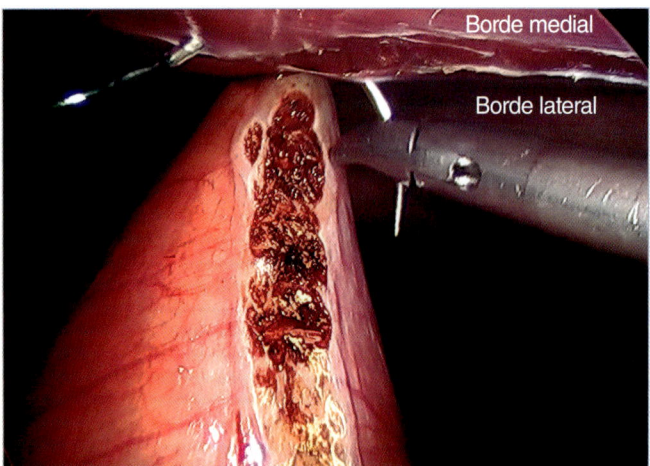

Fig. 24. El primer paso de la aguja se efectuará en la pared abdominal, desde el borde medial al lateral.

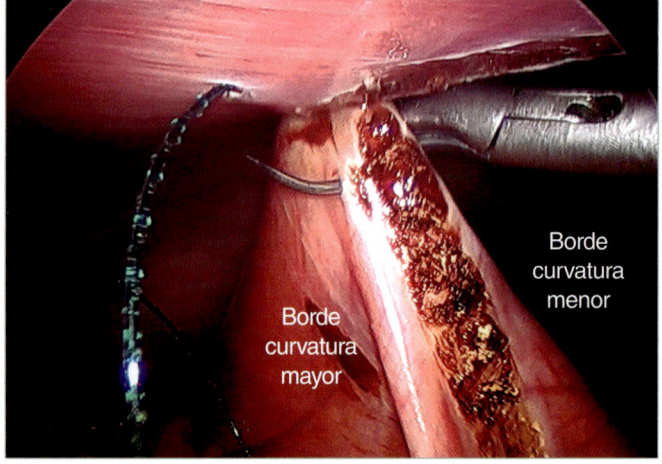

Fig. 25. El paso del primer punto por el estómago requiere cambiar la orientación de la aguja y discurrirá desde el borde de la curvatura menor para salir por el de la curvatura mayor.

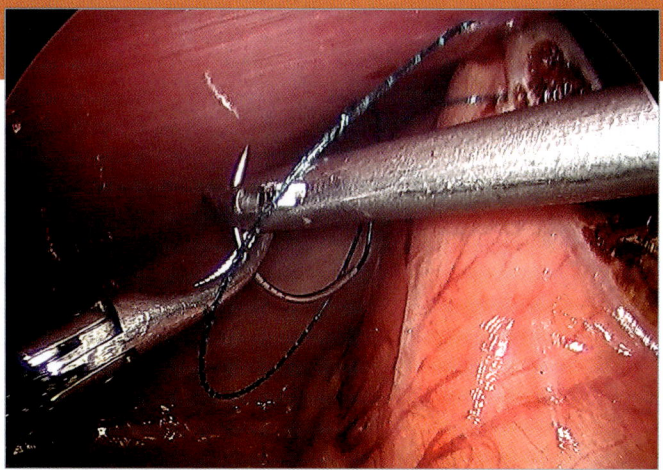

Fig. 26. Paso de la aguja a través del bucle previamente enhebrado fuera del paciente.

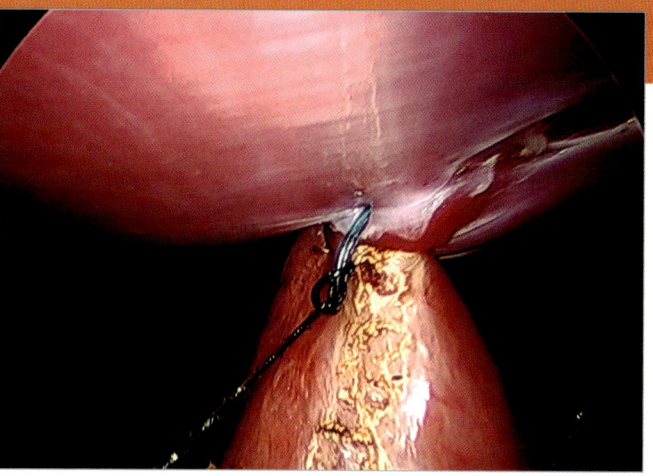

Fig. 27. Detalle de la sutura bloqueada tras el paso de la aguja por el bucle.

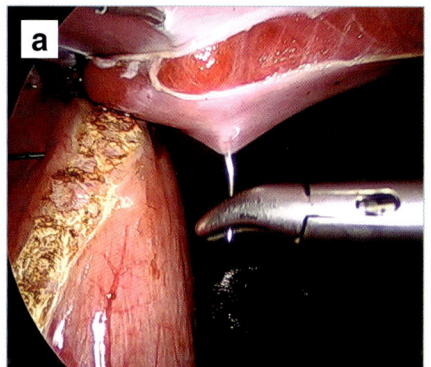

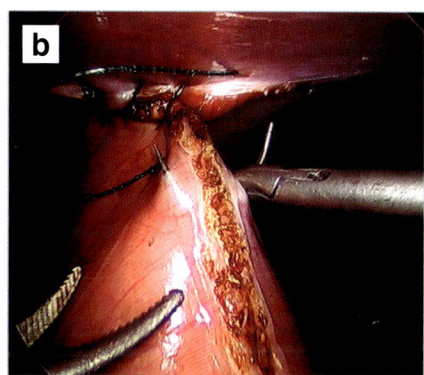

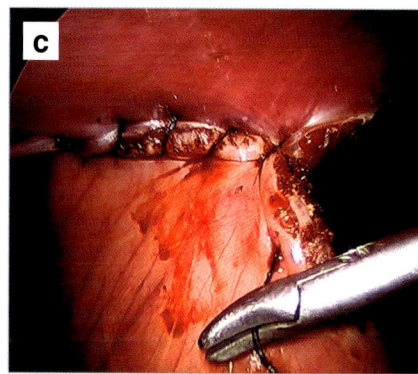

137

Fig. 28. Se continúa la sutura realizando un mínimo de 6-8 puntos. Obsérvese cómo la línea de sutura no se afloja a pesar del peso del estómago.

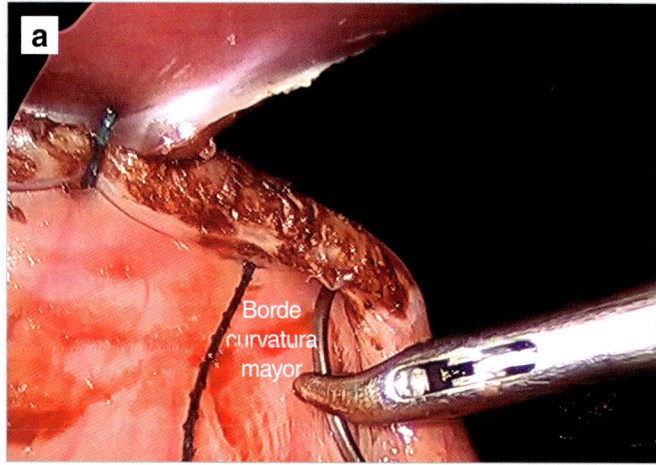

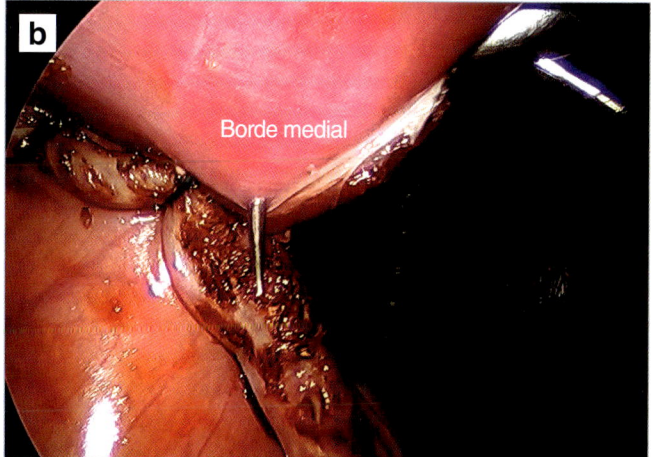

Fig. 29. En el último punto se cambia el sentido del paso de la aguja para conseguir un mayor bloqueo de la sutura. De este modo, en el estómago la aguja se pasará desde el borde de la curvatura mayor al de la curvatura menor, mientras que en la pared abdominal irá desde el borde lateral al medial.

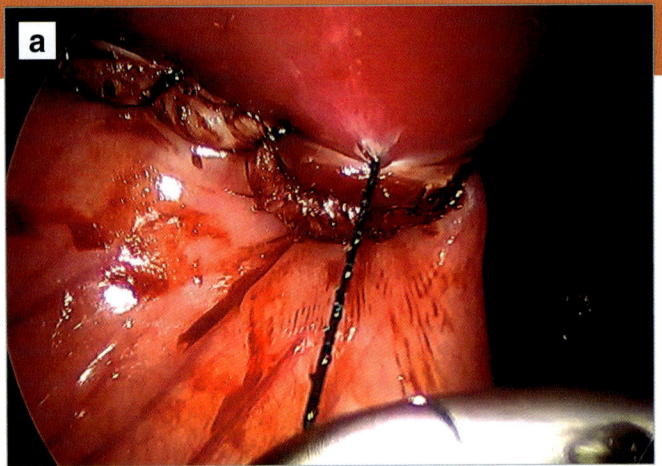

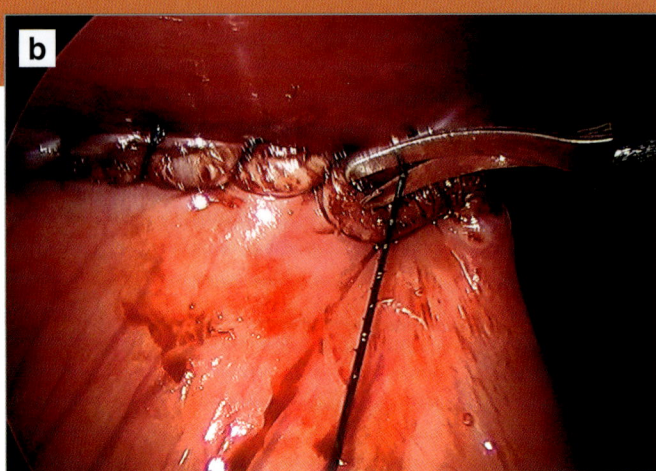

Fig. 30. Por último, se tensa la sutura y se corta el hilo, muy próximo al tejido, asegurando haber cortado en la zona donde aún quedan espículas de fijación.

Posoperatorio

El manejo posoperatorio corresponde básicamente al control del dolor y a la administración de antiinflamatorios durante los siguientes 3-5 días. La alimentación se restaura a las 12 horas siguientes, con comida blanda y de fácil digestión. Para una correcta fijación y cicatrización se debe mantener una pauta de ejercicio moderado durante, al menos, las 2 semanas posteriores a la intervención.

> **✳** *Aun después de la gastropexia, estos animales tan predispuestos a seguir desarrollando SDTG deben seguir con las recomendaciones generales: varias comidas diarias y evitar ejercicio intenso tras la comida.*

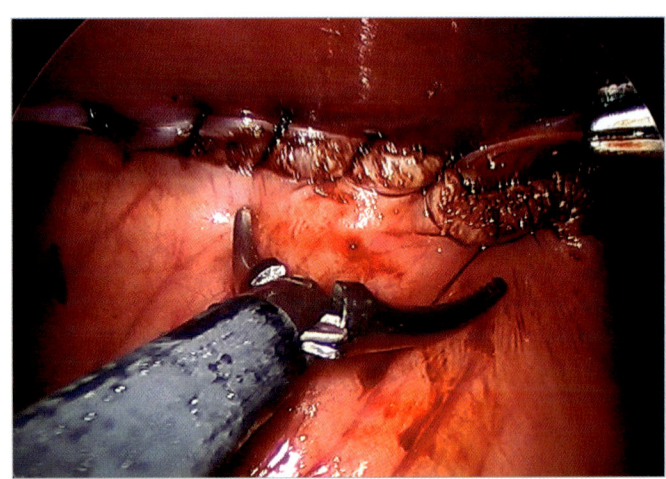

Fig. 31. Detalle final de la gastropexia y medición de la longitud con un disector.

Posibles complicaciones

Se trata de un procedimiento sin complicaciones excesivas y bastante rápido en el caso de la gastropexia asistida, por lo que las complicaciones son raras. Las radiografías previas a la intervención quirúrgica son importantes, porque tienen como objetivo diferenciar entre un estómago dilatado o con contenido, ya que esta última posibilidad dificultaría las maniobras de manipulación del estómago.

Las complicaciones que pueden presentarse con la realización de esta técnica son:

■ Acceso a la luz del antro pilórico: es una complicación que puede producirse durante la incisión seromuscular. Si esto ocurre, es necesario suturar el lugar de la incisión con un patrón de sutura simple a nivel de la capa submucosa y a continuación realizar la gastropexia.

■ Neumotórax: también se describe como una posible complicación, ya que en aquellos animales en los que el receso diafragmático es más largo de lo habitual, es posible entrar en el tórax durante las maniobras de sutura. Para evitarlo, se debe marcar la línea de sutura con cuidado, siempre medial al arco costal, como se ha descrito anteriormente.

Ver Técnica quirúrgica en "Gastropexia laparoscópica pura" 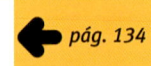 **pág. 134**

■ Daño de estructuras adyacentes al estómago: esta es otra posible complicación intraquirúrgica que puede aparecer debido a una manipulación poco cuidadosa de las vísceras con las pinzas de agarre, por daños con la aguja durante las maniobras de suspensión del estómago o de sutura.

■ Inflamación y seroma en el lugar de la gastropexia: esta complicación también se puede producir, siendo mucho más frecuente en la gastropexia asistida.

■ Retraso en el vaciado gástrico: puede ocurrir tras la cirugía debido a un posicionamiento incorrecto de la gastropexia.

Prolapso rectal

Miguel Ángel Sánchez Hurtado, Jorge Gutiérrez del Sol,
Francisco Julián Pérez Duarte, Isabel Rodríguez Piñeiro

Índice de presentación

Etiología, signos clínicos y diagnóstico

El prolapso rectal consiste en la eversión de una o más capas de la pared rectal a través del ano. El prolapso puede ser parcial o completo, dependiendo de las estructuras implicadas. En el prolapso parcial solo la mucosa rectal protruye a través del orificio anal, mientras que el prolapso completo afecta a todas las capas del recto.

Está causado por situaciones que producen un esfuerzo de expulsión persistente o continuado, asociado a enfermedades intestinales, que causan diarrea o tenesmo; enfermedades rectoanales, que causan disquecia; enfermedades del tracto urinario inferior o prostáticas, que causan estranguria; distocias, y laxitud del esfínter anal, después de la corrección de hernias perineales o posterior a otras cirugías perianales. Algunos ejemplos de estas situaciones son parasitismo gastrointestinal, tiflitis y colitis, tumores intestinales, cuerpos extraños, urolitiasis, cistitis, tumores del tracto urinario posterior, diferentes causas de constipación, prostatitis, tumores prostáticos, hernias perineales, divertículos rectales, entre otros. En ocasiones pueden no identificarse factores predisponentes concretos.

Aunque más frecuente en perros, también puede presentarse en gatos, especialmente en la raza Manx.

El prolapso rectal debe diferenciarse de una intususcepción intestinal prolapsada. Para ello se introduce un dedo o una sonda en el espacio entre el borde del ano y el tejido prolapsado. La intususcepción permitiría el paso del dedo o sonda a través de este espacio, mientras que esto no es posible en el prolapso rectal a causa del choque con la mucosa de recto.

Tratamiento

Inicialmente, siempre hay que buscar la causa principal del prolapso rectal y tratarla. La elección del tratamiento y el pronóstico van a depender de la identificación y corrección de la etiología, del grado de prolapso, de la viabilidad del tejido prolapsado y de la tasa de recidiva de prolapsos previos.

El manejo del prolapso en sí se puede abordar de manera conservadora o quirúrgica. La forma conservadora implica una reducción manual simple, normalmente en casos agudos, con prolapso moderado y con tejidos viables y con poco daño en la mucosa (cuadro 1). El tratamiento quirúrgico más agresivo se reserva normalmente para casos crónicos, en los que el tejido está mutilado, o cuando no sea posible la reducción manual simple. En estos casos se procede a la resección del segmento no viable y la anastomosis terminoterminal del recto.

Cuadro 1. Maniobras para una reducción simple del prolapso rectal.

1. **Para reducir el edema, se aplican gasas empapadas sobre el tejido prolapsado con alguna de las siguientes soluciones: solución hipertónica, azúcar, dextrosa al 50 %.**

2. **Recubrir el tejido prolapsado con lubricante hidrosoluble estéril y reducirlo en dirección hacia el ano con el dedo o con maniobras de presión suave y continuada.**

3. **Realizar una sutura en bolsa de tabaco que mantendrá los tejidos reducidos hasta su retirada. Suturar circularmente alrededor del ano, a 1 cm de la unión mucocutánea, con material monofilamento 2/0 o 3/0 USP. Para mantener una abertura anal de aproximadamente 1 cm de diámetro, se introduce por el ano una jeringa de 2 ml o 5 ml u otro objeto de dicho calibre.**

4. **Para facilitar la eliminación de las heces se debe prescribir un laxante, como la lactulosa a 0,3 ml/kg.**

5. **Si el prolapso es secundario a pólipos, suele resolverse con cirugía menor de los mismos. En estos casos se debe extirpar las masas, suturar la mucosa y continuar con la reducción manual.**

La colopexia es una opción quirúrgica utilizada para la profilaxis o corrección del prolapso rectal crónico recidivante que no se soluciona tras una reducción manual o de aparición posterior a una amputación. En cualquiera de los casos, la colopexia solo estaría indicada si el tejido prolapsado es viable, no está traumatizado y no hay zonas necrosadas.

El objetivo de la colopexia es crear una adhesión permanente entre la porción terminal del colon descendente y la pared abdominal izquierda.

La longitud de segmento prolapsado, la facilidad para reducirlo, la recurrencia de los episodios y los intentos para solucionar el problema son factores que influyen para realizar una colopexia. Pero es indispensable que el tejido prolapsado sea viable.

La colopexia está indicada en animales con 2-3 recidivas tras la reducción manual del segmento prolapsado o cuando ha fracasado la contención con la sutura en bolsa de tabaco. En algunos casos, se realiza la amputación del segmento en una primera fase y la colopexia en una segunda cirugía.

139

La colopexia laparoscópica, al igual que la gastropexia, puede realizarse de manera asistida o mediante laparoscopia pura con sutura intracorpórea (fig. 1). En cualquiera de ambas opciones la laparoscopia permite observar y manipular regiones de difícil acceso, además de reducir la incisión, el dolor y las complicaciones posoperatorias.

En cuanto al método para realizar la pexia, los más comunes son la incisional frente a la no incisional, aunque hay posibilidad de interposición de malla. Los autores prefieren un abordaje laparoscópico con método incisional, porque ofrece una mayor adherencia quirúrgica con una infiltración profunda del tejido cicatricial.

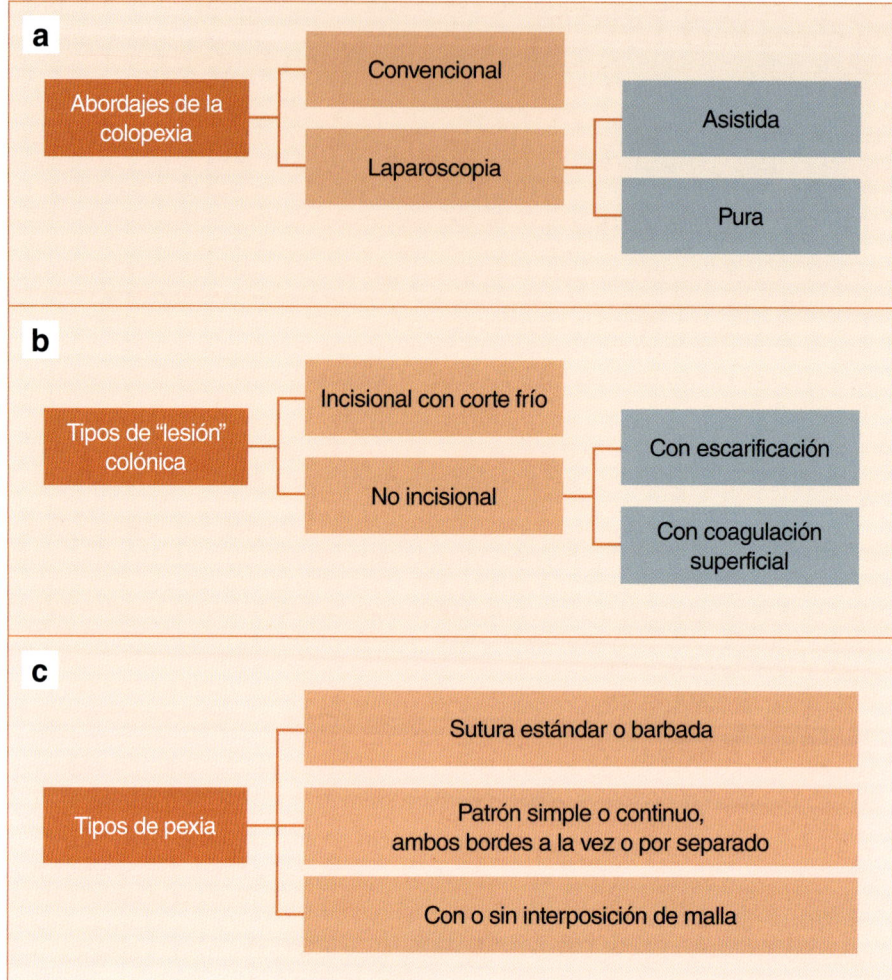

Fig. 1. La bibliografía sobre la colopexia admite varias formas de abordarla (a), realizar la "lesión" colónica (b) y completar la pexia (c). En muchos casos, estas variables se pueden combinar.

En contraposición con las opciones convencional o laparoscópica asistida, la colopexia laparoscópica pura mantiene bajos los niveles séricos proinflamatorios de proteína C-reactiva de fase aguda en el posoperatorio.

La colopexia junto a la cistopexia y/o a la deferentopexia es una opción terapéutica complementaria cuando se trata la hernia perineal. En el caso del abordaje laparoscópico, puede acometerse en un mismo acto quirúrgico colopexia-cistopexia-deferentopexia laparoscópicas junto a la herniorrafia perineal realizada mediante cirugía abierta. Y también se han descrito en protocolos de reparación en dos fases quirúrgicas separadas en el tiempo, para hernias perineales complicadas y bilaterales en perros. Primero se realiza la colopexia-cistopexia-deferentopexia laparoscópicas y aproximadamente 2 semanas después se corrige la hernia perineal por abordaje convencional.

Recuerdo anatómico

La pared del colon se compone de las siguientes estructuras: mucosa, submucosa, muscular y serosa, esta última no presente en el recto distal. La mucosa tiene tres capas distintas: epitelio, lámina propia, formada por vasos sanguíneos y linfáticos y células mesenquimales, y una fina capa muscular. La capa submucosa tiene un gran componente de colágeno, y es la capa de sujeción en la cirugía intestinal. Consta de tejido conjuntivo laxo con vasos sanguíneos y linfáticos, fibras nerviosas y tejido ganglionar. La capa muscular está formada por una capa muscular circular interna y una capa muscular externa longitudinal así como fibras de colágeno. La superficie serosa está formada por tejido conjuntivo con células mesoteliales, vasos sanguíneos y linfáticos.

En cuanto al músculo transverso del abdomen y peritoneo, constituyen los dos elementos más internos de la pared abdominal. Sus fibras cruzan transversalmente el abdomen, para finalizar en una aponeurosis que se inserta en la línea alba. Está inervado por los nervios intercostales, costoabdominales, iliohipogástricos craneal y caudal e ilioinguinal.

Colopexia laparoscópica pura incisional con sutura barbada

Aspectos quirúrgicos generales

Preparación del paciente

Se recomienda en el preoperatorio un ayuno apropiado, y que durante los 3 días antes de la intervención se siga una dieta de bajos residuos, además de antibioterapia profiláctica. También se debe sondar la vejiga, o al menos confirmar que el animal haya orinado antes de la intervención, sobre todo si se va a realizar la cistopexia.

Posicionamiento del paciente y de los equipos

El paciente se mantendrá en decúbito dorsal, con una buena fijación para toda la cirugía porque puede ser realizada en esta posición en la mayoría de las ocasiones. Si fuese necesario, es conveniente que la mesa quirúrgica pudiera inclinarse en posición de Trendelenburg y que el paciente se pueda rotar hacia la derecha; si la mesa no lo permite, se puede colocar al paciente en decúbito lateral. El monitor se dispondrá para que la línea de visión de cirujano y ayudante se dirija hacia la región de la extremidad posterior izquierda del paciente, es decir, en sentido craneocaudal izquierdo (fig. 2).

Colocación de los trocares

En la bibliografía veterinaria se describen al menos dos modalidades para la colocación de los trocares: posición en triangulación o ipsilateral. También hay variabilidad entre los tipos de acceso (Hasson o Veres), dimensiones de los trocares (5, 10 o 12 mm) y tipo de óptica (0° o 30°), que dependen de las preferencias del cirujano o de su disponibilidad de material.

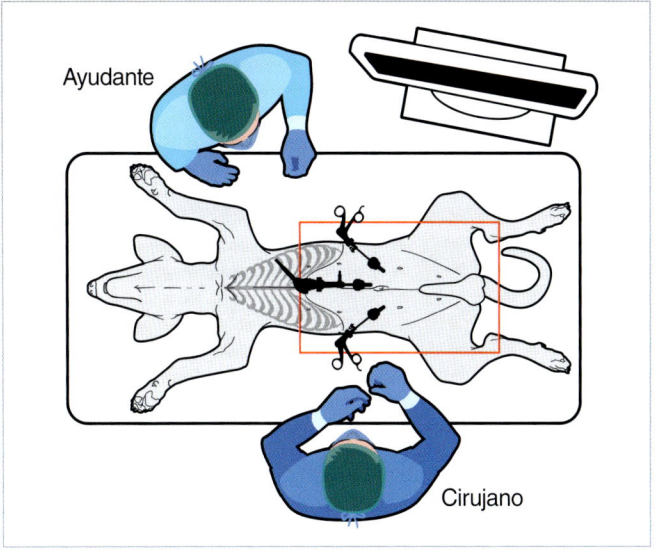

Fig. 2. Posicionamiento del paciente y de los equipos para la colopexia laparoscópica pura incisional con sutura barbada.

Las posiciones quirúrgicas (en triangulación e ipsilateral) cuentan con tres trocares. En ambas el primer trocar (T1), se utiliza para la óptica y para introducir posteriormente con comodidad la aguja de sutura. Este trocar es de 10 mm y se coloca mediante la técnica de Hasson en la región periumbilical y ligeramente a la izquierda de la línea media (±2 cm) para evitar el ligamento falciforme (fig. 3).

A continuación, se instaura un neumoperitoneo de 8-10 mmHg, porque, para esta intervención, al igual que para la gastropexia laparoscópica pura, no conviene elevar demasiado la presión intraabdominal.

141

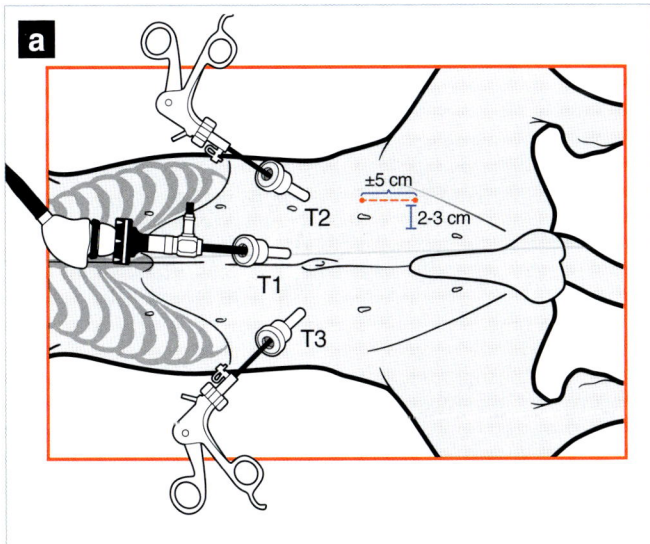

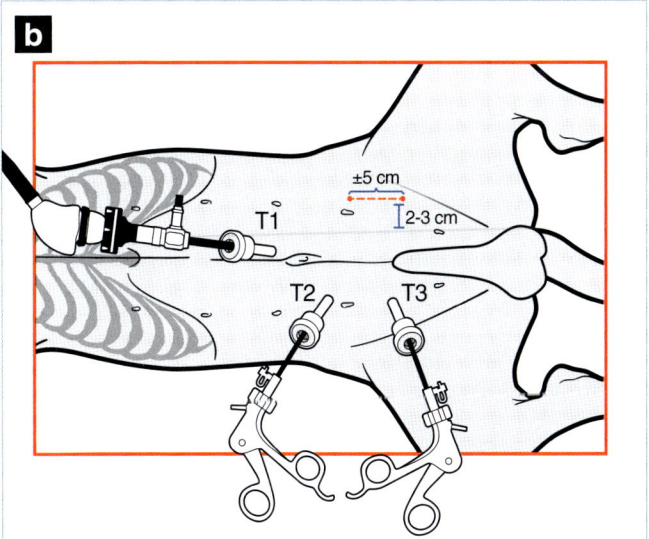

Fig. 3. Colocación de los trocares para la colopexia laparoscópica pura incisional con sutura barbada. Posición quirúrgica con triangulación (a). Posición quirúrgica ipsilateral (b). El punto ideal de la pexia estaría a 2-3 cm lateralmente a la aponeurosis del músculo transverso abdominal izquierdo

Posición quirúrgica en triangulación

Esta posición es la recomendada por los autores, porque es más intuitiva y no se pierde la triangulación (fig. 3a). En ella, los tres trocares de trabajo tendrán una forma de triángulo U-V invertidos para trabajar desde una orientación más tendente al sentido craneocaudal. El cirujano principal se coloca a la derecha del paciente, y el ayudante con la cámara preferentemente a la izquierda, aunque podría mantenerse también en el lado derecho. Los dos trocares para el instrumental serán de 5 mm, paramediano derecho (T3) e izquierdo (T2), alrededor del prepucio en el caso de los machos. En función de las dimensiones del paciente, ambos trocares se colocan a unos 6-10 cm de la línea media en ambos lados, y a unos 6-10 cm caudalmente al trocar de la óptica (fig. 3a).

Posición quirúrgica ipsilateral

En este caso no hay triangulación, y otros autores que la utilizan advierten de que la sutura puede ser complicada para cirujanos diestros (fig. 3b). La colocación de los tres trocares de trabajo tendrá una forma de L para trabajar desde una orientación más bien laterolateral de derecha a izquierda. El cirujano principal se coloca a la derecha del paciente, y el ayudante con la cámara preferentemente a la izquierda, aunque podría mantenerse también en el lado derecho. Los dos trocares para el instrumental serán de 5 mm, en este caso ambos paramedianos derechos o parapeneanos en el caso de los machos. En función de las dimensiones del paciente, ambos trocares se colocan a unos 8-12 cm laterales a la línea media, en el lado derecho. El más craneal, para la mano izquierda (T2), se coloca a unos 5-8 cm caudalmente al trocar de la óptica, y el más caudal, para la mano derecha (T3), a unos 5-8 cm del anterior para la mano izquierda (fig. 3b).

Técnica quirúrgica

Dificultad técnica					

Ver vídeo 1
Colopexia laparoscópica

Con la ayuda de pinzas de agarre, lo más atraumáticas posible, se procede a reducir el segmento de colon o del recto prolapsado con una suave tracción en sentido craneal y lateral izquierdo, elevándolo hacia la pared abdominal (fig. 4). Este paso puede ser algo tedioso de calcular si el animal tiene un colon descendente redundante, con flexuras más numerosas de lo habitual.

La zona ideal de colopexia se encuentra a 2-3 cm laterales con respecto a la aponeurosis del músculo transverso abdominal izquierdo, y en un área algo craneal a la fusión del ligamento medio de la vejiga con la línea media ventral (fig. 5). Durante esta fase de reducción del prolapso, un tercer ayudante ("circulante", no estéril) realiza un tacto rectal para comprobar que el prolapso se ha reducido antes de proceder a la pexia.

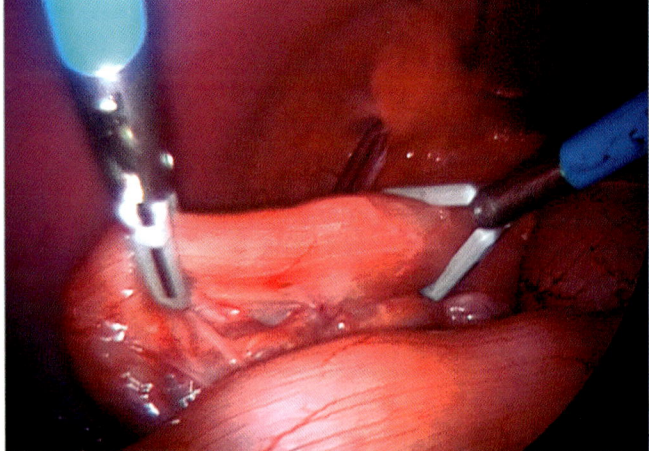

Fig. 4. Reducción del segmento prolapsado con instrumental atraumático para aproximarlo a la zona de la pexia en la pared abdominal.

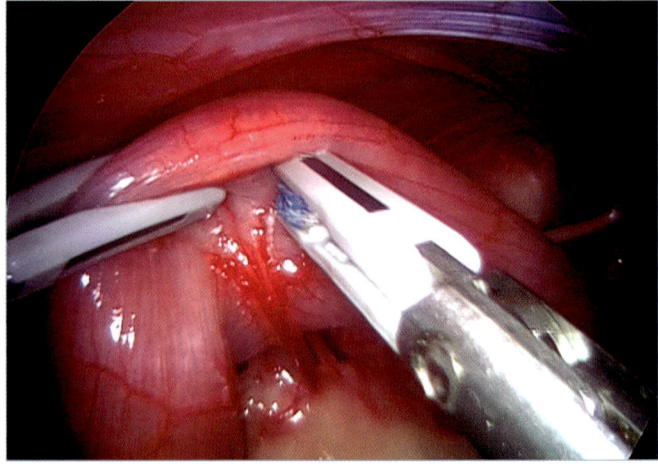

Fig. 5. Estimación de la zona ideal de colopexia.

De ahora en adelante, los autores se referirán a la cara inferior para designar a los elementos del colon, y la cara superior para los de la pared abdominal.

A continuación, se realizan las líneas de incisión de las caras inferior y superior siguiendo estos pasos. Para no perder la referencia del primer punto de la sutura se recomienda marcar esta zona con unos puntos de cauterización superficial o con un corte simple superficial, tanto en la zona antimesentérica colónica (cara inferior) como en el peritoneo parietal (cara superior) (fig. 6).

> *Durante la incisión seromuscular colónica puede haber un sangrado que impida una visión clara. Por ello, para no lesionar la mucosa, se puede alternar el uso de una gasa para la limpieza en los sucesivos cortes.*

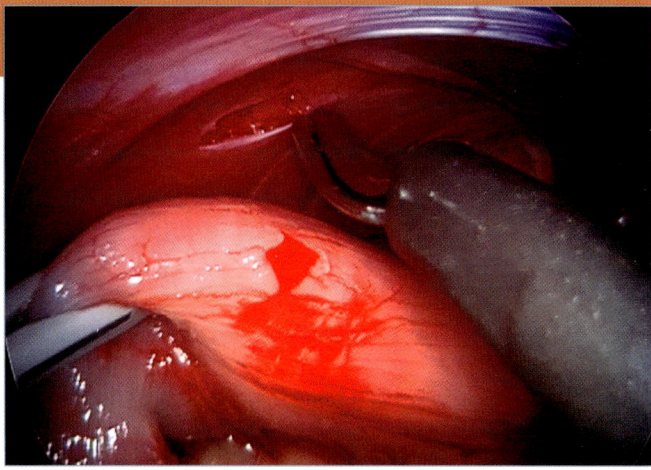

Fig. 6. Puntos de referencia superficiales en la capa seromuscular antimesentérica colónica (cara inferior) y en el peritoneo parietal (cara superior).

La pexia, en cualquiera de sus modalidades, sutura barbada o no barbada, patrón simple o continuo, comienza desde el vértice caudal hacia craneal. Los autores emplean una sutura barbada unidireccional. Se pasa un primer punto en la cara superior, que traspasa los bordes medial y lateral de todo el espesor del músculo transverso del abdomen y del peritoneo (fig. 7a). Posteriormente se pasa la aguja por la cara inferior, traspasando la incisión desde los bordes lateral a medial e incluyendo toda la capa seromuscular del colon y preferentemente también la submucosa (fig. 7b). A continuación, la aguja y el resto del hilo barbado se pasan por el ojal preformado en el extremo de la sutura, aunque hay otras modalidades con sistema de tope en el mismo (fig. 7c). Se tracciona suavemente de la sutura para aproximar gradualmente ambas caras de la pexia sin necesidad de realizar anudado (fig. 8).

Estas maniobras del primer punto son clave para mantener una buena fijación y no causar desgarros. Por eso, en este paso la presión intraabdominal se puede reducir a 6 mmHg para minimizar la tensión entre las caras inferior y superior, para volver después a valores estándares de presión. En otros casos, puede ayudar colocar un cuarto trocar para traccionar del colon y reducir la tensión en su aproximación sobre la pared abdominal, o como sucedería en la gastropexia, se puede colocar un punto transitorio de anclaje percutáneo para mejorar la aproximación de ambas estructuras.

> *Un punto clave de la sutura es no penetrar en la luz del colon, que podría provocar infección de la pexia con fracaso en la adhesión colon-pared abdominal. Por eso, la magnificación laparoscópica ayuda a verificar que cada pasada atraviesa únicamente la capa seromuscular/submucosa del colon.*

El siguiente paso consiste en completar las incisiones en las dos caras que conformarán la pexia, identificadas por los autores como cara inferior (colon) y superior (peritoneo y músculo transverso abdominal), contando cada una con su borde medial y lateral. Ambas incisiones se prolongan 4-5 cm de longitud. Algunos autores proponen pexias de 2 cm, pero en algún caso tuvieron que reintervenir por dehiscencia y elevarla a 4-5 cm. El corte de la cara inferior discurre por el borde antimesentérico del colon, profundizando hasta el músculo circular interno, o como máximo hasta la capa submucosa, con cuidado de no llegar a la mucosa (fig. 9). Para la cara superior, se realiza el corte del peritoneo y de todo el músculo transverso, tomando como límite la capa grasa de separación con el músculo oblicuo interno (fig. 9).

143

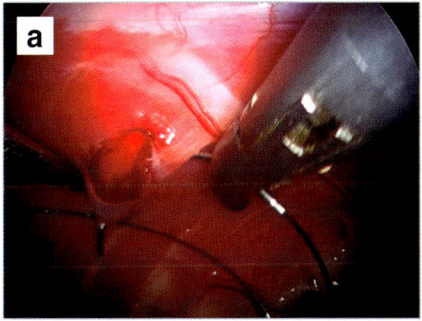
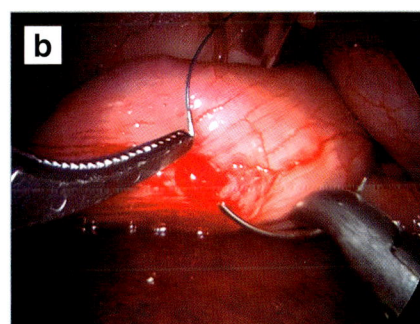
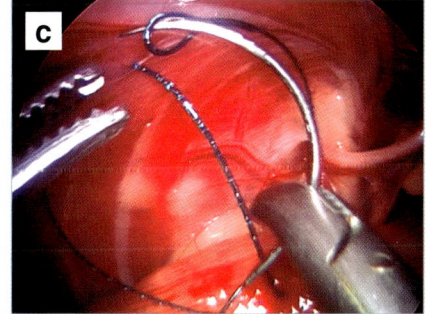

Fig. 7. Primer punto de aproximación de la pexia con hilo barbado. Cara superior, bordes medial y lateral del músculo transverso del abdomen y peritoneo (a). Cara inferior, bordes lateral y medial de la capa seromuscular del colon, y en lo posible también la submucosa (b). Paso de aguja e hilo por el sistema de bloqueo de la sutura barbada unidireccional (c).

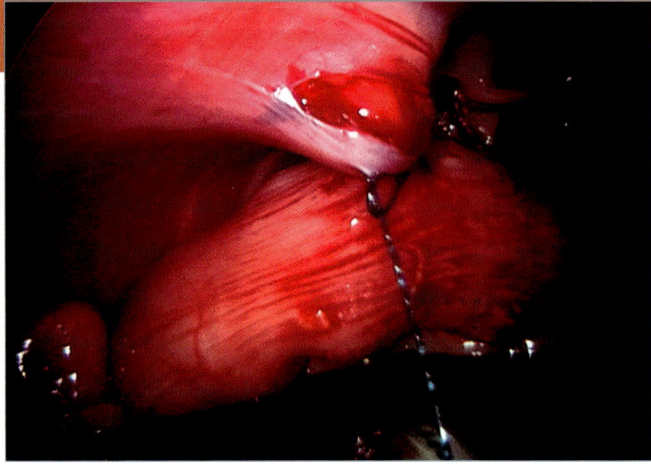

Fig. 8. Aproximación autorretentiva de ambas caras, superior e inferior. Se puede hacer una tracción simple con el portagujas, como se aprecia en la imagen, pero se recomienda realizar una contratracción mediante dos instrumentos.

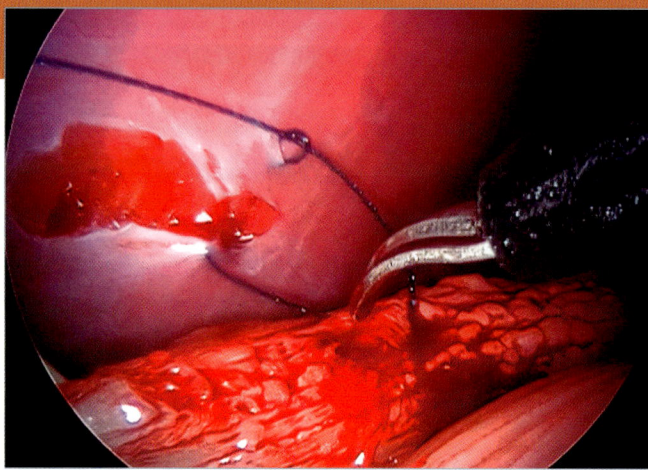

Fig. 9. Finalización de las incisiones de 4-5 cm de la pexia en sus caras inferior y superior, que crearán sendos bordes medial y lateral en cada una.

La longitud recomendada de la colopexia suele estar en torno a los 5 cm, pero nunca debe ser menor de 2 cm. Intracorpóreamente, las mediciones se pueden estimar con la longitud de apertura entre los extremos de una pinza abierta (disector o pinza de agarre), que equivalen a aproximadamente 2 cm.

Posteriormente, las maniobras son las mismas que en el paso anterior para completar toda la línea de sutura (fig. 10). Primero en la cara superior, la aguja pasa la incisión de la zona medial a la lateral en todo el espesor del músculo transverso del abdomen y del peritoneo. Posteriormente en la cara inferior, la aguja pasa de la zona lateral a la medial, incluyendo toda la capa seromuscular, y preferentemente también la submucosa, del colon. Y, aunque la sutura barbada es un sistema seguro y fiable, el último punto podría hacerse en sentido contrario al realizado durante la sutura para imprimir más fuerza de anclaje (fig. 11). En cualquier caso, también puede terminarse en el sentido establecido desde el inicio y cortar el hilo sobrante al finalizar, reforzar el extremo final del hilo con un clip antes de cortar el extremo, o incluso realizar un nudo intracorpóreo de terminación, ya que la sutura barbada no impide realizarlo.

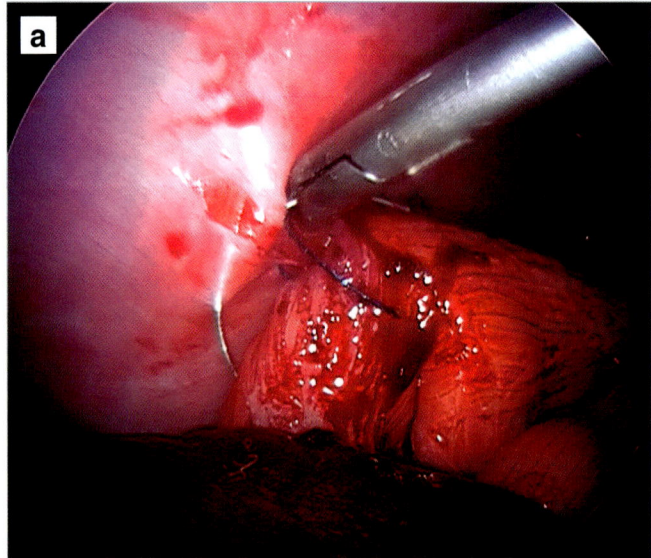
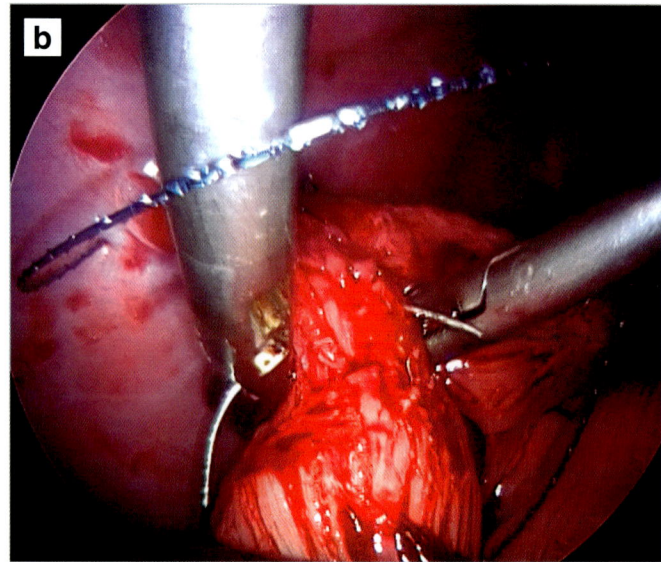

Fig. 10. Se continúa la pexia con el mismo patrón que para el punto de inicio, tanto para la cara superior (a) como para la inferior (b). Nótese los cambios requeridos en el posicionamiento de la aguja para el paso por cada una de las caras.

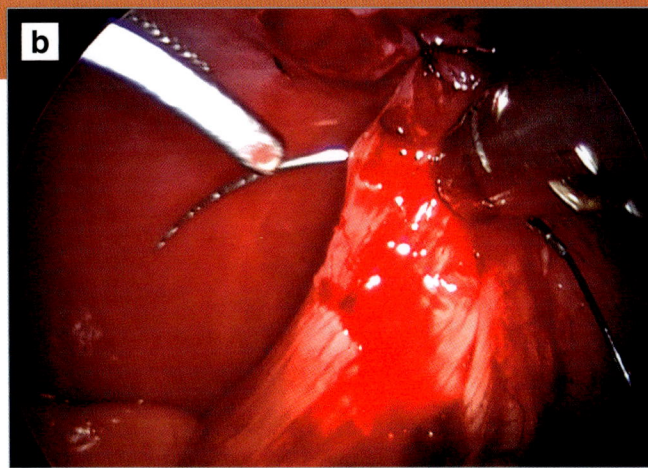

Fig. 11. Para mejorar la fuerza de anclaje, el último punto puede realizarse en sentido inverso. En la cara superior, la aguja pasa del borde lateral al medial del músculo transverso del abdomen y el peritoneo (a). En la cara inferior, la aguja se pasa desde el borde medial al lateral de la capa seromuscular del colon, incluyendo en la medida de lo posible la submucosa (b).

> *Se debe tener un buen manejo de la sutura intracorpórea, tanto para colocar bien la aguja como para evitar nudos no seguros, sobre todo si no se usa sutura barbada.*

> *Esta técnica requiere ciertos cambios de posición y angulación de la aguja. Aunque es perfectamente factible realizarla con disector y portagujas, es más cómoda si se dispone de un portagujas en cada mano; en su defecto, en cada pasada se puede alternar el portagujas con el disector entre ambas manos, si fuera necesario.*

145

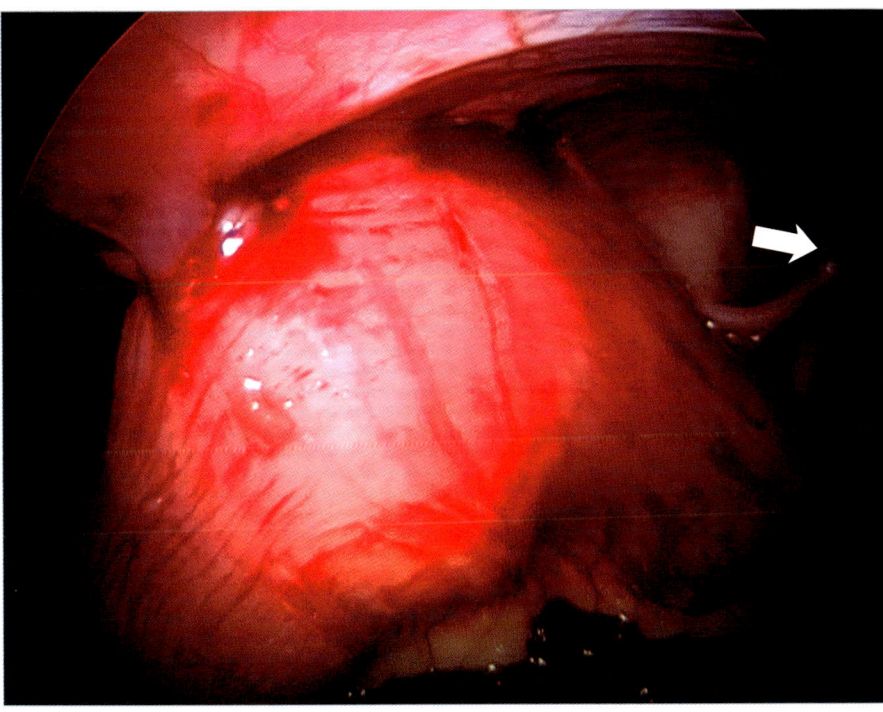

Tal y como se comentó al inicio (fig. 5), la pexia finalizada quedará localizada a unos 2-3 cm lateralmente a la aponeurosis del músculo transverso, ligeramente craneocaudal, hacia el anillo inguinal interno (fig. 12).

Fig. 12. Finalización de la colopexia laparoscópica pura incisional con sutura barbada, con longitud y localización adecuadas. La flecha blanca indica el anillo inguinal interno.

Particularidades de la colopexia laparoscópica pura

La modalidad incisional con sutura barbada es probablemente la técnica más ventajosa de todas en cuanto al tiempo operatorio, fijación de la pexia y ventajas para el paciente, a diferencia de la modalidad asistida, o incluso de las modalidades laparoscópica pura no incisional o con sutura no barbada. Pero si nos referimos en general a la modalidad laparoscópica pura, requiere un alto grado de habilidades técnicas de sutura intracorpórea, principalmente condicionada por la disposición de los trocares elegida y porque la colopexia es una sutura dinámica, con posiciones y ángulos de sutura cambiantes. Es por ello que el cirujano debe saber que probablemente tenga que suturar con la mano izquierda en los puntos que pasan desde lateral a medial.

Además, a diferencia de las opciones convencional y asistida con laparoscopia, los autores recomiendan que la pexia sea de tipo incisional en la opción laparoscópica pura, para evitar maniobras complicadas de escarificación de la serosa con gasa o con coagulación superficial.

El material y patrón de sutura con abordaje laparoscópico son variables, como se describe en diversas referencias bibliográficas de veterinaria, quedando por tanto a criterio del cirujano la elección de una u otra. Aun así, lo habitual es que se utilice un material monofilamento absorbible de calibre 2/0-4/0 USP para el caso de perros, o 3/0-5/0 USP para los gatos, con una

aguja semicircular de sección redonda y con una longitud aproximada de 20 mm. En concreto, los autores prefieren también el uso de sutura barbada, que evita realizar nudos, aumenta la seguridad de la aposición y reduce el tiempo operatorio. Por otra parte, es menos frecuente, aunque posible, el uso de material monofilamento no absorbible o trenzado absorbible y agujas de 3/8 de círculo.

En cuanto al patrón de sutura, en laparoscopia pura resulta más efectiva y rápida la realización de una única línea continua en sentido caudocraneal, que ponga en aposición los bordes de cada incisión y las caras, superior (muscular abdominal) e inferior (colónica). Se recomienda incluir un mínimo de 5 mm de borde de tejido seromuscular colónico y de músculo abdominal en cada pasada de la aguja por cada una de las incisiones, medial y lateral.

Hay que destacar que otros autores no usan el método de suturas barbadas y describen patrones muy dispares. Estos van desde realizar una única línea de sutura continua, que incluya ambos bordes de la incisión, hasta otros que realizan de 3 a 6 puntos simples, separados 0,5-1,5 cm. Y en otros casos realizan los mismos patrones continuo o simple, pero por separado, es decir, uniendo primero la cara superior e inferior en su superficie lateral y en otro independiente, en la medial.

Independientemente del método de pexia, y del patrón y tipo de sutura, si no se toma una cantidad apropiada y equidistante de tejido en todos los bordes, y entre un punto y otro, puede haber dehiscencia a causa de los movimientos peristálticos y del propio peso del colon.

Teniendo en cuenta la variabilidad entre marcas comerciales de suturas barbadas, para realizar una colopexia laparoscópica pura, los autores recomiendan emplear una aguja de medio círculo o 3/8, de punta cónica, con longitud aproximada de 26 mm y sutura monofilamento absorbible de 15 cm de longitud y grosor de 2/0 USP.

Posoperatorio

El paciente debe continuar durante 3 días con una dieta de bajo residuo y antibioterapia. También se debe concienciar a los tutores de la necesidad de limitar la actividad del paciente durante al menos 1 semana para no interferir en el proceso de cicatrización de la pexia porque, en general, el intestino pierde fuerza de rotura durante los primeros 7 días posoperatorios, para recuperar hasta un 70 % de la fuerza de rotura a las 3 semanas.

Posibles complicaciones

La colopexia laparoscópica pura es factible, segura y eficaz, con buen pronóstico y resultados. Es la variante que más beneficios ofrece en cuanto al tratamiento de la infección, hernia de la pared abdominal y retorno del peristaltismo.

- Recidivas: se pueden producir a consecuencia de una dehiscencia resultado de una mala ejecución de la sutura, por una pexia demasiado corta o, simplemente, por no seguir las pautas apropiadas de dieta y reposo en el posoperatorio. Potencialmente, una localización de la pexia alejada de la zona ideal tendría más probabilidad de originar problemas, aunque no necesariamente (fig. 13). Al igual que sucede con la gastropexia laparoscópica pura, esto es más probable que ocurra en los primeros casos intervenidos, y que la zona elegida se acerque a la ideal al progresar en la curva de aprendizaje.

- Incontinencia urinaria o tenesmo: se pueden dar transitoriamente. El tenesmo puede aparecer si el colon se fija con excesiva tensión, probablemente debido a las tracciones en el plexo pélvico dentro de la reflexión peritoneal.

- Infecciones o abscesos: aunque son menos frecuentes pueden darse en la línea de sutura. También puede tener lugar una peritonitis, debido a que la sutura ha penetrado todas las capas del colon. También hay que estar atento a estas complicaciones si se ha tenido que reparar con sutura intracorpórea alguna lesión iatrogénica (monofilamento absorbible 3/0-5/0 USP), como la causada durante la incisión colónica, al aplicar un corte excesivo y se accede a la luz intestinal.

- Suturas barbadas: en relación al uso de este tipo de suturas en particular, al finalizar la pexia, se recomienda cortarlas cercanas a su salida del tejido, para que las espículas no tengan mucha superficie de contacto con las asas intestinales y el epiplón, lo cual podría originar adherencias no deseadas y un posible cuadro obstructivo (fig. 13).

- Riesgos posibles durante una hipotética gestación: la unión permanente del colon a la pared abdominal tendría potenciales riesgos en una hipotética gestación, porque el colon no podría movilizarse y por el aumento del tamaño de los cuernos uterinos durante la misma. Por tanto, se recomienda la esterilización de las hembras o bien avisar de este posible peligro futuro a los tutores.

147

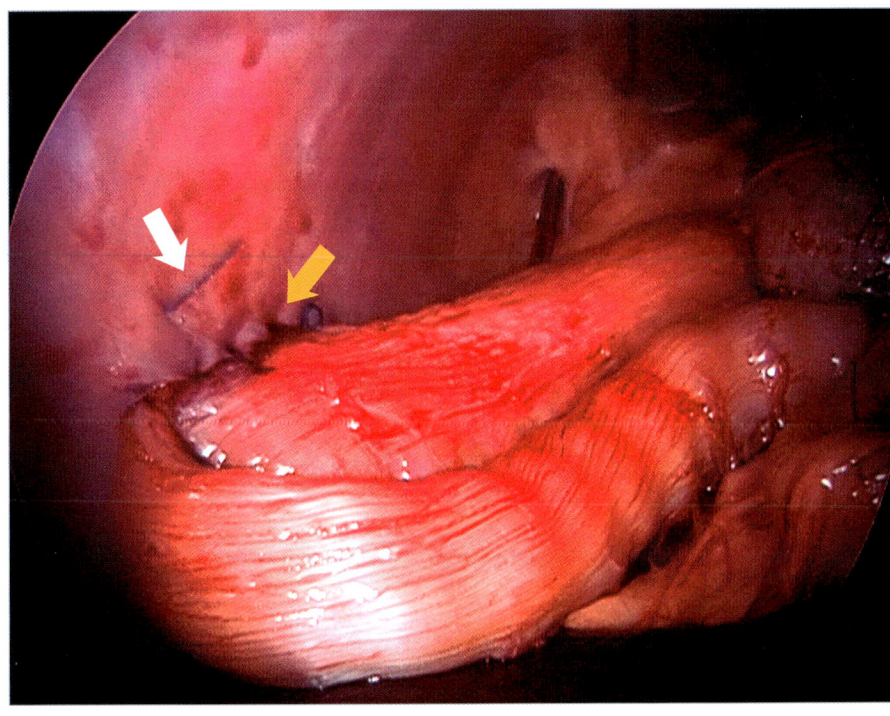

Fig. 13. Finalización de la colopexia laparoscópica pura incisional con sutura barbada realizada al inicio de la curva de aprendizaje. Está localizada más lateralmente de lo establecido (flecha amarilla), y con remanente de hilo barbado demasiado largo (flecha blanca).

Tumores adrenales

Francisco Julián Pérez Duarte, Jorge Gutiérrez del Sol, Miguel Ángel Sánchez Hurtado, Isabel Rodríguez Piñeiro

Índice de presentación

Etiología, signos clínicos y diagnóstico

Los tumores adrenales son neoplasias que afectan a las glándulas adrenales, órganos cruciales para la regulación del metabolismo. En los últimos años ha aumentado la incidencia de estos tumores debido principalmente al incremento en la esperanza de vida de los pacientes, a la mejora en las técnicas de diagnóstico disponibles (laboratoriales y de imagen) y a la sistematización de la monitorización de las presiones arteriales en los pacientes geriátricos.

Los diferentes tumores adrenales se pueden clasificar en función de su malignidad (capacidad de metastatizar a órganos cercanos), de la parte de glándula afectada (corticales o medulares) y de su capacidad para producir hormonas (funcionales o no funcionales). Existen los siguientes tipos de tumores adrenales:

- Tumores adrenocorticales productores de cortisol: pueden ser tanto benignos (adenomas) como malignos (adenocarcinomas, carcinomas). Provocan una sintomatología de hiperadrenocorticismo o síndrome de Cushing, caracterizada por distensión abdominal, jadeo, poliuria-polidipsia, polifagia, hipotricosis, hipertensión y alopecia, entre otros. En ocasiones, las alteraciones clínicas o analíticas de hiperadrenocorticismo pueden no ser evidentes, pero debido a las implicaciones en el manejo posquirúrgico, la posibilidad de un síndrome de Cushing concomitante debe excluirse siempre antes de la realización de una adrenalectomía.

- Tumores adrenocorticales secretores de hormonas sexuales: producen principalmente estrógenos, andrógenos y progestágenos. Aunque no secretan cortisol, producen un cuadro clínico similar al síndrome de Cushing.

- Tumores adrenocorticales secretores de aldosterona (aldosteronomas): afectan sobre todo a los gatos y dan lugar al denominado síndrome de Conn, caracterizado por hipertensión que puede ir asociada a ceguera, hipopotasemia, debilidad, dolor muscular y ventroflexión cervical.

- Feocromocitomas: son tumores potencialmente malignos y con capacidad de invasión vascular que se originan en las células cromafines de la médula adrenal. Son poco frecuentes en perros y prácticamente inexistentes en gatos. Este tumor produce catecolaminas, como la adrenalina y la noradrenalina, que pueden provocar una sintomatología muy variable y a veces inespecífica, caracterizada por hipertensión arterial, taquicardia, temblores y ansiedad, alternada con periodos asintomáticos.

- Tumores adrenales no funcionales primarios o metastásicos: a pesar de no causar alteraciones hormonales evidentes, su crecimiento puede comprimir estructuras cercanas y dar lugar a signos clínicos relacionados con esta compresión, como dolor abdominal o lumbar, distensión abdominal, vómitos o pérdida de peso.

> *La tipificación y la estadificación de los tumores adrenales son esenciales para determinar el tratamiento más adecuado en cada caso y conseguir el mejor pronóstico posible.*

Como en cualquier enfermedad, el protocolo diagnóstico comienza con una anamnesis y una exploración física adecuadas. Además, realizar pruebas hormonales es imprescindible para la caracterización de este tipo de tumores:

- Ante la detección de una masa adrenal, el primer paso consiste en excluir o probar la presencia de un hiperadrenocorticismo (los tumores adrenocorticales productores de cortisol son los tumores funcionales más frecuentes). Para ello, la prueba hormonal más útil por su sensibilidad es la supresión con dosis bajas de dexametasona. Además, esta prueba tiene un elevado valor predictivo positivo en un contexto clínico. La estimulación de la cortisolemia con ACTH tiene una sensibilidad baja (muchos falsos negativos) para detectar síndromes de Cushing de origen adrenal.

- Si el animal presenta una masa adrenal y unos signos clínicos compatibles con un hiperadrenocorticismo, pero las pruebas hormonales son negativas (incluso con valores de cortisolemia por debajo de lo normal), es probable que el tumor produzca hormonas sexuales. En estos casos, se recomienda medir el nivel de 17-hidroxiprogesterona antes y después de la estimulación con ACTH. Esta determinación hormonal es la más usada, aunque hay una amplia variedad de paneles de precursores hormonales disponibles para diagnosticar estos casos atípicos.

- La medición de la concentración de catecolaminas o sus derivados, sobre todo la metanefrina y la normetanefrina libres en el plasma y en la orina, se utiliza para el diagnóstico de los feocromocitomas.

Respecto a las pruebas de imagen, la ecografía abdominal representa una herramienta excelente y poco invasiva para examinar las glándulas adrenales. Permite visualizar masas adrenales y evaluar su tamaño, forma y localización. Deben valorarse ecográficamente ambas glándulas adrenales, ya que la presencia de una atrofia en la glándula contralateral en un caso de síndrome de Cushing ayuda a diferenciar un origen adrenal de uno hipofisario (hiperplasia macronodular). Si aún existen dudas sobre el tipo de tumor de que se trata, también se puede llevar a cabo una punción con aguja fina ecoguiada o una biopsia de la glándula.

Para planificar la intervención quirúrgica y mejorar la seguridad es fundamental realizar también un estudio de tomografía computarizada, ya que permite valorar con una mayor precisión la relación de la glándula con las estructuras adyacentes y la posible invasión vascular (sobre todo de las venas cava caudal, renal y frenicoabdominal), que es más frecuente en los feocromocitomas (fig. 1). Este examen también permite evaluar con precisión la presencia de metástasis a distancia antes del gesto quirúrgico.

Tratamiento y selección de los casos

El tratamiento médico de los tumores adrenales en perros y gatos es una opción que debe considerarse, especialmente cuando no es factible operar debido a la extensión del tumor o a la presencia de metástasis o condiciones médicas preexistentes que aumenten el riesgo quirúrgico. En estos casos, la terapia médica puede

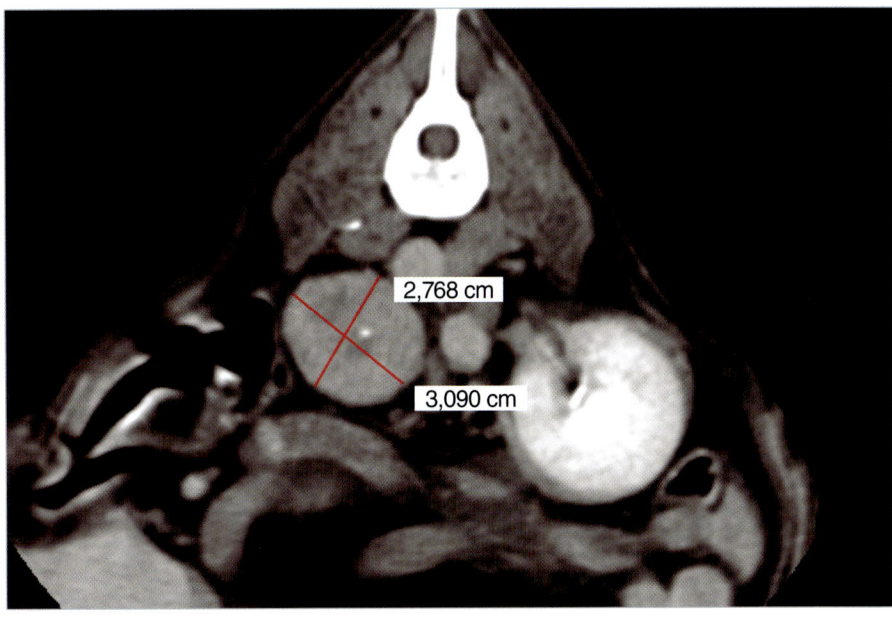

2,768 cm

3,090 cm

En las pruebas de imagen es muy importante valorar ambas glándulas adrenales, ya que los tumores pueden ser bilaterales o la glándula contralateral puede estar atrofiada.

Fig. 1. Imagen de tomografía computarizada en la que se aprecia un tumor adrenal izquierdo que contacta con la vena renal, pero sin llegar a presentar invasión tumoral ni trombo asociado. *Imagen cortesía de Luis Pérez, Clínica Veterinaria Tartessos.*

ayudar a controlar los signos clínicos, mejorar la calidad de vida y, en ocasiones, prolongar la supervivencia de los pacientes. En función del tipo de tumor las estrategias terapéuticas médicas utilizadas para el manejo de los tumores adrenales son:

- El trilostano: actúa inhibiendo una enzima clave en la producción de cortisol, por lo que se usa principalmente en los tumores productores de cortisol o de hormonas sexuales. El trilostano no destruye las células de la corteza adrenal, por lo que su efecto es reversible en la mayoría de los casos (se han descrito casos de necrosis adrenal poco frecuentes). Se usa una dosis inicial de 0,5-2 mg/kg cada 12 horas. Es necesario monitorizar exhaustivamente al paciente durante el tratamiento porque puede inducir un hipocortisolismo. Otros fármacos con efecto hipocortisolemiante, pero mucho menos utilizados actualmente, son el mitotano y la metirapona.

- La fenoxibenzamina y la prazosina: son bloqueadores α-adrenérgicos que inhiben los efectos de las catecolaminas sobre los receptores α, por lo que se utilizan para controlar los episodios de hipertensión arterial y otros signos clínicos asociados con la liberación de catecolaminas que producen los feocromocitomas. Aunque existe controversia, también se recomienda comenzar la administración de estos fármacos varias semanas antes de la adrenalectomía.

- El gluconato potásico (2-6 mEq/12-24 h), para suplementar la concentración de potasio, y la espironolactona (2 mg/kg cada 12 h), como antagonista de la aldosterona: son los fármacos de elección en el caso de tumores secretores de aldosterona en gatos. Si estos pacientes presentan además hipertensión, se recomienda añadir un tratamiento hipotensor, como el amlodipino en una dosis inicial de 0,125 mg/kg cada 24 horas.

A pesar de que estos fármacos mejoran sensiblemente los signos clínicos de los pacientes con tumores adrenales funcionales, el tratamiento definitivo es quirúrgico mediante adrenalectomía. Este procedimiento está indicado sobre todo en los pacientes con neoplasias de las glándulas adrenales, pero la adrenalectomía bilateral se ha empleado históricamente para tratar la enfermedad hipofisaria de Cushing refractaria al tratamiento médico, en cuyo caso es imperativo aplicar un reemplazo hormonal posoperatorio.

Generalmente, la adrenalectomía debe planificarse cuidadosamente, pero si hay un sangrado agudo por la rotura de la cápsula, se ha de realizar de urgencia.

Tradicionalmente la adrenalectomía se ha llevado a cabo por la técnica abierta, pero en los últimos años se ha utilizado el abordaje laparoscópico en casos seleccionados. Este abordaje permite una mejor exposición de la glándula, además de una magnificación del campo quirúrgico, lo cual es muy importante para visualizar correctamente la gran cantidad de pequeños vasos que suelen presentar las neoplasias adrenales. Recientemente se ha descrito que la adrenalectomía laparoscópica se asocia a un menor tiempo quirúrgico y a una reducción de los episodios de hipotensión intraquirúrgica en comparación con la técnica abierta. El abordaje laparoscópico, igualmente, ha demostrado su seguridad, incluso en los casos de adrenalectomías bilaterales llevadas a cabo en la misma intervención.

Se ha demostrado que la adrenalectomía laparoscópica tiene ventajas intraquirúrgicas específicas en comparación con la cirugía convencional, además de las propias de los abordajes mínimamente invasivos.

El principal factor para decidir si un paciente es candidato al abordaje laparoscópico es la presencia o ausencia de invasión vascular. Realizar una venotomía para extraer un trombo mediante laparoscopia es extremadamente complejo, por lo que en estos casos la cirugía a cielo abierto es una opción más apropiada.

El tamaño del tumor es otro factor que influye al plantearse el abordaje laparoscópico. No hay unas dimensiones tumorales universalmente aceptadas a partir de las cuales se desaconseje la adrenalectomía laparoscópica; por tanto, la elección depende sobre todo del criterio y experiencia del cirujano. Sin embargo, en opinión de los autores, los tumores de más de 7 cm en perros de tamaño medio o grande y los que superen los 4 cm en pacientes de menos de 5 kg de peso corporal son mejores candidatos para cirugía abierta.

Por último, en pacientes con neoplasias adrenales que invadan órganos adyacentes o que presenten un sangrado agudo por la rotura de la cápsula, también se desaconseja la técnica laparoscópica.

149

El abordaje laparoscópico únicamente se recomienda en los pacientes con masas adrenales que no presenten invasión vascular ni de órganos adyacentes.

Como en cualquier procedimiento complejo, es necesario que el cirujano tenga un adecuado conocimiento de la técnica abierta, así como elevada experiencia en cirugía laparoscópica. En la curva de aprendizaje de la adrenalectomía se recomienda que los primeros casos intervenidos sean neoplasias adrenales izquierdas de menos de 3 cm de diámetro, ya que son más sencillos.

Recuerdo anatómico

Las glándulas adrenales se encuentran en el espacio retroperitoneal, craneales a los riñones. La glándula adrenal izquierda se encuentra entre el polo craneal del riñón izquierdo y los pilares del diafragma, ligeramente adherida a la fascia del músculo psoas menor. Desde un punto de vista quirúrgico, sus relaciones más importantes se dan con la aorta abdominal, la vena renal izquierda, la vena frenicoabdominal y la arteria mesentérica craneal (fig. 2a). Hay que tener en cuenta que la glándula, debido al aumento de tamaño como consecuencia de un tumor, puede llegar a contactar íntimamente con estas estructuras e, incluso, invadirlas.

La glándula adrenal derecha se encuentra igualmente entre el riñón derecho y los pilares del diafragma. Durante la intervención quirúrgica su exposición es algo más compleja que la de la glándula izquierda debido a que se encuentra en una posición ligeramente más craneal y está cubierta por el lóbulo caudado del hígado, ya que este está unido al polo craneal del riñón a través del ligamento hepatorrenal. Desde un punto de vista quirúrgico, sus principales relaciones son con la vena cava caudal (prácticamente hay una continuación entre la adventicia de la cava y la cápsula de la glándula), la vena renal y la vena frenicoabdominal (fig. 2b).

Ambas glándulas están cubiertas de tejido adiposo, pero cuando el tumor es de grandes dimensiones se visualizan fácilmente. En caso contrario, la vena frenicoabdominal, que cruza por encima de la glándula entre sus dos lóbulos, es una buena referencia anatómica para identificarla.

En condiciones normales el aporte sanguíneo de la glándula proviene de la arteria frenicoabdominal y su retorno venoso se realiza a través de la vena frenicoabdominal. Sin embargo, los tumores adrenales provocan una gran neovascularización, de manera que se forman múltiples ramas arteriales y venosas procedentes de los grandes vasos que rodean las glándulas. En los tumores de gran tamaño alguna de estas ramas puede adquirir un calibre considerable y comportarse como una arteria o vena adrenal principal.

Las glándulas adrenales están formadas por dos partes principales: la corteza y la médula adrenal.

- *Corteza adrenal; es la capa más externa de la glándula y representa aproximadamente el 80-90 % de su masa. Se subdivide en tres zonas: la zona glomerular, la zona fasciculada y la zona reticular. Cada zona es responsable de la producción de diferentes hormonas corticoesteroideas. Por ejemplo, la zona glomerular produce mineralocorticoides, como la aldosterona, que regulan la concentración de electrolitos y la presión arterial. Las zonas fasciculada y reticular se encargan de la producción de cortisol y hormonas sexuales.*

- *Médula adrenal; es la parte interna de la glándula y representa aproximadamente el 10-20 % de su masa. Está compuesta por las células cromafines, las cuales producen catecolaminas, como la adrenalina y la noradrenalina, que desempeñan un papel importante en la respuesta del organismo al estrés y en la regulación de la presión arterial.*

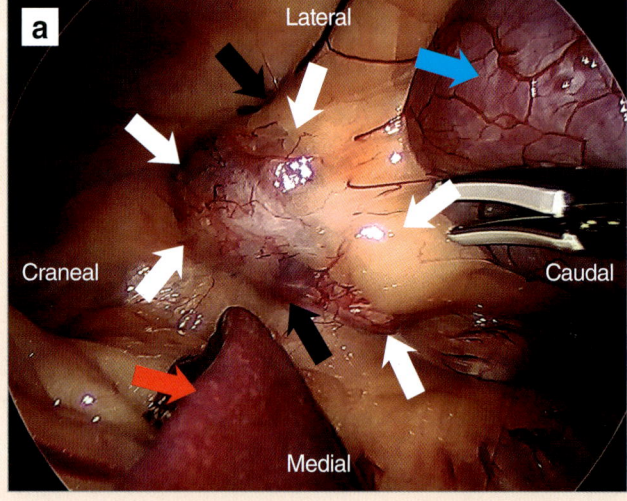 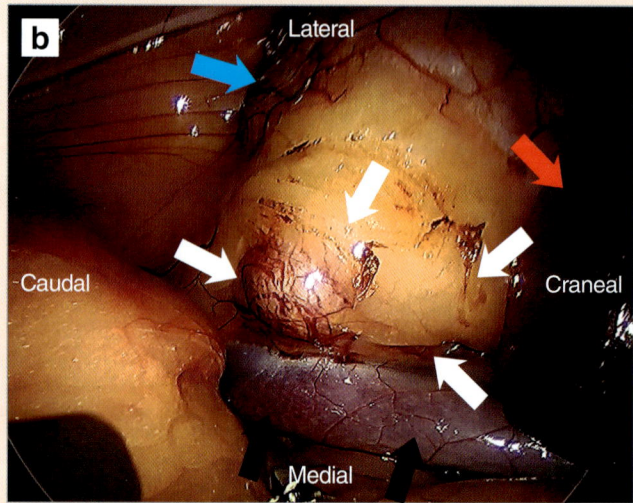

Fig. 2. Exposición inicial de una glándula adrenal izquierda con un tumor en su polo craneal (flechas blancas), donde se aprecia el bazo (flecha roja), la vena frenicoabdominal (flechas negras) y el riñón (flecha azul) (a). Exposición de una glándula adrenal derecha con un tumor en su polo caudal (flechas blancas), tras la sección del ligamento hepatorrenal para movilizar el hígado (flecha roja), y donde también se aprecia la vena cava caudal (flechas negras) y el riñón (flecha azul) (b).

Adrenalectomía laparoscópica

Aspectos quirúrgicos generales

Preparación del paciente

> *Antes de la intervención es fundamental estabilizar electrolítica y hemodinámicamente al paciente.*

Se debe tratar a los pacientes con hiperaldosteronismo con gluconato potásico, espironolactona y amlodipino para corregir la hipopotasemia y la hipertensión, de modo que lleguen a la operación de la manera más estable posible.

En los casos de feocromocitoma la administración de fenoxibenzamina o prazosina 2-3 semanas antes de la intervención se ha asociado tradicionalmente a una reducción de la mortalidad y de la incidencia de alteraciones hemodinámicas intraoperatorias. Sin embargo, un estudio publicado en el año 2022 no demostró un aumento de la supervivencia posoperatoria en los animales tratados con α-bloqueantes antes de la intervención.

En los pacientes con neoplasias secretoras de cortisol se recomienda el tratamiento con trilostano 2-3 semanas antes de la operación para reducir, en teoría, las complicaciones quirúrgicas (p. ej.: riesgo de infección, alteraciones de la cicatrización). Se trata de una recomendación general que parece prudente, aunque no hay suficientes datos que avalen esta práctica.

El depilado del abdomen debe ser similar al que se realiza para una adrenalectomía convencional, por si hubiera que convertir a una intervención abierta de forma urgente. Para el abordaje laparoscópico se debe ampliar el depilado lateralmente hasta la zona lumbar del lado de la glándula afectada. Por tanto, las referencias anatómicas del depilado son las siguientes: dorsoventralmente, desde las apófisis espinosas o transversas de la columna vertebral hasta la zona abdominal media; cranealmente, hasta la novena costilla torácica, y caudalmente, hasta el miembro posterior y la zona inguinal.

Posicionamiento del paciente y de los equipos

La adrenalectomía laparoscópica se puede llevar a cabo con el paciente tanto en decúbito esternal como en decúbito lateral, con elevación lumbar. El decúbito esternal tiene la ventaja de proporcionar una mejor visión de la glándula adrenal, ya que todas las vísceras abdominales se retraen ventralmente por efecto de la gravedad. Sin embargo, tiene el inconveniente de que tanto el riñón como la propia glándula tienden a descolgarse bastante, lo que dificulta la visualización del plano medial durante la disección de la glándula (el que la separa de la aorta o de la vena cava). Por este motivo, la preferencia de los autores es posicionar al paciente en decúbito lateral y elevar la zona lumbar poco a poco hasta conseguir una adecuada exposición de la glándula adrenal, pero sin que se descuelgue en exceso. Si la glándula adrenal afectada es la izquierda, el paciente se colocará en decúbito lateral derecho, y al contrario en el caso de la glándula derecha. La elevación lumbar se consigue rotando lateralmente la mesa, siempre con el paciente fijado adecuadamente con cintas o esparadrapo. Si no se pudiese inclinar la mesa, se pueden colocar toallas bajo la zona lumbar hasta conseguir una correcta exposición de la glándula.

El cirujano y el ayudante se sitúan frente al abdomen del animal, en dirección a la glándula adrenal que se va a intervenir. La torre laparoscópica se posiciona delante del cirujano, al otro lado de la mesa (fig. 3), aunque puede desplazarse ligeramente hacia craneal para tener una mejor ergonomía.

Colocación de los trocares

Con el animal en decúbito lateral, el trocar de la óptica (T1), de 10 mm, se coloca unos 4-7 cm lateralmente a la cicatriz umbilical, en el hemiabdomen de la glándula adrenal que se va a intervenir (fig. 4). Realizar la entrada mediante la técnica abierta en esta localización resulta más difícil que en la línea media porque hay que atravesar tres planos musculares (oblicuo externo, oblicuo interno y transverso del abdomen) hasta acceder a la cavidad peritoneal.

151

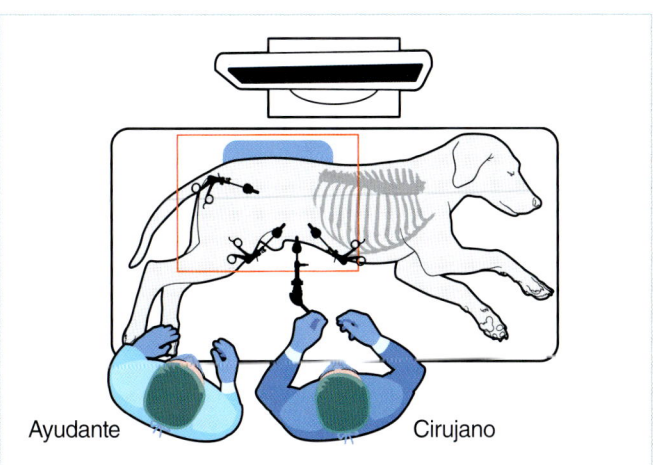

Fig. 3. Posicionamiento del paciente y de los equipos para la adrenalectomía laparoscópica derecha.

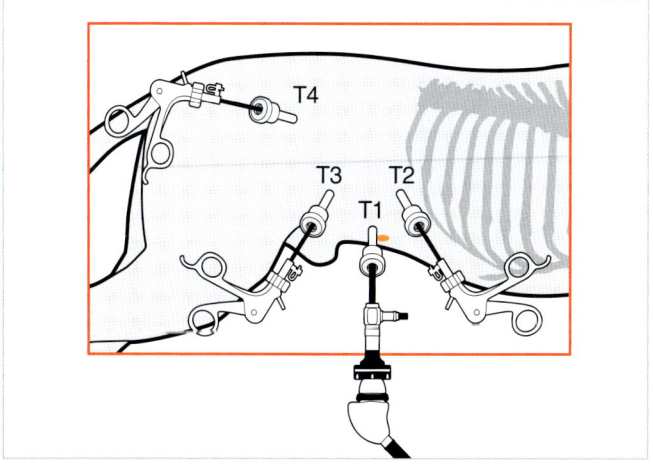

Fig. 4. Colocación de los trocares para la adrenalectomía laparoscópica derecha.

Por ello, los autores prefieren que este trocar sea de 10 mm, ya que es más sencillo acceder al abdomen a través de una incisión de 10 mm que a través de una de 5 mm. Además, al final de la intervención se extraerá la glándula adrenal a través de esa incisión.

Una vez insuflado el abdomen con dióxido de carbono, se introducen los dos trocares para el manejo del instrumental, de 5 mm, craneodorsalmente y caudodorsalmente, respectivamente, a T1, intentando siempre conseguir una triangulación adecuada sobre la glándula adrenal. Se pueden tomar como referencias la zona subcostal (T2) y la fosa ilíaca (o el pliegue del abdomen con el miembro inferior) (T3). El trocar más caudal (T3) puede ser de 10 mm si el paciente es de gran tamaño e hiciesen falta clips vasculares de 10 mm. Puede ser necesario emplear un cuarto trocar o una pinza percutánea para movilizar el riñón y exponer mejor la glándula adrenal. Este trocar o pinza percutánea (T4), como norma general, se posiciona dorsalmente y algo caudalmente a T3 para poder elevar el riñón sin interferir con las pinzas de trabajo que maneja el cirujano principal.

Si el paciente estuviera colocado en decúbito esternal, la disposición de los trocares sería similar, pero todos situados varios centímetros más dorsalmente.

> *Aunque también se han descrito los abordajes laparoscópicos a través de incisión única y retroperitoneal, la técnica laparoscópica transperitoneal con tres o cuatro trocares, detallada en este capítulo, es la preferida por los autores, ya que es la más sencilla técnicamente y la más descrita en la bibliografía.*

Técnica quirúrgica: Adrenalectomía izquierda

Dificultad técnica				

Ver vídeo 1
Adrenalectomía izquierda

Si el paciente se encuentra en decúbito lateral, es muy probable que el bazo y el paquete intestinal oculten parcialmente la glándula adrenal (fig. 5a). Si esto sucede, se debe ir rotando lateralmente la mesa o elevando la zona lumbar con toallas hasta exponer la glándula en su totalidad, ya que el bazo irá desplazándose medialmente por efecto de la gravedad. Con unas pinzas atraumáticas se puede desplazar suavemente el bazo para que se movilice con más facilidad sin tener que elevar tanto la región lumbar. Conviene recordar que el bazo en ningún caso se puede sujetar directamente con una pinza, ya que se lesionaría con facilidad. Si el estómago estuviese muy distendido, se sondará para vaciarlo de aire u otro contenido.

En los pacientes obesos o con tumores de reducido tamaño puede ser difícil diferenciar la glándula claramente, al estar recubierta por grasa. En estos casos la vena frenicoabdominal es una buena referencia para localizar la glándula, ya que este vaso discurre por encima de ella.

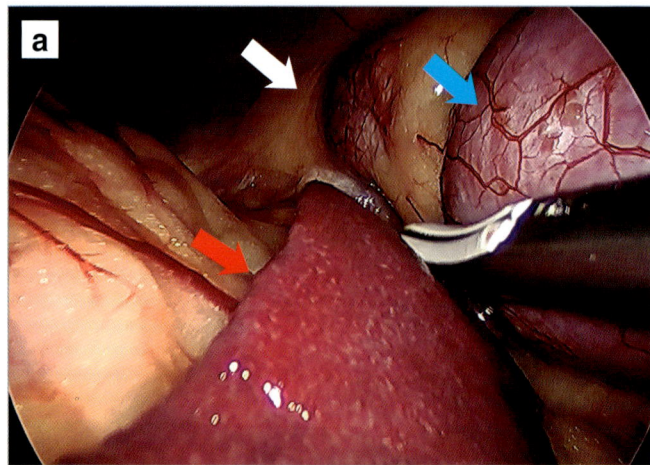
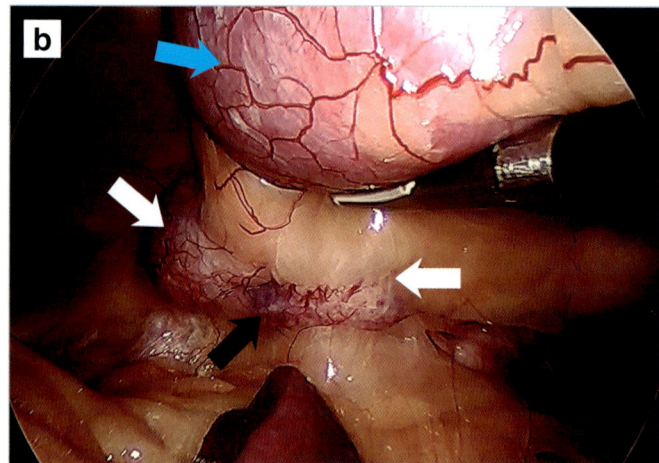

Fig. 5. Imagen laparoscópica inicial de un tumor en la glándula adrenal izquierda (flecha blanca), con el bazo (flecha roja) y el riñón (flecha azul) ocultando parcialmente la glándula (a). Elevando la zona lumbar del paciente y desplazando el riñón (flecha azul), se consigue una mejor exposición de toda la glándula adrenal tumoral (flechas blancas) y puede apreciarse la vena frenicoabdominal (flecha negra) (b).

Aunque lo ideal sería comenzar la disección por la zona medial de la glándula para ocluir lo antes posible la vena frenicoabdominal, y ligar así su drenaje venoso principal, muchas veces esto no es posible debido al tamaño de la glándula, que puede llegar a sobrepasar la aorta e incluso la vena cava.

Elevar el riñón con una pinza percutánea o una de 5 mm introducida a través de T4 mejora la exposición del polo caudal de la glándula (fig. 5b).

En la mayoría de los casos los autores prefieren comenzar disecando la superficie caudolateral de la glándula adrenal, que es el espacio entre esta y el riñón (fig. 6). Hay que tener en cuenta que

en este tipo de tumores se produce una gran cantidad de neovascularización (fig. 6), por lo que la disección de todos los planos alrededor de la glándula se debe realizar con delicadeza para identificar todos los vasos pequeños y coagularlos adecuadamente. Si alguno se desgarra, se producirá un sangrado que, aunque no será hemodinámicamente significativo, dificultará la visión durante el resto de la disección. En estos casos se puede ir limpiando el campo quirúrgico con una gasa o con un aspirador laparoscópico para que no se acumule la sangre.

Al avanzar en sentido craneal, se diseca y liga la vena frenicoabdominal en su recorrido lateral a la glándula (fig. 7a). En la mayoría de los pacientes un sellador vascular es suficiente para ligar y seccionar con seguridad este vaso (fig. 7b). Si la vena tiene un calibre superior a 7 mm, se recomienda usar clips vasculares.

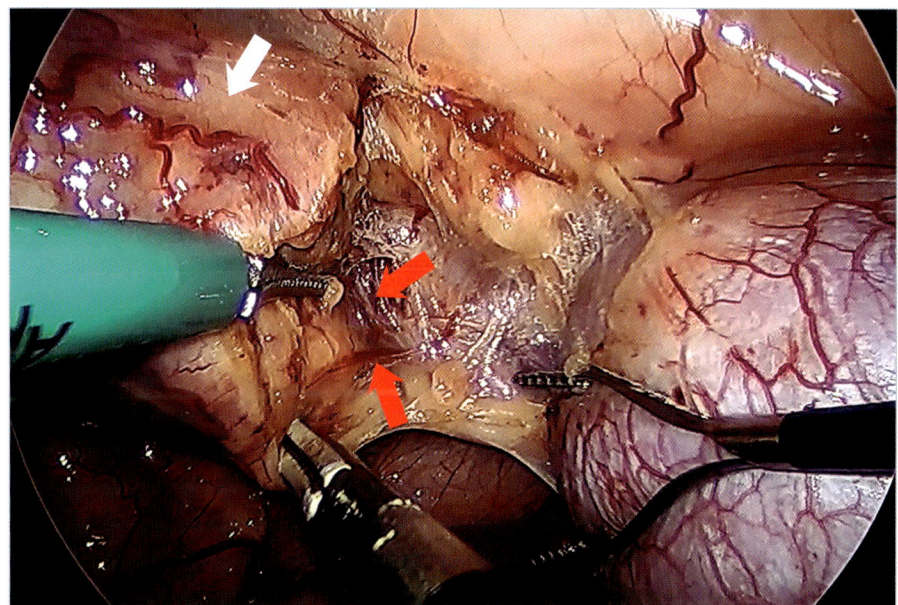

El empleo de una pinza percutánea de minilaparoscopia permite desplazar el riñón durante la adrenalectomía sin tener que colocar un cuarto trocar (fig. 6).

153

Fig. 6. Disección del polo caudal y la superficie lateral de una glándula adrenal izquierda neoplásica (flecha blanca). Se puede apreciar la gran neovascularización que se produce en este tipo de tumores (flechas rojas). A la derecha de la imagen puede verse una pinza percutánea de minilaparoscopia retirando el riñón del área de trabajo para facilitar la intervención.

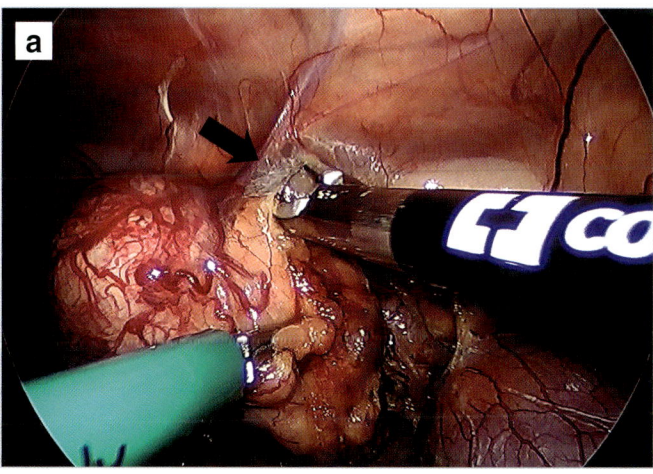

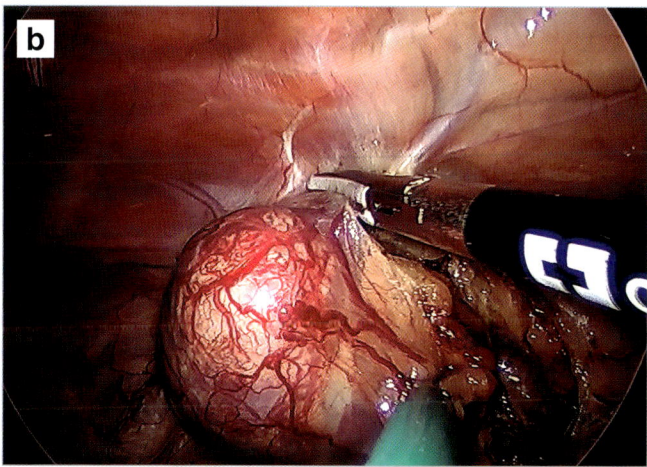

Fig. 7. Disección de la cara lateral de la glándula adrenal y de la vena frenicoabdominal (flecha negra) (a). Oclusión de la vena frenicoabdominal con un sellador vascular (b).

Siguiendo el plano de disección, se procede a disecar y liberar la cara dorsal (o parietal) de la glándula adrenal de sus adherencias a la pared abdominal, y se sellan todos los pequeños vasos provenientes del espacio retroperitoneal (fig. 8a). De esta forma se puede movilizar y descolgar la glándula para exponer su cara medial, desde su cara dorsal o parietal (fig. 8b). Conviene tener en cuenta que en algunos tumores se pueden encontrar adherencias firmes de la glándula adrenal a la capa muscular de la pared abdominal. Nunca se debe sujetar directamente la glándula para movilizarla, ya que se puede lesionar su cápsula, con el consiguiente sangrado y la posible diseminación de células tumorales por la cavidad abdominal. En lugar de ello, se debe empujar suavemente la glándula con una de las pinzas, a modo de retractor. También se puede traccionar de la grasa que recubre la glándula, aunque con mucha delicadeza para no desgarrar la grasa y provocar sangrados.

Para movilizar aún más la glándula adrenal, se debe liberar su polo craneal de sus adherencias a la musculatura abdominal (fig. 9a). En este punto hay que tener una gran precaución para no penetrar los pilares del diafragma (fig. 9b), lo que provocaría un neumotórax iatrogénico. Si esto sucede, será necesario colocar rápidamente un drenaje en la cavidad pleural para extraer el dióxido de carbono que haya podido entrar desde el abdomen y tratar de reparar el defecto creado.

Después, se profundiza en la disección del espacio entre el riñón y la glándula, en sentido medial. Este es uno de los pasos más delicados, ya que la vena renal suele estar íntimamente relacionada con la glándula (fig. 10a). En este punto es fundamental identificar desde el primer momento la vena renal antes de profundizar en la disección. La disección entre ambas estructuras se realizará con suma delicadeza, de forma roma y usando la mínima cantidad de

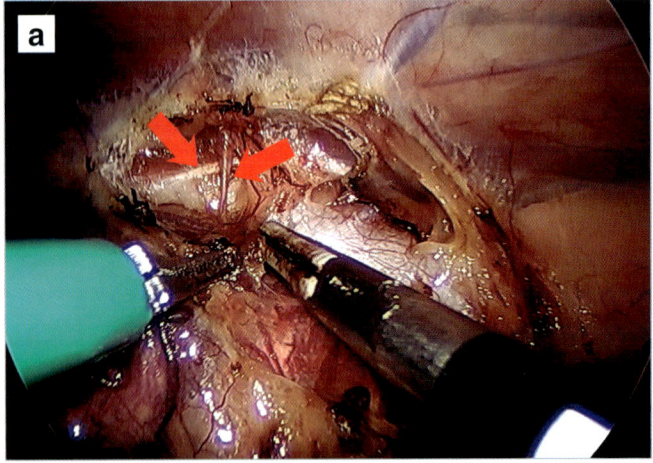
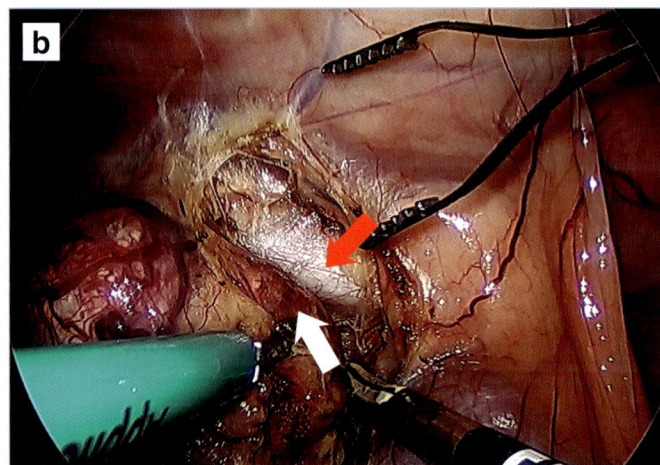

Fig. 8. Disección de la cara dorsal o parietal de la glándula adrenal (a). Se alterna la disección roma con el sellado de los abundantes vasos sanguíneos (flechas rojas) que se forman en estos tumores. Exposición de la cara dorsal de la glándula (flecha blanca) (b). En los tumores adrenales de gran tamaño, como el caso de la imagen, la cara dorsal de la glándula puede contactar y sobrepasar la aorta (flecha roja).

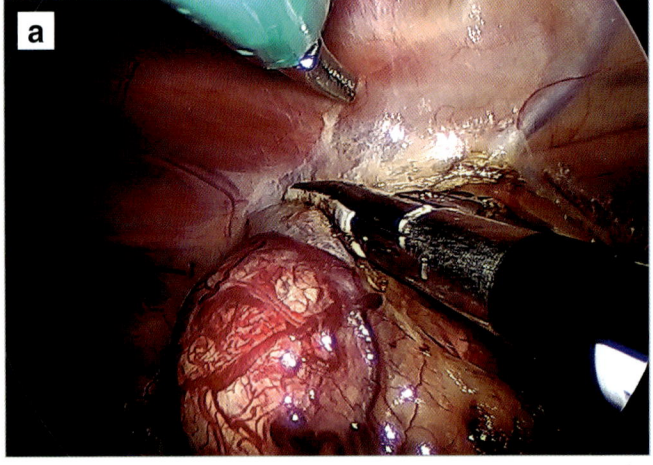
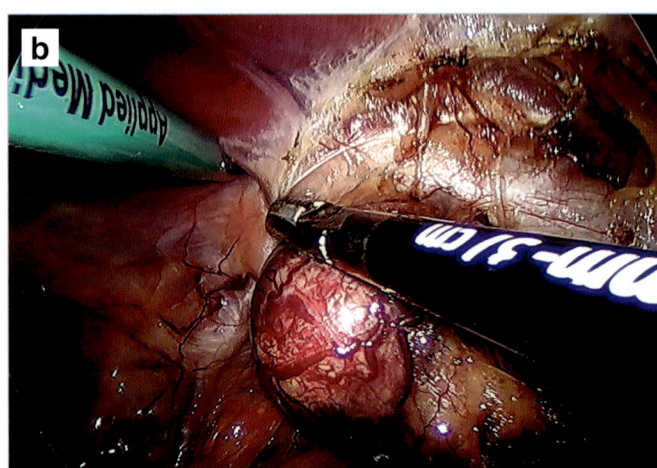

Fig. 9. Disección del borde dorsal de la glándula adrenal hasta su polo craneal, zona donde debe evitarse penetrar la musculatura del diafragma.

coagulación o sellado, al estar tan próxima la vena (fig. 10b). Esta maniobra se puede llevar a cabo con un disector de Maryland, con una torunda laparoscópica o alternando ambos instrumentos.

La disección de la cara medial de la glándula adrenal implica separarla de la aorta (fig. 11a), o incluso de la vena cava en los tumores de mayor tamaño. Además, en esta zona volverá a aparecer la vena frenicoabdominal, la cual debe sellarse y seccionarse como se explicó antes (fig. 11b). En los tumores grandes suele existir un vaso arterial de cierta entidad que se comporta como una arteria adrenal. Este vaso debe disecarse y ocluirse con un sellador vascular o con clips, según su tamaño (fig. 12).

> **✱** *Siempre hay que tener muy presente que los tumores adrenales suelen contactar con la vena renal y pueden llegar a desplazarla o, incluso, invadirla.*

> **✱** *La glándula adrenal nunca debe sujetarse directamente con una pinza, aunque sea atraumática, para movilizarla.*

> **✱** *En la cara craneomedial de la glándula adrenal izquierda, antes de sellar cualquier vaso arterial se debe estar completamente seguro de que el vaso entra exclusivamente en la glándula. La arteria mesentérica craneal discurre muy próxima a la glándula adrenal en esta zona, y su lesión o sellado inadvertido tendrá consecuencias muy graves para el paciente, ya que se producirá una isquemia intestinal.*

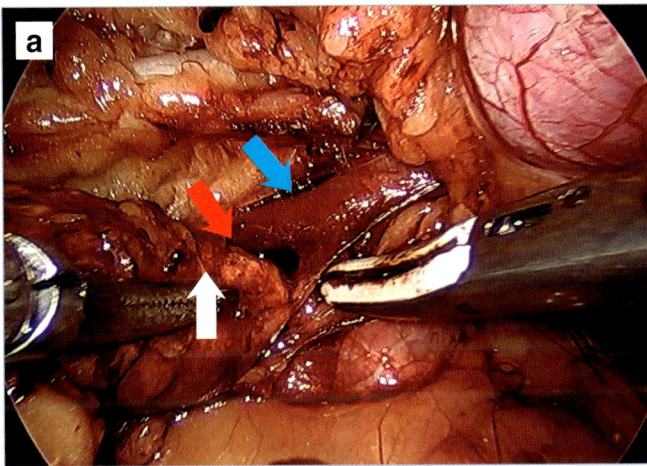

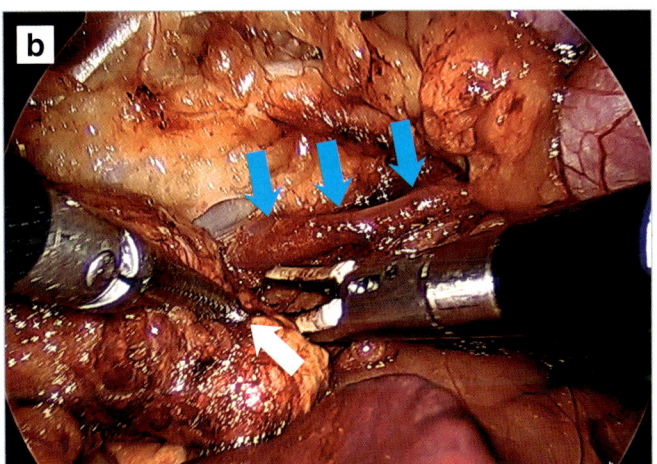

Fig. 10. Adherencia (flecha roja) entre el polo caudal de la glándula adrenal (flecha blanca) y la vena renal (flecha azul) (a). Disección cuidadosa del plano entre la vena renal (flechas azules) y la glándula adrenal (flecha blanca) (b).

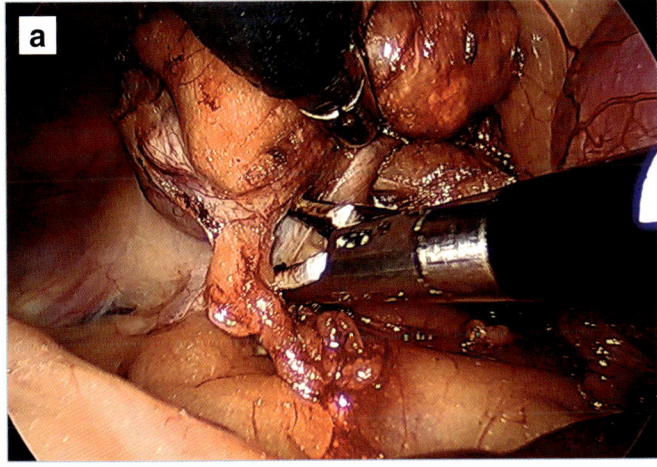

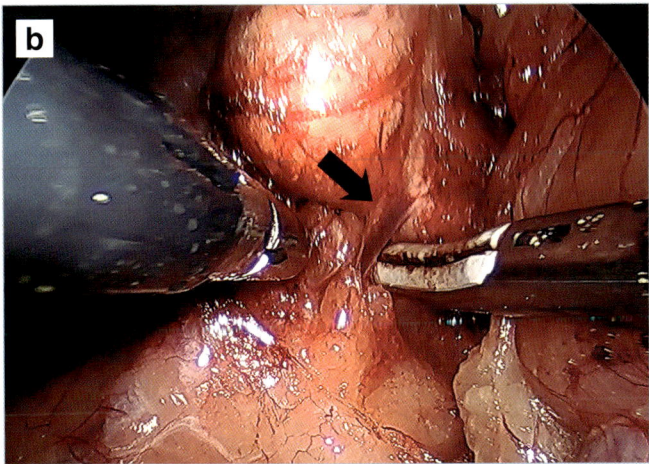

Fig. 11. Disección de la superficie medial de la glándula adrenal (a). La vena frenicoabdominal (flecha negra) debe disecarse y sellarse también en esta zona medial (b).

155

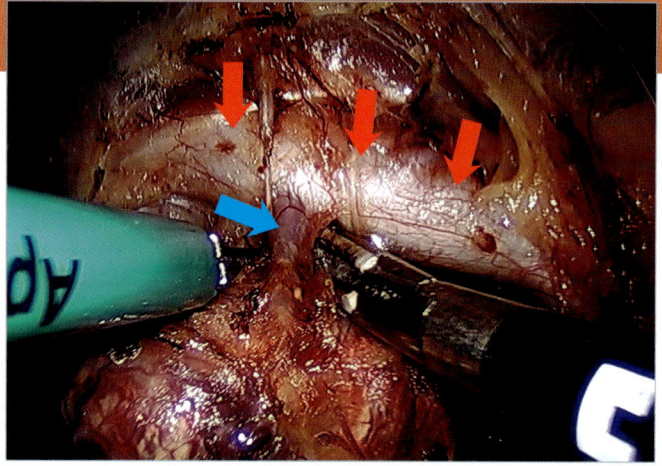

Fig. 12. Disección de un vaso arterial de cierta entidad (flecha azul), que se origina directamente en la aorta (flechas rojas) y nutre al tumor adrenal.

Una vez terminada la exéresis de la glándula (fig. 13a), esta se introduce en una bolsa de extracción laparoscópica para que, al exteriorizarla a través de la incisión del trocar de 10 mm, no contacte con la pared abdominal, lo que podría provocar la implantación de células tumorales. Si el tumor no es de grandes dimensiones, se puede extraer dentro de un dedo de un guante estéril y sin polvo (fig. 13b). Es importante revisar el campo quirúrgico para cerciorarse de que no existe ningún sangrado activo (fig. 14).

Para finalizar la intervención las incisiones de los trocares se cierran en tres planos, como en cualquier procedimiento laparoscópico.

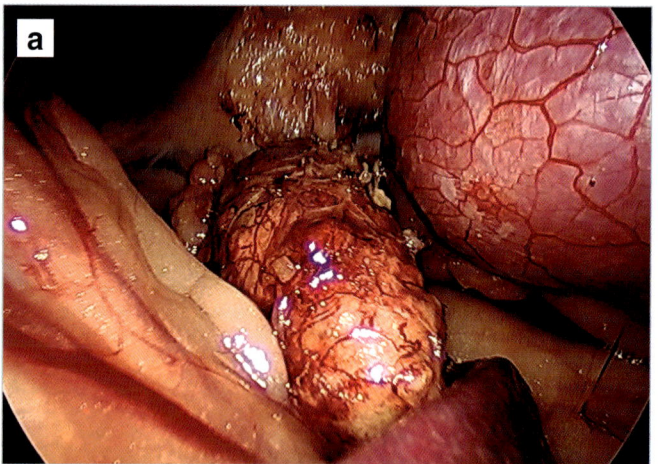

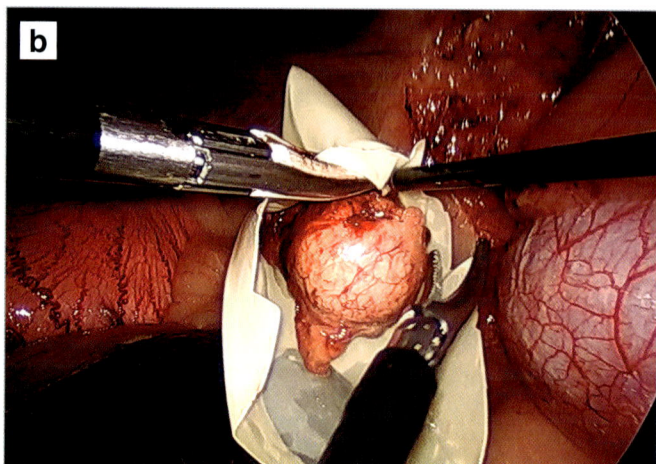

Fig. 13. Exéresis completa de la glándula adrenal (a) y su posterior introducción en un dedo de un guante estéril y sin polvo para extraerla de la cavidad abdominal (b).

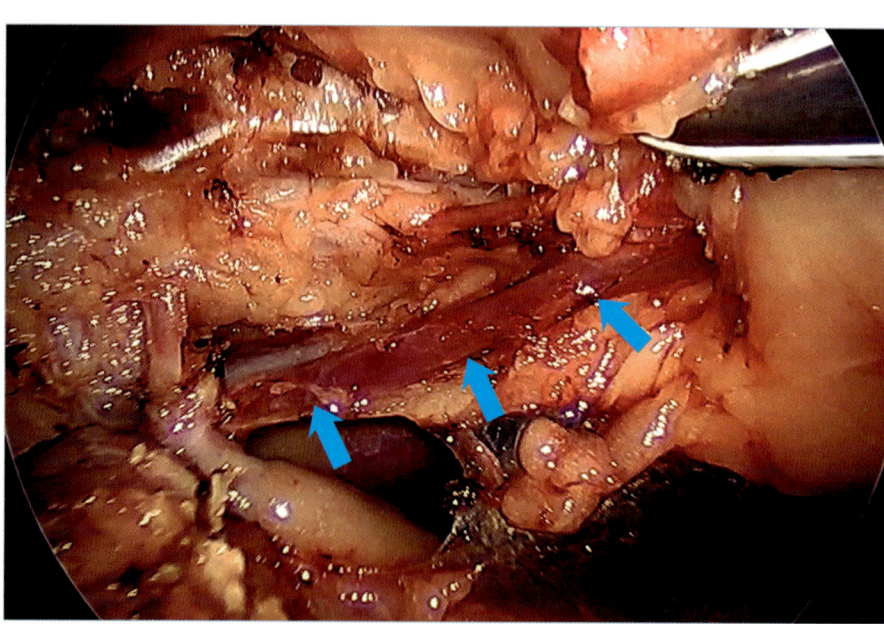

Fig. 14. Comprobación de la correcta hemostasia del campo quirúrgico finalizada la intervención. Se visualiza gran parte del recorrido de la vena renal (flechas azules).

Técnica quirúrgica: Adrenalectomía derecha

Dificultad técnica

Ver vídeo 2
Adrenalectomía derecha

En general, la adrenalectomía derecha es similar a la izquierda en cuanto a pasos quirúrgicos se refiere, aunque existen diferencias anatómicas importantes que modifican ciertos aspectos de la intervención.

> *El mayor desafío de la adrenalectomía derecha es la disección del plano entre la vena cava y la glándula adrenal, ya que ambas estructuras presentan una íntima relación.*

En primer lugar, para exponer la glándula adrenal derecha hay que seccionar el ligamento hepatorrenal y movilizar cranealmente los lóbulos hepáticos (fig. 15). Al igual que en el lado izquierdo, si de inicio se identifica el trayecto medial de la vena frenicoabdominal, esta debe disecarse y ocluirse para detener el drenaje venoso principal de la glándula. Sin embargo, en el lado derecho el recorrido de esta vena es mucho más corto debido a la proximidad de la vena cava, por lo que los autores prefieren usar clips vasculares en lugar del termosellador (fig. 16). En algunos pacientes puede resultar más sencillo ligar la vena frenicoabdominal después de haber liberado por completo la glándula (fig. 17).

> *Durante la operación se debe tener una estrecha comunicación con el anestesista, ya que la manipulación de la glándula adrenal puede provocar la liberación de catecolaminas, lo que desestabilizará hemodinámicamente al paciente.*

157

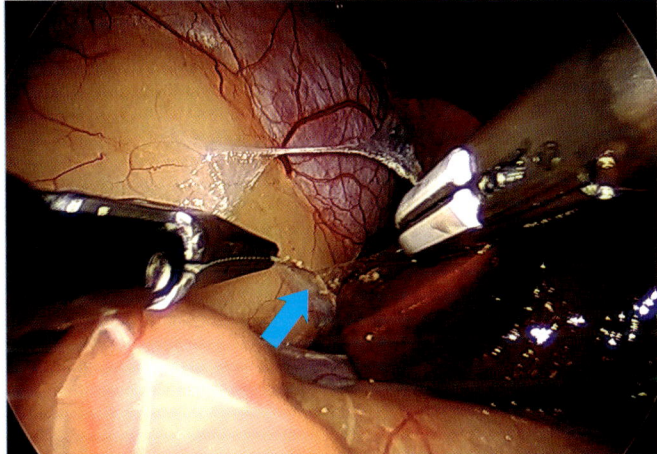

Fig. 15. Sección del ligamento hepatorrenal (flecha azul) para poder movilizar los lóbulos hepáticos en sentido craneal.

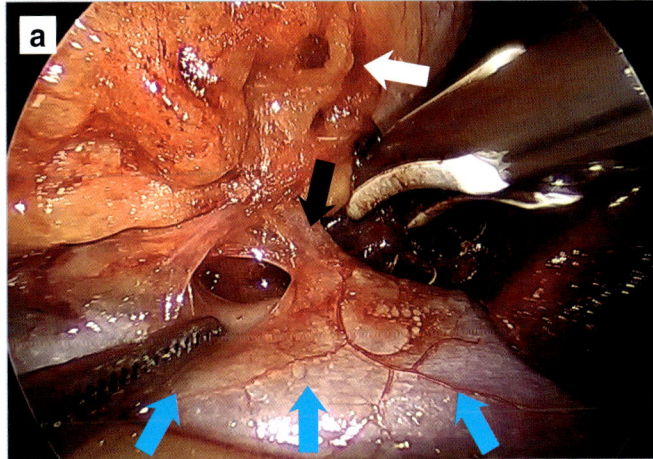
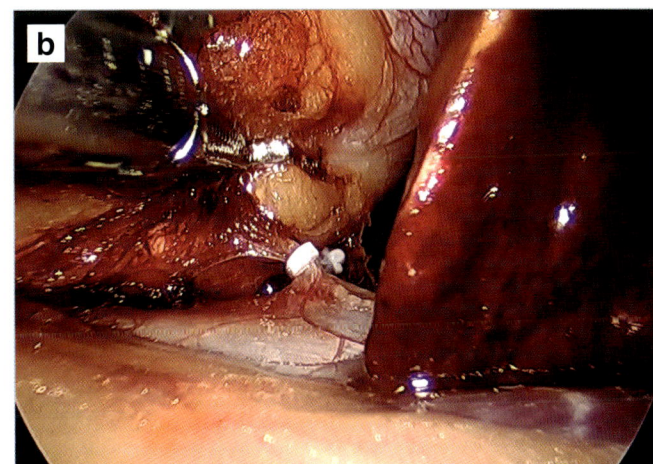

Fig. 16. Disección de la vena frenicoabdominal (flecha negra) en su corto recorrido medial entre la glándula adrenal derecha (flecha blanca) y la vena cava (flechas azules) (a). Oclusión de la vena frenicoabdominal con clips de polímero (b).

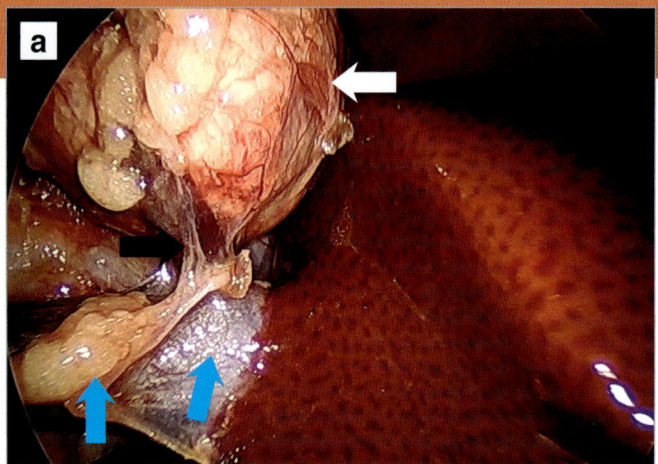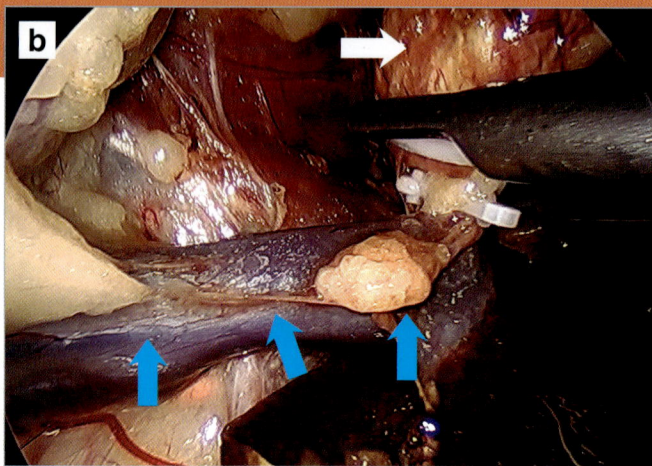

Fig. 17. Disección y oclusión con clips de polímero de la vena frenicoabdominal (flecha negra) en su punto de entrada a la vena cava (flechas azules), tras haber liberado por completo la glándula adrenal (flecha blanca).

La otra gran diferencia en el lado derecho es que la túnica adventicia de la vena cava prácticamente se continúa con la cápsula de la glándula adrenal, por lo que la disección entre ambas estructuras debe hacerse con extremada delicadeza (fig. 18). Durante esta disección se pueden encontrar vasos venosos pequeños, que deben ocluirse alejando el sellador vascular lo máximo posible de la vena cava para evitar que el calor irradiado se difunda hacia ella (fig. 19).

> ✱ *Ante cualquier sangrado durante la disección de la glándula adrenal es muy importante no dejarse llevar por los nervios y evitar coagular o ligar nada hasta tener total seguridad del lugar exacto del que procede el sangrado. De lo contrario, en la mayoría de los casos solo se conseguirá empeorar la situación e incluso dañar estructuras cercanas.*

En el lado derecho la relación de la glándula adrenal con la vena renal no es tan estrecha, pero en los tumores de gran tamaño sí que pueden llegar a contactar (fig. 20). El resto de las maniobras para disecar y liberar la glándula de sus adherencias a la musculatura de la pared abdominal son muy similares a las de la adrenalectomía izquierda (fig. 21). La disección del polo craneal de la glándula puede resultar más compleja debido a la proximidad del diafragma, por lo que se deben extremar las precauciones para evitar perforarlo (fig. 22).

Una vez terminada la exéresis, se revisa la correcta hemostasia del campo quirúrgico (fig. 23a) y se introduce la glándula en una bolsa o en un dedo de un guante estéril y sin polvo para su extracción de la cavidad abdominal a través de la incisión del trocar de 10 mm (figs. 13b y 23b).

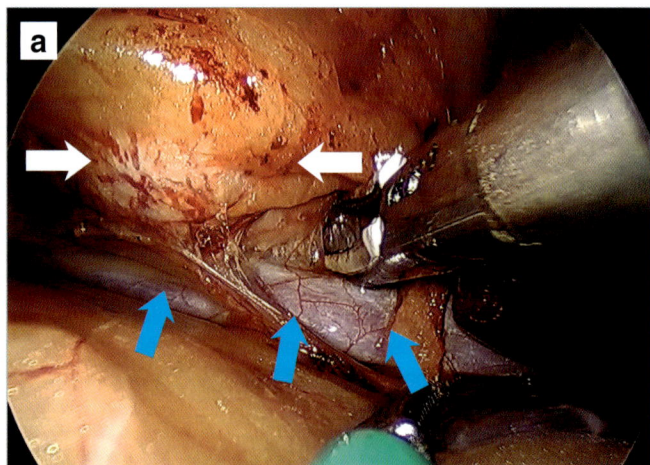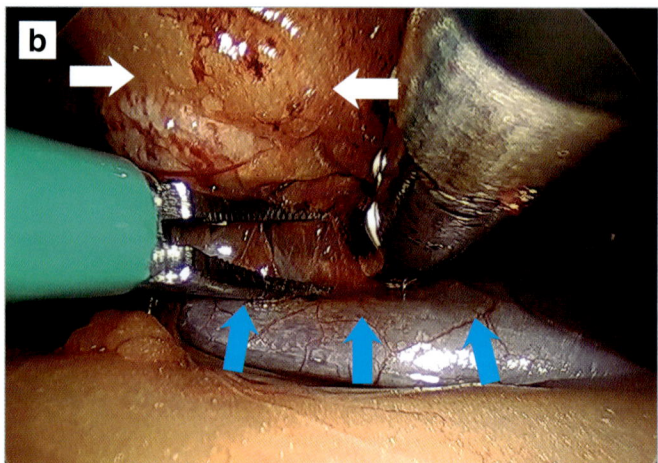

Fig. 18. Disección del plano entre la vena cava caudal (flechas azules) y la glándula adrenal derecha (flechas blancas) (a). Durante estas maniobras tan delicadas, es muy importante manejar con destreza ambas manos, no solo la dominante (b).

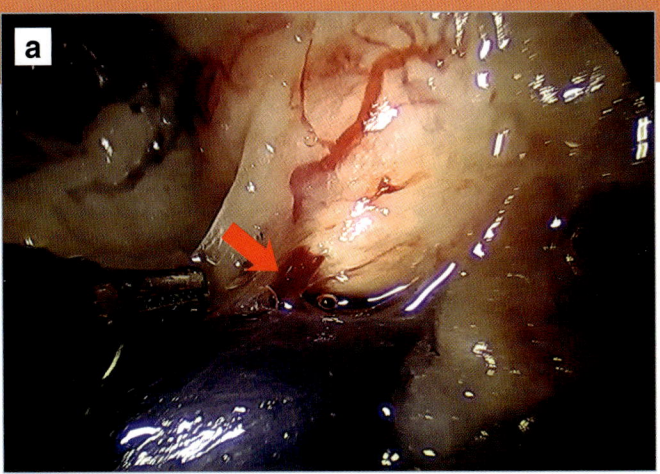

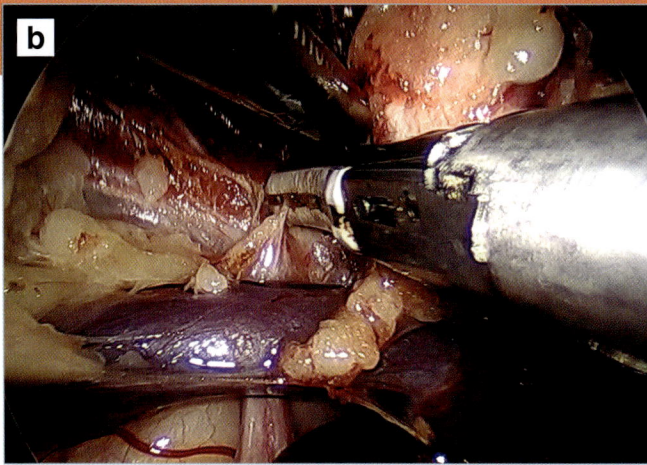

Fig. 19. Presencia de un pequeño vaso venoso (flecha roja) entre la glándula adrenal derecha y la vena cava (a). Coagulación del vaso alejando el sellador vascular lo máximo posible de la vena cava (b).

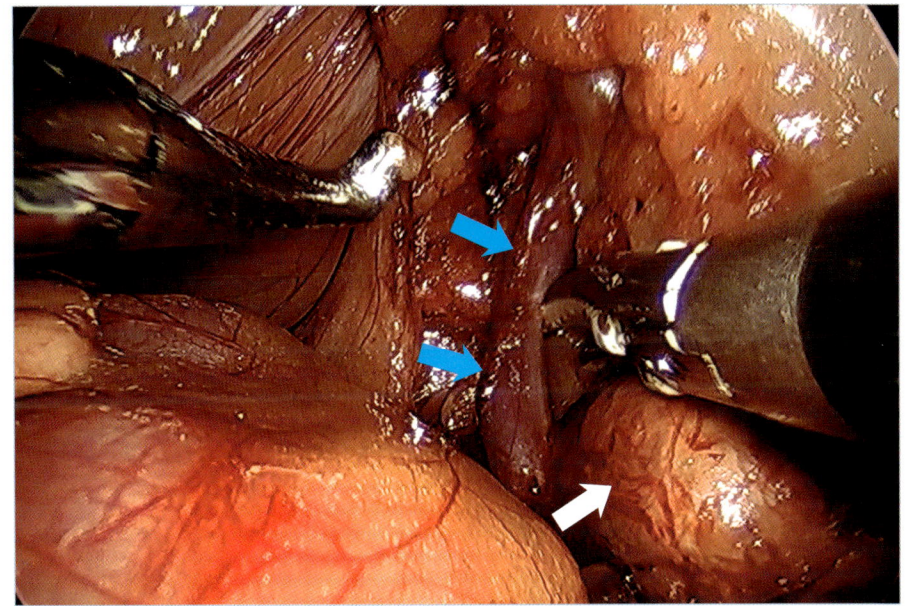

Fig. 20. Disección del plano entre la vena renal derecha (flechas azules) y el polo caudal de la glándula adrenal (flecha blanca).

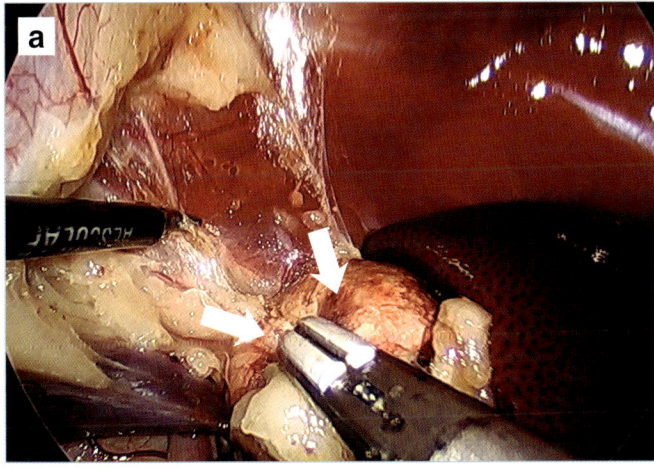

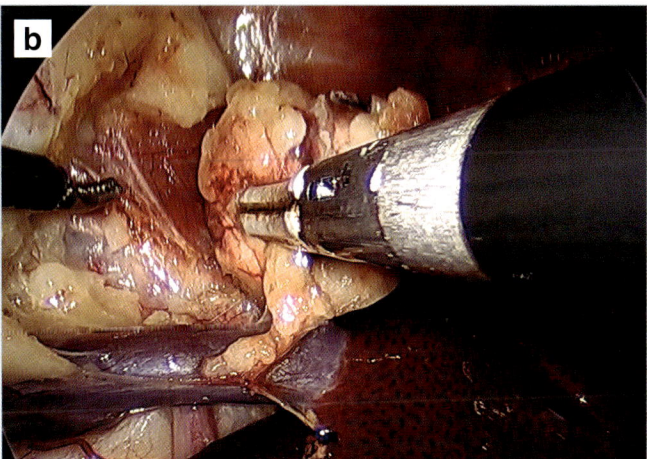

Fig. 21. Disección de la cara dorsal o parietal de la glándula adrenal derecha (flechas blancas) (a). Detalle de la retracción de la glándula adrenal sin llegar a sujetarla directamente con las pinzas (b).

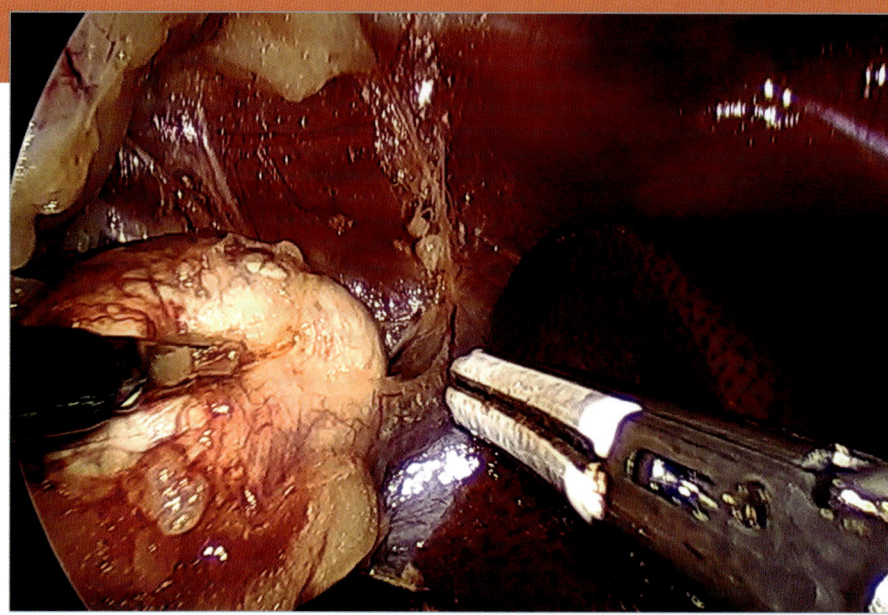

Fig. 22. Disección del polo craneal de la glándula adrenal derecha.

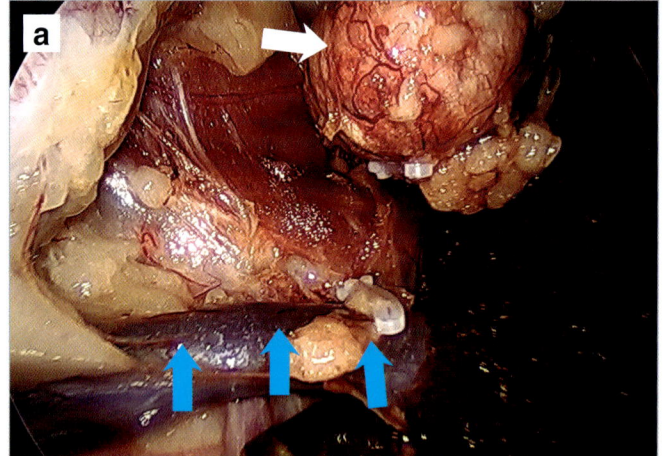

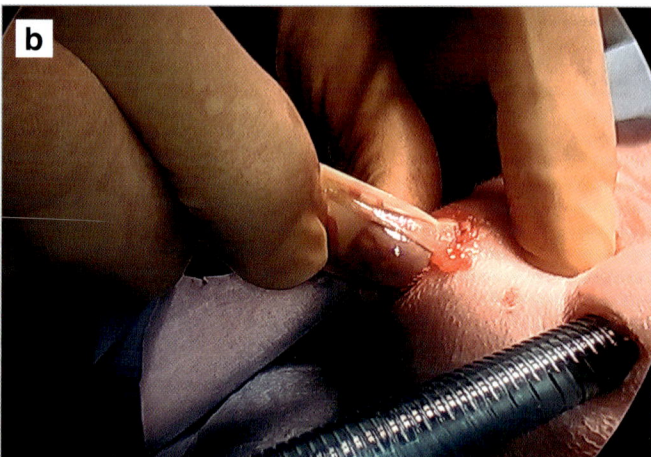

Fig. 23. Exéresis completa de la glándula adrenal (a). Se aprecia toda la superficie de contacto que existía entre la vena cava (flechas azules) y la glándula adrenal (flecha blanca), y no se observan sangrados activos en el campo quirúrgico. Imagen externa de la extracción de la glándula adrenal, dentro de un dedo de un guante estéril y sin polvo, a través de la incisión ampliada del trocar de 10 mm (b).

Posoperatorio

El periodo posoperatorio constituye una fase delicada en la que hay que monitorizar muy bien a los pacientes, ya que este momento se asocia a una incidencia considerable de complicaciones. El animal debe estar ingresado durante 24-48 horas si la evolución de su estado clínico es favorable. Durante este periodo se debe monitorizar la presión arterial, la bioquímica y hemograma sanguíneos y el estado de hidratación. Igualmente se debe instaurar una terapia analgésica adecuada, aunque sin llegar a sedar en exceso al paciente.

También se debe llevar a cabo un seguimiento de la funcionalidad de la glándula adrenal contralateral en los pacientes con tumores productores de cortisol, ya que con frecuencia se produce una atrofia de la misma, lo que provoca un hipoadrenocorticismo. Por ello, en estos pacientes puede ser necesario administrar glucocorticoides durante unas semanas, hasta que la glándula contralateral recupere su funcionalidad normal.

El manejo tras una adrenalectomía laparoscópica es igual de importante que la propia intervención para una correcta recuperación de los pacientes.

Posibles complicaciones

Las complicaciones que pueden surgir tras la adrenalectomía laparoscópica comprenden todas las descritas para la adrenalectomía abierta más las inherentes a la cirugía laparoscópica:

■ La hemorragia aguda por la laceración de la vena cava o la vena renal es una de las complicaciones intraoperatorias más graves. Generalmente se requiere una inmediata conversión a cirugía a cielo abierto para su resolución.

■ Las hemorragias de la vena frenicoabdominal o de la neovascularización que rodea a las masas adrenales suponen una complicación engorrosa durante la intervención porque dificultan la visualización de los planos de disección, pero generalmente pueden resolverse por laparoscopia.

■ Durante la adrenalectomía también pueden producirse sangrados como consecuencia de la ruptura de la cápsula adrenal. Esto generalmente se produce por sujetar directamente la glándula con una pinza o por apartarla con excesiva fuerza o con instrumental poco adecuado.

■ El neumotórax iatrogénico es una complicación que puede surgir durante la disección del polo craneal de la glándula adrenal si se perfora el diafragma.

■ Como en cualquier intervención laparoscópica, se pueden producir lesiones en órganos vecinos (p. ej.: bazo, riñón, páncreas, intestino) al retraerlos o simplemente por un movimiento descuidado de las pinzas.

■ También se ha descrito la lesión o ligadura de la arteria mesentérica craneal como una posible complicación intraoperatoria. Esta arteria se localiza cerca del polo craneal de la glándula adrenal izquierda, y su ligadura inadvertida ocasionará la isquemia de una parte del paquete intestinal.

■ La pancreatitis posquirúrgica como consecuencia de la manipulación traumática del páncreas para retraerlo es una complicación que puede ocurrir en cirugía abierta. Sin embargo, en cirugía laparoscópica es mucho menos frecuente debido a que el páncreas se retrae únicamente por efecto de la gravedad.

■ Las complicaciones anestésicas y hemodinámicas también son frecuentes, sobre todo en los casos de feocromocitomas. Durante la manipulación de la glándula adrenal, estos tumores pueden secretar grandes cantidades de catecolaminas, lo que causa arritmias e hipertensión. Un estudio reciente ha descrito que la tasa de complicaciones hemodinámicas durante la adrenalectomía laparoscópica es menor en comparación con la técnica abierta.

■ La aparición de tromboembolismo en el periodo intra- o posoperatorio se ha descrito tanto en la adrenalectomía laparoscópica como en la abierta.

161

Biopsia hepática

Miguel Ángel Sánchez Hurtado, Jorge Gutiérrez del Sol,
Francisco Julián Pérez Duarte

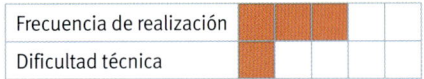

Frecuencia de realización				
Dificultad técnica				

Introducción

En los animales de compañía, la biopsia del tejido hepático es necesaria para establecer de manera fiable un diagnóstico definitivo, guiar las intervenciones terapéuticas y determinar el pronóstico de muchas enfermedades hepatobiliares. En algunos casos, además de los análisis realizados sobre el parénquima hepático (p. ej.: examen histológico, cultivo, detección de metales, técnicas de biología molecular), se requiere la realización de un cultivo y un examen citológico de la bilis para obtener información más precisa sobre el proceso subyacente. De todas formas, los resultados de las biopsias siempre deben combinarse con la información del caso clínico y de las pruebas laboratoriales y de diagnóstico por imagen para formular un diagnóstico final.

Indicaciones

La biopsia hepática resulta de especial interés para la caracterización de enfermedades del parénquima hepático, tanto difusas (p. ej.: hepatitis, neoplasias) (fig. 1) como focales (p. ej.: nódulos de regeneración, neoplasias, granulomas), y del árbol biliar (p. ej.: colangitis), pero también puede proporcionar información en procesos vasculares como la hipoplasia portal si se han excluido previamente comunicaciones vasculares macroscópicas que justifiquen los cambios histológicos, entre otros. Si la historia clínica, los hallazgos del examen físico y los resultados analíticos y de las pruebas de diagnóstico por imagen hacen sospechar que existe una enfermedad hepática primaria, la biopsia hepática estaría indicada.

Algunas de las situaciones frecuentes en las que se recomienda realizar una biopsia hepática son, por ejemplo, la presencia de una alteración persistente (de más de 1 mes de evolución) en la actividad de las enzimas hepáticas, previa exclusión de causas extrahepáticas; la presencia de hiperbilirrubinemia o ictericia tras la exclusión de fenómenos de hemólisis y obstrucción biliar extrahepática, y la presencia de signos de hipertensión portal hepática o de *shunts* portosistémicos adquiridos (una vez excluidas causas pre- y poshepáticas). A veces se requiere realizar una biopsia hepática tras la detección de alteraciones en los exámenes de diagnóstico por imagen (p. ej.: caracterización de la hepatomegalia, presencia de lesiones focales o hígado heterogéneo), aunque generalmente estos hallazgos se acompañan de alteraciones analíticas. Otra indicación para realizar una biopsia hepática es el diagnóstico de tumores primarios o metastásicos (estadificación) cuando el examen citológico no proporciona suficiente información.

La asistencia laparoscópica permite, en el mismo acto quirúrgico, evaluar el sistema biliar extrahepático, lo que tiene especial interés si se sospecha una obstrucción del conducto biliar común, y explorar el páncreas en busca de pancreatitis obstructivas. Si se cree que existe colangitis o colecistitis, muy comunes en el gato, pero también frecuentes en el perro, puede realizarse además una colecistocentesis para llevar a cabo un examen citológico y un cultivo de la bilis.

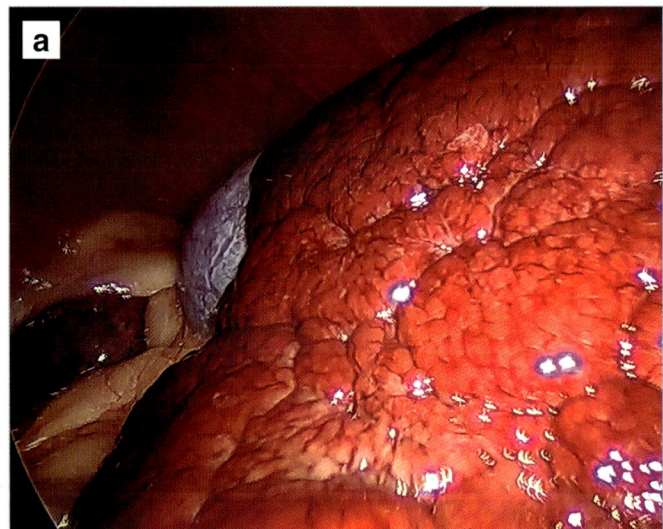

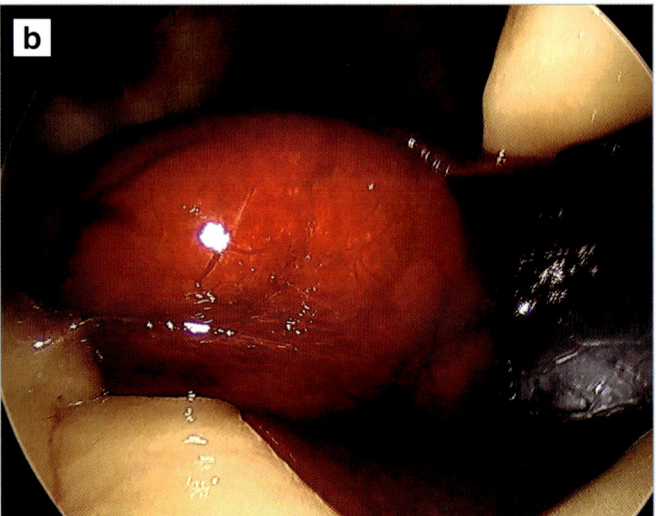

Fig. 1. Exploración laparoscópica del estado del hígado en un caso con hepatitis generalizada (a) y en otro con una masa tumoral hepática periférica (b).

> *La biopsia hepática laparoscópica permite obtener muestras diagnósticas similares a las que se obtendrían mediante una celiotomía, pero tiene la ventaja de ser una técnica mínimamente invasiva. Además, la colecistocentesis laparoscópica se puede realizar junto con la biopsia hepática para la toma de muestras de bilis.*

La biopsia hepática laparoscópica ofrece múltiples ventajas, incluyendo la posibilidad de explorar más del 85 % de la superficie hepática, la elección de las regiones de las que se desea tomar las muestras y la capacidad de controlar el sangrado excesivo. Además, permite explorar las regiones extrabiliares y otros órganos, tomar muestras de otros órganos distintos al hígado y combinar el acto quirúrgico de la biopsia con otros procedimientos.

> *La biopsia laparoscópica ofrece amplias ventajas y pueden obtenerse múltiples muestras de tamaño representativo con una tasa de complicaciones (hemorragia) baja.*

Hay varios métodos para obtener muestras hepáticas por laparoscopia, como mediante una aguja de biopsia (14 G), la guillotina con ligadura, unas pinzas de biopsia laparoscópica en forma de copa y la macrobiopsia con una pinza bipolar de ultrasonidos o radiofrecuencia (fig. 2). El método preferido por los autores es el uso de pinzas de biopsia laparoscópica de 5 o 3 mm de copa porque permite obtener muestras representativas tanto de los bordes como de la superficie de los lóbulos con un traumatismo y un sangrado mínimos. De hecho, en algunos estudios se ha contabilizado que con cualquiera de los métodos citados el sangrado puede estar en torno a los 2 ml.

> *Un estudio reciente en perros demostró que la calidad de la biopsia realizada con pinza laparoscópica de copa era similar en comparación con el método quirúrgico en cuña. Además, la biopsia con pinza laparoscópica de copa de 3 mm consiguió unas muestras que, aunque pequeñas, tenían una precisión diagnóstica histológica similar a las obtenidas con copa de 5 mm (el promedio de tríadas portales conseguidas con las pinzas de copa de 3 y 5 mm fue de 13,8 y 21,4, respectivamente).*

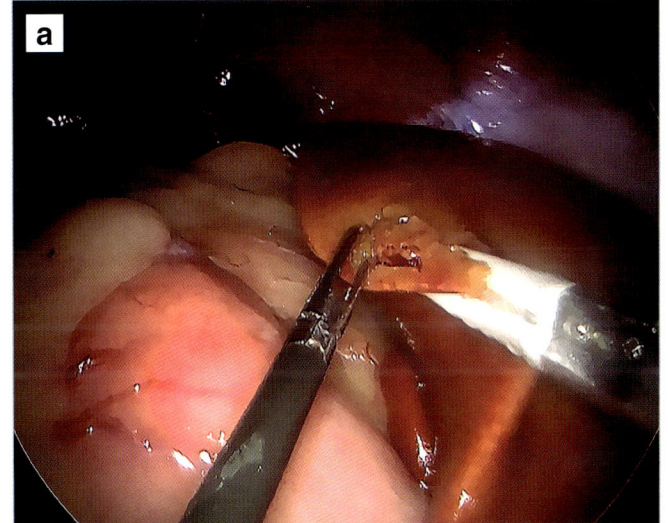

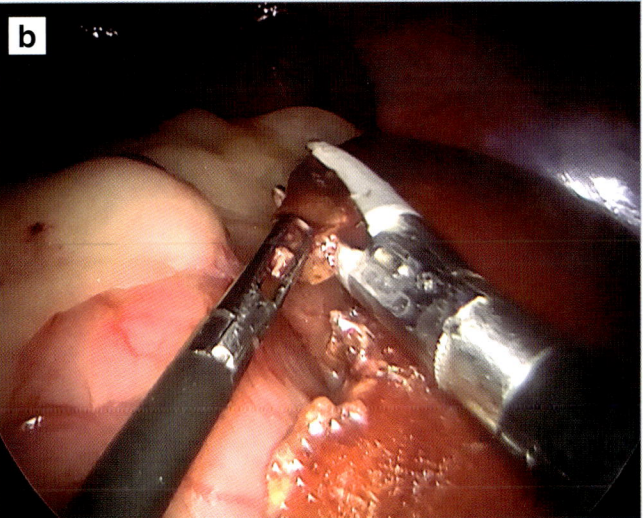

Fig. 2. Macrobiopsia hepática realizada con un sellador vascular de radiofrecuencia.

Contraindicaciones

Existen pocas contraindicaciones para realizar una biopsia hepática laparoscópica, siempre y cuando el paciente esté lo suficientemente estable como para someterse a anestesia general. Es, por tanto, un procedimiento seguro incluso en casos de enfermedad hepática avanzada y coagulopatía (aunque se aconseja caracterizarlas y tratarlas si es necesario). Únicamente la ascitis podría considerarse una contraindicación menor en el abordaje laparoscópico porque el líquido abdominal puede impedir la visualización adecuada y aumentar el riesgo de hemorragia. Si el paciente presenta ascitis, se aconseja efectuar un manejo médico de la misma antes del procedimiento. En el caso de que no sea posible diferir la intervención, el líquido puede aspirarse antes de la biopsia. De todas formas, no se recomienda aspirar todo el líquido ascítico, puesto que si la albúmina contenida en el líquido abdominal de los pacientes con ascitis se extrae súbitamente, se exacerbará la hipoalbuminemia y la rápida acumulación de líquido en la cavidad peritoneal.

Recuerdo anatómico

El parénquima del hígado se divide en seis lóbulos, los cuales vistos de izquierda a derecha en una proyección ventrocraneal desde su cara visceral o hiliar son los siguientes: lateral izquierdo, medial izquierdo, cuadrado, medial derecho, lateral derecho y caudado. El lóbulo caudado se subdivide además en los procesos caudado y papilar. El más grande, con diferencia, es el lóbulo lateral izquierdo, y puede ser el más accesible para la toma de muestras hepáticas. Todos los lóbulos están separados por fisuras, que confieren rigidez al parénquima. La cara libre de los lóbulos hepáticos, más alejada de la zona hiliar, es el lugar más adecuado para la biopsia hepática laparoscópica en enfermedades difusas.

El hígado está fijado en su cara craneal (parietal) por los ligamentos coronario, triangular izquierdo y triangular derecho, mientras que el ligamento falciforme fija ventralmente el hígado a la pared abdominal y al diafragma. El ligamento hepatorrenal une el riñón derecho con la fosa renal del lóbulo caudado. Por otra parte, el ligamento hepatogástrico contiene el conducto biliar, la vena porta y la arteria hepática, pero no otorga soporte al hígado.

La vesícula biliar se localiza en la fosa biliar, entre los lóbulos cuadrado y medial derecho del hígado, y lleva la bilis por el conducto cístico hasta el conducto biliar común, donde confluyen un número variable de conductos hepáticos. El conducto biliar común se localiza dentro del ligamento hepatoduodenal y desemboca en la papila duodenal mayor en perros y gatos. En la mayoría de los gatos, el conducto pancreático principal se une al conducto biliar común antes de abrirse al duodeno; por eso, los casos de obstrucción biliar extrahepática suelen cursar con pancreatitis. En cuanto al conducto pancreático menor, mayoritario en la especie canina, termina en la papila duodenal menor, distalmente a la inserción del conducto biliar común.

El hígado posee un sistema dual de aporte sanguíneo. La vena porta proporciona un 80 % de la sangre y un 50 % del oxígeno, mientras que los restantes 20 % del aporte sanguíneo y 50 % del oxígeno corren a cargo de la arteria hepática, que es una rama de la arteria celíaca. La arteria hepática, a su vez, origina la arteria cística, que proporciona el suministro sanguíneo a la vesícula biliar.

Biopsia hepática

Aspectos quirúrgicos generales

Preparación del paciente

En general, se recomienda corregir alteraciones como la deshidratación o la hipoalbuminemia, entre otras, para estabilizar al paciente lo suficiente como para que soporte una anestesia general de aproximadamente 30 minutos. También pueden considerarse pruebas para determinar si existe una obstrucción biliar. Otro aspecto importante es confirmar si los parámetros de coagulación son correctos, incluyendo recuento de plaquetas, tiempo de protrombina (PT), tiempo de tromboplastina parcial (PTT) y tiempo de sangrado mucoso. Aunque las coagulopatías son una contraindicación relativa para este procedimiento, la aparición de hemorragias después de la biopsia no siempre se correlaciona con los resultados de las pruebas de sangrado. En consecuencia, la administración de vitamina K o productos sanguíneos antes de una biopsia hepática laparoscópica en pacientes con los parámetros de coagulación alterados debe evaluarse caso por caso en función del paciente, de las alteraciones analíticas presentes y de la enfermedad sospechada. En cuanto a la profilaxis antibiótica, se recomienda aplicar una de amplio espectro, especialmente frente a anaerobios, a base de metronidazol, ampicilina o clindamicina.

Las pruebas de imagen en el preoperatorio son útiles para informar de anormalidades que influyan a la hora de realizar el abordaje o que puedan dificultar el procedimiento. La radiografía abdominal proporciona información sobre el tamaño del hígado, la presencia de líquido peritoneal libre e incluso permite hallar cálculos biliares que causen obstrucción del tracto biliar. En función de la causa subyacente sospechada, las radiografías torácicas podrían demostrar una enfermedad metastásica. En cuanto a la ecografía abdominal, esta también informa sobre las características del parénquima hepático, sobre el tamaño de la vesícula biliar y de los conductos biliares y sobre si el contenido de ambos es líquido o espeso.

Si el estómago está distendido, se debe colocar un tubo orogástrico para aspirar el contenido y mejorar el acceso al hígado. También se recomienda disponer de sistemas de coagulación, como equipos de energía monopolar o bipolar o material hemostático absorbible, para casos de hemorragia sostenida.

El abdomen debe rasurarse ampliamente, entre 2 y 5 cm craneal a la apófisis xifoides y al arco costal y extenderse caudalmente hasta la región púbica. El rasurado se amplía hacia la parte lateral hasta completar las regiones abdominales derecha e izquierda. La asepsia de la zona se completa con los métodos estándar de limpieza prequirúrgica.

Posicionamiento del paciente y de los equipos

En la bibliografía veterinaria se pueden encontrar dos modalidades para la biopsia hepática por laparoscopia:

- Abordaje ventral (paciente en decúbito dorsal).
- Abordaje lateral derecho (paciente en decúbito lateral izquierdo).

Aunque cada posicionamiento tiene sus ventajas e inconvenientes, los autores están más habituados al abordaje ventral y este se detalla a continuación.

Para el abordaje ventral, el paciente se coloca en decúbito dorsal y se fija adecuadamente a la mesa por si hubiera que utilizar la posición de anti-Trendelenburg o, menos frecuentemente, la de Trendelenburg. Una rotación de aproximadamente 15°-30° hacia la izquierda permite exponer mejor los lóbulos hepáticos. El monitor se dispone a la cabeza del paciente, con el cirujano y el ayudante a los pies de la mesa o, en su defecto, con el cirujano a los pies de la mesa y el ayudante en un lateral de la misma (fig. 3a).

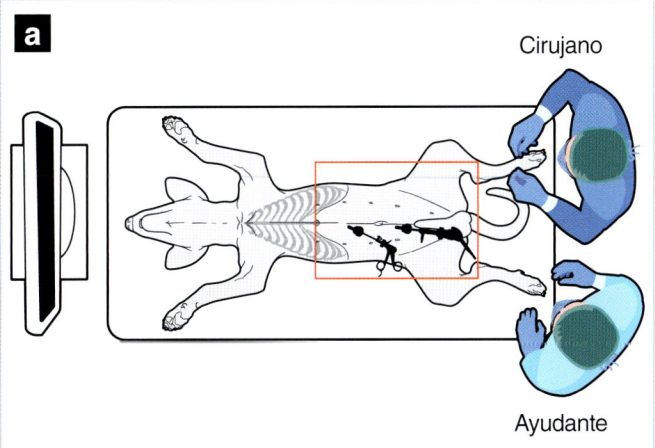

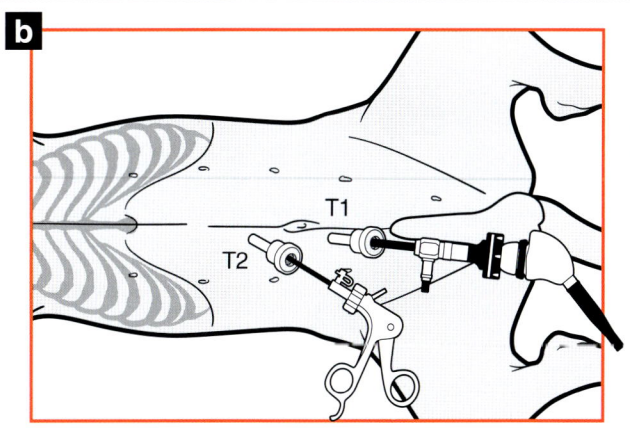

Fig. 3. Posicionamiento del paciente y de los equipos (a) y colocación de los trocares (b) para la biopsia hepática laparoscópica mediante la modalidad de abordaje ventral e instrumental de pinza de biopsia de copa.

Colocación de los trocares

La colocación de los trocares depende de si solo se va a hacer una biopsia hepática o si esta se va a combinar con la toma de muestras de otras regiones orgánicas.

En el caso de realizar solo la biopsia hepática laparoscópica, con o sin colecistocentesis, dos trocares son suficientes. Con el paciente en decúbito dorsal, el trocar de la óptica (T1) se coloca en la línea media mediante la técnica de Hasson, pero ligeramente caudal al ombligo y aproximadamente 2 cm lateralmente a la derecha de la línea media, para evitar el ligamento falciforme. Este trocar puede ser de 5 mm, pero también de 10 mm si después se quiere introducir cómodamente un agente hemostático o una gasa.

Se instaura un neumoperitoneo de 6-10 mmHg y se coloca un segundo trocar (T2), de 5 mm, también en la línea media, a medio camino entre el primer trocar y la apófisis xifoides (fig. 3b). La asistencia laparoscópica es útil para ayudar a colocarlo ligeramente lateral al ligamento falciforme y así evitar que este se interponga en el trayecto de la pinza de biopsia de copa.

Técnica quirúrgica

Ver vídeo 1
Biopsia hepática asistida por laparoscopia

Los autores recomiendan introducir material hemostático absorbible en la cavidad peritoneal antes de la biopsia y mantenerlo cerca del lugar donde se va a tomar la muestra por si hubiera una hemorragia (fig. 4). En estos casos, también se puede hacer compresión temporal con una gasa y retirarla después, utilizar energía monopolar o bipolar o únicamente controlar visualmente el sangrado hasta que se detenga.

 Algunas pinzas de biopsia también pueden realizar electrocoagulación monopolar. Sin embargo, se recomienda evitar la obtención de muestras de biopsia utilizando este tipo de electrocoagulación porque puede causar lesiones térmicas en la muestra.

Primero se realiza una exploración general para inspeccionar el resto de los órganos del abdomen, además del hígado. Bien con un palpador, bien con la punta roma de la propia pinza de copa (siempre cerrada), se pueden movilizar los lóbulos para evaluar su superficie (fig. 5).

En la biopsia hepática, la laparoscopia posibilita la inspección visual de casi toda la superficie del hígado y del sistema biliar. Esto permite detectar metástasis de al menos 0,5 cm (o incluso de menor tamaño en algunas ocasiones), metástasis peritoneales u otras lesiones en otros órganos no fácilmente identificables con otras técnicas de imagen.

Se pueden tomar muestras tanto del borde del hígado como de la superficie del mismo. En cualquier caso, se aproxima la pinza de copa al tejido deseado y se obtiene la muestra de biopsia asegurándose de evitar estructuras como el epiplón o el ligamento falciforme.

Para evitar que el omento se introduzca en la pinza de biopsia junto con el parénquima hepático, se recomienda no tomar la muestra directamente, sino realizar la siguiente maniobra: la pinza de copa se coloca debajo del borde lobular (fig. 5), se levanta poco a poco, se abren sus mandíbulas (fig. 6), se retira lentamente hasta que el lóbulo hepático se introduzca dentro de la pinza abierta y se cierran sus mandíbulas (fig. 7).

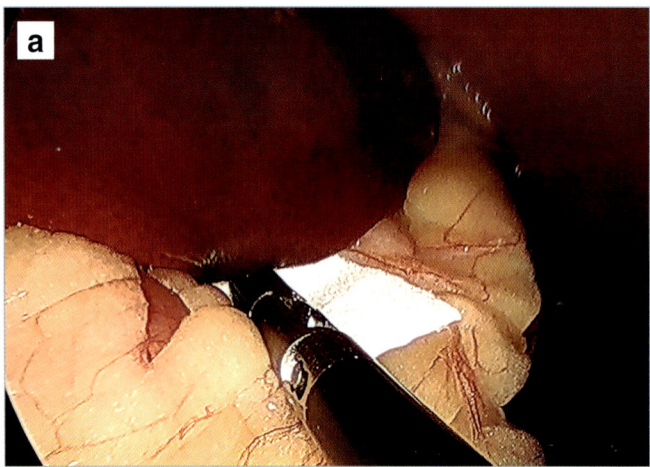

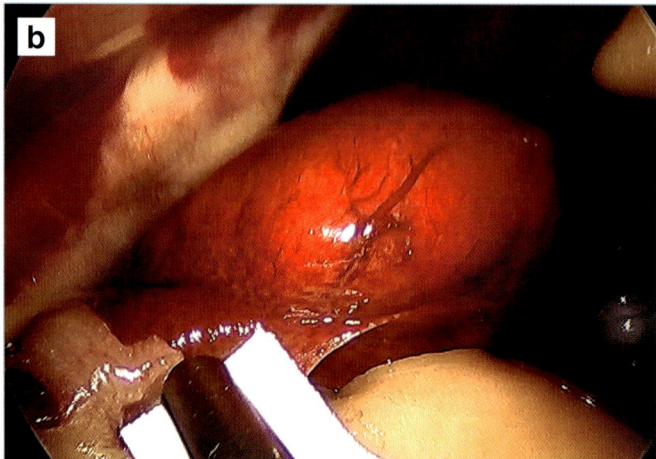

Fig. 4. Material hemostático situado próximo a la zona donde se va a realizar la biopsia en un caso con hepatitis generalizada (a) y en otro con una masa tumoral hepática periférica (b).

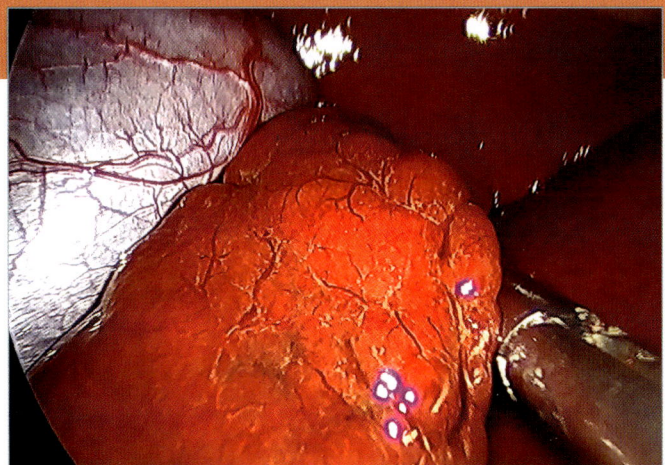

Fig. 5. Movilización atraumática y exploración de los lóbulos hepáticos y los órganos anejos. Nótese la marcada hepatitis.

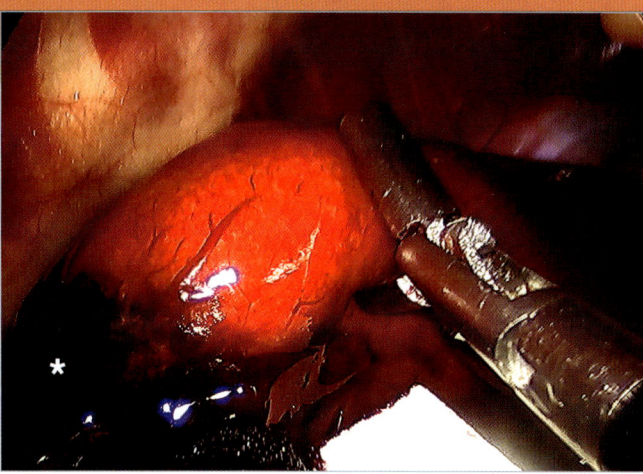

Fig. 6. Momento previo al cierre de la pinza para tomar una segunda muestra de la superficie de una masa hepática. Nótese que la primera fue obtenida de un borde libre aparentemente sano (asterisco), que puede apreciarse intacto en la figura 4b.

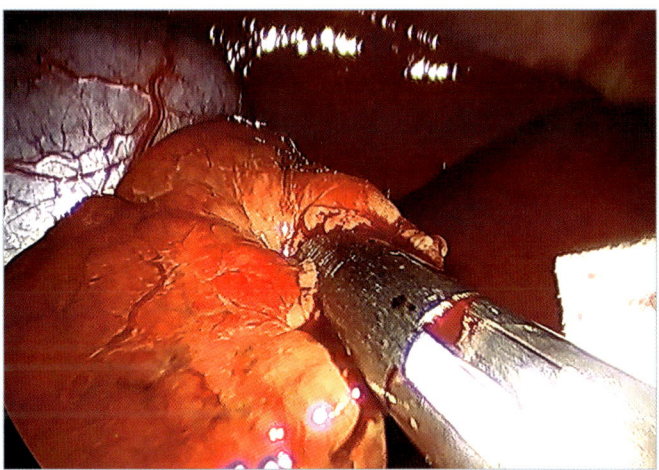

Fig. 7. Obtención de una cantidad representativa de tejido lobular hepático (con hepatitis) entre ambas mandíbulas de la pinza. Nótese la esponja hemostática absorbible ya preparada en las proximidades del área de biopsia.

Se agarra el tejido firmemente con la pinza de biopsia durante 15 segundos a 1 minuto, tiempo durante el cual se pueden aplicar movimientos rotatorios de lado a lado para comenzar a estimular la hemostasia (fig. 8), antes de ejercer una suave tracción para recuperar la muestra (fig. 9). En ocasiones, por la consistencia de la cápsula hepática, la tracción deberá ser más decidida y fuerte de lo habitual. Durante los 2 a 3 minutos posteriores a la obtención de la muestra se controlará el sangrado, que suele ser autolimitante (fig. 10). Los autores aplican de forma rutinaria una esponja hemostática absorbible en el área de sangrado (fig. 11).

167

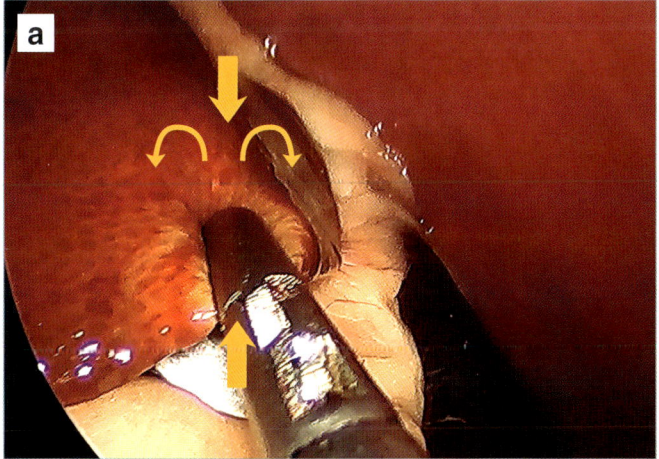

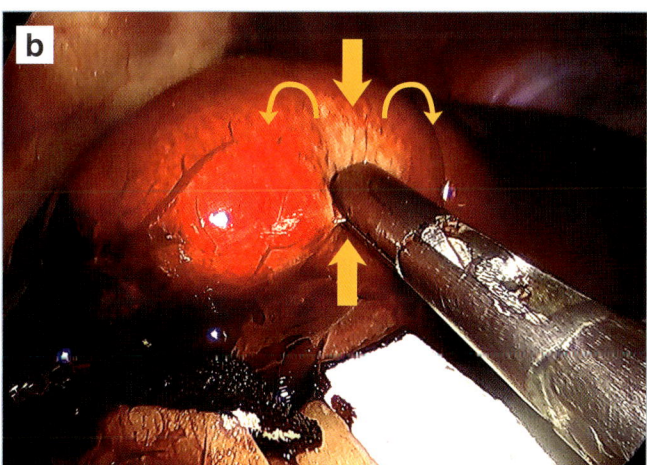

Fig. 8. Toma de muestras del borde libre de un lóbulo hepático (a) y de una masa no cavitada en la superficie lobular (b). Antes de traccionar del tejido debe ejercerse una presión sostenida con la pinza y movimientos laterales (flechas) para favorecer la hemostasia primaria. Nótese que en ningún caso el ligamento falciforme interfiere en el procedimiento porque el trocar se ha colocado en un punto del abdomen ligeramente lateral, a la derecha de la línea media.

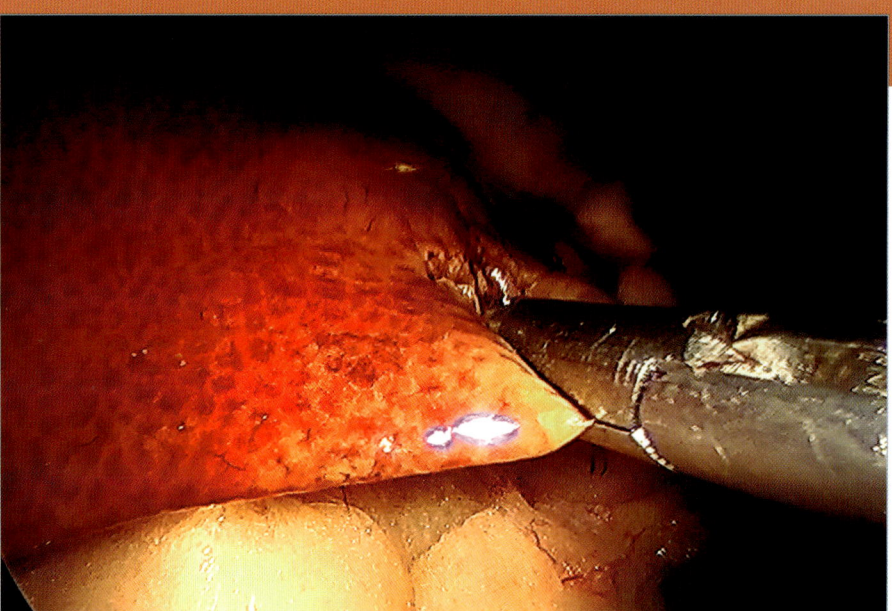

Fig. 9. Tracción cuidadosa, pero firme, para la recolección de la muestra. El eje muestra-pinza-trocar debería estar lo más alineado posible. En pacientes de pequeño tamaño, la muestra aún contenida en la pinza puede llegar a contactar con el extremo del trocar.

168

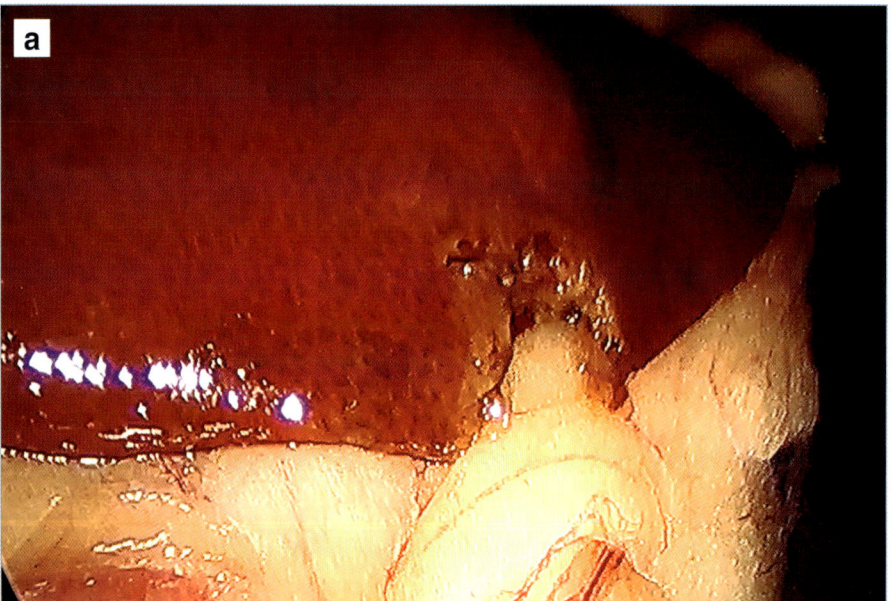

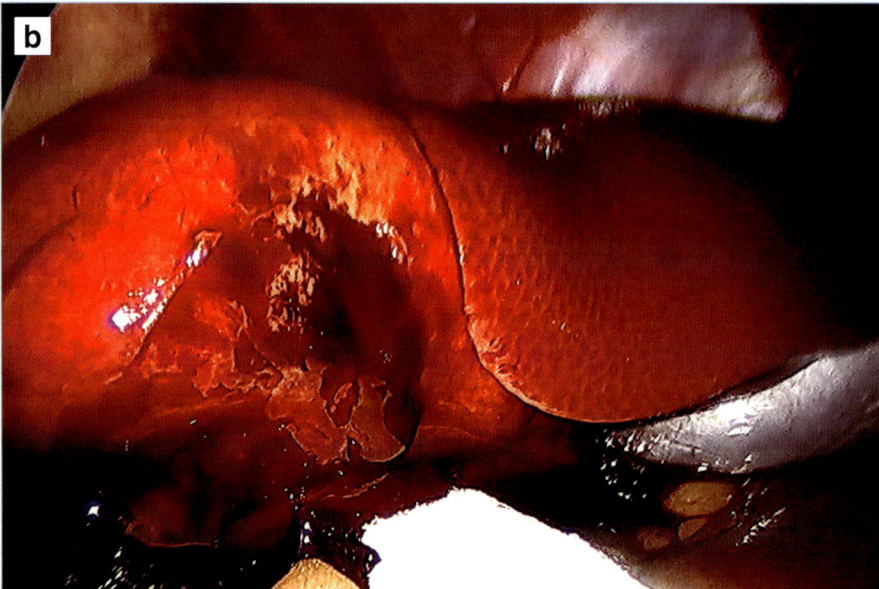

Fig. 10. En algunos pacientes no se produce apenas sangrado tras la toma de la muestra (a). En otros casos sí que ocurre un ligero sangrado, autolimitante la gran mayoría de las veces (b).

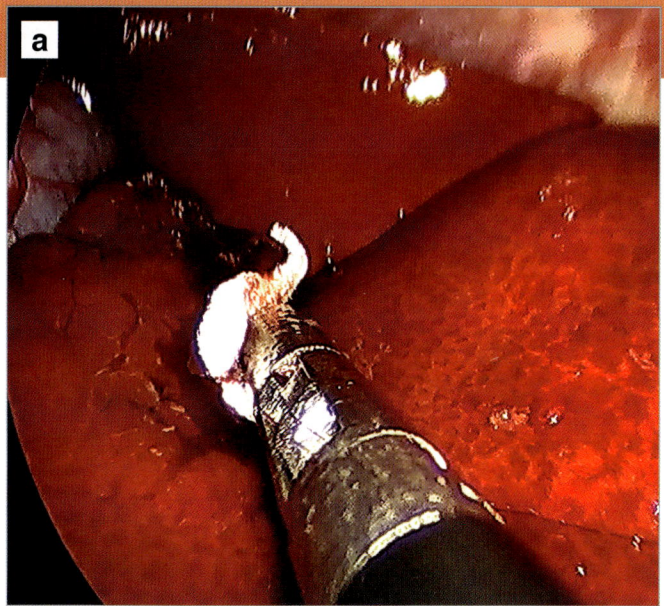

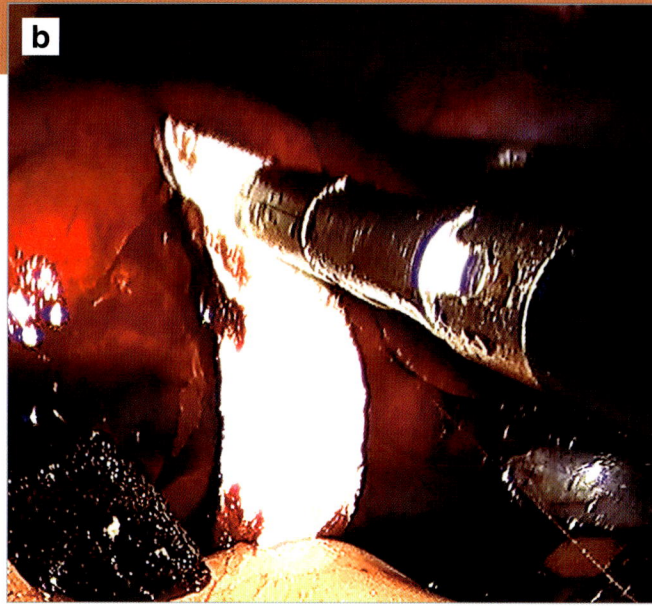

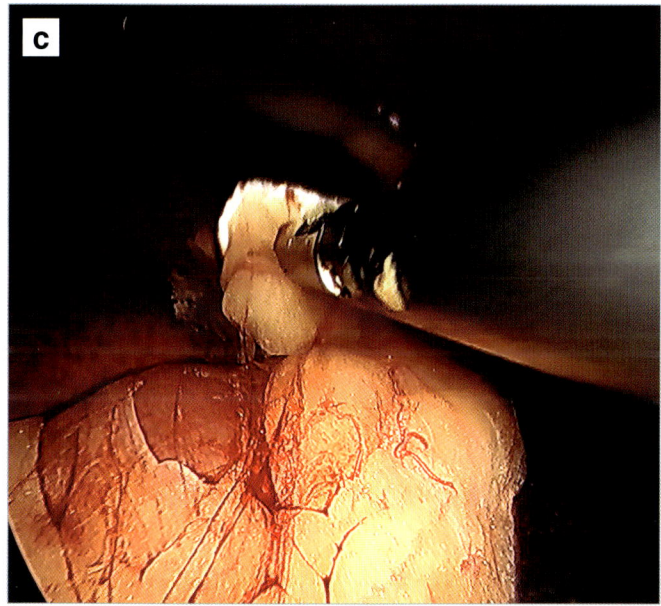

169

Fig. 11. Aplicación de un agente hemostático en un lecho de biopsia que presenta un sangrado leve (a y b). En determinados casos, el epiplón puede ayudar a mantener el agente hemostático en la posición deseada (c).

Las muestras de lesiones intrahepáticas o de masas vasculares focales profundas se obtienen mejor con una aguja de biopsia (14-16 G) y asistencia laparoscópica. Un punto recomendado para introducirla es justo lateral al cartílago xifoideo. Hay que asegurarse de activar el mecanismo de la aguja solo cuando está dentro del lóbulo hepático y de que no dañe estructuras anejas. Para ello, se pueden parar momentáneamente los movimientos respiratorios.

Ver "Biopsia renal" ◀ pág. 102

También es posible utilizar una aguja de biopsia (14 G) por vía percutánea y con asistencia laparoscópica, pero para evitar obtener una cantidad de tejido insuficiente, este método suele reservarse para muestrear masas vasculares focales en el hígado.

Si se cree que puede haber una hemorragia considerable (p. ej.: coagulopatías, insuficiencia hepática grave, lesiones muy vascularizadas), se puede recurrir a una ligadura con un lazo preformado o a un lazo con un nudo corredizo extracorpóreo con ayuda de un empujanudos. En estos casos se necesitarían tres trocares (uno para la óptica y dos para manejar el instrumental). Por uno de los trocares para el instrumental se introduce el lazo y se deja junto al borde libre del lóbulo que se quiere biopsiar. Después, se introduce una pinza de agarre atraumática por el otro trocar para el instrumental, se pasa por el lazo y con ella se inmoviliza el extremo libre del lóbulo. El lóbulo hepático se eleva y se pasa por el lazo, el cual debe ejercer una contratracción para colocarlo y apretarlo. Se comprime el parénquima hepático con el nudo para ocluir los vasos sanguíneos y los conductos biliares, lo que permite resecar la muestra mediante corte frío con unas tijeras laparoscópicas, distalmente al lazo.

De manera similar a la ligadura con lazo, también se necesitan tres trocares si se opta por una macrobiopsia asistida con pinza bipolar; uno para la óptica, otro para la pinza atraumática que sujete el lóbulo y otro para el sistema de energía bipolar (fig. 2).

La colecistocentesis percutánea asistida por laparoscopia se puede realizar utilizando una aguja de calibre 20-22 G, dado que la mayor viscosidad de la bilis anormal puede dificultar la aspiración. La bilis recogida se envía para examen citológico y cultivo aeróbico y anaeróbico. Se debe extraer toda la bilis posible para evitar posibles fugas en el posoperatorio. No se recomienda practicar una colecistocentesis en casos de obstrucción biliar por el mayor riesgo de fuga desde el sitio de punción. Alternativamente, para reducir el riesgo de fuga, la aguja puede pasar a través del parénquima hepático antes de llegar a la vesícula biliar.

> *La toma de muestras de bilis para examen citológico y cultivo en combinación con la biopsia hepática es de especial interés en gatos para determinar la causa de colangitis neutrofílica, la cual es un trastorno hepatobiliar muy habitual en esta especie.*

Selección del lugar de la biopsia y manejo de las muestras

En el caso de recurrir a pinzas de biopsia de copa, el tipo de enfermedad determina las áreas más adecuadas que se deben biopsiar. Si las lesiones son focales, además de tomar muestras de las zonas sospechosas también deben incluirse áreas con apariencia normal (fig. 6). Se deben evitar las áreas de necrosis o aquellas con una vascularización aumentada o unos conductos biliares distendidos.

Idealmente se deben obtener cinco o seis muestras (excepto si hay un sangrado excesivo) de diferentes lóbulos hepáticos para mejorar la interpretación histológica, ya que puede haber desacuerdos diagnósticos hasta en el 14 % de los casos. Las muestras, además de enviarse para su examen histopatológico, también deben remitirse para un estudio microbiológico. Los especímenes, para ser representativos, deben tener un tamaño y una profundidad adecuados, porque las muestras demasiado pequeñas obtenidas de los bordes lobulares pueden no reflejar las lesiones. Para la cuantificación de cobre hepático combinada con cultivo, las pinzas de biopsia de copa de 5 mm proporcionan de sobra los 20-40 mg de hígado requeridos. Dos tercios de la muestra se utilizan para la determinación de cobre y el tercio restante para el cultivo aeróbico y anaeróbico.

Además de destinar muestras para examen histológico, cultivo y cuantificación de metales, los autores recomiendan guardar alguna muestra en congelación para la detección de patógenos por biología molecular, lo que podría ser útil en función de los resultados del examen histológico inicial.

> *Ante la sospecha de una enfermedad inflamatoria del hígado, para realizar un diagnóstico adecuado se necesitan al menos seis tríadas portales individuales (cada tríada se compone de tres tubos principales que son ramas de la arteria hepática, la vena porta y el conducto biliar). Por ello, para conseguir suficiente tejido, se recomienda utilizar una pinza de copa en lugar de una aguja de biopsia de calibre pequeño.*

Posoperatorio

Tras el procedimiento, es importante evaluar cuidadosamente a los pacientes. Puede haber focos hemorrágicos pequeños en los puntos de biopsia que, aunque se suelan controlar durante la intervención, persistan al eliminar el neumoperitoneo y se detecten en el posoperatorio por ecografía abdominal. Por ello, durante al menos 6-12 horas tras el procedimiento, se debe controlar el comportamiento del paciente, la temperatura rectal, la frecuencia y calidad del pulso, la frecuencia y patrón respiratorios, el color de las mucosas y el tiempo de llenado capilar. También se debe medir la presión arterial sistémica, el volumen de eritrocitos y los sólidos totales.

Los pacientes suelen permanecer hospitalizados durante la noche o más tiempo (hasta 5 días), según la gravedad de la enfermedad hepática. El malestar después del procedimiento se puede reducir con analgésicos agonistas opioides como el tramadol. Se suele prescribir también analgesia para los 3-5 días posteriores al alta y se deben dar instrucciones al tutor para que limite la actividad de su mascota durante 7-10 días.

Posibles complicaciones

Se ha demostrado que la biopsia hepática asistida por laparoscopia es un procedimiento con mínimas complicaciones (tasas del 1,9 % en algunos estudios en pequeños animales), similares a las de otros procedimientos abdominales laparoscópicos. De ellas destacan el trauma visceral durante la colocación de los trocares y la hemorragia prolongada o excesiva en las zonas biopsiadas. Esta última no suele ocurrir si las coagulopatías del paciente se han tratado adecuadamente en el preoperatorio. Las complicaciones por sangrado persistente en el punto de biopsia pueden corregirse aplicando agentes hemostáticos absorbibles o utilizando sistemas de energía monopolar o bipolar. Si, aunque poco frecuente, no se consiguiera controlar la hemorragia, se recomienda convertir a cirugía a cielo abierto. Con relación a esto, al menos dos estudios citan porcentajes de conversión del 1,9-7,5 %, con necesidad de transfusión sanguínea. Sin embargo, los autores de este capítulo no han observado estas tasas en su experiencia clínica, las cuales, aun siendo bajas, estarían más cercanas al 1,9 %.

En cuanto a la colecistocentesis, una posible complicación consiste en causar un neumotórax iatrogénico si la aguja se dirige más cranealmente a la inserción del diafragma. Otra es la fuga de bilis desde el sitio de punción al espacio peritoneal. El riesgo de que esto ocurra se puede minimizar si se punciona el parénquima del lóbulo cuadrado del hígado hasta llegar a la vesícula biliar. También se recomienda extraer toda la bilis posible para atenuar la presión vesicular.

Tumores hepáticos

Felipe Lillo-Araya

 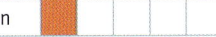

Etiología, signos clínicos y diagnóstico

Los tumores hepáticos son un problema de salud relevante en los perros y los gatos. Habitualmente estas masas no provocan apenas signos clínicos hasta que alcanzan un volumen considerable. Las neoplasias de gran tamaño más frecuentes son los tumores hepatocelulares y los carcinomas de las vías biliares. A pesar de que los tumores grandes son frecuentes, también existen las presentaciones multifocales y difusas; sin embargo, estas presentaciones morfológicas no deben ser consideradas en un plan terapéutico quirúrgico.

Los tumores hepatocelulares son asintomáticos en el 50 % de los gatos y en el 75 % de los perros, por lo que el diagnóstico suele sospecharse por un hallazgo fortuito durante la palpación abdominal o por una ecografía abdominal de control. Si existen, los signos clínicos suelen ser inespecíficos e incluyen vómitos, dolor abdominal e inapetencia. En casos muy avanzados se puede observar distensión abdominal debido a la ascitis provocada por la congestión portal, ictericia y encefalopatía hepática con convulsiones.

En los análisis laboratoriales tradicionales, se han descrito signos igualmente inespecíficos, como leucocitosis, anemia, hipoalbuminemia, un incremento de las enzimas hepáticas e hiperbilirrubinemia en los perros. De estos signos, en los gatos, solo se han reportado los cambios bioquímicos, pero no las alteraciones en el hemograma.

El tratamiento quirúrgico requiere una comprensión detallada de la anatomía patológica de cada paciente, para lo cual los estudios de imagen son críticos. Generalmente, el diagnóstico inicial se realiza por medio de ecografía abdominal, aunque esta no es suficiente para caracterizar por completo las lesiones ni su relación con las estructuras vasculares intrahepáticas o biliares. La tomografía computarizada helicoidal es el método ideal para la planificación quirúrgica de los casos con tumores hepáticos. En el estudio se debe incluir la cavidad torácica para buscar posibles focos metastásicos, lo cual complementa una exploración física exhaustiva.

Se debe identificar claramente el número de lesiones, el riesgo de invasión y su relación con las venas lobulares, además de establecer un margen seguro de disección y descartar la invasión vascular por parte de la neoplasia. La presentación neoplásica es más frecuente en el lóbulo lateral izquierdo. Cuando el tumor es grande, habitualmente lo acompaña una segunda lesión en el lóbulo medial izquierdo.

Además de la posición y magnitud de las lesiones, es importante localizar y realizar un mapa mental del recorrido de las venas portales intraparenquimatosas para poder identificarlas intraoperatoriamente (fig. 1).

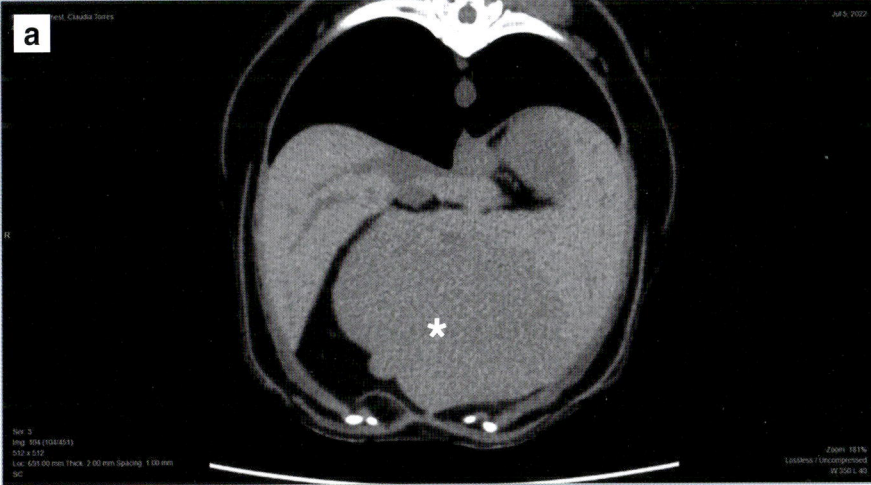

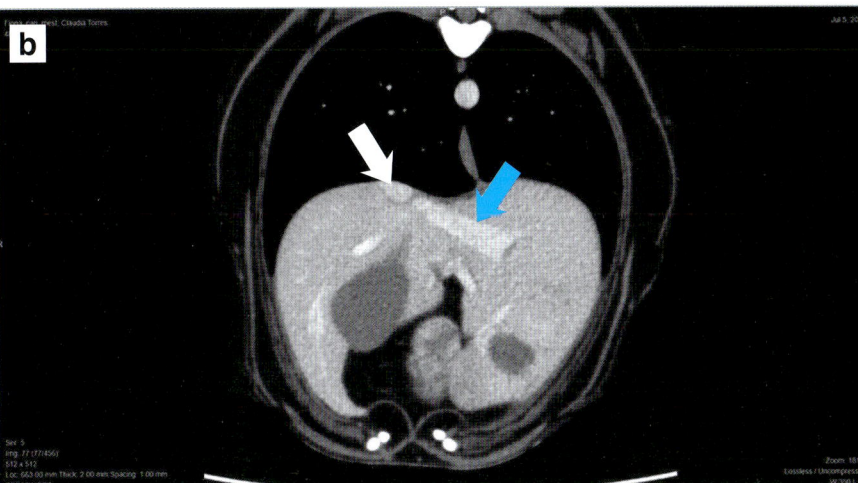

Fig. 1. Imágenes tomográficas de un paciente con un tumor de gran tamaño en el lóbulo lateral izquierdo del hígado (asterisco). Puede apreciarse la vena lobular lateral izquierda y su confluencia para formar la vena divisional izquierda (flecha azul), así como la vena cava caudal (flecha blanca).

Es muy útil el uso de ecografía intraoperatoria con transductores laparoscópicos para la identificación de las estructuras vasculares profundas; no obstante, es un equipamiento poco habitual en medicina veterinaria.

El diagnóstico histopatológico es clave para establecer una estrategia terapéutica multimodal adecuada para el paciente. En este sentido, se recomienda explorar y realizar biopsias de los linfonodos regionales.

Tratamiento y selección de los casos

En términos generales, en el abordaje del cáncer deben considerarse factores anatómicos y patológicos para determinar cuál es la mejor acción terapéutica, sea esta paliativa o un intento curativo. Por ello, antes de plantear una lobectomía parcial o total o una hepatectomía divisional (lóbulos contiguos) laparoscópica se debe considerar la distribución de las lesiones. Si las lesiones son únicas o marginales, se recomienda realizar una lobectomía parcial como estrategia preservadora de parénquima. Si las masas son múltiples, independientemente de su tamaño, pero se limitan a un solo lóbulo, se recomienda la lobectomía total. Finalmente, no se recomienda la cirugía si las lesiones se distribuyen por más de una división hepática. En estos casos, se puede realizar una lobectomía total para retirar un tumor voluminoso y una lobectomía parcial de otro lóbulo para extirpar una lesión menor.

La selección del paciente y de la técnica dependerá de las características morfopatológicas de las lesiones y de la presencia de metástasis. Si la enfermedad se encuentra en estadio oncológico IV, se desaconseja la intervención quirúrgica. Si las lesiones son proporcionalmente pequeñas y marginales, se recomienda usar una técnica preservadora de parénquima. Por el contrario, si las lesiones se encuentran en la cara diafragmática o son de gran tamaño, el paciente es candidato a una cirugía lobular o divisional. Incluso es posible combinar una lobectomía hepática hiliar (escisión con el lóbulo no perfundido) con una lobectomía parcial si las lesiones son múltiples, pero siempre hay que tener en cuenta que la cantidad de parénquima remanente debe ser suficiente para asegurar las funciones metabólicas.

 Para un óptimo resultado oncológico es muy recomendable complementar la cirugía con la extirpación de los linfonodos drenantes y la biopsia de cualquier lesión sospechosa, tanto linfática como peritoneal.

Recuerdo anatómico

Desde el punto de vista quirúrgico es importante recordar que el hígado tiene doble perfusión: la arterial y la portal. De estas dos, la vena porta suministra la mayoría de la sangre al hígado. Las vías biliares se disponen en conjunto con las arterias y venas portales lobulares.

La vena porta penetra en el hígado por su cara visceral. En la parte dorsal de esta cara está la confluencia portal, donde la vena porta se divide en las venas portales lobulares. Ventrolateral a este punto se encuentra la confluencia del conducto hepático común y cístico y el inicio del colédoco, en conjunto con la arteria hepática con su rama cística. El borde del hígado, el conducto cístico y el conducto hepático común son los tres lados de una zona anatomoquirúrgica conocida en medicina humana como triángulo de Calot, en cuyo interior se halla la arteria cística.

La consideración más significativa desde el punto de vista de la disección parenquimatosa es la identificación de las venas lobulares y divisionales. Las venas lobulares lateral y medial izquierda confluyen en la vena divisional izquierda que desemboca en la vena cava en un punto inmediatamente caudal al diafragma. La vena divisional izquierda es de gran calibre y, por lo tanto, una lesión inadvertida puede generar una hemorragia masiva. Las divisiones central y derecha no drenan en una vena única, sino que las venas de los lóbulos cuadrado y medial

derecho (división central) desembocan por separado en la cara ventral de la vena cava caudal, mientras que las venas de la división derecha (lóbulos lateral derecho y caudado) tienen un recorrido muy corto y desembocan en la cara lateral derecha de la vena cava caudal. Todas las venas de drenaje hepáticas tienen un recorrido intraparenquimatoso, por lo que solo son visibles si se separa el espacio interlobular en la cara diafragmática y se secciona a la vez el ligamento interlobular; no obstante, esta maniobra suele ser arriesgada.

El lóbulo caudado se encuentra en íntima relación con la vena cava caudal, lo que hace que la extirpación de este lóbulo suela ser más complicada. La separación del lóbulo desde la vena cava caudal requiere paciencia y claridad de la posición de las venas de esa división.

Finalmente, existen diversas estructuras ligamentosas relacionadas con el hígado. La primera estructura peritoneal de importancia quirúrgica es el omento menor, que une la curvatura menor del estómago con el margen de la porción papilar del lóbulo caudado. Para ampliar la exposición de la confluencia portal y de las superficies viscerales es útil realizar una ventana en el omento menor. Una alternativa es realizar una maniobra de Kocher para abordar el compartimento peritoneal dorsal y visualizar la vena cava prehepática de manera completa.

En caso de urgencia hemorrágica, se recomienda realizar una maniobra de Pringle: comprimir transitoriamente la vena porta y la arteria hepática para disminuir el flujo sanguíneo hepático casi por completo y así tener tiempo de reparar la lesión. A menudo, se utilizan elásticos vasculares colocados mediante la técnica de Rummel laparoscópica (fig. 2). Es clave realizar la maniobra en un punto distal a la anastomosis de la vena gastroduodenal; de lo contrario, se mantendrá la perfusión hepática y se anulará el efecto de la maniobra.

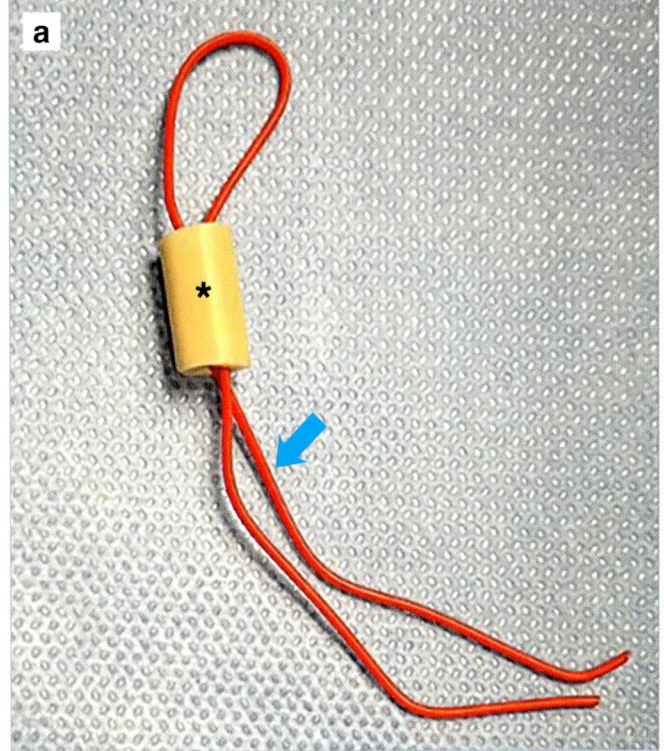

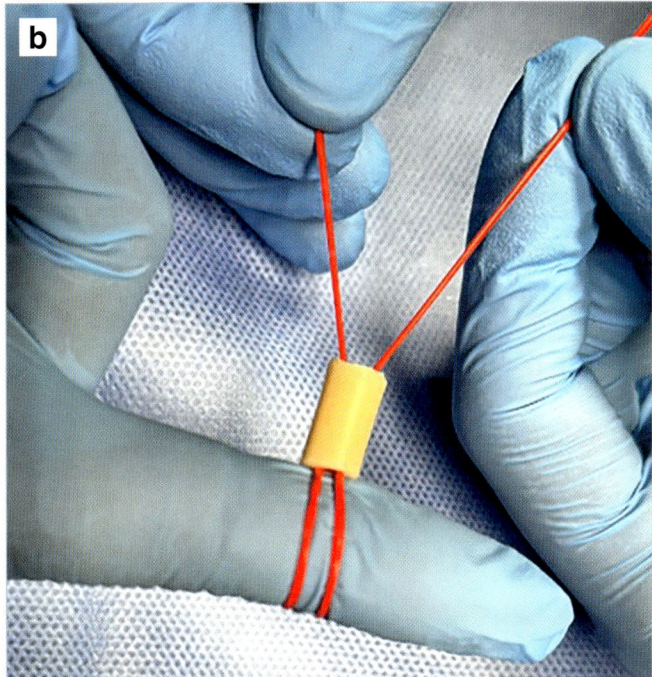

Fig. 2. Lazo de Rummel formado por un elástico vascular (flecha azul) y una sección de una sonda Foley de 10 F (asterisco).

Hepatectomía laparoscópica

Aspectos quirúrgicos generales

Preparación del paciente

Antes de la cirugía, es fundamental realizar pruebas de coagulación al paciente. Además, se debe tipificar su grupo sanguíneo y disponer de sangre compatible en el quirófano. Es también importante que el estómago esté completamente vacío, especialmente de gas, durante el procedimiento. El ayuno no suele ser suficiente para lograr ese efecto, por lo que es útil colocar una sonda nasogástrica u orogástrica durante la cirugía para drenar el aire o líquido remanente.

Posicionamiento del paciente y del equipo

El paciente se debe posicionar en decúbito dorsal, con las piernas separadas y lo más cerca posible al borde caudal de la mesa. Esto es particularmente relevante para mantener la maniobrabilidad de las pinzas laparoscópicas. Una vez instalados los puertos, el paciente se inclina unos 30° hacia el lado de la lesión principal con el objetivo de exponer la base lobular. Finalmente, y tras la fijación atraumática del paciente, se inclina la mesa al menos 30° para colocar al animal en posición de Fowler (o de anti-Trendelenburg) (fig. 3).

Además del instrumental habitual para cirugía laparoscópica, en este procedimiento se necesitan materiales especiales como una pinza bipolar avanzada, un bisturí ultrasónico, suturas mecánicas lineales laparoscópicas, un separador y protector de heridas, clips vasculares de polipropileno o titanio y elásticos vasculares.

Colocación de los trocares

Usualmente se requieren cuatro puertos laparoscópicos. El primero es el puerto de la cámara (T1), que típicamente se posiciona 2-3 cm caudalmente a la cicatriz umbilical. Los puertos para los instrumentos (T2 y T3) se colocan a ambos lados, 4-6 cm lateralmente a la línea media y 3-6 cm cranealmente a T1. Uno de estos

dos puertos, el contralateral a la lesión, debe ser de 12 mm para permitir el uso de la sutura mecánica; no obstante, con aplicadores articulados puede colocarse en el lado ipsilateral. Por último, el cuarto puerto (T4) se instala lateral y subcostalmente al lado de la lesión para introducir separadores y el aspirador-irrigador (fig. 4).

Técnica quirúrgica

Dificultad técnica					

El primer paso quirúrgico consiste en la sección y eliminación del ligamento falciforme, que suele estar muy infiltrado de grasa y dificulta mucho la visualización, especialmente en perros grandes. Esta maniobra se realiza desde caudal hacia craneal usando un instrumental bipolar avanzado. La sección debe hacerse lo más cercana posible a la pared abdominal para evitar "cortinas" (fig. 5). Es importante reservar el ligamento seccionado en una región del abdomen lejos del punto de interés quirúrgico con la intención de extraerlo al final de la cirugía.

En este punto, el plan quirúrgico puede seguir dos caminos: la técnica hiliar o la preservadora de parénquima. La técnica hiliar consiste en una lobectomía en la que primero se liga la arteria hepática, la vena porta y el conducto biliar para provocar la isquemia del lóbulo afectado antes de iniciar la disección. En la técnica preservadora de parénquima se secciona el parénquima manteniendo el tejido perfundido. El tamaño del tumor, el número de lesiones y su localización son los principales criterios que se deben tener en cuenta para utilizar una técnica o la otra. La técnica preservadora de parénquima se recomienda si los tumores son múltiples pero pequeños y no aglomerados en dos lóbulos contiguos. También se recomienda para el tratamiento de tumores pequeños, solitarios y marginales. A continuación, se describen ambas técnicas.

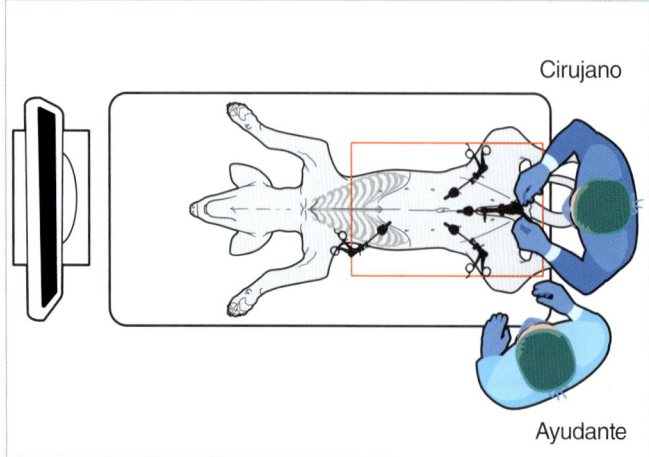

Fig. 3. Posicionamiento del paciente y de los equipos para la hepatectomía laparoscópica.

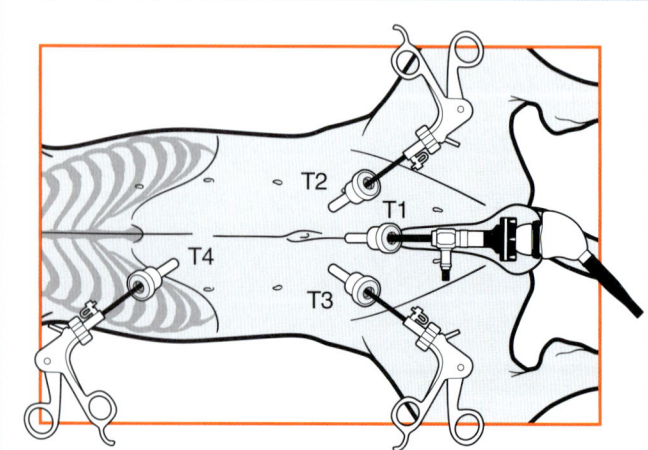

Fig. 4. Colocación de los trocares para la hepatectomía laparoscópica. El trocar T2 o T3 debe ser de 12 mm para la introducción de la sutura mecánica; se sugiere que se sea el contralateral a la lesión.

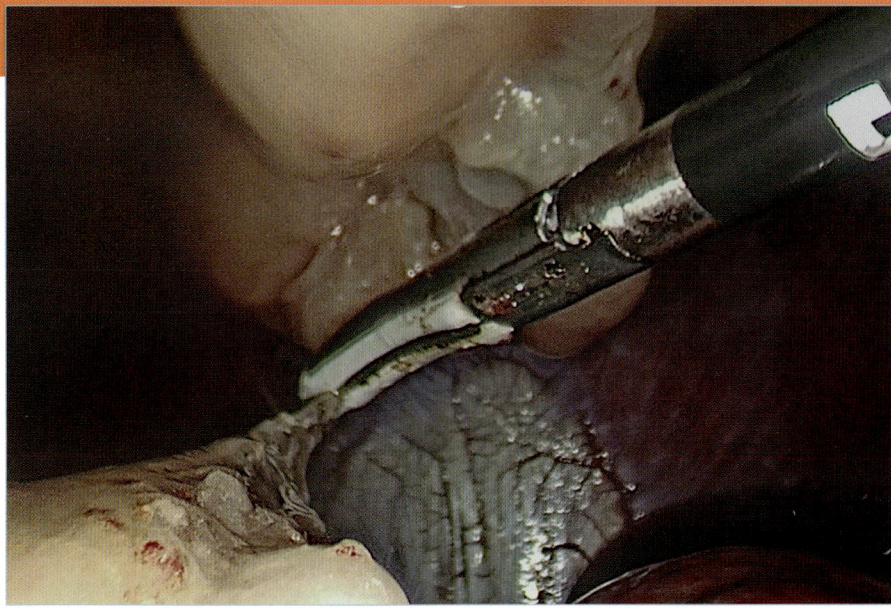

Fig. 5. Sección del ligamento falciforme.

Técnica hiliar

Tras explorar el abdomen e identificar todas las masas detectadas mediante las técnicas de imagen, se debe identificar la confluencia portal (fig. 6). En este punto el cirujano puede seguir el trayecto de las estructuras vasculares para aislarlas a nivel lobular. No es necesario eliminar las adherencias si no interfieren con la visualización. Una vez aisladas las estructuras se deben ligar para eliminar el flujo sanguíneo de la zona afectada. Esto reduce significativamente el riesgo de hemorragias (y, por lo tanto, la pérdida innecesaria de volumen sanguíneo) y produce un efecto isquémico en el tumor, lo que reduce el riesgo de liberación de células tumorales durante la manipulación y extracción de la lesión neoplásica (fig. 7). Para el cierre de la vena porta, la arteria hepática y el conducto biliar, frecuentemente se utilizan clips de polipropileno, pero también pueden usarse ligaduras tradicionales con nudos intracorpóreos (fig. 8).

Ver vídeo 1
Lobectomía hiliar

175

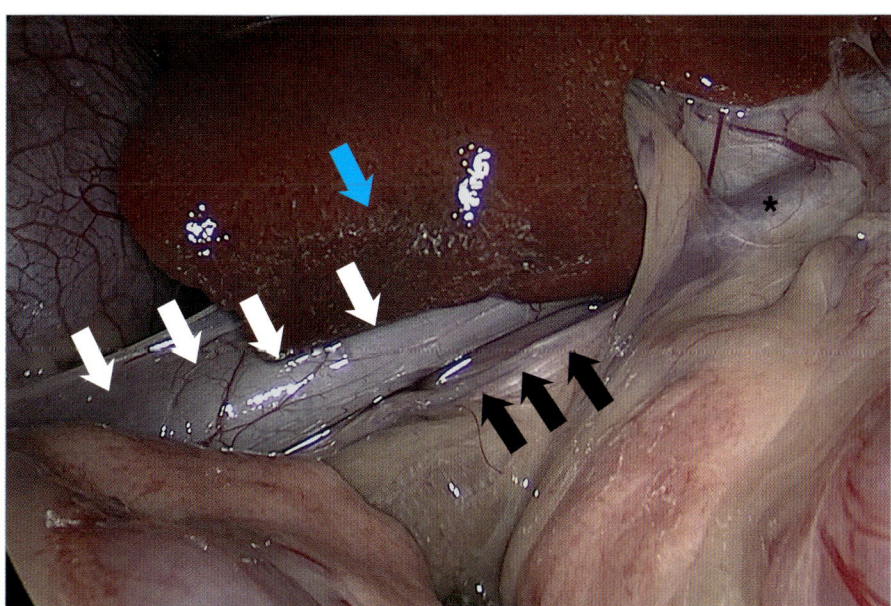

Fig. 6. Imagen intraoperatoria de la confluencia portal (asterisco), la vena cava caudal (flechas blancas), el tronco celíaco (flechas negras) y el lóbulo hepático caudado (flecha azul).

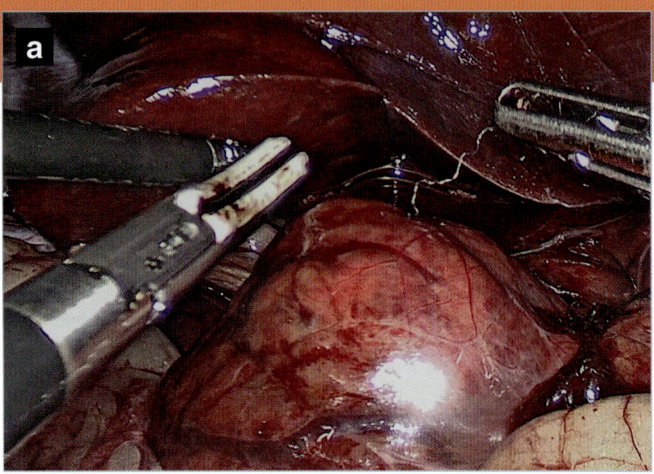
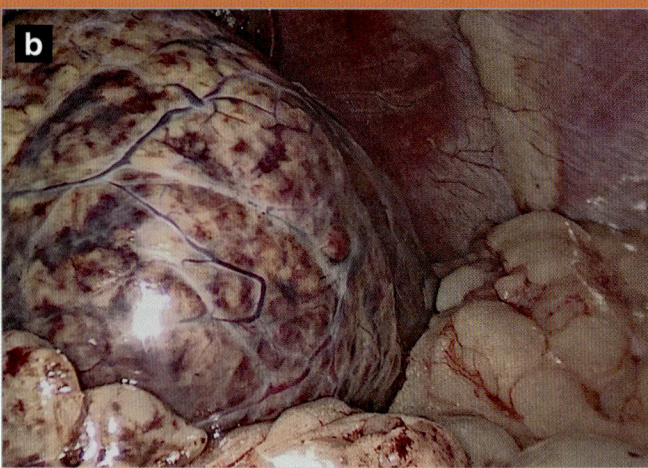

Fig. 7. Comparación de la visualización de un tumor hepático en el lóbulo lateral izquierdo antes (a) y después (b) de la ligadura del hilio lobular.

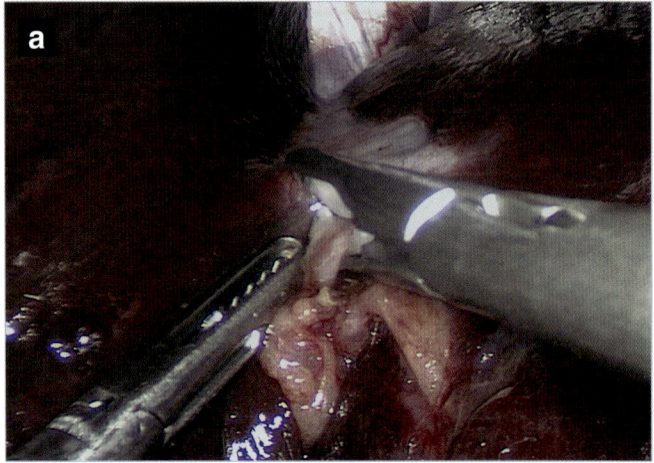
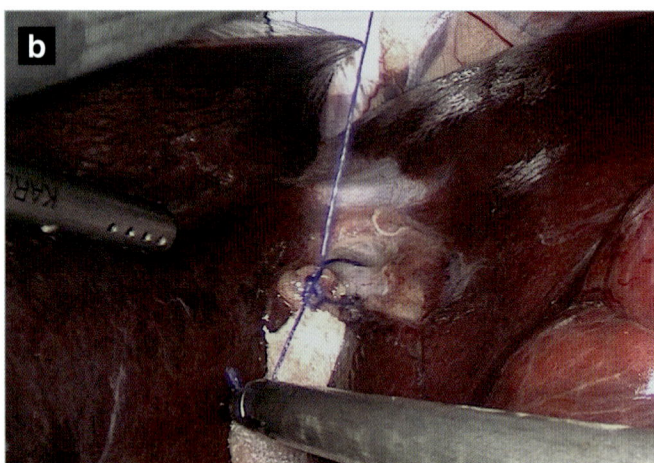

Fig. 8. Cierre vascular lobular mediante el uso de un clip vascular (a) o de una ligadura intracorpórea (b).

Considerando que las venas hepáticas son intraparenquimatosas, tanto en la hepatectomía divisional como en la hiliar (lobular), se debe seccionar el parénquima cerca de la desembocadura de estas venas. Esta maniobra se lleva a cabo para tener una vena hepática de longitud suficiente para ligarla cerca de la vena cava caudal si las suturas mecánicas fallasen, longitud inexistente si se realiza una ligadura interlobular o entre el lóbulo y la vena cava. La sección parenquimatosa sin duda da como resultado la presencia de parénquima remanente avascular, que puede sufrir un proceso autolítico posoperatorio y producir inflamación; pese a ello, es muy raro enfrentarse a una complicación como esta en perros y gatos y, si ocurre, puede manejarse médicamente.

En la experiencia del autor, el uso de bisturíes ultrasónicos es particularmente útil para la sección del parénquima hepático.

La sección parenquimatosa se realiza por planos, de superficial a profundo, desde la cara visceral hacia la parietal. El bisturí ultrasónico debe estar activado cuando penetra (con la rama móvil) el parénquima, para luego seccionar de profundo a superficial. Se repite esta maniobra a lo largo de todo el recorrido de la incisión marcada previamente (fig. 9). También es posible llevar a cabo este paso quirúrgico usando solo selladores vasculares. En este punto es crucial conocer la posición de la vena hepática correspondiente para evitar lacerarla y producir una hemorragia retrógrada. Como consecuencia del control vascular hiliar realizado previamente, la sección del parénquima no produce grandes pérdidas de sangre y, en caso de una lesión iatrogénica en la vena lobular, esta suele ser poco importante porque la vena está colapsada y solo tiene flujo retrógrado desde la vena cava. Una vez reducido el espesor del parénquima manteniendo la vena sin disecar, se termina la sección parenquimatosa usando una sutura mecánica lineal (fig. 10). Es posible que sean necesarias dos o tres cargas de sutura mecánica de 45 mm para llegar a la cara diafragmática, dependiendo del tamaño del paciente. Para terminar la hepatectomía, se seccionan los ligamentos involucrados: en los lóbulos laterales y mediales, los ligamentos triangulares; en el lóbulo caudado, el hepatorrenal, que usualmente es necesario cortar al inicio de la cirugía. En este momento se buscan y escinden los linfonodos que puedan estar comprometidos y se aspira el líquido sanguinolento y el suero de los lavados.

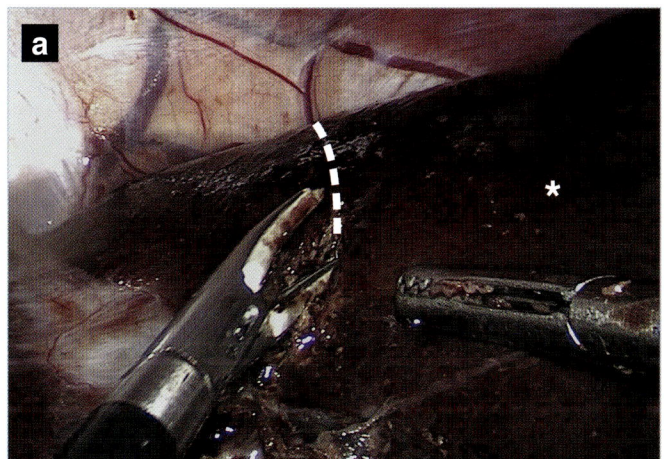
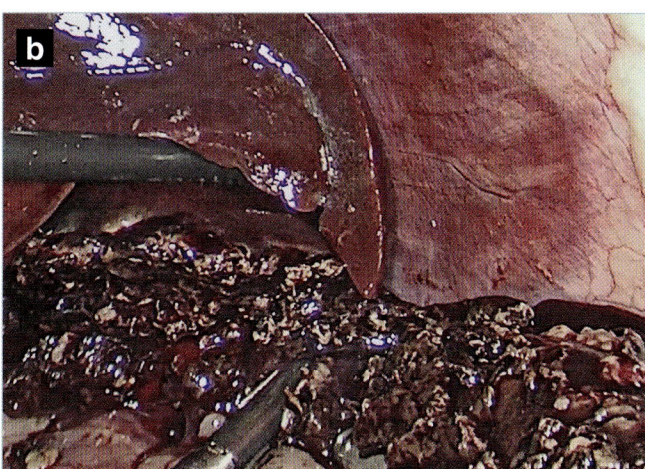

Fig. 9. Disección del parénquima hepático en el trayecto deseado. Inicio de la sección (a). La disección (línea discontinua) se realiza por planos, de superficial a profundo, cerca de la separación interlobular. Se deja a propósito un remanente parenquimatoso, que se separa del resto del lóbulo afectado por la neoplasia (asterisco). Sección casi terminada, sin hemorragias portales ni arteriales (b). En caso de que la sutura mecánica falle, es posible repetir la maniobra en el remanente parenquimatoso (a la izquierda en la figura).

177

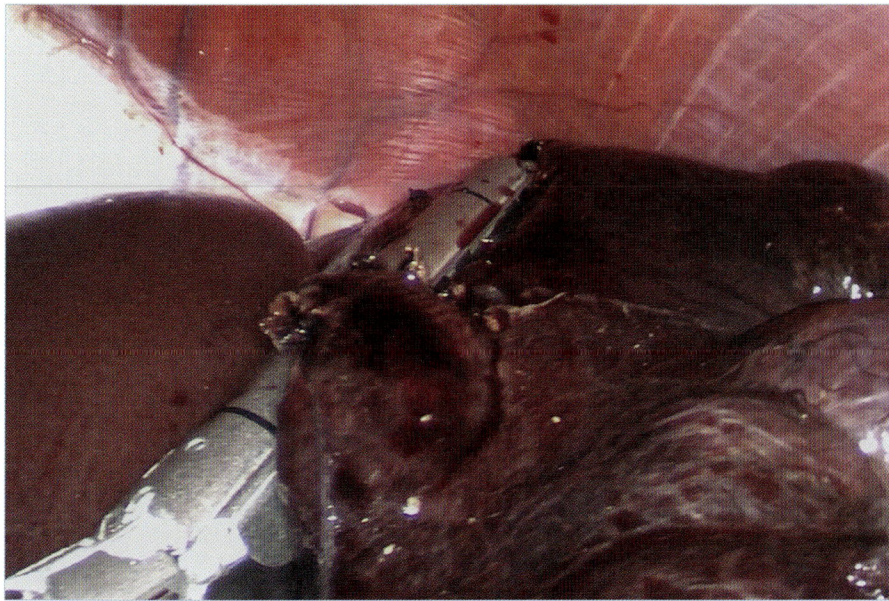

Fig. 10. Uso de sutura mecánica lineal para realizar la separación hepática.

Técnica preservadora de parénquima

A diferencia de la técnica hiliar, este procedimiento no involucra el cierre vascular lobular definitivo, sino que solo se realiza la sección del parénquima. El criterio de selección para este procedimiento es que la lesión sea marginal y de tamaño proporcionalmente pequeño (<40 % del lóbulo). Por este motivo no es necesario seccionar las venas lobulares principales.

La sección del parénquima hepático se realiza por planos, de superficial a profundo, usando solo un bisturí ultrasónico y dejando una superficie de sección lobular o un cráter; el uso de sutura mecánica no es necesario en la mayoría de los casos (fig. 11). Si los instrumentos de energía no son suficientes, se puede cubrir la superficie de sección con láminas de coagulantes.

Ver vídeo 2
Lobectomía preservadora de parénquima

> *Antes de iniciar la sección parenquimatosa, es recomendable colocar una ligadura transitoria en el pedículo hepático (maniobra de Pringle). Esta ligadura (Rummel) se puede apretar y soltar intermitentemente si es necesario. También se pueden utilizar pinzas vasculares como Bulldogs laparoscópicos o similares.*

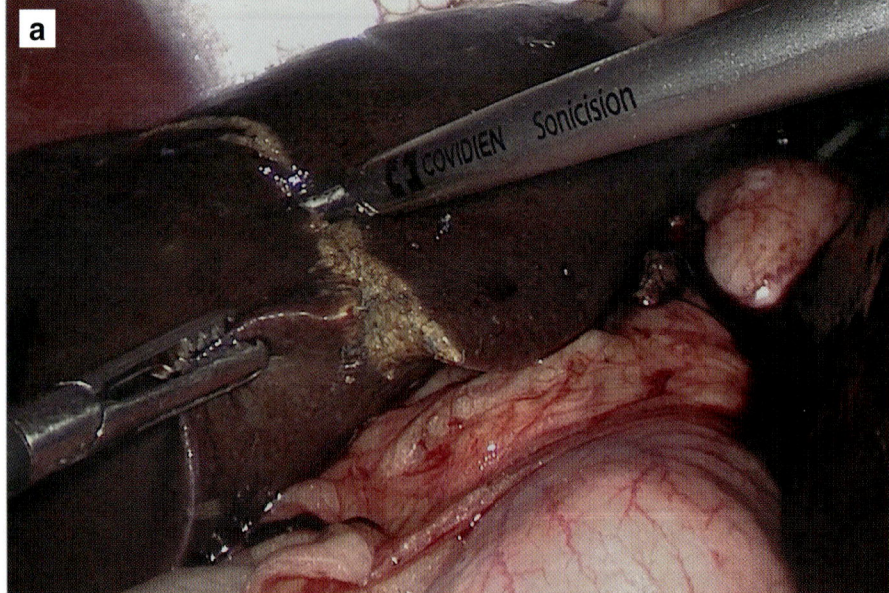

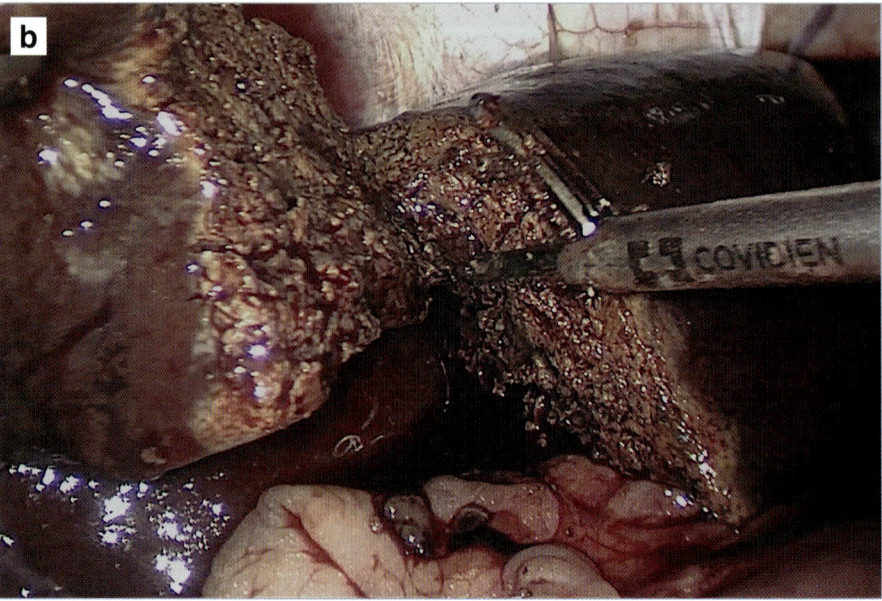

Fig. 11. Disección parenquimatosa sin cierre vascular lobular (vena porta y arteria hepatica) en una lobectomía preservadora de parénquima.

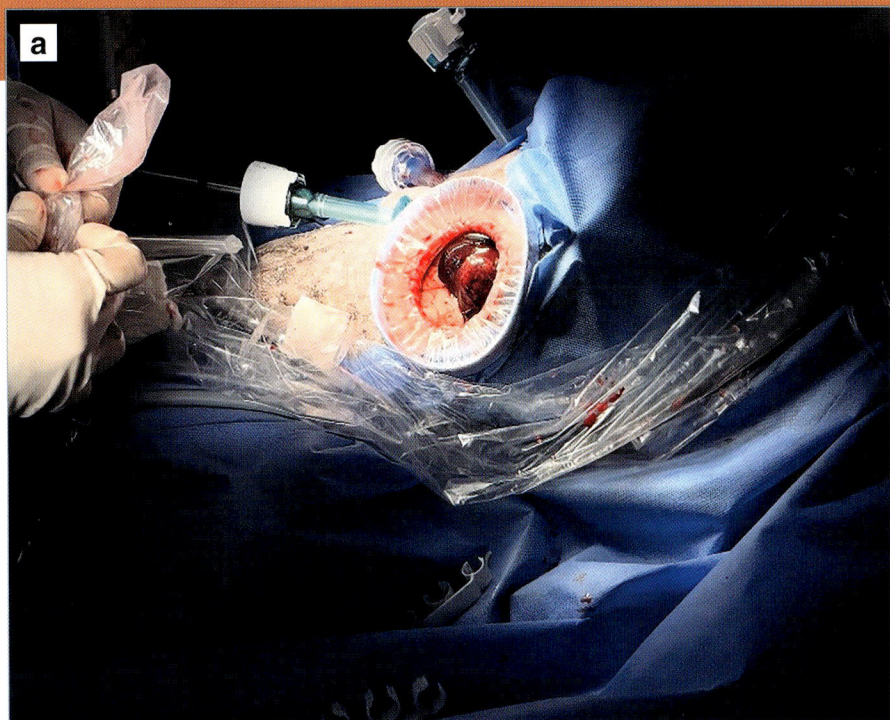

Cuando las lesiones son de pequeño tamaño, la pieza patológica se puede introducir en una bolsa de extracción laparoscópica para su retirada del abdomen. Cuando las lesiones son grandes (pueden llegar a ocupar hasta un cuarto del volumen abdominal), es posible extraerlas sin embolsar a través de una incisión protegida realizada uniendo la incisión de T2 o T3 con la de T4 (fig. 12). La pieza debe ser tallada y enviada, junto con los linfonodos extraídos, para un análisis histopatológico con el objetivo de establecer un diagnóstico y una estadificación oncológica certeros.

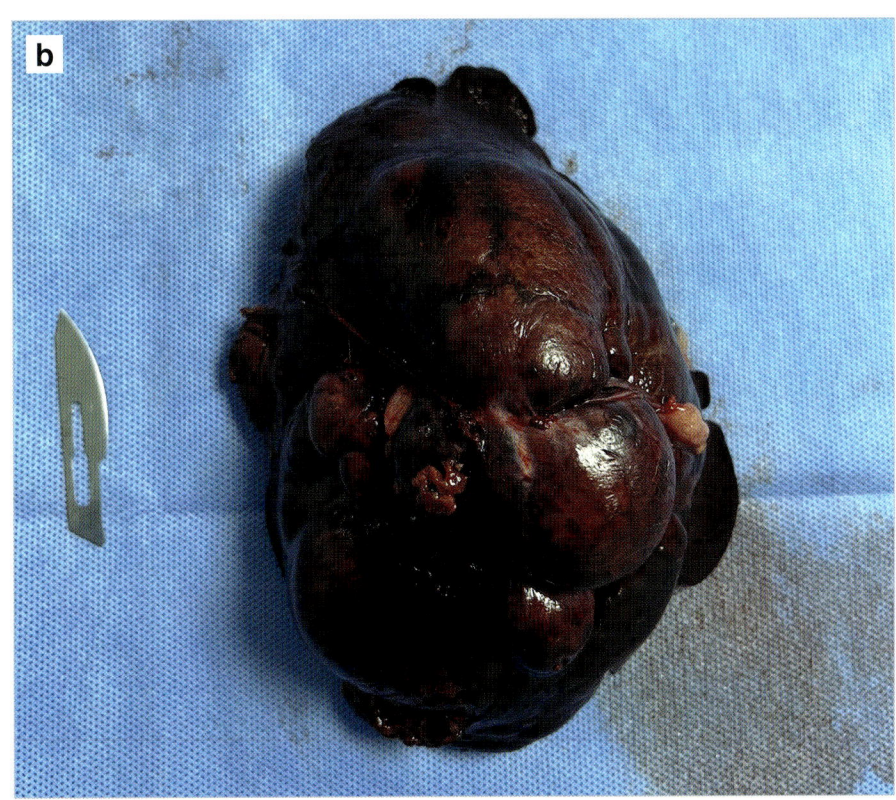

Fig. 12. Extracción de una masa hepática avascular a través de un protector de heridas (a). Ejemplo de un tumor hepático de grandes dimensiones ya escindido (b).

179

Fluorescencia intraoperatoria

De manera relativamente reciente se han incorporado al mercado quirúrgico nuevas tecnologías que permiten visualizar al instante un fluoróforo que sufra excreción hepática y que tenderá a acumularse en sectores altamente irrigados. Este fluoróforo (p. ej.: verde de indocianina) se puede inyectar de manera endovenosa o intraparenquimatosa en el paciente y, utilizando cadenas de imagen especiales, se puede observar intraoperatoriamente el grado de perfusión orgánica, detectar zonas de alta perfusión y resaltar la vía biliar. Varias experiencias en humanos y en animales han demostrado su utilidad para destacar y realzar las lesiones neoplásicas profundas y facilitar la identificación de los bordes tumorales.

Posoperatorio

En el periodo posoperatorio se requiere hospitalización avanzada, control hemodinámico y vigilancia abdominal (con AFAST) en caso de hemorragia. También es fundamental el control del dolor, no solo como principio ético, sino también para evitar la aparición de íleo intestinal y, por consiguiente, translocación bacteriana y septicemia.

A los 10 días posoperatorios se recomienda evaluar la función hepática. Una vez se tenga certeza del diagnóstico histopatológico y del estadio oncológico, se debe iniciar el tratamiento coadyuvante adecuado. Adicionalmente, se recomienda realizar un seguimiento activo mediante estudios de diagnóstico por la imagen cada 6 meses.

Posibles complicaciones

Las principales complicaciones que pueden aparecer en el periodo posoperatorio son:

- Hemorragia posquirúrgica. Si al final de la cirugía se realizó una búsqueda adecuada de hemorragias con un neumoperitoneo mínimo, es muy improbable que en el periodo posoperatorio inmediato se produzca un sangrado relevante. Si ocurre, se recomienda reevaluar el estado de coagulación del paciente y actuar en consecuencia, incluso considerando transfusiones de plasma o sangre entera fresca. Si la hemorragia es significativa, se debe reintervenir al paciente con urgencia.

- Insuficiencia hepática aguda o síndrome de respuesta inflamatoria sistémica. La agresión quirúrgica puede producir una disfunción hepática o incluso alteraciones sistémicas causadas por la tormenta de citocinas. Este fenómeno es más frecuente en caso de realizar una maniobra de Pringle demasiado prolongada, lo que puede desencadenar un síndrome de isquemia y reperfusión.

- Recidiva neoplásica *in situ* o peritoneal. La recidiva neoplásica siempre es un riesgo en cirugía oncológica, dentro de un contexto de intento curativo. En caso de que ocurra en el sitio operado previamente o en el mismo segmento, es posible realizar una hepatectomía de dos lóbulos contiguos si la enfermedad no está en un estadio metastásico avanzado. Si la recidiva se encuentra en un lóbulo no contiguo, no se recomienda una reintervención quirúrgica, sino derivar al paciente a tratamientos paliativos con quimioterapia. Finalmente, si hay metástasis peritoneal única, se indica la resección, mientras que si es múltiple, se debe reestadificar y actuar en concordancia.

Mucocele biliar, colelitiasis y masas biliares

Francisco Julián Pérez Duarte, Jorge Gutiérrez del Sol, Miguel Ángel Sánchez Hurtado, Isabel Rodríguez Piñeiro

Índice de presentación

Etiología, signos clínicos y diagnóstico

De forma general, las principales patologías que afectan a la vesícula biliar y que pueden requerir la realización de una colecistectomía son:

- El mucocele biliar es, por frecuencia de presentación, la principal indicación de esta cirugía. En esta patología se produce una hiperplasia mucinosa quística de la vesícula biliar que provoca una distensión progresiva de la misma como consecuencia de una acumulación de bilis y mucina (en algunas ocasiones se ha encontrado barro biliar formando parte del mucocele). De esta forma, la bilis cada vez se vuelve más espesa, pudiendo comportarse como una masa inmóvil, semisólida y firmemente adherida a la mucosa de la vesícula.

- La colecistectomía también se recomienda en pacientes con colelitiasis sintomática sin cálculos presentes en el conducto biliar común. Los cálculos en la vesícula biliar en muchas ocasiones no provocan cuadros clínicos, siendo hallazgos casuales. En los casos más graves pueden generar signos de enfermedad inflamatoria del sistema biliar, pudiendo llegar a provocar obstrucciones o perforación biliar, con la consecuente peritonitis asociada.

- Los tumores del sistema biliar son patologías muy poco frecuentes en pequeños animales. Entre ellas destacan los pólipos de la vesícula biliar, los cistoadenomas biliares y los colangiocarcinomas.

- La realización de colecistectomías también ha sido propuesta en colecistitis refractarias al tratamiento médico.

El mucocele biliar presenta una evolución lenta, por lo que en sus primeras fases los signos clínicos son poco evidentes y variados. Conforme avanza la enfermedad la sintomatología va en aumento, incluyendo vómitos, anorexia, letargo, fiebre, ictericia, dolor abdominal intenso o incluso *shock* en los casos más graves.

La ecografía abdominal se considera el método de elección para el diagnóstico de esta patología, mostrando una imagen con el típico patrón de "kiwi" (fig. 1). Esta imagen se caracteriza por una vesícula biliar aumentada de tamaño, llena de un contenido hiperecoico no dependiente de la gravedad, con un bordeado hipoecoico, correspondiente a un centro altamente denso de bilis, barro biliar y mucina. Sin embargo, aunque la ecografía abdominal se emplea de forma habitual para tipificar los mucoceles, el valor clínico de las clasificaciones ecográficas es controvertido porque no existe una clara relación entre la gravedad de los patrones ecográficos y la gravedad de la enfermedad.

Los resultados de la bioquímica sérica y del hemograma en patologías del sistema biliar extrahepático pueden diferir considerablemente entre cada paciente, siendo habitual la leucocitosis con desviación a la izquierda. Algunos autores asocian recuentos leucocíticos altos y la existencia de neutrofilia con elevadas tasas de mortalidad. Cambios en la bioquímica sérica incluyen el incremento de ALP, ALT, GGT y bilirrubina total. En los casos de obstrucción del conducto biliar también se produce un aumento de los niveles de colesterol. Respecto a los electrolitos, se ha descrito una relación entre los pacientes con hipopotasemia y elevadas tasas de mortalidad.

Hay que tener en cuenta que en aproximadamente el 13 % de los mucoceles se observa colonización bacteriana, por lo que la realización de una colecistocentesis ecoguiada para examen citológico y cultivo estaría indicada. A pesar de estos datos, en muchos de estos pacientes este procedimiento no se lleva a cabo (riesgo de fuga biliar consecuencia de la fragilidad de la pared) y se opta por enviar directamente un examen bacteriológico de la pared tras la exéresis de la vesícula.

Además de valorar las características ecográficas de la pared de la vesícula y de su contenido, se debe medir la vesícula, valorar si existe dilatación de las vías biliares intra- y extrahepáticas, determinar si existen cambios pancreáticos o del parénquima hepático y verificar la presencia de líquido libre. El líquido libre debería analizarse siempre para excluir una peritonitis biliar.

181

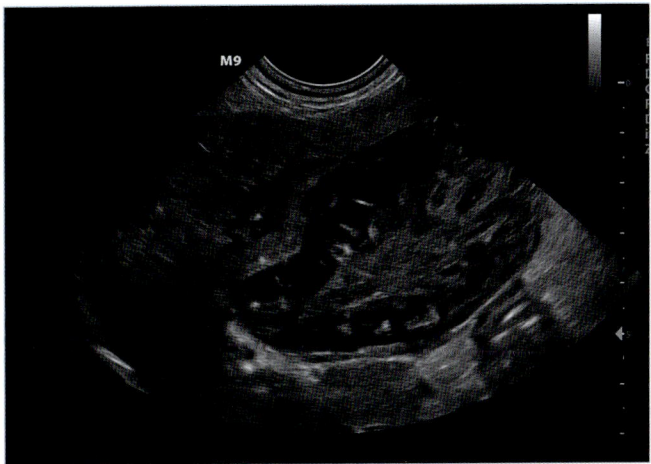

Fig. 1. Imagen ecográfica de mucocele biliar (tipo III), donde se observa la presencia de abundante cantidad de material ecogénico inmóvil, con parte del mismo adherido a la pared en forma de estrella. *Imagen cortesía de Francisco García Guerrero, Ecopet Diagnóstico Ecográfico Veterinario.*

Tratamiento y selección de los casos

El manejo médico del mucocele biliar consiste en tratar al mismo tiempo posibles causas predisponentes (dislipidemias, hiperadrenocorticismo, hipotiroidismo), si han podido identificarse, y el empleo de un tratamiento no específico que incluye fármacos coleréticos y protectores hepáticos, como el ácido ursodesoxicólico y la S-adenosilmetionina (SAM-e), y una dieta pobre en grasa. El tratamiento médico también incluye antibioterapia específica en función de los resultados del cultivo de bilis, aunque inicialmente se puede comenzar con metronidazol o antibióticos de amplio espectro. De forma complementaria, y en función de los signos clínicos, se instaurará fluidoterapia para corregir cualquier posible desequilibrio electrolítico y se administrarán antieméticos, antiácidos, gastroprotectores y vitamina K_1.

> *Si se va a plantear el abordaje laparoscópico para realizar la colecistectomía, el diagnóstico ecográfico debe incluir obligatoriamente las medidas de la vesícula (eje longitudinal y eje transversal) y la evaluación de las vías biliares intra- y extrahepáticas.*

> *Los autores consideran que la colecistectomía debe realizarse una vez diagnosticado el mucocele, aunque los signos clínicos no sean muy evidentes. De esta forma se evitarán tasas de mortalidad más elevadas.*

Aunque el tratamiento médico puede funcionar bien en algunos pacientes, según estudios recientes resulta más conveniente optar por el tratamiento quirúrgico mediante colecistectomía, aun cuando el mucocele se encuentre en una etapa inicial. Tradicionalmente, ha existido la tendencia a retrasar la cirugía hasta que el tratamiento médico se muestra totalmente ineficaz o la sintomatología es muy grave. Esta forma de actuar puede originar complicaciones graves, aumentando dramáticamente las tasas de mortalidad tras la colecistectomía hasta el 33 %, en función de la bibliografía consultada. Por el contrario, recientemente se han publicado dos estudios en los que se evidencian tasas de mortalidad de solo el 2-6 % si se realiza la colecistectomía en pacientes con patología incipiente, con recuperaciones muy rápidas en caso de llevarla a cabo mediante abordaje laparoscópico.

En cualquier caso, es importante seleccionar los pacientes que se derivan para realizar una colecistectomía laparoscópica. Este tipo de intervenciones solo debe llevarse a cabo en pacientes con patología biliar no complicada, excluyendo los casos de perforaciones biliares, obstrucción de las vías biliares o peritonitis. Igualmente, en las primeras etapas de la curva de aprendizaje de esta cirugía se deben evitar animales obesos, vesículas muy aumentadas de tamaño y casos en los que exista una gran reacción peritoneal alrededor de la vesícula.

> *Se debe realizar una meticulosa selección de los casos para evitar complicaciones y altas tasas de conversión a cirugía abierta.*

182

Recuerdo anatómico

La vesícula biliar es un órgano en forma de pera situado en el abdomen craneal, entre los lóbulos medial derecho y cuadrado del hígado (fig. 2). Está irrigada por la arteria cística, que suele ser una rama de la arteria hepática derecha, aunque puede proceder de la arteria hepática común o de la arteria hepática izquierda.

La vesícula recibe y drena la bilis a través del conducto cístico, el cual se incorpora junto con los conductos hepáticos al conducto biliar común. Este conducto recorre el ligamento hepatoduodenal hasta desembocar en el duodeno a través de la papila duodenal mayor. En los perros el conducto pancreático menor desemboca también en esta papila, mientras que el conducto pancreático accesorio (que es el principal en esta especie) entra en el duodeno a través de la papila duodenal menor, de forma independiente al conducto biliar común. Sin embargo, en los gatos el conducto biliar común casi siempre se fusiona con el conducto pancreático mayor antes de entrar al duodeno, por lo que estos animales son más susceptibles de sufrir pancreatitis como consecuencia de obstrucciones biliares extrahepáticas.

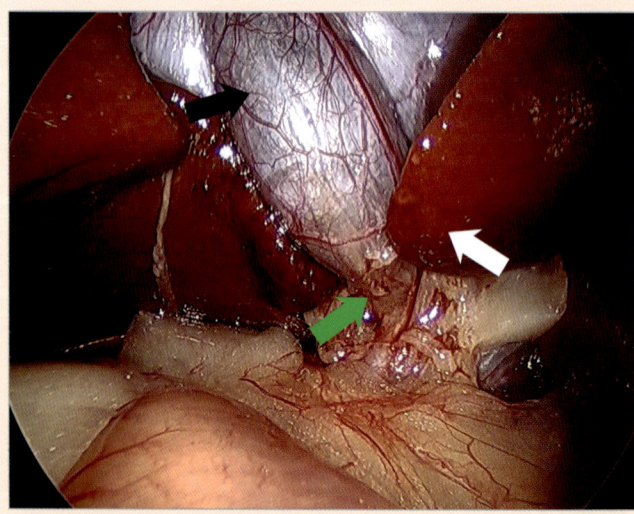

Fig. 2. Imagen anatómica de la vesícula biliar (flecha negra) y del conducto cístico (flecha verde). En algunos animales el proceso papilar del lóbulo caudado (flecha blanca) puede dificultar la visualización del conducto cístico.

Colecistectomía

Aspectos quirúrgicos generales

Preparación del paciente

Se deben corregir los posibles desórdenes hidroelectrolíticos ocasionados por la patología hepatobiliar. Igualmente, se debe prestar especial atención a las pruebas de coagulación preoperatorias, ya que una obstrucción prolongada del sistema biliar extrahepático conlleva a una mala absorción de vitamina K y deficiencia de los factores de coagulación II, VII, IX y X. Por último, el paciente se somete a un ayuno de sólidos previo a la intervención de 12 horas.

> *Resulta fundamental realizar pruebas de coagulación antes de la cirugía. En aquellos pacientes con alteraciones en los tiempos de coagulación, debe administrarse como primera opción plasma fresco congelado. Algunos autores aconsejan la administración de vitamina K_1 en dosis de 0,5-1 mg/kg por vía subcutánea cada 12 horas antes de la cirugía, incluso en pacientes con paneles de coagulación normales.*

La preparación del abdomen incluye el rasurado amplio desde el extremo distal de la apófisis xifoides hasta el pubis, y lateralmente hasta el tercio dorsal de la pared abdominal. Posteriormente se prepara de forma aséptica toda la zona rasurada.

Posicionamiento del paciente y de los equipos

La organización de los equipos dentro del quirófano y la disposición de los cirujanos son dos aspectos que influyen enormemente en la ergonomía del procedimiento. La torre de laparoscopia se sitúa cerca de la cabeza del paciente en el lado derecho de la mesa. Los cirujanos generalmente se colocan a los pies de la mesa (posición francesa) o en el lado izquierdo del paciente (posición americana) en el caso de que se trate de un animal de gran tamaño (fig. 3).

El paciente se coloca en decúbito dorsal y se fija cerca del borde caudal de la mesa para facilitar al cirujano el acceso al campo operatorio, mejorando su ergonomía. Se puede inclinar la mesa en una posición de anti-Trendelenburg para que el estómago y el intestino delgado se retraigan por gravedad hacia el abdomen caudal, aumentando así ligeramente el espacio de trabajo.

Colocación de los trocares

Inicialmente, se coloca un trocar de 10 mm (T1) en la región infraumbilical, ligeramente lateralizado hacia el hemiabdomen derecho, evitando así el ligamento falciforme (fig. 4). A través de la incisión de este trocar se retirará la vesícula biliar al finalizar el procedimiento. Lateral y triangulando con el primer trocar se colocan otros dos puertos de 5 mm, quedando el del abdomen izquierdo (T2) en una posición ligeramente craneal al trocar de la óptica y el del abdomen derecho (T3) prácticamente a su nivel. De esta forma se consigue un ángulo de trabajo óptimo entre la vesícula biliar y los instrumentos. Por último, en la región subcostal izquierda se introduce un cuarto trocar de 5 mm (T4) para el empleo de un retractor o de una pinza de agarre atraumática, que mantendrá la vesícula suspendida.

183

> *Existen diferentes opciones en cuanto a la colocación de los trocares se refiere, pero la preferencia por los autores consiste en llevar a cabo la técnica con cuatro trocares de trabajo.*

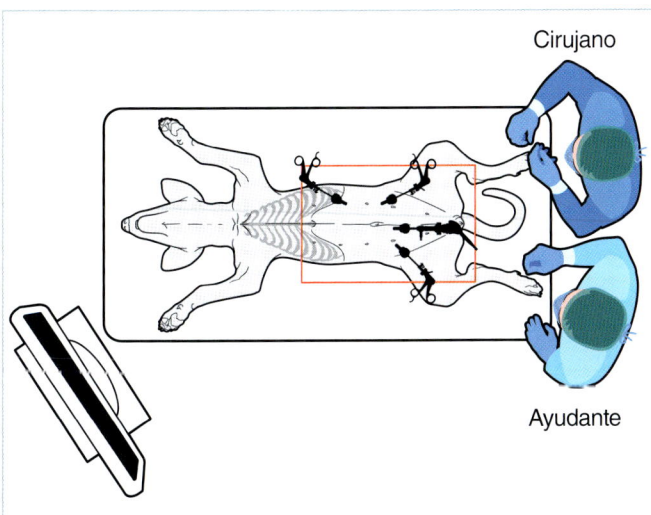

Fig. 3. Posicionamiento del paciente y de los equipos para la colecistectomía laparoscópica.

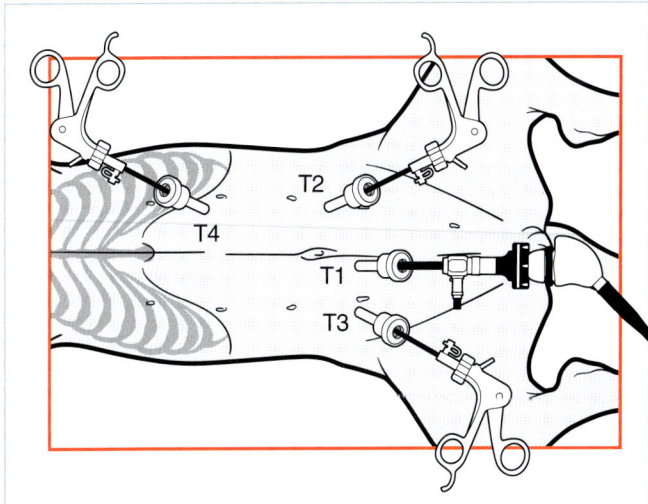

Fig. 4. Colocación de los trocares para la colecistectomía laparoscópica.

Técnica quirúrgica

Dificultad técnica		

Ver vídeo 1
Colecistectomía laparoscópica

Una vez introducidos los trocares, la cirugía comienza con la exploración de la cavidad abdominal y la exposición de la vesícula y de los conductos biliares. Para visualizar correctamente el conducto cístico, la vesícula se eleva empleando unas pinzas de agarre atraumáticas o un retractor hepático (fig. 5). Las pinzas que sujetan a la vesícula deben ser lo más atraumáticas posible y no ejercer una tracción excesiva, ya que en muchos casos la pared de la vesícula será muy friable. Por ello, siempre que sea posible resulta preferible realizar esta maniobra sin sujetar directamente la pared de la vesícula, evitando así posibles perforaciones iatrogénicas. Para ello, existen retractores de 3 o 5 valvas, pero en opinión de los autores los mejores son los retractores articulados, ya que su introducción es posible a través de un trocar de 5 mm y son menos traumáticos con el parénquima hepático.

En los casos en que existan adherencias a la vesícula, estas deben disecarse de forma muy cuidadosa, hasta lograr visualizar los conductos biliares (fig. 6). Las principales estructuras anatómicas que se suelen adherir a la vesícula son el omento, el ligamento falciforme, el estómago, el duodeno y el páncreas. La imposibilidad de liberar estas adherencias de forma segura constituye uno de los motivos de conversión a cirugía abierta.

Igualmente, cuando existe excesiva dilatación de los conductos biliares se debe valorar la conversión a cirugía abierta si de forma laparoscópica no se logra identificar y resolver la posible obstrucción.

> **✳ *Siempre se deben explorar inicialmente las vías biliares para confirmar que no se encuentran excesivamente dilatadas. Los animales con obstrucciones de las vías biliares extrahepáticas no son buenos candidatos para el abordaje laparoscópico.***

184

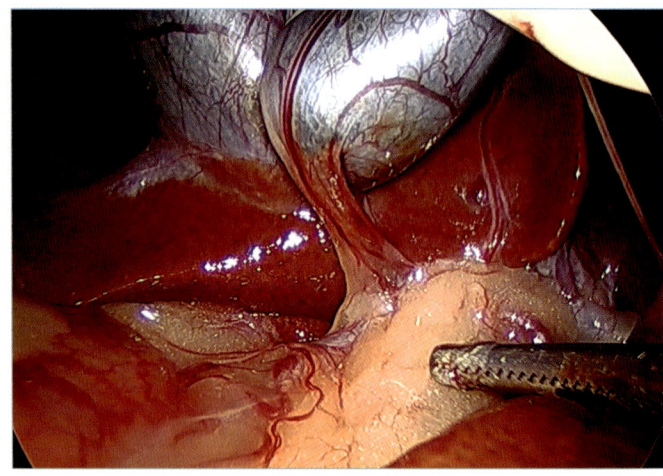

Fig. 5. Exposición del conducto cístico mediante la elevación de la vesícula biliar y tracción en sentido caudal del omento y de la grasa que lo recubre.

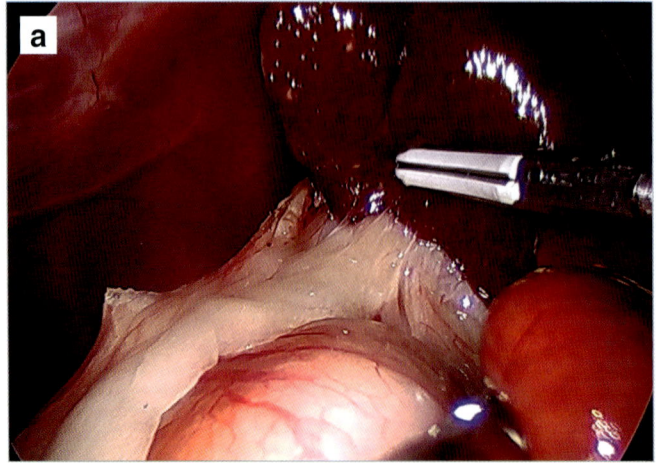

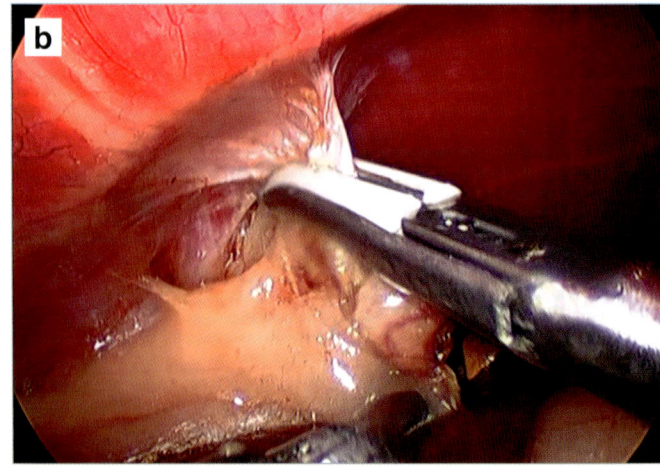

Fig. 6. Vesícula biliar con adherencias (a). En ciertos casos, la vesícula biliar no se puede visualizar hasta no liberar las adherencias que la recubren. Estas deben retirarse de forma extremadamente cuidadosa para no lesionar las vías biliares (b).

Aunque se puede comenzar la cirugía con la disección del infundíbulo de la vesícula, de forma similar a como se lleva a cabo en cirugía convencional, los autores prefieren realizar primero la disección y ligadura del conducto cístico. Esta disección comienza liberando por ambos lados el recubrimiento peritoneal que fija el conducto y la vesícula al hígado (fig. 7a).

> ∗ *La disección del conducto cístico constituye el momento crítico de esta cirugía, ya que es cuando se pueden producir las complicaciones de mayor gravedad, como la ligadura o la lesión iatrogénica de algún conducto hepático.*

Mediante un gancho de coagulación (aunque se debe usar la energía monopolar lo mínimo posible), un disector de Maryland o un disector en ángulo recto se diseca por completo el conducto cístico, liberándolo de sus adherencias posteriores al hígado (fig. 7b). Durante estas maniobras, suelen ser frecuentes pequeños sangrados del parénquima hepático, por lo que puede ser necesario limpiar el campo quirúrgico con una gasa o con un aspirador-irrigador. Aunque existe la arteria cística, esta no suele ser visible en la mayoría de los animales, ligándose junto con el conducto cístico.

La ligadura del conducto se puede realizar con sutura intracorpórea, con clips de titanio, clips de polímero de tipo Hem-o-lok, o incluso directamente con un sellador vascular. De todos estos dispositivos, en opinión de los autores, los que mejor funcionan, por su seguridad y sencillez de colocación, son los clips de polímero.

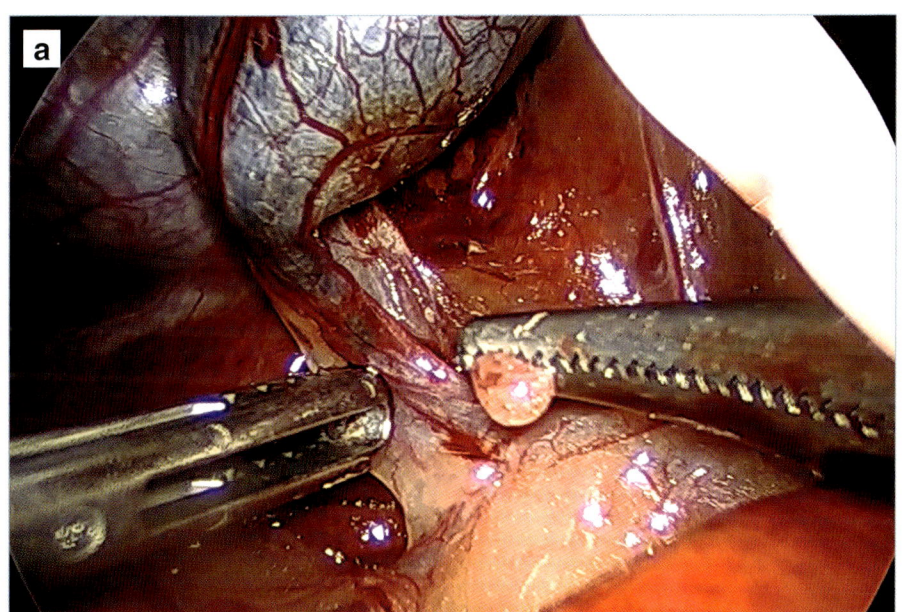

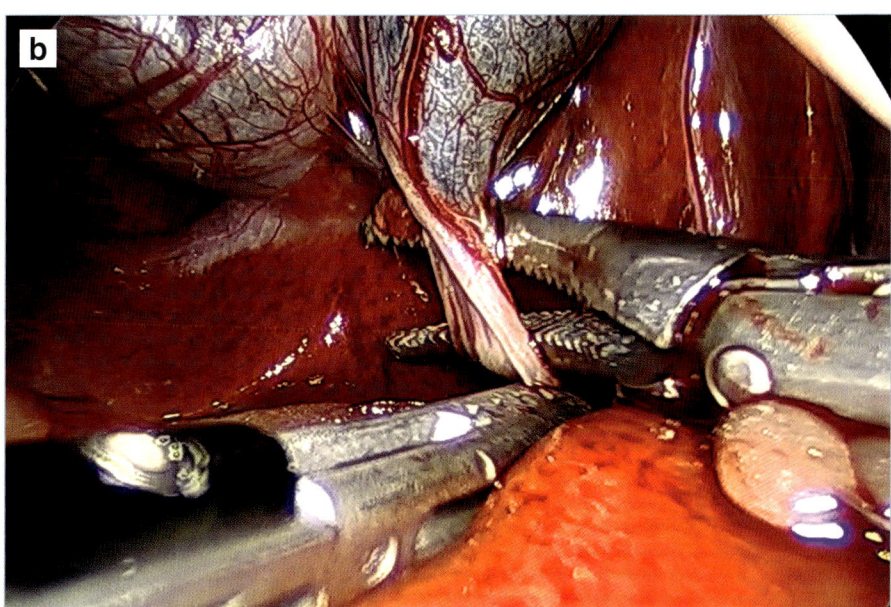

> ∗ *Antes de colocar los clips se debe tener total seguridad de que únicamente se va a ligar el conducto cístico y que ninguna vía biliar desemboca por encima del lugar donde se va a realizar la oclusión del conducto. Para ello se deben disecar 2 cm del cuello y del cuerpo de la vesícula, comprobando que en dicho espacio únicamente se encuentra una estructura tubular visible, que corresponde al conducto cístico. Esto es una adaptación para veterinaria de lo que en cirugía humana se conoce como visión crítica de seguridad (VCS).*

185

Fig. 7. Disección y ligadura del conducto cístico. Mediante disección roma y coagulación se inicia por ambos lados la disección del conducto cístico (a). La disección debe ser completa y lo suficientemente amplia como para permitir colocar, al menos, cuatro clips vasculares (b).

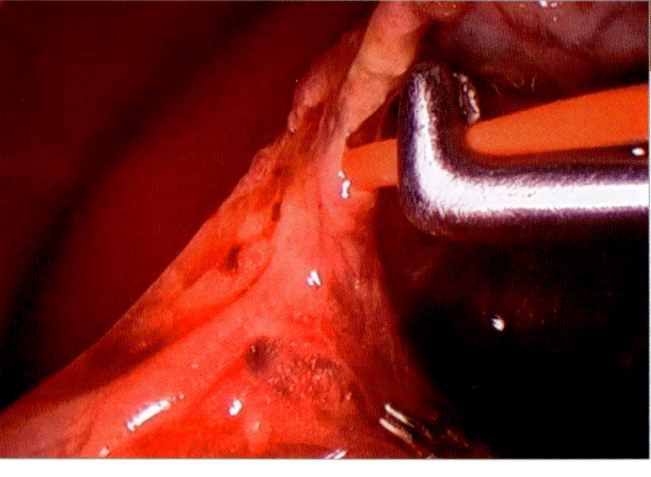

A pesar de haberse demostrado que la cateterización y el lavado del conducto cístico solamente son necesarios en los casos en los que existen evidencias claras de obstrucción de la vía biliar, esta maniobra puede llevarse a cabo de forma laparoscópica (fig. 8), siendo incluso factible la realización de una colangiografía intraoperatoria si se dispone de un fluoroscopio.

Aunque tradicionalmente se ha recomendado realizar siempre la cateterización y lavado del conducto cístico, recientemente se ha puesto en evidencia que esta maniobra aumenta la tasa de pancreatitis posoperatoria. Por ello, únicamente se debería realizar la cateterización del conducto cístico en los casos en los que existan signos claros de obstrucción de la vía biliar. Estos resultados se han visto reforzados por otro estudio muy reciente, en el que se ha llevado a cabo colecistectomía laparoscópica en 82 perros con mucocele biliar, sin cateterizar el conducto cístico en ningún caso, obteniendo un 96 % de supervivencia a los 6 meses.

Fig. 8. Tras colocar un clip proximal a la vesícula, se realiza un pequeño corte en el conducto cístico, a través del cual se introduce una sonda flexible de punta roma. La sonda se fija con una pinza atraumática o ligadura para evitar su desplazamiento y la fuga del suero o contraste instilado. *Imagen cortesía del Dr. Justin Ganjei, DVM, DACVS-SA.*

> ✱ *Solo se recomienda cateterizar y lavar el conducto cístico en los casos en los que haya signos claros de obstrucción de la vía biliar, ya que aumenta el riesgo de pancreatitis posoperatoria.*

Para la ligadura del conducto cístico si se emplean clips de polímero, el mecanismo de cierre del mismo se debe visualizar antes de cerrarlo (fig. 9a), comprobando así que el clip engloba todo el conducto, ya que de lo contrario se produciría una ligadura parcial o incluso se podría perforar con el clip. Al menos se deben colocar dos clips en la porción proximal del conducto y otro en la distal (la más pegada a la vesícula). En este punto los autores prefieren colocar también dos clips en la zona distal para evitar un posible deslizamiento del clip durante la disección de la vesícula, con la consiguiente fuga de contenido biliar (fig. 9b).

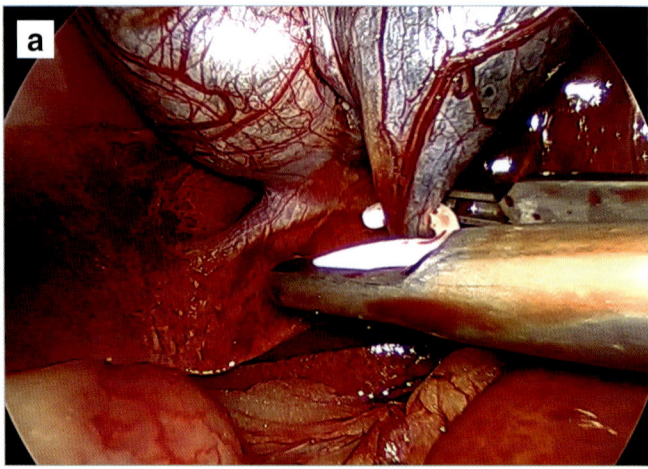

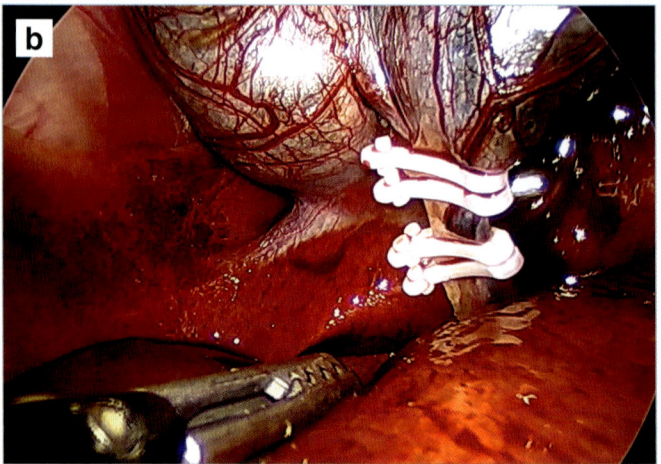

Fig. 9. Ligadura del conducto cístico con un clip vascular. Antes de cerrarlo hay que asegurarse de que el clip sobrepasa el conducto y que no engloba ninguna otra estructura vecina o el parénquima hepático (a). Para minimizar el riesgo de deslizamiento de los clips se deben colocar dos clips en la porción proximal del conducto y otros dos en la distal (b).

La sección del conducto cístico se realiza con tijeras de laparoscopia, sin emplear coagulación, manteniendo dos clips en la zona proximal y dos en la distal (fig. 10).

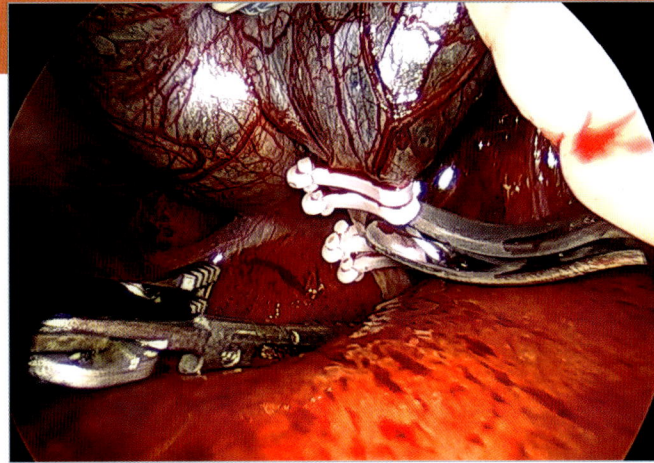

Fig. 10. La sección del conducto se realiza con corte frío para evitar la retracción del muñón cístico a través de los clips.

La disección de la vesícula de la fosa hepática comienza por la cara lateral del peritoneo que une la vesícula al hígado. Este repliegue peritoneal se puede incidir con coagulación monopolar, con un sellador vascular o directamente con corte frío (figs. 11a y 11b). En este punto se debe intentar identificar el plano subseroso de la vesícula y seguirlo durante la liberación de la misma, para evitar profundizar en el parénquima hepático y, en consecuencia, evitando así sangrados profusos (fig. 11c). Durante la liberación de la vesícula conviene alternar maniobras de disección roma y coagulación de los pequeños vasos existentes. A pesar de ello, suelen ser frecuentes los pequeños sangrados del lecho hepático que, aunque son poco abundantes, conviene ir controlando con coagulación o presión con una gasa. De esta forma, se mantiene una buena visualización del campo quirúrgico y se evitan complicaciones mayores.

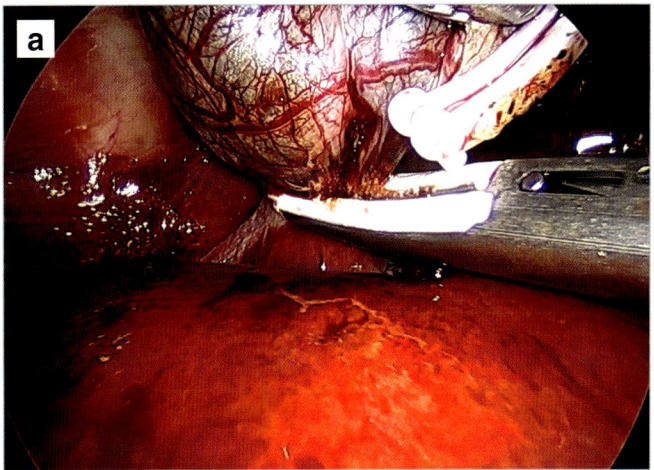

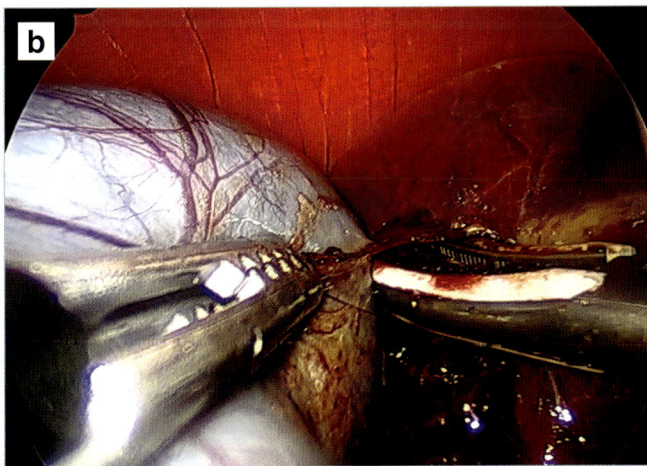

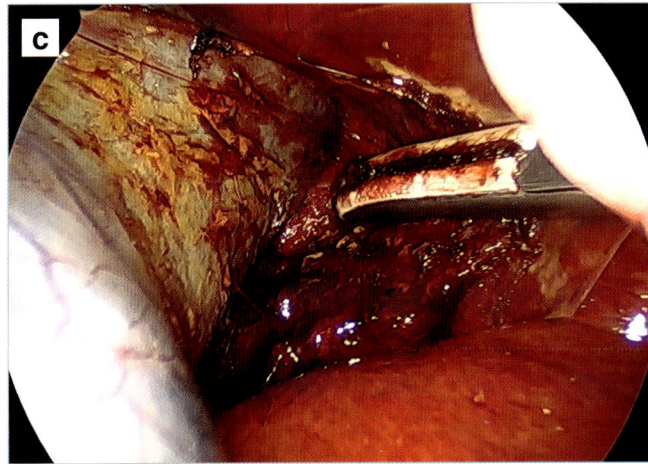

Fig. 11. Disección de la vesícula. Sección del repliegue peritoneal que une la vesícula al hígado mediante un sellador vascular (a). Se continúa avanzando hacia el *fundus* del órgano, alternando las maniobras de disección roma y coagulación de los pequeños vasos existentes (b). La correcta identificación del plano subseroso disminuye el riesgo de lesionar el parénquima hepático o la pared de la vesícula durante su disección (c).

Al avanzar en la disección, si se ha empleado una pinza de agarre para mantener la vesícula suspendida, esta debe reposicionarse para garantizar la correcta exposición del plano de disección. Como se ha mencionado anteriormente, las pinzas que sujetan la vesícula deben ser lo más atraumáticas posible, ya que en muchos casos la pared de la vesícula será muy friable.

Tras la liberación completa de la vesícula (fig. 12), se debe inspeccionar minuciosamente el lecho hepático para verificar que no existen fugas ni sangrados activos, realizando en caso de ser necesario lavados con suero salino.

Por último, la vesícula se introduce en una bolsa de extracción para su retirada de la cavidad abdominal a través de la incisión del trocar de 10 mm (fig. 13). Una vez dentro de la bolsa la vesícula se puede drenar desde el exterior para facilitar su extracción sin necesidad de ampliar la incisión del trocar de 10 mm.

> *Existen bolsas de extracción que se comercializan especialmente diseñadas para su uso en cirugía laparoscópica, aunque también se pueden emplear otras fabricadas de forma artesanal si se dispone de los medios para esterilizarlas.*

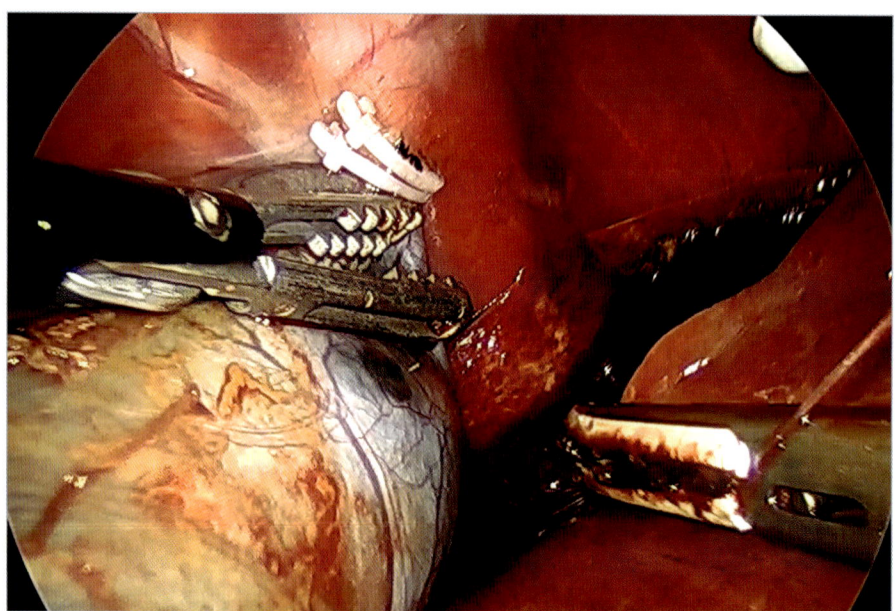

Fig. 12. Vesícula biliar totalmente liberada del lecho hepático.

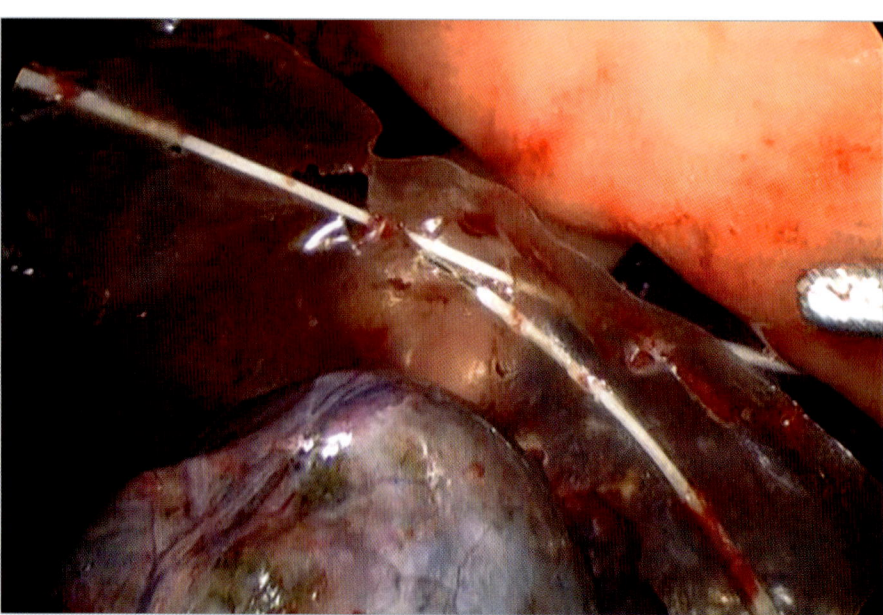

Fig. 13. La vesícula biliar se introduce en una bolsa de extracción para exteriorizarla de la cavidad abdominal a través de la incisión del trocar de 10 mm.

Colecistectomía retrógrada o "fundus primero" para vesículas complicadas

En cirugía humana la colecistectomía se considera uno de los procedimientos laparoscópicos más básicos en la actualidad. Sin embargo, en cirugía veterinaria existen una variedad de factores que pueden hacer que esta técnica "básica" se vuelva sumamente difícil y exigir del cirujano destrezas muy complejas para evitar complicaciones o iatrogenias tan graves como una lesión de la vía biliar. Entre estos factores se pueden destacar: pacientes obesos, vesículas muy aumentadas de tamaño, reacción peritoneal intensa alrededor de la vesícula, presencia de adherencias del epiplón o duodeno a la vesícula, conducto cístico muy corto o recubierto de abundante tejido adiposo y la incapacidad para retraer el infundíbulo (fig. 14). Por ello, cuando una

colecistectomía laparoscópica exige la aplicación de destrezas quirúrgicas mayores y la toma de decisiones críticas o distintas a las del método habitual para evitar morbilidad para el paciente, se puede catalogar como una "colecistectomía difícil".

En los casos en los que inicialmente no sea posible una correcta exposición del conducto cístico se puede optar por realizar la colecistectomía comenzando con la disección del fundus, como se haría en cirugía abierta. De esta forma, se libera primero toda la vesícula mediante disección roma y coagulación o sellado de los pequeños vasos, dejando para el final la oclusión y sección del conducto cístico (fig. 15).

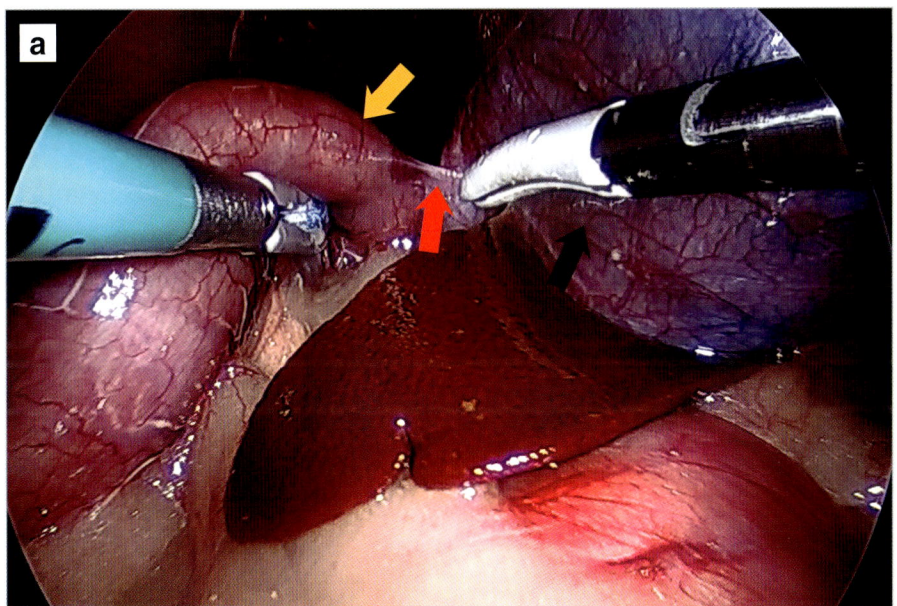

* La presencia de variantes anatómicas, los procesos inflamatorios crónicos que ocasionan la formación de múltiples adherencias, vesículas de gran tamaño, conductos císticos muy cortos o pacientes obesos, entre otras, aumentan considerablemente la dificultad del procedimiento y requieren un amplio conocimiento y mucha experiencia por parte del cirujano.

189

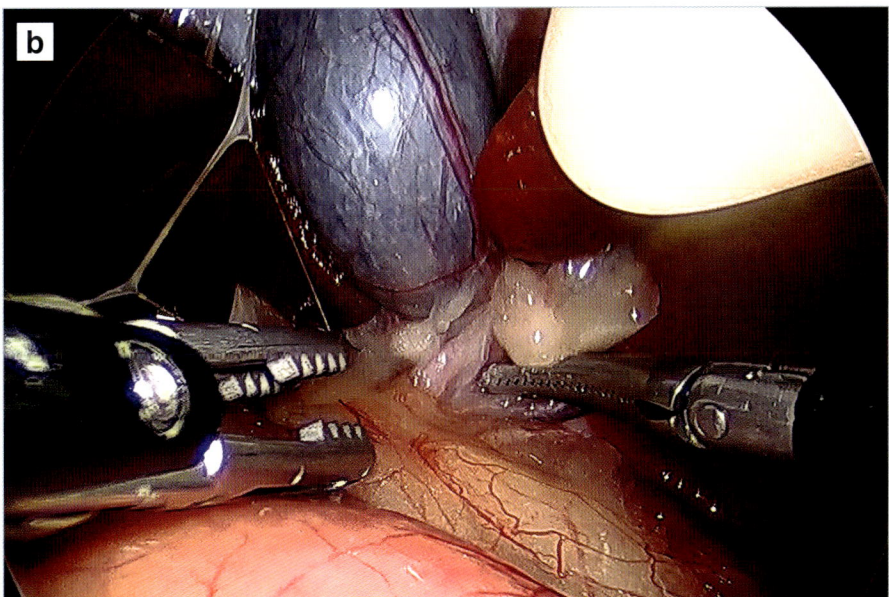

Fig. 14. Adherencia (flecha roja) entre la vesícula biliar (flecha negra) y el duodeno (flecha amarilla). Se debe minimizar el uso de la energía monopolar para la disección de este tipo de adherencia (a). La presencia de grasa en la región del hilio hepático dificulta inicialmente la identificación del conducto cístico y las vías biliares, por lo que debe ser disecado con mucha delicadeza (b).

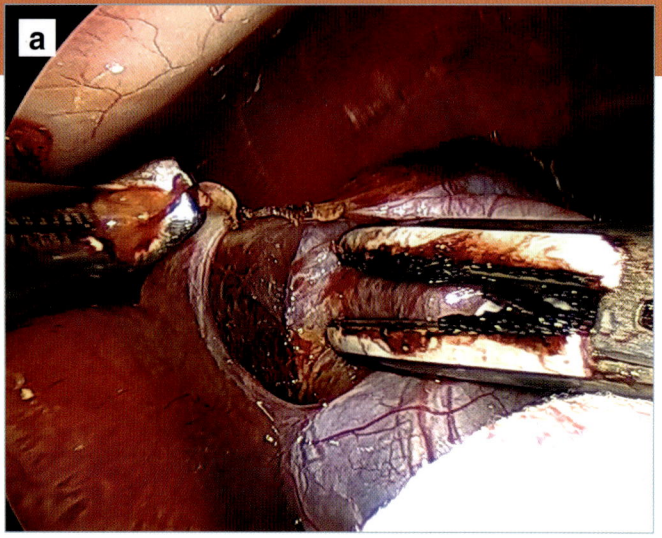

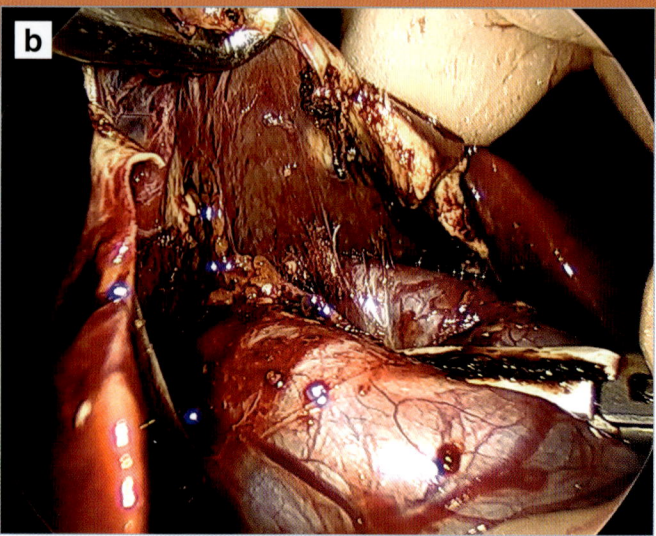

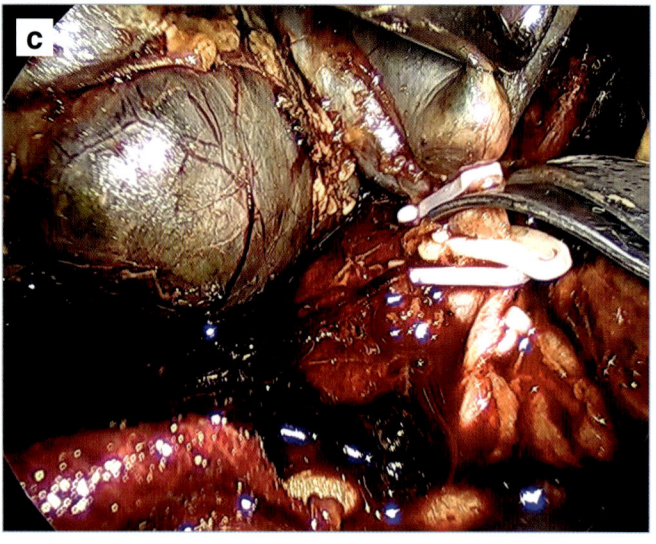

Fig. 15. La disección de la vesícula comienza en este caso desde el *fundus*, identificando y siguiendo el plano subseroso entre la vesícula y el lecho hepático (a). La disección se continúa hacía el cuello de la vesícula, extremando las precauciones en esta región para identificar con claridad el conducto cístico y las vías biliares (b). Tras la liberación completa de la vesícula, el conducto cístico se liga con clips vasculares y se secciona con tijeras (c).

Posoperatorio

Durante el posoperatorio inmediato el paciente debe recibir cuidados intensivos para atender cualquier complicación posquirúrgica que pueda tener lugar. La fluidoterapia y la correcta monitorización de los electrolitos y del equilibrio ácido-base debe continuar hasta que el paciente pueda tolerar la ingesta de líquidos.

Aunque se trate de un procedimiento mínimamente invasivo que genera menos dolor y malestar respecto al abordaje tradicional, debe garantizarse la correcta cobertura analgésica al paciente.

Igualmente, es muy recomendable realizar una analítica de perfil bioquímico, ya que los niveles de ALP, GGT, ALT y bilirrubina ayudan a detectar de forma temprana obstrucciones o fugas del sistema biliar extrahepático. En algunas ocasiones, puede existir un leve incremento en la concentración sérica de transaminasas debido a la inflamación posoperatoria como consecuencia de la cirugía.

Posibles complicaciones

Durante el desarrollo profesional del cirujano veterinario, los casos de "colecistectomía laparoscópica difícil" representan un verdadero reto que, en ocasiones, puede acarrear la aparición de complicaciones durante el desarrollo del procedimiento. Entre las más frecuentes se pueden destacar:

- Hemorragia abundante del lecho hepático, debido a una disección poco cuidadosa sin aplicar las correctas técnicas de hemostasia. Si el sangrado es en capa y superficial, podrá controlarse con una gasa (fig. 16) o electrocoagulación monopolar o bipolar, pero si el sangrado es más profundo será necesario suturar el lecho hepático con puntos en × para realizar la hemostasia.

- Perforación de la vesícula como consecuencia de una disección inadecuada o de una tracción excesiva de la pared de la vesícula con pinzas traumáticas (fig. 17). La perforación de la vesícula biliar puede llegar a controlarse cerrando el defecto con clips o con una pinza de agarre atraumática, no siendo necesario en estos casos la conversión a cirugía abierta. En estos casos, al finalizar la cirugía se deben realizar abundantes lavados con suero salino estéril.

- Fuga de contenido biliar a la cavidad abdominal debido al deslizamiento de los clips o ligaduras colocadas en el conducto cístico.

- Lesiones iatrogénicas a estructuras cercanas. La complicación más grave es el daño al conducto biliar común, generando fallo hepático, peritonitis biliar y, en casos extremos, la muerte.

- Conversión a cirugía convencional, aunque en opinión de los autores, más que una complicación esta conversión representa una decisión prudente y acertada para evitar complicaciones mayores.

 Una de las complicaciones que pueden surgir durante estas maniobras es la perforación de la vesícula, lo que implica una fuga del contenido biliar. Si se consigue controlar de forma rápida esta perforación, se puede continuar el procedimiento de forma laparoscópica, realizando al término de la cirugía abundantes lavados con suero.

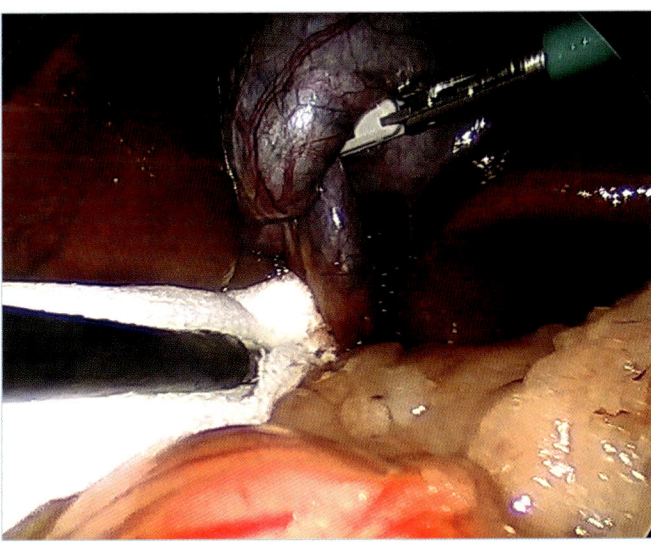

Fig. 16. Aplicando presión con una gasa se pueden controlar la mayoría de los pequeños sangrados que se producen durante la disección de la vesícula. La gasa se debe introducir en el abdomen enrollada y a través del trocar de 10 mm.

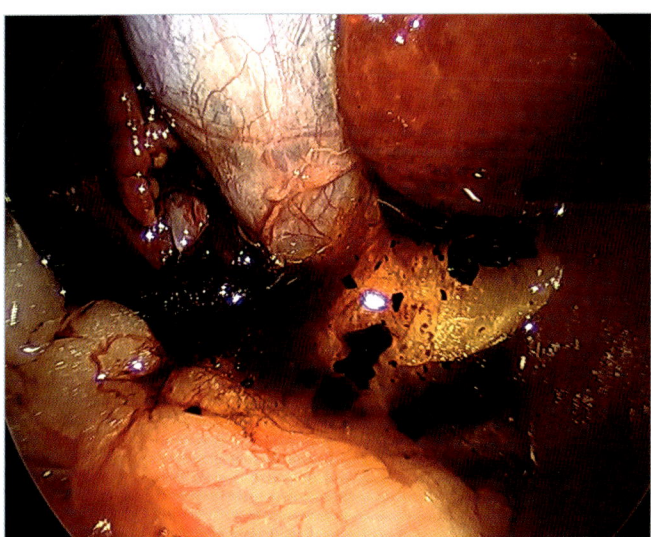

Fig. 17. Fuga de contenido biliar como consecuencia de una lesión iatrogénica de la pared de la vesícula durante la disección del conducto cístico.

Biopsia pancreática

Miguel Ángel Sánchez Hurtado, Jorge Gutiérrez del Sol,
Francisco Julián Pérez Duarte, Isabel Rodríguez Piñeiro

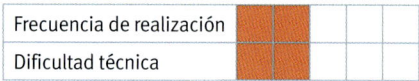

Frecuencia de realización				
Dificultad técnica				

Introducción

La biopsia mediante abordaje laparoscópico es una opción mínimamente invasiva que permite el examen macroscópico del páncreas, así como la toma de muestras (estudio histopatológico, cultivo) para caracterizar el proceso patológico. No obstante, aunque la obtención de tejido pancreático por laparoscopia generalmente tiene pocas complicaciones, es un procedimiento quirúrgico que no está exento de riesgos.

La biopsia pancreática por laparoscopia posee ventajas con respecto a otras técnicas de diagnóstico por imagen (tomografía computarizada con contraste o ecografía), por ser un procedimiento relativamente simple y efectivo en relación con su coste que permite tomar muestras en las zonas de especial interés.

Indicaciones

La afección más frecuente del componente exocrino del páncreas es la pancreatitis (idiopática en muchas ocasiones). El estudio histológico de muestras pancreáticas es la única manera de confirmar el diagnóstico y de diferenciar de forma fiable procesos agudos de crónicos. Además, también sirve para la caracterización de abscesos, pseudoquistes y nódulos o masas (tumorales —carcinoma, adenocarcinoma, adenoma— o no) así como en casos de fibrosis pancreática o traumatismos graves. En los perros, generalmente se utiliza para diagnosticar enfermedades pancreáticas crónicas (pancreatitis y atrofia acinar subclínica). En los gatos, si se combina con la biopsia del hígado (con o sin colecistocentesis) y del intestino delgado (muestra de espesor completo), permite diagnosticar la conocida como triaditis, caracterizada por la concurrencia de colangitis, pancreatitis y enfermedad inflamatoria intestinal.

La biopsia (macrobiopsia) escisional mediante pancreatectomía parcial laparoscópica solo estaría indicada en caso de una masa única y circunscrita localizada en los dos tercios finales de un lóbulo, así como en el caso de pseudoquistes o abscesos.

En cuanto al componente endocrino, el tumor más habitual es el insulinoma (tumor de células β secretor de insulina), mucho más frecuente en los perros que en los gatos. Menos habituales son el gastrinoma y el glucagonoma. Estos tumores suelen ser difícilmente detectables mediante las pruebas de diagnóstico por imagen convencionales debido a su pequeño tamaño, y su presencia se sospecha generalmente por las alteraciones paraneoplásicas asociadas a la secreción hormonal. Por este motivo, si hay una fuerte sospecha clínica y no se identifica ninguna lesión en las técnicas de imagen, puede estar indicada la exploración macroscópica del páncreas por laparoscopia o cirugía convencional.

En ocasiones, la biopsia, además de diagnóstica, puede tener fines terapéuticos; por ejemplo, al realizar una pancreatectomía parcial (macrobiopsia) en casos con traumatismo focal, masa/nódulo aislado, pseudoquiste o absceso. Para ello, se pueden utilizar sistemas de lazo corredizo (preatado o con empujanudos), sutura mecánica lineal (endograpadora) o sistemas avanzados de sellado vascular (radiofrecuencia o ultrasonidos).

Ver "Pancreatectomía parcial laparoscópica" 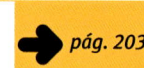 **pág. 203**

Se recomienda tomar al menos dos muestras en casos con pancreatitis o enfermedad difusa, bien con una pinza sacabocados específica para el páncreas, bien con un lazo corredizo (preatado o con empujanudos). Los autores no utilizan en el páncreas la pinza de copa de la biopsia hepática, aunque se haya descrito, y reservan el uso de la energía bipolar avanzada para la macrobiopsia y la pancreatectomía parcial.

Contraindicaciones

Para una adecuada selección del paciente se deben considerar las contraindicaciones de este procedimiento. Las contraindicaciones generales incluyen todas aquellas relacionadas con un mal estado general del paciente, aunque se trate de una cirugía laparoscópica de corta duración, como son: un riesgo anestésico elevado, alteraciones hemodinámicas o de la coagulación, hernia diafragmática, presencia de líquido libre en la cavidad abdominal (especialmente peritonitis séptica), adherencias abdominales que no se puedan desbridar con facilidad e insuficiencia renal, cardiaca o pulmonar.

En cuanto a la ubicación de las lesiones, en general, los autores consideran que las localizadas en el cuerpo del páncreas o cerca del mismo son más aptas para un abordaje por cirugía a cielo abierto, independientemente de si se quiere realizar una biopsia simple o una resección parcial. Además, el abordaje laparoscópico tampoco está indicado para los tumores malignos diseminados por el páncreas u otros órganos, como el hígado o los linfonodos abdominales, ni en caso de necrosis pancreática o masas que causen obstrucción biliar extrahepática.

Recuerdo anatómico

Macroscópicamente, el páncreas es un órgano con forma de V invertida localizado en la parte dorsal de las regiones del epigastrio (abdomen craneal) y del mesogastrio (abdomen medio), caudalmente al hígado. Se divide en tres partes: lóbulo derecho, cuerpo y lóbulo izquierdo. Ambos lóbulos se unen al cuerpo en la flexura o ángulo pancreático, localizado caudal y medialmente al píloro. El lóbulo derecho (delgado y esbelto) se encuentra en el mesoduodeno y se extiende caudalmente desde el cuerpo pancreático a lo largo del duodeno hasta el ciego. El lóbulo izquierdo (más corto, grueso y ancho) se extiende caudal y lateralmente hacia la izquierda desde el cuerpo del páncreas hasta el hilio del bazo. Este lóbulo discurre por la cara dorsal del epiplón mayor, estrechamente relacionado en su superficie caudal con el colon transverso y en la craneal con el estómago.

Microscópicamente, el páncreas está compuesto por tejido glandular (98 % exocrino, 2 % endocrino), rodeado y segmentado por tabiques de tejido conjuntivo que unen los lóbulos y que contienen los vasos (sanguíneos, linfáticos), los conductos y los nervios. El páncreas exocrino secreta enzimas digestivas, y el endocrino interviene en el metabolismo de la glucosa.

El aporte sanguíneo al páncreas proviene principalmente del tronco celíaco. La irrigación del lóbulo derecho procede de dos vías. Por una parte, la arteria pancreatoduodenal craneal, que es una rama de la arteria hepática, discurre por el cuerpo y por la porción proximal del lóbulo derecho. Esta arteria también aporta ramas que irrigan el duodeno. Por otra parte, la arteria pancreatoduodenal caudal, menos importante, proviene de la

arteria mesentérica craneal e irriga la porción terminal del lóbulo derecho. Ambas arterias se anastomosan en el interior del lóbulo. El lóbulo izquierdo está irrigado por la arteria pancreática, la cual proviene de la arteria esplénica (en el 80 % de los perros) o de la arteria mesentérica craneal (en el 20 %).

El drenaje venoso del lóbulo derecho corre a cargo de las venas pancreatoduodenal craneal y caudal. La primera desemboca en la vena gastroduodenal y esta, a su vez, en la vena porta; la segunda es tributaria de la vena mesentérica caudal. El drenaje del cuerpo y del lóbulo izquierdo discurre hacia la vena esplénica, para terminar en la vena porta.

Los vasos linfáticos confluyen en los linfonodos pancreáticos, duodenales, hepáticos, esplénicos, mesentéricos, gástricos y cólicos. Es importante tener en cuenta este drenaje linfático en enfermedades cancerosas.

La inervación eferente del páncreas es tanto simpática (plexos mesentérico craneal y celíaco) como parasimpática (nervio vago y sistema nervioso entérico).

Los conductos pancreáticos transportan el jugo pancreático hacia el duodeno. En la mayoría de los perros hay dos conductos: el conducto pancreático menor (más pequeño), que confluye con el conducto biliar común en la papila duodenal mayor, y el conducto pancreático accesorio (más grande), que desemboca en la papila duodenal menor. En la especie felina, mayoritariamente (80 % de los gatos) solo existe un único conducto pancreático, que se fusiona con el conducto biliar común y desemboca en la pupila duodenal mayor.

Biopsia pancreática

Aspectos quirúrgicos generales

Preparación del paciente

Las pruebas de imagen en el preoperatorio son útiles para proporcionar información del tipo y el alcance de la enfermedad. Por ejemplo, la ecografía abdominal puede revelar si la lesión es focal o generalizada, o si hay masas, líquido libre, etc. También permite la toma de muestras por aspirado para examen citológico. Otras pruebas como la radiografía simple o la tomografía computarizada de tórax o abdomen pueden mostrar, de forma mucho más sensible, la presencia de masas y metástasis.

Aunque en situaciones de sospecha de enfermedad pancreática los análisis hematológicos, bioquímicos y de orina suelen dar resultados inespecíficos, es importante efectuarlos, porque con ellos se podrán excluir otras enfermedades que cursen con una sintomatología similar.

Según el estado general del paciente y la enfermedad que presente (o de la cual se sospeche), puede ser necesario aplicar un tratamiento antes de realizar la biopsia laparoscópica. Los animales con una pancreatitis aguda deben estabilizarse para compensar el estado crítico que habitualmente tienen, con profundas alteraciones hemodinámicas y disfunción hepática, renal y cardiopulmonar. Por tanto, en estos pacientes debe prestarse especial atención a la evolución de sus constantes vitales y aplicar una fluidoterapia que corrija los desequilibrios de los parámetros analíticos y del equilibrio ácido-base. En el caso de trastornos de la coagulación, si fuera necesario se realizarán transfusiones de hemoderivados.

Las particularidades relativas a la anestesia en cirugía pancreática se relacionan principalmente con la causa subyacente. Puede ser necesario controlar la causa antes del procedimiento y realizar intraoperatoriamente medidas seriadas de la concentración sanguínea de glucosa en los pacientes con hipoglucemia secundaria a diabetes *mellitus* o insulinoma. Antes de llevar a cabo la laparoscopia también debe evaluarse la coagulación (tiempos de protrombina, de tromboplastina parcial y de sangrado de la mucosa bucal) en búsqueda de coagulopatías, además de otros parámetros generales como un hemograma completo y una bioquímica sérica (desequilibrio de líquidos y electrolitos o de la presión oncótica).

El uso de antibióticos profilácticos queda a discreción del cirujano, pero no son necesarios, salvo en los pacientes febriles o con pancreatitis séptica; sin embargo, cabe recordar que en estos últimos el abordaje por vía laparoscópica no estaría indicado.

Aunque la biopsia pancreática por laparoscopia suele ser muy poco agresiva para el parénquima, en prevención de una posible pancreatitis posquirúrgica puede administrarse octreotida (inhibidor de la actividad pancreática), en dosis de 1-2 µg/kg SC antes de la intervención.

Al igual que en otras biopsias laparoscópicas, puede instaurarse un ayuno de alimentos sólidos 12 horas antes de la intervención. También puede ser de ayuda la intubación orogástrica para minimizar la distensión gaseosa del estómago. El rasurado del paciente dependerá del abordaje que se utilice (ver a continuación).

Posicionamiento del paciente y de los equipos

Aunque en la bibliografía veterinaria se citan varias modalidades de abordaje quirúrgico, son tres los predominantes:

- Abordaje ventral (paciente en decúbito dorsal) para biopsias del cuerpo del páncreas.
- Abordaje lateral derecho (paciente en decúbito lateral izquierdo) para biopsias del lóbulo derecho del páncreas. Es el ideal en el caso de enfermedades difusas del páncreas, ya que el lóbulo derecho es el más sencillo de exponer por laparoscopia.
- Abordaje lateral izquierdo (paciente en decúbito esternal) para biopsias del lóbulo izquierdo del páncreas.

> *A la hora de identificar el lóbulo izquierdo del páncreas, no hay que obcecarse en visualizarlo por completo. Incluso mediante el abordaje lateral izquierdo con el paciente en decúbito esternal, en muchas ocasiones solo se podrá acceder al extremo final de dicho lóbulo.*

Cada uno de estos accesos quirúrgicos tiene sus ventajas e inconvenientes, pero, por ser el más habitual, en este capítulo se describirá el abordaje lateral derecho con tres trocares y un sistema de lazo corredizo preatado. Para este acceso, el depilado debe extenderse por todo el flanco derecho del animal, incluyendo las dos últimas costillas y la línea media, y el paciente se posiciona en decúbito lateral izquierdo. Colocar toallas bajo la zona lumbar del paciente puede ser de gran ayuda para mejorar la exposición del páncreas en los animales con mucha grasa intraabdominal, ya que esto hace que las asas intestinales se desplacen por gravedad en sentido medial.

El cirujano y el ayudante se sitúan en el lado izquierdo de la mesa quirúrgica, con la torre de laparoscopia frente a ellos en el lado contrario de la mesa (fig. 1).

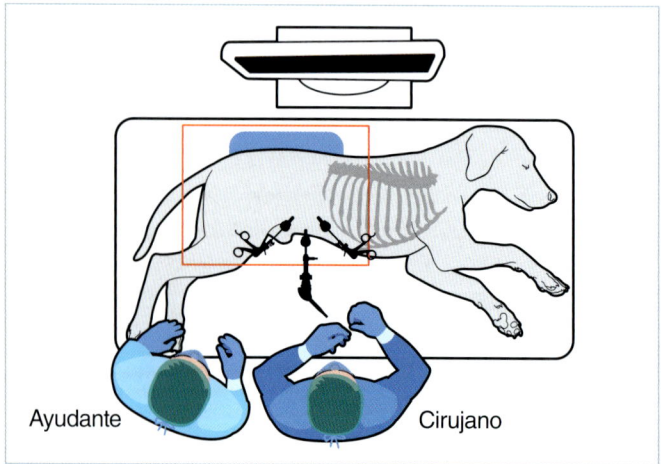

Fig. 1. Posicionamiento del paciente y de los equipos para la biopsia pancreática laparoscópica mediante un abordaje lateral derecho.

Colocación de los trocares

Independientemente del abordaje utilizado, se colocarán dos o tres trocares según el instrumento que se elija para tomar la muestra. Si se utiliza una pinza específica de biopsia de 5 mm (sacabocados pancreático o pinza de copa hepática), solo se precisan dos trocares. Será necesario un tercer trocar si se opta por un lazo corredizo preatado, una pinza de energía bipolar avanzada, una endograpadora o clips.

Con el paciente en decúbito dorsal, el trocar de la óptica (T1), de 5 mm, se coloca 1-2 cm lateralmente a la derecha de la línea media y ligeramente caudal al ombligo para evitar el ligamento falciforme. Una vez creado el neumoperitoneo, se lateraliza el animal sobre su lado izquierdo y se colocan los dos trocares del instrumental de 5 mm, craneodorsal (T2) y caudodorsalmente (T3) a T1, intentando conseguir una disposición de triangulación (fig. 2). Se puede tomar como referencia la zona subcostal (T2) y la fosa ilíaca (T3).

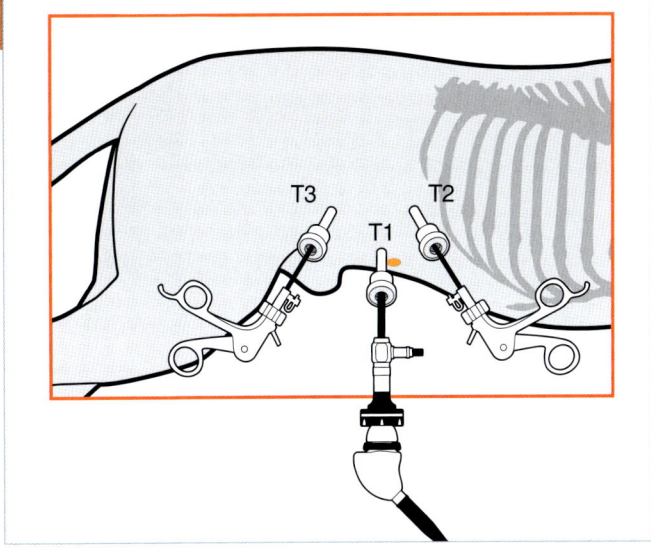

Fig. 2. Colocación de los trocares para la biopsia pancreática laparoscópica mediante un abordaje lateral derecho.

Técnica quirúrgica

Ver vídeo 1
Biopsia pancreática

Una vez colocados los trocares, se debe explorar concienzudamente las estructuras adyacentes al páncreas. Se inspeccionará el paquete intestinal, el hígado, la vesícula biliar y las vías biliares al completo hasta su desembocadura en el duodeno junto al páncreas. Se examinará también los linfonodos regionales y la presencia de masas con la ayuda de un palpador o unas pinzas de agarre lo más atraumáticas posible.

Se debe localizar la porción más apical del lóbulo derecho del páncreas, ya que es la zona más sencilla y con menos riesgos

para realizar la biopsia. Para ello, se moviliza cuidadosamente el paquete intestinal, y en particular el duodeno, hacia la izquierda del paciente (ventromedialmente), bien con el palpador, bien con las pinzas atraumáticas. También debe retirarse el epiplón que pueda cubrir el páncreas para exponer por completo el lóbulo derecho y el cuerpo (fig. 3).

195

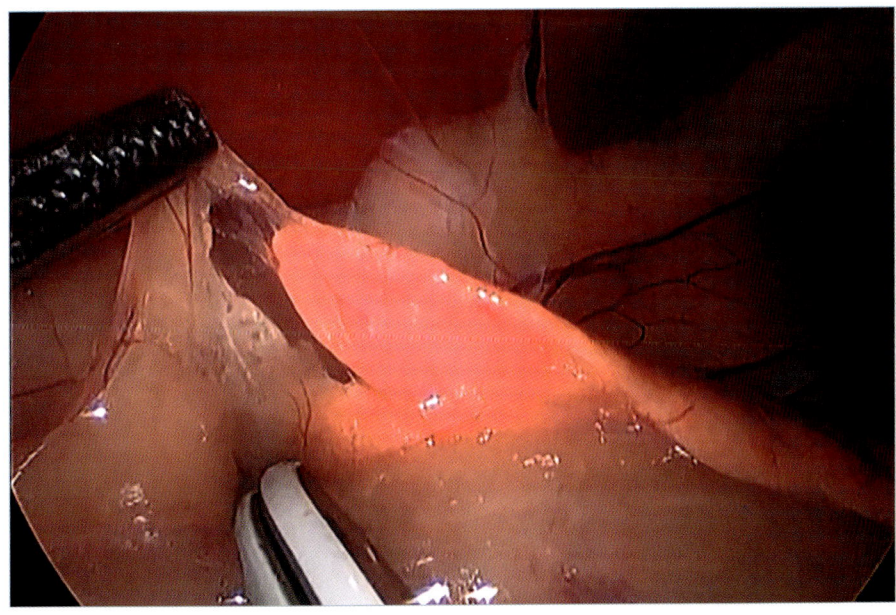

Fig. 3. Exposición del lóbulo derecho del páncreas gracias a una apropiada lateralización del paciente (sobre su lado izquierdo) y a la movilización del paquete intestinal y del epiplón.

Es necesario disecar el extremo más apical del lóbulo derecho y retirar las adherencias que pueda haber, sobre todo en el caso de pancreatitis aguda en la que la peritonitis curse con adherencias del epiplón al páncreas. Estas adherencias deben separarse cuidadosamente, en la medida de lo posible con disección roma sin aplicar energía, o con sistemas bipolares avanzados si es necesario (fig. 4).

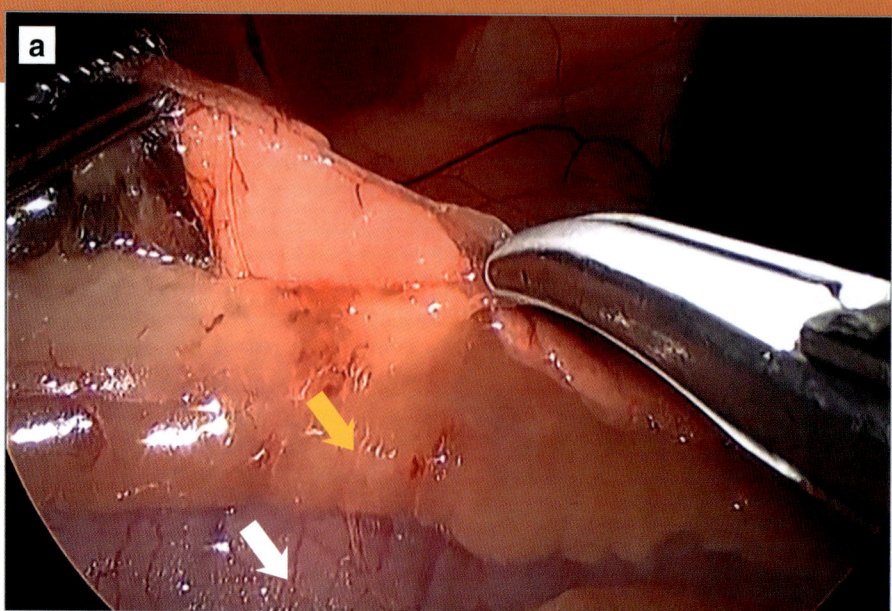

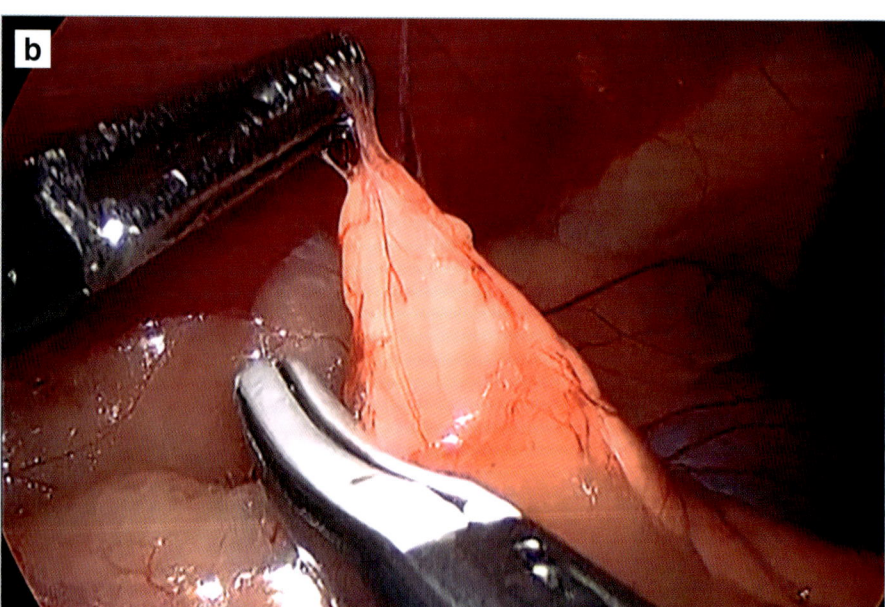

196

Fig. 4. Liberación de adherencias pequeñas en el extremo del lóbulo derecho del páncreas (a). Se aprecia la íntima relación de este órgano con el duodeno (flecha blanca) a través del mesoduodeno (flecha amarilla). Liberación completa del ápice lobular derecho del páncreas, respetando la integridad de la cápsula pancreática (b).

Independientemente del instrumento que se utilice para la biopsia, se recomienda tomar las muestras en una zona alejada de la desembocadura del conducto pancreático en el duodeno. Normalmente, se biopsia la zona distal del lóbulo derecho, ya que así, además, se evita el centro del páncreas, donde se encuentra el conducto pancreático principal.

El hecho de que haya poca probabilidad de que se desarrolle una pancreatitis en las zonas donde se ha tomado las muestras no significa que se pueda manipular o traccionar de múltiples zonas del páncreas para su exposición. Los microtraumatismos en estas áreas no biopsiadas podrían ser focos de pancreatitis iatrogénica.

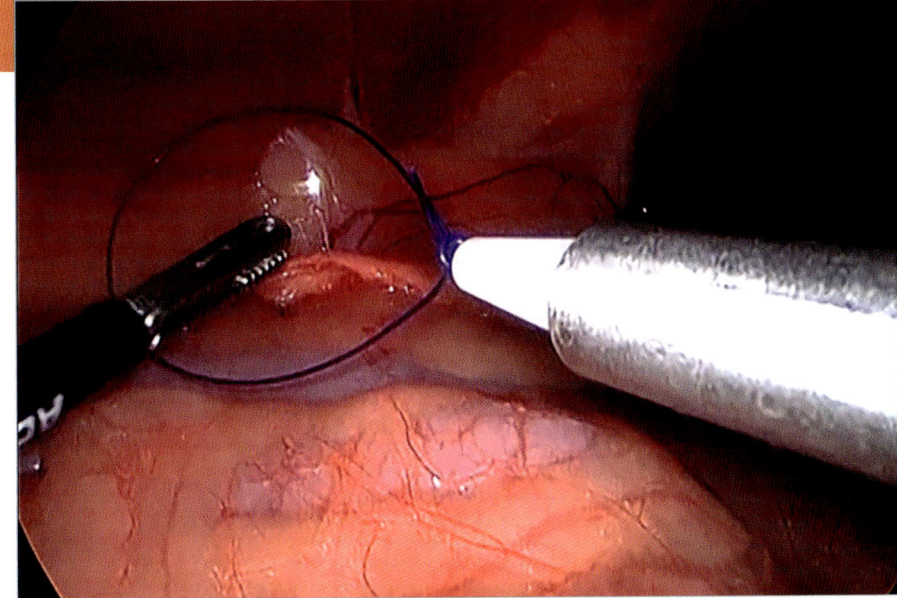

La pinza para sujetar el tejido pancreático se introduce preferentemente con la mano izquierda desde T3, y el dispositivo de lazo preatado (empujanudos) con la mano derecha a través del trocar más craneal (T2) (fig. 5). Esto se debe a que es preferible que el empujanudos acceda al abdomen por el trocar más cercano al páncreas, para situar el dispositivo cerca del órgano y conseguir así una fuerza de avance del lazo más efectiva.

Fig. 5. Biopsia con sistema de lazo corredizo preatado (empujanudos), en este caso con material monofilamento absorbible de 3/0.

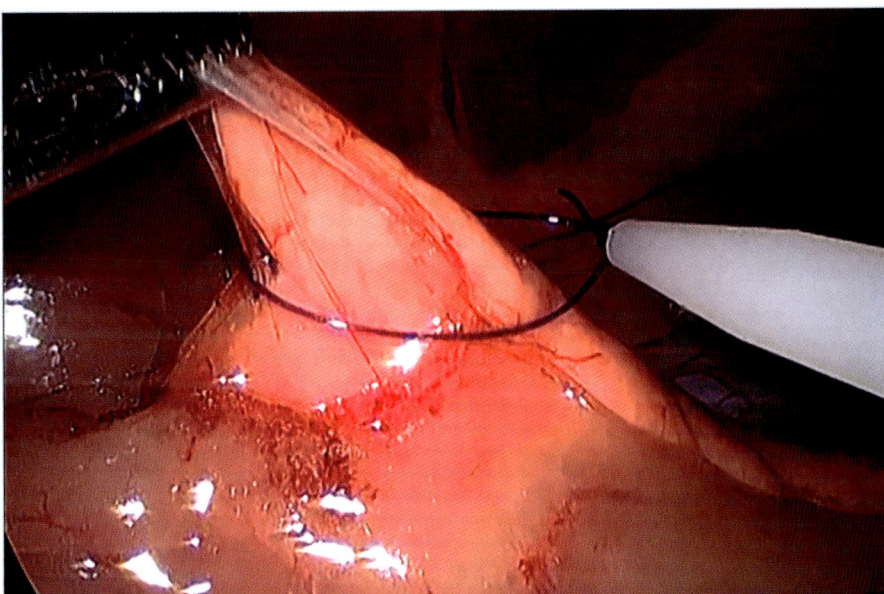

Se aproxima el lazo corredizo al sitio de la biopsia o a la lesión pequeña que se quiere extirpar. Se pasa la pinza de agarre a través del lazo, y se sujeta con suavidad, pero con decisión, el extremo del tejido que se va a resecar (fig. 6).

Fig. 6. Selección del área que se quiere biopsiar antes de activar el mecanismo del empujanudos.

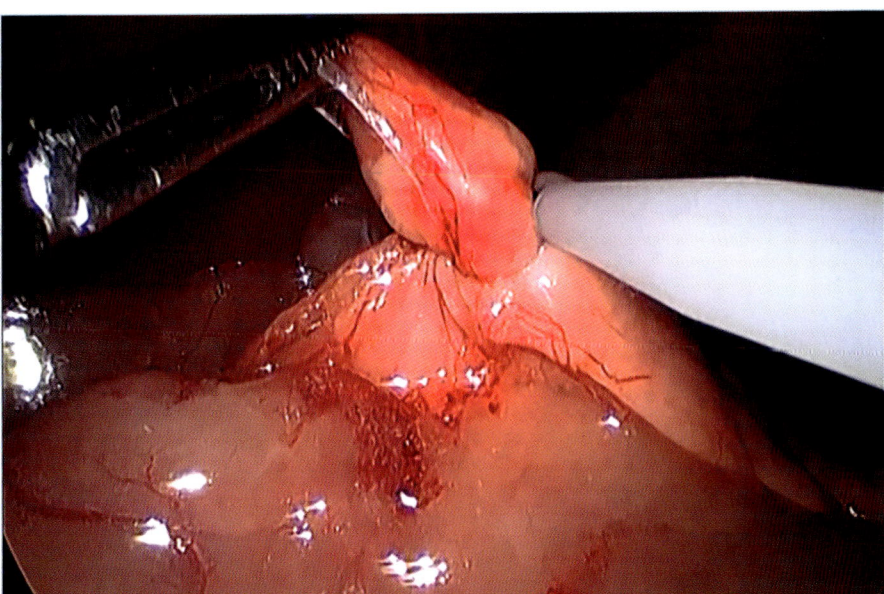

En este momento, el ayudante debe realizar una acción combinada, al mantener inmóvil la pinza de agarre con una mano y manejar la óptica con la otra, porque el cirujano principal necesita sus dos manos para avanzar y apretar el lazo sobre el tejido (fig. 7). Los movimientos de tracción del tejido y de avance del sistema de lazo deben estar coordinados para realizar correctamente la ligadura.

Fig. 7. Lazo corredizo completamente apretado. A ambos lados de la ligadura (arriba y abajo en la imagen) se aprecia la hemostasia local realizada sobre el parénquima pancreático por parte de la punta del empujanudos, el cual precisa de un movimiento coordinado de tracción sobre el hilo y avance del vástago.

A continuación, el cirujano principal, tras recuperar el control de ambos trocares del instrumental, corta el hilo sobrante del lazo corredizo extracorpóreo (fig. 8) y secciona con corte frío el tejido pancreático, distalmente a la ligadura y dejando una distancia de seguridad para que esta no se pueda deslizar (fig. 9). Adicionalmente, y siempre que sea posible, debería repetirse el procedimiento para tomar una segunda muestra en una zona distinta a la anterior.

La muestra de tejido nunca debe contactar con la pared abdominal al extraerla del paciente para evitar una posible implantación de células tumorales. Dado que generalmente las porciones de tejido son pequeñas, suelen poder salir a través del trocar. En caso contrario, el tejido debe exteriorizarse dentro de una bolsa de extracción o a través de un protector de heridas.

> *De forma similar a la técnica de biopsia hepática, las pinzas sacabocados pancreáticas o de copa hepáticas de 5 mm se introducen debajo del borde libre del páncreas, se abren y se retiran hasta que el tejido entra en las mandíbulas del instrumento. Después se aprietan, se mantiene la oclusión durante 10-45 segundos y se tracciona suavemente hacia la cánula de biopsia.*

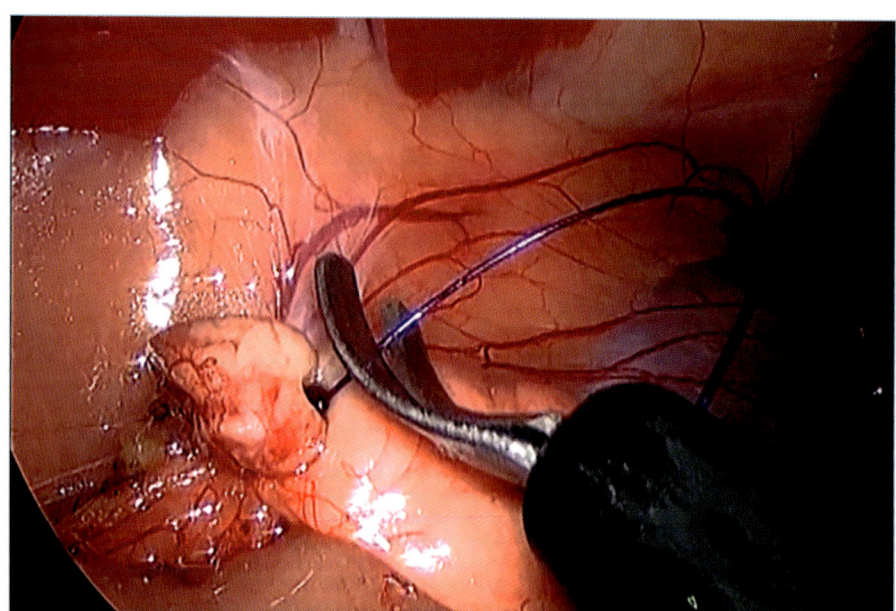

Fig. 8. Corte del hilo sobrante del lazo.

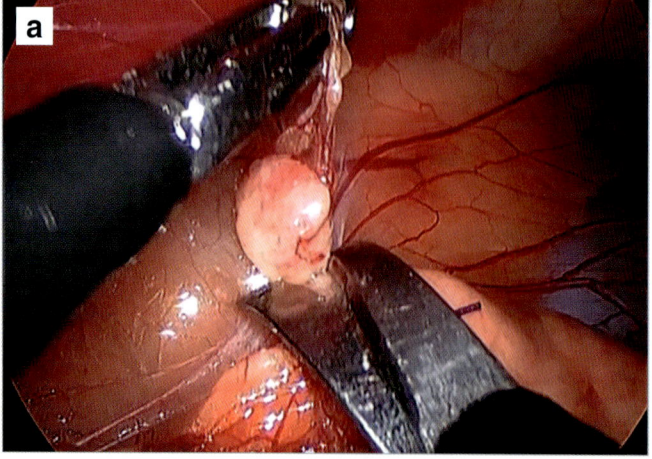

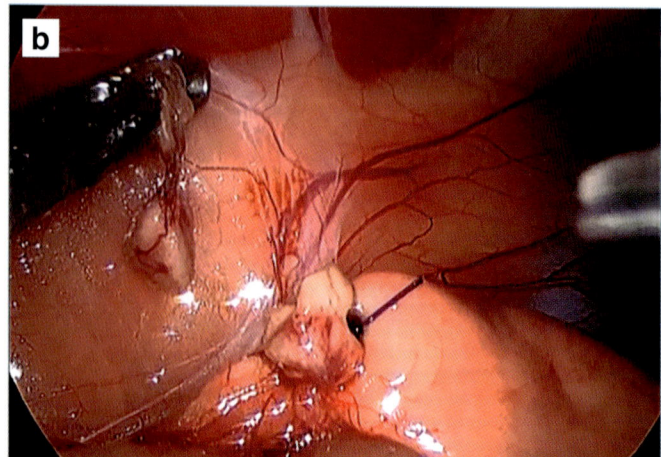

Fig. 9. Sección del tejido pancreático. Con una pinza se inmoviliza el tejido que se va a biopsiar y con la otra mano se procede al corte frío con tijeras laparoscópicas (a). El corte debe realizarse manteniendo un margen de seguridad con respecto a la ligadura que quedará en el paciente (b).

Posoperatorio

Generalmente, si la biopsia es sencilla, puede darse el alta al paciente el mismo día de la intervención, aproximadamente 5 horas después de la recuperación anestésica, siempre y cuando el paciente esté estable y no requiera cuidados intensivos.

Como analgesia estándar, se puede utilizar bupivacaína mediante instilación intraabdominal o inyección en los puntos de entrada de los trocares. Además, se puede usar tramadol en los perros o buprenorfina en los gatos durante los 2-3 días posteriores al procedimiento.

Si el paciente muestra signos de pancreatitis (dolor abdominal, letargo, fiebre, náuseas, inapetencia) en las 24 horas tras la biopsia, se debe administrar terapia de sostén con antieméticos, antiácidos, fluidoterapia, analgesia y apoyo nutricional. Adicionalmente, se deben realizar otras pruebas diagnósticas como la determinación de la lipasa sérica y la ecografía abdominal.

Cabe destacar que los gatos a los que se les haya practicado una biopsia laparoscópica y que tengan signos clínicos evidentes de enfermedad deben recibir cuidados intensivos tras la intervención. Se deben vigilar los signos de dolor y de hemorragia, así como suministrar un adecuado aporte nutricional, hasta obtener el diagnóstico definitivo para poder instaurar la terapia específica.

Posibles complicaciones

La biopsia pancreática por laparoscopia no suele conllevar complicaciones intra- o posoperatorias importantes, como el sangrado parenquimatoso (se estima en aproximadamente 1 ml en la mayoría de los casos) o la pancreatitis. Aun así, siempre se debe minimizar tanto la manipulación del páncreas como la posible dispersión térmica al emplear instrumentos de alta energía, que son factores que podrían contribuir al desarrollo de cierto grado de pancreatitis iatrogénica. Una complicación grave, pero muy poco frecuente, puede sobrevenir al lesionar los conductos pancreáticos, si la muestra se obtiene del interior del páncreas, o al dañar los vasos pancreatoduodenales.

 La biopsia pancreática debe realizarse preferentemente en el lóbulo derecho, por su mejor acceso, y siempre en los bordes, para evitar dañar los conductos pancreáticos que discurren por el interior del órgano.

Tumores pancreáticos

Francisco Julián Pérez Duarte, Jorge Gutiérrez del Sol,
Miguel Ángel Sánchez Hurtado, Isabel Rodríguez Piñeiro

Índice de presentación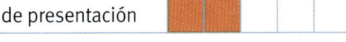

Etiología, signos clínicos y diagnóstico

Los tumores pancreáticos constituyen una categoría diversa de neoplasias que afectan a los perros y a los gatos. Su diagnóstico, tratamiento y pronóstico pueden ser todo un desafío.

El páncreas es un órgano multifuncional que desempeña un papel crucial en la regulación metabólica y en la producción de enzimas digestivas y hormonas. Esta doble función hace que existan dos categorías principales de tumores pancreáticos: exocrinos y endocrinos.

> *El insulinoma es el tumor pancreático endocrino más frecuente tanto en los perros como en los gatos, aunque en estos últimos es muy inusual. El adenocarcinoma, por su parte, es el tumor pancreático exocrino más habitual en ambas especies.*

Los tumores pancreáticos exocrinos (adenocarcinomas y adenomas) se originan a partir de las células que producen las enzimas digestivas. Los adenocarcinomas son malignos y a menudo los pacientes presentan signos clínicos inespecíficos, como anorexia, pérdida de peso, vómitos recurrentes y letargo. Estos signos son similares a los de otras enfermedades gastrointestinales, lo que dificulta el diagnóstico precoz. Suele producirse una pancreatitis asociada a este tipo de tumor, que cursa con dolor abdominal, letargo, fiebre, anorexia, vómitos e ictericia en las fases avanzadas.

Los adenomas son neoplasias benignas que suelen ser asintomáticas y detectarse de forma fortuita. Sin embargo, estos tumores pueden transformarse en adenocarcinomas con el tiempo.

> * *Los tumores pancreáticos provocan una diversidad de signos clínicos que varían según el tipo de tumor y su fase de desarrollo. Dado que los signos iniciales pueden ser inespecíficos y similares a los de otras enfermedades, el diagnóstico temprano representa un desafío para el clínico.*

Los tumores pancreáticos endocrinos surgen de las células endocrinas productoras de hormonas de los islotes de Langerhans. Clasificados en función del tipo celular al que afectan, los que se han descrito con mayor frecuencia son los insulinomas, los gastrinomas y los glucagonomas. La hipersecreción hormonal por parte de estos tumores provoca habitualmente la aparición de síndromes paraneoplásicos.

Los insulinomas son los tumores endocrinos más frecuentes del páncreas y se originan de las células β, productoras de insulina. El exceso de esta hormona causa crisis de hipoglucemia que se manifiestan con signos clínicos como convulsiones, debilidad, letargo, debilidad del tercio posterior, ataxia, fasciculaciones musculares, alteraciones del comportamiento, polifagia, poliuria-polidipsia y ganancia de peso. A medida que la enfermedad avanza, la frecuencia de los episodios aumenta. Es habitual que los signos neurológicos se exacerben tras el ejercicio y que mejoren, e incluso desaparezcan, tras la ingesta de alimento.

Los gastrinomas derivan de las células δ pancreáticas y secretan una gran cantidad de gastrina, lo que provoca la aparición del síndrome de Zollinger-Ellison. Estos tumores pueden causar úlceras gástricas y signos gastrointestinales como vómitos, pérdida de peso y heces negras debido al sangrado.

Los glucagonomas, originados de las células α productoras de glucagón, son raros y se asocian con signos clínicos como pérdida de peso, anorexia, diabetes y problemas dermatológicos paraneoplásicos (dermatitis necrolítica superficial), caracterizados por eritema, costras, alopecia y ulceraciones. En este caso, la biopsia cutánea, la determinación de glucagón en la sangre y el análisis del perfil de aminoácidos en el plasma y en la orina son necesarios para el diagnóstico definitivo.

Los resultados de las pruebas de laboratorio, como el análisis de sangre y los perfiles bioquímicos, pueden ser indicadores de una enfermedad pancreática, pero no son específicos de los tumores. En el caso de los insulinomas, el análisis sanguíneo puede mostrar una concentración de glucosa por debajo de los valores normales; sin embargo, hay otras enfermedades que pueden cursar con hipoglucemia (p. ej.: insuficiencia hepática, enfermedad de Addison, procesos infecciosos, otros tumores). Por lo tanto, una glucemia anormalmente baja no es diagnóstica de insulinoma, sino que debe acompañarse de la determinación de la insulina sérica. Se debe sospechar un insulinoma si el paciente tiene una glucemia inferior a 60 mg/dl y una concentración de insulina dentro o por encima de los valores normales. Para aumentar la sensibilidad diagnóstica lo ideal es enviar al laboratorio como mínimo tres muestras para la determinación de la insulina. Cada tubo debe ir identificado con el valor de la glucemia obtenido en esa muestra (idealmente inferior a 50 mg/dl); esta información también se debe anotar en la ficha médica del paciente para evitar errores de interpretación. Se aconseja contactar con el laboratorio antes de enviar la muestra para confirmar las condiciones preanalíticas necesarias, optimizando de este modo la conservación de la misma.

En el caso de que se sospeche un insulinoma por la sintomatología del paciente, pero la concentración de glucosa sea normal, se recomienda hospitalizar al animal para realizar una prueba de ayuno controlada.

 El tamaño de los tumores endocrinos puede ser inferior al de un grano de arroz, lo que dificulta mucho su identificación con las pruebas de diagnóstico por imagen disponibles hoy día.

La ecografía abdominal permite detectar masas o nódulos pancreáticos, aunque tiene una sensibilidad baja para identificar tumores pequeños o que estén en etapas muy iniciales. Además, detectar una lesión pancreática en un animal de edad media o avanzada no quiere decir que esta sea el origen de los signos clínicos. Aparte de evaluar el páncreas, se debe buscar siempre la posible diseminación de células malignas a otros órganos, ya que estos tumores metastatizan con frecuencia. Los insulinomas suelen diseminarse a los linfonodos regionales o al hígado. Los adenocarcinomas generalmente se extienden a los tejidos cercanos y metastatizan en otras áreas del cuerpo, incluyendo los linfonodos, el hígado y los pulmones. La ecografía tiene la ventaja de guiar la toma de muestras mediante punción-aspiración con aguja fina. Aunque el estudio citológico de estas muestras es de gran utilidad, muchas veces se necesita una biopsia quirúrgica para el diagnóstico definitivo de un tumor pancreático.

La tomografía computarizada posee una mayor sensibilidad diagnóstica que la ecografía (pero no una mayor especificidad) y permite también identificar la relación del tumor con otros órganos, así como posibles metástasis (fig. 1). Para aumentar la sensibilidad para la detección de un insulinoma es necesario efectuar adquisiciones de tomografía computarizada en fase arterial. Aun así, existen algunos tumores que no se llegan a diagnosticar con ninguna de las pruebas de imagen disponibles, por lo que, si los resultados de los análisis son compatibles con un tumor pancreático y la ecografía o la tomografía computarizada no muestran neoplasias evidentes, se recomienda practicar una laparotomía o laparoscopia exploratoria.

Realizar pruebas de imagen, idealmente una tomografía computarizada, resulta fundamental para la estadificación de los tumores pancreáticos, lo cual es necesario a la hora de considerar las diferentes opciones quirúrgicas entre las que elegir. También permite ofrecer al tutor un pronóstico lo más afinado posible.

201

Ver Recuerdo anatómico en "Biopsia pancreática" 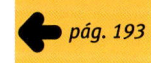 pág. 193

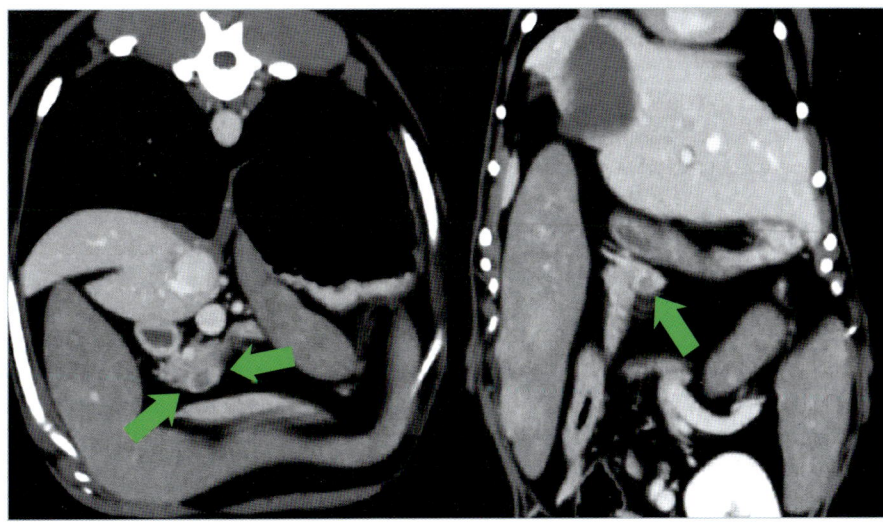

Fig. 1. Imágenes de tomografía computarizada en las que se aprecia un nódulo isoatenuante de 1,5 cm de diámetro (flechas verdes), localizado en la cara caudoventral del páncreas, en la unión entre el lóbulo derecho y el cuerpo.

Tratamiento y selección de los casos

La dieta desempeña un papel fundamental en el manejo de los tumores pancreáticos, ya que puede ayudar a controlar la sintomatología clínica. Es habitual que aparezca una pancreatitis asociada a los tumores pancreáticos, y las dietas hiperdigestibles bajas en grasa pueden aliviar la carga de trabajo del páncreas inflamado en el perro. Estas dietas facilitan la digestión y minimizan la estimulación pancreática, lo que reduce el riesgo de exacerbación de los signos clínicos. Optar por alimentos de alta calidad es esencial para proporcionar los nutrientes necesarios sin sobrecargar el aparato digestivo.

En los pacientes con un insulinoma es de vital importancia el control de la glucemia, por lo que se recomienda administrar el alimento en tomas más pequeñas y frecuentes, con proteínas de alta calidad y carbohidratos de absorción lenta (es decir, aumentar el contenido de fibra de la ración). Si aparecen signos clínicos de hipoglucemia (temblores, desorientación, ataxia), se puede ofrecer al animal fuentes de glucosa de absorción rápida, como la miel, antes, si es posible, de que se desencadene una crisis epileptiforme.

El tratamiento médico no es curativo, sino que va encaminado a paliar los signos clínicos que provoque la neoplasia. En el caso de los insulinomas, se pueden emplear los siguientes fármacos:

- Los corticoesteroides, como la prednisona o la prednisolona, tienen un efecto antagonista al de la insulina porque estimulan la glucogenólisis y promueven la gluconeogénesis hepática. La dosis puede variar entre los 0,25 y los 2 mg/kg cada 12 horas por vía oral según la persistencia de los signos clínicos. Se recomienda comenzar con dosis bajas e ir aumentándolas en función de la evolución de la sintomatología.

- El diazóxido es un fármaco que abre los canales de potasio sensibles al ATP presentes en las células β del páncreas, lo que reduce la liberación de insulina. También incrementa la secreción de glucosa hepática. La dosis inicial es de 5 mg/kg cada 12 horas, y se puede incrementar gradualmente hasta los 40 mg/kg cada 12 horas en función de la respuesta del paciente. Los efectos adversos más habituales son gastrointestinales y limitan con frecuencia el aumento de la dosis. Actualmente este medicamento no está disponible en España.

- La octreotida es un análogo de la somatostatina que provoca una disminución de la concentración basal de insulina. Debido a que se debe administrar repetidamente por vía parenteral, no suele usarse como primera opción. Hoy día existen formas de liberación prolongada, aunque por ahora no se dispone de suficiente experiencia sobre su uso en veterinaria.

- La estreptozocina también es útil en caso de insulinomas metastatizados, ya que destruye selectivamente las células β en el páncreas y en los sitios metastásicos. Su nefrotoxicidad hace que no se emplee de forma frecuente.

- La infusión endovenosa de glucagón ayuda a aumentar la glucemia por medio de la glucogenólisis y la gluconeogénesis. Esta opción puede usarse en el caso de crisis de hipoglucemia graves refractarias a los fármacos habituales. El objetivo es estabilizar al paciente antes de usar otro tipo de terapia médica o quirúrgica.

- En los últimos años se han publicado varios estudios retrospectivos con resultados prometedores sobre la utilización del fosfato de toceranib para el tratamiento paliativo del insulinoma. Esta información todavía debe contrastarse con la realización de estudios prospectivos.

> *La cirugía pancreática es compleja y puede estar asociada a complicaciones graves, como la pancreatitis posoperatoria, por lo que es importante seleccionar cuidadosamente los casos.*

El tratamiento de elección de las neoplasias pancreáticas localizadas es la pancreatectomía parcial. Aunque muchas veces el tratamiento quirúrgico no será curativo, ya que pueden existir metástasis en el momento del diagnóstico o desarrollarse en los meses posteriores a la intervención, se ha comprobado que mejora significativamente la esperanza de vida de los pacientes. El pronóstico varía según el tipo y el estadio de la enfermedad y la respuesta al tratamiento. Los adenomas tienen un buen pronóstico si se extirpan por completo. Los adenocarcinomas y los insulinomas suelen tener un pronóstico reservado debido a la posibilidad de metástasis y recurrencia. Los pacientes con insulinoma sometidos a una pancreatectomía parcial presentan unas tasas de supervivencia de 372 a 785 días, y si cuando comienzan a presentar de nuevo hipoglucemia se prescribe un tratamiento médico, la supervivencia llega hasta los 1.316 días. Estos resultados son significativamente superiores a los conseguidos con el uso exclusivo de tratamiento médico (196 días de supervivencia media y menor calidad de vida debido a las hipoglucemias recurrentes).

La pancreatectomía laparoscópica se ha descrito como una técnica factible y segura en pacientes seleccionados. Hay pocos estudios que comparen la pancreatectomía por laparoscopia con la técnica a cielo abierto, pero el abordaje laparoscópico está asociado con una mejor recuperación funcional y del tránsito gastrointestinal y un menor estrés tisular.

> *Con respecto a los insulinomas, es probable que en el momento de la operación ya existan metástasis, aunque no se hayan detectado en las pruebas de imagen. Por ello, se recomienda tomar muestras de todas las lesiones sospechosas que se visualicen durante la exploración quirúrgica.*

El abordaje laparoscópico está indicado en los pacientes con tumores aislados, pseudoquistes o abscesos situados en los dos tercios distales del lóbulo derecho o izquierdo del páncreas. En estos casos se puede llevar a cabo una pancreatectomía parcial del lóbulo afectado. Si las neoplasias se localizan en el cuerpo del páncreas, se puede realizar una enucleación de las lesiones, siempre y cuando no afecten al conducto pancreático. Por su parte, los pacientes con metástasis en el hígado o en los linfonodos regionales son mejores candidatos a la cirugía a cielo abierto, ya que es necesario explorar exhaustivamente el abdomen.

Pancreatectomía parcial laparoscópica

Aspectos quirúrgicos generales

Preparación del paciente

Antes del procedimiento se debe estabilizar al paciente, prestando especial atención a los tiempos de coagulación y a la concentración de proteínas y electrolitos. Como norma general se debe pautar un ayuno preoperatorio de alimentos sólidos durante 12 horas. Sin embargo, en los pacientes con insulinoma es importante que la glucemia se mantenga estable durante este periodo. Para ello, se les puede dar pequeñas cantidades de alimento semisólido o líquido hasta 2 horas antes de la intervención. Si, aun así, la concentración de glucosa en la sangre no permaneciera estable, se les administrará también, antes del procedimiento, una solución endovenosa de dextrosa (preferiblemente al 2,5-5 % y de forma lenta para evitar que se produzcan picos de liberación de insulina).

> ✳ *Durante la intervención se deben realizar varias mediciones de la concentración de glucosa en la sangre. Se administrará dextrosa por vía endovenosa si es necesario.*

El depilado del abdomen para una pancreatectomía laparoscópica debe ser similar al que se realiza para el abordaje convencional, por si hubiera que convertir a cirugía a cielo abierto de forma urgente. Además, el depilado se debe ampliar lateralmente hasta la zona lumbar del lado izquierdo o derecho en función de la localización del tumor (lóbulo izquierdo o derecho, respectivamente). Por tanto, las referencias anatómicas del depilado son, dorsoventralmente, desde las apófisis espinosas de la columna vertebral hasta la zona abdominal media, y craneocaudalmente, desde la novena costilla torácica hasta el miembro posterior y la zona inguinal.

Enucleación de lesiones en el cuerpo del páncreas

Dificultad técnica				

Ver vídeo 1
Enucleación de lesiones en el cuerpo del páncreas

Posicionamiento del paciente y de los equipos

En el caso de tumores localizados en el cuerpo del páncreas, el paciente se coloca en decúbito dorsal y se fija a la mesa a los pies de la misma. Se puede inclinar la mesa hasta colocar al paciente en una posición de anti-Trendelenburg para que el paquete intestinal se retraiga por gravedad hacia el abdomen caudal y aumentar así el espacio de trabajo. La torre de laparoscopia se sitúa en el lado derecho de la mesa cerca de la cabeza del paciente, mientras que el cirujano y el ayudante se ubican a los pies de la mesa o en el lado izquierdo de la misma (fig. 2).

Colocación de los trocares

Primero, se coloca el trocar de la óptica (T1), de 10 mm, en la región infraumbilical, ligeramente lateralizado hacia el hemiabdomen derecho para evitar el ligamento falciforme. Lateralmente a T1 y en triangulación se colocan otros dos trocares, de 5 mm; el del abdomen izquierdo (T2) cranealmente a T1, mientras que el del abdomen derecho (T3) aproximadamente al mismo nivel que T1. De esta forma se consigue un ángulo de trabajo óptimo entre el cuerpo del páncreas y los instrumentos. Por último, y de forma opcional, se puede colocar un cuarto trocar (T4), de 5 mm, en la región subcostal izquierda para introducir una pinza de agarre atraumática que mantendrá el estómago suspendido (fig. 3).

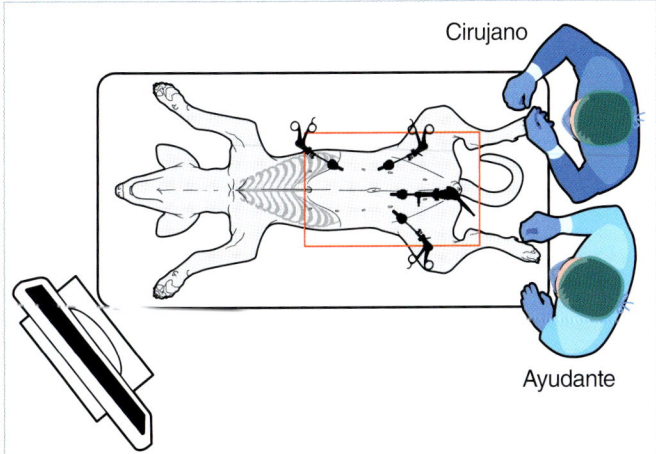

Fig. 2. Posicionamiento del paciente y de los equipos para la enucleación laparoscópica de una lesión en el cuerpo del páncreas.

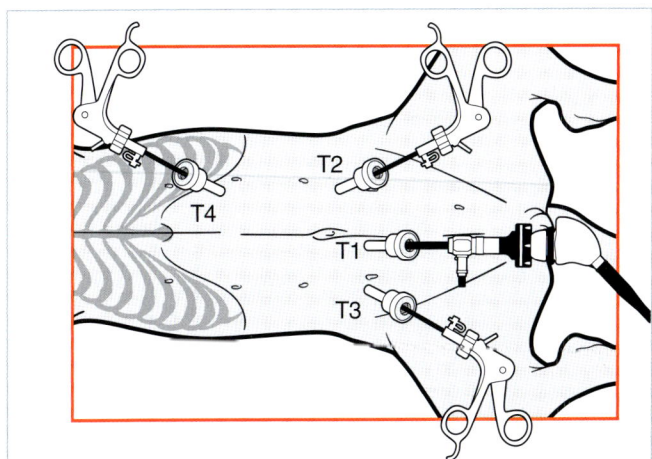

Fig. 3. Colocación de los trocares para la enucleación laparoscópica de una lesión en el cuerpo del páncreas.

Técnica quirúrgica

La intervención comienza con la exploración del lóbulo derecho del páncreas mientras se eleva el duodeno con unas pinzas de agarre atraumáticas. Lateralizar ligeramente el paciente hacia la izquierda ayuda a exponer mejor este lóbulo. Al avanzar la exploración hacia el cuerpo del páncreas, es necesario elevar el estómago para identificar por completo la lesión (fig. 4). En algunos casos, para exponer el cuerpo del páncreas y el inicio del lóbulo izquierdo hay que abrir el epiplón mayor. Se recomienda realizar esto con un sellador vascular para evitar sangrados que luego dificulten la visualización.

> *Es muy importante explorar concienzudamente todo el parénquima pancreático que sea posible por si existieran otras lesiones que no se hubieran detectado con las pruebas de imagen.*

Durante la intervención, el estómago se mantendrá suspendido, bien con una pinza atraumática introducida a través de T4, bien con suturas percutáneas.

Una vez localizada la masa, y tras haber comprobado que no afecta al conducto pancreático o a la vascularización principal del páncreas, se procede a su enucleación. Se crea primero una ventana en el epiplón mayor, alrededor de la lesión, y se libera cualquier adherencia que pueda existir (fig. 5). El sellado y corte del parénquima pancreático se puede realizar con una sutura mecánica o un sellador vascular (fig. 6). Tras la exéresis de la masa, es necesario comprobar que no se ha dañado la vascularización de los lóbulos pancreáticos y que no hay zonas isquémicas en el parénquima que puedan originar una pancreatitis posoperatoria.

> *Únicamente se pueden enuclear las masas del cuerpo del páncreas localizadas en la periferia, que no afecten al conducto pancreático ni a la irrigación principal del órgano.*

Por último, la masa resecada se introduce en una bolsa de extracción endoscópica o en un dedo de un guante estéril sin polvo y se exterioriza (fig. 7). Para finalizar la intervención se cierran las incisiones de los trocares en tres planos, como en cualquier procedimiento laparoscópico.

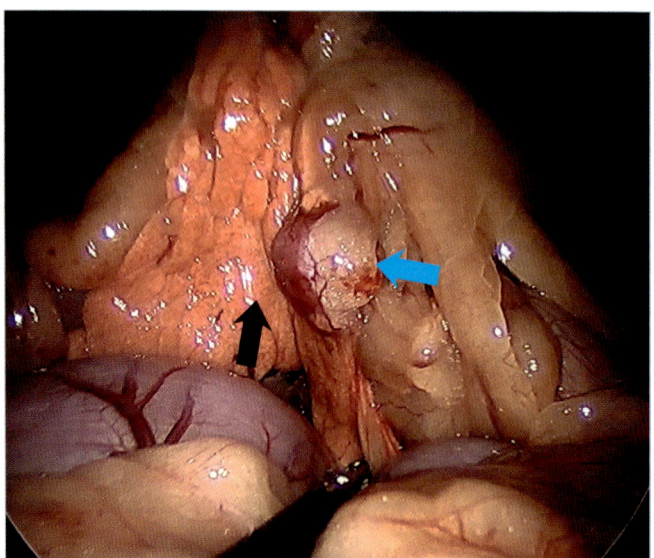

Fig. 4. Imagen laparoscópica de un insulinoma (flecha azul) en una zona periférica del cuerpo del páncreas (flecha negra). El estómago se encuentra suspendido con suturas de tracción.

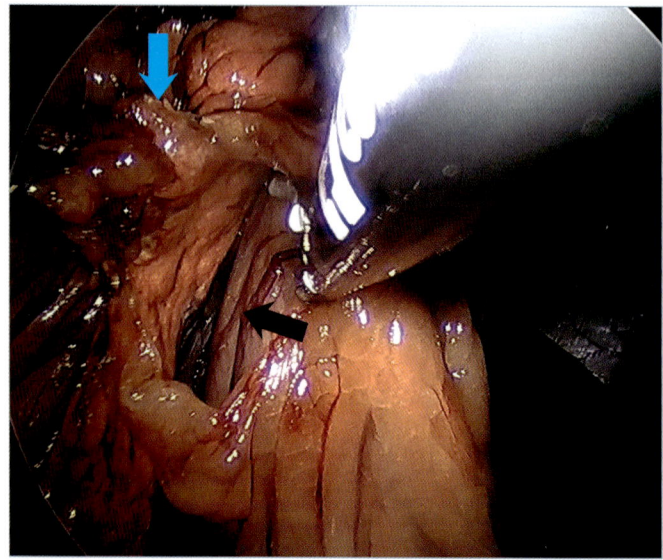

Fig. 5. Apertura del epiplón mayor para liberar el segmento del páncreas en el que se encuentra el nódulo (flecha azul). A través de la ventana creada en el epiplón se visualiza la curvatura mayor del estómago (flecha negra).

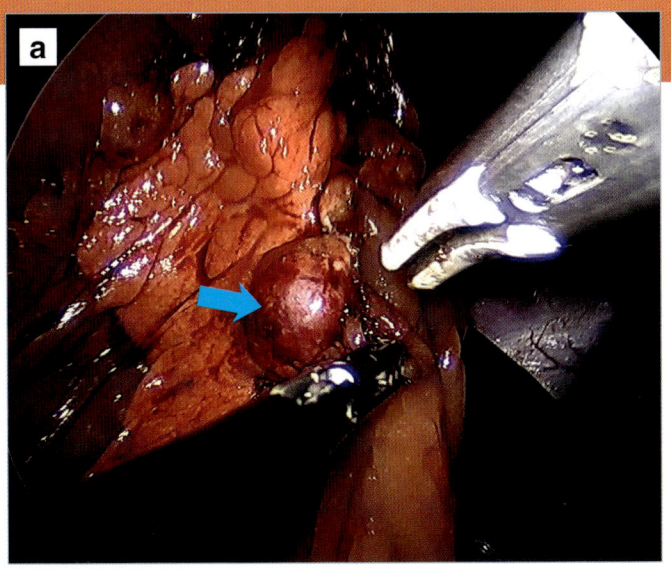

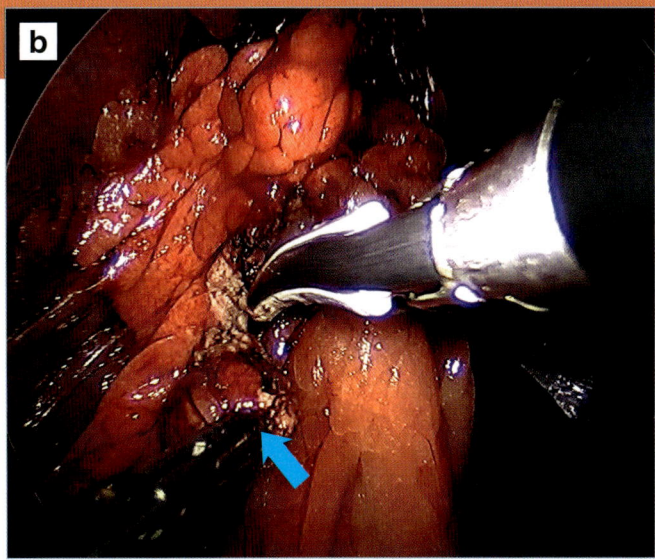

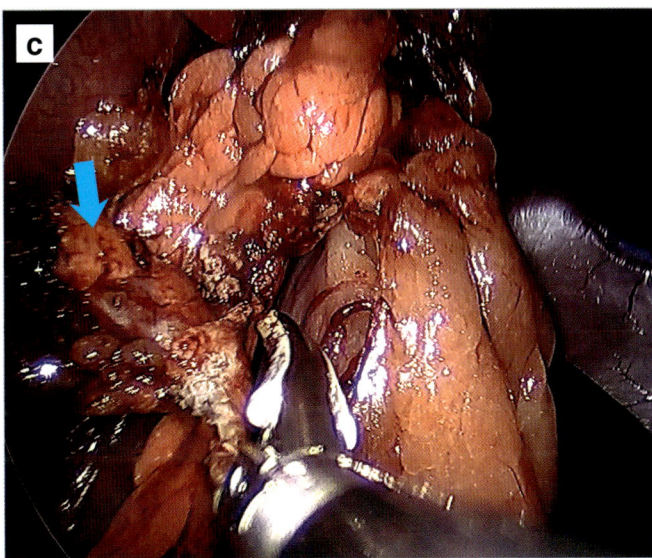

205

Fig. 6. Diferentes momentos de la exéresis del insulinoma (flechas azules), empleando un sellador vascular para la sección del parénquima pancreático.

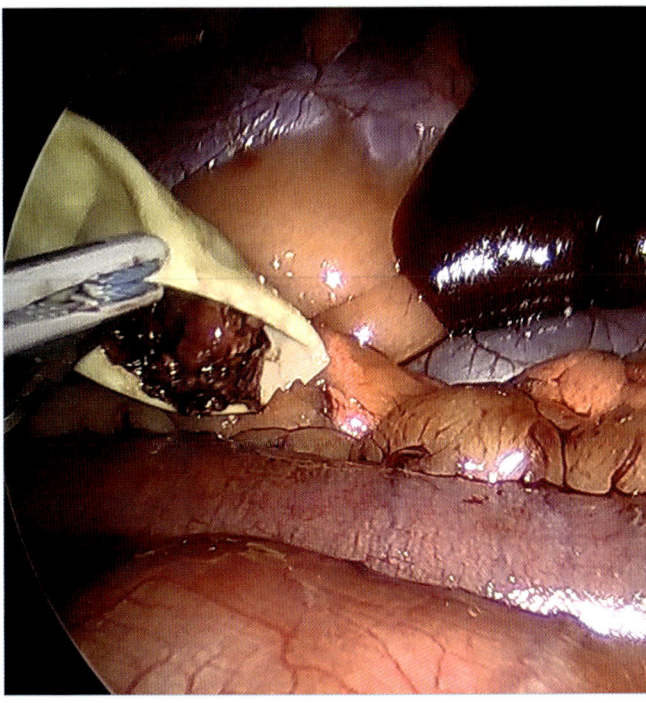

Fig. 7. Introducción del nódulo resecado en un dedo de un guante estéril, que hace las funciones de bolsa de extracción endoscópica.

Pancreatectomía parcial del lóbulo izquierdo

Dificultad técnica

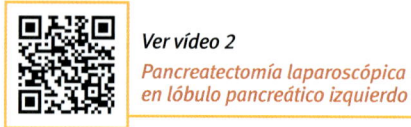

Ver vídeo 2
Pancreatectomía laparoscópica
en lóbulo pancreático izquierdo

Posicionamiento del paciente y de los equipos

Los tumores del lóbulo izquierdo del páncreas se abordan con el paciente en decúbito esternal, ya que esta posición proporciona una mejor exposición quirúrgica debido a que todas las vísceras abdominales (sobre todo el bazo) se retraen ventralmente por efecto de la gravedad. Para lograr un mayor espacio de trabajo intraabdominal, se pueden colocar toallas o paños enrollados bajo el esternón y el pubis del paciente para que el abdomen cuelgue libre y no ejerza presión sobre la mesa. El cirujano y el ayudante se sitúan en el lado derecho de la mesa, mientras que la torre de laparoscopia se coloca en el lado izquierdo de la misma, frente al cirujano (fig. 8).

Colocación de los trocares

La colocación de los trocares es muy similar a la técnica con el paciente en decúbito lateral, como se detalla más adelante, pero en este caso todos los trocares se disponen en una zona ligeramente más dorsal del hemiabdomen izquierdo (fig. 9).

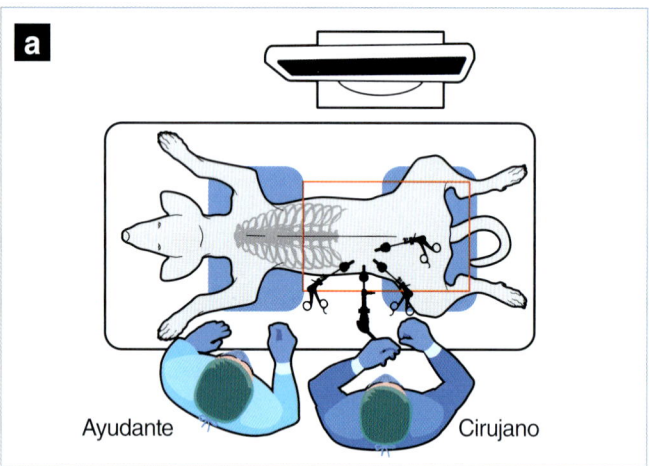

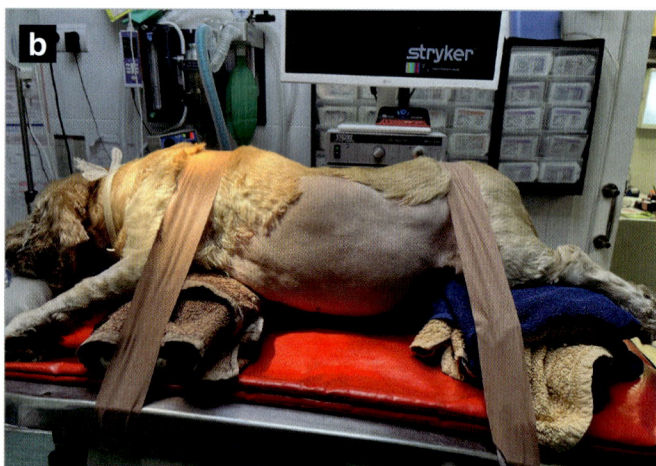

Fig. 8. Posicionamiento del paciente y de los equipos para la pancreatectomía laparoscópica del lóbulo izquierdo (a). Detalle de la colocación del paciente en decúbito esternal, con toallas bajo el esternón y el pubis para aumentar el espacio de trabajo intraabdominal (b).

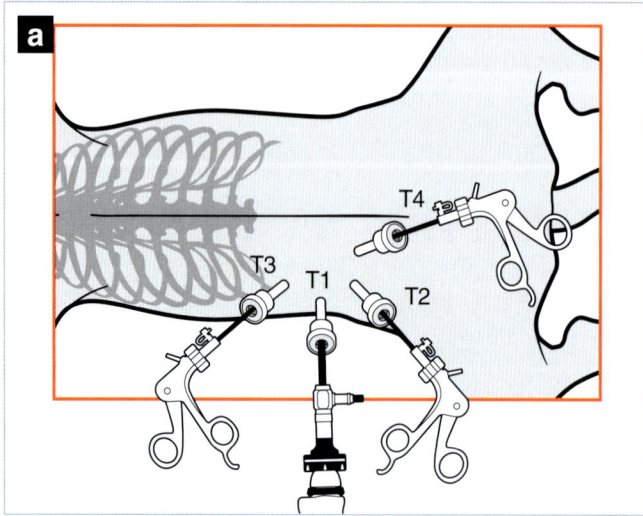

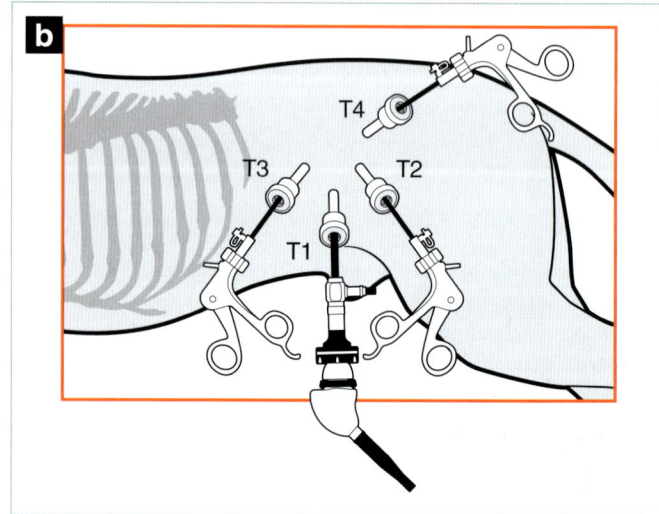

Fig. 9. Colocación de los trocares para la pancreatectomía laparoscópica del lóbulo izquierdo, con el paciente en decúbito esternal. Vista cenital (a). Vista frontal (b).

206

Técnica quirúrgica

Con el paciente en decúbito esternal y los trocares colocados, se localiza el borde apical del lóbulo izquierdo del páncreas, craneo-ventralmente al riñón (fig. 10). Para visualizarlo adecuadamente, en algunos pacientes puede ser necesario movilizar el bazo en sentido medial con unas pinzas atraumáticas. En ningún caso se debe sujetar el bazo directamente con una pinza, ya que se lesionaría con facilidad. Si el estómago estuviese muy distendido, se sondará para vaciarlo de aire u otro contenido.

Conviene recordar que esta región del páncreas se encuentra en el retroperitoneo (fig. 10), por lo que para acceder a ella hay que incidir el epiplón y la grasa que la recubre con un sellador vascular.

> *Cuanto más apical se encuentre la lesión, más sencilla será su exposición y disección quirúrgica.*

Se libera de forma cuidadosa el lóbulo pancreático de todas sus fijaciones, teniendo especial cuidado de no lesionar la arteria y vena esplénicas, que discurren próximas. Las adherencias extensas a los tejidos circundantes que pueden formar algunos tumores deben también disecarse (fig. 11). En las neoplasias de gran tamaño, puede existir la neoformación de vasos arteriales que irrigan directamente el tumor (fig. 12).

Conforme se va liberando el lóbulo, este se puede ir elevando y traccionando dorsalmente para exponer la región más próxima al cuerpo del páncreas. Se continúa la disección hasta liberar por completo el segmento del páncreas donde se encuentra la lesión (fig. 13).

El sellado y corte del parénquima pancreático se puede llevar a cabo con una sutura extracorpórea de tipo lazo corredizo, con una sutura mecánica o con un sellador vascular (fig. 14); este último es el método preferido por los autores. En el caso de sospecha de neoplasia, se debe seccionar el parénquima sano, alejado de la masa, para que los márgenes quirúrgicos estén libres de tumor. Una vez terminada la exéresis, es importante revisar el campo quirúrgico para cerciorarse de que no existe ningún sangrado activo, sobre todo en la zona donde se ha cortado el parénquima (fig. 15).

> * *Se ha demostrado la seguridad y la eficacia del uso de los selladores vasculares para la sección del parénquima pancreático en la pancreatectomía.*

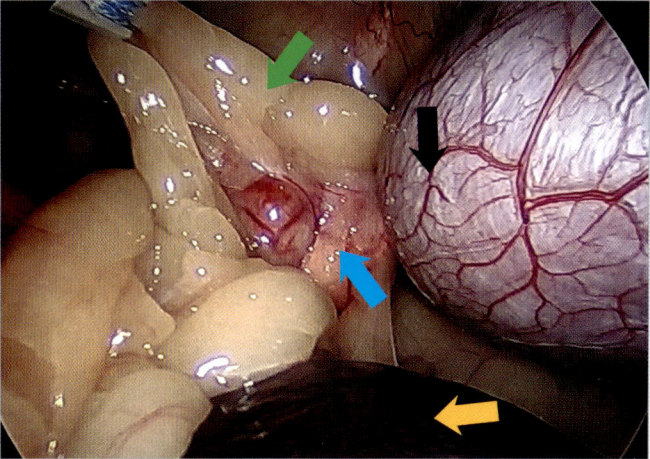

Fig. 10. Exposición inicial de la parte más apical del lóbulo izquierdo del páncreas (flecha azul), cubierto por epiplón y grasa (flecha verde). Se aprecia su relación con el borde craneal del riñón izquierdo (flecha negra) y con el bazo (flecha amarilla).

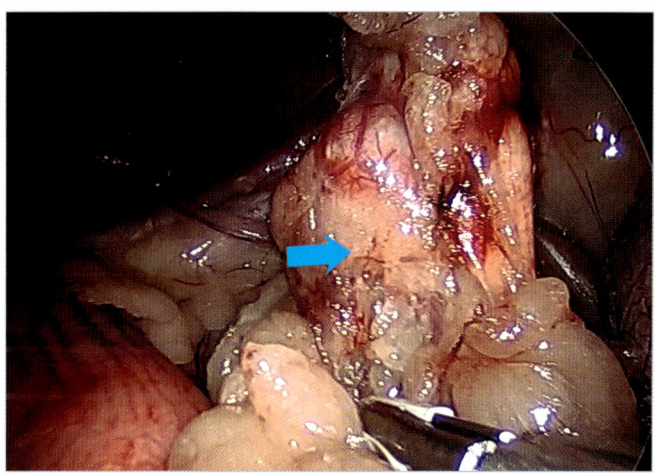

Fig. 11. Disección de todas las adherencias existentes entre el tumor, en este caso un adenocarcinoma (flecha azul), y el epiplón.

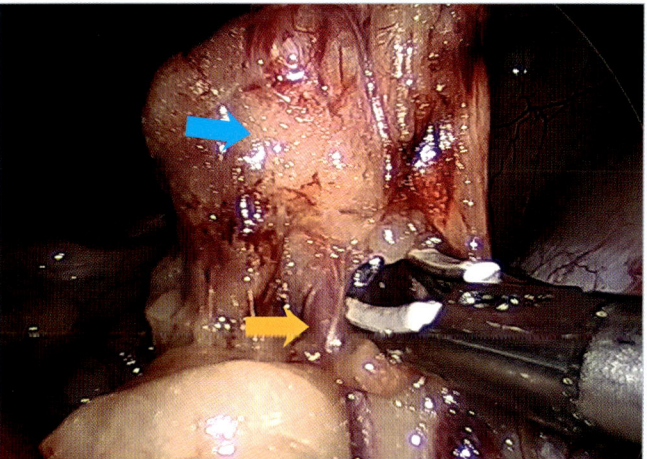

Fig. 12. Disección de un vaso arterial (flecha amarilla) que irriga la neoplasia (flecha azul).

207

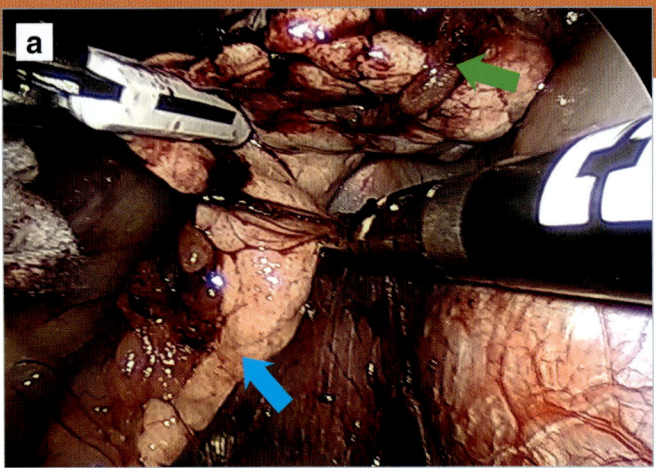

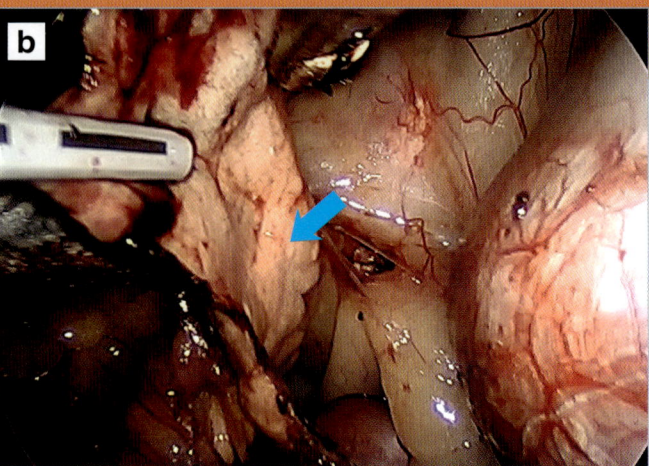

Fig. 13. Secuencia de la disección de todo el lóbulo pancreático izquierdo en sentido medial. Se aprecia la diferencia entre el tejido pancreático sano (flecha azul) y la zona tumoral (flecha verde).

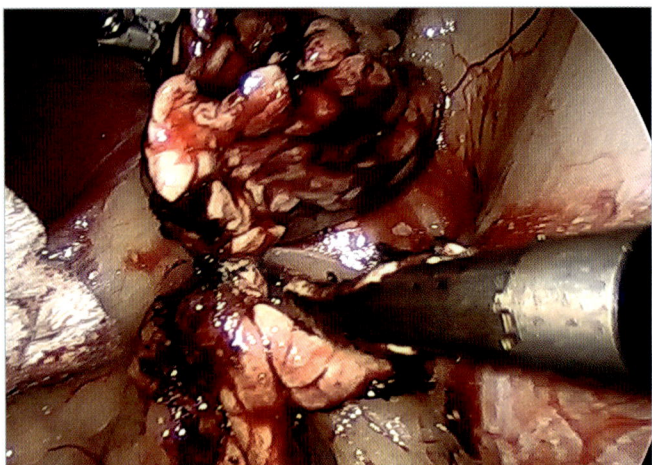

Fig. 14. Sección del lóbulo pancreático izquierdo con un sellador vascular.

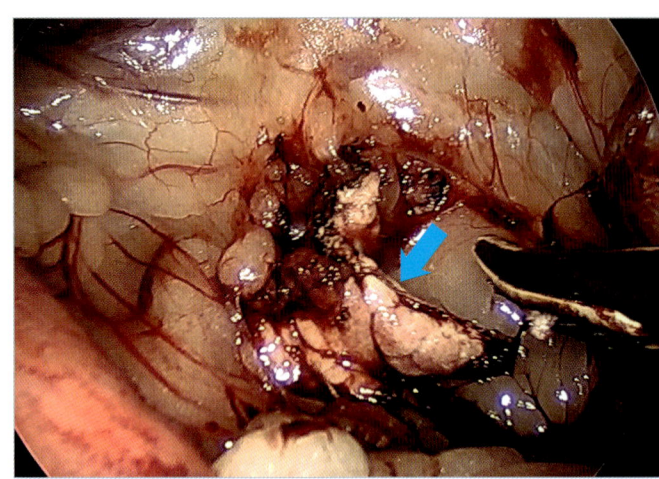

Fig. 15. Comprobación de la hemostasia en la línea de sección del páncreas (flecha azul).

El tejido extirpado se introduce en una bolsa de extracción laparoscópica para que, al exteriorizarlo a través de la incisión de T1, no contacte con la pared abdominal y evitar así la implantación de células tumorales. Si el tumor es pequeño, se puede extraer dentro de un dedo de un guante estéril sin polvo (fig. 16).

Para finalizar la intervención se cierran las incisiones de los trocares en tres planos, como en cualquier procedimiento laparoscópico.

 Durante la intervención se debe vigilar la glucemia del paciente, sobre todo en los casos de insulinoma. Si tras la exéresis de la neoplasia la concentración de glucosa en la sangre no aumenta, puede haber más nódulos en otras zonas del páncreas.

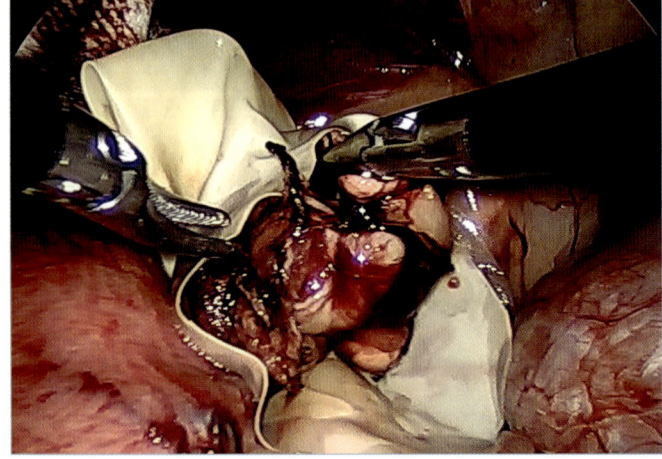

Fig. 16. Introducción del segmento pancreático extirpado en un dedo de un guante estéril para su exteriorización.

Pancreatectomía parcial del lóbulo derecho

| Dificultad técnica | | | | |

Posicionamiento del paciente y de los equipos

Para acceder a los tumores localizados en el lóbulo derecho del páncreas el paciente se coloca en decúbito lateral izquierdo, con elevación lumbar. Esta se consigue inclinando lateralmente la mesa, siempre con el paciente fijado adecuadamente con cintas o esparadrapo. Si esta inclinación no fuera posible, se pueden colocar toallas bajo la zona lumbar hasta conseguir una buena exposición del páncreas. Estos tumores también pueden abordarse con el paciente en decúbito esternal. El cirujano y el ayudante se sitúan en el lado izquierdo de la mesa, mientras que la torre de laparoscopia se coloca en el lado derecho de la misma, frente al cirujano (fig. 17).

> *La ventaja del decúbito esternal o lateral con elevación lumbar es que mejora la exposición del lóbulo derecho o izquierdo del páncreas, al retraerse ventralmente los intestinos y el bazo. El inconveniente es que solo se puede explorar uno de los lóbulos, el del lado del hemiabdomen en el que se hayan colocado los trocares, y apenas permite visualizar el cuerpo del páncreas.*

Colocación de los trocares

El trocar de la óptica (T1), de 10 mm, se coloca aproximadamente 4-7 cm a la derecha o izquierda del ombligo según si el tumor se localiza en el lóbulo derecho o izquierdo del páncreas, respectivamente. Una vez establecido el neumoperitoneo, se introducen dos trocares del instrumental, de 5 mm, uno craneodorsalmente y el otro caudodorsalmente a T1, intentando siempre conseguir una triangulación adecuada para acceder al tumor pancreático. Se pueden tomar como referencias la zona subcostal (T2) y la fosa ilíaca (o el pliegue del flanco) (T3). Este último trocar puede ser de 12 mm si se va a emplear una sutura mecánica para el sellado y corte del páncreas. Puede ser necesario colocar un cuarto trocar (T4) o usar una pinza percutánea para mejorar la exposición de los tumores cercanos al cuerpo pancreático (fig. 18).

209

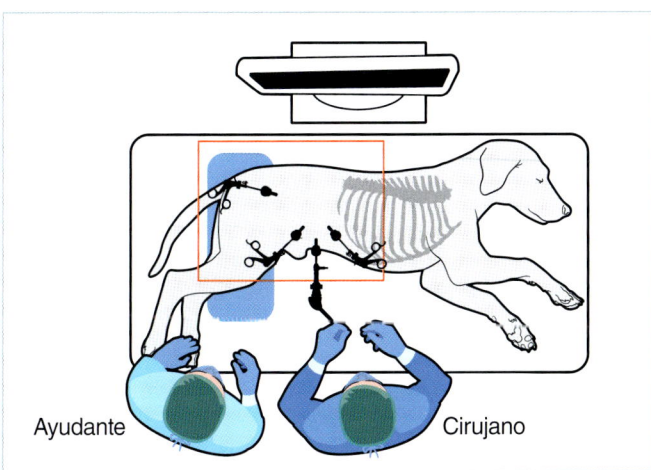

Fig. 17. Posicionamiento del paciente y de los equipos para la pancreatectomía laparoscópica del lóbulo derecho.

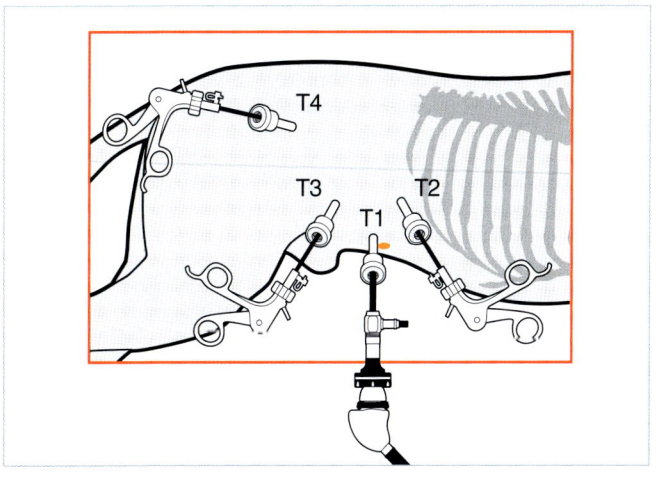

Fig. 18. Colocación de los trocares para la pancreatectomía laparoscópica del lóbulo derecho, con el paciente en decúbito lateral izquierdo.

Técnica quirúrgica

Con el paciente en decúbito lateral izquierdo, se eleva el duodeno con unas pinzas atraumáticas o con suturas de tracción percutánea para exponer el borde apical del lóbulo derecho del páncreas. Si se opta por las suturas, se recomienda colocarlas a través del mesoduodeno para evitar un posible desgarro de la pared intestinal (fig. 19).

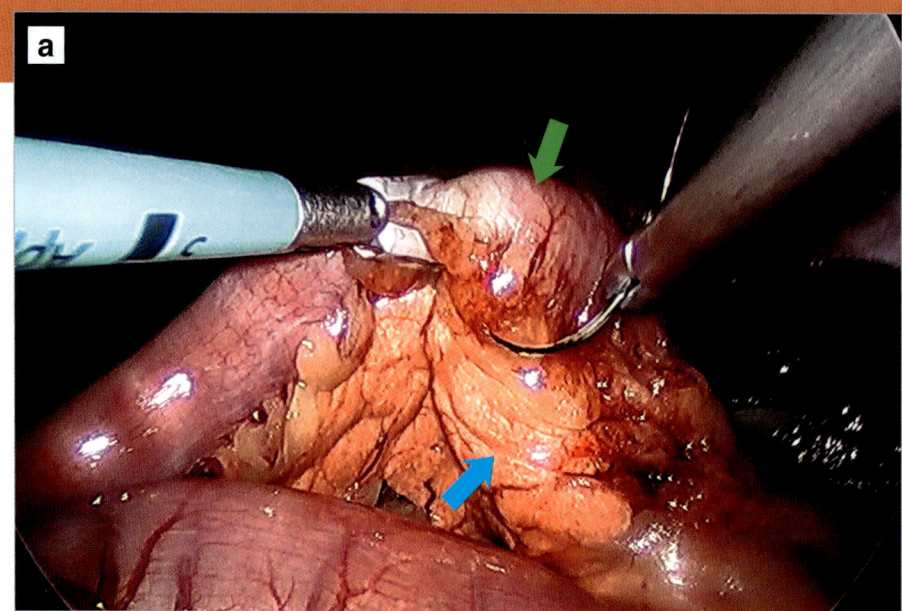

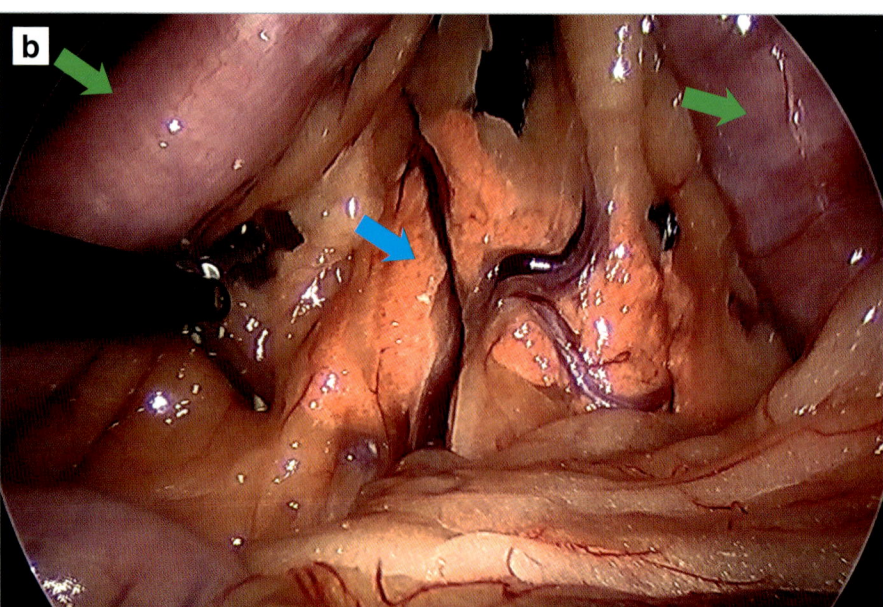

Fig. 19. Colocación de una sutura de tracción percutánea a través del mesoduodeno para mantener el duodeno elevado (flechas verdes) y exponer el lóbulo derecho del páncreas (flecha azul).

La técnica de disección y corte del parénquima pancreático es casi idéntica a la de la pancreatectomía del lóbulo izquierdo (fig. 20). La principal diferencia es que en el lado derecho el aporte sanguíneo al páncreas proviene de la arteria pancreatoduodenal, la cual también irriga el duodeno. Por ello, al disecar el lóbulo derecho hay que intentar respetar las ramas de esta arteria que van al tubo digestivo. Tras la pancreatectomía, puede ser necesario suturar el mesoduodeno si la ventana creada en él fuese demasiado grande.

En los casos en los que la lesión está situada cerca del cuerpo del páncreas, es necesario identificar la papila duodenal para evitar lesionar el conducto pancreático principal localizado en este punto. De lo contrario, se produciría una pancreatitis posoperatoria de mal pronóstico.

La pancreatectomía del lóbulo derecho también se ha descrito en el caso de ovario remanente con adherencias al páncreas.

Aunque en general los autores prefieren y recomiendan el uso de los selladores vasculares para seccionar el parénquima pancreático, también se pueden emplear las suturas mecánicas. Estas son especialmente útiles en los casos en los que el tejido pancreático sea muy grueso, ya que el riesgo de fístulas posoperatorias es mayor.

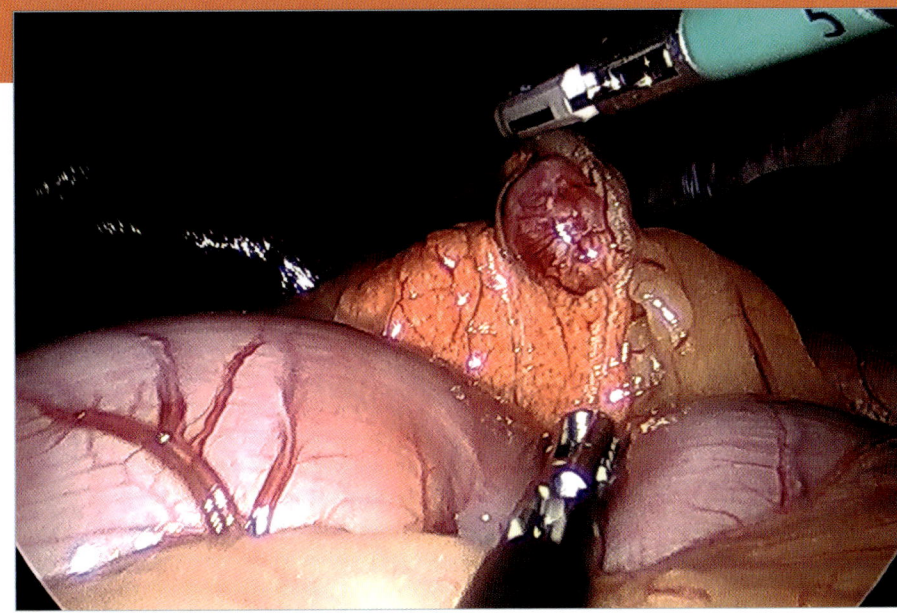

Fig. 20. Imagen laparoscópica de un nódulo en el lóbulo derecho del páncreas tras su disección del epiplón.

Posoperatorio

Tras la pancreatectomía los pacientes deben permanecer ingresados durante 24-48 horas si la evolución de su estado clínico es favorable. Durante este periodo hay que comprobar y estabilizar la concentración de glucosa en la sangre, ya que puede producirse tanto hipoglucemia como hiperglucemia. Igualmente, es necesario aplicar fluidoterapia y verificar los electrolitos y el perfil bioquímico.

Tradicionalmente se ha recomendado no administrar alimento sólido a los pacientes en las 24-48 horas tras la intervención para disminuir las secreciones pancreáticas. Sin embargo, hoy día la tendencia es a ofrecer alimento de calidad y fácilmente digestible en el posoperatorio inmediato.

Aunque se trate de un procedimiento mínimamente invasivo, que genera menos dolor y malestar respecto al abordaje tradicional, debe garantizarse una cobertura analgésica adecuada al paciente.

El pronóstico posquirúrgico está relacionado con el estadio clínico de la enfermedad. En el caso de los insulinomas, se ha descrito un tiempo libre de enfermedad de 14 meses en perros con un tumor en estadio I (enfermedad local confinada al páncreas), mientras que menos del 20 % de los pacientes con neoplasias en estadio II (presencia de metástasis locorregionales) y estadio III (tumor con metástasis a distancia con o sin compromiso de los linfonodos locales) alcanzan esa cifra.

 En el periodo posoperatorio, el estado de los pacientes debe vigilarse muy de cerca para asegurar que la concentración sanguínea de glucosa es estable y detectar precozmente complicaciones como la pancreatitis.

Posibles complicaciones

Las complicaciones que pueden surgir tras una pancreatectomía laparoscópica comprenden todas las descritas para la pancreatectomía abierta más las inherentes a la cirugía laparoscópica. En medicina humana se ha relacionado el abordaje laparoscópico con una menor pérdida de sangre durante la intervención.

- Las complicaciones intraquirúrgicas más frecuentes son la lesión del intestino por dispersión térmica al usar el sellador vascular, la lesión de la vascularización esplénica o intestinal y el sangrado durante la disección del lóbulo pancreático afectado. Cuando se opera el cuerpo del páncreas, también puede resultar dañado el conducto pancreático principal o la vascularización de alguno de los lóbulos pancreáticos.

- La pancreatitis es una de las complicaciones más frecuentes después de la cirugía pancreática. Para disminuir su incidencia, se debe ser muy cuidadoso con la manipulación del páncreas durante la intervención, evitando sujetar con pinzas de agarre zonas del órgano que no se vayan a extirpar. Tampoco se debe manipular en exceso los insulinomas para evitar que secreten aún más insulina, lo que podría provocar una hipoglucemia intraquirúrgica.

- Otras complicaciones que pueden ocurrir después de una pancreatectomía parcial incluyen sepsis, sangrado persistente del parénquima pancreático y formación de una fístula pancreática. Si durante el procedimiento se ha dañado en exceso la vascularización del duodeno, puede aparecer una isquemia intestinal

211

Biopsia esplénica

Miguel Ángel Sánchez Hurtado, Jorge Gutiérrez del Sol,
Francisco Julián Pérez Duarte

Frecuencia de realización

Introducción

El uso del abordaje laparoscópico para obtener una muestra representativa y realizar un diagnóstico poco invasivo está ampliamente estandarizado en veterinaria. En el caso de los órganos macizos abdominales, esto ocurre especialmente en la biopsia laparoscópica del hígado, el páncreas y el riñón, pero no así en la del bazo, para la cual apenas existen referencias en pequeños animales.

Uno de los motivos para esta falta de bibliografía radica en que, en veterinaria, se suele recurrir a la esplenectomía en lugar de a la biopsia, bien por la naturaleza de la propia causa que origina el problema, bien por las reticencias que suscitan las posibles complicaciones de hemorragia posquirúrgica en un órgano tan vascularizado. Por ejemplo, si se muestrea un área cavitada o muy vascularizada, el sangrado sería más manejable mediante un abordaje convencional que por laparoscopia.

Para que un tratamiento sea eficaz, el diagnóstico debe ser lo más acertado posible. Por eso, una alternativa con mayor potencial diagnóstico que la tradicional punción-aspiración percutánea con aguja fina (estudio citológico) es la realización de una biopsia de forma directa (estudio histológico) mediante un abordaje laparoscópico, bien sea con una aguja de biopsia, una pinza de copa o un sacabocados, o incluso con una esplenectomía parcial.

> *El estudio citológico de muestras obtenidas mediante punción guiada por ecografía ha demostrado ser menos preciso que el estudio histológico para el diagnóstico de las enfermedades esplénicas y hepáticas. Por eso, en los casos indicados, la poca agresión laparoscópica sumada al muestreo histológico del tejido podría representar la combinación ideal en la evaluación de ciertas esplenopatías.*

Indicaciones

La razón principal para realizar una biopsia laparoscópica del bazo es la detección de anormalidades en las pruebas hematológicas y de imagen, pero las indicaciones son escasas y se circunscriben casi exclusivamente a confirmar la sospecha de neoplasia. Estas indicaciones incluyen la evaluación de esplenomegalia difusa clínicamente significativa o con ecogenicidad anormal, la confirmación de la sospecha de lesiones metastásicas del bazo y la evaluación de masas nodulares o focales que no tengan un tamaño tan considerable como para requerir una esplenectomía.

> *La biopsia esplénica por laparoscopia es una técnica segura y efectiva, pero la mayoría de las fuentes provienen de medicina humana. En cuanto a su reproducibilidad en perros y gatos, se necesitaría un mayor número de trabajos clínicos comparativos, porque solo se dispone de algunos capítulos de libros y de apenas una referencia que compare resultados clínicos.*

Recuerdo anatómico

El bazo de los perros y los gatos se suele localizar en el cuadrante craneal izquierdo del abdomen, aunque por ser un órgano muy móvil, su posición puede variar dentro del abdomen. La distensión gástrica es uno de los factores que influye en la localización del bazo, pues estará más craneal, hacia el diafragma, si el estómago está vacío, y quedará más caudal cuando el estómago esté distendido. Su fijación corre a cargo del epiplón mayor y también se une a la curvatura mayor del estómago por el ligamento gastroesplénico.

Es un órgano de consistencia firme y color rojizo, aunque su superficie puede tener una coloración blanca (fibrina) o marrón amarillenta (siderótico, de hierro y calcio). Se compone de una cápsula con fibras de músculo liso elásticas, una serie de trabéculas internas de fibras de colágeno, elastina y músculo liso y un parénquima dividido en pulpa blanca y roja. A diferencia del bazo en los humanos, el bazo de los perros y los gatos se contrae y relaja con facilidad por la gran cantidad de células musculares lisas, controladas por receptores α-adrenérgicos.

El aporte sanguíneo al bazo procede de la arteria esplénica, que proviene en la mayoría de los casos de la arteria celíaca, aunque en algunas ocasiones puede provenir de la arteria mesentérica craneal. La arteria esplénica, antes de llegar al hilio esplénico, aporta ramas al lóbulo izquierdo del páncreas, y ya en su llegada al hilio, origina una rama ventrocaudal, hacia la cola del bazo, y otra dorsocraneal, hacia la cabeza del bazo. Justo en su entrada en el parénquima, ambas ramas se dividen en sucesivos vasos de menor tamaño (unas 25 en total a lo largo de todo el bazo). Por otra parte, la rama ventrocaudal, antes de llegar al bazo, origina la arteria gastroepiploica izquierda, y la dorsocraneal, al final de su trayecto, en el extremo de la cabeza del bazo, da lugar a las arterias gástricas cortas. El drenaje venoso discurre a través de la vena gastroesplénica, que desemboca en la vena porta.

Biopsia esplénica

Aspectos quirúrgicos generales

Dada la similitud del procedimiento con aspectos de la biopsia hepática y renal laparoscópica, se recomienda que el lector consulte en los capítulos correspondientes las secciones sobre la preparación y posicionamiento del paciente, la colocación de los equipos y el uso de la pinza de biopsia de copa o la aguja de biopsia.

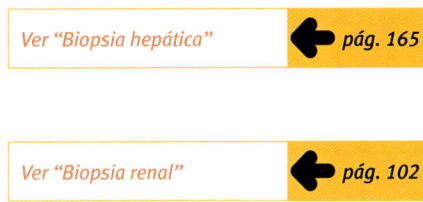

Ver "Biopsia hepática" ← **pág. 165**

Ver "Biopsia renal" ← **pág. 102**

Preparación del paciente

Antes de realizar la biopsia esplénica son particularmente útiles las pruebas de imagen, como la tomografía computarizada, la resonancia magnética nuclear o la radiografía en tres proyecciones, para evaluar el bazo e identificar enfermedades subyacentes concurrentes o para evaluar metástasis abdominales o pulmonares. La ecografía es la modalidad diagnóstica más utilizada para detectar un volumen y una arquitectura esplénica anormales y examinar el abdomen en busca de enfermedad metastásica o líquido libre.

El paciente debe estabilizarse para afrontar una anestesia general de unos 30 minutos, y deben corregirse la deshidratación, la hipoalbuminemia y, especialmente, las alteraciones en los parámetros de la coagulación. Se realizará un hemograma completo y un perfil bioquímico sérico para determinar el estado metabólico del paciente. Debido al riesgo de hemorragia intraoperatoria, sobre todo en pacientes con coagulopatías o con propensión al sangrado y a la anemia (p. ej.: neoplasias como el hemangiosarcoma), es imperativo realizar previamente un perfil de coagulación, y se recomienda tipificar el grupo sanguíneo del paciente por si fuera necesario recurrir a una transfusión de urgencia. No se recomienda la autotransfusión, excepto en el caso de rotura traumática del bazo, por el riesgo de siembra sistémica de células neoplásicas. Tampoco se deben utilizar protocolos anestésicos que incrementen el flujo sanguíneo esplénico, como los que incluyen acepromacina.

El abdomen debe rasurarse ampliamente, desde 2-5 cm craneal a la apófisis xifoides y al arco costal hasta la región púbica. El rasurado se amplía lateralmente hasta completar ambas regiones abdominales derecha e izquierda. La asepsia de la zona se completa con los métodos estándar de limpieza prequirúrgica.

> *Uno de los escasos estudios realizados en perros y gatos combinó la biopsia esplénica por laparoscopia con la obtención de muestras de otros órganos abdominales en el mismo acto quirúrgico, y describió unos tiempos operatorios largos, de 45-90 minutos. También consideró la estabilización de los parámetros descompensados por otros órganos distintos al bazo.*

Posicionamiento del paciente y de los equipos

Se han descrito dos abordajes para realizar la biopsia esplénica por laparoscopia, el ventral (paciente en decúbito dorsal) y el lateral izquierdo (paciente en decúbito lateral derecho). Los autores están más habituados al abordaje ventral y se detalla a continuación.

El paciente se mantendrá en decúbito dorsal (fig. 1). La gran movilidad del bazo, sumada a un posible incremento de su tamaño, hará que pueda ser necesario rotar y mover al paciente en diversas direcciones hasta su colocación deseada, pero normalmente la rotación será de entre 15° y 45° hacia el lado derecho. El monitor se posiciona a la cabeza del paciente en el lado izquierdo de la mesa. El cirujano y el ayudante se sitúan en el lado derecho de la mesa o, en su defecto, el cirujano en el lado derecho y el ayudante a los pies de la misma.

213

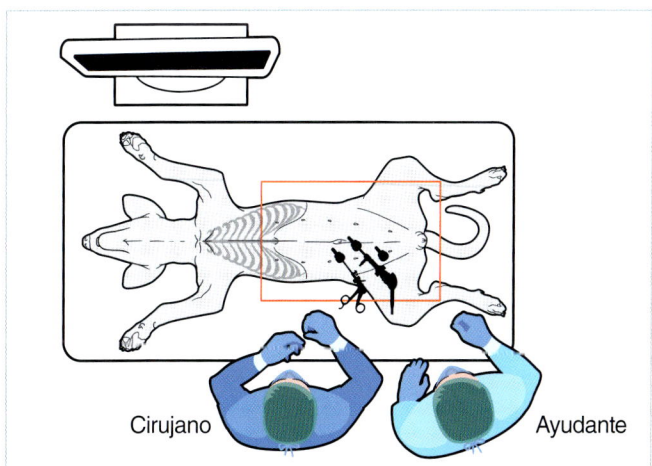

Cirujano   Ayudante

Fig. 1. Posicionamiento del paciente y de los equipos para la biopsia esplénica laparoscópica mediante un abordaje ventral.

Colocación de los trocares

El número y la colocación de los trocares depende de si se precisa tomar las muestras de una localización concreta o no. Si se puede muestrear cualquier punto, por ejemplo en caso de esplenomegalia o enfermedad difusa, solo se necesitan dos trocares. Si hay que muestrear un punto o estructura nodular concreta y hay que movilizar ampliamente el bazo, incluso habiendo rotado suficientemente al paciente, será necesario un tercer trocar para introducir una pinza de prensión atraumática o un palpador.

Con el paciente en decúbito dorsal, el trocar de la óptica (T1) se coloca mediante la técnica de Hasson 1-2 cm lateralmente a la izquierda de la línea media y ligeramente caudal al ombligo para evitar el ligamento falciforme. Este trocar puede ser de 5 mm, o de 10 mm si después se quiere introducir cómodamente un agente hemostático o una gasa.

Se instaura un neumoperitoneo de 8-10 mmHg y, bajo visión directa, se coloca un segundo trocar, de 5 mm, en la línea media, entre 3 y 5 cm craneal (T2a) o caudalmente (T2b) a T1 (fig. 2). La asistencia laparoscópica es útil para ayudar a colocar este segundo trocar en una posición ligeramente lateral al ligamento falciforme. Esto evita que el ligamento se interponga en el trayecto del instrumental y ayuda a decidir si T2 se coloca craneal o caudalmente a T1 para alcanzar un ángulo óptimo para la pinza de biopsia.

> *El hecho de tomar la muestra con una aguja de biopsia en lugar de con una pinza de copa no implicaría poder realizar la intervención solo con el trocar para la óptica, pues se necesita un segundo trocar para manipular el bazo y el agente hemostático.*

Técnica quirúrgica

Ver vídeo 1
Biopsia esplénica

Primero se realiza una exploración general para comprobar la relación del bazo con otros órganos abdominales. Bien con un palpador, bien con una pinza atraumática, y con la ayuda de la rotación del paciente, se explora el bazo y se coloca en la posición idónea para la biopsia. Si esto es complicado, se puede traccionar con mucho cuidado del mesenterio esplénico para movilizar la cola, la región central y la cabeza del órgano y evaluar su superficie. También se puede colocar un tercer trocar para no traumatizar innecesariamente el bazo.

Los autores recomiendan introducir material hemostático absorbible antes de tomar la muestra y mantenerlo cerca de cada punto de muestreo por si hubiera hemorragia (fig. 3). Para este fin, también se puede hacer compresión temporal con una gasa y retirarla después, o utilizar energía bipolar.

> *El uso de material hemostático absorbible es útil para controlar la hemorragia en los puntos de biopsia. Los autores recomiendan su uso tanto si se utiliza una pinza de copa como si se recurre a una aguja de biopsia.*

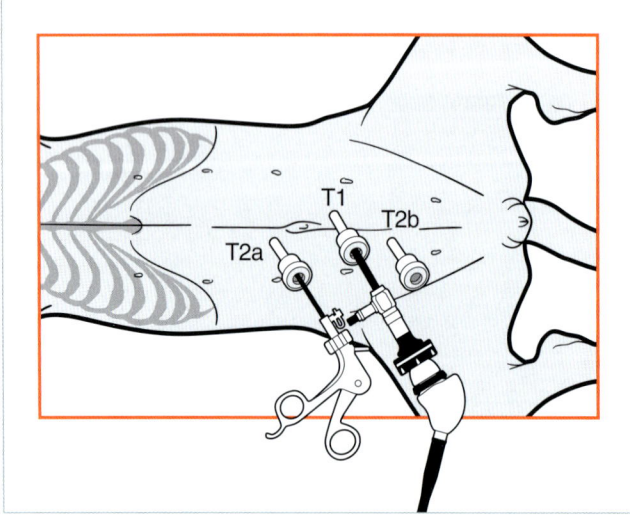

Fig. 2. Colocación de los trocares para la realización de una biopsia esplénica laparoscópica mediante un abordaje ventral.

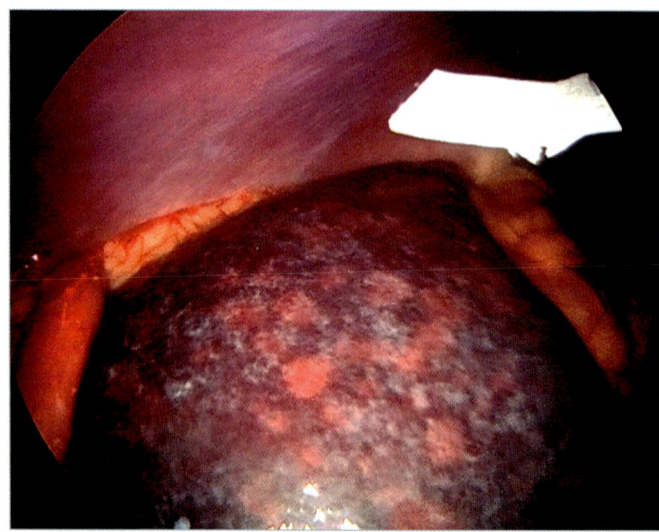

Fig. 3. El agente hemostático se coloca junto al punto de la biopsia. Se aprecia la irregularidad general y difusa en la coloración esplénica.

Existen dos opciones para realizar la biopsia esplénica en función del instrumento utilizado: con una aguja de biopsia (16 G o 14 G) o con una pinza de copa de 5 mm. En el primer caso, se incide la piel abdominal con el bisturí para poder introducir la aguja de biopsia hacia el punto deseado (fig. 4).

El control visual laparoscópico permite calcular la distancia adecuada, así como evitar dañar cualquier vaso sanguíneo o nervio de la pared abdominal (fig. 5).

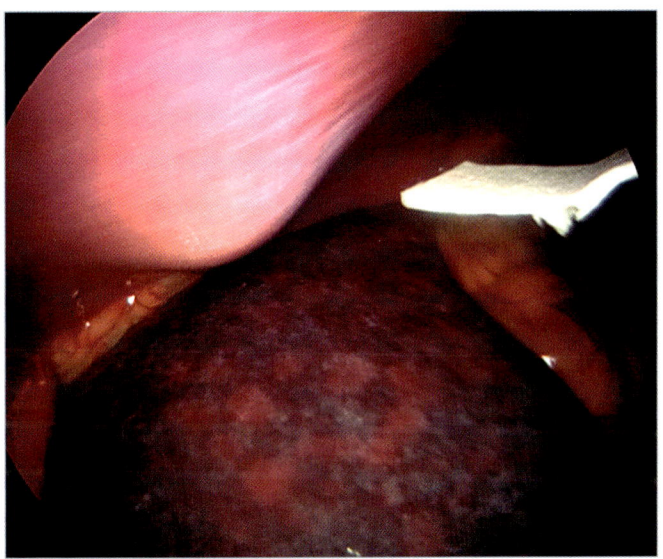

Fig. 4. Introducción de la aguja de biopsia guiada por laparoscopia. Su paso a través de la pared abdominal debe ser lo menos traumático posible y producir un sangrado mínimo o nulo.

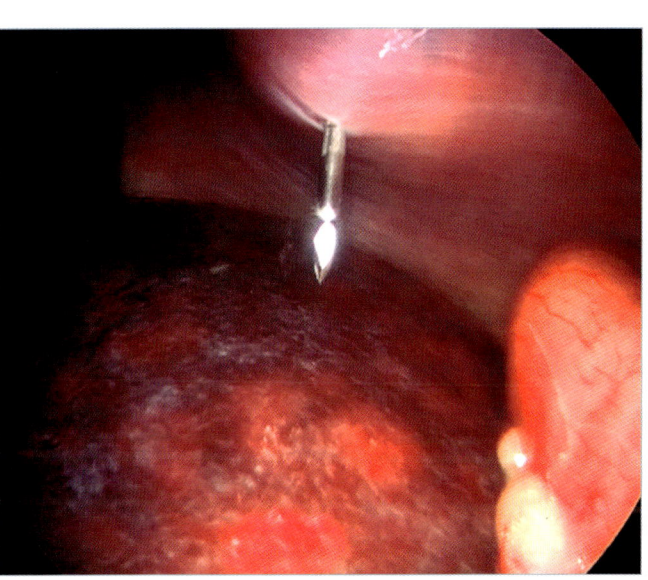

Fig. 5. Avance cuidadoso de la aguja de biopsia en el campo operatorio y maniobra de acercamiento hacia el punto de biopsia.

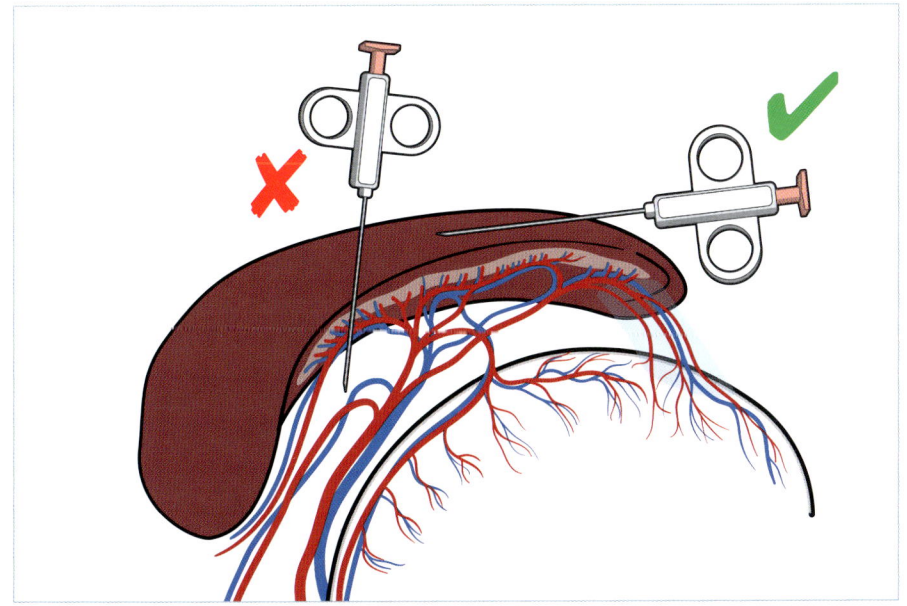

Fig. 6. Representación de la trayectoria de la aguja de biopsia en el parénquima esplénico.

Antes de puncionar el bazo, se recomienda que el cirujano calcule imaginariamente la trayectoria ideal de la aguja en el parénquima esplénico. Preferentemente, la aguja debe insertarse de forma tangencial al mismo y no transversal, para no dañar ninguna estructura aneja en el momento de activación de la aguja (fig. 6).

Después de activar el mecanismo de la aguja de biopsia, se debe esperar de 30 segundos a 1 minuto para favorecer la hemostasia (fig. 7). Se retira la aguja y el cirujano principal se ocupa de preparar externamente la muestra mientras el ayudante mantiene la presión sobre la zona de punción con material hemostático absorbible o con una gasa (fig. 8).

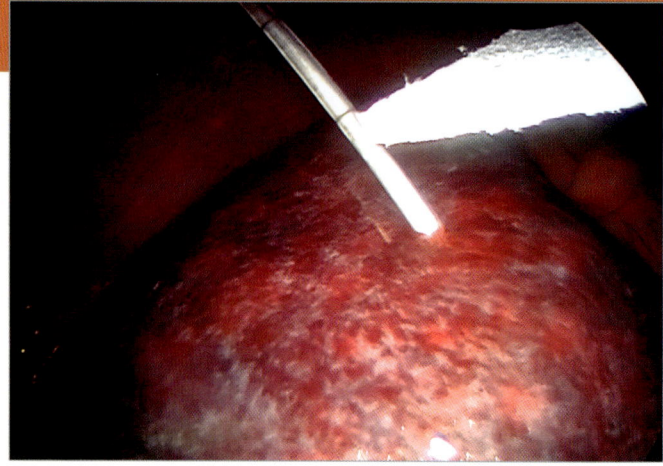

Fig. 7. Entrada tangencial de la aguja de biopsia, cerca del margen esplénico, y momento de activación del mecanismo de la aguja.

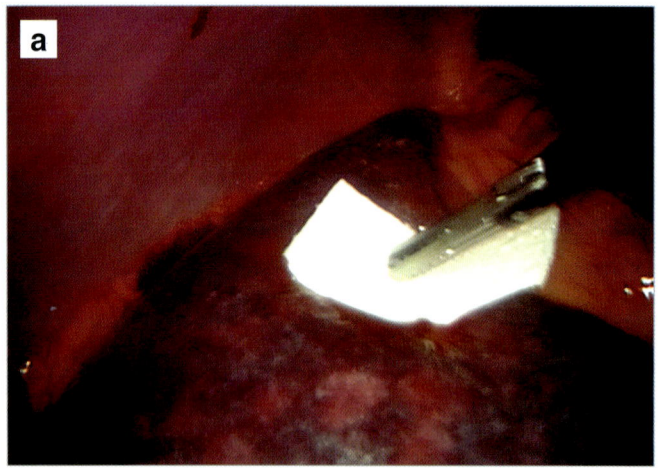

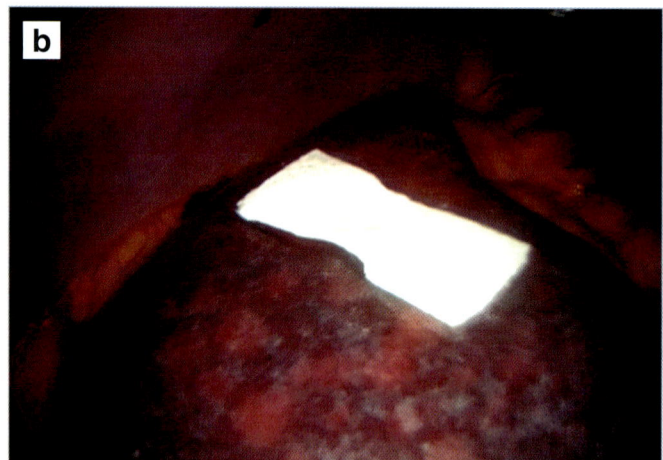

Fig. 8. Colocación del agente hemostático sobre el punto de la biopsia para controlar el sangrado.

216

Para optimizar la potencia diagnóstica, se deben tomar entre dos y cuatro muestras del margen periférico o de las áreas centrales del bazo, según la identificación ecográfica previa de las lesiones y la inspección visual del órgano.

Si se utiliza la pinza de biopsia de copa de 5 mm, las muestras se pueden tomar del margen periférico o de las áreas centrales del bazo. En cualquier caso, se agarra el tejido firmemente con la pinza de biopsia durante 15 segundos a 1 minuto, tiempo durante el cual se pueden aplicar en torno a cinco movimientos rotatorios de lado a lado para comenzar a estimular la hemostasia, antes de ejercer una tracción firme y decidida para recuperar la muestra. Si esto no

ocurriese, se siguen estos dos pasos; primero se rompe, desgarra o dilacera intencionadamente la cápsula fibrosa con la pinza de biopsia; luego, una vez expuesto el parénquima esplénico, se obtiene más fácilmente la muestra. En cualquier caso, los autores aplican de forma rutinaria una esponja hemostática absorbible en el área de sangrado, y la hemorragia suele detenerse en torno a los 2-3 minutos posteriores a la biopsia.

 Es importante que las copas de la pinza traspasen la cápsula fibrosa del bazo. De lo contrario, si solo se incluye tejido subcapsular, la muestra podría no ser representativa.

Posoperatorio

Ver Técnica quirúrgica en "Biopsia esplénica" → **pág. 214**

Los riesgos asociados con este procedimiento se consideran mínimos, y no tienen por qué ser mayores que los de cualquier otra biopsia laparoscópica de otro órgano abdominal. En general, la mayoría de los pacientes se dan de alta al día siguiente del procedimiento, tras un tiempo de hospitalización mínimo de 6-12 horas para controlar el estado, las constantes vitales y los parámetros sanguíneos del paciente (color de las mucosas, pulso, tiempo de relleno capilar, hematocrito).

Un tratamiento posoperatorio genérico para este procedimiento puede incluir buprenorfina para la analgesia y solución de lactato de Ringer para la compensación hemodinámica si fuese necesaria. También puede añadirse un tratamiento de soporte o terapéutico, según se considere para cada caso concreto, porque este procedimiento puede combinarse con otras biopsias abdominales (intestino, hígado, páncreas, linfonodos o riñón) en un mismo acto quirúrgico.

Posibles complicaciones

Las complicaciones posoperatorias que se pueden dar se detallan a continuación:

- Hemorragias: la principal complicación de una biopsia esplénica es el sangrado clínicamente relevante, intraoperatorio (fig. 9) o posoperatorio, y se deben tomar las mismas precauciones posoperatorias que descritas para una biopsia hepática, destacando entre ellas la detección temprana con control ecográfico.

- Animales con lesiones o estructuras cavitadas: del mismo modo que la biopsia esplénica ecoguiada tradicional (punción-aspiración con aguja fina o punción con aguja gruesa) está contraindicada en animales con lesiones o estructuras cavitarias, debe tenerse la misma precaución con la biopsia laparoscópica (con aguja de biopsia o pinza de copa), porque dichas lesiones o estructuras podrían romperse y causar una hemorragia profusa, especialmente en pacientes con coagulopatías.

- Complicaciones sépticas: son raras si la biopsia laparoscópica se realiza exclusivamente en el bazo (es decir, no combinada con el muestreo de otros órganos, como el intestino delgado). La profilaxis antibiótica quirúrgica se realiza con un antibiótico de amplio espectro y de dosis única, o que alcance como máximo 1-2 días posoperatorios.

Algunas fuentes indican la biopsia laparoscópica solo en caso de enfermedades esplénicas difusas. Los autores consideran que las indicaciones pueden ampliarse a las masas no cavitadas, sólidas y poco voluminosas, siempre y cuando se disponga de sistemas avanzados de electrocoagulación bipolar y agentes hemostáticos. Si no se cumple con estos parámetros, se podría realizar una esplenectomía, bien por laparoscopia, bien por cirugía convencional. Otra posible contraindicación es la presencia de ascitis o hemoabdomen.

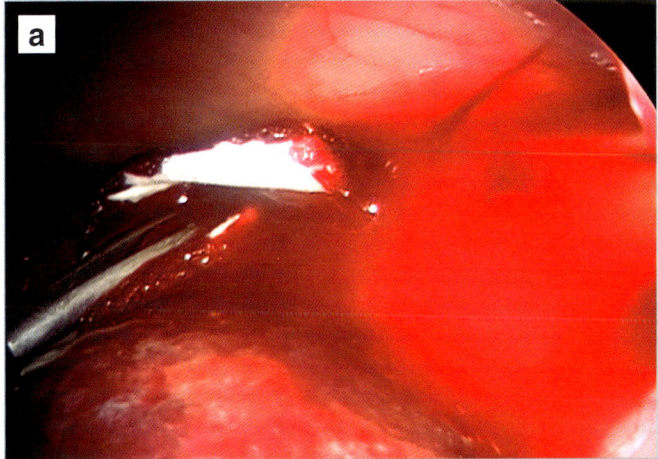 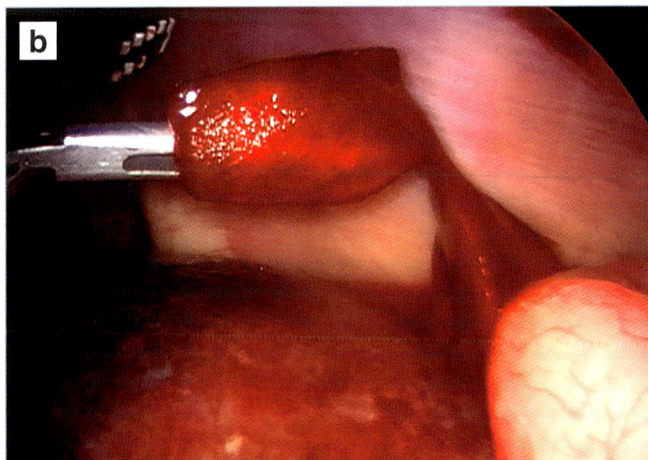

Fig. 9. Secuencia de imágenes de un sangrado profuso tras una biopsia con aguja a causa de una mala técnica al colocar el agente hemostático, el cual se retiró inadvertidamente con la pinza auxiliar.

Tumores esplénicos y otras enfermedades del bazo

Miguel Ángel Sánchez Hurtado, Jorge Gutiérrez del Sol,
Francisco Julián Pérez Duarte, Isabel Rodríguez Piñeiro

Índice de presentación

Etiología, signos clínicos y diagnóstico

Las enfermedades que afectan al bazo pueden producir un agrandamiento esplénico difuso (más frecuente en los gatos) o focal (más habitual en los perros). Los signos clínicos son variables, desde distensión abdominal, anorexia, letargo, polidipsia, vómitos o depresión hasta otros más importantes, como, por ejemplo, debilidad aguda o colapso debidos a la hemorragia por la rotura de un hemangiosarcoma.

En cuanto al examen físico, los pacientes con enfermedad esplénica pueden mostrar distensión abdominal, dolor a la palpación, mucosas pálidas, petequias o equimosis, linfadenomegalia periférica y fiebre.

> **Durante las pruebas de diagnóstico por imagen en las que sea necesario anestesiar al paciente, el uso de barbitúricos, propofol o algunos opioides puede provocar una esplenomegalia significativa.**

Las pruebas de diagnóstico por imagen serán fundamentales para diferenciar un bazo normal, aunque pueda palparse cierta esplenomegalia, de uno con enfermedad esplénica. Pueden realizarse diferentes pruebas para obtener la mayor cantidad de información posible, desde las más básicas como la radiografía abdominal y torácica, la ecografía y la ecocardiografía hasta otras más avanzadas como la tomografía computarizada o la resonancia magnética nuclear. La presencia de metástasis torácicas puede detectarse con radiografía torácica (metástasis pulmonar) o ecocardiografía (metástasis auricular), lo que tiene especial relevancia si se sospecha de un hemangiosarcoma de origen esplénico. La tomografía computarizada, por su gran sensibilidad, es otra modalidad de diagnóstico por imagen muy recomendable para hallar metástasis pulmonares y cardiacas.

La ecografía abdominal, aunque no es la técnica con mayor potencial diagnóstico, desempeña un papel fundamental en la adecuada selección de los pacientes candidatos a cirugía laparoscópica, ya que permite determinar el tamaño esplénico, el volumen de las masas o la presencia de hemoperitoneo, ascitis, enfermedades concurrentes en órganos adyacentes o adherencias significativas que dificulten la intervención. Con respecto a estos hallazgos, la tomografía computarizada abdominal ofrece mejores resultados diagnósticos que la ecografía. Del mismo modo, la resonancia magnética nuclear también tiene una gran utilidad para hallar masas esplénicas e incluso permite diferenciar los tumores benignos de los malignos.

> **El estudio diagnóstico es especialmente importante en las neoplasias malignas para determinar si existe metástasis, en cuyo caso solo se podrá ofrecer una cirugía paliativa.**

Ver Recuerdo anatómico en "Biopsia esplénica" 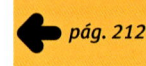 pág. 212

Tratamiento

Antes de la intervención se debe realizar un hemograma completo, un análisis bioquímico sérico y un urianálisis para buscar alteraciones sistémicas. Particularmente se debe investigar la presencia de hemorragias actuales o recientes (eritrocitos y recuentos plaquetarios) y de alteraciones de la coagulación o función plaquetaria. Además, hay que evaluar posibles trastornos inmunomediados o hemofagocíticos y estados de sepsis. En función de los resultados, el tratamiento preoperatorio específico deberá hacer frente a posibles desequilibrios hemodinámicos o sanguíneos, además de contar con suficientes unidades de sangre para transfundir en caso necesario.

En cuanto al tratamiento antibiótico profiláctico, *a priori* no resulta imprescindible, pero algunos autores recomiendan administrar uno general antes o durante la intervención, como puede ser la cefazolina por vía endovenosa.

Esplenectomía laparoscópica

Dificultad técnica

Ver vídeo 1
Esplenectomía laparoscópica

Aspectos quirúrgicos generales

Tanto en los perros como en los gatos, la esplenectomía laparoscópica es un procedimiento factible en los casos apropiados, y cada vez más estandarizado, que permite contar con las bondades del abordaje laparoscópico (menor dolor posoperatorio, menor riesgo de infección y recuperación más rápida). Las indicaciones incluyen neoplasias (benignas o malignas —principalmente hemangiosarcoma—, primarias o metastásicas), esplenomegalia generalizada por enfermedades inmunomediadas, torsión del hilio esplénico, abscesos o quistes, hematomas y presencia de cambios inespecíficos (congestión, hemorragia, hematopoyesis extramedular y depósito de hemosiderina).

Las contraindicaciones relativas para la esplenectomía laparoscópica incluyen la presencia de hemoabdomen (de origen traumático o no), la obesidad, una esplenomegalia masiva o masas esplénicas que superen los 6 cm de diámetro. Asimismo, las lesiones que tengan una consistencia excesivamente lábil y friable pueden ser difíciles de manipular con el instrumental laparoscópico.

> *A la hora de realizar una esplenectomía laparoscópica, no existen límites estrictos en cuanto a un tamaño o peso reducido del paciente, ya sea perro o gato. Aun así, los autores recomiendan que el cirujano considere, de manera empírica, la proporción del volumen que ocupa el bazo en relación con el volumen abdominal total, especialmente en pacientes de pequeño tamaño, para anticiparse a un manejo difícil del instrumental.*

Preparación del paciente

En este procedimiento, todo preparativo que ayude a aumentar el espacio de trabajo y a colocar el bazo en una posición lo más anatómica posible será de gran ayuda. Por eso, se recomienda un ayuno de sólidos estándar de 12 horas y el sondaje gástrico para reducir la distensión del estómago, lo que mejora la exposición de la porción más craneal del bazo.

El abdomen debe rasurarse ampliamente, desde 2-5 cm cranealmente a la apófisis xifoides y al arco costal hasta la región púbica. El rasurado se extiende lateralmente, incluyendo ambas regiones abdominales derecha e izquierda. La asepsia de la zona se completa con los métodos estándar de limpieza prequirúrgica.

Posicionamiento del paciente y de los equipos

En la literatura veterinaria se citan hasta cuatro modalidades de esplenectomía laparoscópica, que se describen más abajo. Por lo general, en todas ellas se puede posicionar al paciente en decúbito dorsal, colocar los trocares o la plataforma específica para la esplenectomía y, a continuación, rotar al paciente hacia su lado derecho. El ángulo de rotación variará en función de cómo se encuentre el bazo en el campo quirúrgico, pues en algunos casos se podrá realizar el procedimiento sin rotar al animal, mientras que en muchas ocasiones será necesario un ángulo de unos 15°-45°, incluso llegando a la lateralización completa. El cirujano y el asistente se sitúan en el lado derecho del paciente, con la torre de laparoscopia frente a ellos, en el lado izquierdo (fig. 1).

219

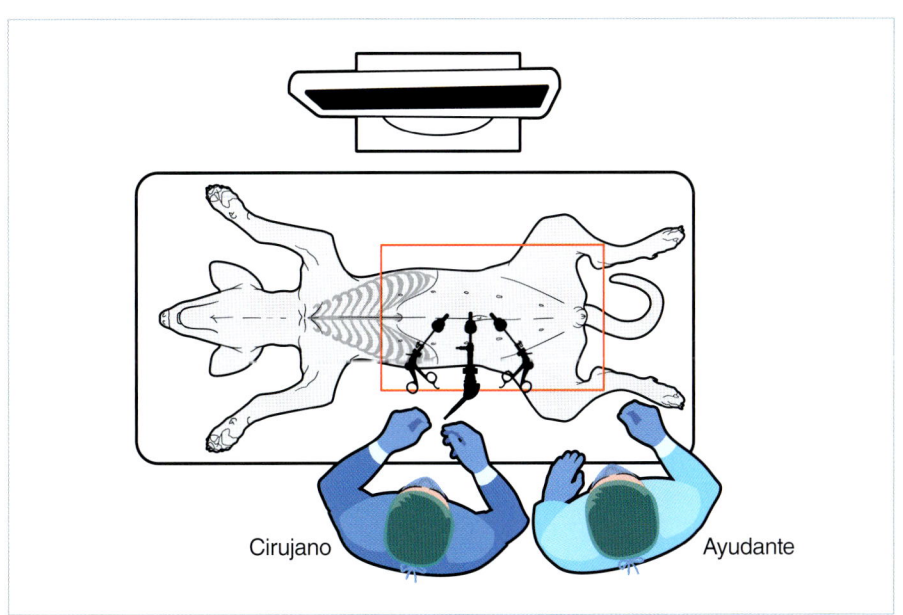

Cirujano

Ayudante

Fig. 1. Posicionamiento del paciente y de los equipos para la esplenectomía laparoscópica.

Colocación de los trocares

Existen, al menos, cuatro modalidades en veterinaria para realizar una esplenectomía laparoscópica:

- Laparoscopia tradicional (multipuerto).
- Laparoscopia de incisión única (LESS).
- Laparoscopia asistida.
- Laparoscopia asistida por la mano.

Las cuatro resultan de la combinación de dos tipos de equipamiento de acceso: trocares estándar y plataformas de LESS. Todas las modalidades tienen en común la necesidad, al inicio o al final del procedimiento, de realizar una minilaparotomía y de proteger la extracción de la pieza.

Laparoscopia tradicional (multipuerto)

Se han descrito diferentes formas de colocar los trocares (todos en la línea media o algunos fuera de ella) y en un número variable (entre tres y cinco). Incluso, en algunos casos, los autores han podido realizar satisfactoriamente el procedimiento con solo dos trocares y una pinza de minilaparoscopia como ayuda.

Aunque no parece haber una disposición mejor que otra, los autores suelen colocar tres trocares en la línea media (fig. 2a). Para ello, mediante la técnica de Hasson se coloca un primer trocar (T1), de 5-10 mm, en la región umbilical, a unos 2 cm a la izquierda de la línea media para evitar el ligamento falciforme. Los trocares de 5 mm para el instrumental de las manos izquierda (T2) y derecha (T3) se colocan a unos 3-5 cm craneal y caudalmente a T1, respectivamente. Esta distancia variará en función del estado del bazo y de las dimensiones del paciente.

Laparoscopia de incisión única (LESS)

Se ha demostrado la factibilidad y la seguridad de este abordaje para realizar esplenectomías electivas en los perros, incluso en los de pequeño tamaño. Su carácter no urgente lo hace adecuado en casos de enfermedad esplénica difusa o de masas pequeñas o medianas. Existen varios tipos de plataformas, comerciales o caseras de bajo coste, cada una con sus pros y sus contras. Entre las comerciales destacan, por una parte, las fabricadas en poliuretano y con un sistema multicanal y, por otra, las formadas por una cubierta de gel sobre un anillo protector de heridas. Las primeras tienen la desventaja de no llevar incorporado un protector de heridas y de tener mayores restricciones de movilidad del instrumental. Las segundas, además de permitir una mayor libertad de movimientos, cuentan con un anillo protector de heridas disponible en diferentes diámetros. En cuanto a las plataformas caseras, los autores están familiarizados con opciones de bajo coste utilizando un guante quirúrgico, las cuales ofrecen una fijación abdominal y una maniobrabilidad buenas y no son inferiores a las plataformas comerciales.

Independientemente de la plataforma LESS que se utilice, esta normalmente se coloca en la línea media, mediante una minilaparotomía inicial en la región umbilical (fig. 2b).

> *En la esplenectomía laparoscópica mediante incisión única (LESS), se recomienda el uso de ópticas anguladas de 30° para minimizar el conflicto entre el instrumental.*

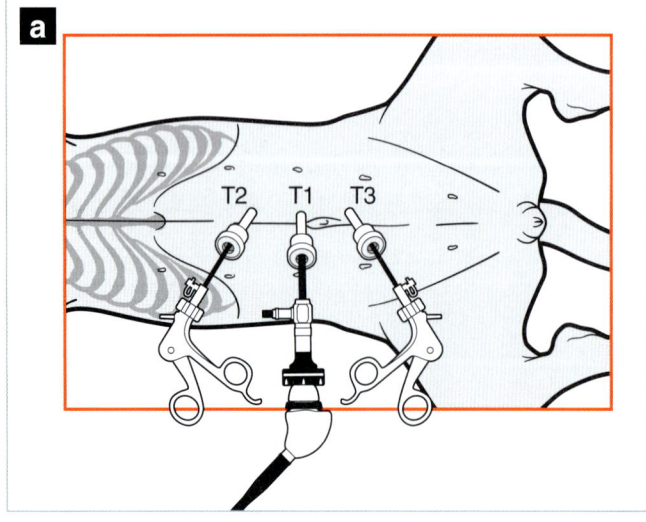

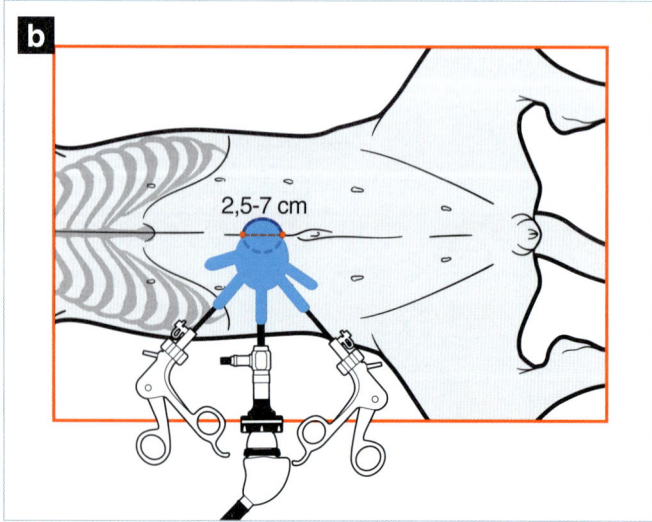

Fig. 2. Colocación del equipamiento de acceso para la esplenectomía laparoscópica. Modalidad tradicional (multipuerto) con trocares (a). Modalidad de incisión única (LESS) con plataforma (b).

Laparoscopia asistida

Se puede realizar de dos formas. En la primera, se coloca una plataforma de LESS mediante una minilaparotomía inicial, a través de la cual se exterioriza el bazo y se libera de sus vasos fuera del paciente. El dispositivo puede ser comercial o de bajo coste (casero) y se coloca preferentemente en la línea media en la región umbilical. En la segunda, se recurre a una disposición de trocares multipuerto, también para realizar solo ciertos pasos quirúrgicos o evaluar el estado del bazo. Después, se exterioriza el bazo a través de la ampliación de una de las incisiones de los trocares o, en algunos casos, uniendo las incisiones de dos de los trocares.

Laparoscopia asistida por la mano

El uso de este abordaje está casi exclusivamente restringido a la medicina humana, debido principalmente al tamaño de los pacientes en veterinaria. En la laparoscopia asistida por la mano se utiliza una plataforma que permite al cirujano introducir la mano dentro del abdomen para movilizar piezas de gran tamaño, como el bazo, el colon o el estómago, sin que se pierda la presión de CO_2 del neumoperitoneo. Se pueden utilizar plataformas comerciales compuestas por una cubierta de gel sobre un anillo protector de heridas o plataformas caseras de bajo coste.

Técnicas quirúrgicas

En cualquiera de las cuatro modalidades, una vez comenzado el procedimiento, se pueden sondar tanto el estómago como la vejiga, si fuera necesario, para ampliar el espacio de trabajo dentro del abdomen y mejorar el acceso al bazo.

Laparoscopia tradicional (multipuerto)

Esta modalidad es la que recomiendan los autores si no se tiene todavía experiencia, por ser la más estandarizada e intuitiva. En función de las dimensiones del paciente y del espacio interno que ocupe el bazo, habrá que equilibrar la presión intraabdominal de CO_2 (debe ser de 8-10 mmHg) para poder crear un buen espacio de trabajo sin que la presión sea excesiva, sobre todo en pacientes pequeños. Se comienza con una exploración exhaustiva del bazo y de sus relaciones con los órganos adyacentes, siempre con la ayuda de instrumental lo más atraumático posible. Por tratarse de un órgano macizo, se recomienda no traccionar directamente del parénquima esplénico, sino del mesenterio por donde discurren los vasos, o bien realizar movimientos de arrastre, desplazamiento y lateralización lentos y suaves, parecidos a los de un remo. En este punto del procedimiento, también se debe eliminar todas las adherencias posibles, si las hubiera, para exponer con claridad el bazo (fig. 3).

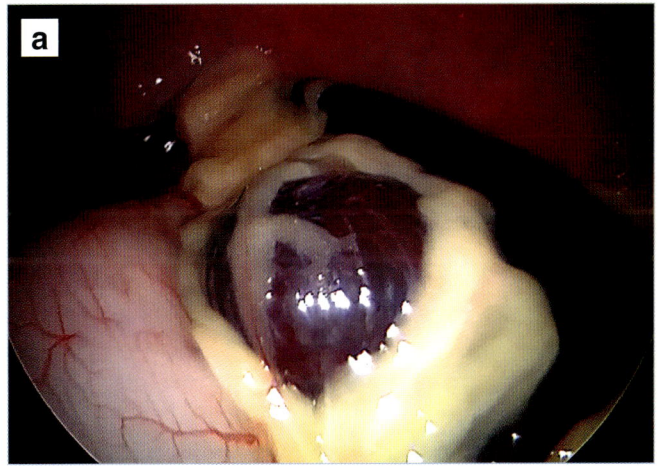

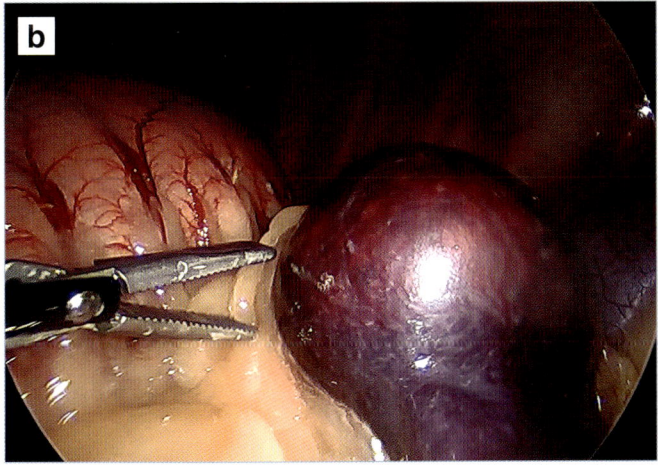

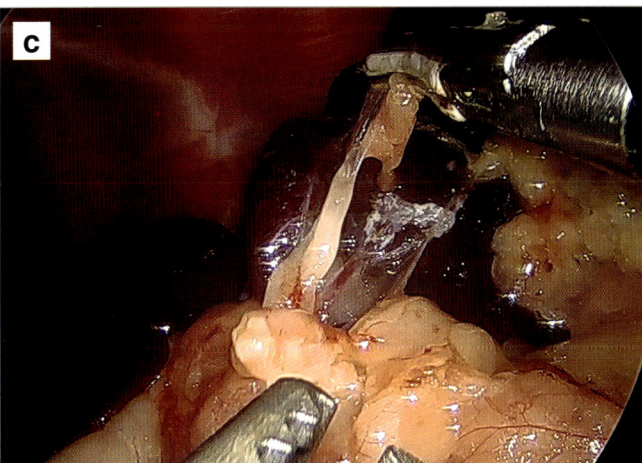

Fig. 3. Adherencias leves del epiplón que recubren un tumor esplénico (a). Liberación de estas adherencias para movilizar el bazo e identificar su hilio (b). En ocasiones, las adherencias pueden ser más extensas y requerir cierto grado de disección con un sellador vascular (c).

221

El bazo debe situarse lo más lateralmente a la izquierda que sea posible para tener un mayor espacio de trabajo y poder visualizar al máximo la anatomía esplénica, desde la cola hasta la cabeza. Para la liberación del hilio esplénico se puede utilizar un sellador vascular avanzado, de tipo radiofrecuencia o armónico (fig. 4), pero si el cirujano no se siente seguro por el calibre de ciertos vasos, en algunos momentos se puede recurrir a los clips o a las suturas mecánicas.

El sellado de los vasos se suele realizar desde la cola del bazo (más móvil) hacia la cabeza (más fija), es decir, en sentido caudo-craneal, intentando que la línea de sellado se mantenga cerca del parénquima esplénico, ya que de lo contrario se podrían dañar los vasos esplénicos que se dirigen hacia el páncreas (fig. 5).

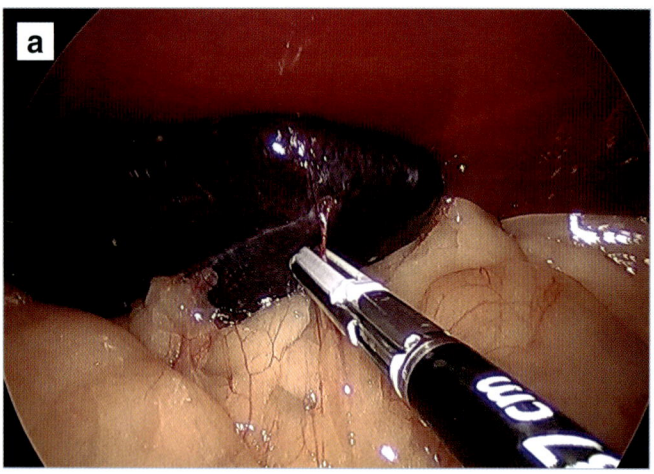
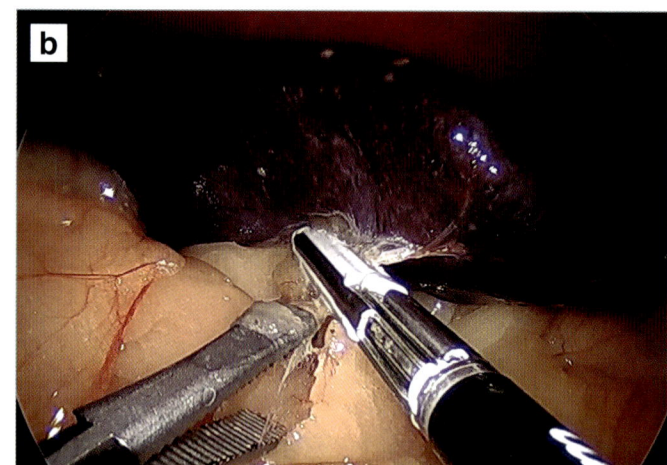

Fig. 4. Inicio del sellado de los vasos hiliares esplénicos en la cola del bazo.

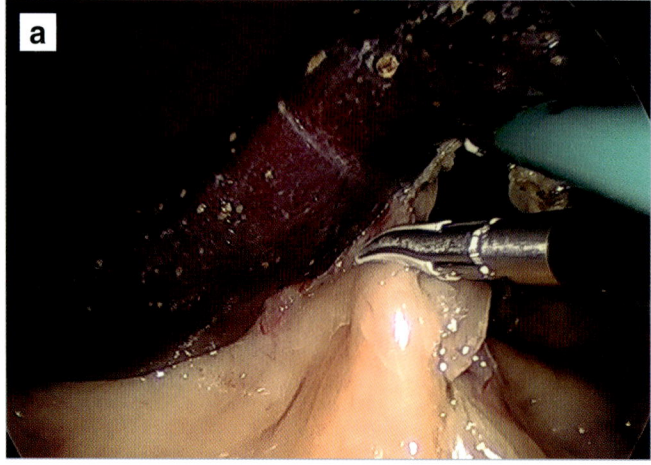
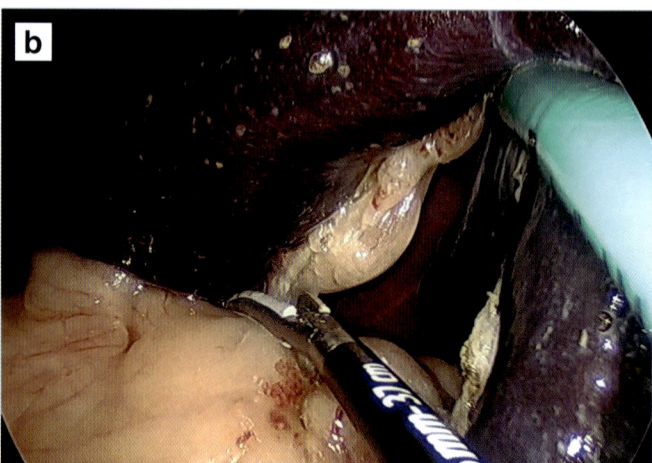

Fig. 5. Sellado de los vasos esplénicos desde la cola del bazo (a) hasta su tercio medio (b).

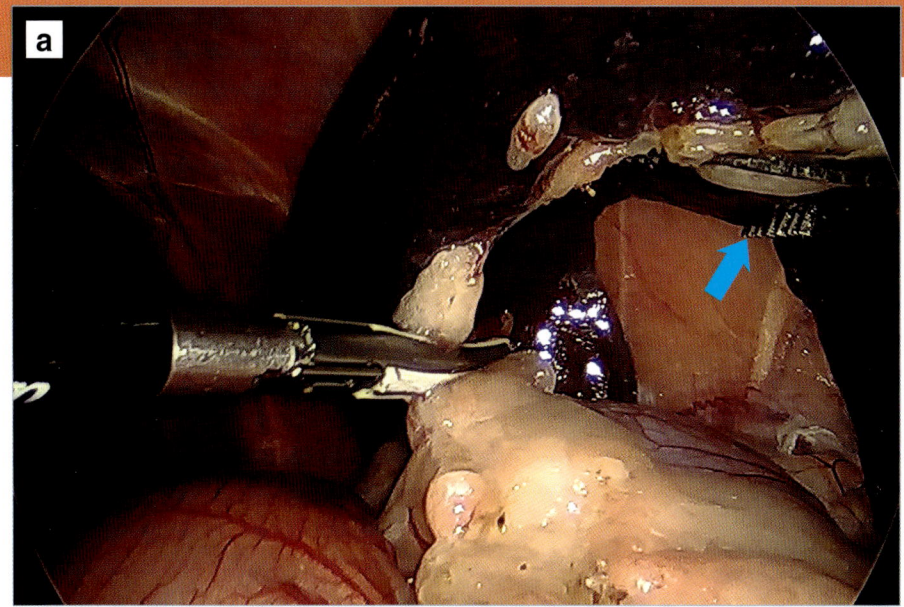

El procedimiento se continúa craneal-mente, hasta seccionar el ligamento gas-troesplénico y los vasos gástricos cortos de la cabeza del bazo (fig. 6). En este punto, una óptica de 30° y lateralizar por completo al paciente pueden ser de gran utilidad para mejorar la exposición.

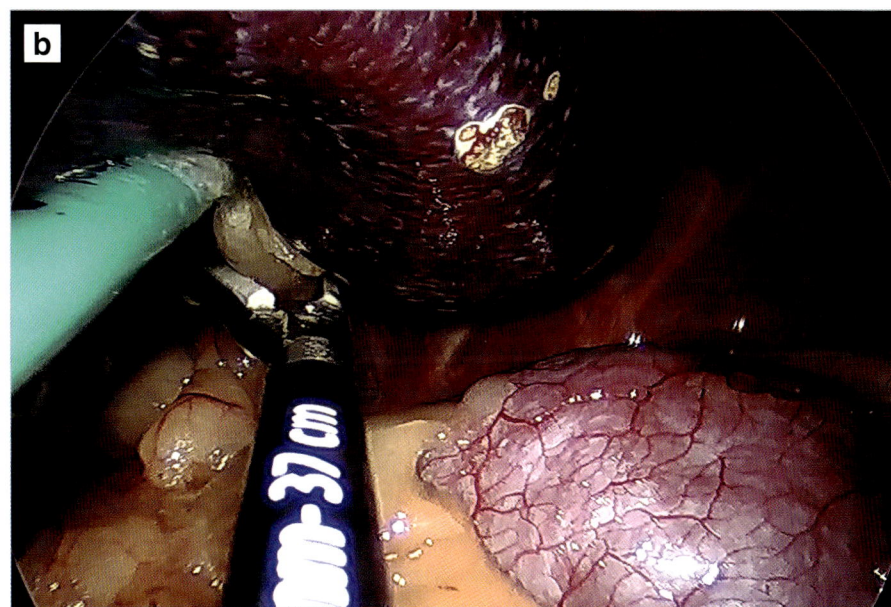

Antes o después de la esplenectomía laparoscópica, ya sea con abordaje multipuerto o LESS, se pueden realizar procedimientos laparoscópicos adicionales, como una biopsia hepática.

223

Fig. 6. Liberación de la cabeza del bazo y de adherencias locales leves. Nótese que en la primera imagen el procedimiento se realiza con una pinza de minilaparoscopia (flecha azul).

Siempre se debe evitar que el tejido esplé-nico contacte con la incisión a través de la cual se va a exteriorizar. Para ello, se puede introducir el bazo en una bolsa protectora dentro del abdomen, con mucho cuidado durante las maniobras de manipulación del órgano, y después ampliar la incisión de uno de los trocares para extraerlo. En otras ocasiones, por ejemplo, cuando la pieza es muy grande o no se dispone de bolsas del tamaño adecuado, se puede colocar un anillo retractor de heridas después de ampliar la incisión, y exteriorizar el bazo de manera asistida (fig. 7).

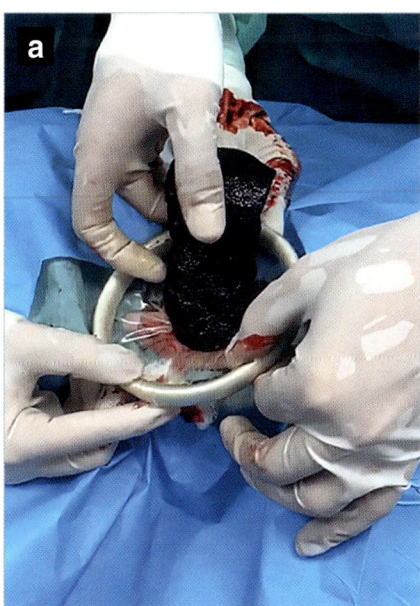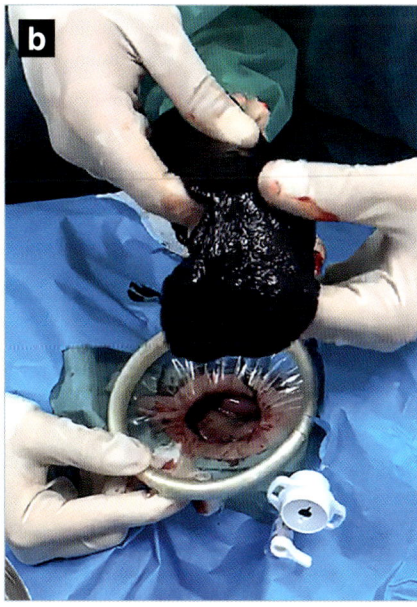

Fig. 7. Tras ampliar la incisión de uno de los trocares o unir las incisiones de dos trocares, según las dimensiones de la pieza, el bazo se exterioriza de forma segura a través de un anillo protector de heridas.

Laparoscopia de incisión única (LESS)

Se comienza realizando una incisión en la región umbilical, de unos 2,5-7 cm, dependiendo de la plataforma de LESS que se utilice (fig. 8). Se recomienda colocar la plataforma a la izquierda del ligamento falciforme para evitar que este moleste durante la cirugía. El ligamento también se puede resecar parcialmente antes de colocar el dispositivo.

Una vez se ha colocado el dispositivo de LESS, se instaura el neumoperitoneo y se lleva a cabo una exploración inicial (fig. 9). A continuación, se coloca el bazo en la posición ideal para que su cola quede expuesta. Este paso puede ser más difícil de realizar que en la laparoscopia tradicional (multipuerto); por tanto, puede ser necesario hacer más maniobras tanto de rotación como de reposicionamiento del paciente.

Se siguen los mismos pasos que en la modalidad tradicional. Se comienza el sellado de los vasos del mesenterio esplénico en la cola del bazo y se avanza hacia la cabeza del mismo, teniendo la precaución de elevar el bazo con pinzas atraumáticas.

Rotar adecuadamente al paciente, incluso hasta la lateralización derecha completa, resulta clave para el paso más determinante de este procedimiento: la desinserción de los vasos de la cabeza del bazo.

Una vez que el bazo queda libre en la cavidad abdominal, se introduce en una bolsa de extracción o exterioriza por un anillo protector de heridas. La minilaparotomía se cierra de forma rutinaria.

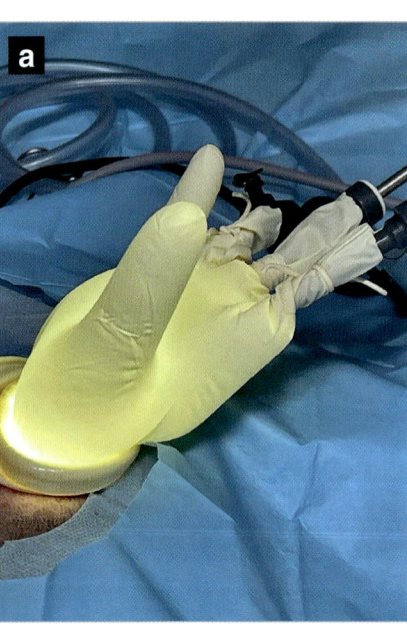
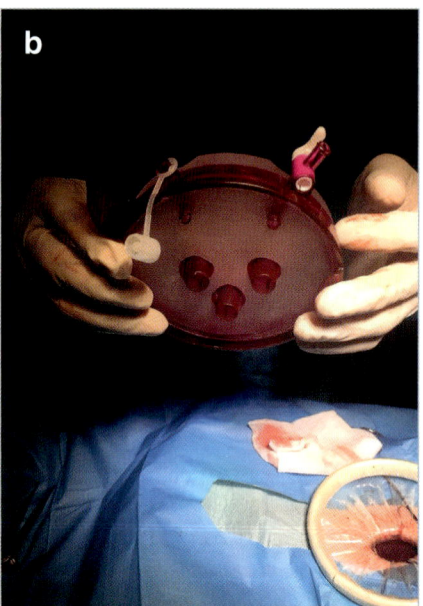

Fig. 8. Plataforma de bajo coste utilizando un guante quirúrgico, en la modalidad de dentro afuera del anillo protector, desarrollada por los autores, que permite una fijación estanca, sin fugas de gas, y una buena maniobrabilidad interna (a). En esta modalidad, primero, el guante se fija al anillo interno del protector de heridas y, después, se exterioriza por el canal interno de dicho protector, al contrario de la tradicional fijación del guante alrededor del anillo externo del protector. Dispositivo comercial para cirugía laparoscópica de incisión única (b).

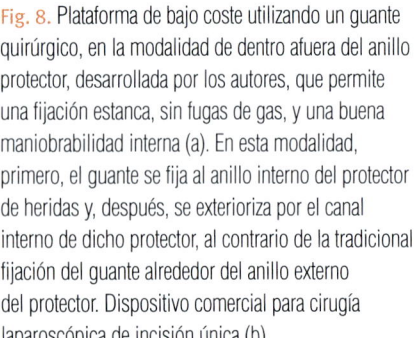

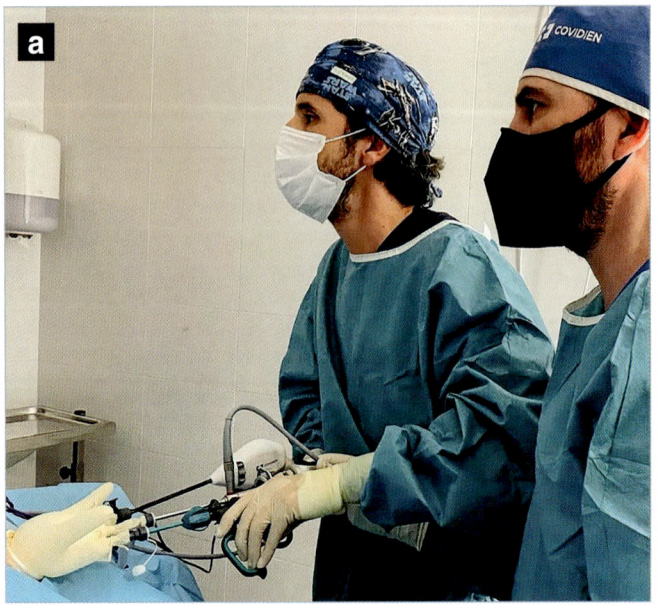

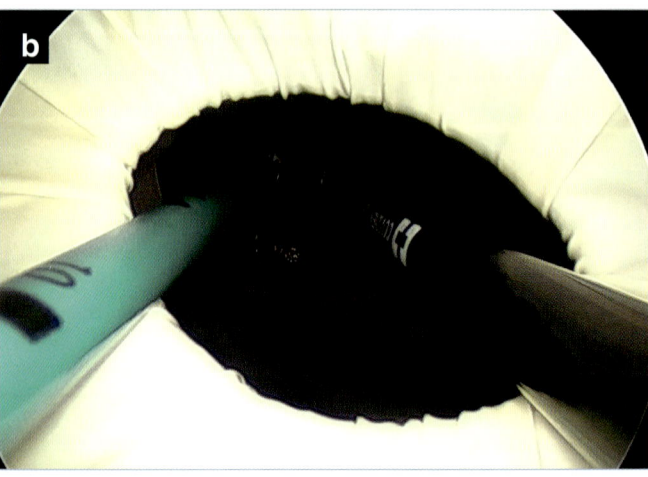

Fig. 9. Esplenectomía mediante laparoscopia de incisión única con una plataforma de bajo coste utilizando un guante quirúrgico en la modalidad de dentro afuera del anillo protector (a). Entrada del instrumental a través del anillo protector, con poco conflicto entre los instrumentos (b). Se aprecia el bazo en la parte inferior del orificio.

Laparoscopia asistida

En esta modalidad, la esplenectomía no se realiza por completo dentro de la cavidad abdominal, sino que el procedimiento se empieza en el interior (exploración abdominal, estadificación laparoscópica, liberación parcial del bazo) y se termina en el exterior del paciente. En un momento dado, se tracciona de la cola del bazo con una pinza atraumática y se exterioriza a través del protector de heridas de la plataforma de LESS. Si dicha plataforma no incluye un protector o si la pieza es muy voluminosa, es necesario colocar un protector de dimensiones adecuadas para proteger la incisión del contacto con el bazo. Después, se secciona todo el hilio esplénico y las adherencias del epiplón utilizando un sellador bipolar hasta liberar completamente el órgano.

Esta modalidad también permite realizar en un mismo acto quirúrgico otros procedimientos en otros órganos, como puede ser una biopsia intestinal al finalizar la esplenectomía.

Laparoscopia asistida por la mano

Esta modalidad es una mezcla de los abordajes tradicional y de LESS. Se coloca la plataforma de laparoscopia asistida por la mano en la región umbilical y dos trocares accesorios, craneal y caudalmente a dicha plataforma, que servirán para la óptica y el sellador vascular. Es probable que haya que intercambiar ambos instrumentos durante el procedimiento debido al avance del sellado del hilio esplénico en sentido caudocraneal. La mano del cirujano dentro del abdomen será la que ayude a movilizar y suspender atraumáticamente el bazo.

> *En veterinaria no existen referencias sobre la factibilidad y la seguridad oncológica de la fragmentación del bazo para favorecer su extracción. Por su seguridad oncológica y rapidez, los autores recomiendan ampliar la incisión hasta que tenga un tamaño suficiente para extraer el bazo, o bien dentro de una bolsa de extracción, o bien a través de la incisión protegida por un anillo retractor.*

Posoperatorio

Tras una esplenectomía laparoscópica los pacientes suelen recuperarse rápidamente y con un grado de dolor bajo, en comparación con el abordaje convencional. Como protocolo analgésico se ha propuesto el uso de opioides agonistas µ cada 4 horas durante aproximadamente las primeras 12 horas después de la intervención, pasando después a tramadol (2-4 mg/kg cada 8-12 horas) y/o carprofeno (2 mg/kg cada 12 horas) por vía oral. En el posoperatorio se pueden prescribir antibióticos, según el criterio del cirujano (aunque no son imprescindibles), al igual que tratamientos adicionales como gastroprotectores o fluidoterapia.

Posibles complicaciones

En general la esplenectomía laparoscópica se asocia con pocas complicaciones. A pesar de tener que realizar una minilaparotomía para retirar el bazo, la tasa de infección o de otras complicaciones en esta zona es muy baja.

- Las complicaciones intraoperatorias suelen ser iatrogénicas y se producen durante la inserción de los trocares o la manipulación del bazo, especialmente cuando se trata de masas esplénicas, en las cuales puede haber una hemorragia leve de la cápsula esplénica durante el procedimiento. También pueden ocurrir durante el sellado con la pinza bipolar, por dañar el parénquima o por no sellar correctamente los vasos de hilio esplénico. Si no se pudiera continuar con el procedimiento por laparoscopia tradicional o LESS, se puede convertir a un abordaje asistido por laparoscopia o a cirugía abierta. Las posibles causas de conversión incluyen hemorragia abundante e incontrolable, masas esplénicas de grandes dimensiones, adherencias de difícil liberación o muy numerosas y excesiva grasa intraabdominal.

- Existe la posibilidad de diseminación o implantación de células tumorales malignas, tanto intraabdominalmente como en los lugares de exteriorización o de los trocares. Por ello, es necesario manipular, aislar y extraer el bazo con meticulosidad. La implantación benigna de células esplénicas en las incisiones sería una esplenosis, distinta a la siembra metastásica.

Shunt portosistémico extrahepático

David García Rubio,
Francisco Julián Pérez Duarte,
Isabel Rodríguez Piñeiro

Índice de presentación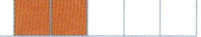

Etiología, signos clínicos y diagnóstico

Los *shunts* portosistémicos son comunicaciones vasculares anómalas entre la vena porta, o alguna de sus venas subsidiarias, y la circulación venosa sistémica. Se pueden clasificar en congénitos o adquiridos en función de su etiología, y en extrahepáticos o intrahepáticos en función de su localización. Esta comunicación vascular aberrante permite a las toxinas provenientes de los órganos abdominales evitar el hígado y pasar directamente a la circulación sistémica, lo que provoca los signos más frecuentes de los *shunts*:

- Signos digestivos como diarreas, vómitos o anorexia intermitente que contribuyen a un retraso en el desarrollo del cachorro.

- Signos urinarios, derivados de la formación de cálculos de urato amónico, como hematuria, disuria, estranguria u obstrucción urinaria.

- Signos neurológicos, que van desde los más leves como letargo u obnubilación hasta más graves como ataxia, presión de la cabeza contra las paredes, marcha en círculos o convulsiones.

> *Generalmente, los perros de razas pequeñas presentan con más frecuencia shunts extrahepáticos, siendo los intrahepáticos más prevalentes en razas grandes.*

La presencia de un *shunt* portosistémico puede sospecharse por la sintomatología, los cambios en la analítica general y las pruebas de funcionalidad hepática, como las concentraciones de ácidos biliares pre- y posprandiales y de amoniaco. Pero serán las pruebas de diagnóstico por imagen las que permitirán la confirmación del diagnóstico y la identificación de la anatomía de la comunicación anómala.

> *La no visualización del vaso anómalo no debe descartar por completo la existencia de este.*

La ecografía abdominal muestra un elevado potencial diagnóstico; es una técnica no invasiva, aunque para lograr un examen detallado de la vascularización del abdomen puede ser necesaria la sedación del paciente. Se trata de una técnica que es dependiente del manipulador, y su sensibilidad se sitúa en un 74-95 % y su especificidad en un 67-100 %, según los distintos estudios. Los *shunts* portosistémicos congénitos se identifican como vasos anómalos con flujo hepatófugo, pero este examen también permite la identificación de signos indirectos de *shunt* como la presencia

de microhepatia, disminución de la vascularización portal, nefromegalia, cálculos urinarios o ratios porta/aorta inferiores a 0,7 en los casos de *shunts* extrahepáticos. La detección de estos signos indirectos debería apoyar la sospecha clínica de *shunt* portosistémico cuando no se identifica el vaso anómalo. La combinación de la ecografía abdominal con la inyección transesplénica de suero salino agitado también puede usarse tanto para confirmar el diagnóstico como para verificar la eficacia del cierre quirúrgico.

El uso cada vez más extendido de la angiotomografía computarizada (angio-TC) permite no solo llegar a un diagnóstico preciso, sino que ofrece una importante herramienta de planificación quirúrgica al poder observar el origen, la inserción, la anatomía y el diámetro del vaso anómalo. Debido al excelente detalle que ofrece de la vascularización portal y a su superioridad diagnóstica respecto a la ecografía, esta técnica se considera como la de elección antes de la cirugía. La realización de este examen requiere la anestesia general del paciente, por lo que es recomendable comenzar el tratamiento médico de cara a estabilizar al animal antes de su realización.

Tratamiento y selección de los casos

El tratamiento médico persigue la mejoría de los signos clínicos mediante la reducción de las bacterias colónicas y sus toxinas, así como la reducción de sustancias nitrogenadas en la sangre, causantes en su mayoría de los signos de encefalopatía hepática. Esto se logra normalmente mediante el uso de antibióticos, como el metronidazol (7,5 mg/kg/12 h), pero también amoxicilina-ácido clavulánico o neomicina; lactulosa (0,5 ml/kg/12 h; esta dosis inicial se ajustará según la consistencia de las heces, que deberían ser pastosas), y omeprazol (1 mg/kg/12 h). De forma adicional, el manejo dietético también tiene un papel central en estos casos; en pacientes con encefalitis hepática está indicada la administración temporal de una dieta relativamente restringida en proteínas, pero en pacientes estables diagnosticados de anomalías vasculares hepáticas, la recomendación actual consiste en la administración de dietas hiperdigestibles sin restricción en proteínas basadas en fuentes proteicas vegetales o de lácteos por su bajo contenido en aminoácidos aromáticos.

> *Es recomendable la estabilización del paciente mediante tratamiento médico al menos 2 semanas antes de la intervención. Pero, en cualquier caso, el tratamiento de elección debe ser siempre la cirugía, ya que está asociada a una mejora de la calidad de vida y de la supervivencia de estos pacientes.*

El objetivo del tratamiento quirúrgico es ocluir el vaso anómalo por completo mediante su cierre gradual, lo que evita el desarrollo de hipertensión portal. Los métodos más usados son la banda de celofán, el anillo ameroide o el oclusor hidráulico. Todos ellos provocan un cierre progresivo del vaso, hecho que permite al hígado adaptarse al aumento gradual del flujo venoso portal.

> **La magnificación visual aportada por la cirugía laparoscópica permite visualizar de forma muy precisa los shunts portosistémicos (fig. 1).**

Para el cierre de los *shunts* por vía laparoscópica el material más usado es la banda de celofán, debido a su mayor facilidad de manejo. Tras la colocación del celofán rodeando el *shunt*, se genera una reacción inflamatoria local por cuerpo extraño que permite la atenuación sostenida del vaso anómalo.

La banda de celofán se deberá tener preparada y esterilizada con anterioridad a la cirugía. Para ello se recortará una lámina de celofán de 6×3 cm aproximadamente, doblándola sobre sí misma tres o cuatro veces, hasta obtener una cinta de 6 cm de largo por 3-5 mm de ancho. Para mantener la banda plegada se podrá aplicar pegamento tisular en cada doblez, facilitando así su posterior manipulación quirúrgica. La esterilización de esta se llevará a cabo en autoclave o mediante gas.

> **Se ha comprobado que resulta preferible no atenuar el diámetro del shunt por debajo de 3 mm cuando se coloca la banda de celofán (fig. 2). De esta forma se reduce la incidencia de hipertensión portal en el posoperatorio.**

Un estudio demostró la gran variabilidad existente en la composición química del "celofán" usado en diferentes hospitales (los componentes principales eran los derivados plásticos). Para poder estandarizar y controlar mejor la respuesta del paciente, se dispone actualmente en el mercado veterinario de productos comerciales compuestos exclusivamente por celofán. A la vez, debemos cuestionar muchos de los resultados obtenidos en estudios previos, por no haber referencia en la mayoría de ellos a la composición del material utilizado.

> **Se debe utilizar únicamente celofán diseñado especialmente para uso quirúrgico veterinario.**

Para llevar a cabo la cirugía del *shunt* con las mayores garantías posibles, resulta fundamental una cuidadosa selección de los casos, así como un preciso diagnóstico previo con técnicas de imagen. Esto en cirugía laparoscópica resulta aún más importante, ya que mediante este abordaje no es tan sencillo llevar a cabo una exhaustiva exploración de la cavidad abdominal. Por ello, el trayecto del *shunt* debe identificarse claramente, mediante ecografía o tomografía computarizada, antes de plantearse el acceso laparoscópico.

La posibilidad o no de realizar un abordaje laparoscópico de los *shunts* depende en gran medida de su anatomía y de la experiencia y habilidad del cirujano. Los *shunts* situados en el foramen epiploico ofrecen, por lo general, menor variabilidad, por lo que pueden ser *a priori* los más sencillos para iniciarse.

Esta gran variabilidad hace que la colocación de los pacientes y de los trocares sea muy específica en cada caso. Pese a ello, la mayoría de los *shunts* podemos clasificarlos y abordarlos mediante alguno de los siguientes casos:

- *Shunts* que desembocan en la cava a nivel del foramen epiploico.
- *Shunts* que desembocan en la cava poshepática.
- *Shunts* que desembocan en la vena frénica izquierda.
- *Shunts* que desembocan en la vena ácigos.
- *Shunts* que desembocan en la vena ilíaca.

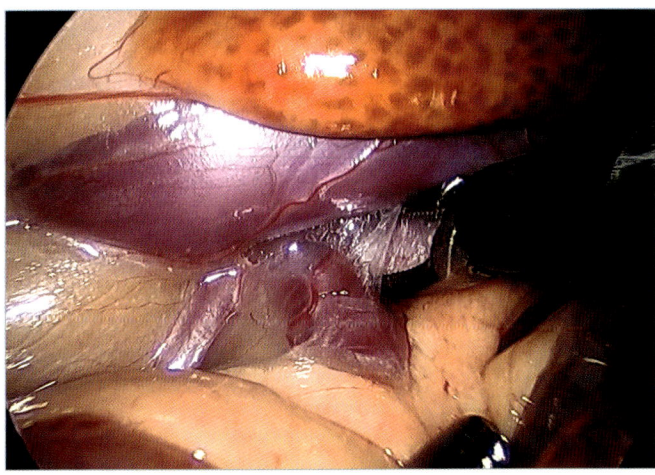

Fig. 1. Disección de un *shunt* entre la vena gástrica derecha y la vena cava en el punto de su inserción, a nivel del foramen epiploico.

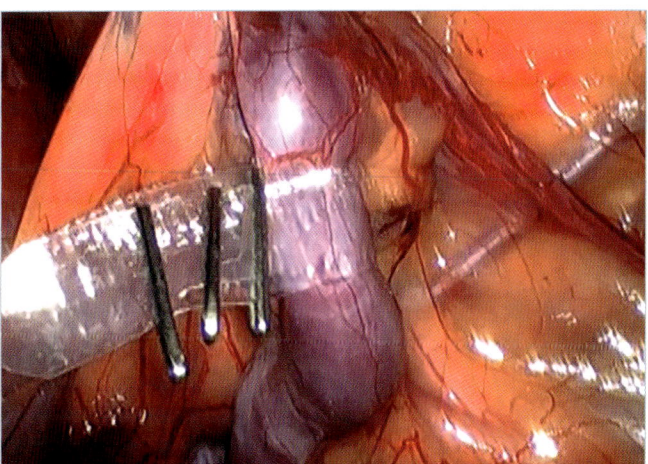

Fig. 2. La banda de celofán se debe fijar alrededor del *shunt* con al menos tres clips vasculares y sin llegar a atenuar su diámetro por debajo de 3 mm.

Recuerdo anatómico

Anatómicamente el riego sanguíneo aferente del hígado viene dado desde el hilio en su cara visceral por la vena porta hepática, integrada principalmente por las venas gastroduodenal, esplénica y mesentérica. Junto a la vena porta también penetra por el hilio la arteria hepática, que es rama de la arteria celíaca, la cual se desprende directamente de la aorta abdominal.

Sin embargo, la vascularización eferente se localiza en su cara parietal o diafragmática, en el surco de la vena cava por donde esta vena transita tangencialmente en su camino hacia el atrio derecho del corazón, recibiendo la desembocadura de las venas hepáticas.

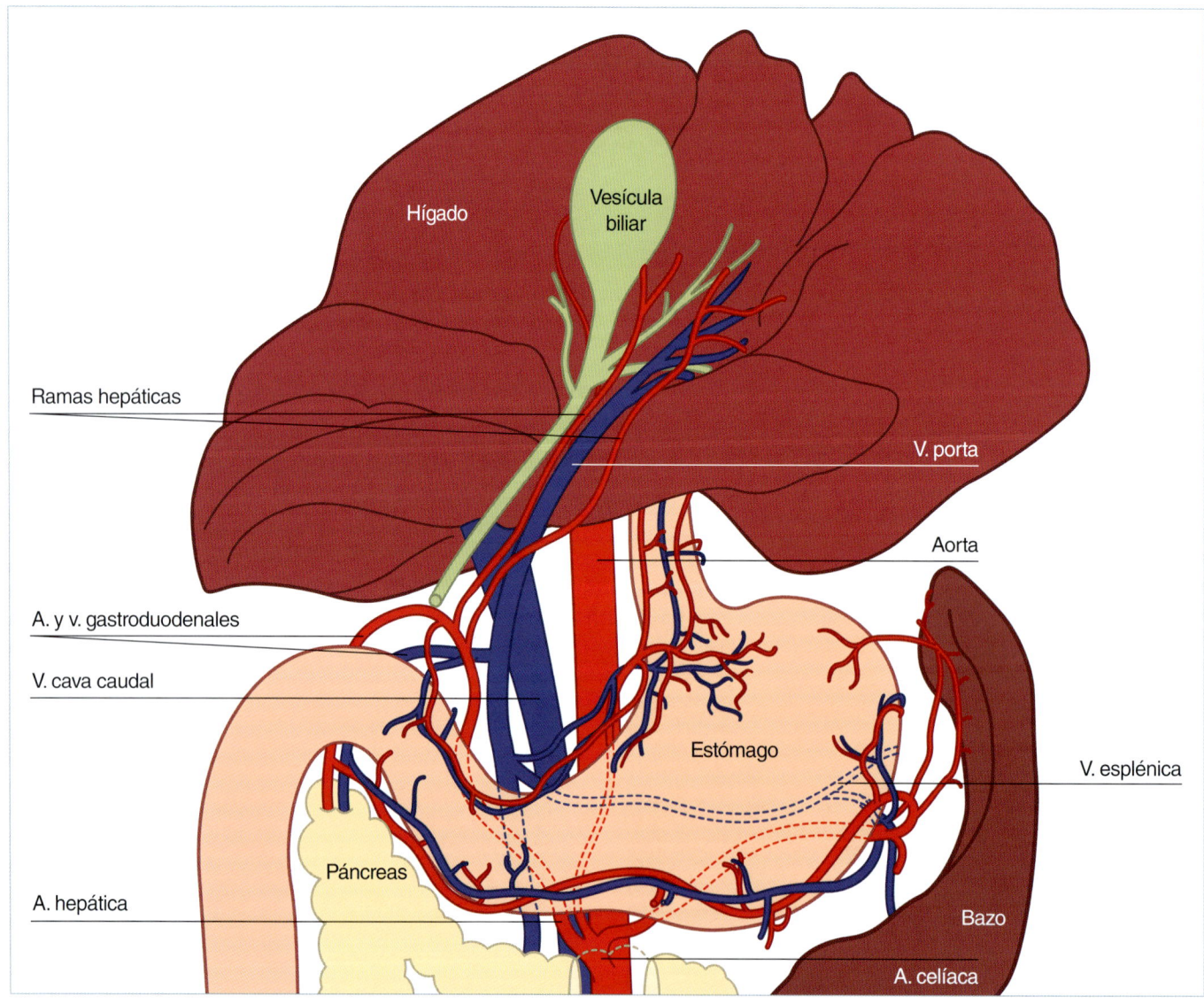

Fig. 3. Representación de la vascularización hepática.

Shunt portocavo en el foramen epiploico

Estos *shunts* tienen su origen en la vena porta o en alguna de sus ramas subsidiarias y desembocan en la vena cava caudal a nivel del foramen epiploico. Desde el punto de vista anatómico son fáciles de identificar, ya que será el único vaso de calibre importante que entre en la vena cava caudal (generalmente por el lado izquierdo), entre las venas renales y su entrada al hígado.

Aspectos quirúrgicos generales

Preparación del paciente

Como norma general el paciente debe estar en ayuno de sólidos durante 12 horas antes de la cirugía. El depilado del abdomen debe ser similar al que se realiza para el abordaje convencional por la línea media, por si hubiera que convertir a una intervención abierta de forma urgente. En la técnica laparoscópica se debe, además, ampliar el depilado lateralmente hasta la zona lumbar del lado derecho. Posteriormente se prepara de forma aséptica toda la zona rasurada.

Posicionamiento del paciente y de los equipos

Se posiciona el paciente en decúbito lateral izquierdo, elevando la zona lumbar mediante una cuña o toallas. De esta forma, se desplazan por gravedad las asas intestinales en sentido medial, mejorando la exposición del foramen epiploico.

El cirujano y el ayudante se sitúan en el lado izquierdo de la mesa quirúrgica, mientras que la torre de laparoscopia se coloca en el lado derecho de la misma, para que quede frente a ellos (fig. 4).

Colocación de los trocares

Con el animal en decúbito lateral izquierdo, se colocará un primer trocar de 5 mm (T1) en el hemiabdomen derecho, unos 2-3 cm lateral a la línea media y a nivel de la cicatriz umbilical o ligeramente craneal a esta (fig. 5). Triangulando con este primer trocar, se situarán otros dos trocares de 5 mm (T2) y 3 mm (T3), para el manejo de los instrumentos. Si durante el procedimiento se tuvieran dificultades para exponer adecuadamente el *shunt*, se deberá colocar un cuarto trocar de trabajo de 3 mm (T4) o una pinza percutánea, para elevar el hígado o desplazar el duodeno.

229

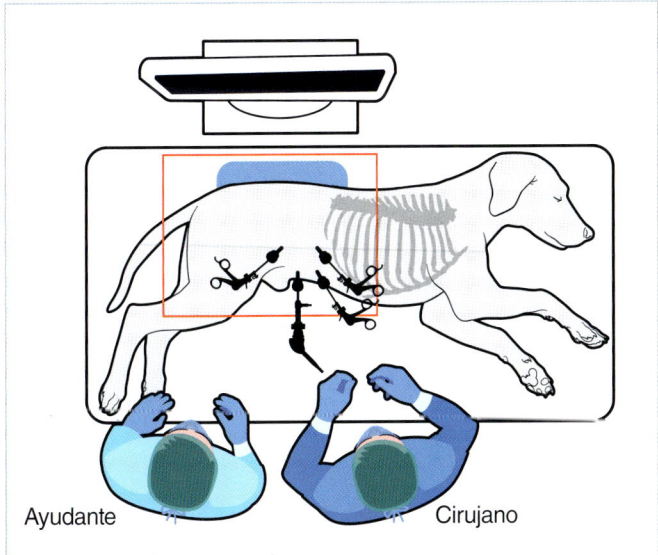

Fig. 4. Posicionamiento del paciente y de los equipos para el cierre laparoscópico del *shunt* portocavo en el foramen epiploico.

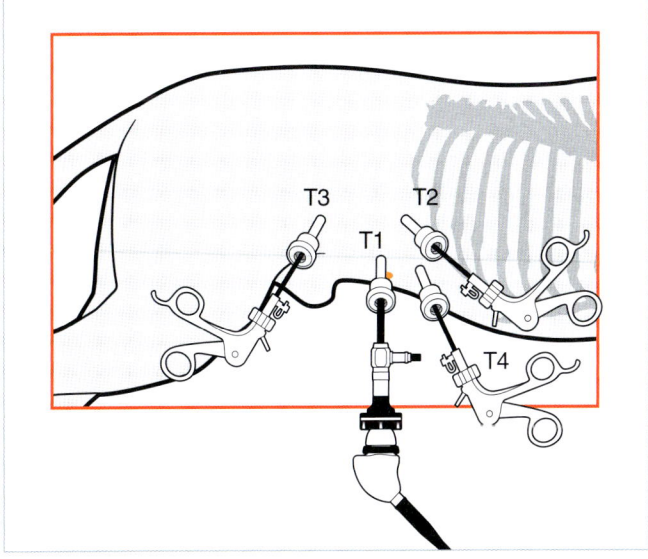

Fig. 5. Colocación de los trocares para el cierre laparoscópico del *shunt* portocavo en el foramen epiploico.

Técnica quirúrgica

Dificultad técnica					

Ver vídeo 1

Abordaje laparoscópico de shunt *próximo al foramen epiploico*

Una vez establecido el neumoperitoneo se llevará a cabo una exploración completa de la cavidad abdominal. En estos pacientes resulta habitual encontrar alteraciones del parénquima hepático, por lo que es conveniente tomar una muestra de tejido para su estudio histopatológico.

La exposición del campo quirúrgico se logra forzando la lateralización del paciente (e incluso elevando la zona lumbar) y traccionando del duodeno. De esta forma, se puede visualizar la vena cava en todo su recorrido desde las venas renales hasta su entrada en el hígado (fig. 6). En algunos pacientes los lóbulos hepáticos derechos pueden dificultar la visualización del foramen epiploico. Será necesario, en ese caso, retraerlos hacia craneal con un separador o una pinza roma, introducidos por el cuarto trocar (fig. 7).

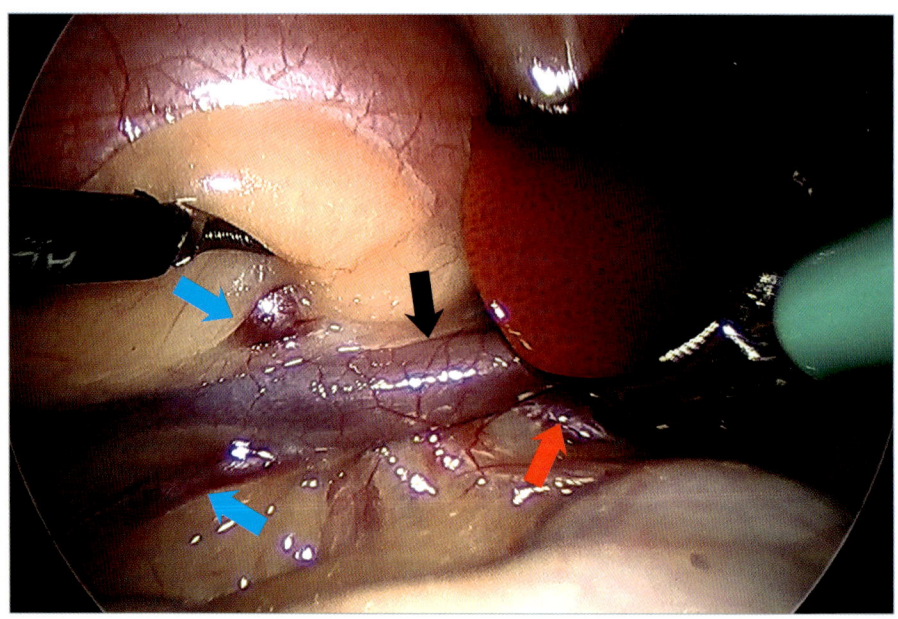

Fig. 6. Inicialmente se debe explorar todo el recorrido de la vena cava (flecha negra) desde las venas renales (flechas azules) hasta su entrada en el hígado. El *shunt* (flecha roja) será la única vena de calibre importante que desemboque medialmente en la cava en este segmento.

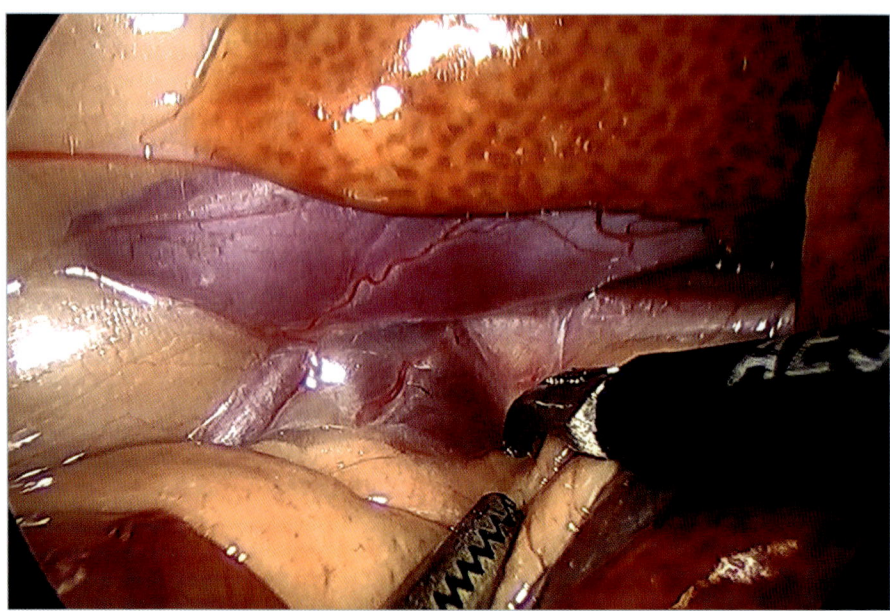

Fig. 7. Exposición quirúrgica en detalle de un *shunt* portosistémico. Generalmente será necesario retraer el duodeno/páncreas y la arteria hepática para visualizar adecuadamente el *shunt*.

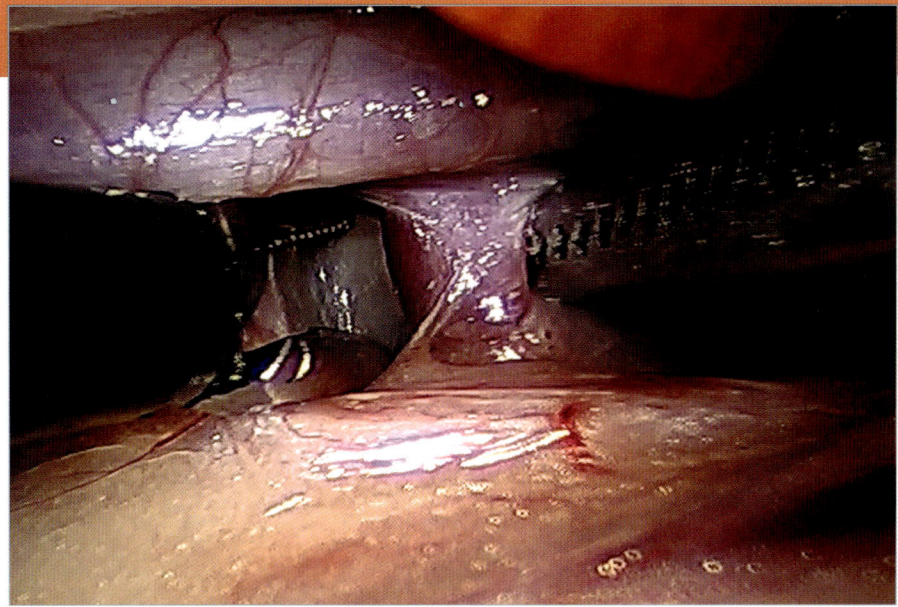

Una vez localizado el *shunt* se procederá a su disección, que deberá ser lo más cercana posible a su entrada en la circulación sistémica, sobre todo en los *shunts* con un trayecto largo (figs. 8 y 9). De esta forma se evitará que las posibles pequeñas ramas de las venas mesentéricas que pudieran desembocar a lo largo del *shunt* sigan drenando sangre a la circulación sistémica. La disección del *shunt* puede llevarse a cabo alternativamente con tijeras, bastoncillos de algodón, disector de Maryland o disector de ángulo recto.

Fig. 8. Inicio de la disección del *shunt* mediante maniobras de disección roma.

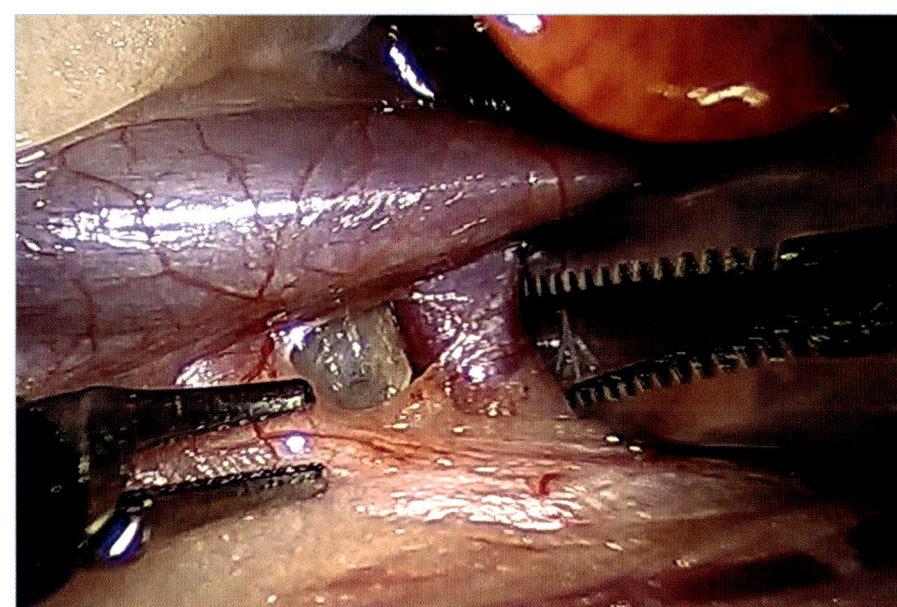

Fig. 9. Se deben liberar e identificar muy bien ambas superficies laterales del *shunt* antes de disecar su cara posterior. De esta forma se reduce el riesgo de lesionar la pared posterior del vaso al tratar de individualizarlo por completo.

El cirujano debe cerciorarse de que la disección del vaso ha sido completa y que la ventana creada a su alrededor es lo suficientemente amplia como para permitir el paso de la banda de celofán (fig. 10). La banda de celofán se deberá tener preparada y esterilizada con anterioridad a la cirugía.

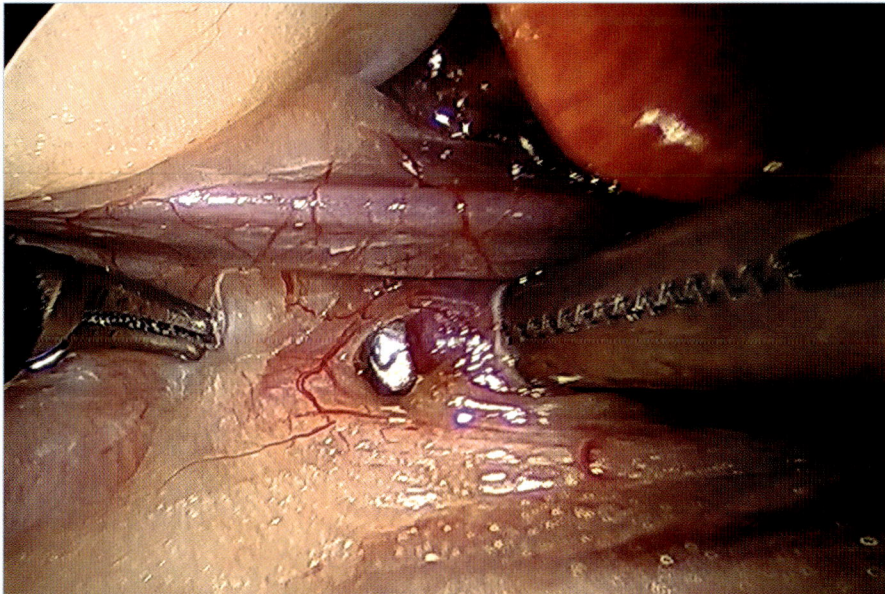

Fig. 10. Individualización completa del *shunt* mediante disector de ángulo recto, evitando tracciones excesivas, ya que la pared de estos vasos puede ser muy frágil.

231

> *Para el cierre gradual del shunt mediante abordaje laparoscópico la mejor opción es la banda de celofán, ya que el constrictor ameroide presenta un diseño que dificulta enormemente su manejo con el instrumental de laparoscopia.*

> *Debido a que los pacientes con shunt suelen ser de raza pequeña, los autores recomiendan el empleo de instrumental de 3 mm. Así, el trauma a la pared abdominal es menor y las maniobras de disección se realizan de forma más precisa.*

> *Una disección cuidadosa del shunt portosistémico permitirá individualizarlo sin apenas sangrado.*

Una vez individualizado por completo el *shunt* se pasará alrededor de él la banda de celofán, sin realizar tracciones excesivas para evitar lesionar el vaso (fig. 11). Para facilitar esta maniobra, fuera del paciente, se deben eliminar las aristas de la banda de celofán, recortando sus extremos con forma redondeada y en forma de punta. Conviene recordar que la lesión de la pared del *shunt* originaría un sangrado abundante y que su hemostasia será compleja, ya que la colocación de clips hemostáticos directamente en el vaso provocará, en muchos casos, la aparición de hipertensión portal aguda.

La banda de celofán se cierra y asegura mediante al menos tres clips hemostáticos, sin atenuar en este momento el diámetro del vaso (fig. 12). Por último, se recortará y extraerá el celofán sobrante (fig. 13). Las incisiones de los trocares se cerrarán en tres planos mediante patrón convencional.

> *Después de colocar la banda del celofán se debe comprobar que no aparecen signos de hipertensión portal, tales como aumento del peristaltismo o congestión del paquete intestinal.*

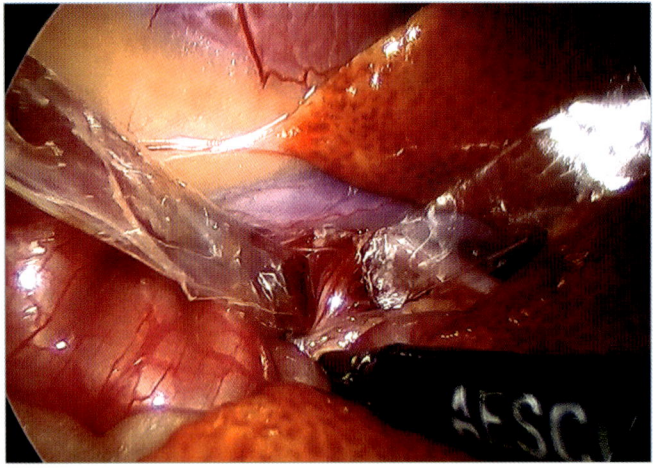

Fig. 11. Banda de celofán pasada alrededor del *shunt.*

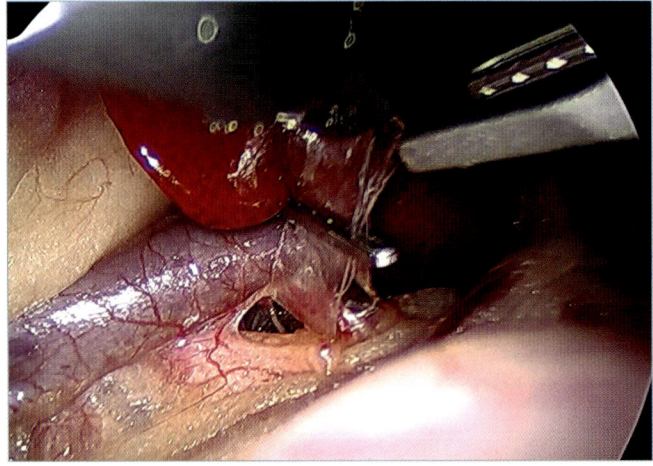

Fig. 12. La banda de celofán se cierra y asegura con clips hemostáticos, en este caso de titanio, procurando no atenuar el diámetro del *shunt.*

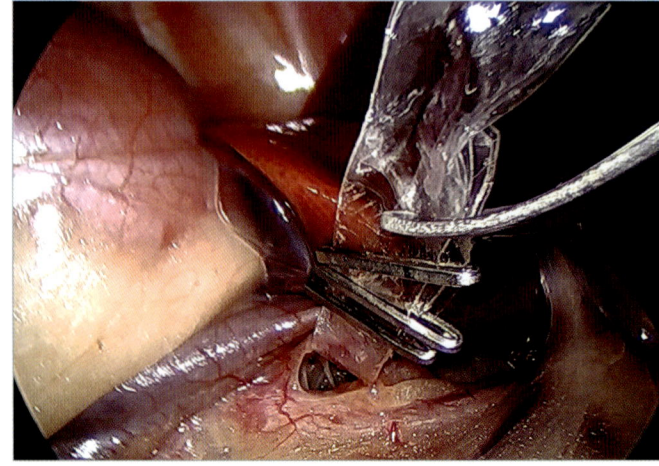

Fig. 13. Se recorta el celofán sobrante para evitar que pueda lesionar los órganos adyacentes.

Shunt con desembocadura en la cava poshepática

Estos *shunts* tienen su origen en la vena porta o en alguna de sus ramas subsidiarias y desembocan en la vena cava caudal poshepática, a la altura del foramen diafragmático (craneal al hígado). Desde el punto de vista anatómico son quizá los más complejos de identificar, ya que muchas veces será necesario disecar en profundidad el epiplón de la curvatura menor del estómago para localizarlos.

Aspectos quirúrgicos generales

Preparación del paciente

Como norma general el paciente debe estar en ayuno de sólidos durante 12 horas antes de la cirugía. La preparación del abdomen incluye el rasurado amplio desde el extremo distal de la apófisis xifoides hasta el pubis, y lateralmente hasta el tercio dorsal de la pared abdominal. Posteriormente se prepara de forma aséptica toda la zona rasurada.

Posicionamiento del paciente y de los equipos

La torre de laparoscopia se sitúa cerca de la cabeza del paciente, en el lado derecho de la mesa quirúrgica. Los cirujanos se colocan, generalmente, a los pies de la misma (fig. 14).

El paciente se colocará inicialmente en decúbito dorsal y se fijará hacia el borde caudal de la mesa para facilitar al cirujano el acceso al campo operatorio. Se puede inclinar la mesa en una posición de anti-Trendelenburg para que el paquete intestinal se retraiga por gravedad hacia el abdomen caudal, aumentando así el espacio de trabajo. Igualmente, durante la cirugía puede ser necesario lateralizar al animal a decúbito lateral derecho para que los lóbulos hepáticos se desplacen en esa dirección.

Colocación de los trocares

Inicialmente, se colocará un trocar de 5 mm (T1) en la región infraumbilical, ligeramente lateralizado hacia el hemiabdomen derecho, evitando así el ligamento falciforme (fig. 15). Lateral y triangulando con el primer trocar se dispondrán otros dos puertos de 5 mm (T2) y 3 mm (T3). Por último, en el hemiabdomen izquierdo, caudal al resto de los trocares, se colocará un último trocar de 5 mm (T4) para introducir la pinza que retraerá el estómago.

233

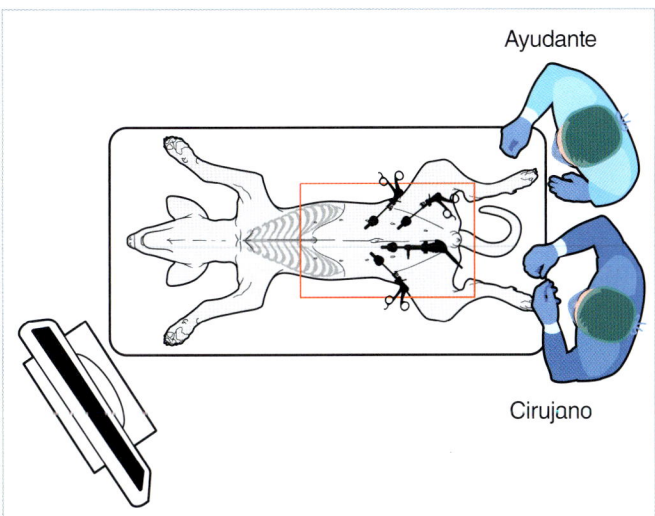

Fig. 14. Posicionamiento del paciente y de los equipos para el cierre del *shunt* con desembocadura en la cava poshepática.

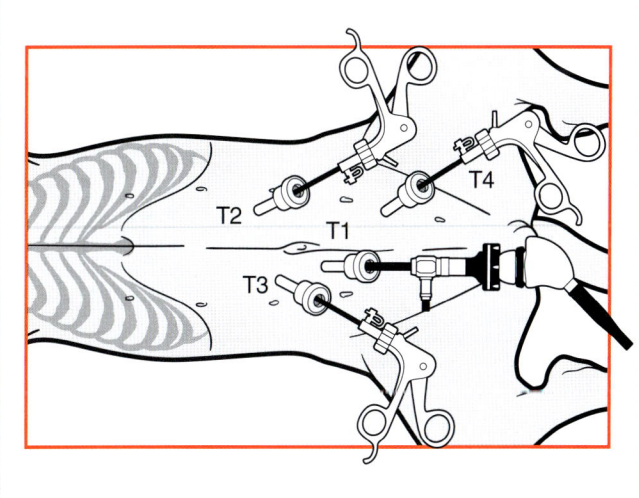

Fig. 15. Colocación de los trocares para el cierre del *shunt* con desembocadura en la cava poshepática.

Técnica quirúrgica

Dificultad técnica					

La cirugía comienza con la sección del ligamento triangular hepático para poder movilizar el hígado en sentido lateral derecho (fig. 16). Mediante tracción del estómago en sentido caudolateral izquierdo y elevación de los lóbulos hepáticos se consigue exponer la curvatura menor del estómago (fig. 17). En este momento, se coloca el paciente en decúbito lateral derecho para que los lóbulos hepáticos se retraigan por gravedad.

Ver vídeo 2
Abordaje laparoscópico de shunt que desemboca en la vena cava caudal poshepática junto al foramen diafragmático

En opinión de los autores este es el tipo de shunt más complejo de exponer e identificar, por lo que se recomienda poseer experiencia previa con los otros tipos de shunts antes de abordar estos.

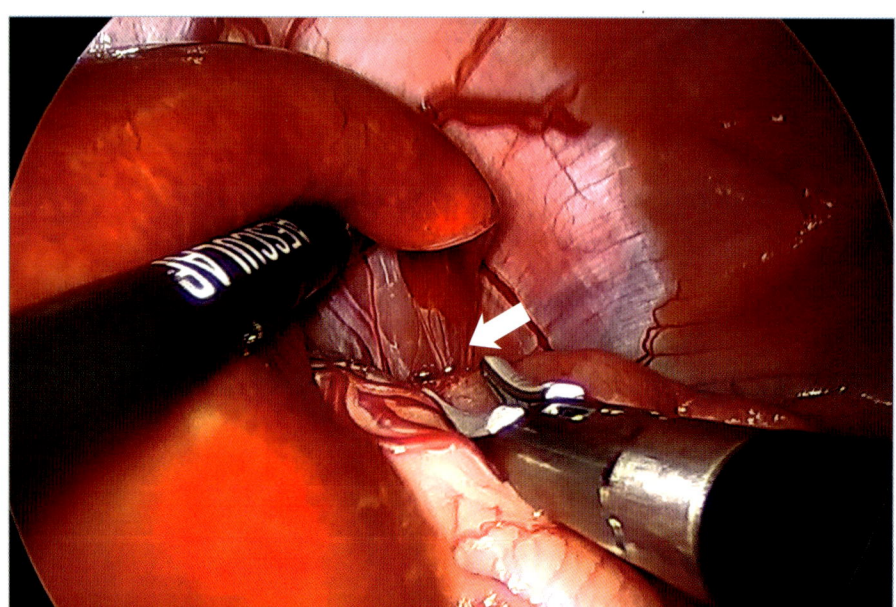

Fig. 16. Sección del ligamento triangular hepático (flecha blanca) mediante un sellador vascular.

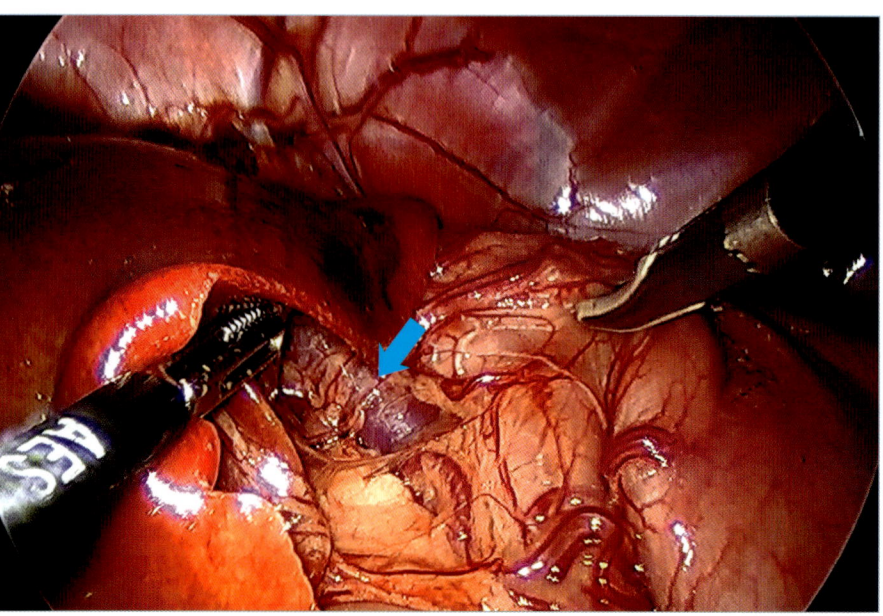

Fig. 17. Exposición de la curvatura menor del estómago. El *shunt* se empieza a visualizar (flecha azul) cubierto por el epiplón.

Empleando un sellador vascular se realizar una apertura en el epiplón que recubre la curvatura menor para visualizar con claridad el *shunt* (fig. 18). La disección del vaso anómalo comienza siempre por sus caras laterales, de forma roma sin emplear coagulación (fig. 19). En este punto hay que tener la precaución de no lesionar las múltiples ramas de las arterias y venas gástricas.

Se debe tener un amplio conocimiento de la anatomía y vascularización fisiológica normal de esta región para poder identificar el vaso anómalo.

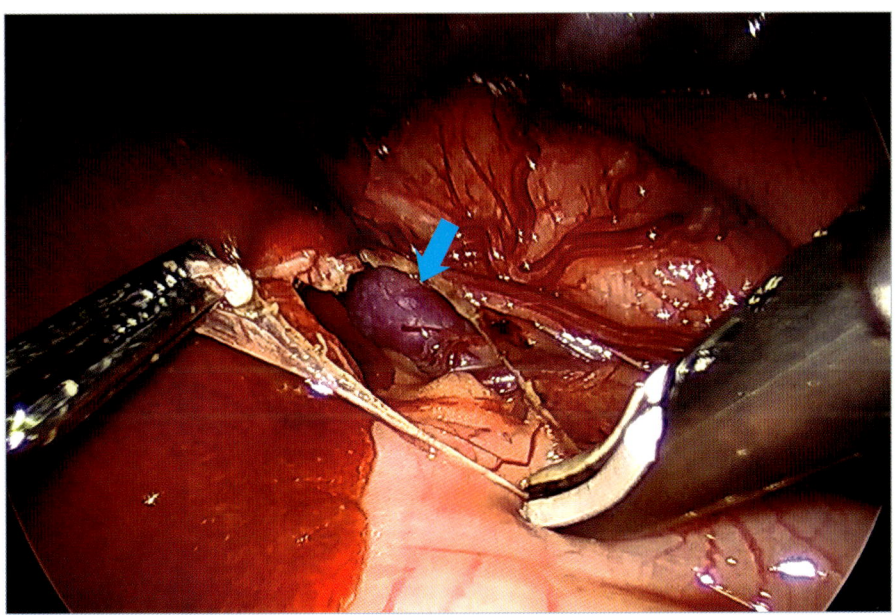

235

Fig. 18. Disección del epiplón de la curvatura menor del estómago. El *shunt* se identifica como la única vena de gran tamaño que se encuentra en esta región (flecha azul).

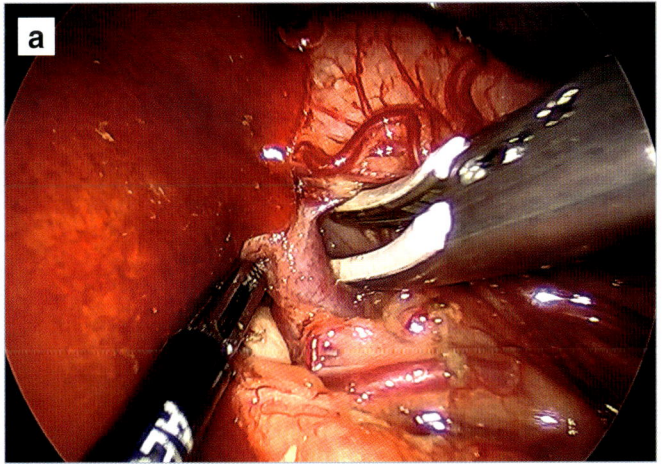

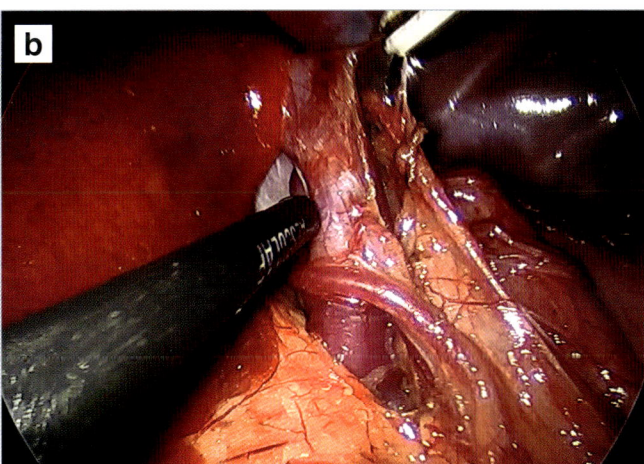

Fig. 19. Disección inicial de las superficies laterales del *shunt* (a). Se puede apreciar la presencia de gran vascularización en esta región (b).

La individualización del *shunt* se completa por su cara posterior, creando una ventana lo suficientemente amplia como para permitir el paso de la banda de celofán con facilidad, pero sin que quede excesivamente holgada (fig. 20).

La banda de celofán se cerrará alrededor del *shunt* y se asegurará con al menos tres clips vasculares. Como se ha comentado anteriormente, no conviene disminuir el diámetro del *shunt* en el momento de la cirugía, ya que se ha comprobado que esto aumenta el riesgo de que el paciente desarrolle hipertensión portal posoperatoria. Por último, el celofán sobrante se recortará (fig. 21) y se observarán las asas intestinales durante al menos 5 minutos para detectar posibles signos de hipertensión portal en el hipotético caso de que se produjera.

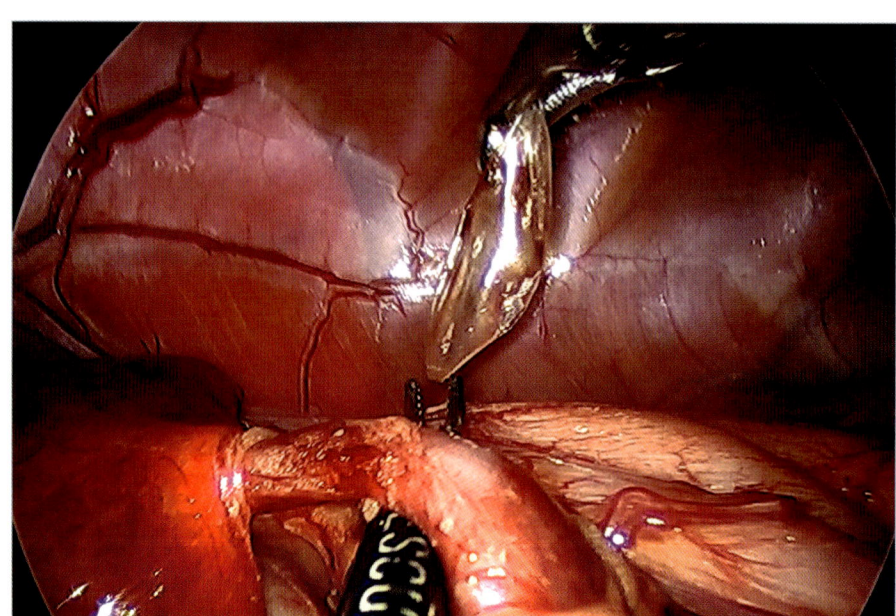

Fig. 20. Una vez disecado por completo el *shunt*, se pasará la banda de celofán a su alrededor.

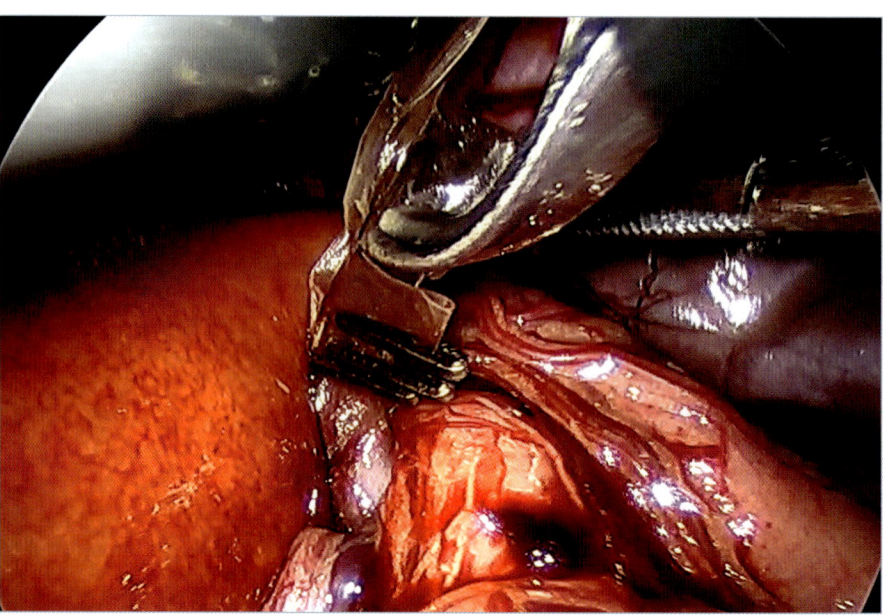

Fig. 21. Recorte del celofán sobrante para evitar que pueda lacerar otros tejidos circundantes.

Shunt portofrénico izquierdo

Estos *shunts* tienen su origen en la vena porta, o en alguna de sus subsidiarias, y drenan en la vena frénica izquierda. Esta es el último vaso que desemboca en la vena cava caudal abdominal, inmediatamente antes del paso de la misma al tórax a través su hiato. La vena frénica izquierda discurre íntimamente unida a la pleura diafragmática por su cara abdominal.

Aspectos quirúrgicos generales

Preparación del paciente

Como norma general el paciente debe estar en ayuno de sólidos durante 12 horas antes de la cirugía. El depilado del abdomen debe ser similar al que se realiza para el abordaje convencional por la línea media, por si hubiera que convertir a una intervención abierta de forma urgente. En la técnica laparoscópica se debe, además, ampliar el depilado lateralmente hasta la zona lumbar del lado izquierdo. Posteriormente se prepara de forma aséptica toda la zona rasurada.

> *Resulta de gran utilidad en este tipo de* **shunts** *realizar un sondaje gástrico para reducir la cantidad de gas localizado en el* **fundus** *y mejorar la visualización.*

Posicionamiento del paciente y de los equipos

El abordaje de estos *shunts* se realiza, mayoritariamente, mediante el paciente en decúbito lateral derecho y posición de anti-Trendelenburg de 20°. El cirujano y el ayudante se sitúan en el lado derecho de la mesa quirúrgica, mientras que la torre de laparoscopia se coloca en el lado izquierdo de la misma, cerca de la cabeza del animal (fig. 22).

Colocación de los trocares

Se emplean tres trocares de 5 mm, colocados en el abdomen izquierdo (fig. 23). Normalmente el trocar central para la óptica (T1) se sitúa en una posición umbilical levemente desplazado hacia el lateral izquierdo. Los dos trocares necesarios para el instrumental (T2 y T3) se colocan a ambos lados del primero y levemente adelantados. El objetivo es triangular los instrumentos hacia el área diafragmática izquierda, por donde circula la vena frénica.

> *Un consejo general que puede resultar útil para la colocación de los trocares en los casos con* **shunts** *es que uno de ellos lleve recorrido paralelo al* **shunt** *y el otro perpendicular al mismo. De esta manera, la disección del* **shunt** *primero y el clipado del celofán después resultarán mucho más sencillos.*

237

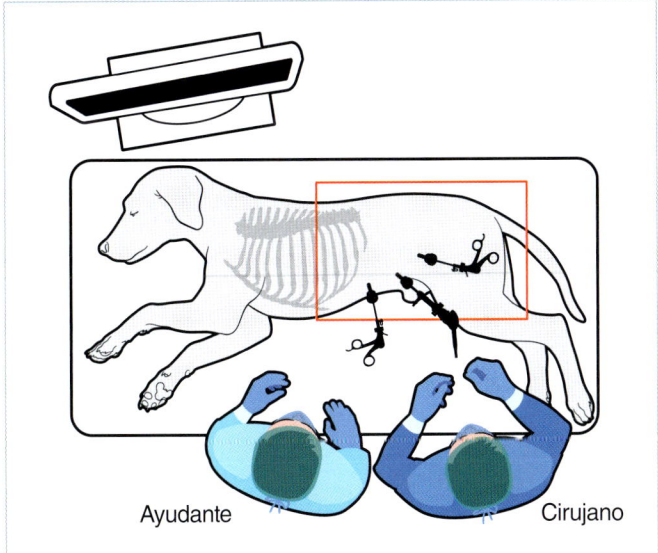

Fig. 22. Posicionamiento del paciente y de los equipos para el cierre del *shunt* portofrénico izquierdo.

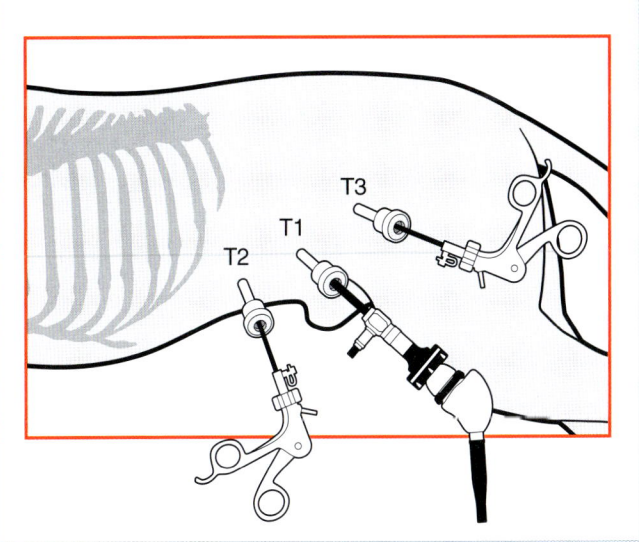

Fig. 23. Colocación de los trocares para el cierre del *shunt* portofrénico izquierdo.

Técnica quirúrgica

Dificultad técnica

Ver vídeo 3

Abordaje laparoscópico de shunt
portofrénico izquierdo

Tras la colocación de los trocares se realizará una inspección visual de la cara diafragmática izquierda, donde se puede observar cómo la vena frénica izquierda normal se une al *shunt* y ambos confluyen, aumentados de tamaño, hasta su unión con la vena cava caudal (fig. 24).

Tras la localización e identificación del vaso anómalo, se procede a su disección completa. En algunas ocasiones, se puede aprovechar el momento en el que el *shunt* entra en la pleura diafragmática para ampliar la disección (fig. 25); en otras, esta entrada queda demasiado dorsal y resulta más cómodo el abordaje de la misma por posiciones más mediales (fig. 26).

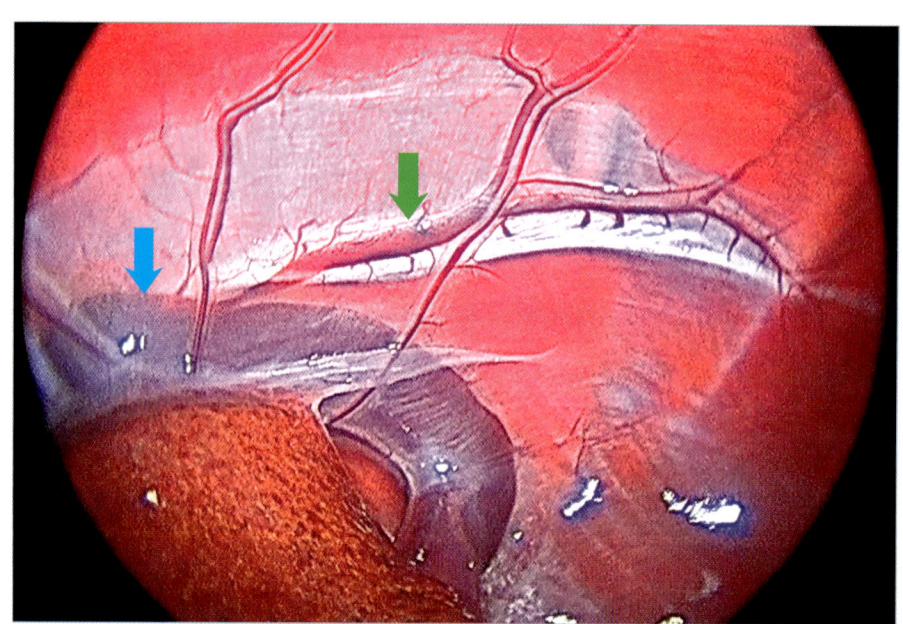

Fig. 24. Vena frénica izquierda normal (flecha verde) recorriendo la cara abdominal diafragmática hasta su unión con el *shunt* portosistémico (flecha azul).

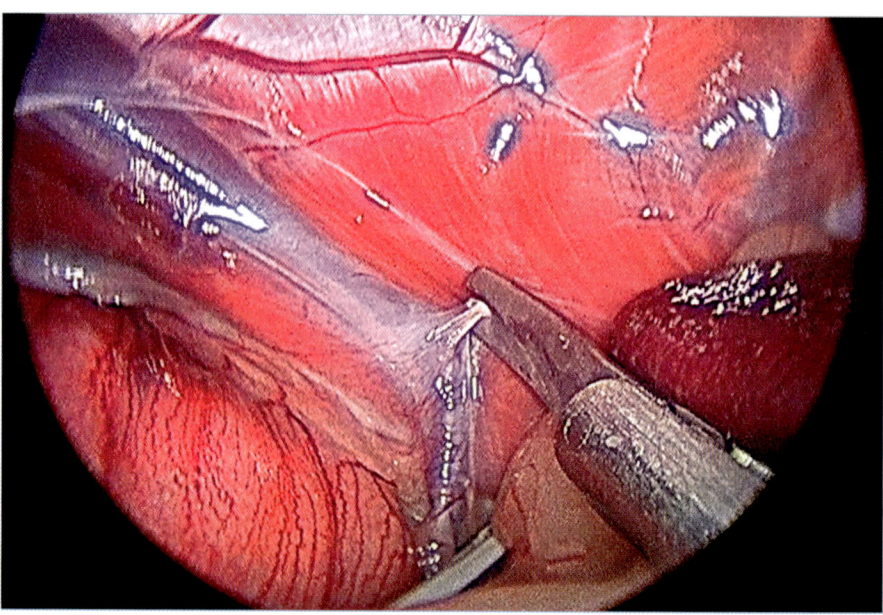

Fig. 25. Corte frío de la pleura diafragmática para proceder a la disección del *shunt*.

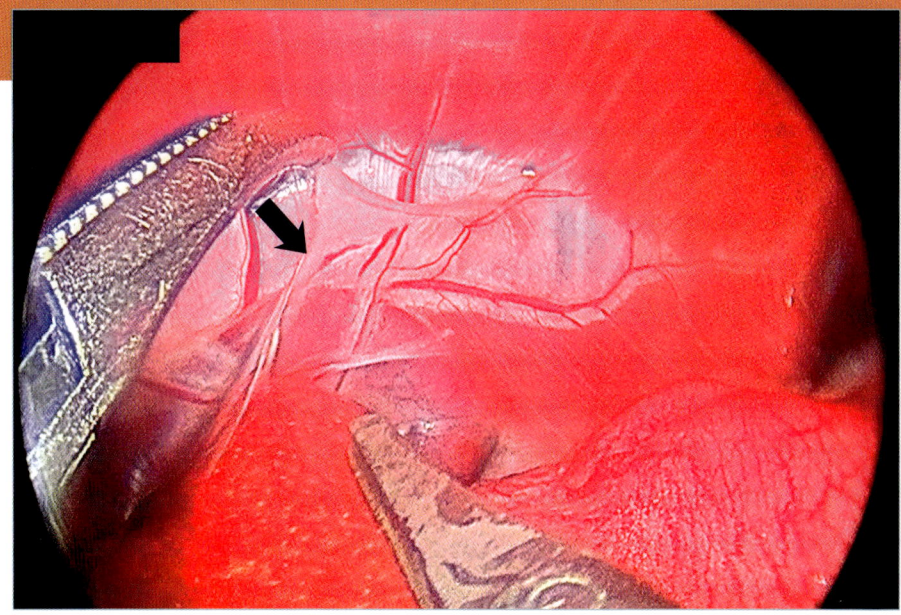

239

Fig. 26. Abordaje de un *shunt* frénico izquierdo de morfología más cerrada hacia medial. El corte del ligamento coronario y/o triangular izquierdo (flecha negra) puede favorecer la movilización del hígado y, con ello, mejorar la visualización del *shunt*.

Una vez incidida la pleura, la disección de los alrededores del *shunt* es generalmente más sencilla, realizándose siempre mediante disección roma con movimientos suaves de apertura y cierre del disector (fig. 27).

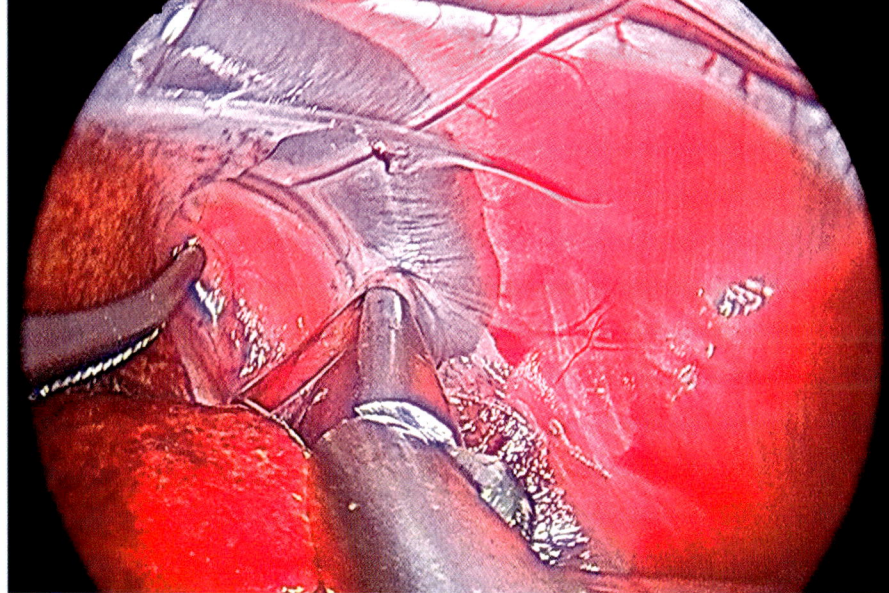

Fig. 27. Tras el corte frío de la pleura se inicia la disección de los tejidos a ambos lados del *shunt*.

***
* *Cuando se trabaja cerca de grandes vasos, como en el caso de los* shunts, *se debe evitar el uso de electrocoagulación u otras fuentes de calor debido a las potenciales lesiones por dispersión térmica.*
***

***
La disección del shunt *debe ser lo suficientemente holgada como para que el celofán pase con facilidad, pero no demasiado amplia como para permitir que se mueva y se pueda descolocar.*
***

***
Se puede facilitar el agarre y paso de la banda de celofán hidratando previamente la misma en suero estéril y cortando el extremo en forma de triángulo.
***

Se completará la disección del *shunt* cuando se vea aparecer ambos lados del disector por el lado contrario del vaso sin tejido de por medio (fig. 28). Seguidamente, se procede a acercar un extremo de la banda de celofán al disector y a agarrarlo con suavidad (fig. 29); una vez sujeto, se tracciona del celofán suavemente mientras con el otro instrumento se facilita el paso suave del celofán. Cuando se tracciona, se debe estar atento para no pellizcar el *shunt* inadvertidamente con el disector durante el agarre de la banda de celofán, ya que ello podría conllevar un riesgo elevado de desgarro de este.

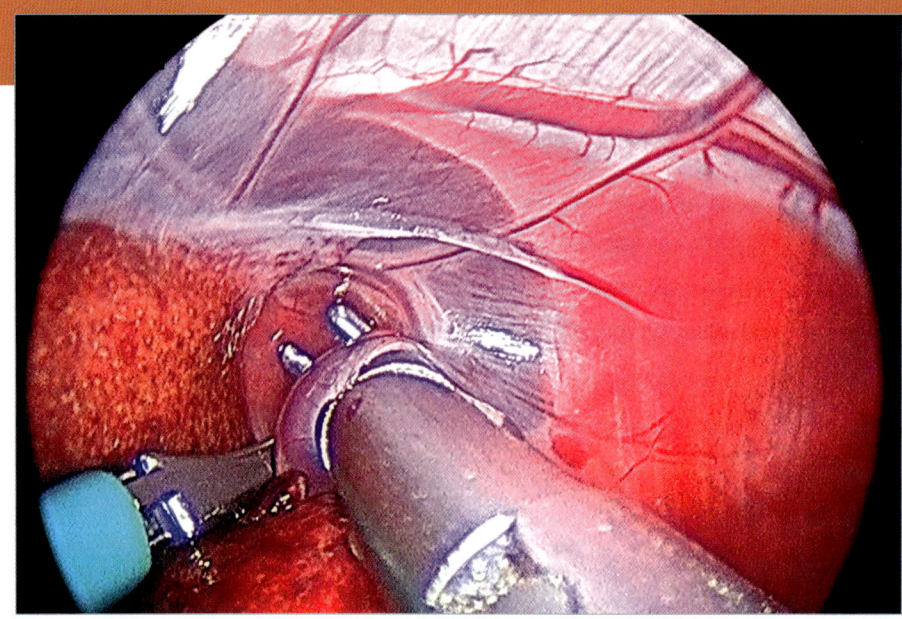

Fig. 28. Disección completa del *shunt*. El uso de un disector de ángulo recto favorece en gran medida esta maniobra.

240

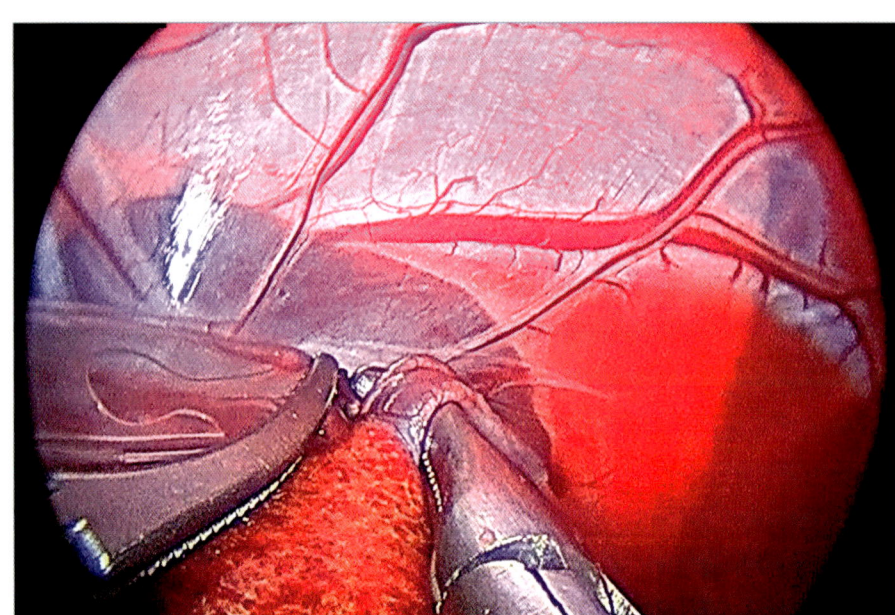

Fig. 29. Tras la disección completa del *shunt*, la banda de celofán se pasa por su cara más profunda.

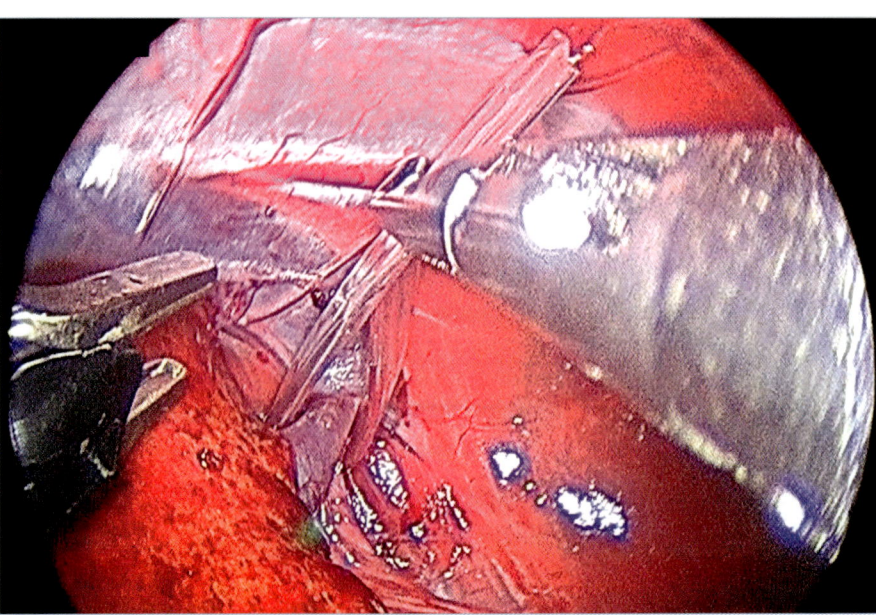

Fig. 30. Paso completo del celofán rodeando el *shunt*.

Finalmente, se sitúan ambos extremos de la banda de celofán juntos y se sujetan con uno de los disectores mientras con la otra mano se colocan dos o tres clips de titanio en la misma para mantenerla en contacto directo con el *shunt* (figs. 30 y 31). La decisión de rodear el vaso simplemente o de intentar reducir su diámetro ligeramente mediante atenuación dependerá de múltiples factores, como son: el diámetro del *shunt*, el desarrollo del árbol portal y, con ello, la posibilidad de desarrollo de signos de hipertensión portal.

Una vez concluido el procedimiento y cortado y retirado el sobrante de celofán (fig. 32), se deben dedicar unos minutos a explorar la cavidad abdominal en busca de posibles signos de hipertensión portal (ver apartado *Complicaciones*). Si estos aparecieran, se puede plantear retirar el clip más cercano al *shunt*, para que este quede más holgado, o incluso la retirada completa de la banda de celofán.

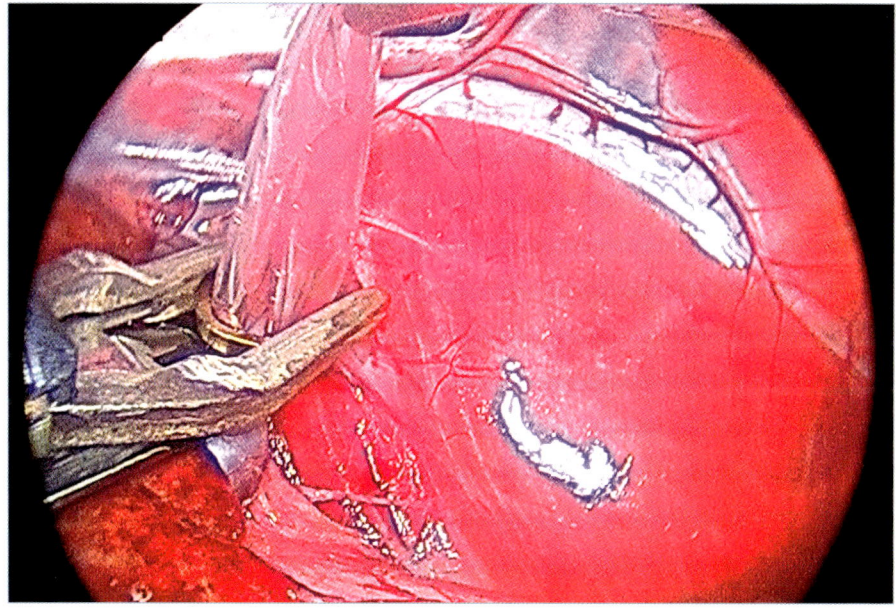

Fig. 31. Se colocan varios clips de titanio para mantener la banda de celofán en contacto y rodeando por completo el *shunt*.

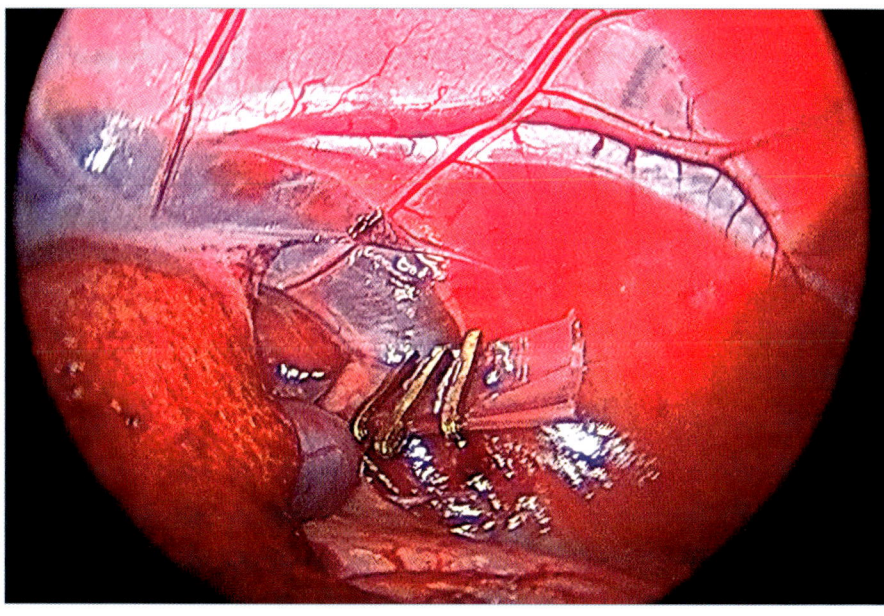

Fig. 32. Aspecto final del *shunt* atenuado mediante la banda de celofán.

Shunt portoácigos

Este tipo de *shunt* comunica la vena porta o una de sus ramas subsidiarias con la vena ácigos. Esta circula normalmente ventral al cuerpo de las vértebras torácicas, en un recorrido paralelo a la arteria aorta.

Estos *shunts* suelen atravesar el diafragma antes de insertarse en la vena ácigos a nivel torácico, y es allí donde se abordarán. Aunque generalmente desembocan en la vena ácigos por el lado derecho, algunos lo pueden hacer por la izquierda, por lo que la realización previa de pruebas de imagen avanzadas es muy recomendable.

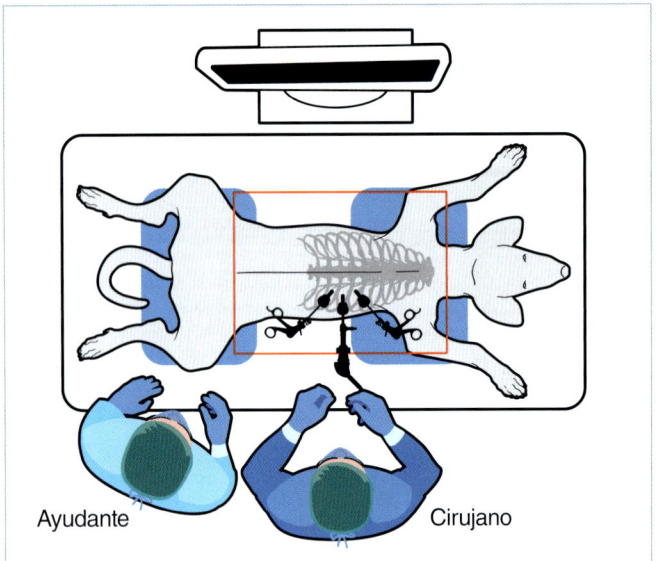

Fig. 33. Posicionamiento del paciente y de los equipos para el cierre del *shunt* portoácigos.

Aspectos quirúrgicos generales

Preparación del paciente

Como norma general el paciente debe estar en ayuno de sólidos durante 12 horas antes de la cirugía. El hemitórax del lado a intervenir, en función de la morfología del *shunt*, se depilará desde el espacio intercostal 4 hasta 4 cm caudal a la última costilla. Posteriormente se prepara de forma aséptica toda la zona rasurada.

Posicionamiento del paciente y de los equipos

El posicionamiento es en decúbito esternal, eligiendo el hemitórax derecho o el izquierdo en función del estudio de tomografía computarizada realizado (fig. 33).

Una vez inducida la anestesia general, el animal se posicionará en decúbito esternal y se colocarán toallas o paños enrollados bajo el esternón y el pubis. De esta forma se consigue que el abdomen cuelgue libre y no ejerza presión sobre la mesa, logrando así una menor presión dentro del abdomen y, por consiguiente, mayor espacio dentro del tórax, lo que facilita la exposición del *shunt*.

Colocación de los trocares

Generalmente el abordaje a través de los espacios intercostales 11, 10 y 9 proporciona una buena visualización del área elegida. El primer trocar (T1), de 5 mm, se posiciona en el espacio intercostal 10, en la zona media del tórax, introduciendo la óptica a través de este. Bajo visión directa se colocan otros dos trocares de 5 mm (T2) y 3 mm (T3), en los espacios intercostales 11 y 9, respectivamente, ligeramente dorsales al primer trocar, minimizando así el choque del instrumental (fig. 34). En los pacientes de pequeño tamaño se puede emplear instrumental de minilaparoscopia de 3 mm, lo cual permite realizar la disección con mayor precisión.

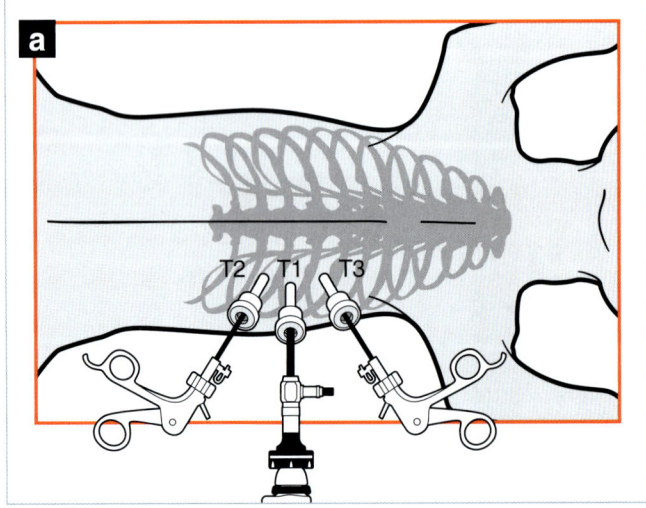
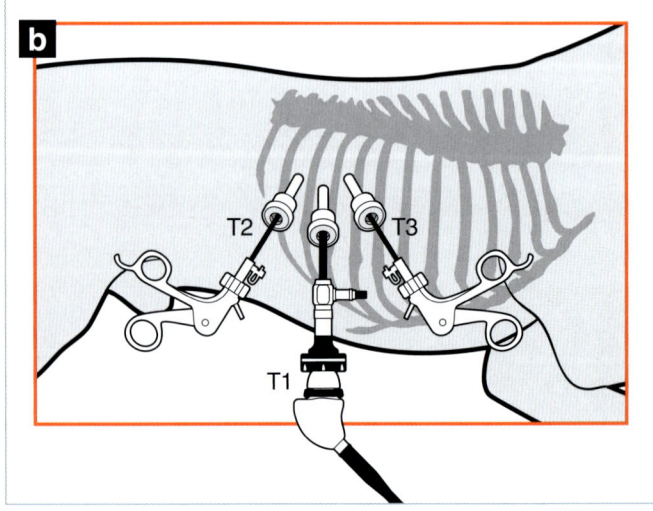

Fig. 34. Colocación de los trocares para el cierre del *shunt* portoácigos. Vista cenital (a). Vista frontal (b).

Técnica quirúrgica

Dificultad técnica	■ ■ ■ ■ □

Ver vídeo 4
Abordaje laparoscópico de shunt *portoácigos*

Como con el resto de *shunts*, lo primero debe ser la localización de este. En el caso de los de tipo portoácigos resulta mucho más sencillo debido a la falta de otras estructuras, y generalmente se identificará nada más entrar porque se trata de un vaso de gran calibre que serpentea hasta insertarse en la vena ácigos, en posición dorsal a la aorta (fig. 35).

El lóbulo caudal pulmonar dificultará la visualización de este tipo de shunts. Para evitarlo se puede realizar una intubación selectiva o cortar el ligamento pulmonar y retirar suavemente el lóbulo hacia craneal.

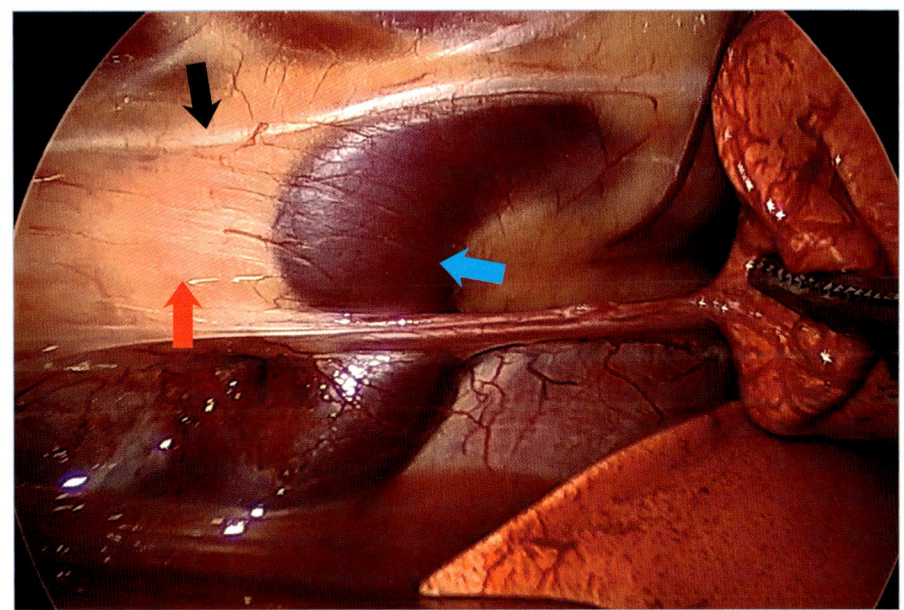

Fig. 35. Primera impresión tras el acceso al hemitórax derecho. Tronco simpático (flecha negra); aorta (flecha roja); *shunt* portosistémico (flecha azul). La parte craneal del paciente se encuentra a la derecha de la imagen.

Tras la primera incisión de la pleura, que puede realizarse con corte frío usando tijeras, se procederá a la disección del *shunt* en sus partes craneal y caudal (figs. 36 y 37) hasta que se consiga el paso completo del disector (fig. 38). En ese momento se introducirá la banda de celofán y, con suavidad, se colocará por debajo del *shunt* (fig. 39).

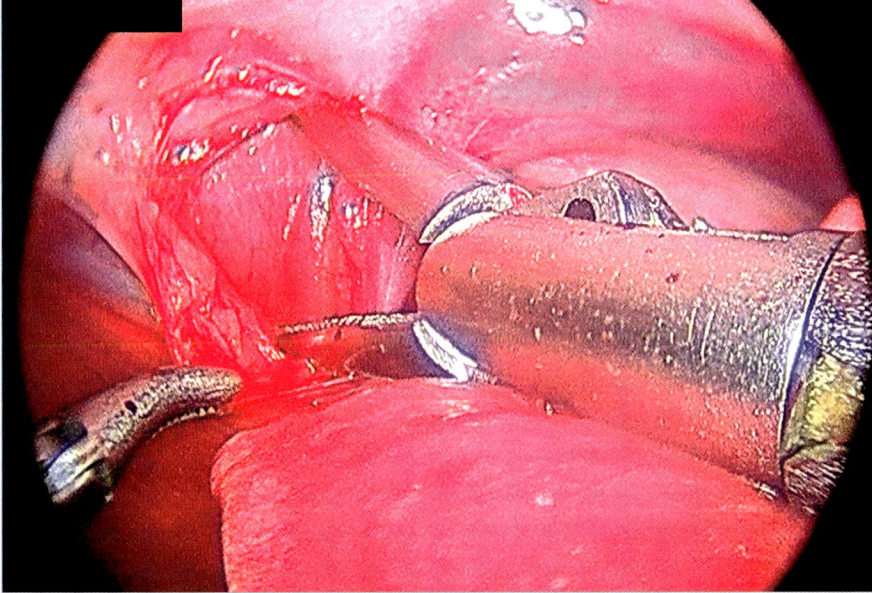

Fig. 36. Disección de la cara caudal del *shunt* mediante disector de ángulo recto.

243

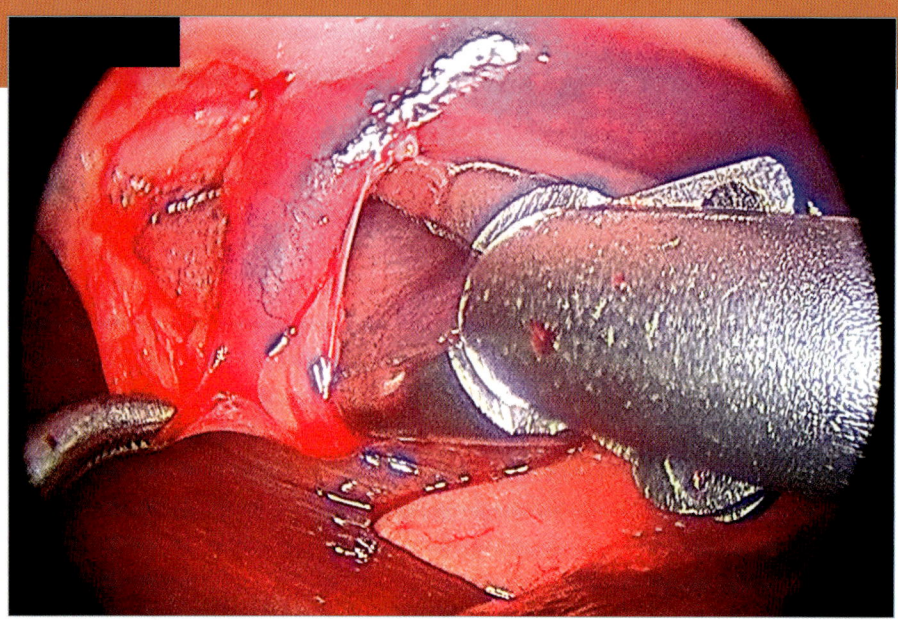

Fig. 37. Posteriormente, se realiza la disección craneal del *shunt*.

244

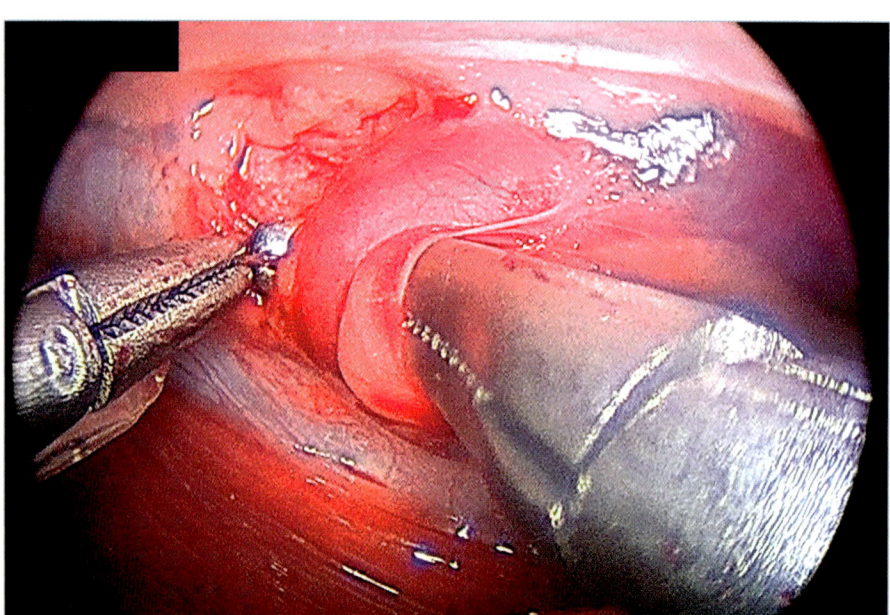

Fig. 38. Disección completa y paso del disector por la cara medial del *shunt*. Con la mano izquierda se acerca el extremo de la banda de celofán y se agarra con la derecha.

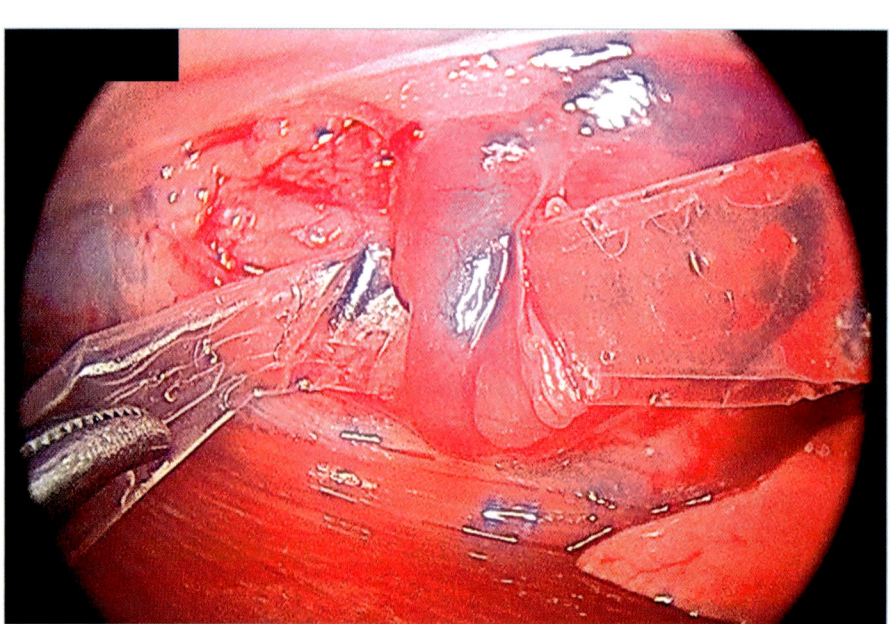

Fig. 39. Paso completo de la banda de celofán por debajo del vaso anómalo.

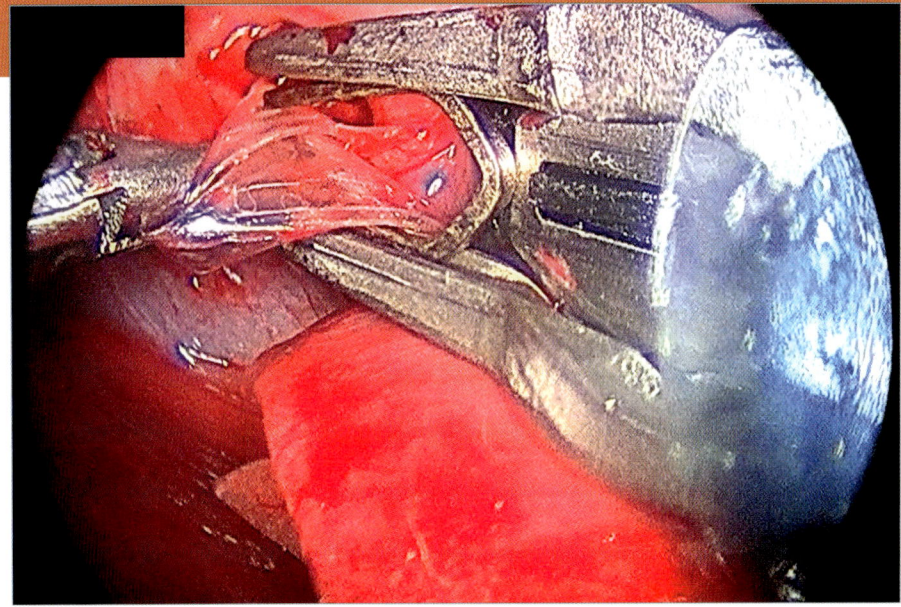

Finalmente, se procede a rodear el vaso por completo y a cerrar el celofán mediante dos o tres clips de titanio (fig. 40). En *shunts* abordados por toracoscopia es más complicada la evaluación de signos de hipertensión portal que en los abdominales, por lo que se debe estar en comunicación continua con el anestesista para detectar variaciones hemodinámicas.

Fig. 40. Se fija el celofán con 2 o 3 clips de titanio rodeando sin atenuar el *shunt* y con ello se da por concluida la cirugía.

Posoperatorio

Se recomienda mantener hospitalizado y vigilado al paciente durante las primeras 48 horas. Durante ese periodo se controlarán las constantes vitales y la posible aparición de signos de hipertensión portal como decaimiento, diarrea, melena o ascitis.

Aunque el abordaje laparoscópico es significativamente menos doloroso que el tradicional, se debe continuar con la terapia analgésica mientras dure el periodo de hospitalización.

En el caso de los *shunts* abordados mediante toracoscopia debe controlarse, además, la ausencia de neumotórax, pudiéndose colocar un tubo de drenaje pleural si fuera necesario.

Es importante mantener el tratamiento médico durante al menos 1 mes tras la cirugía, mientras el *shunt* se va cerrando. Después se pueden retirar uno a uno tanto la medicación como la dieta, vigilando la posible reaparición de los signos clínicos.

> *Si bien se pueden repetir los análisis de ácidos biliares para controlar su evolución, no debemos basarnos en ellos para valorar el cierre completo o no del* **shunt***, ya que muchos pacientes permanecen con valores altos el resto de su vida.*

Posibles complicaciones

Las principales complicaciones posoperatorias que pueden aparecer tras el cierre de un *shunt* son:

- Hipertensión portal: generalmente aparece en los primeros días posquirúrgicos. Puede ocurrir por una excesiva atenuación del *shunt*, por el cierre muy rápido del mismo o por un desarrollo anatómico insuficiente de las ramas portales. En ocasiones se pueden detectar signos leves de hipertensión portal, como ascitis o edema pancreático, que se resuelven solos a las horas, pero si los signos son graves o comprometen la vida del paciente, está recomendada la reintervención del mismo y la retirada de la banda de celofán.

- Signos neurológicos: pueden desarrollarse durante los primeros 10 días tras la atenuación del *shunt*. Pueden variar desde tics, ataxia o depresión hasta convulsiones o coma. Tienen una incidencia de 1-18,5 %, según la literatura, y no se ha evidenciado la causa de estos. No se ha encontrado relación estadística ni con el método elegido para la atenuación del *shunt* ni con la raza, y el cuadro clínico es independiente de los signos producidos por la hiperamoniemia. Sí que parece que afecta más a pacientes de mayor edad en el momento de la cirugía y a aquellos que no tenían buen control de los signos pese al tratamiento médico preoperatorio. Si se presenta esta complicación, los animales suelen requerir hospitalización intensiva y pueden tratarse con anticonvulsionantes; pese a ello, la mortalidad ronda el 38-50 % de los pacientes afectados.

245

Hernia diafragmática

David García Rubio

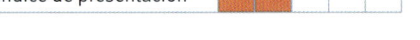

Índice de presentación

Etiología, signos clínicos y diagnóstico

En las hernias diafragmáticas se produce el paso de órganos abdominales a la cavidad torácica debido a la alteración de la continuidad del diafragma (fig. 1). Es una situación frecuente en el perro y en el gato, con un origen traumático hasta en el 85 % de los casos, siendo la causa más habitual los atropellos.

Los signos clínicos más usuales son respiratorios (disnea, taquipnea, cianosis), aunque pueden cursar con signos digestivos o inespecíficos, e incluso, en ocasiones, pueden ser prácticamente asintomáticas.

El diagnóstico se basa en la historia clínica con un episodio de accidente traumático, y en pruebas de imagen como radiografías (fig. 2), ecografía torácica o tomografía computarizada, las cuales ayudarán también a valorar los órganos herniados.

> *La cirugía debe realizarse tan pronto como el paciente esté clínicamente estable. Será urgente si el órgano herniado es el estómago.*

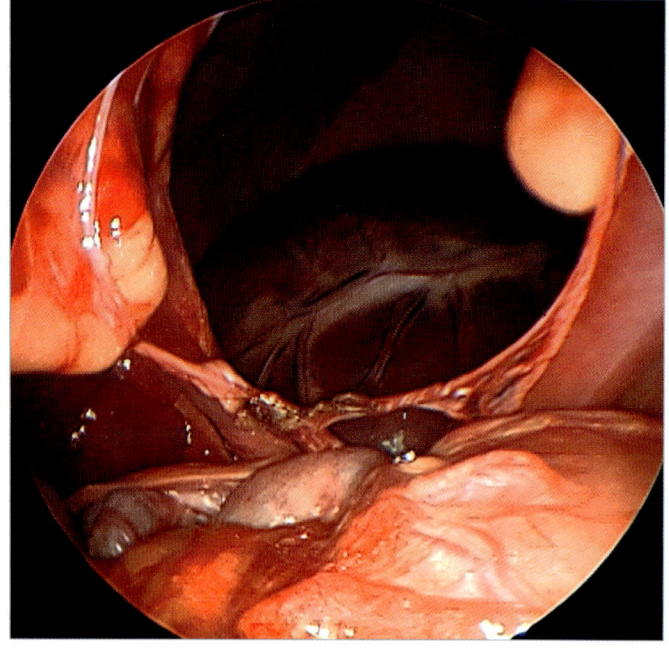

Fig. 1. Visualización laparoscópica de una hernia diafragmática de tipo peritoneopericárdica, una vez reducido al abdomen el contenido herniado.

246

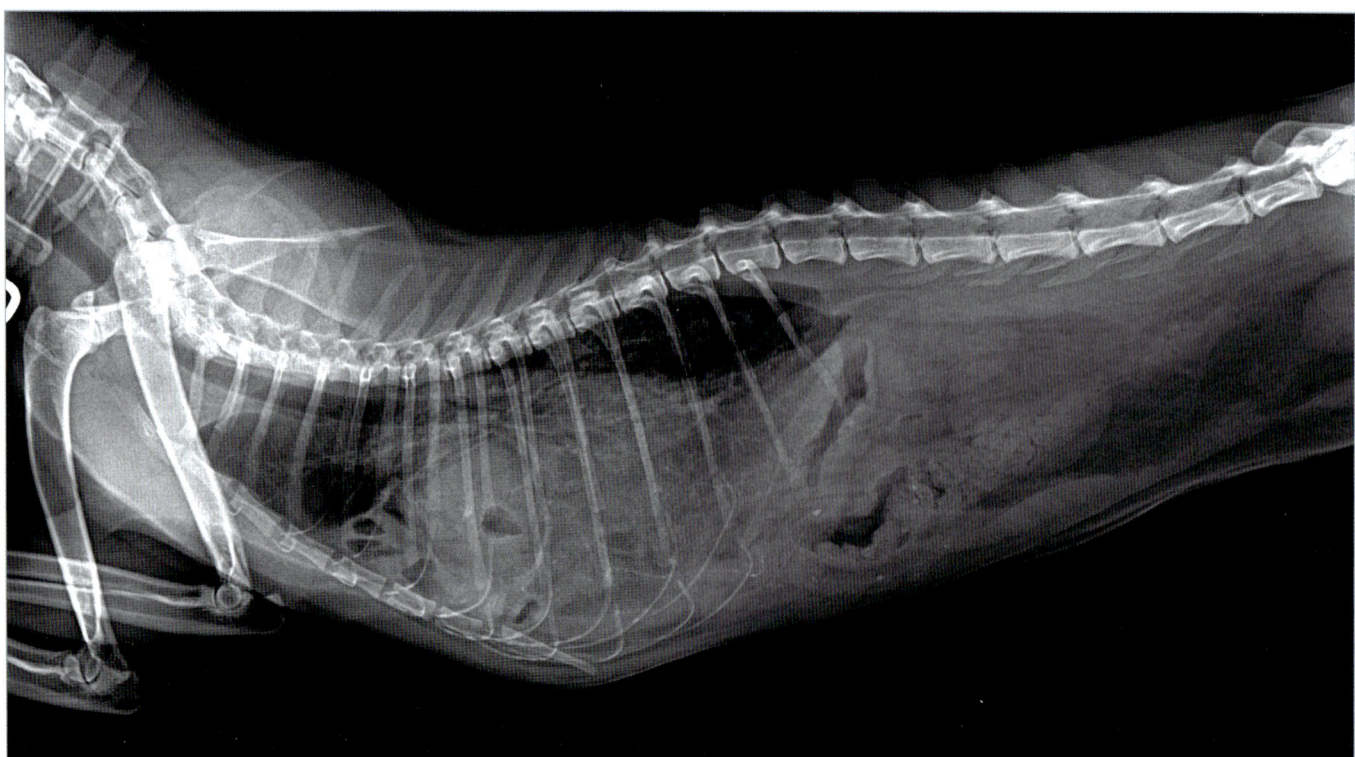

Fig. 2. Radiografía laterolateral de un paciente de la especie felina con historia de disnea tras un atropello. Se puede apreciar la pérdida de definición de la silueta cardiaca debido a la presencia en el tórax de estructuras con una densidad tejido blando y zonas con menor radiopacidad compatibles con aire en el interior de segmentos intestinales tras una hernia diafragmática traumática. El eje gástrico aparece desplazado en sentido craneal, pero conservando su situación en el abdomen.

Herniorrafia diafragmática laparoscópica

Tratamiento y selección de los casos

Se debe proporcionar al paciente suplementación con oxígeno, pero el tratamiento en todo caso será quirúrgico. El objetivo de la cirugía será reposicionar los órganos herniados en la cavidad abdominal y reconstruir la lesión diafragmática.

La selección de los casos es uno de los condicionantes más importantes en la reparación de hernias diafragmáticas por laparoscopia.

Las lesiones diafragmáticas crónicas, estranguladas o con órganos voluminosos como el hígado pueden necesitar una conversión a laparotomía tradicional. Además, el abordaje laparoscópico no está indicado en los pacientes que tengan inestabilidad respiratoria, debido al mayor tiempo quirúrgico y a la compresión pulmonar creada por el neumoperitoneo abdominal.

Los dos casos mostrados en este capítulo corresponden a roturas diafragmáticas circunferenciales, en las que se produce un desprendimiento del diafragma de sus anclajes costales. Aunque son defectos muy extensos, los órganos pueden moverse con facilidad del tórax al abdomen, por lo que la reducción de estos es sencilla.

Aspectos quirúrgicos generales

Al existir falta de continuidad diafragmática, el neumoperitoneo que se provoca al acceder al abdomen se extiende al tórax, incrementando la presión sobre los pulmones, por lo que la comunicación y el manejo del anestesista es primordial en estos casos.

Generalmente presiones de 5 mmHg son bien toleradas por los pacientes, pero siempre debe trabajarse con los valores de presión de CO_2 más bajos que permitan tener una visualización aceptable del área de trabajo, a fin de minimizar el impacto sobre la función respiratoria.

Posicionamiento del paciente y de los equipos

Se recomienda preparar asépticamente tanto el abdomen como el tórax del paciente por si se necesitase en algún momento ayudar a reducir los órganos herniados mediante combinación con abordaje toracoscópico.

Se posicionará al paciente en decúbito dorsal y anti-Trendelenburg de 30°, lo cual mejorará tanto la reducción de las vísceras como la capacidad respiratoria del paciente. La torre de laparoscopia se coloca a la cabeza del paciente, y ambos cirujanos a los pies del mismo (fig. 3).

Colocación de los trocares

Normalmente se utilizan tres trocares de 5 mm de diámetro cada uno. El trocar para la óptica (T1) se coloca mediante la técnica de entrada de elección en posición infraumbilical. Los otros dos trocares para el instrumental (T2 y T3) se insertan a ambos lados (izquierda y derecha, respectivamente) y ligeramente más craneales que T1 (fig. 4).

247

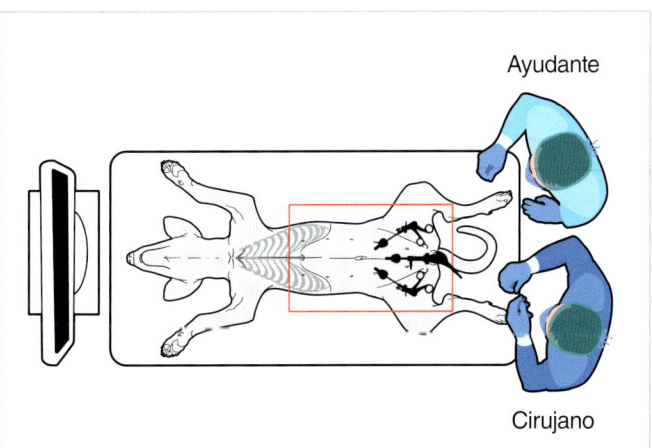

Fig. 3. Posicionamiento del paciente y de los equipos para la herniorrafia diafragmática laparoscópica.

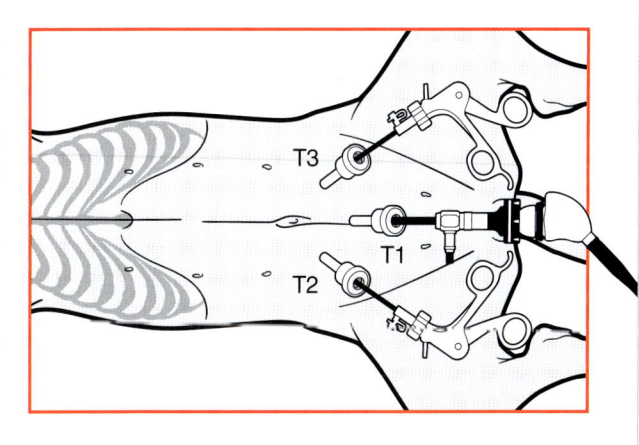

Fig. 4. Colocación de los trocares para la herniorrafia diafragmática laparoscópica.

Técnica quirúrgica

Dificultad técnica

Ver vídeo 1
*Resolución de hernia
diafragmática mediante
laparoscopia*

Tras la colocación del primer trocar se insufla CO_2 a presiones bajas (3-5 mmHg) para poder realizar una primera inspección del defecto diafragmático y su extensión (fig. 5).

Una vez localizado el defecto se deben visualizar los órganos herniados y proceder a reintroducirlos de nuevo en la cavidad abdominal mediante tracción delicada con material atraumático (fig. 6). Posteriormente, se puede realizar una exploración torácica completa en busca de lesiones (fig. 7). En la mayoría de los casos se realiza la resección del ligamento falciforme mediante coagulación bipolar (fig. 8) hasta que se aprecien claramente los bordes de la lesión (fig. 9).

> *Mientras se reposicionan los órganos en el abdomen, se puede introducir la óptica en el tórax para visualizar posibles adherencias que se hubieran producido entre los órganos abdominales y torácicos.*

> *En defectos grandes se puede conseguir reducir parte del contenido herniado pidiendo al anestesista que realice una maniobra de insuflación pulmonar manual y controlada.*

Una vez delimitado el defecto diafragmático se procede a la sutura del diafragma en su zona de inserción en la cara interna de las últimas costillas. Esto se puede realizar mediante sutura intracorpórea o puntos extracorpóreos (ver más abajo).

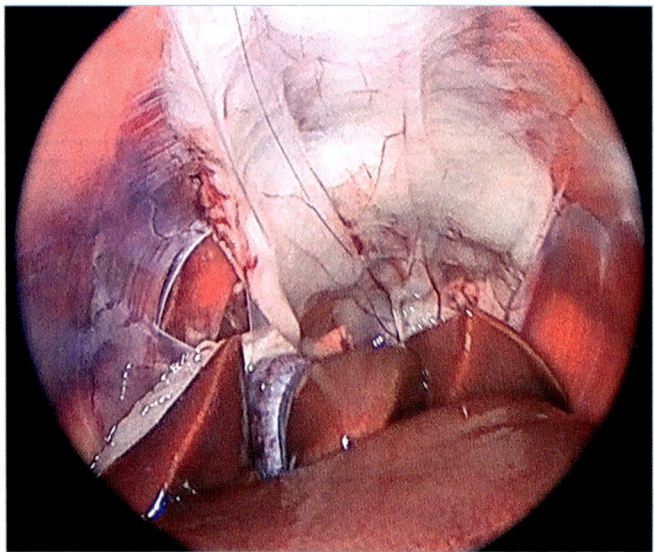

Fig. 5. Aspecto inicial del área diafragmática, en la que se puede comprobar la existencia de un gran defecto circunferencial del diafragma y el hígado parcialmente herniado.

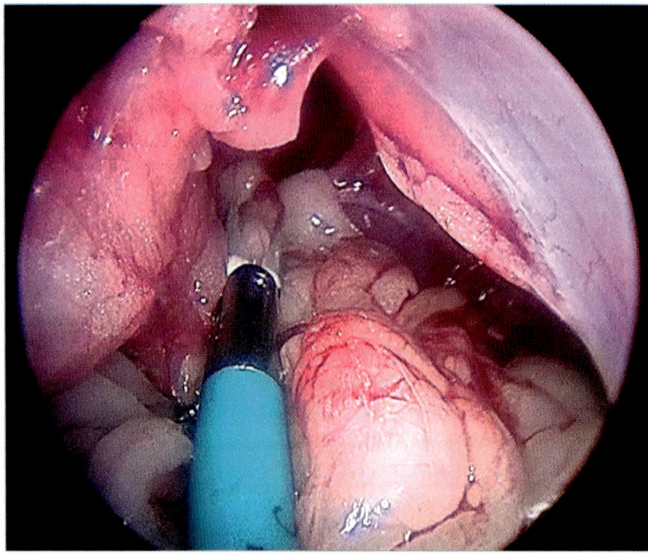

Fig. 6. Agarre y tracción de parte del omento herniado hacia el abdomen mediante una pinza atraumática.

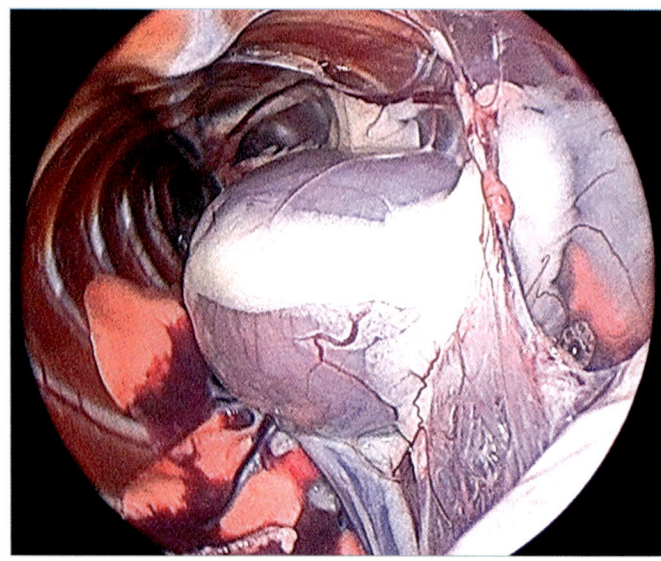

Fig. 7. Imagen completa de la cavidad torácica a través del defecto diafragmático, en la que puede apreciarse atelectasia parcial de los pulmones.

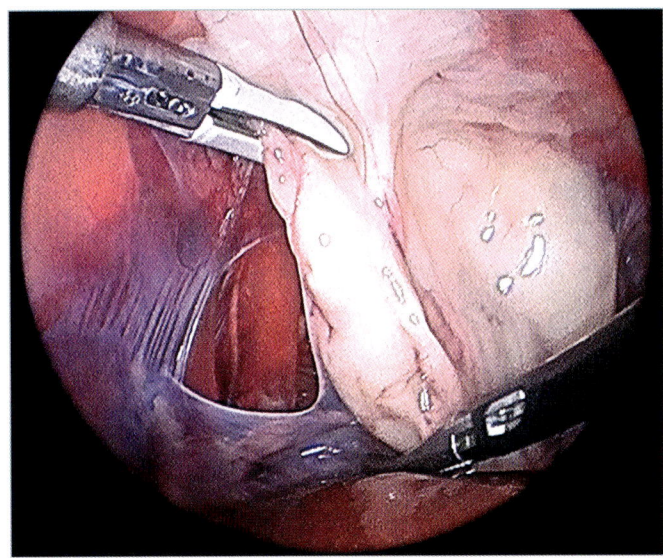

Fig. 8. Para visualizar y comprender la anatomía del desgarro diafragmático se debe resecar el ligamento falciforme y las posibles adherencias.

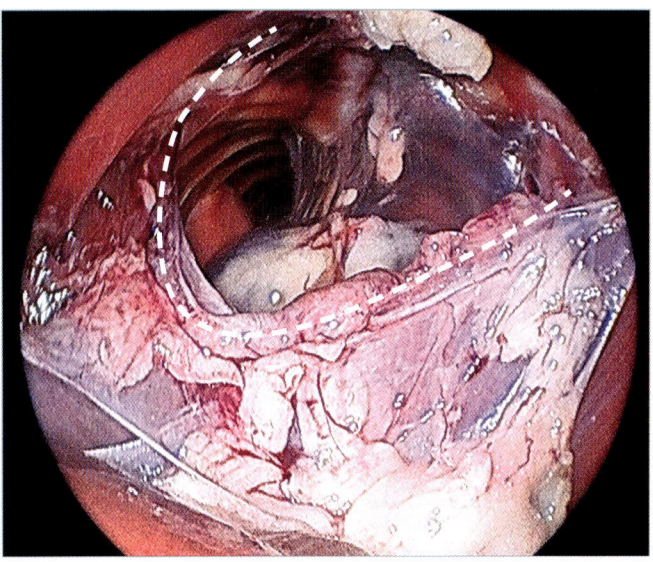

Fig. 9. Aspecto del defecto diafragmático una vez limpios los bordes (línea discontinua blanca).

Posoperatorio

Inmediatamente tras terminar la cirugía se realiza el vaciado del neumotórax iatrogénico mediante toracocentesis. Se puede considerar también la colocación de un tubo temporal de drenaje pleural, sobre todo en los casos con hernias crónicas, ya que en estas se debe restablecer la presión negativa intratorácica de forma gradual.

Los pacientes deben permanecer hospitalizados al menos 48 horas, realizando controles radiográficos y con terapia analgésica y antiinflamatoria.

Posibles complicaciones

La complicación más habitual después de la cirugía de hernia diafragmática es el neumotórax, especialmente en casos crónicos. El pronóstico una vez pasadas las primeras 48 horas es, generalmente, muy bueno.

249

Caso 1/ Herniorrafia diafragmática mediante puntos intracorpóreos

La realización de puntos o suturas intracorpóreas es una de las habilidades que más tiempo cuesta desarrollar con soltura en cirugía de mínima invasión. En este caso se ha llevado a cabo el cierre del defecto herniario mediante puntos simples de material multifilamento absorbible, pero puede realizarse con sutura barbada, lo que reduce el tiempo y la dificultad del anudado.

Mediante un portagujas laparoscópico y una pinza de agarre se irán colocando los puntos simples que sean necesarios hasta completar el cierre hermético del diafragma al arco costal (figs. 10-12).

> *Uno de los indicadores de que se ha logrado el cierre completo y la separación efectiva de ambas cavidades es que el diafragma adquiere una forma convexa debido a la presión residual existente en el tórax. Una vez drenado el aire del tórax y restablecida su presión negativa, el diafragma se visualizará cóncavo y tenso.*

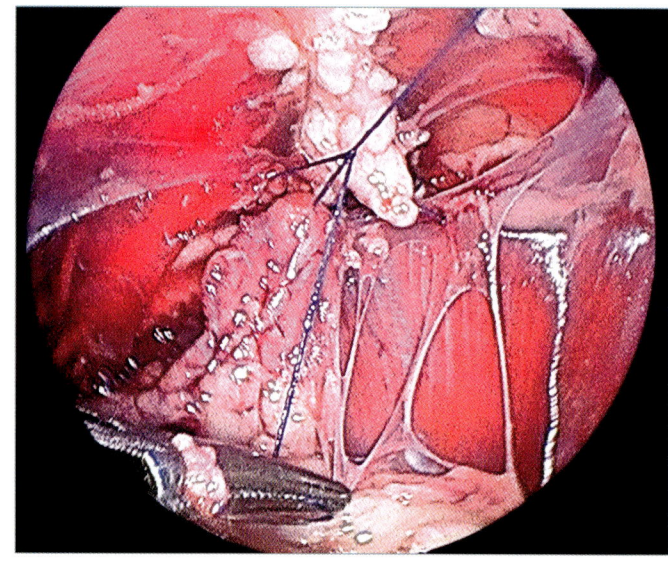

Fig. 10. Realización del primer punto entre el diafragma y la pared costal.

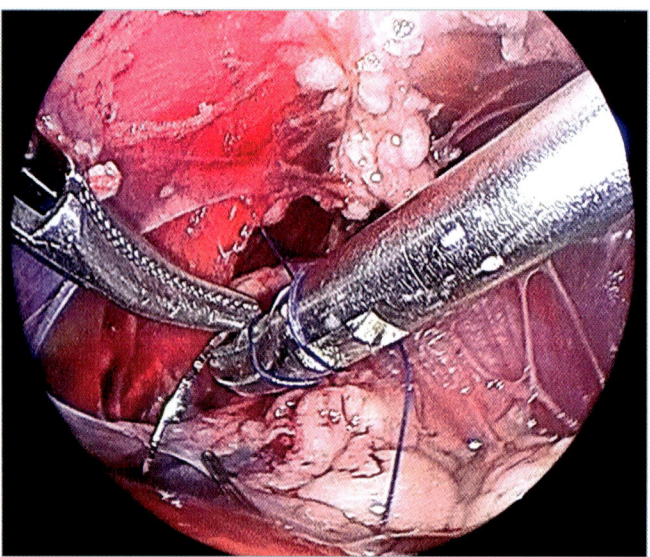

Fig. 11. Se realizarán todos los puntos que sean necesarios hasta garantizar el cierre completo del defecto diafragmático.

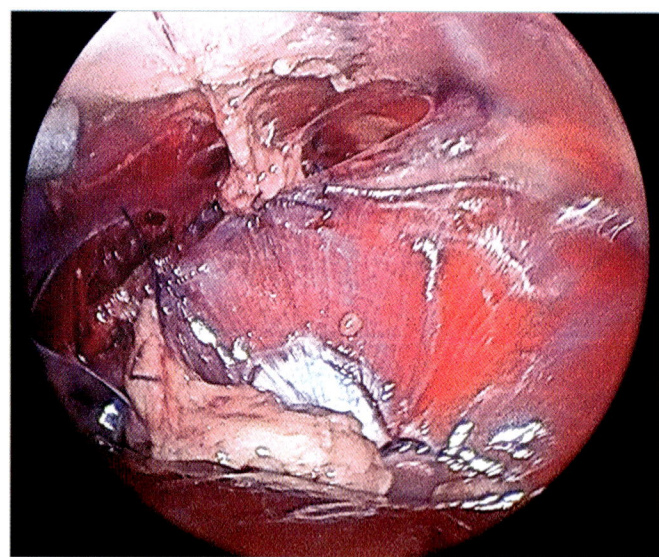

Fig. 12. Aspecto final de la reconstrucción diafragmática. En el lado izquierdo de la imagen se aprecia un desgarro muscular, aunque sin continuación con el tórax.

Caso 2/ Herniorrafia diafragmática mediante puntos extracorpóreos

Debido a que la realización de los puntos intracorpóreos supone un tiempo prolongado, el autor ha desarrollado y probado con éxito la técnica de reconstrucción de defectos diafragmáticos circunferenciales mediante puntos transfasciales extracorpóreos que se describe a continuación.

Tras la resolución de la hernia y la limpieza del defecto (fig. 13), se procede a la introducción de una aguja con sutura monofilamento no absorbible desde el exterior, coincidiendo con el punto donde se insertaría normalmente el diafragma (fig. 14). Desde el interior y bajo visión laparoscópica, el cirujano atraviesa el diafragma aproximadamente a 5 mm del borde para, a continuación, salir de nuevo al exterior del paciente. Se tensa el hilo, anudando el punto de manera externa al paciente mientras se comprueba vía laparoscópica cómo el diafragma queda correctamente situado, anclado al arco costal y cerrando el defecto (fig. 15).

> *Para una mayor comodidad, se recomienda el uso de agujas de ½ círculo y de gran tamaño. Esto permite realizar la entrada, paso y salida de la aguja en un solo movimiento.*

Se continuará con la realización de los puntos sueltos necesarios hasta lograr el cierre completo del defecto herniario (fig. 16). En este caso se optó por el uso de material no absorbible. Los puntos se mantienen 3 semanas como mínimo y posteriormente se retiran desde el exterior.

> *Para evitar las lesiones que los puntos pueden producir sobre la piel con el tiempo, se pueden colocar pequeños trozos de goma entre estos y la piel.*

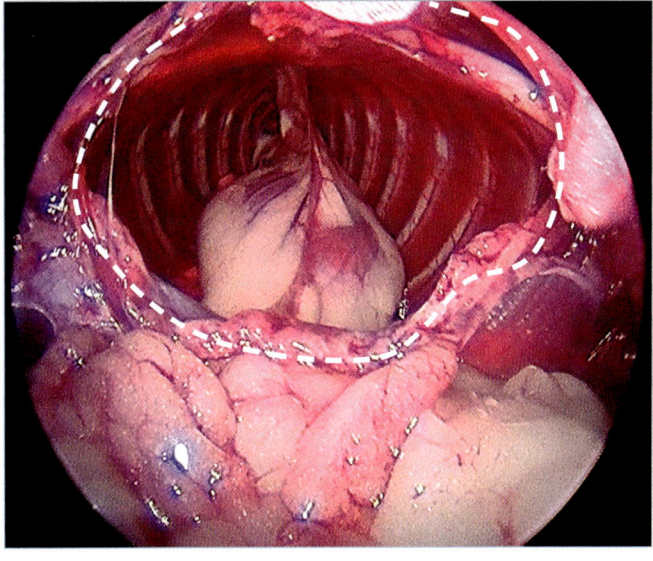

Fig. 13. Aspecto del defecto diafragmático (línea discontinua blanca) tras la reducción de los órganos herniados y la resección del ligamento falciforme.

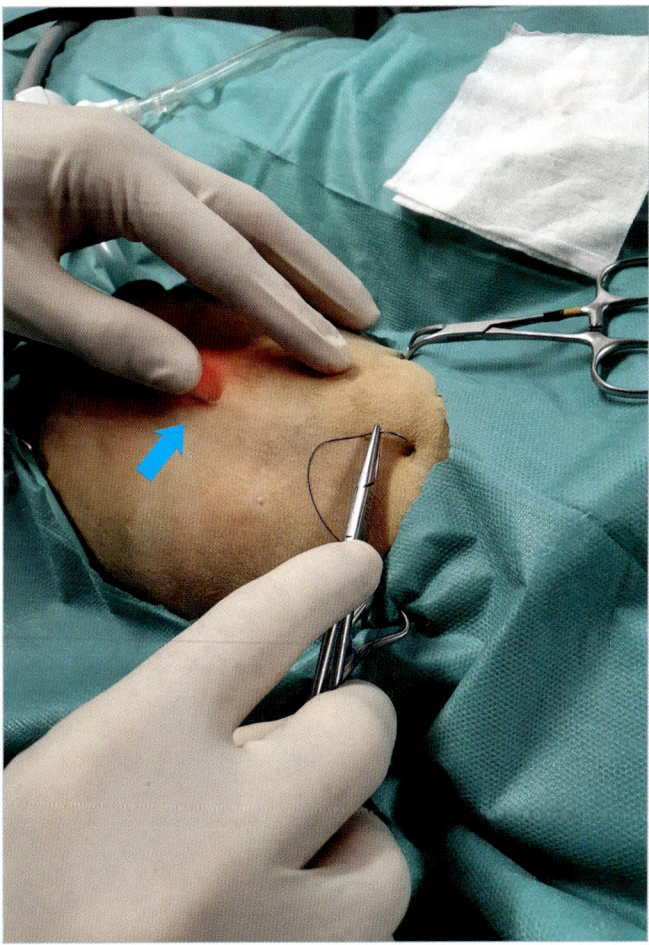

Fig. 14. Externamente se introduce la aguja en la zona en la que se insertaría normalmente el diafragma. La flecha azul muestra el brillo de la luz de la óptica mediante la que se controla la maniobra desde el interior.

251

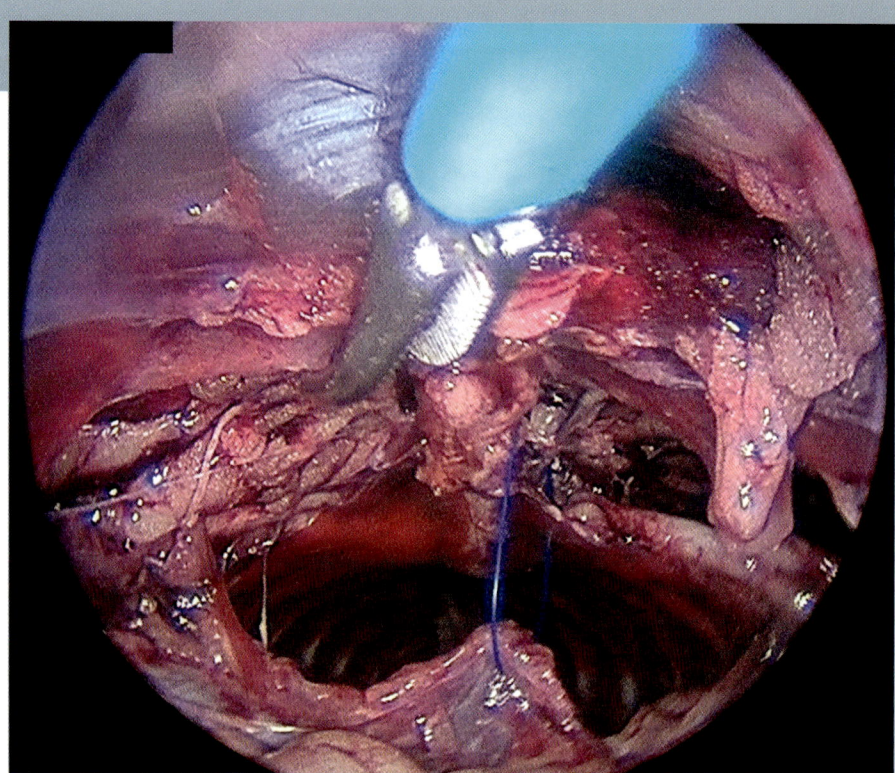

Fig. 15. Aspecto desde el interior del abdomen de la sutura, previamente a su anudado, atravesando la piel y el arco costal hasta sujetar el diafragma y volver a salir al exterior.

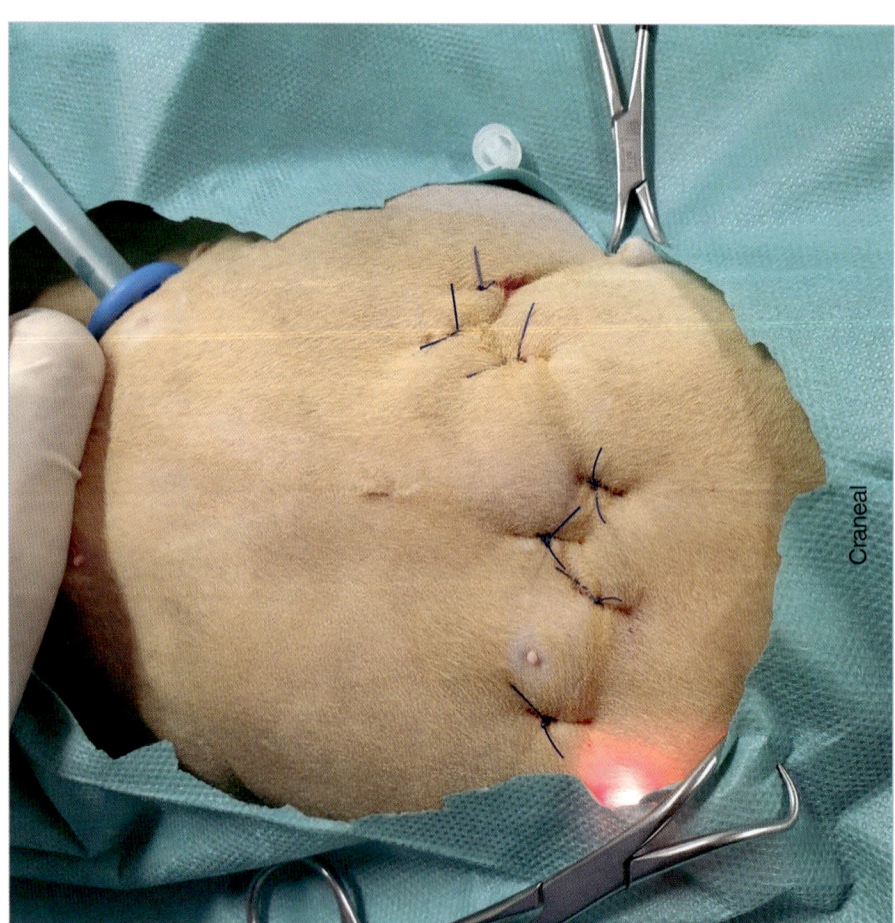

Fig. 16. Aspecto final desde el exterior de una reconstrucción exitosa de hernia diafragmática.

Hernia inguinal

Miguel Ángel Sánchez Hurtado, Francisco Julián Pérez Duarte,
Jorge Gutiérrez del Sol, Francisco Martínez Gomariz

Índice de presentación

Etiología, signos clínicos y diagnóstico

La hernia inguinal es un defecto del canal inguinal, congénito o adquirido, a través del cual protruye un tejido u órgano abdominal. Clínicamente, la hernia inguinal predomina en la especie canina. En concreto, la congénita prevalece en perros machos de razas pequeñas y medianas. Por el contrario, la adquirida (traumática o no traumática), que es más frecuente que la congénita, afecta mayoritariamente a perras enteras de mediana edad, y no se ha observado predilección racial. En la especie felina, la hernia inguinal es poco frecuente y ambos sexos están igualmente afectados. Puede ser, además, unilateral o bilateral, aunque es más probable encontrarla en el lado derecho (si es unilateral). El contenido del saco herniario puede incluir, entre otros, epiplón, grasa, útero, intestino delgado, colon, vejiga y bazo.

El diagnóstico de esta patología generalmente consiste en una combinación de examen clínico, historia del paciente y pruebas de imagen. Estas últimas proporcionan información muy relevante sobre el contenido del saco herniario, lo cual posibilita planificar mejor la cirugía. En cuanto al diagnóstico diferencial de la hernia inguinal, deben descartarse abscesos y linfonodos reactivos en el área, mastitis y tumores mamarios, lipomas y almohadillas de grasa inguinales (fisiológicas).

✳ *El cuadro clínico no se presenta en todos los casos; de hecho, si hay signos, suelen ser inespecíficos. Normalmente solo se detecta la hernia visualmente. El estado general del paciente suele ser bueno, sin vómitos, diarrea, tos ni estornudos, y con un apetito y estado de ánimo normales; el paciente orina y defeca normalmente. Pero si el intestino quedase atrapado en el lugar de la hernia, sí cursaría principalmente con vómitos, que se presentarían de 2 a 6 días después de la incarceración.*

El examen ecográfico abdominal o inguinal se recomienda antes e inmediatamente después del procedimiento laparoscópico para comprobar el cierre efectivo del orificio y la reducción de la hernia. También es recomendable a los 3 meses tras la cirugía, para certificar la consistencia de dicho cierre.

Recuerdo anatómico

El canal inguinal discurre por la cara caudoventral de la pared abdominal y es una comunicación de escasos centímetros de longitud de la cavidad abdominal con el área subcutánea de la región inguinal. Está compuesto por dos anillos inguinales, superficial y profundo. El primero corresponde a la abertura externa del canal inguinal. Es una hendidura en la aponeurosis originada a partir del músculo oblicuo abdominal externo, a nivel del triángulo femoral, inmediatamente craneal a la eminencia iliopúbica. Por su parte, el segundo tiene unos límites menos definidos, pero está formado por el ligamento inguinal (lateral y caudalmente); cranealmente, por el borde caudal del músculo oblicuo abdominal interno, y medialmente, por el borde lateral del músculo recto abdominal.

A través del canal inguinal pasan diferentes estructuras (fig. 1). En las hembras, por el canal inguinal discurre el proceso vaginal (evaginación sacular del peritoneo que reviste la cavidad abdominal). En los machos, se encuentra el cordón espermático con su cubierta peritoneal (túnica vaginal) y el músculo cremáster. En cuanto a los vasos y los nervios, en ambos sexos se encuentran también los vasos pudendos externos y el nervio genitofemoral.

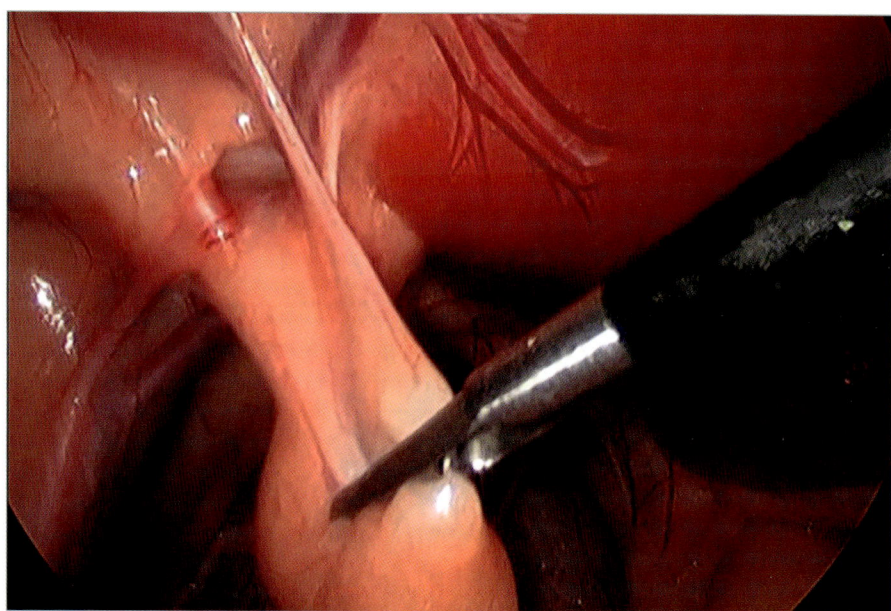

Fig. 1. Detalle de las estructuras vasculonerviosas que atraviesan el anillo inguinal.

Tratamiento y selección de los casos

En general, el tratamiento de elección para esta patología es el quirúrgico. Si el paciente no presenta signos clínicos, la cirugía no tiene por qué realizarse inmediatamente, pero tampoco conviene retrasarla en exceso, para evitar posibles complicaciones futuras. Si la hernia se presenta con atrapamiento del intestino o de la vejiga con manifestaciones clínicas, primero hay que estabilizar al paciente médicamente antes de proceder con la cirugía.

> *La herniorrafia inguinal laparoscópica permite reducir el contenido herniado y un cierre fiable del defecto con una excelente visualización y recuperación del paciente, pero se recomienda solo en casos con garantías de éxito; es decir, en casos de origen no traumático, con un orificio herniario pequeño o mediano y de contenido herniado viable y que no sea excesivo.*

La herniorrafia laparoscópica no se recomienda en pacientes con antecedentes de traumatismo en la zona ni presencia de vómitos antes del diagnóstico, ni cuando hay derrame abdominal o signos de sepsis en el momento del diagnóstico. En dichos casos es recomendable la cirugía a cielo abierto.

La selección de casos para intervenir mediante herniorrafia laparoscópica incluye pacientes con signos clínicos sistémicos mínimos o nulos. Por eso, en el diagnóstico de una hernia inguinal no complicada el área asimétrica y protruida generalmente está inflamada, pero no es dolorosa a la palpación, y es blanda y/o reducible porque se puede empujar hacia atrás. Adicionalmente a la exploración física, otras pruebas que se pueden realizar son el recuento sanguíneo completo, para identificar un elevado número de glóbulos blancos asociado a la estrangulación intestinal; una analítica bioquímica, para buscar desequilibrios electrolíticos; una punción-aspiración con aguja fina (preferentemente ecoguiada), para tomar una muestra del contenido herniado; radiografías (con o sin contraste), para localizar contenido abdominal dentro del lugar de la hernia; ecografía abdominal con extensión a la región inguinal, para determinar el contenido herniado, y otras técnicas de imagen avanzadas, como la tomografía computarizada o la resonancia magnética.

Herniorrafia inguinal laparoscópica

Aspectos quirúrgicos generales

Para la herniorrafia inguinal laparoscópica, se puede optar por dos tipos de abordaje: la herniorrafia inguinal laparoscópica pura (HLP) y la herniorrafia inguinal laparoscópica asistida percutánea (HLAP), también conocida por sus siglas en inglés, PIRS (*percutaneous internal ring suturing*). La primera implica el cierre del anillo herniario mediante sutura laparoscópica intracorpórea, mientras que en la segunda se cierra con sutura percutánea, sin necesidad de usar un portagujas laparoscópico.

Preparación del paciente

Con el paciente en decúbito dorsal, se rasura todo el abdomen ventral, ambas regiones inguinales y el área prepucial. Se debe tener en cuenta que antes de preparar dichas zonas para cirugía aséptica se procede al examen ecográfico preoperatorio, abdominal e inguinal. La vejiga urinaria también se debe vaciar previa cirugía, porque todo el espacio pélvico que quede libre será de gran ayuda para facilitar las maniobras de reducción herniaria y de reconstrucción posterior del defecto.

> *Al colocar al paciente en decúbito dorsal se debe explorar mediante palpación la presencia y extensión de los contenidos herniados en las zonas inguinales y comprobar si son de naturaleza fácilmente reducible.*

Posicionamiento del paciente y de los equipos

El paciente se coloca en decúbito dorsal y la torre de laparoscopia caudal al cuerpo del paciente. La posición del cirujano principal es la característica de la laparoscopia urogenital de suelo pélvico, y dependerá de si es diestro o zurdo, para utilizar con más eficiencia su mano dominante en las maniobras de sutura intracorpórea, especialmente en la variante HLP (fig. 2). Por tanto, si el cirujano principal fuese diestro, debería posicionarse a la izquierda del paciente y utilizaría su mano dominante derecha desde el trocar de trabajo que esté más alejado, en el lado derecho del paciente, que es donde se colocaría el ayudante. Al contrario, sucedería si el cirujano fuese zurdo.

En la variante HLAP se sigue la misma disposición, pero no es tan relevante dónde se coloca el cirujano principal porque la sutura se realiza de forma extracorpórea.

> *La posición recomendada para el cirujano principal, en función de si su mano dominante es derecha o izquierda, es independiente de que la hernia inguinal sea unilateral derecha o izquierda o bilateral.*

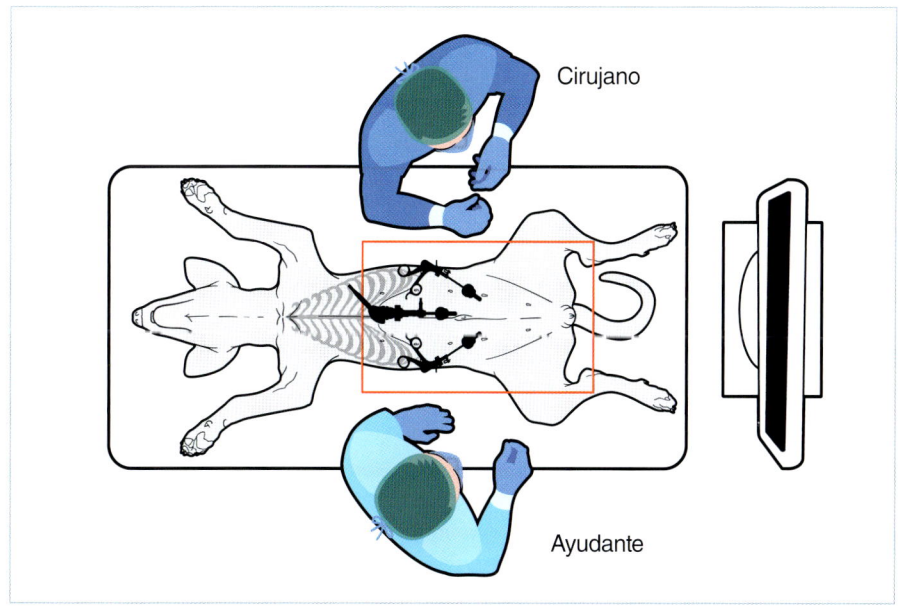

Cirujano

Ayudante

Fig. 2. Posicionamiento del paciente y de los equipos para , con especial atención a la posición del cirujano principal, diestro en este caso, para la herniorrafia inguinal laparoscópica pura.

Colocación de los trocares

Herniorrafia inguinal laparoscópica pura (HLP)

Se utilizan tres trocares, con dos posibles configuraciones pensadas principalmente para aumentar la eficiencia de las maniobras de sutura laparoscópica intracorpórea en la región pélvica. La más usada es la típica disposición en triángulo (también conocida como contralateral), con la óptica en el centro y los trocares del instrumental a ambos lados. La menos frecuente requiere una sectorización (en este caso conocida como suprapúbica), donde la óptica no está en el centro exclusivamente.

El trocar para la óptica (T1) es de 5 o 10 mm, en función del tamaño de la aguja que se vaya a utilizar posteriormente. Se coloca a unos 2 cm cranealmente al ombligo, mediante la técnica de Hasson. Además, si el procedimiento fuese unilateral, se colocaría ligeramente lateral a la línea media, hacia el lado en el que se encuentra la hernia, para evitar las molestias del ligamento falciforme. Se instaura un neumoperitoneo de 8-10 mmHg y se realiza una primera exploración visual del estado de toda la cavidad abdominal. Un segundo trocar (T2), de 5 mm, para la mano izquierda, se coloca en la pared abdominal lateral izquierda, ligeramente caudal al ombligo y a T1, pero sin acercarse demasiado a la región del anillo inguinal izquierdo, para que haya suficiente distancia para maniobrar. Del mismo modo, pero en la pared abdominal lateral derecha, se inserta un tercer trocar (T3), de 5 mm, para la mano derecha (fig. 3).

Herniorrafia inguinal laparoscópica asistida percutánea (HLAP)

En este caso solo se necesitan dos trocares. El trocar para la óptica (T1) es de 5 mm, se sitúa caudalmente a la cicatriz umbilical y se introduce mediante la técnica de Hasson. Se instaura un neumoperitoneo de 8-10 mmHg y se realiza una primera exploración visual del estado de toda la cavidad abdominal. El segundo trocar (T2), de 5 mm, se coloca mediante visión laparoscópica en la pared abdominal lateral izquierda o derecha, ligeramente caudal a T1 (fig. 4). Si la hernia fuese unilateral izquierda, T2 estaría localizado en la pared abdominal lateral izquierda, y al contrario si la hernia fuera derecha. En el caso de ser bilateral, la posición de T2 sería indistinta.

> ***** *En ambas variantes, HLP y HLAP, es posible realizar el procedimiento con el paciente en decúbito dorsal horizontal, pero es muy recomendable que la mesa de operaciones pueda reclinarse ligeramente en posición de Trendelenburg, con la cabeza más baja que las extremidades, porque esto facilita que las vísceras no se interpongan en la región inguinal.*

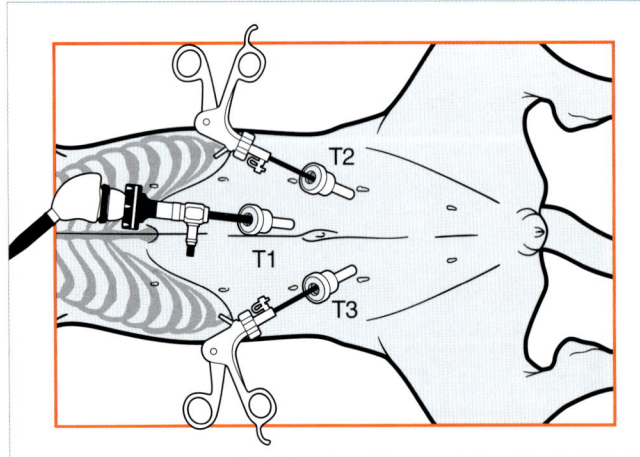

Fig. 3. Colocación de los trocares para la herniorrafia inguinal laparoscópica pura con disposición en triángulo (contralateral).

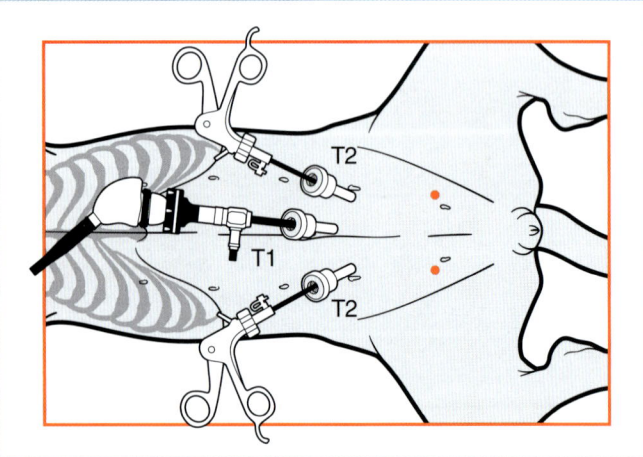

Fig. 4. Colocación de los trocares para la herniorrafia inguinal laparoscópica asistida percutánea. Si la hernia es unilateral, solo se precisan dos trocares; la posición de T2 varía según la localización de la hernia (ver texto). Los puntos naranjas señalan el lugar de inserción de la aguja que se introduce por vía percutánea sobre el canal inguinal.

Técnica quirúrgica: HLP

Dificultad técnica			

Ver vídeo 1
Herniorrafia inguinal
laparoscópica pura

A través de T2 y T3 se introducen las dos pinzas de agarre atraumáticas para reducir el contenido herniado que pudiera permanecer en el interior del anillo inguinal a su localización original. Esta cuidadosa tracción se puede combinar con presión manual externa sobre el saco herniario si fuera necesario (fig. 5). Si el cirujano no está convencido de que ha reducido la hernia al completo, es posible recurrir a un paso intermedio antes de tener que convertir la intervención a una cirugía convencional: puede ampliar ligeramente el anillo inguinal externo, con tijeras o gancho, con coagulación monopolar o con pinza bipolar, en sentido craneomedial (es decir, hacia la zona superior izquierda o derecha de la pantalla). Esta maniobra se puede realizar siempre que el cirujano esté seguro de no dañar estructuras involucradas en la hernia o adyacentes a ella, como son el intestino o los vasos sanguíneos.

La grasa que dificulta la visualización de la zona de sutura debe diseccionarse cuidadosamente para exponer el anillo inguinal profundo. Los 10-12 mm caudales del anillo inguinal profundo no se disecan para evitar lesionar los vasos pudendos. Después de esta maniobra, previa a la reconstrucción del defecto del anillo, especialmente en los machos, deberían poder identificarse las estructuras normales del canal inguinal: el proceso vaginal, que contiene los conductos deferentes y los vasos testiculares adyacentes del cordón espermático (en los machos); el ligamento redondo (en las hembras la comprobación sería más sencilla porque solo se encuentra este), y el paquete vasculonervioso, formado por el nervio genitofemoral y la arteria y vena pudendas (en ambos sexos).

 El contenido herniario debería reducirse al completo y con facilidad; de lo contrario, será necesario abordarlo por cirugía convencional.

La reparación del defecto herniario se puede hacer con hilo de sutura estándar o con sutura barbada. Ambas pueden introducirse por la cánula del trocar de 10 mm (T1), o bien retirando temporalmente alguno de los trocares e introduciendo la aguja y el hilo por el orificio de estos. Otra opción más sería, solo en el caso de que se utilicen hilos de sutura estándar (no barbada), la introducción percutánea. El hilo sería de material no absorbible monofilamento (p. ej.: polipropileno), de calibre 2/0 USP o 3/0 USP, con una longitud de 12-15 cm y con una aguja semicircular de punta *tapercut* (cuerpo redondo y punta triangular cortante diseñada para suturar tejidos duros como aponeurosis, por ejemplo). A la hora de trabajar en espacios reducidos, la longitud de la aguja es un aspecto importante que se debe considerar; por tanto, si se prevé que una aguja de 26 mm va a suponer un manejo difícil, se puede recurrir a agujas de 17 mm. En los casos en los que se utilice sutura barbada, las recomendaciones de calibres del hilo y de la aguja son las mismas. En cuanto a la longitud del hilo, se recomienda la opción de 15 cm.

257

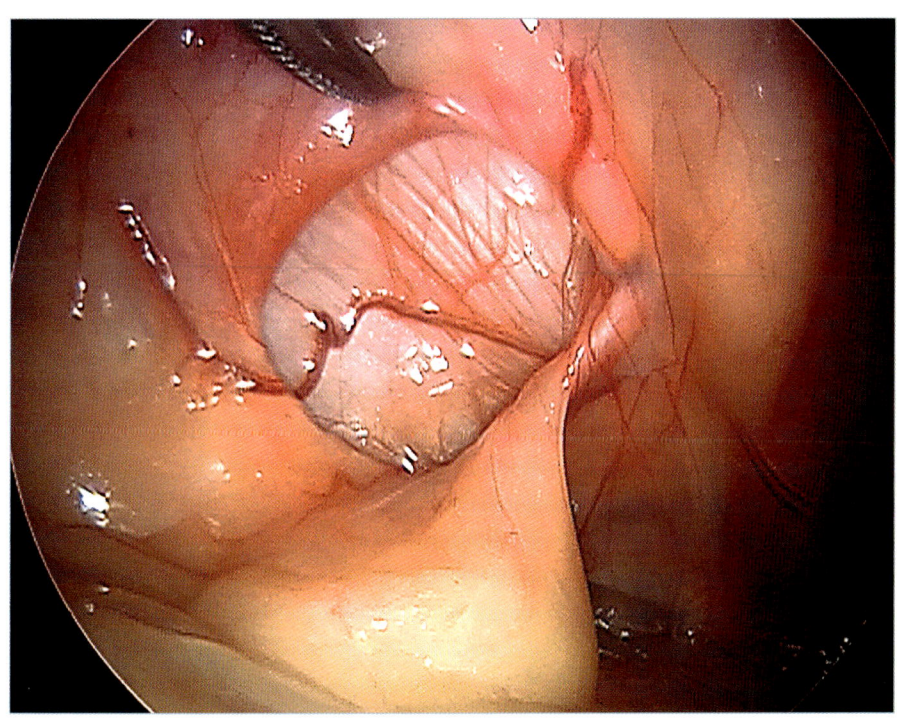

Fig. 5. En casos leves, la simple acción de la gravedad durante el decúbito dorsal hace que el contenido se reduzca por sí mismo y se recoloque en su posición intraabdominal.

En cualquiera de las modalidades de resolución de la herniorrafia inguinal (laparoscópica pura o asistida percutánea), la tensión de los bordes que se van a suturar se puede reducir disminuyendo la presión intraabdominal de CO_2, al igual que se recomienda durante una gastropexia laparoscópica pura.

A través de T2 y T3 se inserta el instrumental de sutura intracorpórea, con la ayuda de dos portagujas laparoscópicos o bien con disector y portagujas. La sutura intracorpórea suele realizarse con un patrón de dos o tres puntos simples cruzados (en forma de 8 o de X), pero también puede confeccionarse un patrón continuo, especialmente en el caso de utilizar sutura barbada. En ambos casos se recomienda comenzar desde el borde craneal del anillo inguinal profundo (desde la zona superior del defecto, localizada en la zona superior de la pantalla), incluyendo la fascia del recto abdominal, medialmente, y el ligamento inguinal, lateralmente (fig. 6). La línea de sutura se puede reforzar si se incluyen tejidos fasciales o aponeuróticos resistentes. Esto se consigue profundizando e incorporando componentes del anillo inguinal externo, como es la aponeurosis del oblicuo abdominal externo, tanto en la cara lateral como en la medial. Una vez terminado el cierre del primer defecto se pasaría al cierre del contralateral en el caso de que la hernia fuese bilateral.

Ver "Gastropexia laparoscópica pura" 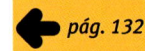 *pág. 132*

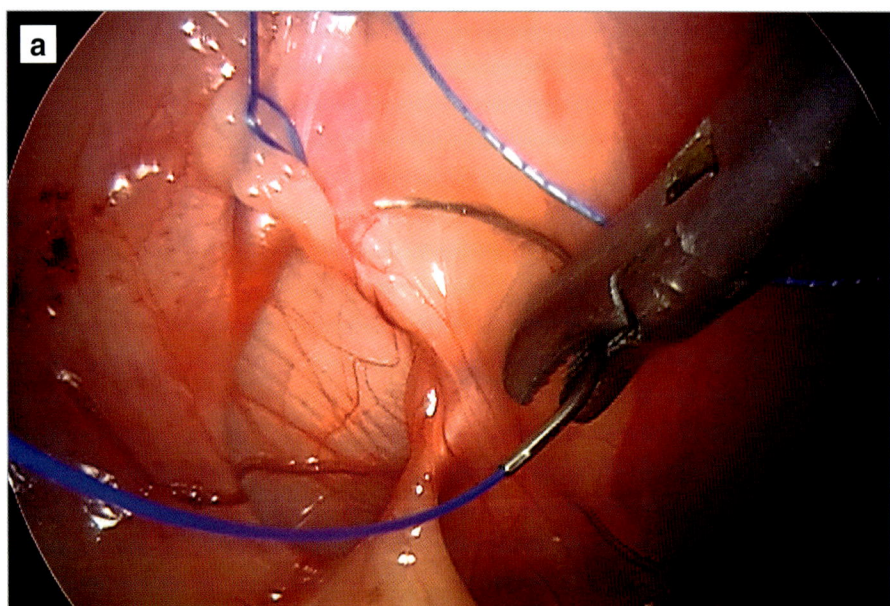

Ver Sutura barbada en "Gastropexia laparoscópica pura" 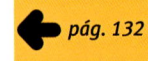 *pág. 132*

Fig. 6. Cierre del defecto herniario con sutura barbada. Visión del punto inicial en su cara craneal (a). Este primer punto de anclaje puede simplificarse usando la forma alternativa descrita para la gastropexia. Continuación de la línea de sutura, incluyendo, como mínimo, la fascia del recto abdominal, medialmente, y el ligamento inguinal, lateralmente (b).

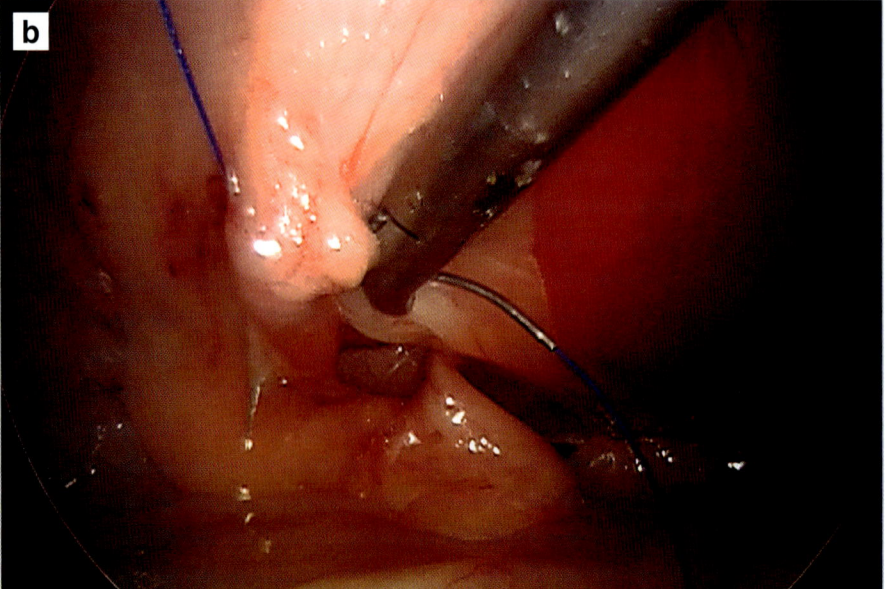

> *Una vez el saco herniario se ha reducido, queda un espacio hueco (libre de contenido intestinal, grasa, etc.), que externamente se aprecia hinchado debido a que el neumoperitoneo también ha insuflado la región o regiones herniadas.*

La cirugía finaliza con la comprobación de que el anillo inguinal profundo se ha reparado completamente sin comprometer caudomedialmente el paso de los vasos pudendos ni del nervio genitofemoral (fig. 7). También, se debe comprobar que externamente el "neumoperitoneo" residual subcutáneo ha desaparecido de los espacios que ocupaba la hernia. El cierre de los orificios de los trocares se realiza con hilo absorbible, de forma habitual por planos (musculatura, subcutáneo y piel).

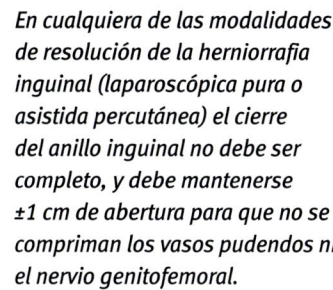

> ***** *En cualquiera de las modalidades de resolución de la herniorrafia inguinal (laparoscópica pura o asistida percutánea) el cierre del anillo inguinal no debe ser completo, y debe mantenerse ±1 cm de abertura para que no se compriman los vasos pudendos ni el nervio genitofemoral.*

259

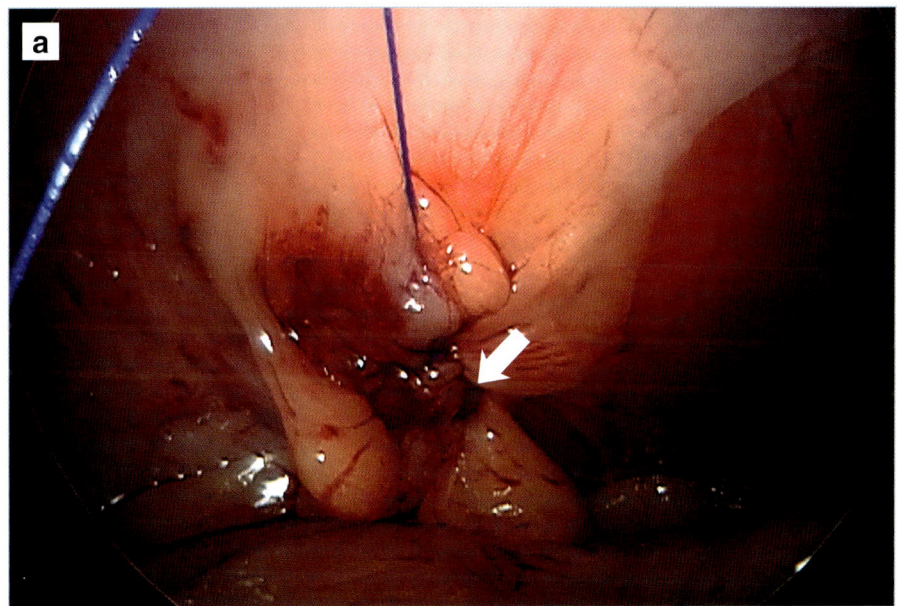

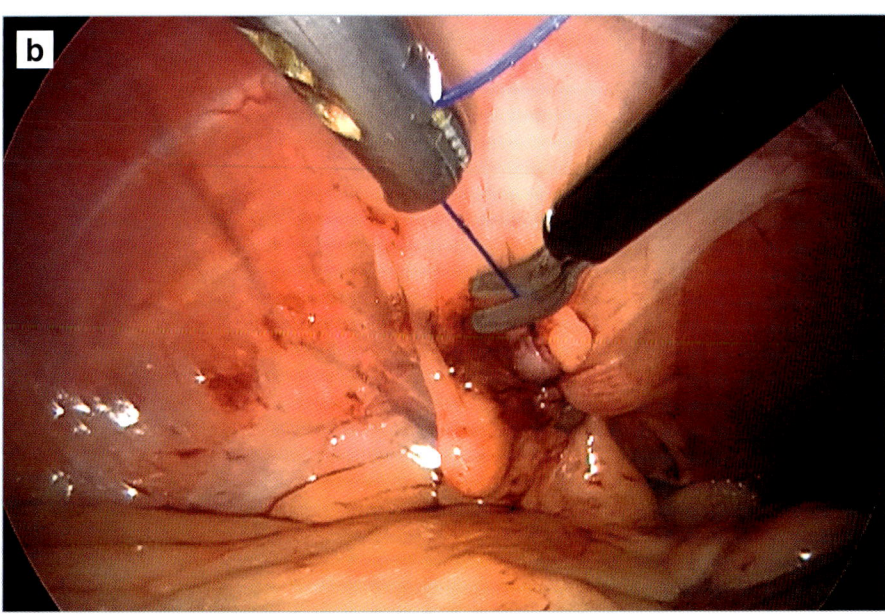

Fig. 7. Finalización de la sutura, dejando suficiente espacio para el paso de las estructuras vasculonerviosas del anillo inguinal (flecha blanca) (a). La sutura sobrante se corta; es conveniente dejar un cabo no excesivamente largo, para evitar la reacción con los órganos adyacentes (b).

Técnica quirúrgica: HLAP

Dificultad técnica

Primero se realiza un examen completo de la cavidad abdominal y se identifica qué tipo de contenido sigue herniado —en el caso de que lo hubiera, porque, en ocasiones, la simple acción de la gravedad reduce el contenido dentro de la cavidad abdominal (fig. 8)—. Si se trata de una hernia inguinal unilateral derecha, se recomienda colocar T2 en el lado derecho del paciente (fig. 4), inclinado hacia el lado contrario (izquierdo) para mejorar la visualización y manejo de las estructuras implicadas en el defecto del anillo inguinal (fig. 8).

Con la ayuda de una pinza de agarre, o incluso con la propia pinza bipolar, se manipula el tejido herniado y las estructuras adyacentes al anillo inguinal, especialmente el tejido graso, porque se deben reconocer y evaluar el estado de todas las estructuras vasculares, nerviosas, aponeuróticas y musculares del defecto de la pared. Con la ayuda de energía bipolar se puede resecar parte del contenido graso perianular, tanto para identificar las estructuras que oculta como para evitar que queden atrapadas por la sutura percutánea (fig. 9).

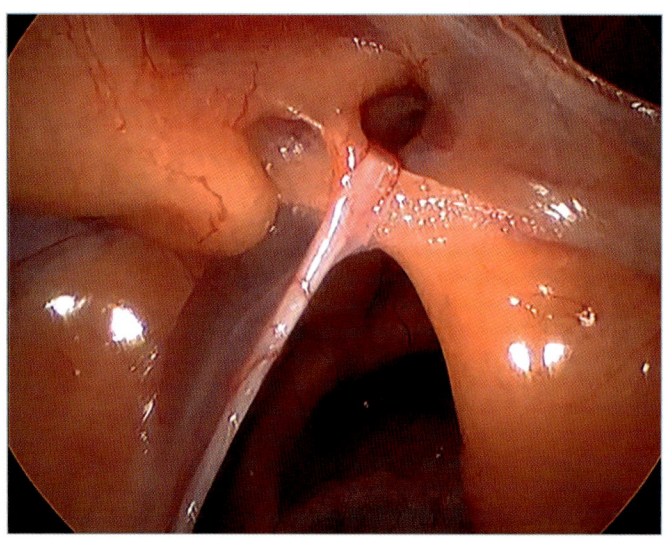

Fig. 8. Vista del anillo herniario derecho sin contenido herniario en una hembra. El paciente se encuentra tumbado sobre su costado izquierdo y es posible apreciar el ligamento redondo que cuelga por acción de la gravedad.

260

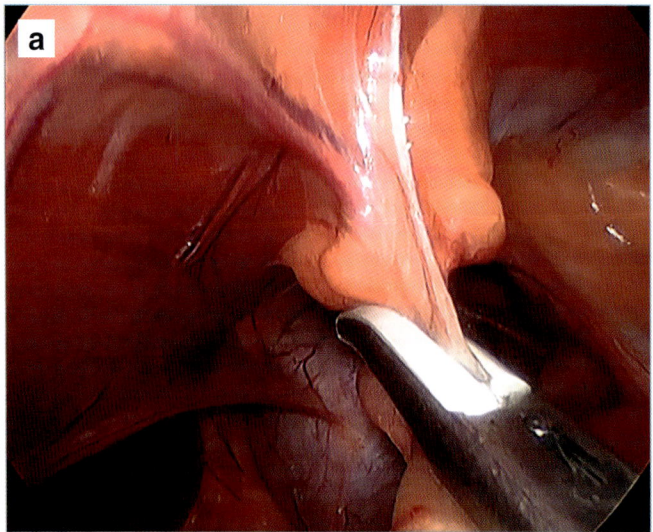

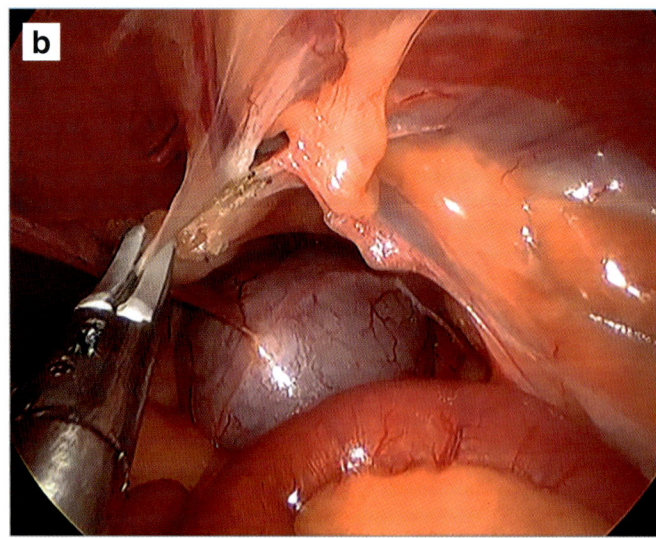

Fig. 9. Identificación completa del anillo inguinal interno. Si es preciso, el cirujano puede extirpar parte del tejido adiposo perianular. Esta maniobra evita que entre los hilos de sutura quede atrapada grasa y permite visualizar mejor los trayectos vasculares (p. ej.: los vasos epigástricos).

A continuación, se debe calcular el lugar de punción percutánea con la aguja. Todo este proceso se realiza de manera combinada, guiado mediante visión laparoscópica. Por tanto, se puede evaluar la posición del anillo inguinal interno ejerciendo presión exterior sobre la región inguinal. Esta presión puede ser digital, pero es más efectiva con la ayuda de unas pinzas con punta fina (mosquito, Rochester o similar).

Una vez seleccionado el punto de entrada, y siempre con la ayuda de la asistencia laparoscópica, se introduce la aguja de un catéter de calibre 18 G (rosa), que lleva en el interior del cilindro de la aguja un hilo de material monofilamento no absorbible de calibre 2/0 USP. Este hilo atraviesa la pared abdominal hasta penetrar en la cavidad abdominal por la zona media del borde lateral del anillo inguinal interno (del defecto), incluyendo el ligamento y una parte del tejido adyacente. Al retirar la aguja y avanzar el hilo se crea un lazo intraabdominal o *loop* (fig. 10).

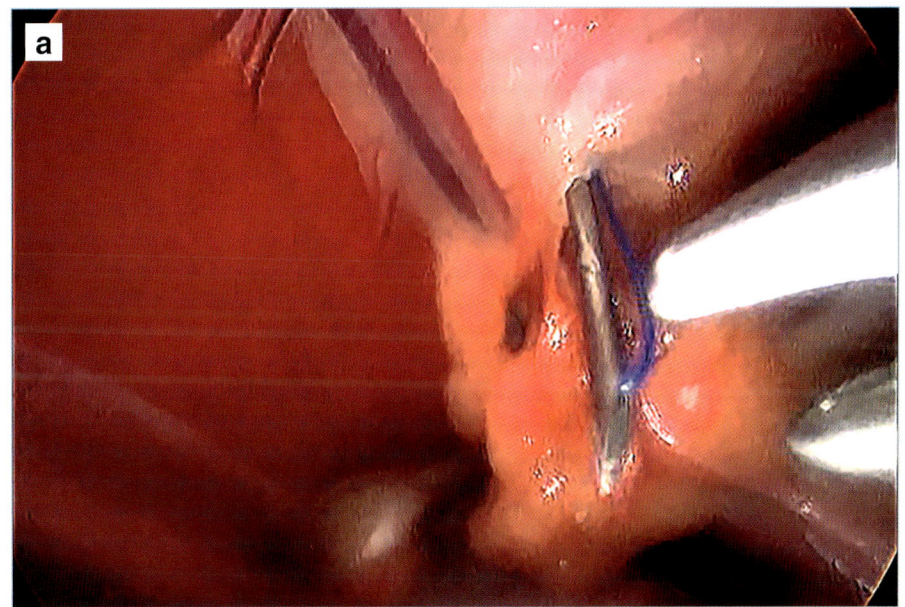

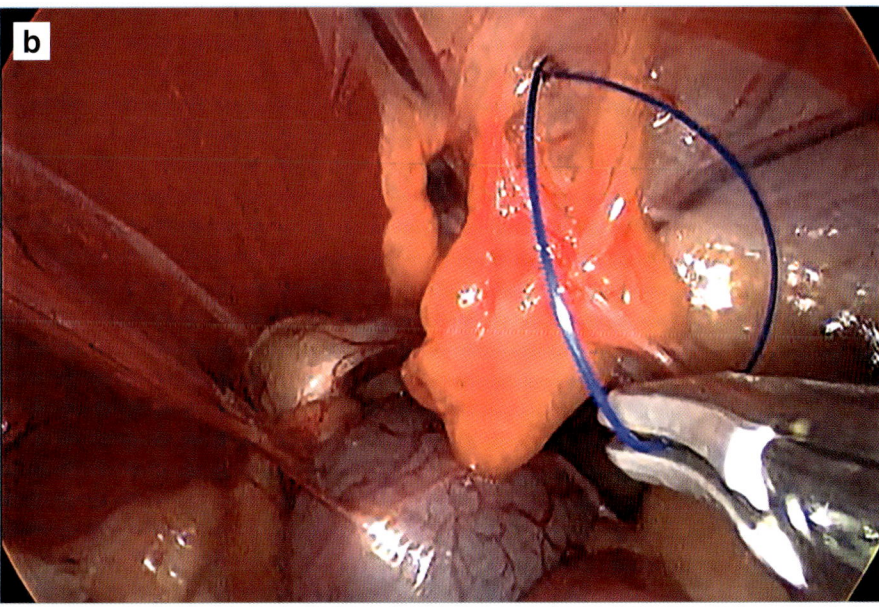

Fig. 10. Primer punto de entrada de la aguja y creación del lazo en el borde lateral del anillo inguinal defectuoso.

Posteriormente, sobre el mismo punto de entrada previo, se introduce una segunda aguja de 18 G, por la cual discurre el mismo material de sutura que en la anterior, pero en este caso no precisa crear un segundo lazo. El acceso se realiza en este caso por el labio medial del anillo, que puede incorporar parte del ligamento redondo. En el macho, para evitar lesionar los conductos deferentes y los vasos testiculares, se deja un pequeño espacio encima de dichas estructuras. De esta forma, el segundo hilo queda atrapado por el lazo creado en el primer paso, traccionando hacia el exterior del paciente el conjunto que forman el lazo y el segundo hilo, y saliendo ambos por el labio lateral (figs. 11 y 12). Con esta maniobra se consigue el paso de una sutura entre ambos labios del anillo herniario (fig. 13), procediendo a realizar un nudo de cirujano de manera extracorpórea y que queda incluido en un plano subcutáneo.

Finalmente se comprueba el correcto cierre del defecto, se retira el neumoperitoneo y los trocares, y se procede al cierre de las incisiones de manera rutinaria por planos.

* *La asistencia con visión laparoscópica directa es imprescindible para evitar lesionar estructuras próximas al acceso percutáneo de la aguja.*

262

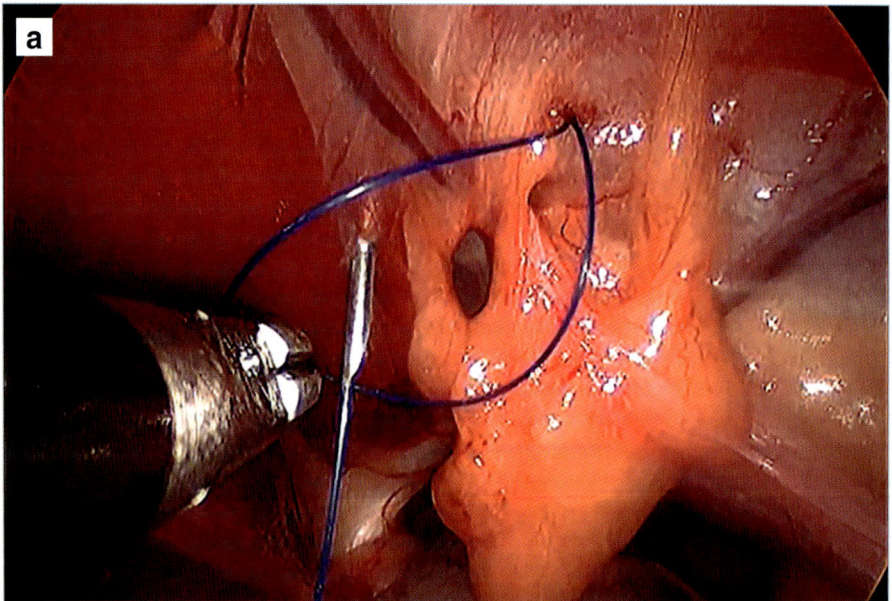

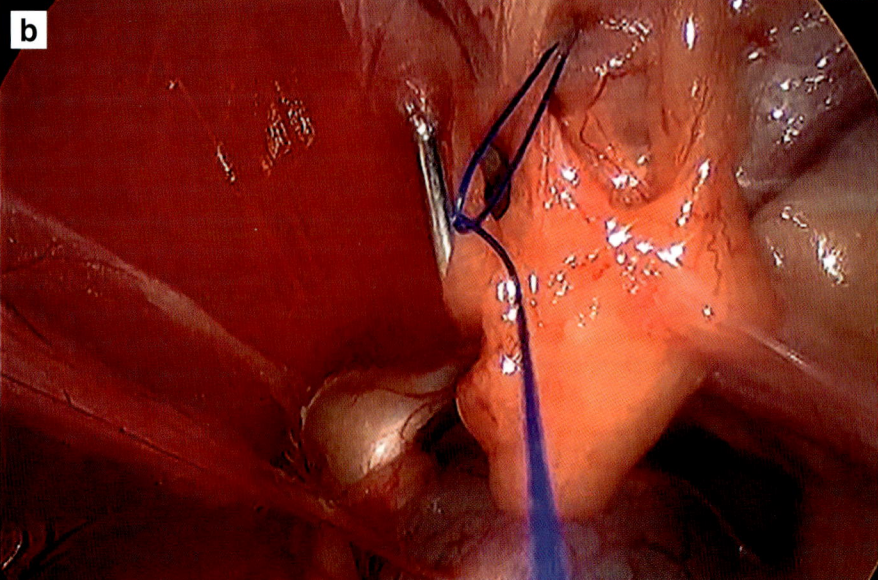

Fig. 11. Segundo punto de acceso de la aguja, por el borde medial del anillo inguinal defectuoso. El segundo hilo introducido (lo identificaremos como libre para distinguirlo del que forma el lazo) pasa a través del lazo.

Los autores recomiendan el uso de material de sutura monofilamento por su mayor facilidad para deslizarse por el interior de la aguja. Otros autores utilizan material trenzado, igualmente efectivo, pero que en cualquiera de los casos debe ser no absorbible.

263

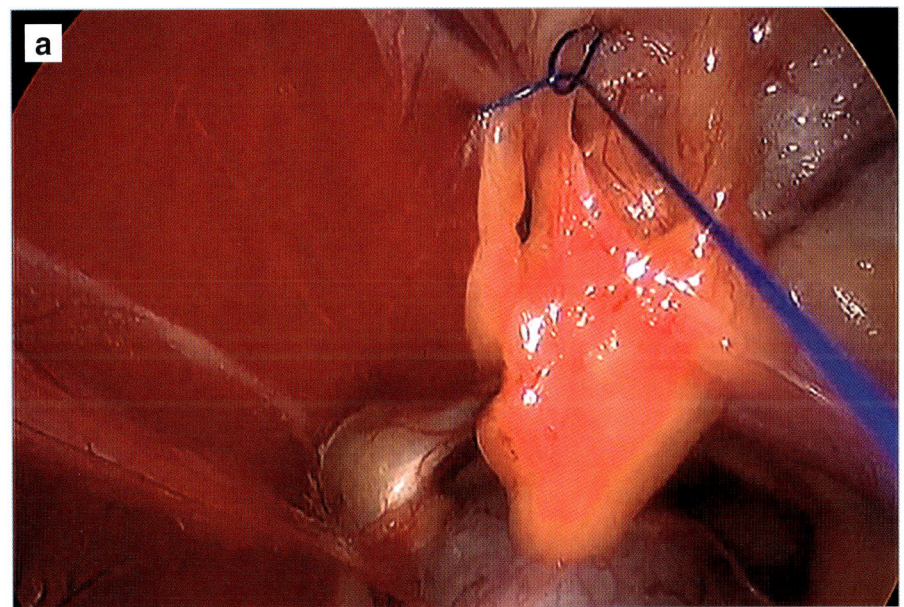

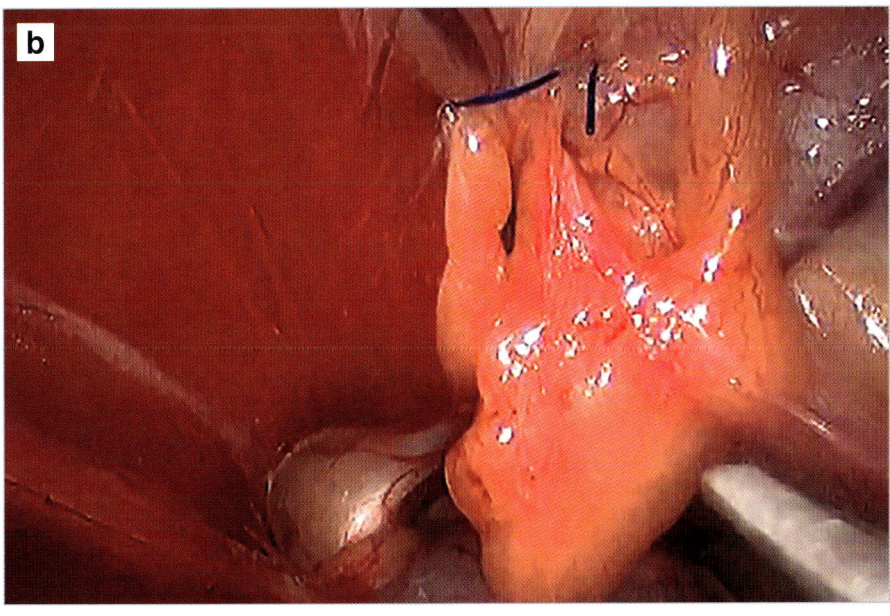

Fig. 12. Tracción externa del lazo para que el hilo libre pase del labio medial al lateral, y de ahí al exterior.

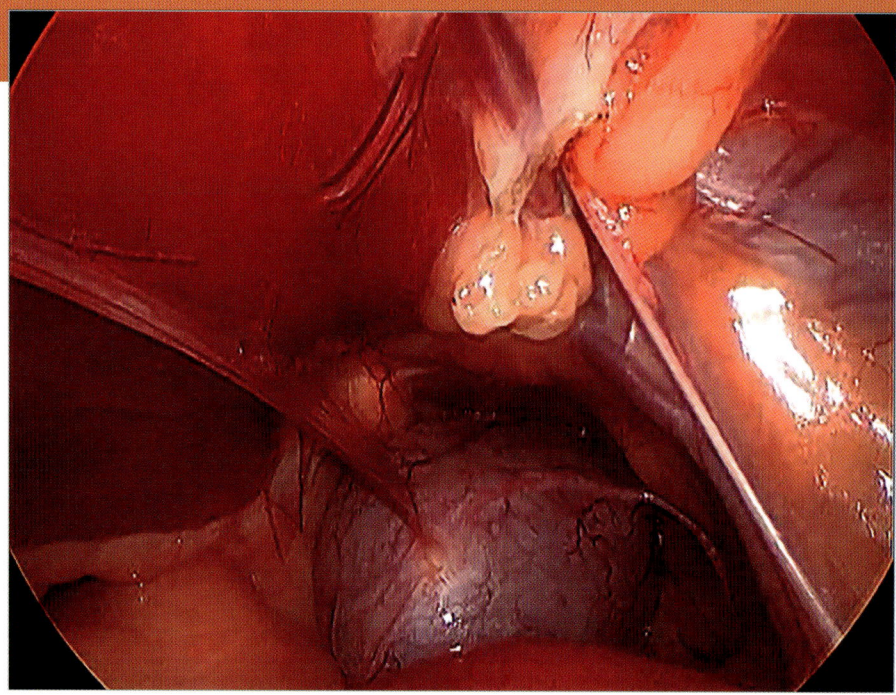

Fig. 13. Resultado final del anillo inguinal interno corregido.

Durante la reparación laparoscópica de una hernia inguinal es necesario reconocer las estructuras vasculares, nerviosas, aponeuróticas, musculares, conductos y ligamentos que en mayor o menor medida se vislumbren laparoscópicamente. Pero existen otras estructuras anatómicas en el espacio retroperitoneal que deben tenerse en cuenta, tanto en el momento de disecar tejido como, especialmente, cuando se sutura dentro de la cavidad o se atraviesa la pared abdominal, para evitar lesiones iatrogénicas en dichos tejidos. Es por ello que, si el cirujano "trabaja" de forma inadvertida en alguno de los tres triángulos del espacio inguinal, puede causar especialmente dolor de origen neuropático posoperatorio. Las tres referencias que es preciso tener en cuenta son: el triángulo maldito (conocido también como triángulo de la fatalidad o peligroso; *triangle of doom/dangerous triangle*), el triángulo del dolor (*triangle of pain*) y el triángulo de Hesselbach (inguinal) (fig. 14).

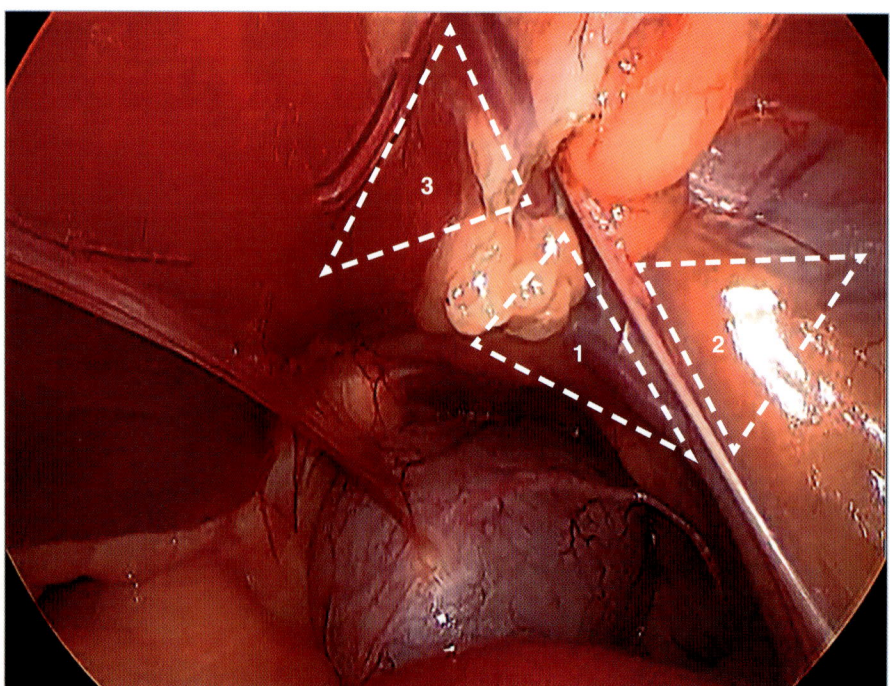

Fig. 14. Espacio retroperitoneal. Representación de los tres triángulos clave que se deben evitar dañar durante la resolución de una hernia inguinal, debido especialmente a los componentes vasculares y nerviosos que contienen. 1, triángulo maldito; 2, triángulo del dolor; 3, triángulo de Hesselbach.

Posoperatorio

La analgesia posoperatoria puede incluir una combinación de buprenorfina (20 µg/kg cada 8 horas durante 3 días) y meloxicam, también durante 3 días, inicialmente a una concentración de 0,2 mg/kg y, posteriormente, de 0,1 mg/kg. También se puede añadir durante el primer día metamizol (25-50 mg/kg cada 8 horas).

Posibles complicaciones

Entre las complicaciones posquirúrgicas que se pueden presentar se encuentran las siguientes:

- Recurrencia de la hernia: en general el pronóstico de ambas técnicas, HLP y HLAP, suele ser favorable o muy favorable en pequeños animales, con nula o mínima tasa de recurrencia de la hernia.

- Estrangulamiento de las estructuras que atraviesan el canal inguinal: otra complicación que puede darse en el posoperatorio reside en la ausencia de espacio libre suficiente para que pasen las estructuras vasculonerviosas por el anillo inguinal. Esta cuestión es de especial interés en los machos, porque los conductos deferentes y los vasos testiculares discurren por este espacio.

- Otras complicaciones de carácter intraoperatorio derivadas del desarrollo de la técnica: se deben considerar las lesiones iatrogénicas a estructuras adyacentes, como pueden ser el intestino o los vasos ilíacos, durante las maniobras de colocación de la aguja (intracorpóreamente o durante el paso percutáneo de la misma) o durante la ampliación del orificio del anillo inguinal. Ambas complicaciones podrían llevar a la conversión del procedimiento a una cirugía a cielo abierto si no se pudieran controlar. También, si el cirujano es ineficiente durante la sutura intracorpórea, originará un aumento excesivo e injustificado del tiempo quirúrgico.

 En la variedad pura con sutura intracorpórea el cirujano debe ser competente en este aspecto porque el procedimiento puede requerir orientaciones poco frecuentes de la aguja y maniobras de anudado en un espacio reducido.

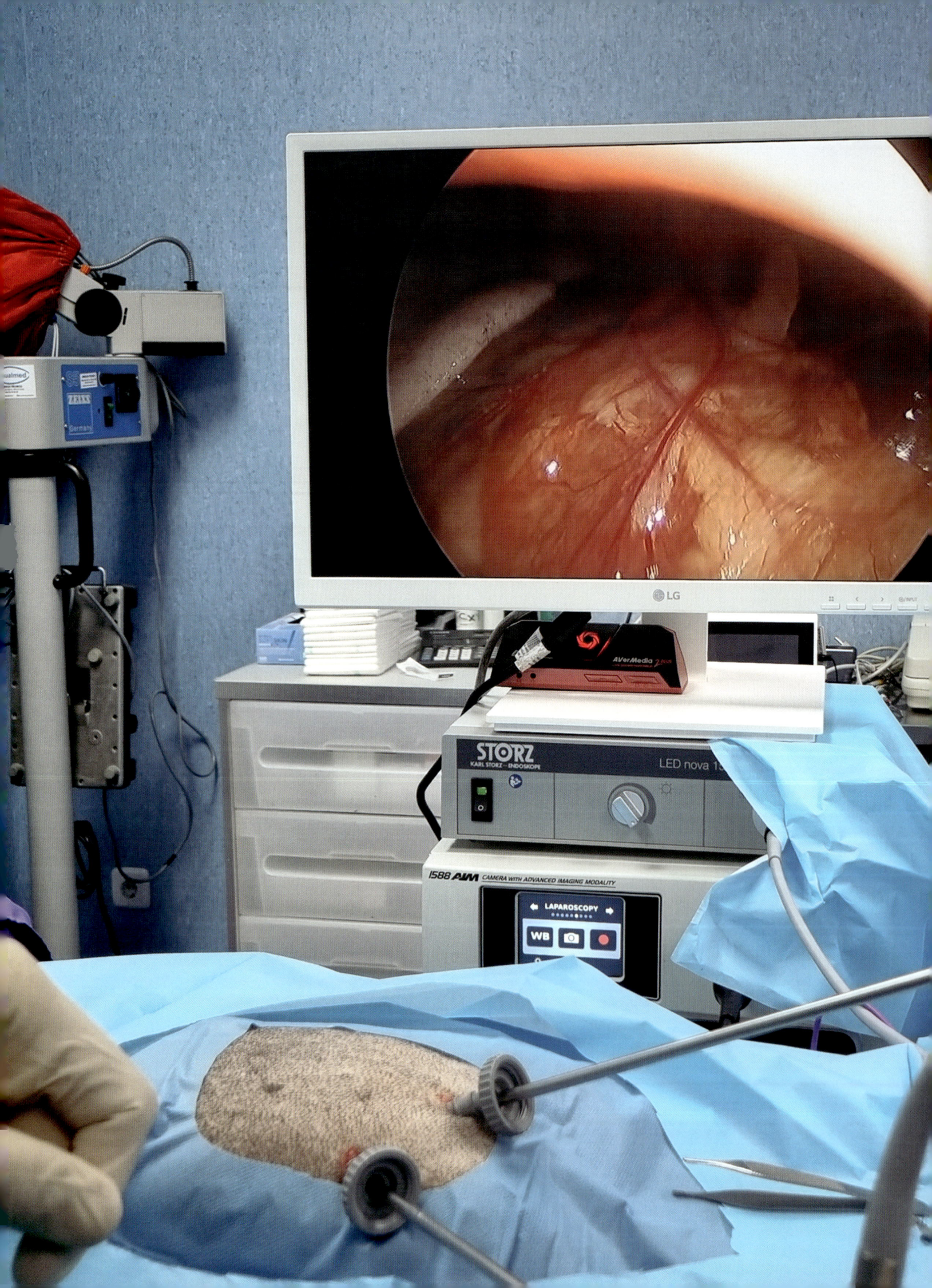

Cirugía toracoscópica

Cavidad torácica

Principios básicos en cirugía toracoscópica

Toracoscopia

Aparato respiratorio

Pulmón

Biopsia toracoscópica

Biopsia torácica

Enfermedades pulmonares

Lobectomía pulmonar total toracoscópica

Lobectomía pulmonar parcial toracoscópica

Lobectomía pulmonar videotoracoasistida

Aparato cardiovascular

Pericardio

Enfermedades pericárdicas

Ventana pericárdica y resección del pericardio

Pericardiectomía subtotal

Abordaje paraxifoideo mínimamente invasivo

Mediastino

Grandes vasos

Cuarto arco aórtico derecho persistente

Tratamiento toracoscópico del cuarto arco aórtico derecho persistente

Quilotórax

Oclusión del conducto torácico

Ablación de la cisterna del quilo

Otros

Masas mediastínicas

Extirpación toracoscópica de un timoma

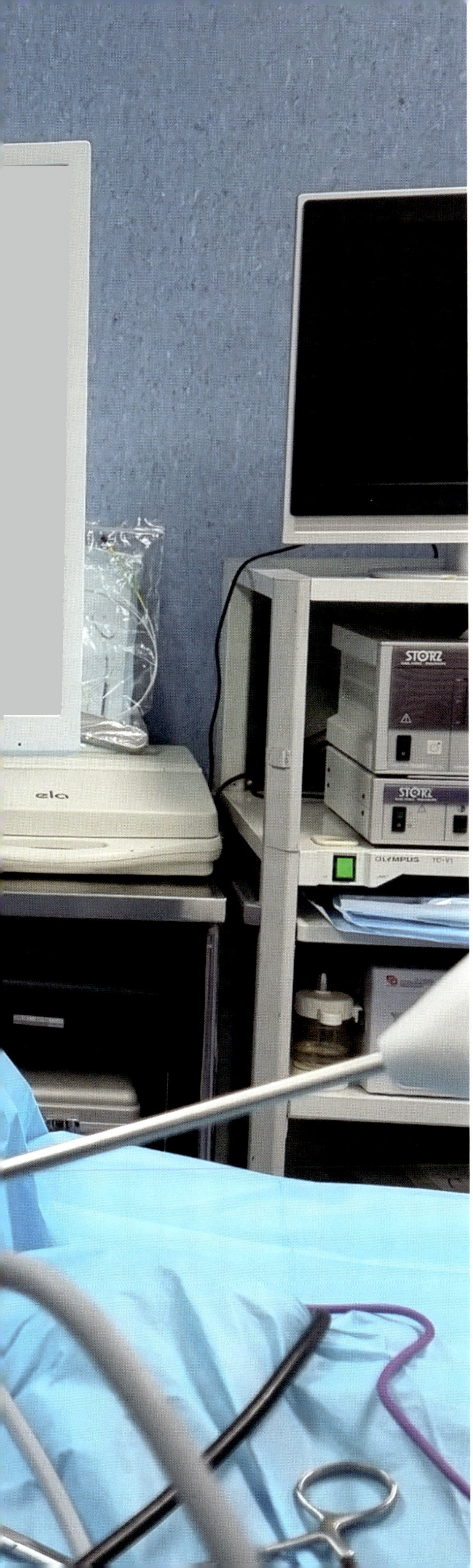

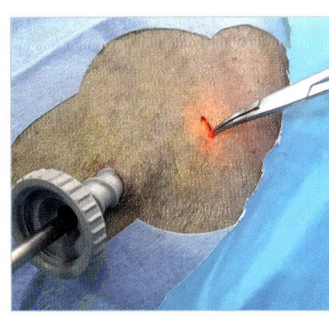

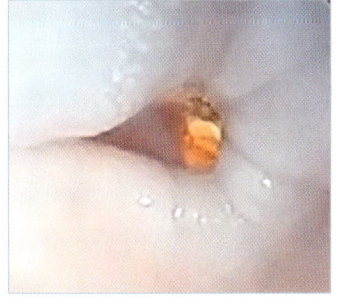

Principios básicos en cirugía toracoscópica

Francisco Julián Pérez Duarte,
Jorge Gutiérrez del Sol,
Miguel Ángel Sánchez Hurtado

Introducción

Ventajas y limitaciones del abordaje toracoscópico

La toracoscopia es una técnica quirúrgica mínimamente invasiva que se utiliza para explorar la cavidad torácica y llevar a cabo diversos procedimientos, tanto diagnósticos como terapéuticos. En los últimos años, su uso ha aumentado considerablemente debido a las numerosas ventajas que ofrece a los pacientes. Como resultado, en la práctica veterinaria, las indicaciones de la toracoscopia están en constante evolución, y cada vez más procedimientos se adaptan para poder realizarse por toracoscopia.

Entre las ventajas del abordaje toracoscópico, frente a la cirugía abierta, se encuentran las siguientes:

- Disminución del dolor posoperatorio: la toracoscopia se asocia a un menor dolor después de la intervención quirúrgica, lo que permite una recuperación más rápida y un periodo de convalecencia más corto para los pacientes.

- Optimización de la visualización: este abordaje proporciona una mejor visualización del campo quirúrgico y de las estructuras de la cavidad torácica. Además, la imagen está magnificada, lo que aumentará la precisión de las maniobras durante el procedimiento.

- Reducción del riesgo de infección y de la pérdida de sangre: la toracoscopia se ha asociado con una menor tasa de infecciones en comparación con la cirugía a cielo abierto. Además, la pérdida de sangre durante el procedimiento tiende a ser menor.

- Ventajas estéticas: debido al menor tamaño de las incisiones requeridas en la toracoscopia, los pacientes presentan mejores resultados estéticos después de la intervención (fig. 1).

Sin embargo, la toracoscopia también presenta desafíos y limitaciones para el cirujano, como pueden ser:

- Selección de los pacientes: el cirujano debe realizar una selección rigurosa de los pacientes que son adecuados para someterse a una toracoscopia, ya que, en algunos casos, el abordaje toracoscópico puede aumentar el riesgo de complicaciones.

- Curva de aprendizaje: el cirujano debe adaptarse a trabajar con una serie de limitaciones cuando realiza una toracoscopia, como la visión bidimensional y la ausencia casi total de sensación táctil. Se necesita tiempo y entrenamiento específico para dominar estas habilidades.

- Inversión en equipamiento: es necesario adquirir una serie de equipos e instrumental especializados, que pueden ser costosos, para realizar la toracoscopia de manera efectiva.

Instrumental necesario

Para realizar una toracoscopia se utiliza un instrumental similar al empleado en la cirugía laparoscópica, aunque existen algunas diferencias importantes. En primer lugar, generalmente no se requiere un insuflador de dióxido de carbono (CO_2), ya que la rigidez de las costillas proporciona, en la mayoría de los casos, suficiente espacio de trabajo en la cavidad pleural sin necesidad de insuflar gas (fig. 2).

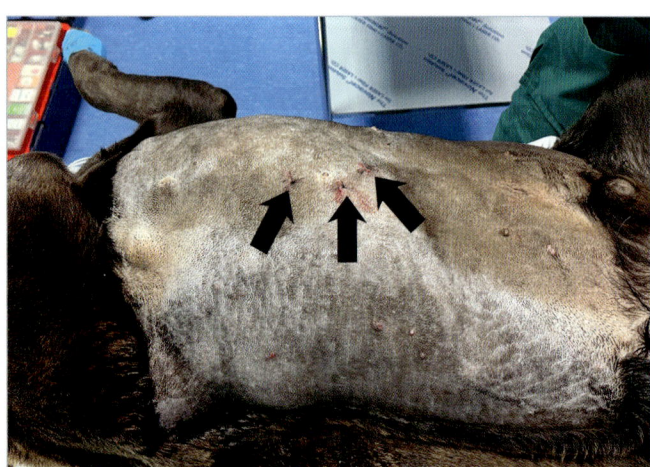

Fig. 1. Aspecto final de las incisiones realizadas (flechas negras) en una pericardiectomía toracoscópica.

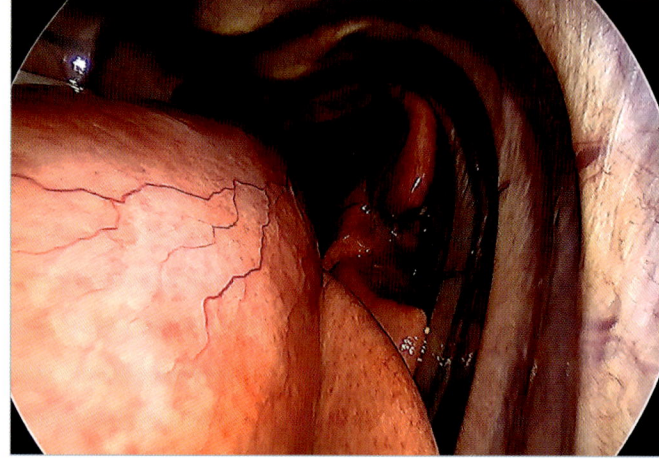

Fig. 2. Cavidad pleural de un paciente sin colapso pulmonar selectivo ni insuflación de CO_2.

En cualquier intervención toracoscópica se debe tener disponible material convencional de toracotomía por si fuera necesario convertir a cirugía a cielo abierto de forma inmediata debido a alguna complicación aguda.

 En los pacientes que tengan muy poco espacio en la cavidad pleural se puede insuflar CO_2 a 3 mmHg para aumentar de forma significativa el espacio de trabajo y la exposición del campo quirúrgico.

El acceso a la cavidad torácica se realiza a través de cánulas de trabajo o trocares. Existen trocares diseñados específicamente para toracoscopia, que son más cortos y simples en comparación con los utilizados en laparoscopia (fig. 3). Además, su obturador es de punta totalmente roma para disminuir el riesgo de lacerar el pulmón durante las maniobras de acceso a la cavidad torácica. Estos trocares torácicos no poseen válvulas que eviten las fugas de gas, aunque se pueden utilizar trocares laparoscópicos con válvulas si se necesita insuflar CO_2 a baja presión (3 mmHg) en la cavidad torácica.

Además de los trocares específicos de toracoscopia, existen otros tipos de cánulas que se pueden emplear. Uno de ellos son los trocares ópticos, que cuentan con un obturador de punta transparente que permite acoplar la óptica en su interior, lo que facilita la visualización en el monitor del avance del trocar a través de las capas de la pared torácica (fig. 4). Esto reduce, de forma teórica, el riesgo de dañar los órganos internos por una introducción excesiva del trocar.

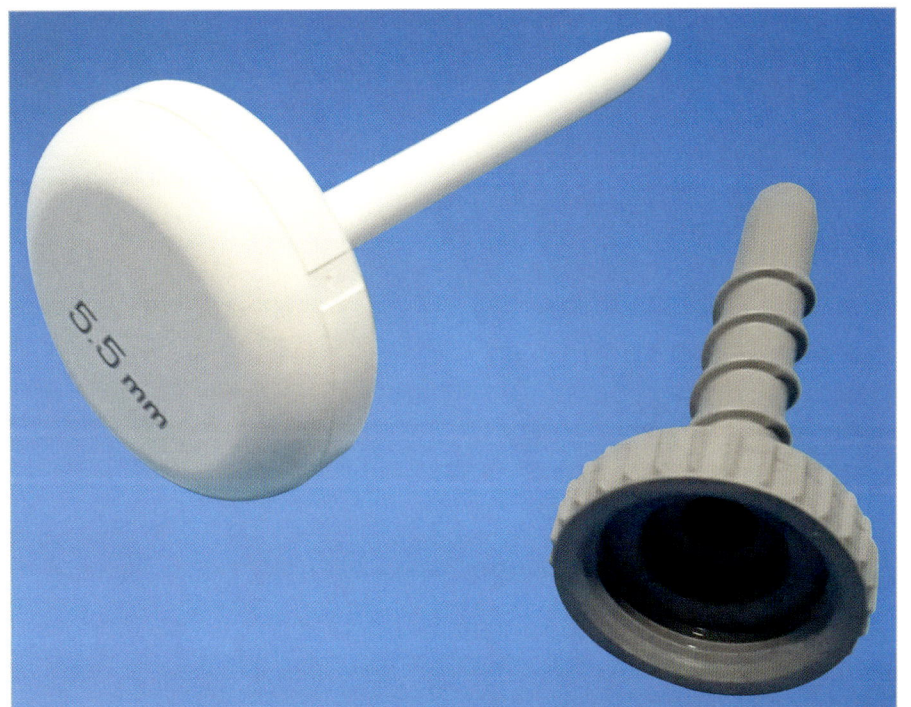

Fig. 3. Detalle de un trocar específicamente diseñado para cirugía toracoscópica.

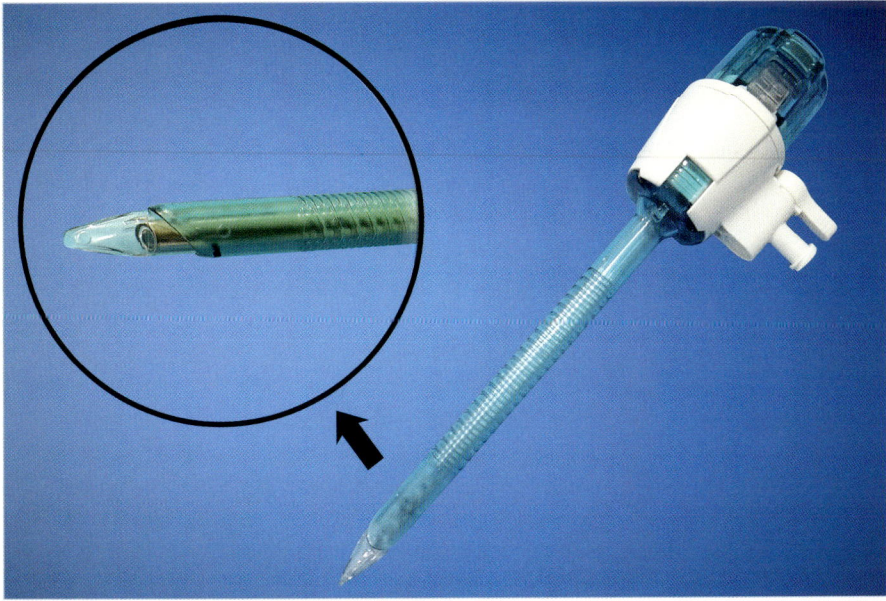

Fig. 4. Trocar óptico con la punta del obturador hueca y transparente para poder introducir la óptica en su interior.

Como alternativa a los trocares ópticos, se pueden utilizar los trocares roscados de tipo Ternamian. Aunque no son trocares ópticos propiamente dichos, no poseen un obturador, lo que permite acoplar la óptica en el interior de la cánula mientras se realiza la entrada.

También existen trocares flexibles, que son especialmente útiles. Estos trocares están fabricados con un material flexible que ejerce menos presión en los espacios intercostales y no restringe tanto la movilidad de los instrumentos utilizados durante el procedimiento.

La óptica desempeña un papel fundamental en la visualización del interior del tórax. Se recomienda el uso de ópticas de 30 grados de angulación en lugar de las de 0 grados, debido a la limitada movilidad de la óptica en la cavidad torácica por la rigidez de las costillas. Con las ópticas de 30 grados se consiguen visualizar regiones de la cavidad torácica de difícil acceso sin forzar tanto el ángulo de entrada de la óptica, lo que disminuye el riesgo de dañarla al ejercer un efecto de palanca con las costillas. En cuanto al diámetro de la óptica se refiere, las más versátiles son las de 5 mm, ya que las de 10 mm son demasiado grandes para los espacios intercostales de los animales de pequeño tamaño y las de 2,7 mm son muy delicadas y se pueden romper con facilidad si no se extrema el cuidado.

En cuanto a los instrumentos, se utilizan pinzas similares a las empleadas en cirugía laparoscópica. Generalmente, tienen un diámetro de 5 mm o 3 mm, aunque los dispositivos de sutura mecánica requieren un trocar de 12 mm, por lo que no son adecuados para los pacientes de pequeño tamaño.

Indicaciones

> **Es importante destacar que las indicaciones de la cirugía toracoscópica pueden variar en función de la enfermedad, el paciente y la experiencia del cirujano.**

En los últimos años, se ha ampliado considerablemente el uso de la cirugía toracoscópica debido al desarrollo y perfeccionamiento del instrumental y equipos especializados. Actualmente, las principales indicaciones del abordaje toracoscópico son las siguientes:

- Toracoscopia exploratoria en los casos de diagnóstico por imagen no concluyente.
- Biopsia de tejido pulmonar o de masas en la cavidad torácica, particularmente en el mediastino.
- Oclusión del conducto torácico en los pacientes con quilotórax idiopático.
- Lobectomía pulmonar en los casos de lesiones o masas pulmonares.
- Pericardiectomía subtotal (fig. 5) y ventana pericárdica en los casos de derrame pericárdico recidivante o pericarditis constrictiva.
- Tratamiento del cuarto arco aórtico persistente.
- Escisión de masas mediastínicas (timomas principalmente).

Además, en algunos pacientes, que deben seleccionarse cuidadosamente, y después de haber realizado los estudios de imagen adecuados, también se pueden realizar los siguientes procedimientos por toracoscopia:

- Tratamiento del megaesófago.
- Extracción de cuerpos extraños y reparación de lesiones esofágicas.
- Corrección del neumotórax espontáneo recurrente.
- Oclusión del conducto arterioso persistente. Aunque se ha descrito esta técnica por toracoscopia pura, en opinión de los autores y debido a la carencia de estudios de factibilidad de la técnica, resulta preferible llevarla a cabo por radiología intervencionista, toracoscopia asistida o cirugía a cielo abierto.

Contraindicaciones

> **Aunque la cirugía toracoscópica ofrece numerosas ventajas para los pacientes, presenta varias limitaciones que evitan que pueda aplicarse de forma segura en todas las enfermedades torácicas.**

La cirugía toracoscópica presenta una serie de contraindicaciones que conviene tener muy presentes a la hora de planificar la intervención:

- La resección de masas de gran tamaño representa una de las principales contraindicaciones de la toracoscopia debido a las dificultades de manejo en un espacio tan reducido como la cavidad pleural (fig. 6). Además, la extracción de este tipo de masas requiere una amplia apertura de los espacios intercostales, lo que disminuye significativamente las ventajas del abordaje toracoscópico.
- La presencia de adherencias o bridas que limiten el espacio pleural también constituye una contraindicación importante para realizar una toracoscopia. Del mismo modo, en los pacientes con un espacio limitado en la cavidad torácica, como los de las razas braquicéfalas, puede resultar difícil realizar el procedimiento de manera segura, por lo que en estos casos se debe considerar detenidamente la opción de la cirugía a cielo abierto (fig. 7).
- Una experiencia insuficiente del equipo quirúrgico también constituye una contraindicación importante para la técnica toracoscópica.
- La mayoría de los traumatismos torácicos agudos también se consideran contraindicaciones, debido a la necesidad de una intervención rápida y a la dificultad para abordarlos mediante toracoscopia.
- Las contraindicaciones anestésicas, como la inestabilidad hemodinámica del paciente, también reducen la seguridad de la cirugía toracoscópica.
- Los casos de fibrosis pulmonar representan otra contraindicación importante, ya que comprometen la expansión adecuada del pulmón al finalizar la intervención.

> **Para llevar a cabo un abordaje toracoscópico de manera segura, se requieren amplios conocimientos en cirugía convencional, así como habilidades específicas en cirugía mínimamente invasiva y haber avanzado lo suficiente en la curva de aprendizaje.**

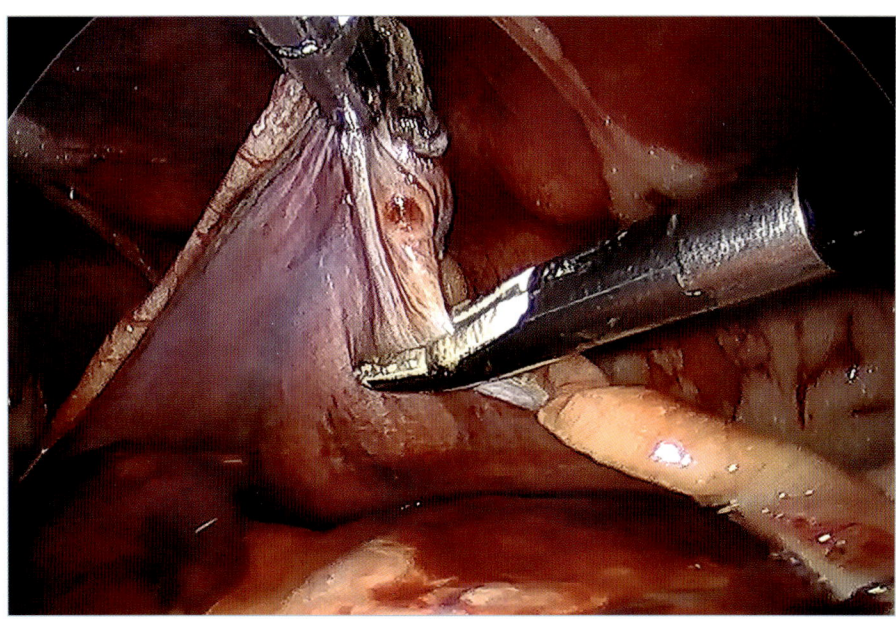

Fig. 5. Imagen toracoscópica de una pericardiectomía subtotal realizada con un sellador vascular.

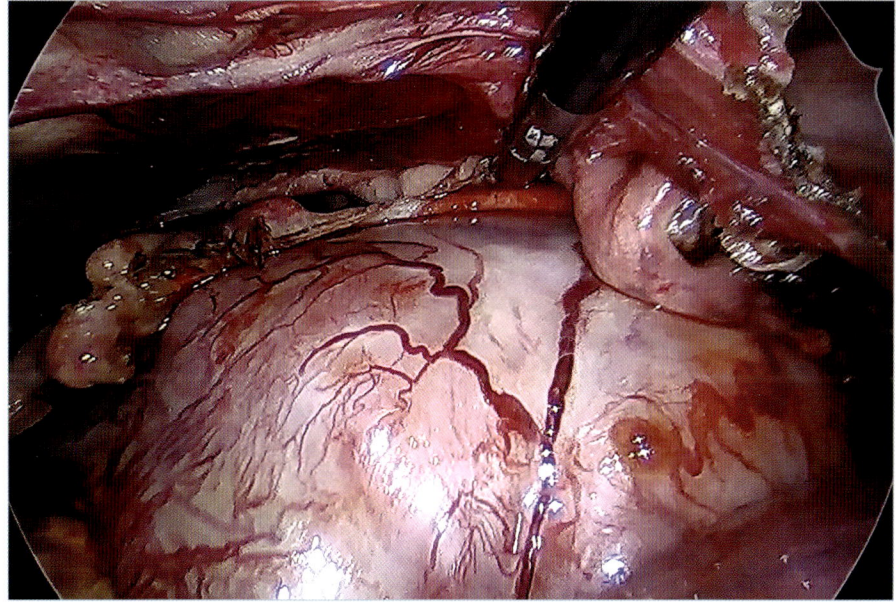

271

Fig. 6. Quemodectoma cardiaco de gran tamaño inoperable mediante toracoscopia.

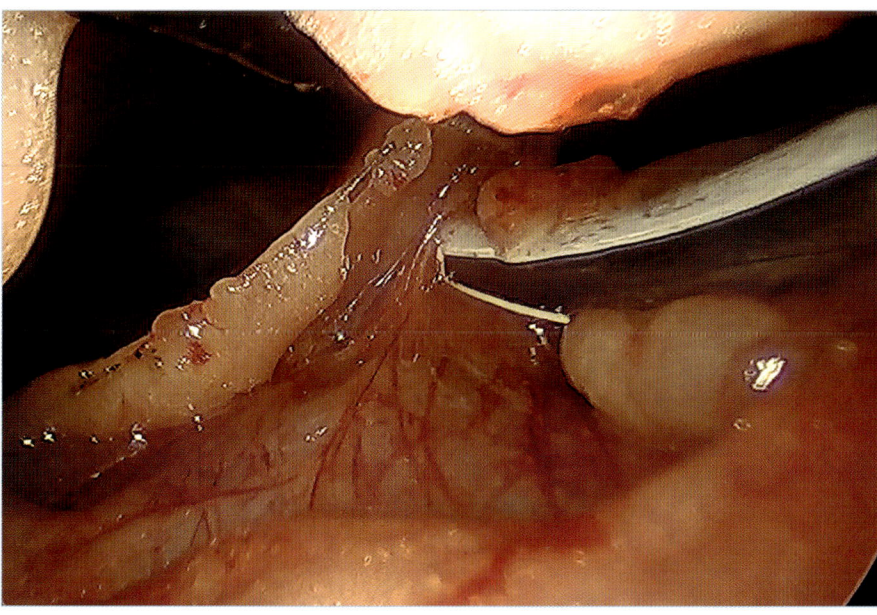

Fig. 7. Pericardiectomía toracoscópica en un Bulldog Francés con muy poco espacio intratorácico, lo que aumenta considerablemente la dificultad del procedimiento.

Toracoscopia

Preparación y posicionamiento del paciente

> ✱ *La preparación y rasurado del área para una toracoscopia debe ser similar a la de una toracotomía convencional, ya que puede ser necesario convertir a una intervención a cielo abierto debido a una complicación o a la imposibilidad de continuar con el procedimiento toracoscópico (fig. 8). Por lo tanto, es fundamental tener preparado todo el instrumental necesario para realizar una toracotomía.*

El posicionamiento del paciente desempeña un papel crucial en la cirugía toracoscópica, ya que la exposición del área quirúrgica depende de la retracción de los pulmones debido a la gravedad.

El decúbito lateral es una posición adecuada para realizar procedimientos como lobectomías pulmonares o cirugía del cuarto arco aórtico persistente. Se recomienda mantener los miembros torácicos del paciente extendidos en sentido craneal para evitar obstaculizar la entrada a la cavidad torácica en caso de colocar trocares en los espacios intercostales craneales. Además, se puede incrementar el espacio de trabajo y la apertura de los espacios intercostales mediante la elevación costal, colocando un paño enrollado debajo del hemitórax contralateral en dirección dorsoventral.

El decúbito dorsal es la posición más adecuada cuando se desea explorar ambos hemitórax para obtener muestras en una biopsia pulmonar, realizar una pericardiectomía subtotal o extirpar un timoma (fig. 1). En esta posición, los miembros torácicos igualmente se deben fijar extendidos en sentido craneal para no limitar el acceso a la cavidad torácica en caso de colocar trocares en los espacios intercostales craneales.

El decúbito esternal se utiliza principalmente en la oclusión del conducto torácico y en la atenuación de los *shunts* portoácigos. Esta posición permite la retracción ventral del pulmón debido a la gravedad, lo que facilita la exposición de la región dorsal de la cavidad torácica. En este decúbito es muy importante colocar toallas o paños enrollados bajo el esternón y el pubis del paciente para que el abdomen cuelgue libre y no se apoye totalmente sobre la mesa (fig. 8). Esto evita que las vísceras abdominales ejerzan presión sobre el diafragma y mejora la exposición de la región caudal de la cavidad torácica.

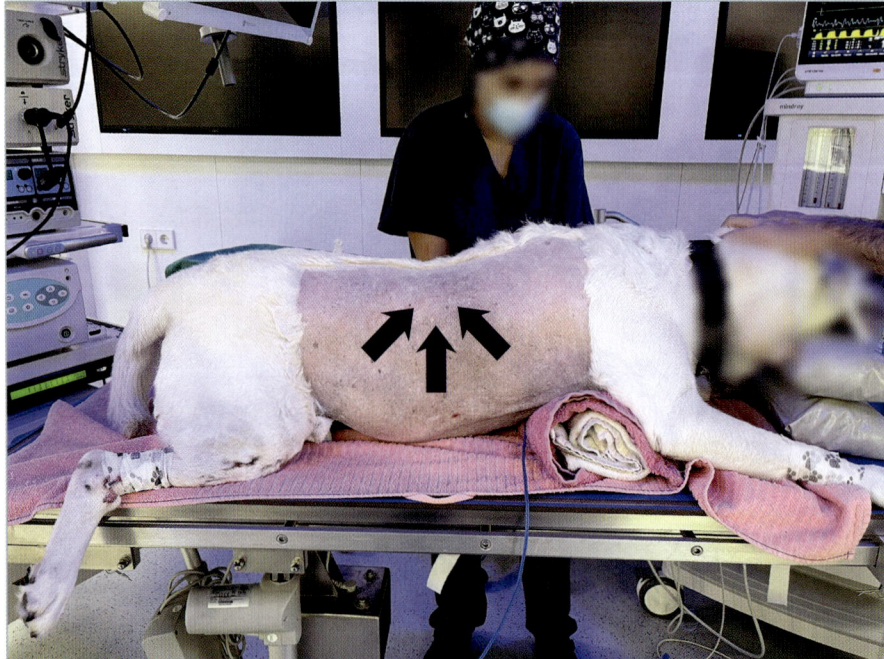

Fig. 8. Rasurado y preparación de un paciente para realizar una oclusión del conducto torácico mediante toracoscopia. A pesar de que los trocares se colocarán en la zona caudodorsal del tórax (flechas negras), siempre hay que preparar el campo como si de una cirugía convencional se tratase, por si hubiera que convertir de forma rápida.

Acceso a la cavidad torácica: Abordaje intercostal

Resulta esencial dominar la técnica de acceso toracoscópico para evitar posibles complicaciones, algunas de las cuales pueden ser muy graves.

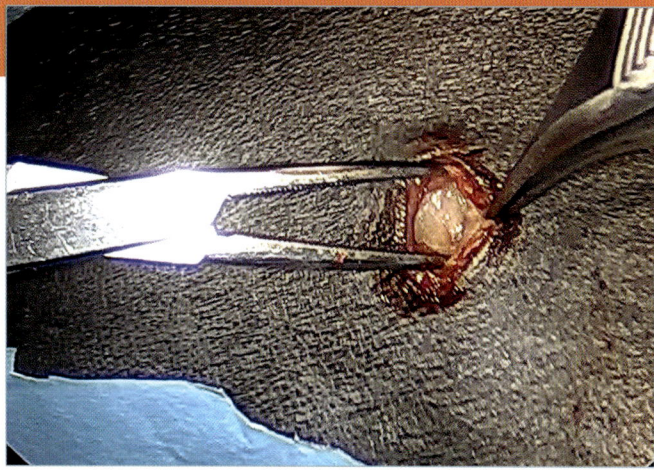

Fig. 9. Disección roma, con visualización directa, de todas las capas de la pared torácica para la colocación de un trocar intercostal.

Al igual que en cirugía laparoscópica, en toracoscopia se requiere el uso de cánulas o trocares para acceder al interior de la cavidad torácica. Una diferencia clave entre estos dos abordajes radica en que en la toracoscopia no es indispensable insuflar CO_2 en la cavidad torácica para crear un espacio de trabajo adecuado. Esto hace que el abordaje sea técnicamente más sencillo en algunos aspectos; por ejemplo, no hay que preocuparse por posibles fugas de CO_2. Sin embargo, la toracoscopia está asociada con una mayor morbilidad y complicaciones más graves porque durante el acceso se pueden producir lesiones en estructuras de vital importancia como los vasos intercostales, el tejido pulmonar, el corazón o los grandes vasos sanguíneos.

El acceso toracoscópico comienza con una incisión en la piel, de un tamaño ligeramente mayor que el diámetro del trocar que se utilizará para facilitar su posterior inserción. A continuación, el tejido subcutáneo y las capas musculares se disecan de forma roma con unas pinzas mosquito hasta atravesar la pleura parietal (fig. 9). En ese momento, es común notar la entrada de aire en el interior del tórax debido a la pérdida de la presión negativa.

 Durante el acceso a la cavidad torácica es importante evitar la zona craneal de los espacios intercostales para disminuir el riesgo de lesionar los vasos y nervios intercostales, que discurren por la cara caudal de las costillas.

El trocar, a pesar de tener una punta roma, debe introducirse sin aplicar demasiada fuerza, por lo que es necesario haber disecado adecuadamente las capas de la pared torácica (fig. 10). La comprobación de la correcta colocación del trocar se realiza introduciendo la óptica a través del mismo y visualizando el espacio pleural. En caso de no haber atravesado todas las capas musculares, se vuelve a colocar el obturador, se introduce más profundamente el trocar y se verifica nuevamente con la óptica si el trocar ha llegado al espacio pleural.

273

Si no se insufla CO_2 en la cavidad torácica, no es necesario utilizar trocares con válvulas.

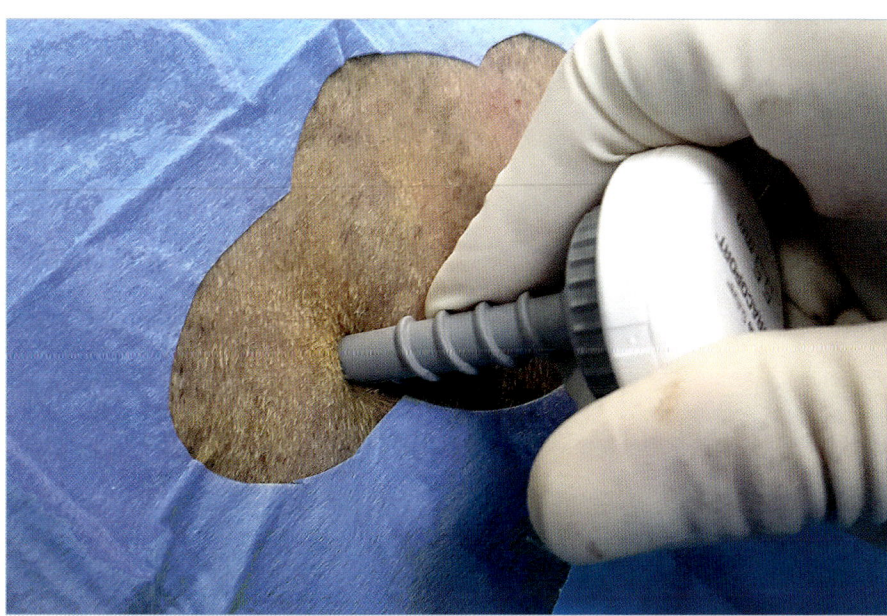

Fig. 10. El primer trocar siempre se debe introducir con gran precaución porque no se cuenta con visión interna. El dedo índice se puede colocar cerca de la punta del trocar para que haga tope en caso de que se introduzca de forma brusca sin pretenderlo.

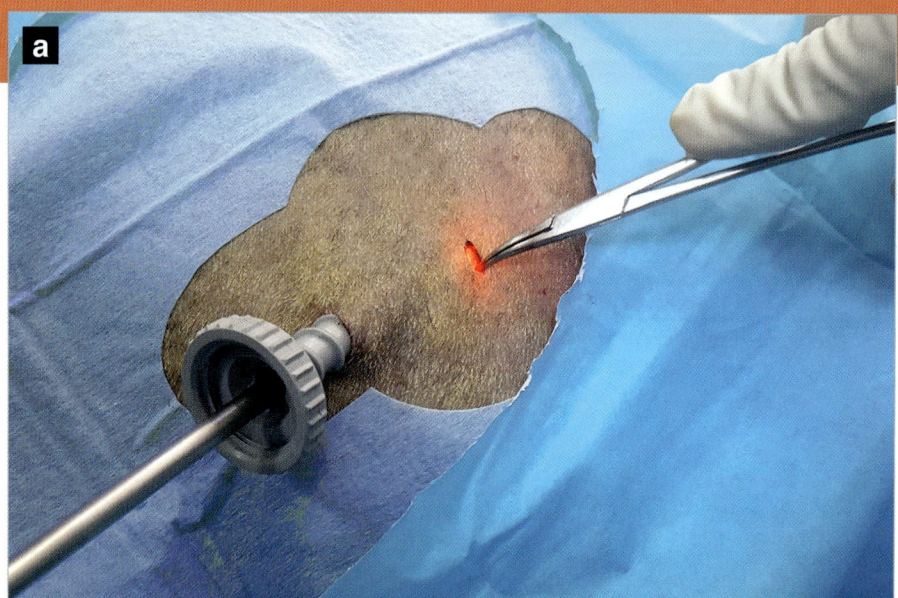

Los demás trocares se introducen de la misma manera, pero bajo visión toracoscópica, lo que reduce la probabilidad de provocar lesiones iatrogénicas (fig. 11a). Para no tener que ejercer demasiada fuerza al introducir el resto de los trocares es importante haber disecado por completo todas las capas de la pared torácica (fig. 11b). El tamaño y la ubicación de estos trocares dependerán del procedimiento que se vaya a realizar. Los trocares de punta roma tienen la ventaja de penetrar las capas musculares separando los tejidos en lugar de cortarlos, lo que reduce el riesgo de dañar los vasos intercostales o el parénquima pulmonar (fig. 12). En los pacientes con muy poco espacio en la cavidad torácica se puede introducir una pinza roma para traccionar del parénquima pulmonar y alejarlo del punto de entrada del tercer o cuarto trocar.

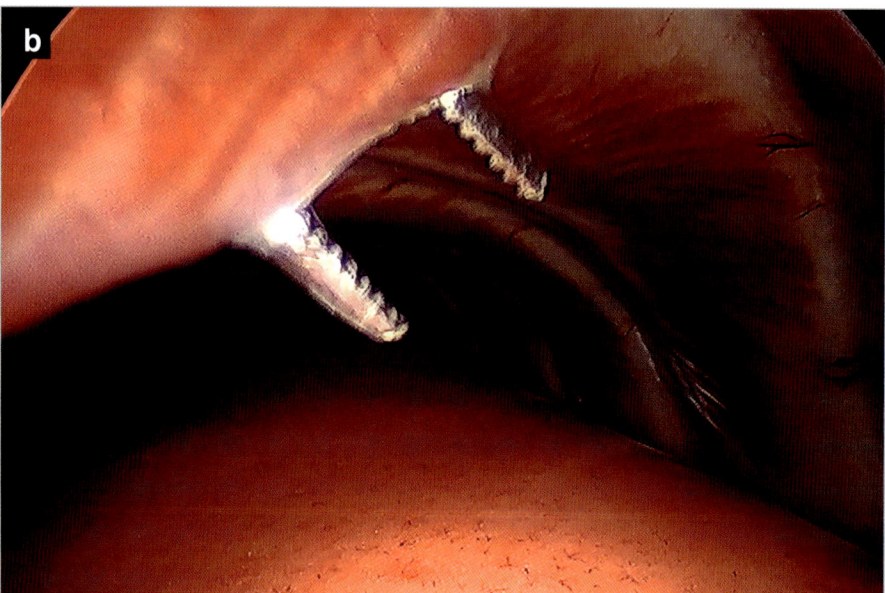

Fig. 11. Imagen externa de la disección de la pared torácica para la introducción de un segundo trocar (a). Mediante visión toracoscópica, siempre hay que visualizar la entrada de las pinzas mosquito para evitar lesiones iatrogénicas y tener la certeza de que se han disecado todas las capas de la pared (b).

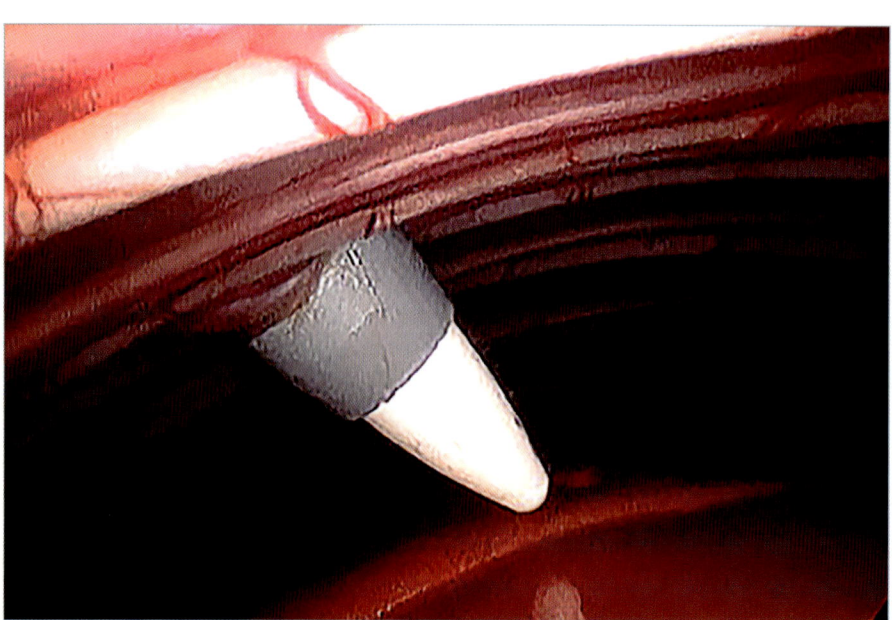

Fig. 12. Introducción de un trocar de toracoscopia con obturador de punta roma en la cavidad torácica. En la imagen se puede apreciar la cercanía del parénquima pulmonar a la punta del obturador.

Acceso a la cavidad torácica: Abordaje sub- y paraxifoideo

En algunos procedimientos, se puede acceder a la cavidad pleural a través de un trocar subxifoideo o paraxifoideo, lo que permite visualizar ambos hemitórax.

El acceso a la cavidad torácica comienza con una incisión en la piel, realizada en un punto caudal al cartílago xifoides (abordaje subxifoideo) o inmediatamente lateral a este (abordaje paraxifoideo). En ambos casos, es difícil disecar todas las capas musculares con las pinzas mosquito o las tijeras, por lo que los planos más profundos se atraviesan directamente con el obturador del trocar. Este se debe introducir en sentido craneal en un ángulo de 45 grados, para que pase a través de la inserción ventral del diafragma, y dirigiéndolo hacia uno de los hemitórax, para no entrar en medio del mediastino. La colocación de este trocar puede ser más difícil en las etapas iniciales del aprendizaje, ya que el grosor de los tejidos que deben atravesarse hasta llegar al interior de la cavidad torácica es mayor comparado con el acceso intercostal. Además, si el trocar se introduce de forma muy perpendicular a la piel, podría accederse a la cavidad abdominal en lugar de a la torácica.

En opinión de los autores, es más sencillo colocar primero un trocar intercostal y después, bajo visión toracoscópica, introducir el trocar subxifoideo.

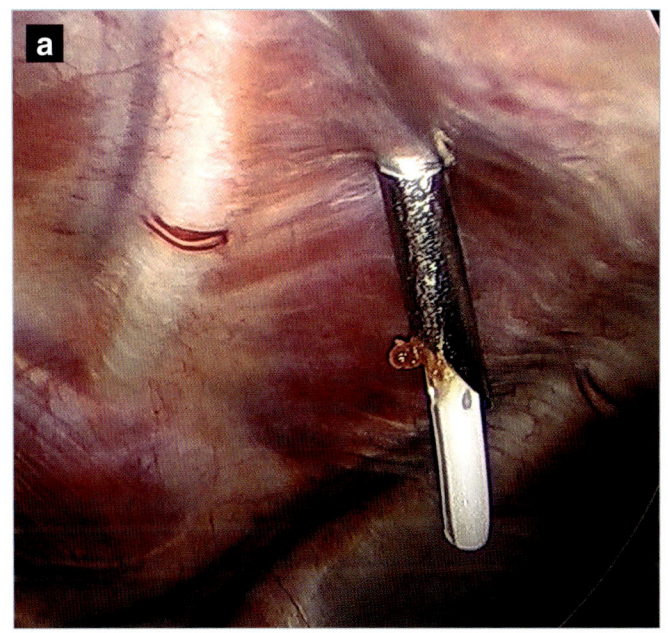

Posoperatorio

Al concluir cualquier intervención toracoscópica, es necesario restablecer la presión negativa en el espacio pleural. Para lograrlo, se coloca bajo visión toracoscópica un tubo de drenaje siguiendo una trayectoria subcutánea que abarque tres espacios intercostales en dirección caudocraneal (fig. 13). Se evitarán las áreas de las incisiones utilizadas para insertar los trocares. Una vez cerrado el último puerto, se aspirará el aire de la cavidad torácica hasta restablecer la presión negativa. Durante el posoperatorio inmediato, se realizarán aspiraciones intermitentes para comprobar la presencia de sangrado intratorácico o fugas de aire. Además, se verificará que el tubo de drenaje esté correctamente implantado y que el vendaje que lo protege no comprima excesivamente el tórax, lo cual podría afectar a la ventilación.

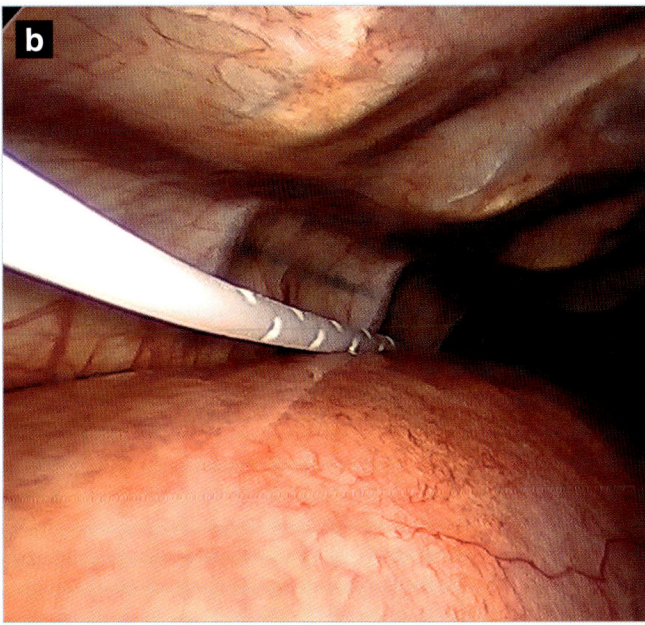

Fig. 13. Se debe visualizar la entrada del drenaje torácico para disminuir el riesgo de lesionar el parénquima pulmonar y comprobar que no haya sangrado (a). El drenaje se dirige en sentido craneal, sin que se doble ni se clave en el pulmón (b).

275

Es esencial proteger y fijar adecuadamente el tubo de drenaje a la piel mediante una sutura en sandalia romana para evitar que el paciente lo extraiga (fig. 14).

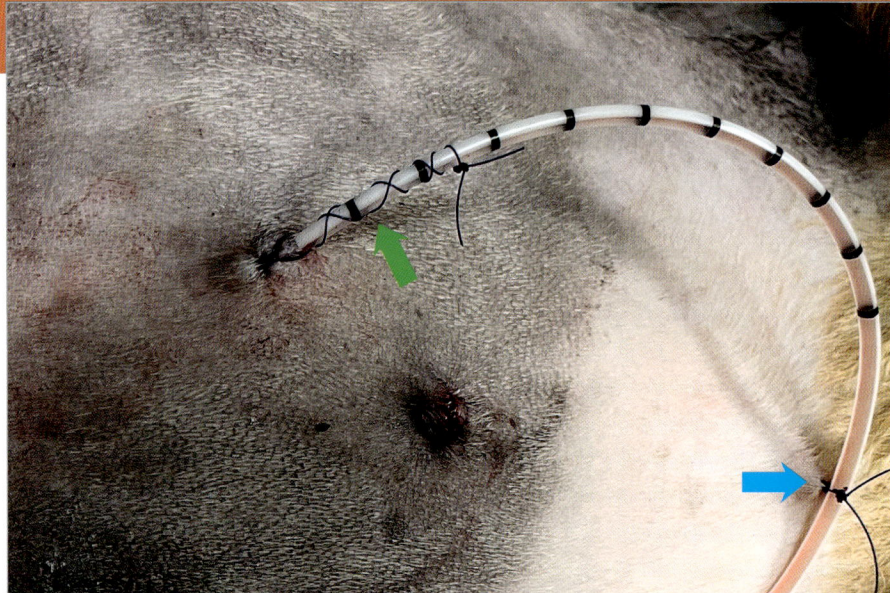

Fig. 14. Imagen externa de un tubo de drenaje fijado a la pared torácica con una sutura en sandalia romana (flecha verde) y un punto suelto (flecha azul).

La duración de la hospitalización varía en función del procedimiento realizado, pero si este se lleva a cabo sin complicaciones y el paciente evoluciona satisfactoriamente, en general se dará el alta hospitalaria en un plazo de 24 a 48 horas después de la intervención. Durante el periodo hospitalario, se deberán controlar de cerca las constantes vitales del paciente para detectar precozmente cualquier complicación posquirúrgica.

A pesar de ser un abordaje mínimamente invasivo, es importante estar atentos a los signos de dolor del paciente y asegurar una analgesia posoperatoria adecuada. Se recomienda seguir un protocolo analgésico multimodal que incluya la administración de opioides cada 4-6 horas o en infusión continua, así como la instilación de bupivacaína por vía intratorácica a través del tubo de drenaje. También es beneficioso infiltrar bupivacaína localmente en las incisiones de los trocares.

Durante el periodo posoperatorio, puede ser necesario proporcionar oxigenoterapia a través de cánulas nasales para mantener la saturación de oxígeno en niveles normales hasta que los pulmones se expandan completamente.

Complicaciones

Las principales complicaciones que pueden producirse como consecuencia de una intervención toracoscópica son las siguientes:

- Lesión de los grandes vasos. Aunque es poco frecuente, esta complicación puede ser grave y requerir una conversión a cirugía a cielo abierto, especialmente en los procedimientos para corregir un arco aórtico persistente o resecar masas mediastínicas o pulmonares.
- Laceración del parénquima pulmonar. Puede lesionarse el pulmón por una tracción excesiva de este o por el movimiento descuidado de las pinzas dentro de la cavidad torácica. Por ello, es importante mantener siempre las pinzas dentro del campo de visión (fig. 15). Esta complicación puede ser grave si no se detecta en el momento, ya que ocasionará un neumotórax tras la intervención. Igualmente, si en el posoperatorio inmediato aparece un enfisema subcutáneo en la pared torácica, se debe sospechar de una fuga aérea pulmonar.

- Fuga aérea después de una biopsia pulmonar o una lobectomía: puede ocurrir debido a una dehiscencia de la sutura o al manejo inadecuado del parénquima pulmonar. Es importante realizar una prueba de fugas al finalizar una biopsia pulmonar sumergiendo el tejido en suero salino para asegurar la ausencia de burbujas.
- Lesión de los nervios frénicos: la sección inadvertida de ambos nervios frénicos puede ocasionar una paresia diafragmática e insuficiencia respiratoria.
- Lesión del epicardio: a pesar de ser poco frecuente, esto puede producirse durante una pericardiectomía, sobre todo cuando hay adherencias entre el pericardio parietal y el visceral (fig. 16).
- Implantación de células tumorales en la pared torácica: cualquier órgano o tejido potencialmente tumoral debe extraerse de la cavidad torácica dentro de una bolsa o a través de un protector de heridas. De esta forma, se evita que contacte con la pared torácica y puedan implantarse células tumorales en ese punto (fig. 17).

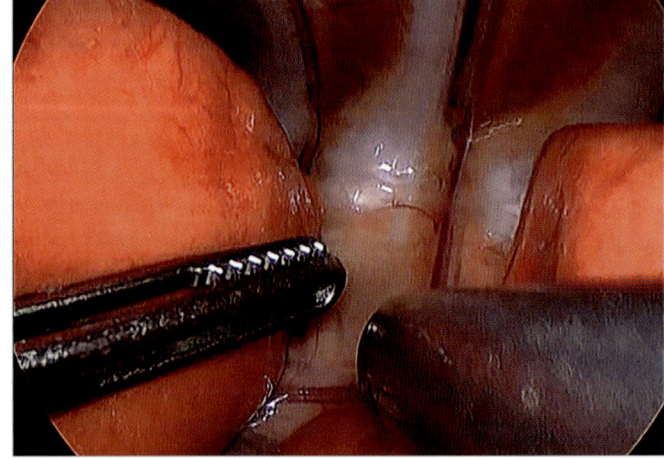

Fig. 15. Imagen toracoscópica de un paciente con poco espacio intratorácico en la que las pinzas deben "esquivar" el parénquima pulmonar para llegar al campo quirúrgico.

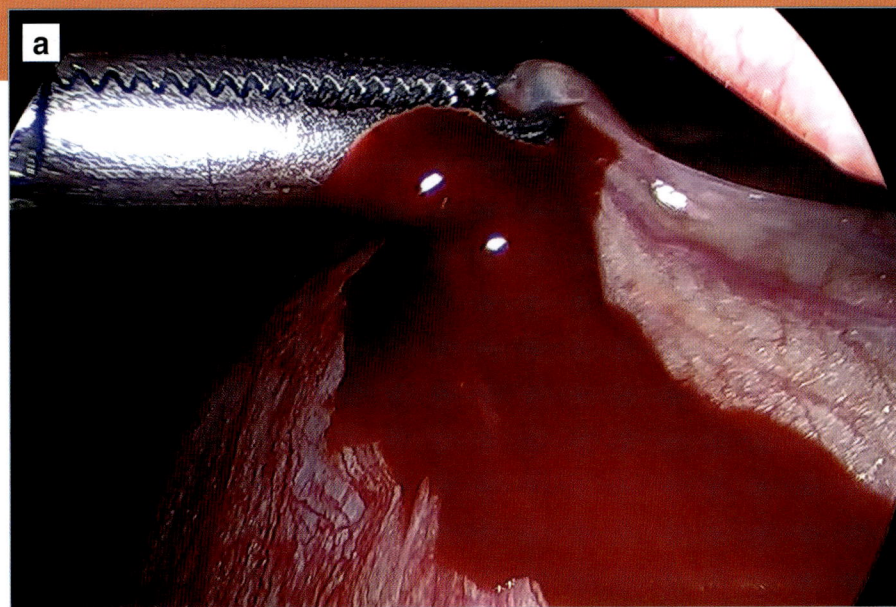

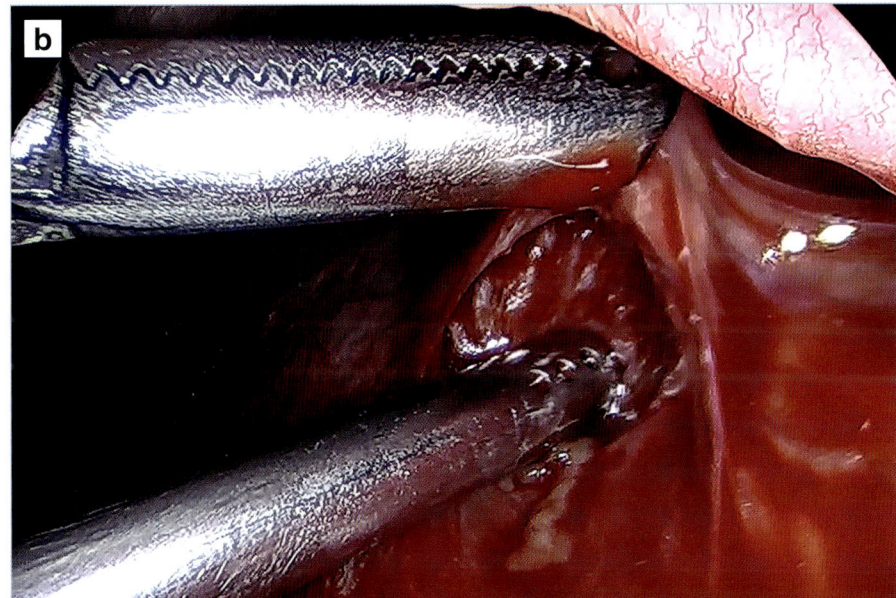

Fig. 16. Lesión del epicardio ocasionada al incidir inicialmente el pericardio (a). Una vez practicada la hemostasia, se pudo comprobar que existía una adherencia entre las láminas del pericardio parietal y visceral (epicardio) en ese punto (b).

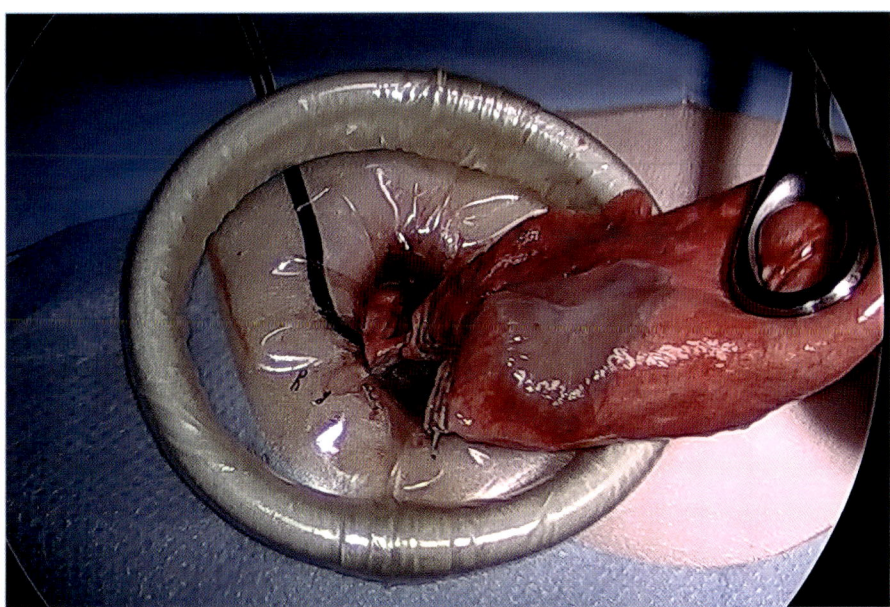

Fig. 17. Extirpación de un tumor localizado en un lóbulo pulmonar mediante toracoscopia asistida. La pieza resecada se extrajo a través de un protector de heridas.

> **Es importante tener en cuenta que algunas complicaciones pueden requerir la conversión a una operación a cielo abierto, y se debe informar a los tutores sobre esta posibilidad. Cabe destacar que la conversión no debe considerarse un fracaso, sino una decisión acertada en beneficio de la seguridad del paciente.**

También existen otras complicaciones más específicas asociadas a la técnica de acceso a la cavidad torácica, como son:

- Lesión de los vasos intercostales: puede producirse durante la introducción o retirada de los trocares y provocará un sangrado muy abundante. Colocar los trocares en la parte más caudal de los espacios intercostales ayuda a reducir el riesgo de lesión vascular (fig. 18). En caso de lesión, para controlar el sangrado se puede utilizar presión, coagulación monopolar o bipolar, selladores vasculares o suturas pericostales.

- Lesión del parénquima pulmonar: se puede perforar el pulmón al introducir el primer trocar, especialmente si hay adherencias entre este y la pared torácica. El uso de trocares de punta roma o sin obturador ayuda a minimizar este riesgo (fig. 12). Dependiendo de la gravedad y la experiencia del cirujano, la lesión puede resolverse por toracoscopia o requerir la conversión a cirugía a cielo abierto.

- Complicaciones posquirúrgicas relacionadas con las incisiones: la infección de las incisiones, la formación de un seroma o un enfisema subcutáneo y la metástasis en los lugares de colocación de los trocares.

278

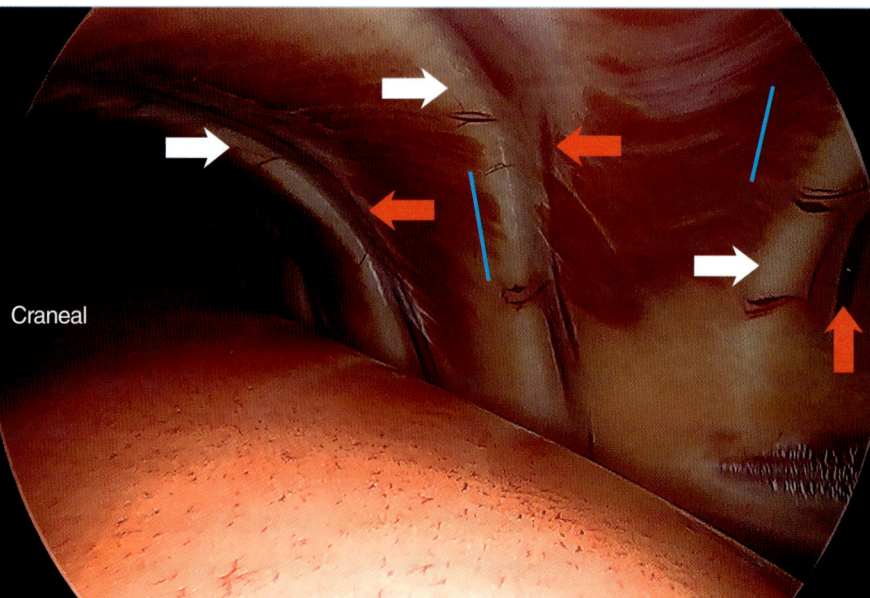

Fig. 18. Debido a que los vasos intercostales (flechas rojas) discurren íntimamente unidos a la cara caudal de las costillas (flechas blancas), los trocares se deben introducir en la región más caudal de los espacios intercostales (líneas azules).

Biopsia toracoscópica

Francisco Julián Pérez Duarte, Jorge Gutiérrez del Sol,
Miguel Ángel Sánchez Hurtado, Isabel Rodríguez Piñeiro

Frecuencia de presentación					
Dificultad técnica					

Introducción

El diagnóstico de las enfermedades pulmonares en pequeños animales supone un reto para el clínico veterinario, y generalmente es necesaria la recogida de muestras para poder establecer un diagnóstico definitivo.

A la hora de caracterizar las enfermedades del parénquima pulmonar se debe realizar una aproximación diagnóstica por etapas, comenzando con las pruebas de diagnóstico por la imagen (radiografía, tomografía computarizada) y continuando con una toma de muestras mediante broncoscopia (examen citológico e histopatológico, cultivo) o mediante la punción-aspiración con aguja fina de las lesiones bajo guía ecográfica. Cuando estas técnicas no proporcionan un diagnóstico definitivo, cuando el animal no responde a la terapia prescrita en función de los resultados de las pruebas o si se sospecha de una enfermedad pulmonar intersticial, la obtención de tejido pulmonar para estudio histopatológico está indicada. Esto permitirá distinguir el tipo de lesión (inflamatoria, infecciosa o no infecciosa, tumoral, presencia de fibrosis), su cronicidad (aguda, subaguda, crónica) y su localización en el parénquima (intersticio, vasos, vías aéreas).

A pesar de su claro beneficio diagnóstico, la biopsia quirúrgica se utiliza poco debido a la morbilidad y a los riesgos que entraña para el paciente. Por tanto, tradicionalmente, el examen histopatológico pulmonar se ha restringido a los estudios efectuados *post mortem*. Sin embargo, en los últimos años, la toracoscopia ha ganado gran popularidad como método diagnóstico, ya que permite observar el interior de la cavidad torácica y obtener muestras para examen histopatológico y microbiológico, con una recuperación muy rápida del paciente. Asimismo, se ha demostrado que las muestras obtenidas mediante este abordaje poseen la misma calidad diagnóstica que las recogidas por toracotomía convencional.

La biopsia toracoscópica posee, además, beneficios frente a otros métodos mínimamente invasivos, como la broncoscopia o la punción con aguja fina, que aumentan su espectro diagnóstico en las enfermedades pulmonares. Entre estos beneficios destacan los siguientes:

- Observación y palpación de lesiones superficiales.
- Obtención de una mayor cantidad de tejido y, por tanto, de muestras más representativas.
- Control de la hemostasia y de las fugas aéreas de la zona donde se ha obtenido la muestra.
- Obtención, en la misma intervención, de muestras de otras estructuras de la cavidad torácica, como linfonodos o pleura parietal.

Indicaciones

La biopsia pulmonar toracoscópica está indicada para el diagnóstico de enfermedades difusas del parénquima pulmonar o de lesiones localizadas (p. ej.: tumores, granulomas) (fig. 1). Además, permite obtener una cantidad de tejido suficiente para realizar estudios microbiológicos si se sospecha de un proceso infeccioso. Se emplea, principalmente, cuando otros métodos menos invasivos, como el lavado broncoalveolar, la biopsia transbronquial con broncoscopio o la punción con aguja fina, no han llevado al diagnóstico definitivo de la afección.

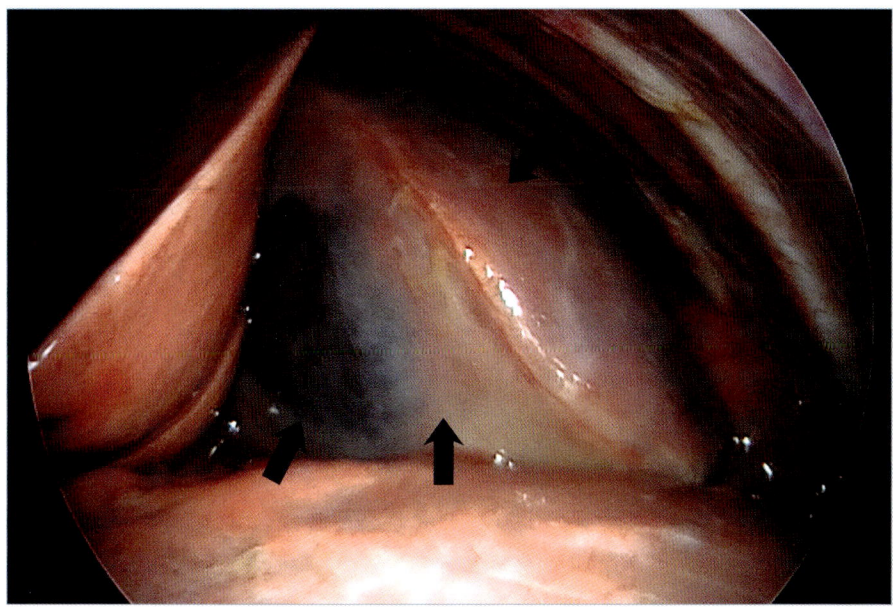

Fig. 1. Imagen toracoscópica de un carcinoma pulmonar primario (flechas negras) antes de ser biopsiado.

La biopsia toracoscópica también permite el estadiaje de los tumores pulmonares, ya que se pueden biopsiar los linfonodos regionales en el mismo procedimiento. Otra indicación clara es la toma de muestras de masas mediastínicas para, por ejemplo, diferenciar los linfomas de los timomas (fig. 2). Asimismo, se pueden obtener muestras de la pleura parietal o del pericardio para diagnosticar tumores primarios o secundarios de estas serosas o distintos tipos de pleuritis.

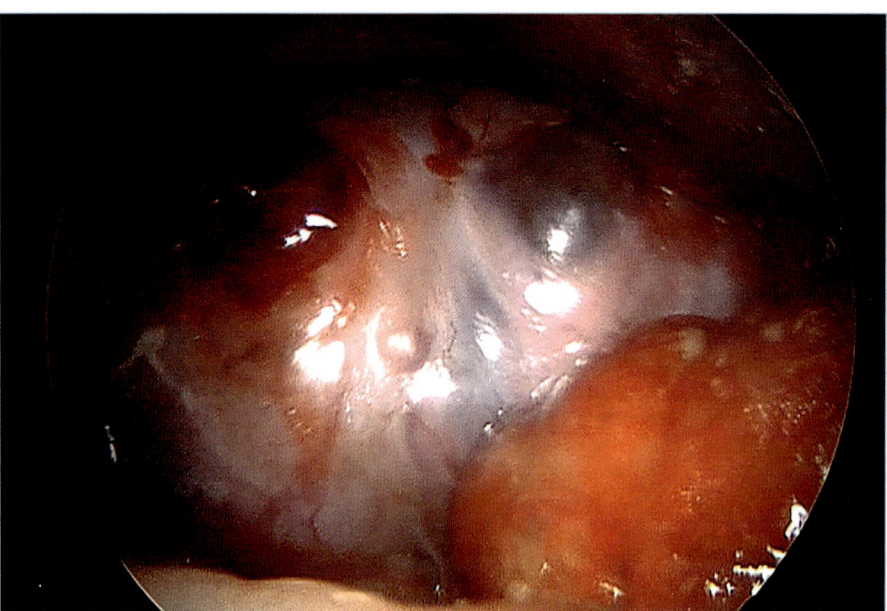

Fig. 2. Imagen toracoscópica de un linfoma mediastínico de gran tamaño.

Contraindicaciones

A pesar de sus múltiples indicaciones, la biopsia toracoscópica presenta ciertas contraindicaciones que deben tenerse en cuenta:

- En los pacientes con escaso espacio intratorácico, como aquellos de razas braquicéfalas, puede ser difícil realizar una exploración completa del parénquima pulmonar o localizar la lesión deseada para la biopsia.

- Contraindicaciones anestésicas debidas a la inestabilidad hemodinámica del paciente.

- Falta de preparación adecuada del equipo quirúrgico. Aunque no es una intervención altamente compleja desde el punto de vista técnico, la falta de familiaridad con la técnica puede llevar a complicaciones graves. Por lo tanto, es necesario no solo dominarla perfectamente en cirugía a cielo abierto, sino también poseer habilidades específicas en cirugía de mínima invasión y haber completado una curva de aprendizaje adecuada.

- El tamaño del animal no constituye una contraindicación absoluta, ya que esta intervención se puede realizar incluso en gatos y en perros de razas miniatura, utilizando instrumental de 3 mm en estos casos.

Biopsia toracoscópica

Aspectos quirúrgicos generales

Preparación del paciente

Como en cualquier operación, el paciente debe someterse a un ayuno de 12 horas y debe estabilizarse hemodinámicamente en caso necesario.

Se deben realizar estudios diagnósticos de imagen previos (radiografía o, preferiblemente, tomografía computarizada) para localizar más fácilmente la lesión que se desea biopsiar en caso de que se trate de masas localizadas. Si las lesiones son difusas, se recomienda tomar muestras de varios lóbulos. En estos casos, se debería evitar obtener la muestra del ápice de los lóbulos, ya que podría haber lesiones incidentales (p. ej.: fibrosis subpleural) no relacionadas con la enfermedad causante del problema.

 Antes de la intervención, es fundamental conocer, mediante pruebas de imagen, en qué lugar anatómico preciso se encuentra la lesión que se quiera biopsiar, ya que explorar por completo todos los lóbulos pulmonares por toracoscopia puede ser muy difícil.

En algunos pacientes será necesario llevar a cabo un colapso pulmonar selectivo para poder explorar todo el interior del tórax. Con esta técnica se incrementa significativamente el espacio de trabajo y se logra una mejor exposición del pulmón y de la cavidad torácica. El colapso selectivo se puede realizar utilizando bloqueadores bronquiales o mediante tubos endotraqueales de doble luz. También se puede aumentar el espacio de trabajo introduciendo CO_2 en la cavidad torácica, a una presión de 3 mmHg.

Ver "Ventilación unipulmonar" ← pág. 14

La piel del paciente se rasurará como si de una cirugía a cielo abierto se tratase, ya que puede ser necesario convertir al abordaje convencional de forma rápida en caso de que surja alguna complicación grave.

 En cualquier toracoscopia se debe tener preparado el instrumental de toracotomía convencional por si surgiera alguna complicación grave y hubiera que convertir a cirugía a cielo abierto de forma urgente.

Posicionamiento del paciente y de los equipos

En los casos de masas mediastínicas o enfermedades pulmonares difusas, que afecten a ambos pulmones, el animal se coloca en decúbito dorsal. De esta forma se pueden explorar ambos hemitórax por completo. El cirujano y el ayudante se colocan a ambos lados de la mesa, con la torre de laparoscopia cerca de la cabeza del paciente (fig. 3a). Generalmente, no es necesario llevar a cabo un colapso pulmonar selectivo, salvo en las razas con muy poco espacio intratorácico.

El decúbito dorsal, sin embargo, no permite acceder con facilidad a los linfonodos del hilio pulmonar, por lo que el animal debe posicionarse en decúbito lateral si se desea biopsiarlos. Igualmente, cuando la masa objeto de biopsia esté bien localizada, el paciente se coloca en el decúbito correspondiente en función del hemitórax en el que se encuentre la lesión (p. ej.: si la lesión se encuentra en el hemitórax derecho, el paciente se colocará en decúbito lateral izquierdo). En este caso, el cirujano y el ayudante se colocan frente al abdomen del paciente, con la torre de laparoscopia delante de ellos (fig. 3b).

281

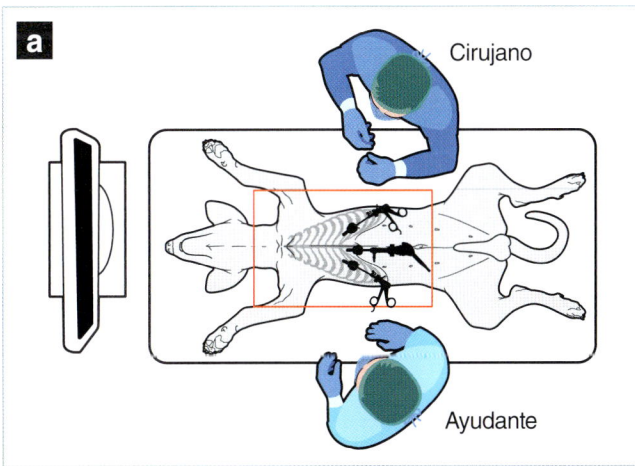

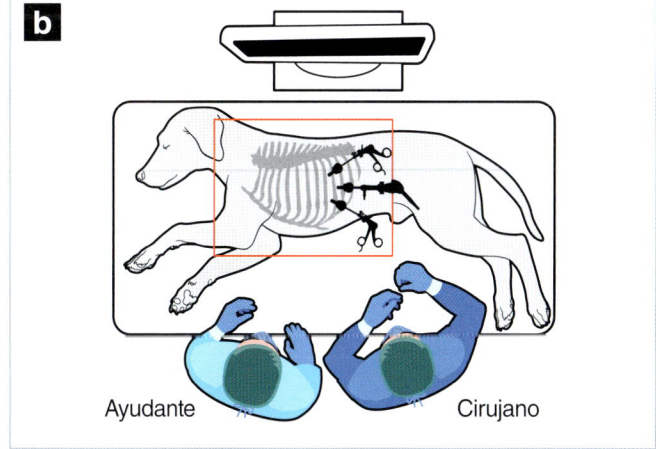

Fig. 3. Posicionamiento de los equipos para la biopsia toracoscópica con el paciente en decúbito dorsal (a) y en decúbito lateral (b).

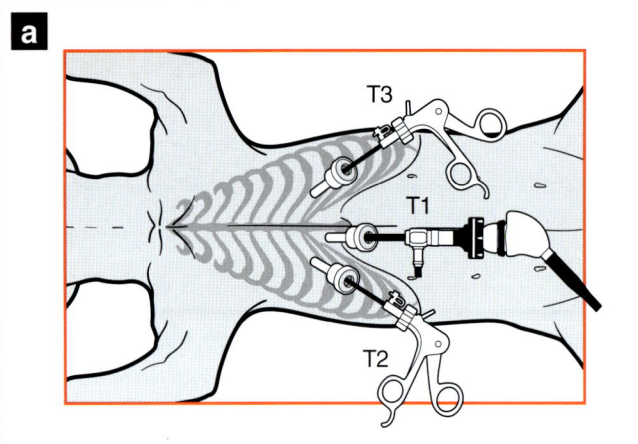
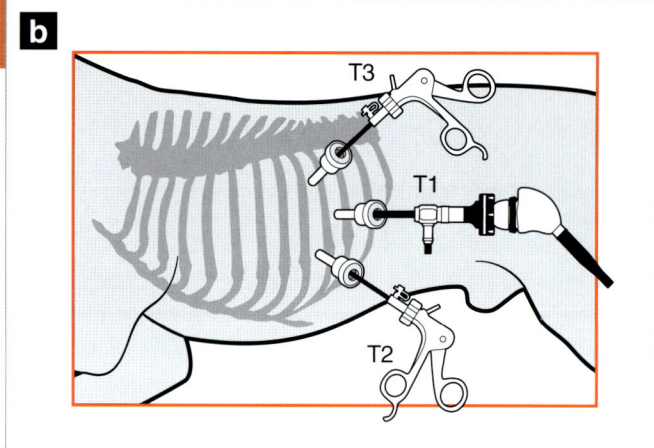

Fig. 4. Colocación de los trocares para la biopsia torácica mediante toracoscopia pura con el paciente en decúbito dorsal (a) y en decúbito lateral (b).

Colocación de los trocares

La biopsia pulmonar se puede realizar mediante toracoscopia asistida o mediante toracoscopia pura, cada una con sus ventajas e inconvenientes. La técnica asistida consiste en localizar mediante toracoscopia la lesión que se desea biopsiar y exteriorizar ese segmento del pulmón a través de una minitoracotomía. Su principal ventaja es la facilidad para tomar la muestra, ya que se realiza fuera del paciente y con instrumental de cirugía convencional. La desventaja de este método es que es más invasivo. La biopsia mediante toracoscopia pura se realiza por completo en el interior del paciente; aunque esta técnica es más difícil, es menos invasiva y permite tomar muestras de otras estructuras intratorácicas aparte del pulmón.

Toracoscopia pura

Con el animal en decúbito dorsal, se introduce un trocar subxifoideo de 5 mm para el manejo de la óptica (T1). En cada hemitórax se coloca otro trocar (T2 y T3), en los espacios intercostales 6-8, en la zona ventral del tórax, cerca del esternón (fig. 4a). Si la muestra se va a tomar con lazo o pinza de biopsia, los trocares serán de 3 y 5 mm, en función del tamaño del paciente. Si se usa una sutura mecánica, será necesario un trocar de 12 mm de diámetro.

Si el animal se ha posicionado en decúbito lateral, el trocar de la óptica (T1), de 5 mm, se introduce en la zona media del espacio intercostal 10-11. Según el lóbulo en el que se encuentre la lesión, los dos trocares del instrumental (T2 y T3) se colocan en los espacios intercostales 8-10 (fig. 4b).

> ✳ **Es importante no colocar los trocares muy próximos a la lesión para facilitar la manipulación del parénquima pulmonar y tener espacio suficiente en el caso de utilizar una sutura mecánica.**

Toracoscopia asistida

Con el paciente en decúbito lateral, se introduce un trocar de 5 mm para la óptica (T1) en el espacio intercostal 10-11. Una vez localizada la zona del pulmón que se desea biopsiar, se realiza una minitoracotomía de unos 2-4 cm en el espacio intercostal 5-6, dependiendo del lóbulo pulmonar de interés (fig. 5). En esta incisión se coloca un protector o retractor de heridas para facilitar la exteriorización del pulmón y evitar la implantación de células tumorales en la pared torácica.

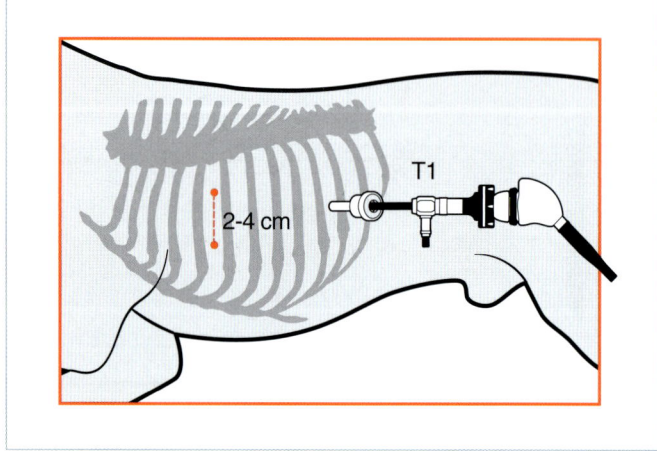

Fig. 5. Colocación del trocar y lugar de la minitoracotomía para la biopsia torácica mediante toracoscopia asistida.

Toracoscopia pura

La biopsia toracoscópica se puede llevar a cabo de diversas formas, en función de la localización de la lesión y de la cantidad de tejido que se quiera obtener. Los tres métodos principales son: con pinza de biopsia laparoscópica, con ligadura de tipo lazo y con sutura mecánica.

> *Se ha descrito también la biopsia toracoscópica con sellador vascular, pero, en opinión de los autores, no es tan recomendable porque proporciona una menor seguridad en el sellado pulmonar.*

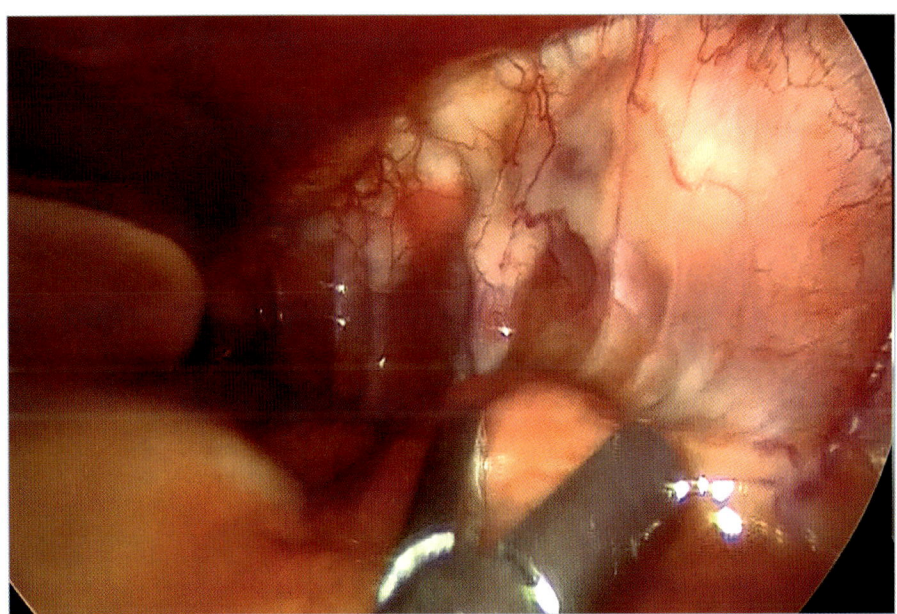

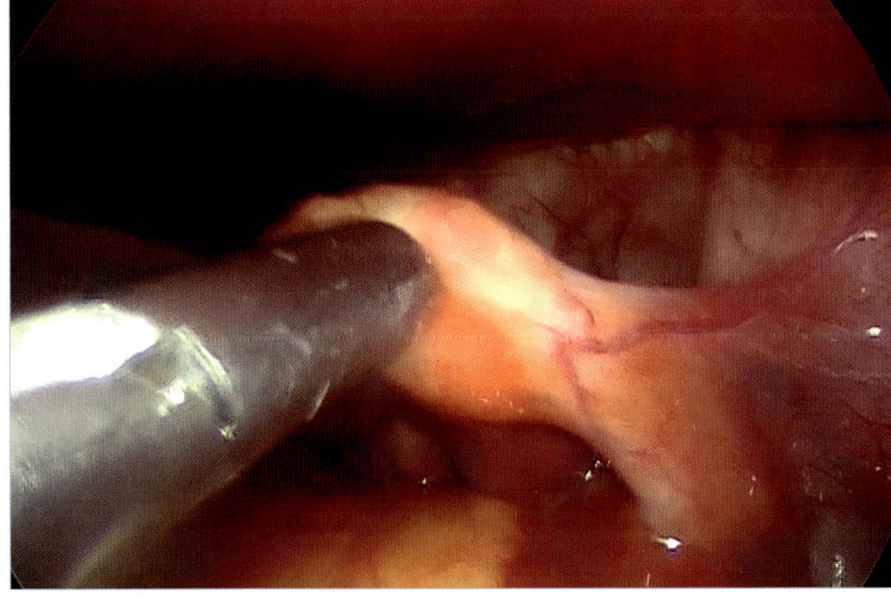

Biopsia con pinza de biopsia laparoscópica

Este método está indicado principalmente para obtener muestras de masas mediastínicas o de lesiones de la pleura parietal. En el pulmón únicamente está recomendado para masas que produzcan una consolidación total del lóbulo pulmonar, ya que, de lo contrario, existe un riesgo alto de fuga aérea.

Una vez seleccionada la zona de la que se va a tomar la muestra, se introduce la pinza de biopsia, se cierra sobre el tejido y se mantiene la presión durante unos 30 segundos para mejorar la hemostasia (fig. 6). A continuación, el tejido se secciona mediante giros y tracción y queda dentro de la pinza. El posible sangrado tras la biopsia puede controlarse aplicando presión sobre el tejido con material hemostático absorbible.

Si se biopsia la pleura parietal, se debe tener la precaución de no lesionar los vasos o nervios intercostales al tomar la muestra. En el caso de masas mediastínicas, puede ser necesario disecar previamente la grasa que recubra la masa para visualizar mejor el tejido y evitar así lesionar estructuras vasculares importantes al tomar la muestra.

283

Fig. 6. Obtención de una muestra de un linfonodo mediastínico mediante una pinza de biopsia laparoscópica.

Biopsia con ligadura de tipo lazo

En opinión de los autores, este es el método de elección para obtener muestras de lesiones pulmonares difusas o que se encuentren en los bordes apicales de los lóbulos pulmonares. Frente a la biopsia con sutura mecánica, tiene la ventaja de un menor coste económico y de no requerir el empleo de un trocar de 12 mm.

Este tipo de biopsia se realiza con un empujanudos cerrado acoplado a un lazo preanudado con un nudo de Roeder modificado. Una vez localizada la lesión o la zona del pulmón que se desea biopsiar, se tracciona del tejido pulmonar con una pinza de agarre que previamente se ha pasado a través del lazo preanudado (fig. 7). Movilizando el empujanudos, el lazo se desliza sobre el parénquima pulmonar (fig. 8), y el nudo se aprieta sobre el pulmón a unos 3-4 cm de la pinza de agarre (fig. 9). Cabe destacar que el cirujano necesitará las dos manos para apretar el nudo, por lo que

Ver vídeo 1
Biopsia pulmonar con ligadura de tipo lazo

el ayudante deberá manejar la cámara y la pinza que mantiene suspendido el pulmón. Si se desea aportar mayor seguridad al procedimiento, se pueden colocar dos ligaduras en lugar de una sola.

A continuación, el tejido se secciona con unas tijeras (fig. 10); debe dejarse un margen de seguridad con respecto al nudo de al menos 1 cm para evitar que la sutura se deslice del parénquima. La muestra obtenida se introduce en una bolsa de extracción para sacarla de la cavidad torácica y evitar así una posible implantación de células tumorales en la incisión de la pared torácica.

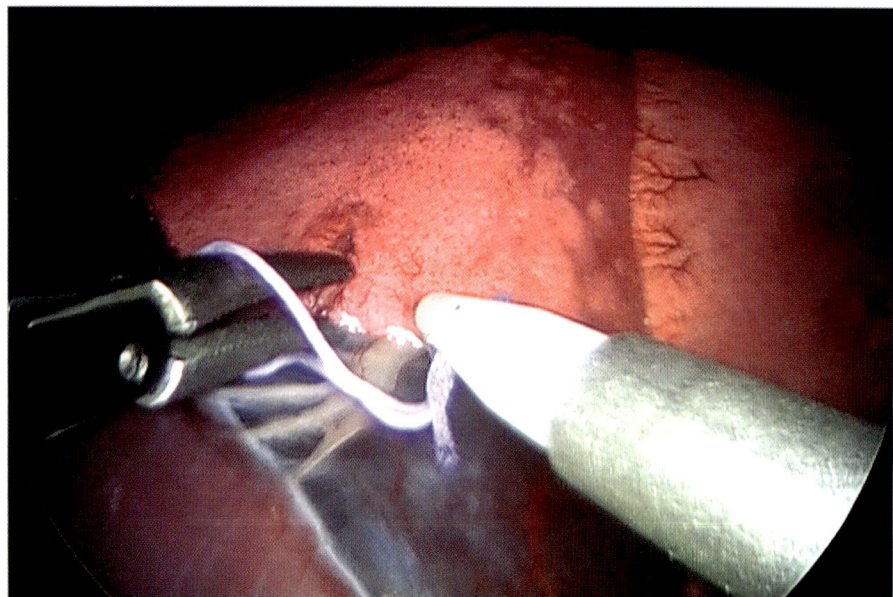

Fig. 7. El lazo se introduce en la cavidad torácica junto con el empujanudos y se posiciona sobre el área del pulmón objeto de biopsia. A través del lazo se introduce una pinza de agarre atraumática.

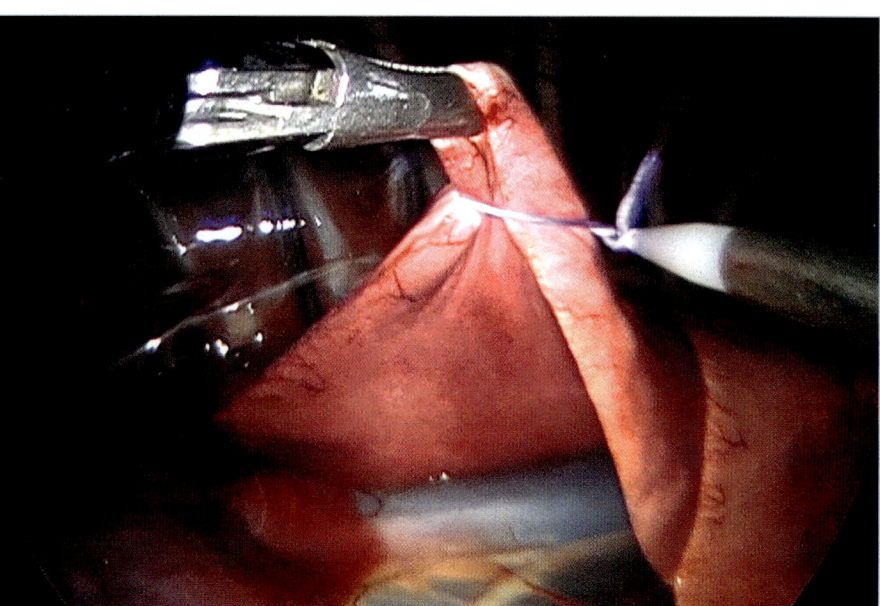

Fig. 8. Mientras se sujeta el borde del lóbulo pulmonar con la pinza de agarre, el lazo se desliza sobre el parénquima con el empujanudos.

La sección del parénquima pulmonar no se debe realizar muy cerca de la ligadura para que esta no se deslice al insuflar el pulmón.

 Siempre se debe evitar que el tejido pulmonar biopsiado contacte con la pared torácica durante su extracción, para que no ocurra una implantación de células tumorales.

Por último, se debe comprobar la correcta hemostasia del parénquima. También se debe llevar a cabo una prueba de fugas instilando solución fisiológica sobre la zona biopsiada a la vez que se insufla el pulmón. La presencia de burbujas de aire en la solución indica una fuga en el parénquima pulmonar.

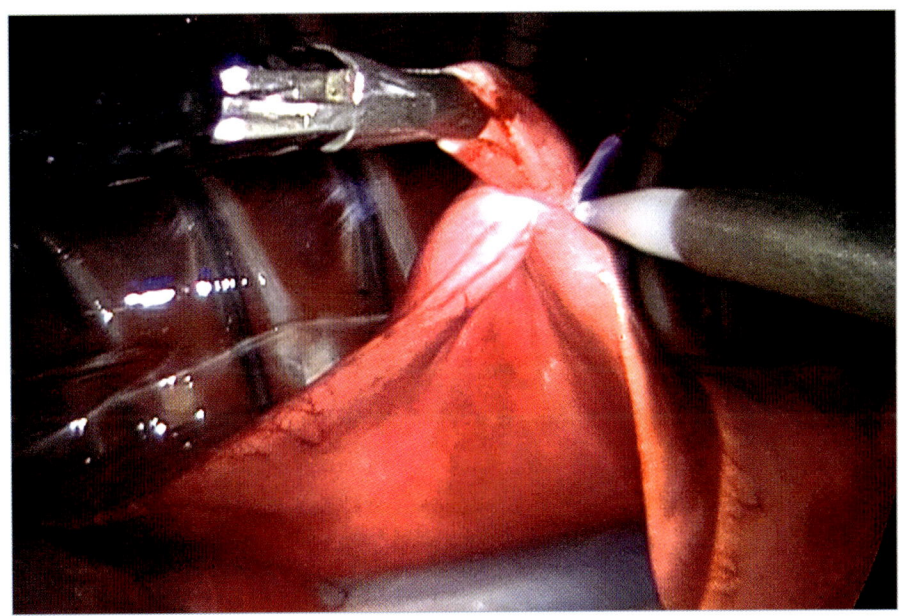

Fig. 9. Traccionando del hilo desde el exterior del tórax, el nudo se aprieta sobre el pulmón a unos 3-4 cm de la pinza de agarre.

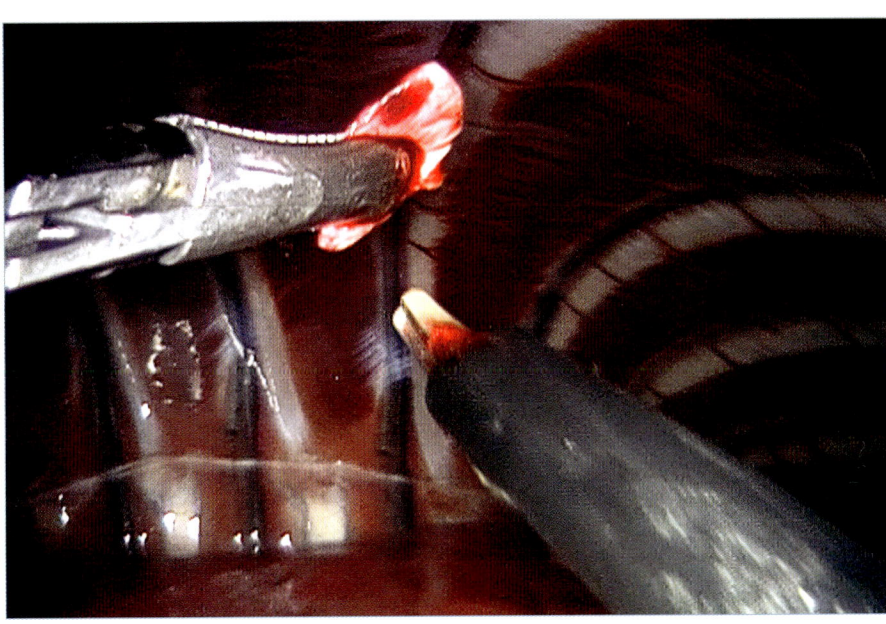

Fig. 10. El tejido pulmonar se secciona mediante corte frío con tijeras.

Biopsia con sutura mecánica

Para realizar esta técnica, se emplea un dispositivo de sutura mecánica con grapas de 2,5-3,5 mm y una longitud de 30, 45 o 60 mm según el tamaño del tejido que se va a escindir. Este método garantiza una gran seguridad a la vez que permite obtener una mayor cantidad de tejido que el lazo.

El tejido que se desea biopsiar se expone con una pinza de agarre atraumática y se pasa a través del dispositivo de sutura mecánica (fig. 11). Una vez que se ha comprobado que la sutura mecánica únicamente engloba el tejido pulmonar de interés, se procede al cierre de la misma (fig. 12). Tras esperar unos 30 segundos, se acciona el mecanismo de corte y grapado, que fija tres líneas de grapas a cada lado y secciona entre ellas (fig. 13). En este caso, el cirujano también necesitará ambas manos para

Ver vídeo 2
Biopsia pulmonar con sutura mecánica

activar el mecanismo de grapado y corte del dispositivo de sutura mecánica.

Al igual que con la biopsia con lazo, la muestra se debe introducir en una bolsa de extracción para evitar la implantación de células tumorales en la zona de incisión del trocar durante la exteriorización de la muestra.

Por último, se debe llevar a cabo una prueba de fugas, como se ha descrito anteriormente, para comprobar la correcta estanqueidad de la sutura (fig. 14).

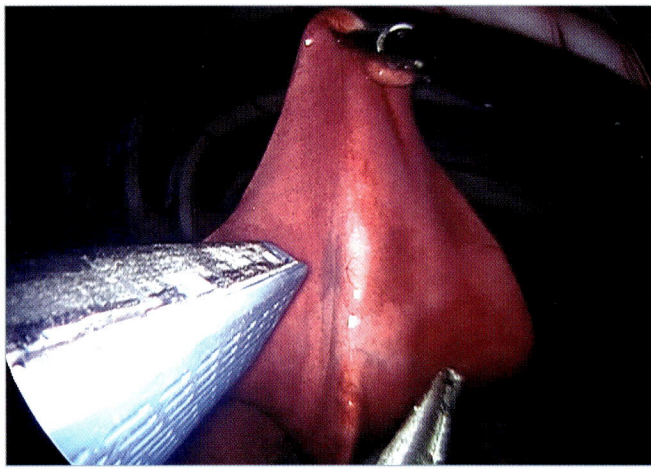

Fig. 11. Con una pinza de agarre se eleva el área del pulmón que se desea biopsiar, y se introduce el dispositivo de sutura mecánica a través del trocar de 12 mm.

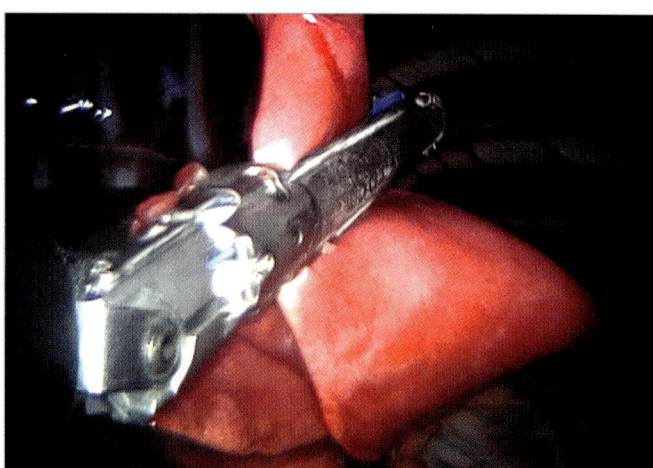

Fig. 12. El tejido pulmonar se coloca entre las palas del dispositivo y estas se cierran, tras lo cual se acciona el mecanismo de grapado y corte.

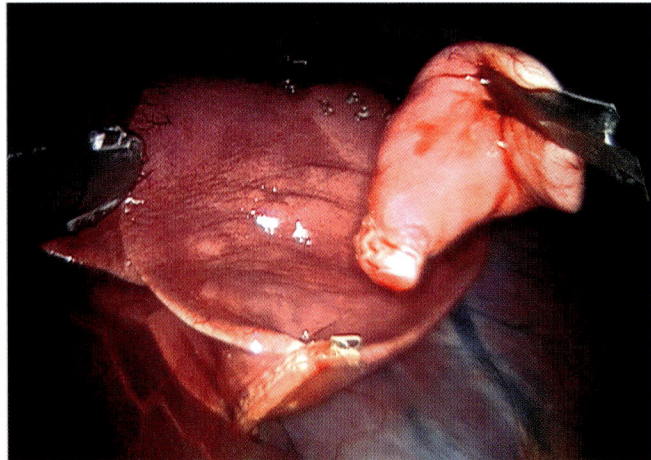

Fig. 13. Aspecto del parénquima pulmonar tras la biopsia. Se aprecia una correcta hemostasia del tejido.

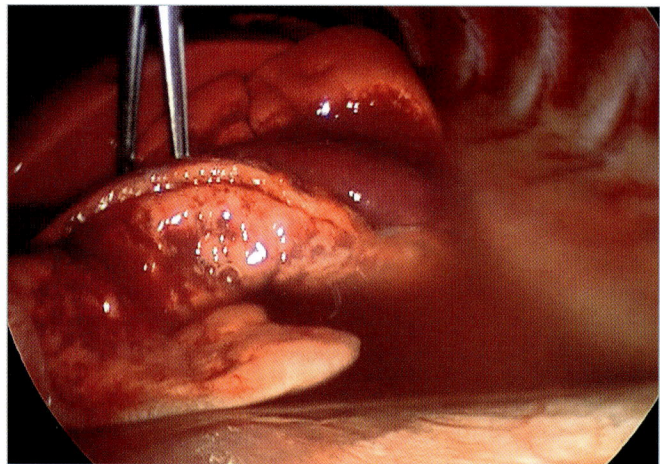

Fig. 14. Antes de cerrar el tórax, se debe llevar a cabo una prueba de fugas manteniendo sumergido el pulmón en solución fisiológica mientras el anestesista realiza una insuflación pulmonar controlada.

Toracoscopia asistida

Mediante visión toracoscópica se explora la cavidad torácica y se localiza la zona del pulmón objeto de biopsia. A continuación, se practica una minitoracotomía de unos 2-4 cm en el espacio intercostal 4-6 y se coloca un protector de heridas (fig. 15). Este dispositivo facilita la exteriorización del pulmón a la vez que evita la implantación de células tumorales en la pared torácica.

A través de la minitoracotomía se introduce una pinza de agarre atraumática, con la que se tracciona del borde apical del lóbulo pulmonar del que se va a obtener la muestra hasta exteriorizarlo (fig. 16). De esta forma, se puede realizar la biopsia de forma convencional; por ejemplo, con una sutura manual o con un dispositivo de sutura mecánica (fig. 17). Una vez realizada la biopsia, el lóbulo pulmonar se reintroduce en la cavidad torácica (fig. 18) y se realiza una prueba de fugas como se ha descrito anteriormente (fig. 19). Para finalizar, se coloca un tubo de drenaje bajo visión toracoscópica, y la minitoracotomía y la incisión del trocar se suturan en dos o tres planos.

 Siempre se debe colocar un protector o retractor de heridas en la minitoracotomía para evitar la implantación de células tumorales al exteriorizar el pulmón.

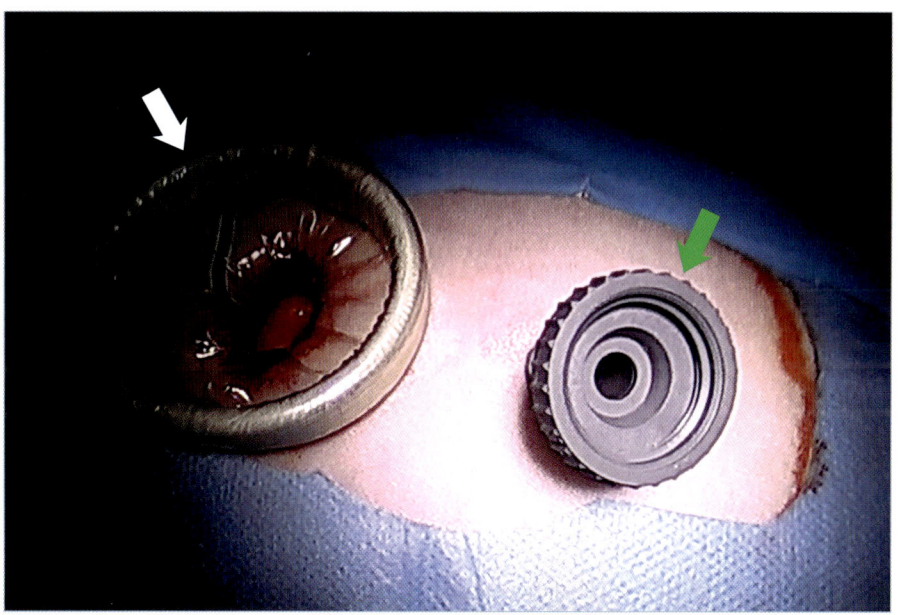

287

Fig. 15. Imagen externa al inicio de una biopsia pulmonar mediante toracoscopia asistida. Se aprecia el trocar de 5 mm (flecha verde) y la minitoracotomía con el protector de heridas (flecha blanca).

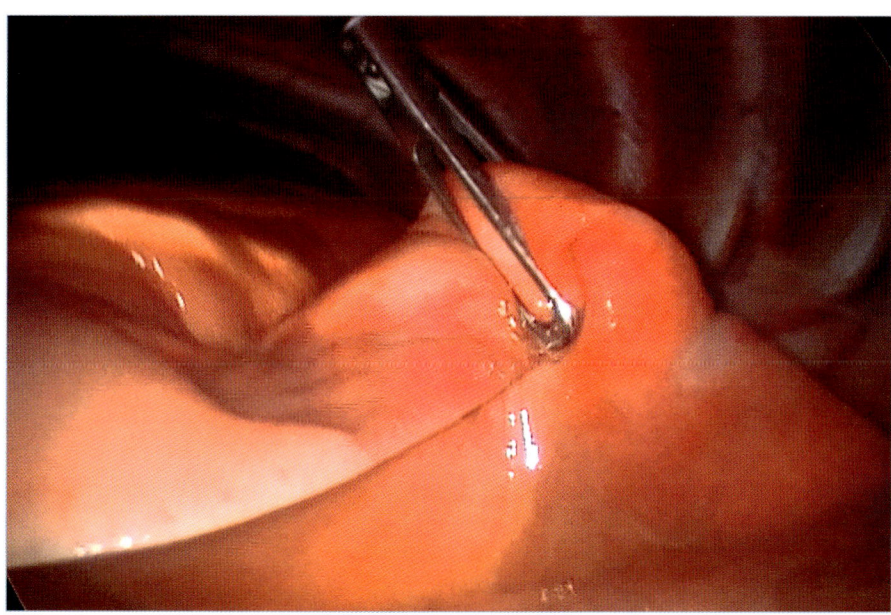

Fig. 16. A través del protector de heridas se introduce una pinza de agarre atraumática para traccionar del parénquima pulmonar y exteriorizarlo.

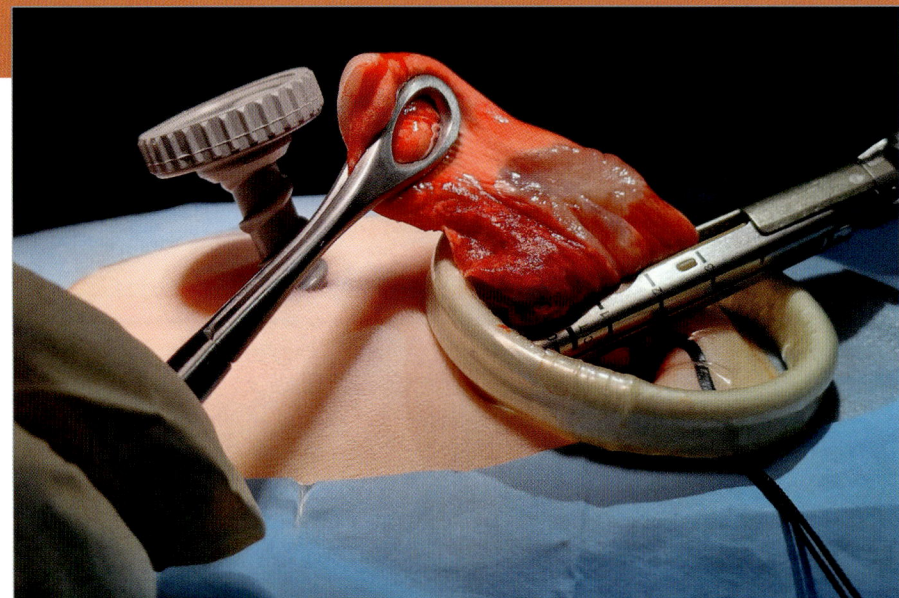

Fig. 17. La biopsia se puede llevar a cabo de varias formas. En este caso, se realiza una biopsia escisional con sutura mecánica.

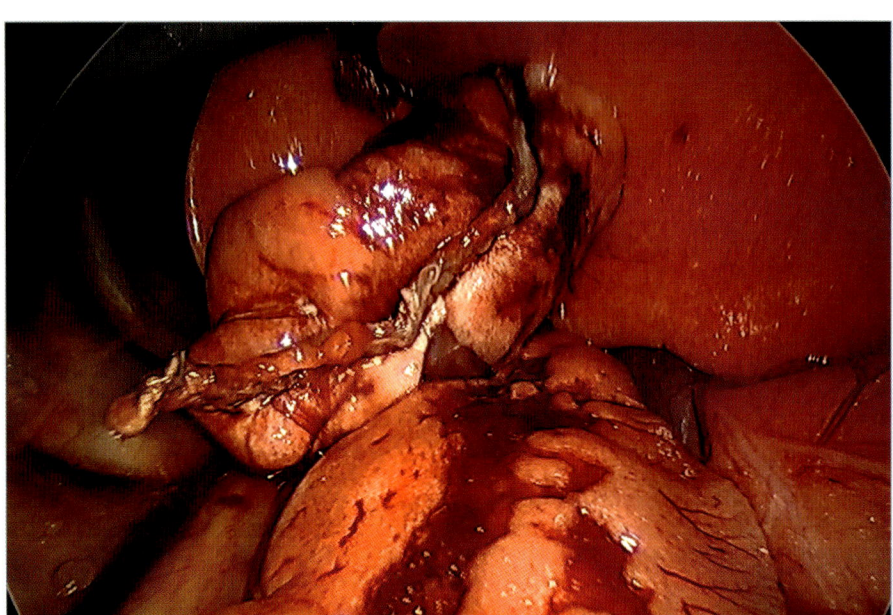

Fig. 18. Tras la toma de la muestra, el pulmón se reintroduce en la cavidad torácica y se verifica la hemostasia del tejido.

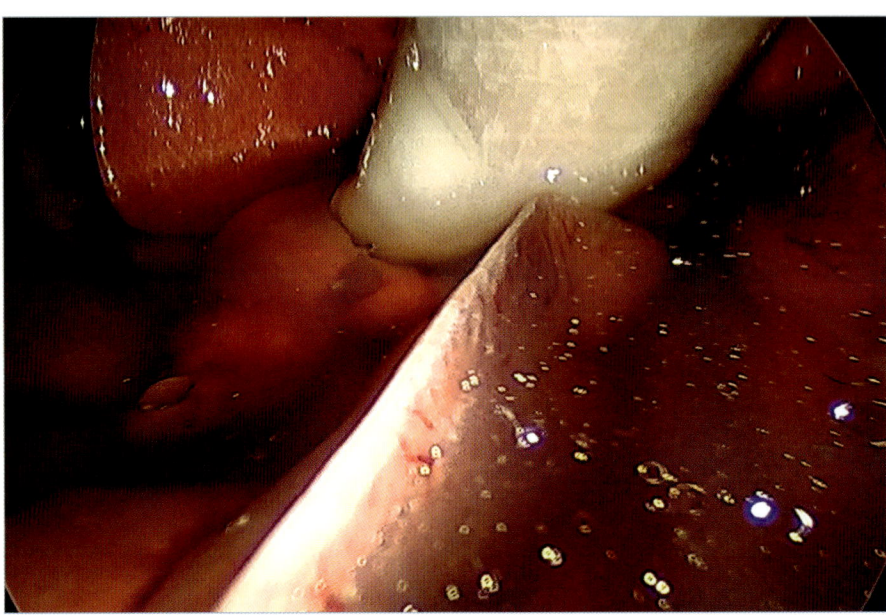

Fig. 19. Realización de una prueba de fugas para descartar fugas aéreas. Como se aprecia en la imagen, se puede introducir un dedo a través de la minitoracotomía para mantener el parénquima pulmonar sumergido en la solución fisiológica.

Posoperatorio

Tras la intervención, se debe dejar colocado un tubo de drenaje torácico durante, al menos, 12-24 horas y realizar aspiraciones intermitentes para comprobar si existe sangrado intratorácico o neumotórax. Por ello, durante este periodo el paciente debe permanecer hospitalizado y monitorizarse de forma meticulosa, ya que es fundamental controlar que el tubo de drenaje se encuentra correctamente implantado y que el vendaje para protegerlo no comprime demasiado el tórax. El periodo de hospitalización varía en función de la evolución clínica del paciente, pero si la operación se ha realizado sin complicaciones y el animal evoluciona satisfactoriamente, el alta puede darse a las 24-48 horas tras la intervención.

Aunque la toracoscopia está relacionada con una reducción significativa del dolor posoperatorio en comparación con la cirugía convencional, se debe prestar especial atención a los signos de dolor del animal y administrar una analgesia adecuada. Para ello, es recomendable el empleo de protocolos de analgesia multimodal, con opioides cada 4-6 horas o en infusión continua, e incluso la infusión intratorácica de bupivacaína a través del tubo de drenaje. También se puede infiltrar bupivacaína localmente en las incisiones de los trocares.

Posibles complicaciones

Las principales complicaciones que pueden ocurrir durante la realización de una biopsia toracoscópica son las siguientes:

- Fuga aérea en la zona de la que se ha obtenido la muestra debido a que la ligadura no se haya apretado bien o se haya deslizado del parénquima. Con el uso de suturas mecánicas esta complicación es muy poco frecuente, ya que estos dispositivos, correctamente empleados, proporcionan una gran seguridad en el sellado del tejido.

- Implantación de células tumorales en las incisiones de los trocares. En cirugía veterinaria, se ha descrito la metástasis de mesoteliomas en las incisiones de los trocares tras una toracoscopia diagnóstica. Para evitar esta complicación, el tejido pulmonar biopsiado debe extraerse dentro una bolsa o emplear un protector de heridas.

- Falta de espacio intratorácico. Esto puede hacer que sea imposible exponer la zona de la lesión y, por consiguiente, llevar a cabo la biopsia. En estos casos, se puede intentar realizar un colapso pulmonar selectivo o biopsiar mediante toracoscopia asistida. Si, aun así, no se consigue un espacio de trabajo suficiente, es necesario convertir a cirugía a cielo abierto.

- Lesión de los vasos intercostales durante las maniobras de acceso al interior del tórax o al retirar los trocares una vez finalizada la intervención. Para detectar cualquier sangrado, es fundamental revisar las incisiones antes de suturarlas.

- Laceración del parénquima pulmonar al introducir los trocares en el tórax o durante la biopsia con alguna de las pinzas. Esta complicación puede ser grave si no se detecta en el momento porque ocasionará un neumotórax o un sangrado en el posoperatorio.

Enfermedades pulmonares

Roberto Bussadori,
Vincenzo Montinaro,
Eleonora Pagni

Frecuencia de presentación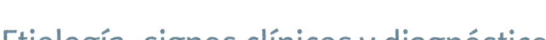

Etiología, signos clínicos y diagnóstico

La cirugía toracoscópica se indica en aquellos pacientes con un cuadro clínico relacionado con disnea, tos y fatiga debido a enfermedades de la cavidad torácica, como neoplasias, bullas y abscesos pulmonares, cuerpos extraños, torsiones lobulares y linfadenopatías.

Estos pacientes requieren una cuidadosa selección preoperatoria mediante una adecuada evaluación clínica con pruebas de laboratorio, que incluyan un hemograma, un perfil bioquímico completo y un perfil de coagulación. Además, se realiza un análisis del derrame pleural, comprendido por examen citológico, análisis bioquímico y cultivo microbiológico. Por último, se lleva a cabo un estudio completo del tórax con radiografías, ecografía torácica y cardiaca, así como tomografía computarizada.

En este capítulo se abordarán las técnicas de lobectomía pulmonar total y parcial completamente realizadas por toracoscopia, así como la lobectomía pulmonar videotoracoasistida.

Tratamiento

La cirugía toracoscópica permite realizar procedimientos como la resección de un lóbulo pulmonar en su totalidad (lobectomía pulmonar total) o solo de una parte (lobectomía parcial), con una reducción significativa del traumatismo ocasionado al paciente en comparación con la cirugía tradicional.

Este aspecto resulta crucial en la disminución del dolor posoperatorio y en la reducción de la morbilidad, permitiendo que el paciente tenga tiempos de recuperación posoperatoria notablemente más cortos.

En la cirugía mínimamente invasiva, la lobectomía pulmonar se puede realizar fundamentalmente de dos maneras: mediante una técnica totalmente toracoscópica o mediante una técnica videotoracoasistida. En el primer caso, todo el procedimiento quirúrgico se lleva a cabo dentro de la cavidad torácica, mientras que, en el segundo caso, hay una combinación de la técnica endoscópica y la técnica quirúrgica tradicional.

Además, la cirugía toracoscópica también se puede utilizar con fines diagnósticos para realizar biopsias del pulmón y de los linfonodos.

Recuerdo anatómico

El tórax del perro y del gato presenta una conformación sustancialmente diferente a la del ser humano. Se caracteriza por ser más estrecho lateralmente, al tener un mayor desarrollo en sentido dorsoventral que en anchura.

El tórax está delimitado dorsalmente por las vértebras torácicas, ventralmente por el esternón y lateralmente por las costillas. El esternón está compuesto por nueve esternebras, de las cuales la primera y la última son conocidas como manubrio y xifoides, respectivamente. Las costillas son trece, siendo la 10.ª, 11.ª y 12.ª las que se articulan con el esternón a través de su propio cartílago costal, formando bilateralmente el arco costal, a diferencia de la 13.ª, que termina libre en la pared muscular.

Los músculos del tórax que desempeñan una función de soporte y están involucrados en las fases de la respiración son, de más superficial a más profundo, el músculo cutáneo del tronco, los músculos pectoral y dorsal ancho, el músculo oblicuo externo, el músculo escaleno y los músculos serrato dorsal y ventral. Los músculos más profundos de la pared torácica están representados por los músculos intercostales internos y externos: los primeros se extienden desde el borde craneal de cada costilla hacia el borde caudal de la costilla anterior y están involucrados en el proceso de espiración; los segundos tienen fibras musculares que se desarrollan desde el borde caudal de cada costilla para insertarse en el borde craneal de la costilla siguiente y participan durante la inspiración.

El interior de la cavidad torácica está revestido por una serosa denominada pleura, a su vez dividida en parietal y visceral.

La pleura parietal se distingue en costal, diafragmática y mediastínica. La pleura visceral reviste el parénquima pulmonar.

En perros y gatos, el pulmón izquierdo se subdivide en el lóbulo craneal y caudal, y el lóbulo craneal a su vez consta de una porción craneal y caudal que comparten el bronquio lobular craneal. El pulmón derecho está formado por cuatro lóbulos: craneal, medio, caudal y accesorio, y cada uno de ellos está ventilado por su propio bronquio.

La vascularización pulmonar consta de un sistema doble, uno funcional y otro nutritivo. El sistema funcional se origina en el ventrículo cardiaco derecho con el tronco pulmonar, del cual se originan las arterias pulmonares izquierda y derecha, a través de las cuales la sangre venosa llega a los alvéolos pulmonares, donde tiene lugar su oxigenación. A este nivel, la red capilar derivada de las arterias pulmonares se anastomosa con una red capilar venosa que da origen a las venas pulmonares, permitiendo que la sangre oxigenada regrese al corazón izquierdo y, por lo tanto, a la circulación sistémica.

El sistema nutritivo, por otro lado, está representado por tres arterias bronquiales, ramas colaterales de la aorta torácica; una está destinada al pulmón derecho y dos al pulmón izquierdo. Estas se ramifican al unísono con el árbol bronquial aportando sangre oxigenada al parénquima pulmonar; las ramificaciones de las arterias bronquiales cerca de los lóbulos pulmonares se organizan para formar un lecho capilar arterioso que converge en un sistema de venillas que da origen a las venas bronquiales. Estas últimas desembocan en la vena cava craneal, que dirige la sangre no oxigenada hacia la aurícula derecha.

Lobectomía pulmonar total toracoscópica

Aspectos quirúrgicos generales

La lobectomía pulmonar total, realizada completamente por vía toracoscópica, implica la resección de todo un lóbulo pulmonar. Está indicada en procesos infiltrativos neoplásicos y no neoplásicos que afectan a todo el lóbulo, como por ejemplo la torsión lobular, los abscesos o las neoplasias de tamaño pequeño a mediano. En este último caso, se toma como referencia la relación entre el diámetro de la masa y el peso del paciente: se recomienda intervenir masas de 2-3 cm de diámetro en pacientes con un peso inferior a 15 kg, masas de 4-6 cm en pacientes con pesos comprendidos entre 15 y 30 kg, y masas de 8-9 cm en perros de más de 30 kg.

En el caso de lesiones pulmonares próximas al hilio y de mayores dimensiones, se considera más apropiada la lobectomía pulmonar con cirugía convencional, ya que el hilio mismo y las estructuras anatómicas asociadas son difíciles de visualizar mediante técnicas mínimamente invasivas.

Preparación del paciente

La fase preoperatoria de la lobectomía pulmonar implica la estabilización, en la medida de lo posible, de las condiciones clínicas generales del paciente. Este debe preoxigenarse y, en presencia de derrame pleural o neumotórax, se debe realizar un drenaje torácico.

La preparación adecuada del paciente incluye un amplio rasurado del tórax, que se extiende desde la base del cuello hasta las porciones más craneales del abdomen y desde la columna vertebral hasta el esternón. A continuación, se lleva a cabo la preparación aséptica de la piel y se colocan los paños quirúrgicos que delimitan el campo operatorio. Es esencial que, desde este momento, el paciente se prepare de manera que esté listo para una posible conversión a cirugía abierta si fuera necesario.

Otro requisito de la cirugía toracoscópica es la necesidad de visualizar correctamente la lesión y contar con suficiente espacio como para realizar de forma adecuada la manipulación quirúrgica de los lóbulos pulmonares. Esto se puede lograr mediante la ventilación unipulmonar (*one-lung ventilation*, conocido por sus siglas en inglés, OLV); este procedimiento tiene como objetivo desinflar el pulmón en el que se está operando y, mediante el bloqueo de su bronquio principal, impedir su expansión, dejándolo atelectásico.

El tratamiento médico del paciente incluye profilaxis antibiótica en los 30-60 minutos previos a la cirugía. Algunos autores, sin embargo, recomiendan el uso de cefazolina en dosis de 22 mg/kg por vía intravenosa en la fase preoperatoria y cada 90 minutos durante la cirugía.

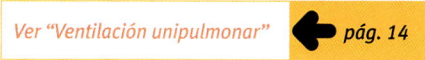

Ver "Ventilación unipulmonar" **pág. 14**

Posicionamiento del paciente y de los equipos

La posición del paciente más utilizada durante la lobectomía total es el decúbito lateral, preferiblemente inclinando lateralmente la mesa quirúrgica para favorecer el deslizamiento de los órganos por gravedad hacia el esternón y permitir al cirujano una mejor visualización del hilio de los lóbulos pulmonares y los linfonodos (fig. 1).

291

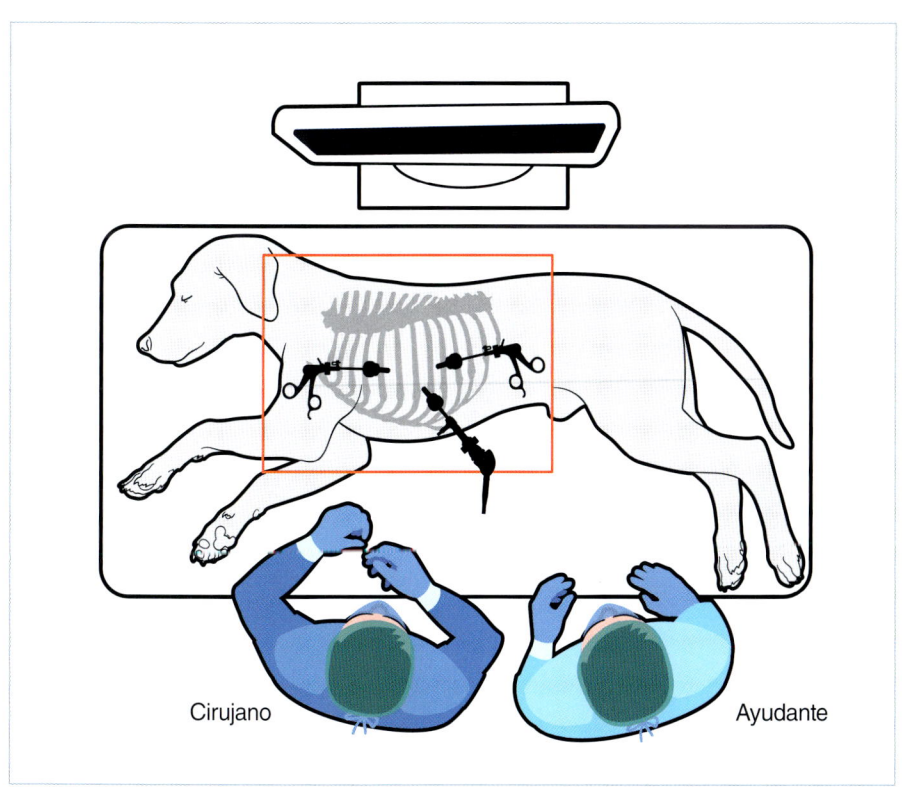

Cirujano

Ayudante

Fig. 1. Posicionamiento de los equipos para la lobectomía pulmonar total con el paciente en decúbito lateral.

Ver Posicionamiento del paciente y de los equipos en el capítulo "Biopsia toracoscópica" 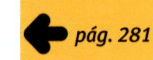 pág. 281

Colocación de los trocares

El instrumental quirúrgico necesario incluye:

- **Set básico de instrumentos quirúrgicos**, por si es necesario convertir a cirugía a cielo abierto.

- **Trocares** normalmente utilizados en laparoscopia, pero sin la válvula interna destinada a mantener el neumoperitoneo. Como alternativa, se pueden utilizar trocares específicos para toracoscopia, generalmente más cortos, hechos de material plástico y menos rígidos que los habitualmente usados en laparoscopia. Estas características los hacen menos traumáticos en los espacios intercostales, lo que reduce el dolor posoperatorio en el paciente. Por lo general, se necesitan dos o tres trocares de 5 mm y uno de 12 mm. En el caso de que se prefieran utilizar trocares para laparoscopia, están disponibles tanto con punta roma como roscados después de retirar la válvula de goma.

- **Óptica rígida de 30° e instrumental de laparoscopia de 5 mm**: pinzas de Babcock, pinzas de Kelly, tijeras anguladas, bolsa de extracción, aspirador quirúrgico, dispositivos de alta energía como bisturí de radiofrecuencia y sellador vascular bipolar, suturas mecánicas de diferentes tamaños para suturas endoscópicas que permiten, con una sola manipulación, la sutura y el corte de tejidos.

El posicionamiento de los trocares varía según el lóbulo pulmonar que se quiera extirpar, información que se conoce gracias al estudio de tomografía computarizada del tórax.

Por lo general, se utilizan pautas estandarizadas para la aplicación de los trocares. Deben introducirse en la cavidad torácica a través de miniaccesos realizados entre los espacios intercostales, de manera que cada trocar corresponda a un vértice de un triángulo imaginario para que los instrumentos introducidos a través de ellos puedan manejarse sin interferencias. Como se ha mencionado antes, existe la posibilidad de utilizar trocares con punta roma o cánulas roscadas, cuya aplicación en el paciente es sustancialmente diferente.

- **Trocares con punta roma.** Una vez realizada la incisión en la piel en el punto preestablecido para el portal, se realiza la disección del tejido subcutáneo y se inserta el trocar de punta roma, atravesando los músculos intercostales. Luego, se retira el punzón, permaneciendo la cánula en su posición, lo que crea el neumotórax.

- **Trocares rígidos roscados (Ternamian).** Son trocares para toracoscopia desprovistos de punzón. Después de realizar una pequeña incisión en la piel, se introduce el trocar (cánula) en la cavidad torácica, girándolo en sentido horario para que avance a través de los músculos intercostales. Al quitar la válvula, se crea el neumotórax y se colapsan los lóbulos pulmonares. Con el movimiento de giro del trocar, se controla mejor la introducción del mismo en la cavidad torácica, lo que reduce el riesgo de provocar traumatismos a los órganos internos.

El primer trocar (T1) se inserta para provocar el neumotórax e introducir la óptica, mientras que el segundo (T2) y el tercero (T3), para introducir el instrumental, se colocan bajo visión endoscópica. El posicionamiento de los trocares en los espacios intercostales varía según el lóbulo pulmonar que se vaya a extirpar.

Lóbulos medio y craneales (fig. 2):

- T1: en el tercio ventral del espacio intercostal 7.
- T2: en la mitad superior del espacio intercostal 8.
- T3: en el tercio medio del espacio intercostal 5.

Lóbulos caudales (fig. 3):

- T1: en el tercio ventral del espacio intercostal 8.
- T2: en el tercio dorsal del espacio intercostal 10.
- T3: en el tercio dorsal del espacio intercostal 7.

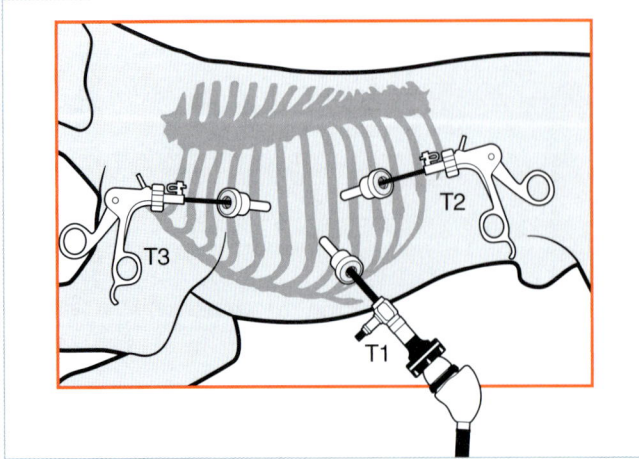

Fig. 2. Colocación de los trocares para el abordaje de los lóbulos pulmonares medio y craneales.

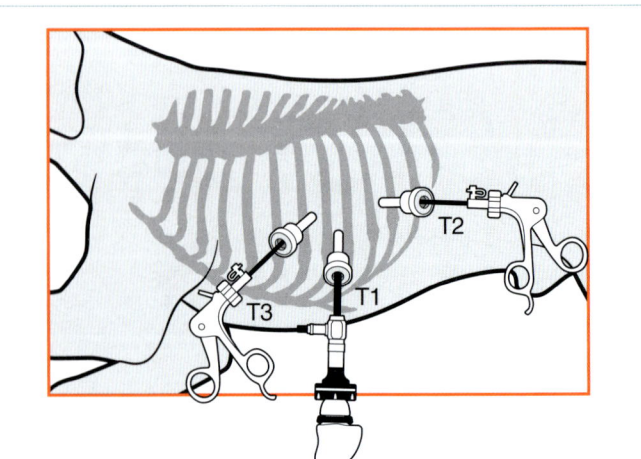

Fig. 3. Colocación de los trocares para el abordaje de los lóbulos pulmonares caudales.

Técnica quirúrgica

Dificultad técnica

Ver vídeo 1
Lobectomía pulmonar total toracoscópica

Después de acceder a la cavidad torácica, se identifica el lóbulo pulmonar de interés. En el caso de que el lóbulo que se va a extirpar sea el caudal o el accesorio, es necesario movilizarlo mediante la resección del ligamento dorsal para facilitar su manipulación. Esta maniobra se realiza en sentido caudocraneal con el uso de dispositivos de alta energía (fig. 4).

El siguiente paso es la identificación del hilio pulmonar (fig. 5). A diferencia de la cirugía tradicional, en la cirugía mínimamente invasiva no es necesario aislar las estructuras presentes en el hilio (arteria, bronquio, vena). Sin embargo, con el fin de optimizar el grapado y realizar una sutura correcta, es importante aplicar las ramas de la grapadora lo más perpendicular posible al hilio (fig. 6). Se recomienda, por lo tanto, colocar el trocar de 12 mm después de haber identificado correctamente el hilio pulmonar.

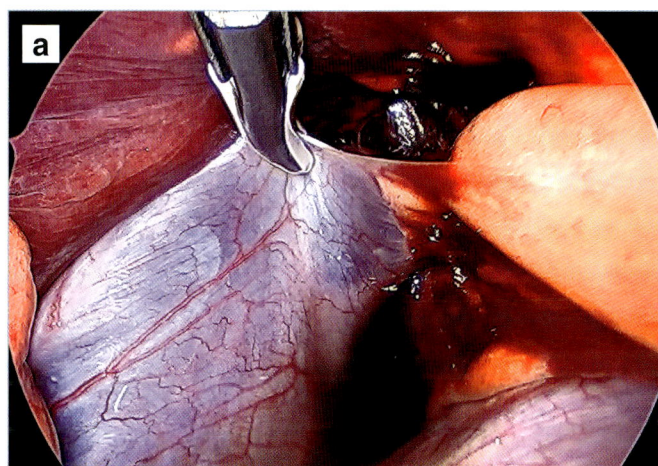
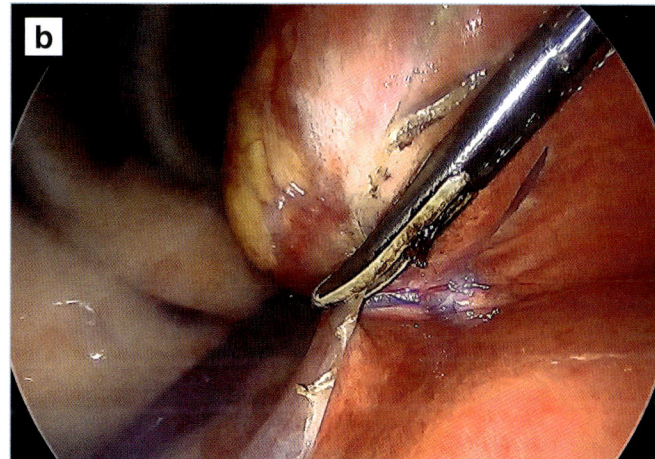

Fig. 4. Sección del ligamento pulmonar dorsal de un lóbulo accesorio (a) y de un lóbulo caudal derecho (b) mediante un sellador vascular. *Imágenes cortesía de Francisco Julián Pérez Duarte, Vetmi.*

293

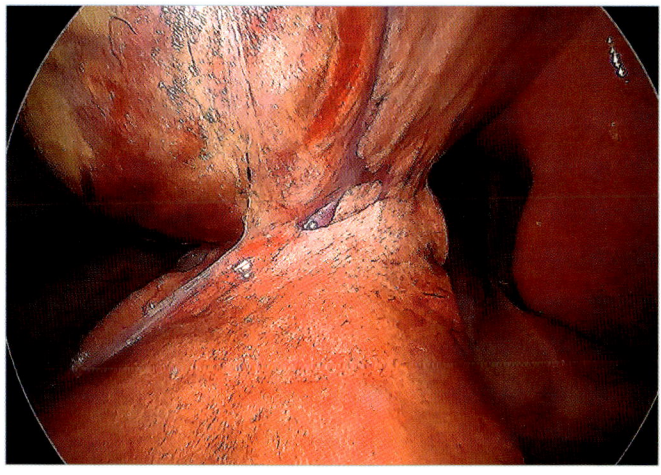

Fig. 5. Exposición del hilio pulmonar y su relación con el tumor. *Imagen cortesía de Francisco Julián Pérez Duarte, Vetmi.*

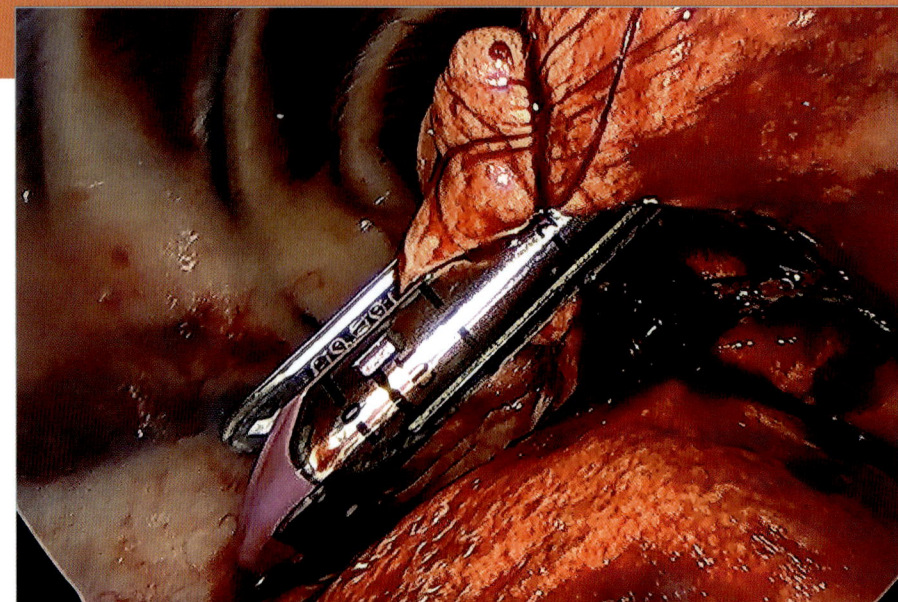

Fig. 6. Paso de la sutura mecánica alrededor del hilio pulmonar. *Imagen cortesía de Francisco Julián Pérez Duarte, Vetmi.*

Hoy en día, las grapadoras más utilizadas son las de 45 a 60 mm con grapas de una altura de 3,5 mm, aproximadamente (fig. 7).

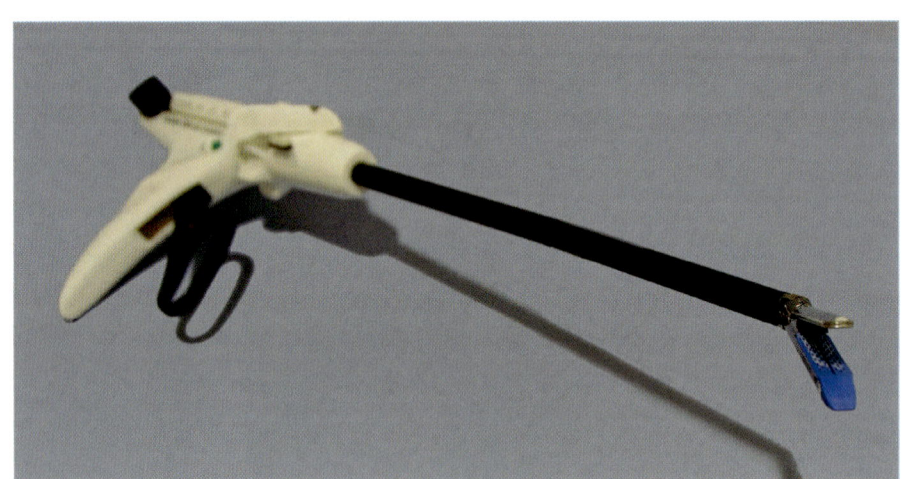

Fig. 7. Las grapadoras endoscópicas colocan seis filas de grapas alternantes y cortan por la línea central.

Una vez finalizada la sutura del hilio, el lóbulo resecado se debe introducir en una bolsa de extracción para evitar la diseminación de células tumorales o la contaminación del espacio pleural. Para exteriorizar la bolsa que contiene el lóbulo resecado, se debe ampliar la incisión del trocar de 12 mm.

Después de realizar la lobectomía, se debe prestar atención al linfonodo hiliar debido a su papel pronóstico. Si el estudio de tomografía computarizada ya indicaba un aumento de su tamaño, se debe realizar una punción con aguja fina, una biopsia o su exéresis.

La intervención concluye después de asegurarse de que no hay fugas de aire ni hemorragias en el hilio y tras colocar un drenaje torácico. Esto último debe hacerse bajo visión endoscópica, y el punto de entrada del drenaje en el tórax debe estar distante a la entrada de los trocares. Por último, se retira la óptica y los trocares y se suturan las incisiones realizadas.

Lobectomía pulmonar parcial toracoscópica

Aspectos quirúrgicos generales

La lobectomía pulmonar parcial se indica en pacientes en los que se deban eliminar porciones apicales o marginales de los lóbulos pulmonares debido a la presencia de neoformaciones de pequeñas dimensiones, bullas enfisematosas o abscesos. Puede realizarse totalmente por toracoscopia, como se describe a continuación, o de forma videotoracoasistida (ver más adelante).

Preparación y posicionamiento del paciente

La preparación y el posicionamiento del paciente son sustancialmente similares a lo que se ha descrito para la lobectomía pulmonar total (fig. 8).

Colocación de los trocares

La colocación de los trocares varía según la ubicación de la lesión, determinada por el estudio de imágenes del tórax. Se siguen las mismas pautas y se usa el mismo instrumental que en la lobectomía pulmonar total (figs. 9 y 10).

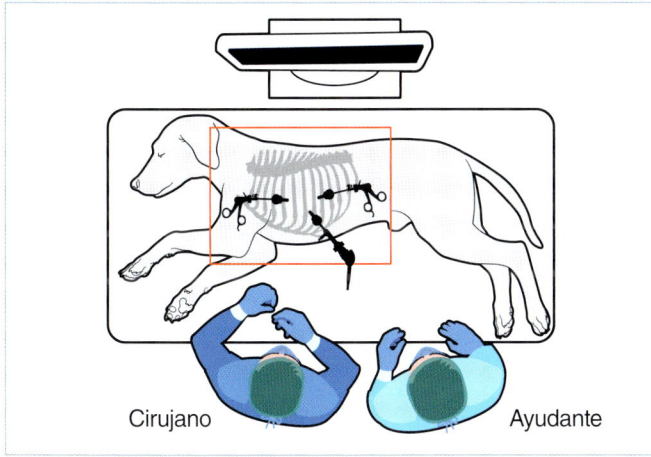

Cirujano   Ayudante

Fig. 8. Posicionamiento de los equipos para la lobectomía pulmonar parcial toracoscópica con el paciente en decúbito lateral.

Técnica quirúrgica

Dificultad técnica	■ ■ □ □

Después de acceder a la cavidad torácica siguiendo los mismos pasos indicados para la lobectomía pulmonar total, se identifica el lóbulo pulmonar afectado por la lesión focal.

A través de uno de los trocares, se introduce la grapadora mecánica. A diferencia de la lobectomía pulmonar total, las ramas del dispositivo se colocan, no cerca del hilio pulmonar, sino directamente sobre el parénquima sano, de modo que se pueda escindir la lesión pulmonar junto con una porción de tejido pulmonar macroscópicamente no alterado. La activación de la grapadora hace que se coloquen seis filas de grapas metálicas y se extirpe el parénquima simultáneamente. Hay que prestar atención a la longitud de la grapadora, ya que debe ser lo suficientemente larga para incluir todo el tejido que se necesita resecar. Si un cartucho no es suficiente, hay que recargar la grapadora y repetir la operación en la porción restante del parénquima.

Para la extracción de la porción del lóbulo pulmonar resecado, se recomienda emplear una bolsa de extracción introducida a través de una minitoracotomía, especialmente si se trata de lesiones neoplásicas con el fin de reducir el riesgo de siembra de células tumorales.

El procedimiento finaliza con una prueba de estanqueidad de la sutura del parénquima pulmonar, introduciendo solución fisiológica a temperatura corporal en la cavidad torácica. Después de verificar la ausencia de burbujas de aire, se aspira la solución fisiológica y se aplica un drenaje torácico, seguido de la retirada de la óptica y de los trocares y el cierre de las incisiones.

Ver Biopsia con sutura mecánica en "Toracoscopia pura" → *pág. 286*

295

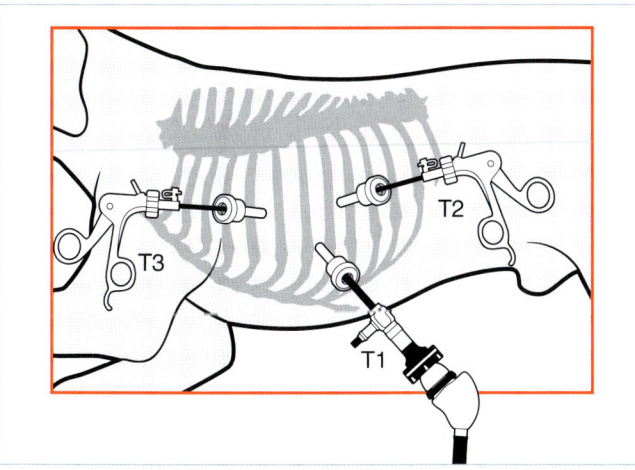

Fig. 9. Colocación de los trocares para el abordaje de los lóbulos pulmonares medio y craneales.

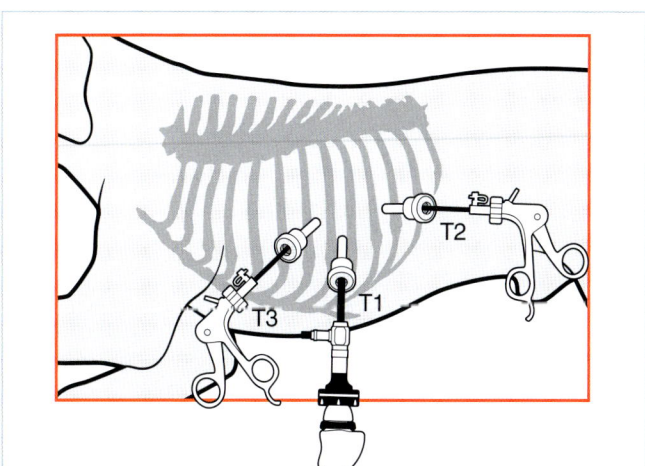

Fig. 10. Colocación de los trocares para el abordaje de los lóbulos pulmonares caudales.

Lobectomía pulmonar videotoracoasistida

Aspectos quirúrgicos generales

La lobectomía pulmonar videotoracoasistida implica la combinación de la toracoscopia con la técnica quirúrgica tradicional. El periodo de aprendizaje requerido para esta modalidad es más breve.

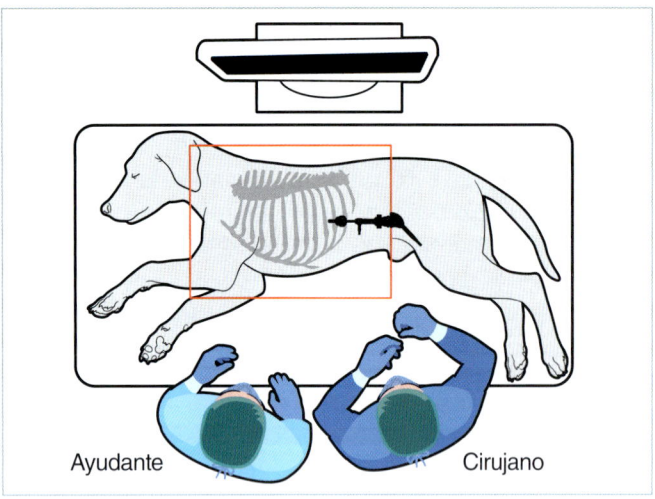

Fig. 11. Posicionamiento del paciente y de los equipos para la lobectomía pulmonar videotoracoasistida.

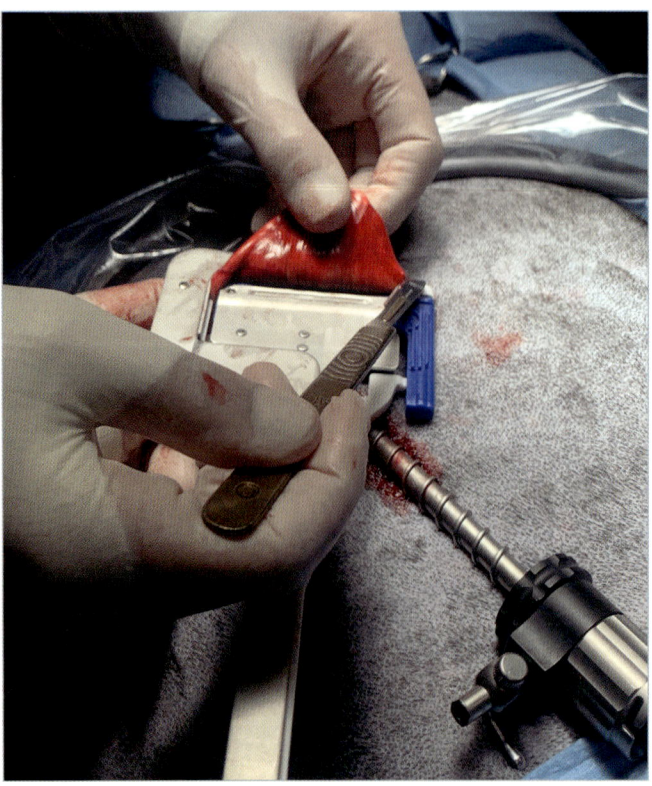

Fig. 12. Aplicación de una grapadora lineal sin corte empleada para el cierre de una zona periférica del pulmón tras su extracción por vía toracoscópica.

Preparación y posicionamiento del paciente

Las modalidades de preparación y posicionamiento del paciente son muy similares a lo que se ha descrito para la biopsia toracoscópica asistida (fig. 11).

Colocación de los trocares

El instrumental necesario para llevar a cabo la lobectomía pulmonar videotoracoasistida es el mismo que para la lobectomía pulmonar total. A diferencia del mismo procedimiento realizado completamente por toracoscopia, en esta técnica, además de las grapadoras endoscópicas, también se pueden utilizar grapadoras quirúrgicas más frecuentemente usadas en cirugía convencional (fig. 12).

La colocación de los trocares varía según la ubicación de la lesión, determinada por el estudio de imágenes del tórax. Se siguen las mismas pautas indicadas para la lobectomía pulmonar total. Por lo general, solo se requiere la colocación de T1 para la introducción de la óptica (fig. 13) y de T2 para la posible inserción de instrumentos endoscópicos (p. ej.: tijeras para cortar los ligamentos de los lóbulos caudales y del lóbulo accesorio).

Técnica quirúrgica

Dificultad técnica

Ver vídeo 2
Lobectomía pulmonar videotoracoasistida con sutura mecánica

Ver vídeo 3
Lobectomía pulmonar videotoracoasistida con sellado vascular

Ver vídeo 4
Lobectomía pulmonar videotoracoasistida

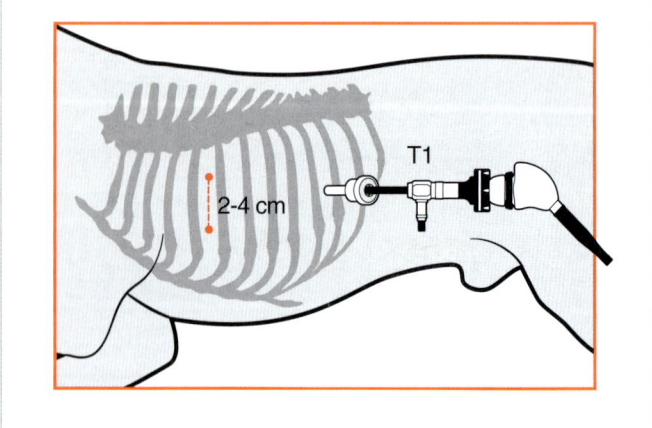

Fig. 13. Colocación del trocar y lugar de la minitoracotomía para la lobectomía pulmonar videotoracoasistida.

Una vez identificado el lóbulo pulmonar afectado por la lesión por vía toracoscópica, se realiza una minitoracotomía intercostal para exteriorizarlo (fig. 14). Por lo general, el acceso se realiza en el espacio intercostal 4-6, lo que evita ejercer demasiada tracción sobre el hilio pulmonar. Esto permite al cirujano realizar correctamente el procedimiento además de respetar los posibles márgenes quirúrgicos oncológicos deseados. Los autores recomiendan realizar la minitoracotomía por los siguientes espacios intercostales dependiendo del lóbulo pulmonar afectado:

- Lóbulo craneal izquierdo y derecho: espacio intercostal 4.
- Lóbulo caudal izquierdo y derecho: espacio intercostal 5.
- Lóbulo medio: espacio intercostal 5.
- Lóbulo accesorio: espacio intercostal 6, ya que proporciona una mejor visualización del ligamento para su resección. Para maximizar la exposición del lóbulo, se recomienda deslizar el lóbulo medial y luego dorsalmente a la vena cava caudal.

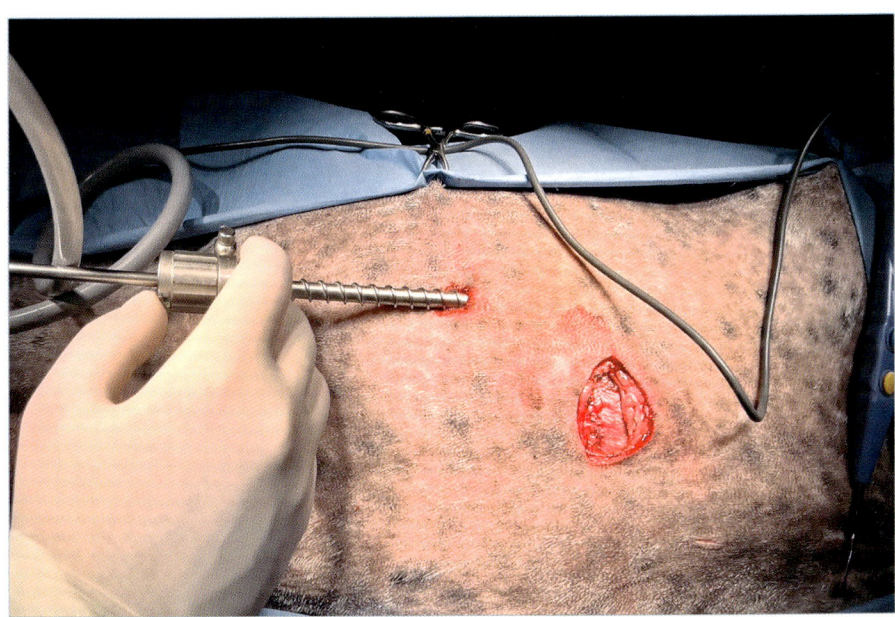

Fig. 14. Realización de una minitoracotomía en el espacio intercostal 4-6. La parte craneal del paciente se encuentra a la derecha de la imagen.

La longitud de la toracotomía suele ser de 4-6 cm, pero varía según el volumen pulmonar y el tamaño de la neoplasia pulmonar que se va a extirpar. Se recomienda el uso de anillos de protección/retracción de las heridas, que permiten la separación costal y reducen el riesgo de siembra de células tumorales (fig. 15).

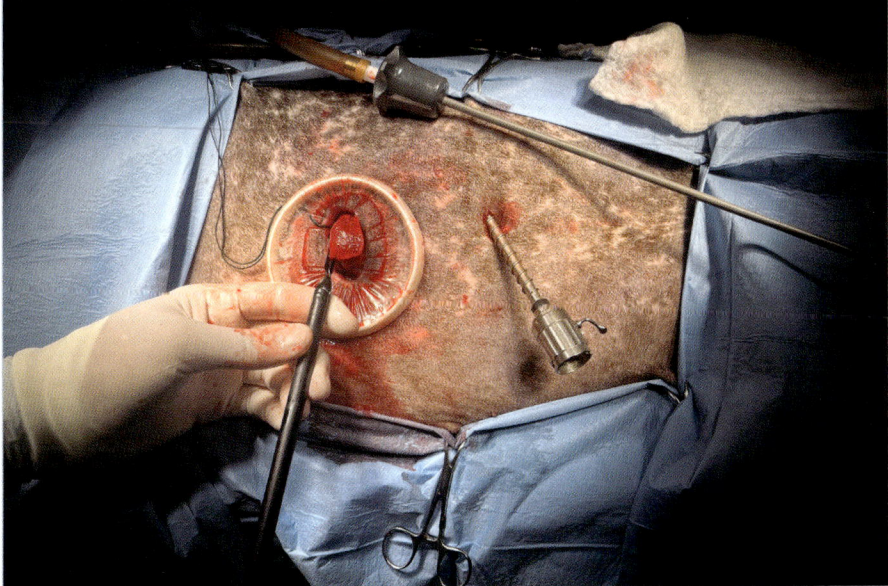

Fig. 15. Colocación de un protector de heridas en la minitoracotomía.

Se introduce una pinza de agarre para sujetar el margen del lóbulo pulmonar con el fin de exteriorizarlo y reseccionarlo (fig. 16).

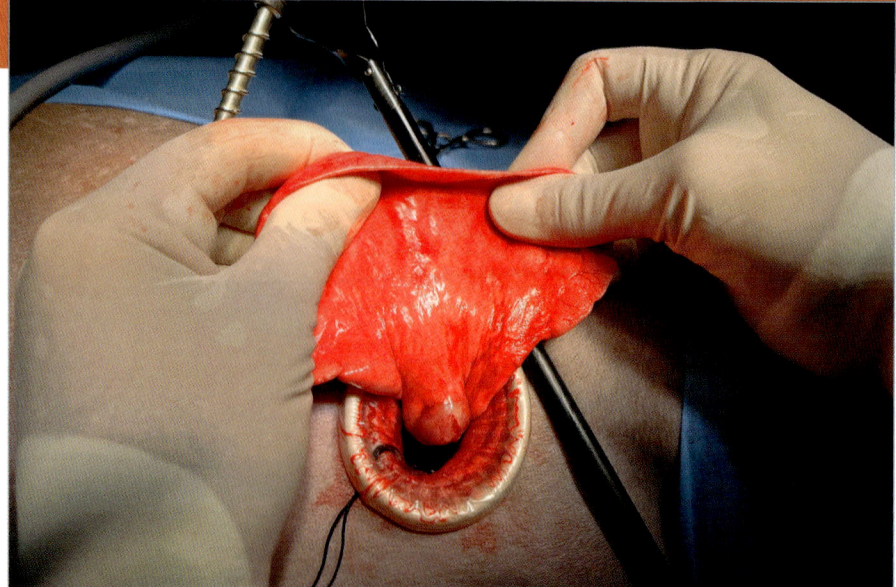

Fig. 16. Exteriorización a través de la minitoracotomía de un lóbulo pulmonar afectado por una masa.

La extirpación se puede realizar según la técnica tradicional o con el uso de suturas mecánicas que reducen significativamente el tiempo quirúrgico (figs. 17-19). El procedimiento finaliza con el reposicionamiento en la cavidad torácica de la parte residual del lóbulo, la colocación de un drenaje torácico y el cierre de las incisiones de los trocares y de la minitoracotomía.

298

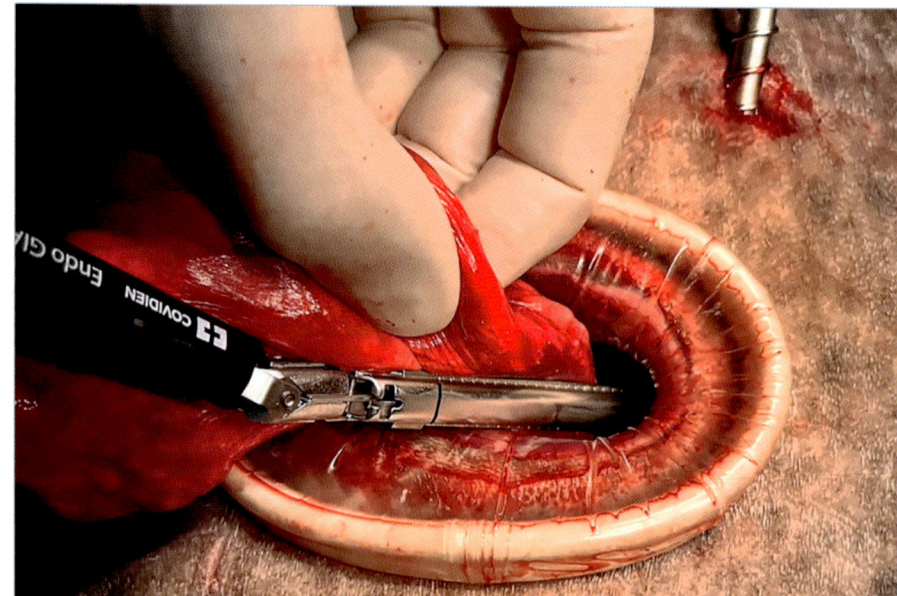

Fig. 17. Sellado y sección del parénquima pulmonar empleando una sutura mecánica.

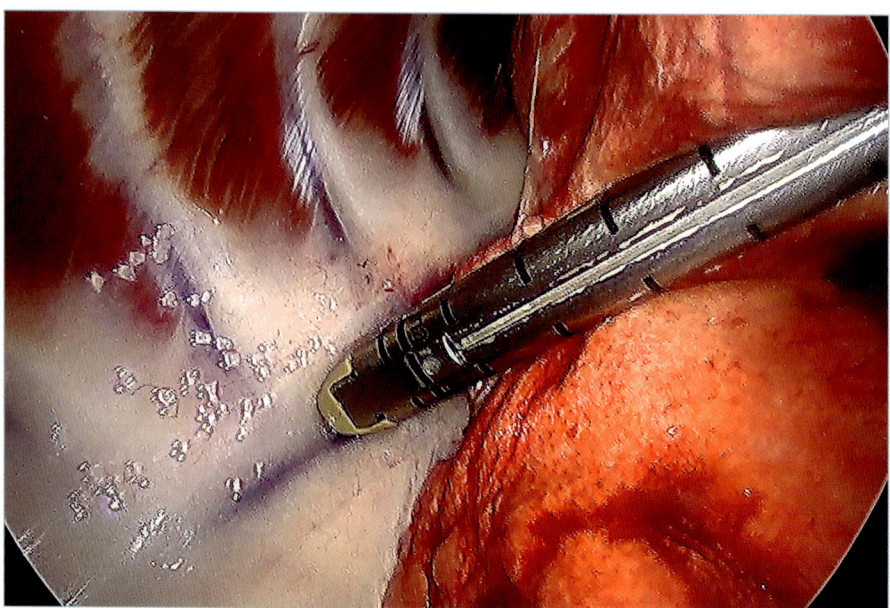

Fig. 18. Mediante visión toracoscópica se puede comprobar que el extremo de la sutura mecánica engloba todo el parénquima pulmonar, sin afectar a otras estructuras. *Imagen cortesía de Francisco Julián Pérez Duarte, Vetmi.*

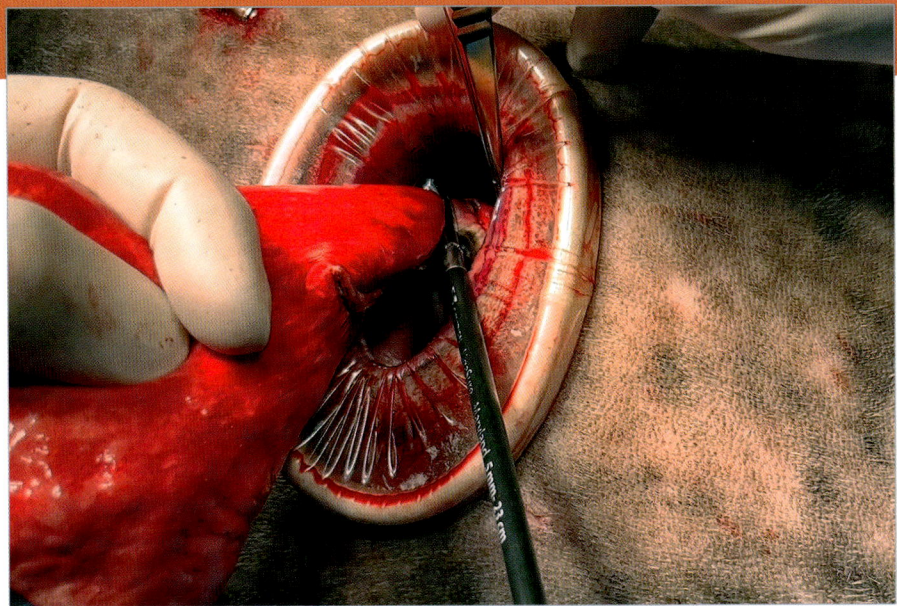

Fig. 19. En este caso fue necesario emplear clips vasculares y un sellador vascular para completar la sección del parénquima pulmonar.

Durante la intervención quirúrgica en pacientes oncológicos, es crucial obtener muestras de los linfonodos, tanto para una mejor evaluación clínica del paciente como por su importancia desde un punto de vista pronóstico, especialmente si se detecta linfadenomegalia. Las muestras se pueden obtener ya sea con una pinza de biopsia tipo cucharón o, en caso de volúmenes de muestreo más bajos, con tijeras de biopsia, biopsias con aguja *tru-cut* o agujas aspiradas.

Ver "Biopsia toracoscópica" 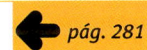 pág. 281

Posoperatorio

El posoperatorio generalmente implica una hospitalización de 2 a 3 días con un control estrecho del paciente en caso de que desarrolle un neumotórax. Por este motivo se coloca un drenaje torácico al final de la intervención y se retira después de 8 a 12 horas si no se produce pérdida de aire.

Se debe controlar el dolor posoperatorio con opioides y antiinflamatorios no esteroideos. Su eficacia es mayor si el paciente recibe analgesia local y regional con anestesia epidural preoperatoria y bloqueos intraoperatorios de los nervios intercostales.

Posibles complicaciones

Entre las complicaciones que pueden aparecer al realizar estas técnicas hay que tener presentes las siguientes:

- Hemorragias: derivadas de la realización de biopsias o por falta de sellado de los vasos sanguíneos. Su control puede llevarse a cabo mediante compresión o con una pinza bipolar. Si esto no es suficiente, se deberá considerar la conversión a cirugía a cielo abierto.

- Neumotórax: por la toma de muestras de tejido sano, la falta de cierre hermético por parte de la grapadora mecánica, el daño iatrogénico causado por los instrumentos endoscópicos o la entrada incorrecta de los trocares en la cavidad torácica. Se recomienda la aplicación de un drenaje torácico al final de la intervención, con entrada en el tórax en un lugar diferente a los trocares, y preferiblemente bajo visión endoscópica. El drenaje puede retirarse después de 8-12 horas si la cantidad de aire residual es inferior a 2-4 ml/kg/h. Si el neumotórax persiste durante 2-3 días desde la intervención, se recomienda la exploración quirúrgica del interior de la cavidad torácica del paciente.

- Hipoxia: especialmente si se opta por la ventilación unipulmonar. En este caso puede observarse hipoxia debido a la disminución del volumen tidal y a la reducción de la PaO_2, CaO_2 y $EtCO_2$.

- Metástasis: pueden desarrollarse en los puntos de entrada de los trocares, pero hasta la fecha no está claro si se debe al contacto del derrame pleural neoplásico en los puntos de inserción de los trocares o al contacto durante la extracción del tejido extirpado.

- Seroma en la sutura de las incisiones de los trocares o enfisema subcutáneo en la ubicación del drenaje torácico.

299

Enfermedades pericárdicas

Roberto Bussadori, Vincenzo Montinaro

Índice de presentación

Etiología, signos clínicos y diagnóstico

Las funciones principales del pericardio son mantener el corazón en la posición óptima, prevenir la sobredistensión, evitar la rotura de la aurícula izquierda en caso de insuficiencia mitral y contener la propagación de enfermedades infecciosas u oncológicas del espacio pleural al corazón.

El pericardio, al igual que todas las estructuras y órganos del cuerpo, puede verse afectado por diversos procesos patológicos. Las enfermedades pericárdicas pueden clasificarse en congénitas y adquiridas. Entre las primeras se encuentran la ausencia del pericardio, los defectos pericárdicos (muy raros), los quistes pericárdicos y la hernia diafragmática peritoneopericárdica. Las alteraciones adquiridas incluyen, entre otras, el derrame pericárdico idiopático, el mesotelioma pericárdico, las infecciones pericárdicas, la ruptura pericárdica y la pericarditis constrictiva.

> *Entre las pericardiopatías adquiridas, el derrame pericárdico es la más frecuente, seguido de la pericarditis constrictiva, que puede derivar del derrame pericárdico crónico. Los derrames en la cavidad pericárdica se clasifican como trasudados, exudados y derrames hemorrágicos.*

Las causas de acumulación de trasudado en la cavidad pericárdica son insuficiencia cardiaca derecha, hipoproteinemia y encarcelamiento de un lóbulo hepático en una hernia peritoneopericárdica. La presencia de exudado puede ser secundaria a una pericarditis infecciosa de origen bacteriano (heridas penetrantes, cuerpos extraños migratorios, diseminación hematógena), viral (peritonitis infecciosa felina en gatos), parasitario (toxoplasmosis) o fúngico (coccidioidomicosis en regiones endémicas). Los derrames hemorrágicos pueden deberse a trastornos de la coagulación (intoxicación por dicumarol), a la ruptura de la aurícula izquierda por insuficiencia mitral crónica o, con mayor frecuencia, por neoplasias (hemangiosarcoma, mesotelioma y quimiodectoma), o a causas idiopáticas.

La presencia de un exceso de líquido en el espacio pericárdico causa alteraciones en la funcionalidad cardiaca que varían según el tiempo de acumulación del derrame. Los acúmulos rápidos, como los derrames hemorrágicos, producen un síndrome de taponamiento cardiaco, caracterizado por una presión intrapericárdica mayor que la presión en la aurícula derecha, lo que da como resultado una disminución del gasto cardiaco y un colapso cardiocirculatorio. Por el contrario, una acumulación de líquido lenta y progresiva provoca una adaptación anatómica del pericardio fibroso que permite aumentar la capacidad del espacio pericárdico sin llegar tan rápido al taponamiento cardiaco. Desde el punto de vista fisiológico, a través de mecanismos neurohumorales, en estos casos se produce una disminución del volumen circulante y un aumento de la presión diastólica, lo que permite que la aurícula derecha se llene a pesar del aumento de la presión intrapericárdica. No obstante, incluso en el caso de acumulación lenta, la evolución sigue siendo el taponamiento cardiaco, precedido por signos de insuficiencia cardiaca derecha (distensión yugular, ascitis, edema periférico, derrame pleural). Los signos clínicos del taponamiento cardiaco incluyen dilatación de las venas sistémicas, atenuación de los sonidos cardiacos, hepatomegalia, ascitis, derrame pleural y congestión venosa que puede llevar al desmayo y la muerte del paciente.

El diagnóstico a menudo se realiza clínicamente y se puede apoyar en la radiografía de tórax en proyecciones múltiples para evidenciar la cardiomegalia. El diagnóstico definitivo se realiza a través de la ecocardiografía (fig. 1), asociada o no con un electrocardiograma. El signo ecográfico más sensible y específico es el colapso de la aurícula derecha. Además, la ecografía es muy útil para la estabilización del paciente, ya que permite realizar una pericardiocentesis con el objetivo de descomprimir el corazón y recolectar una muestra del derrame para llevar a cabo un análisis citológico y bacteriológico y, eventualmente, una PCR.

> *El signo ecocardiográfico típico de taponamiento cardiaco es el colapso auricular derecho. El colapso ventricular ocurre mucho más tarde.*

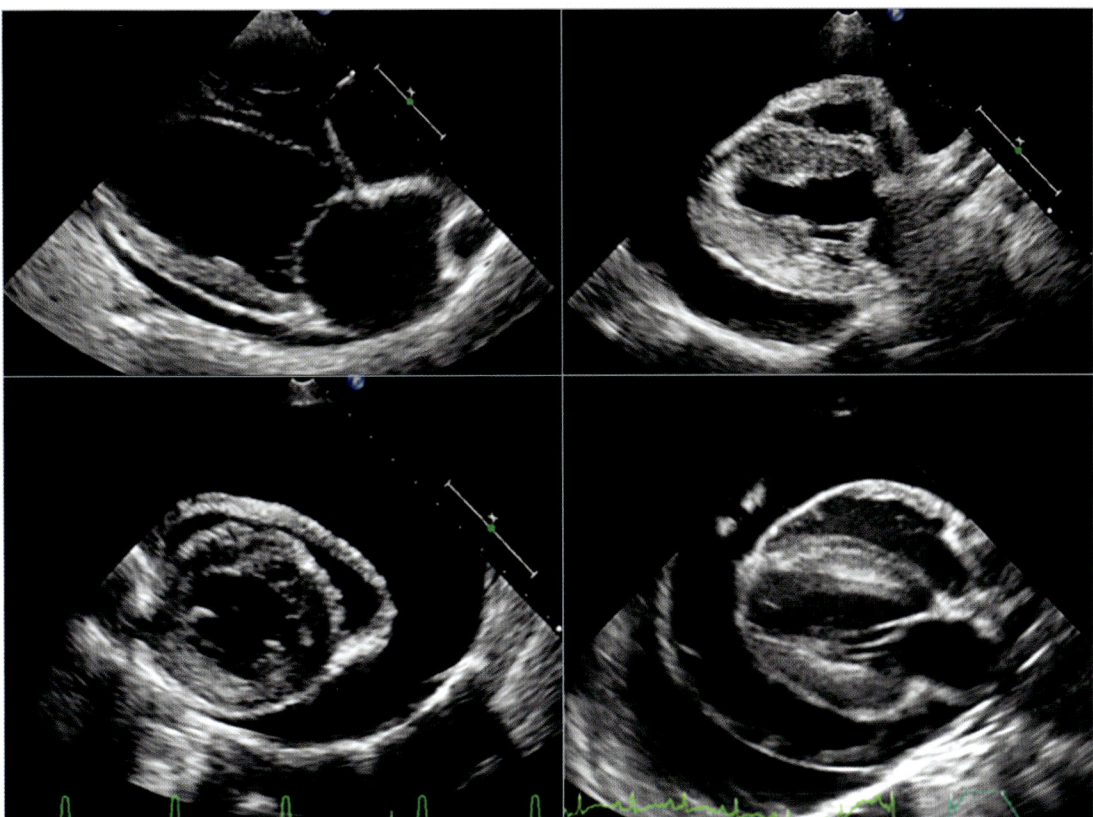

Fig. 1. Ecografías que muestran derrame pericárdico y colapso auricular derecho.

Recuerdo anatómico

El pericardio es una envoltura que rodea al corazón y a la base de los grandes vasos, y consta de dos partes: el pericardio fibroso y el pericardio seroso. El primero se continúa dorsalmente con la túnica adventicia de los grandes vasos y está parcialmente cubierto por la pleura pericárdica mediastínica, a la cual está unido por tejido conjuntivo laxo, lo que hace que ambas estructuras puedan separarse. El segundo está compuesto por dos hojas, una invaginada (hoja visceral, también conocida como epicardio), en contacto directo con el miocardio, y otra no invaginada (hoja parietal), íntimamente unida al pericardio fibroso y de la cual no puede separarse.

El ápice caudoventral del pericardio fibroso se fija ventralmente a la zona muscular del diafragma mediante el ligamento esternopericárdico. El pericardio está vascularizado por dos ramas de la arteria pericárdica, originada en la arteria torácica interna, que discurren caudoventralmente a través de la cara ventrolateral del saco pericárdico. Las arterias pericardiofrénicas, que también se originan en la arteria torácica interna, discurren paralelas al nervio frénico y vascularizan la parte dorsolateral del pericardio. Entre las dos capas del pericardio seroso se encuentra la cavidad pericárdica, que contiene de 0,3 a 1 ml de líquido que permite el deslizamiento de ambas capas durante los latidos cardiacos.

Tratamiento

El tratamiento de elección del derrame pericárdico es la pericardiectomía mediante cirugía; la pericardiocentesis percutánea puede emplearse como una terapia paliativa en casos de derrame pericárdico crónico. Por supuesto, en casos de derrame neoplásico, como en el hemangiosarcoma, incluso la pericardiectomía es paliativa, mientras que es curativa en casos de derrame idiopático. Otra opción que se puede considerar en derrames neoplásicos no hemorrágicos es la pericardiotomía percutánea con balón.

Ventana pericárdica y resección del pericardio

Dificultad técnica

La apertura de una ventana pericárdica permite la eliminación de una porción de pericardio de 3-5×3-5 cm. Está indicada en caso de derrames pericárdicos neoplásicos o idiopáticos. Es una técnica más fácil de realizar que la pericardiectomía subtotal debido a que el riesgo de dañar el nervio frénico es menor. Sin embargo, la porción de pericardio eliminada puede no ser suficiente para resolver los signos clínicos asociados al taponamiento cardiaco en caso de derrame pericárdico idiopático. Además, proporciona una menor porción de pericardio para el examen histopatológico y no permite una exploración completa del epicardio, en comparación con la pericardiectomía subtotal.

> *La ventana pericárdica realizada para tratar el taponamiento cardiaco ofrece las mismas ventajas que tiene una pericardiectomía subtotal, pero, además, es una técnica más sencilla y menos invasiva.*

Aspectos quirúrgicos generales

Preparación del paciente

Es preferible realizar la ventana pericárdica con el paciente en decúbito dorsal, aunque también se puede llevar a cabo con el animal en decúbito lateral derecho o izquierdo. Cabe destacar que el decúbito lateral derecho permite una mejor visualización de la base cardiaca y la aurícula derecha cuando se va a resecar una neoplasia auricular.

Si el paciente se coloca en decúbito dorsal, tanto el hemitórax derecho como el izquierdo deben rasurarse desde el esternón hasta el tercio dorsal de la caja torácica. El rasurado debe extenderse también hacia el abdomen craneal.

Si se opta por el decúbito lateral, todo el hemitórax correspondiente se rasura desde la espina escapular hasta la porción craneal del abdomen y desde el borde dorsal de la escápula hasta el esternón.

Posicionamiento del paciente y de los equipos

En el acceso quirúrgico con el animal en decúbito dorsal, la parte caudal del paciente se coloca en el borde posterior de la mesa. Este acceso puede ser bilateral o unilateral. Para el primero, el monitor se coloca en la parte craneal del paciente, mientras que el cirujano se sitúa en uno de los dos lados de la mesa quirúrgica. El ayudante, por lo tanto, mantendrá la óptica en una posición laterocaudal opuesta a la del cirujano (fig. 2a). Para el segundo, el cirujano y el ayudante se sitúan uno al lado del otro en el lado derecho del paciente, con el monitor en el lado opuesto (fig. 2b). El circuito de anestesia y los anestesistas se colocan en la parte craneal del paciente.

Colocación de los trocares

La ventana pericárdica puede realizarse a través de trocares colocados en el lado izquierdo o derecho del paciente en decúbito dorsal. Alternativamente, también se ha descrito la técnica por un solo puerto situado en el lado derecho.

Para el acceso bilateral, el trocar de la óptica (T1) se coloca en posición subxifoidea (caudal y dorsalmente a la apófisis xifoides) o en posición paraxifoidea (entre la apófisis xifoides y la última unión esternocostal). Se insertan otros dos trocares en el tercio ventral de los espacios intercostales 6-9 en el lado izquierdo (T2) y derecho (T3). Si es necesario, se puede colocar un cuarto trocar (T4) en el tercio ventral del espacio intercostal 4-7 izquierdo o derecho, para la unidad de irrigación/aspiración (fig. 3a).

Para el acceso unilateral derecho, T1 se coloca como en el acceso bilateral. T2 se inserta en el tercio ventral del espacio intercostal 7-9, mientras que T3 se coloca en el tercio ventral del espacio intercostal 4-6, en el hemitórax derecho (fig. 3b).

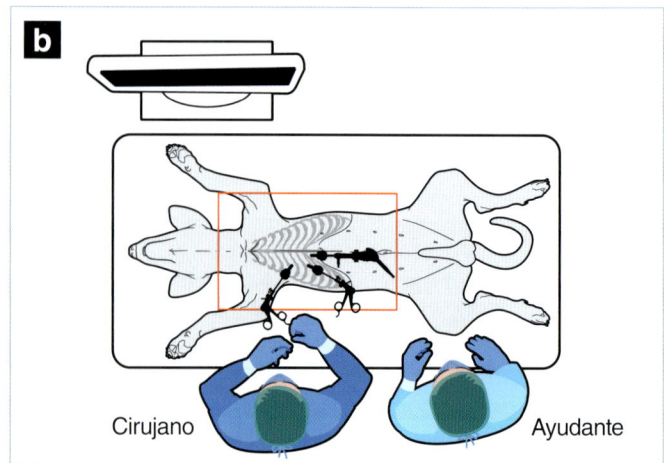

Fig. 2. Posicionamiento de los equipos para la ventana pericárdica con el paciente en decúbito dorsal. Acceso bilateral (a). Acceso unilateral (b).

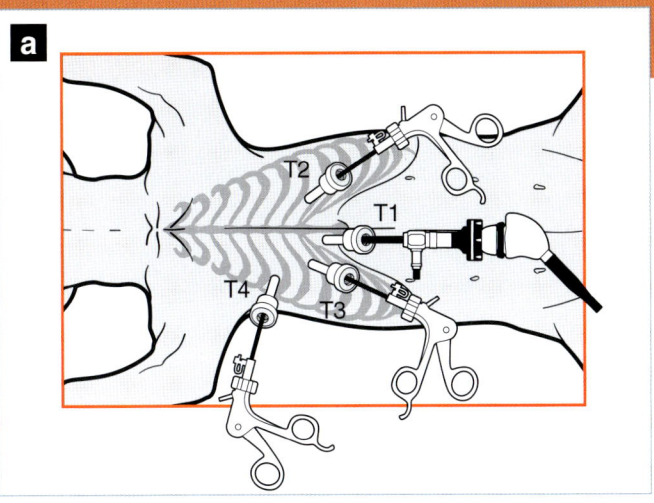

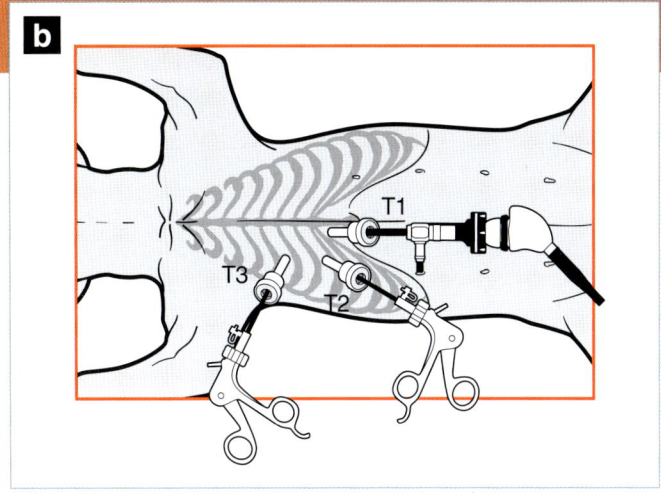

Fig. 3. Colocación de los trocares para la ventana pericárdica con el paciente en decúbito dorsal. Acceso bilateral (a). Acceso unilateral derecho (b).

Ver vídeo 1
Ventana pericárdica,
acceso bilateral

Ver vídeo 2
Ventana pericárdica,
acceso unilateral derecho

Técnica quirúrgica

Para aumentar el espacio de trabajo, los autores recomiendan colocar los trocares a una distancia adecuada del corazón y crear un neumotórax o realizar una intubación bronquial selectiva y ventilación unipulmonar. Después de establecer los puertos, se agarra el pericardio ventralmente al nervio frénico y se realiza una incisión lateral con unas tijeras, evitando dañar el nervio y el pulmón. Luego, a la vez que se ejerce tracción sobre el pericardio, se continúa la disección con las tijeras o con un termosellador vascular bipolar (fig. 4).

Al finalizar, se puede levantar con una pinza el borde de la ventana pericárdica y realizar una pericardioscopia para detectar posibles masas tumorales (fig. 5).

Después de realizar la ventana pericárdica, se eleva el borde craneal de esta con una pinza de agarre y, después de identificar los nervios frénicos derecho e izquierdo para no dañarlos, se realiza una incisión hacia la base del corazón con las tijeras o con el termosellador vascular bipolar. Se realizan tres incisiones con un ángulo de 120° entre ellas para ampliar la fenestración y evitar la recidiva del taponamiento cardiaco por el cierre de la ventana pericárdica.

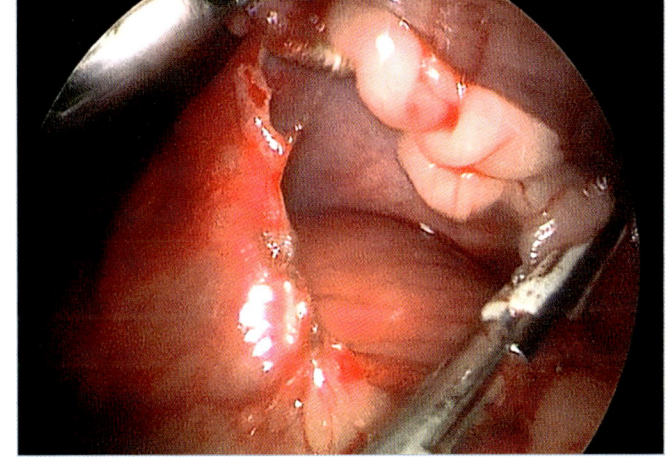

Fig. 4. Realización de una ventana pericárdica con un sellador vascular.

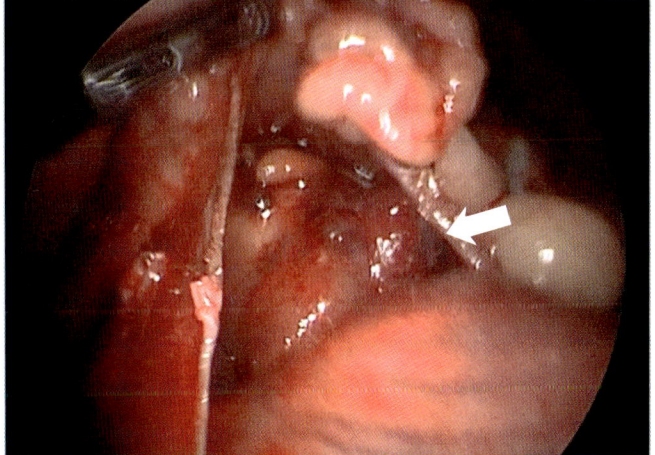

Fig. 5. Detección de una masa cardiaca (flecha blanca) al elevar el borde de la ventana pericárdica.

Ver vídeo 3
Resección pericárdica

Ver vídeo 4
Pericardiectomía

303

Pericardiectomía subtotal

Dificultad técnica

La pericardiectomía subtotal o subfrénica consiste en la resección de todo el pericardio a 1-2 cm ventralmente a los nervios frénicos. Está técnica está indicada en casos de derrame pericárdico idiopático o neoplásico, y se considera el tratamiento de elección de la pericarditis constrictiva. El procedimiento es más complicado de realizar que la creación de una ventana pericárdica debido a que el riesgo de lesionar el nervio frénico es mayor (fig. 6), pero permite tomar una muestra más grande del pericardio, lo que mejora la precisión diagnóstica del estudio histopatológico. Además, permite la exploración completa del epicardio para identificar posibles lesiones.

La pericardiectomía subtotal puede realizarse con un abordaje unilateral derecho o bilateral, con el paciente en decúbito dorsal. El posicionamiento de los trocares es el mismo que el que se utiliza para la ventana pericárdica.

El mediastino ventral se secciona para mejorar la visualización; para ello, los autores recomiendan emplear un dispositivo bipolar para reducir el sangrado (fig. 7). A continuación, utilizando una pinza de agarre, se sujeta el pericardio sobre el ápice cardiaco y se realiza una incisión con unas tijeras por debajo de cada nervio frénico (fig. 8). Por último, se extrae el pericardio resecado del paciente dentro de una bolsa de extracción.

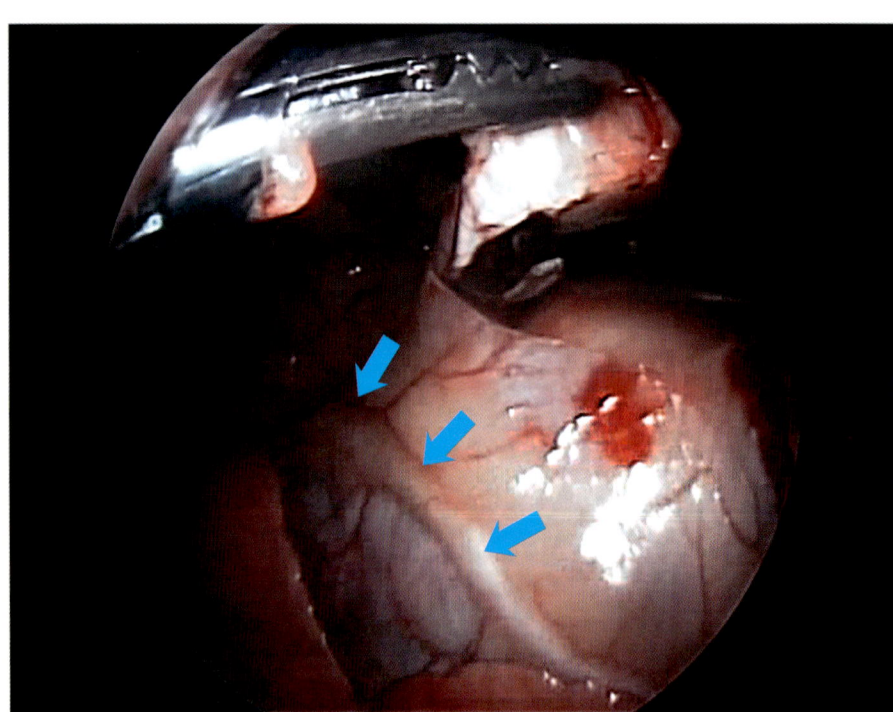

Fig. 6. Durante la pericardiectomía subtotal se debe localizar e identificar en todo momento los nervios frénicos (flechas azules) de ambos lados para no lesionarlos durante la resección del pericardio. *Imagen cortesía de Francisco Julián Pérez Duarte, Vetmi.*

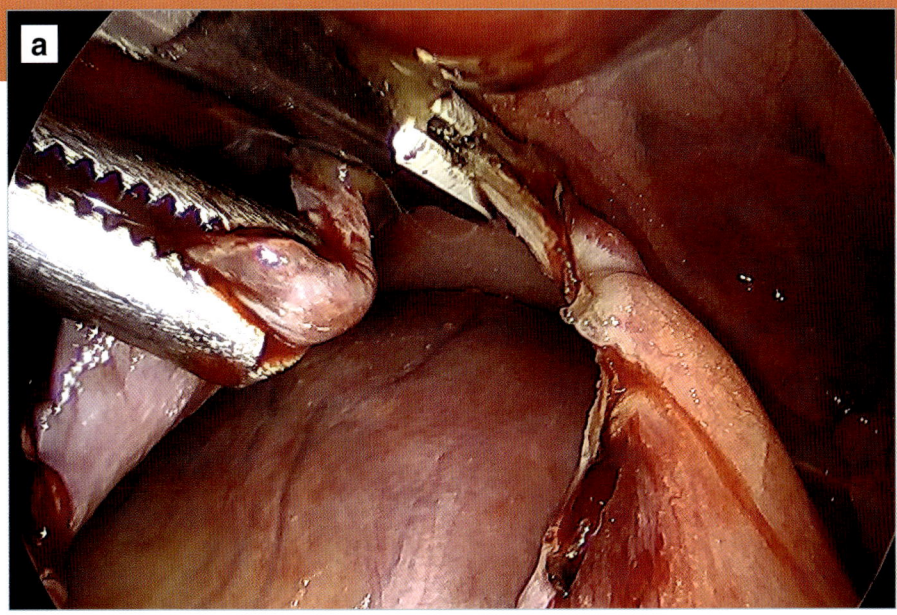

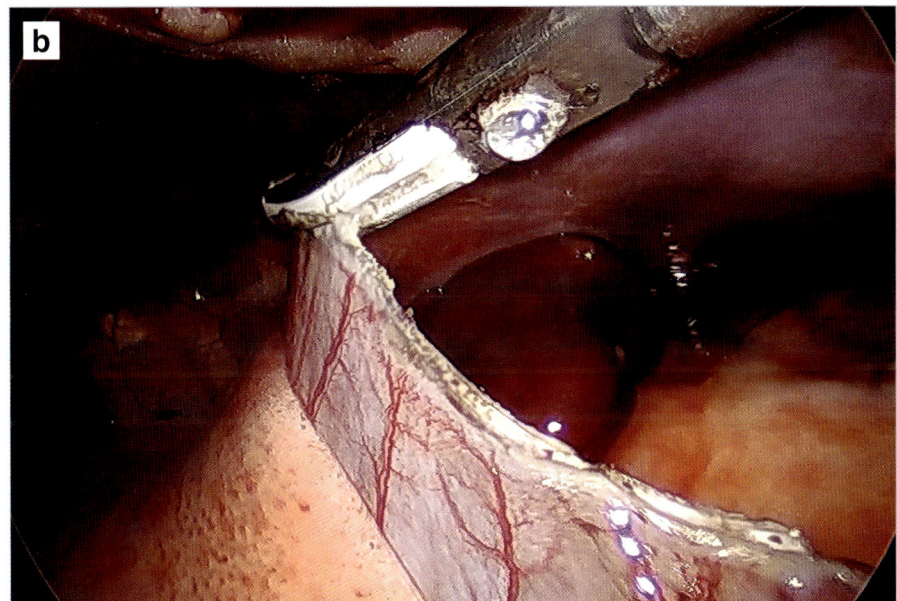

305

Fig. 7. Resección del pericardio por debajo de los nervios frénicos. *Imagen cortesía de Francisco Julián Pérez Duarte, Vetmi.*

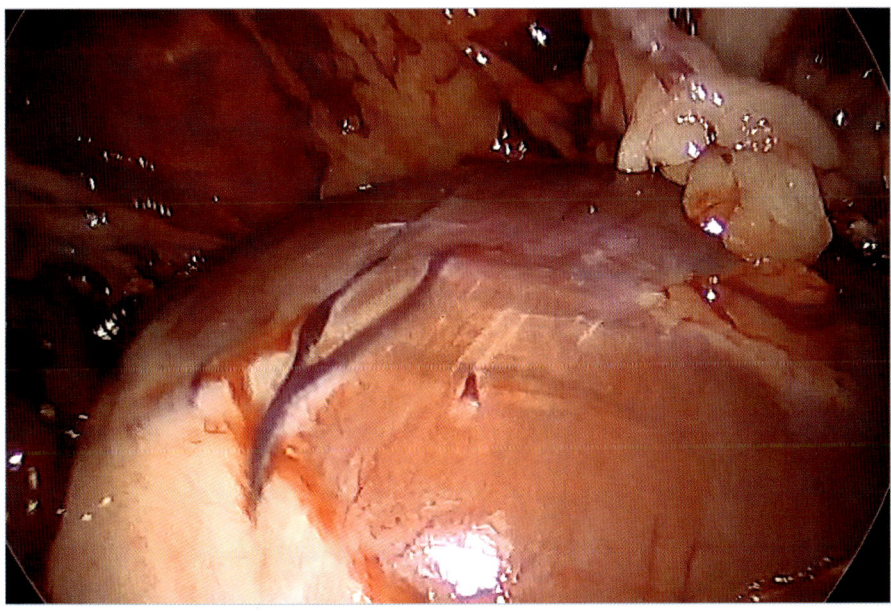

Fig. 8. Aspecto del corazón desprovisto del pericardio. *Imagen cortesía de Francisco Julián Pérez Duarte, Vetmi.*

Abordaje paraxifoideo mínimamente invasivo

Dificultad técnica					

Los autores proponen un abordaje paraxifoideo mínimamente invasivo si no se puede continuar con la técnica toracoscópica y como alternativa a la conversión a una toracotomía tradicional. El paciente se coloca en decúbito dorsal como en el abordaje toracoscópico descrito anteriormente; la depilación y la preparación del campo quirúrgico son también las mismas que en el abordaje dorsal.

Se palpa la apófisis xifoides y el borde caudal de la duodécima costilla en su unión al esternón. Se extiende ligeramente la incisión cutánea, subcutánea y muscular realizada previamente para la colocación de T1 en posición paraxifoidea.

Se colocan dos separadores autoestáticos de Gelpi en ambos extremos de la incisión para mantener contacto visual con la superficie ventral del pericardio (fig. 9). Con el uso de una pinza de agarre, se levanta y tracciona suavemente del pericardio hacia fuera (fig. 10) y, a continuación, con la ayuda de un instrumento de coagulación y corte bipolar, se realiza una fenestración pericárdica (fig. 11). Posteriormente, se retiran los dos separadores de Gelpi, y se realiza una inspección toracoscópica a través de la incisión pericárdica sin introducir ningún trocar. El defecto se sutura en capas de forma rutinaria (fig. 12).

> *El abordaje paraxifoideo ofrece una alternativa a la toracotomía tradicional.*

Ver vídeo 5
Abordaje paraxifoideo mininvasivo

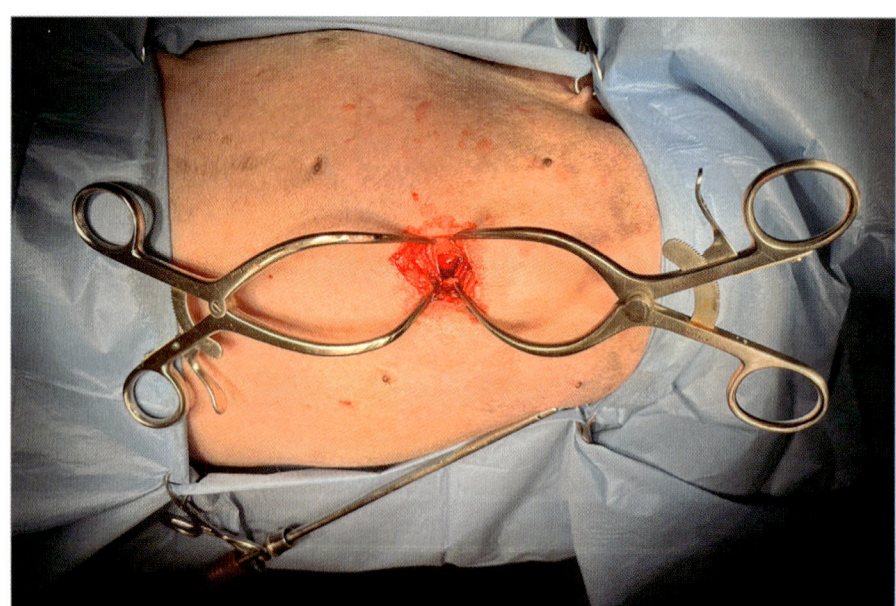

Fig. 9. Tras ampliar un poco la incisión cutánea de T1 y disecar los planos musculares, se colocan dos separadores autoestáticos de tipo Gelpi.

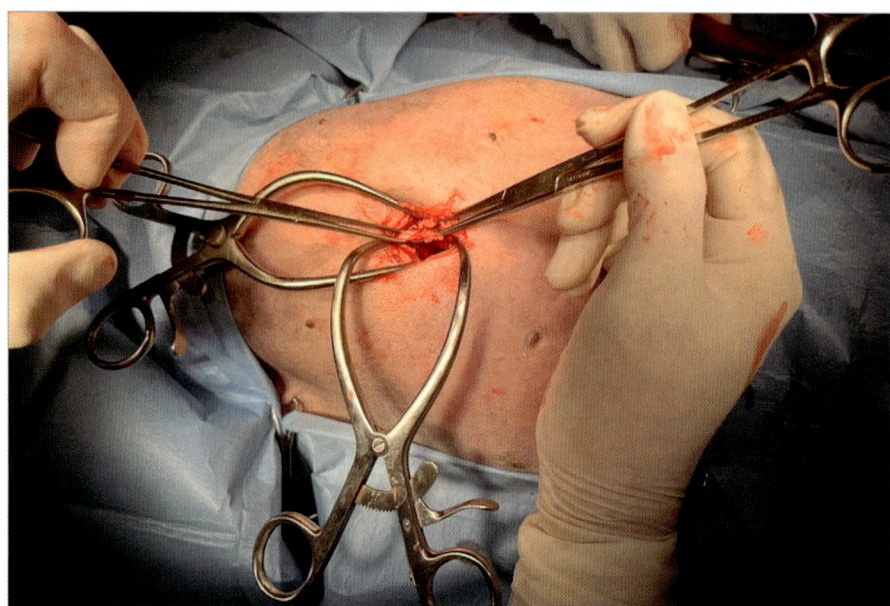

Fig. 10. El pericardio se agarra con una pinza potente (tipo Kocher) y se tracciona de él con suavidad hacia el exterior.

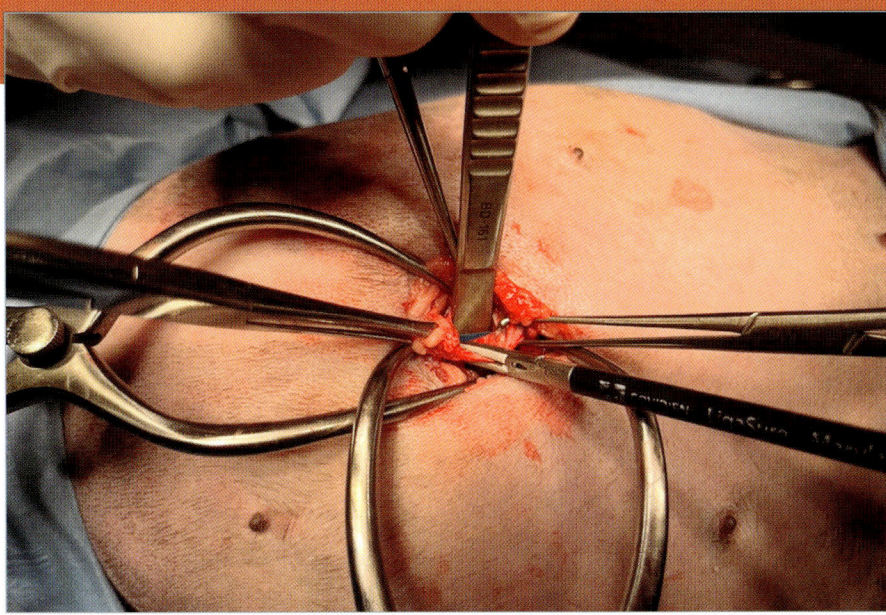

Fig. 11. La pericardiectomía se realiza con un instrumento de sellado vascular bipolar.

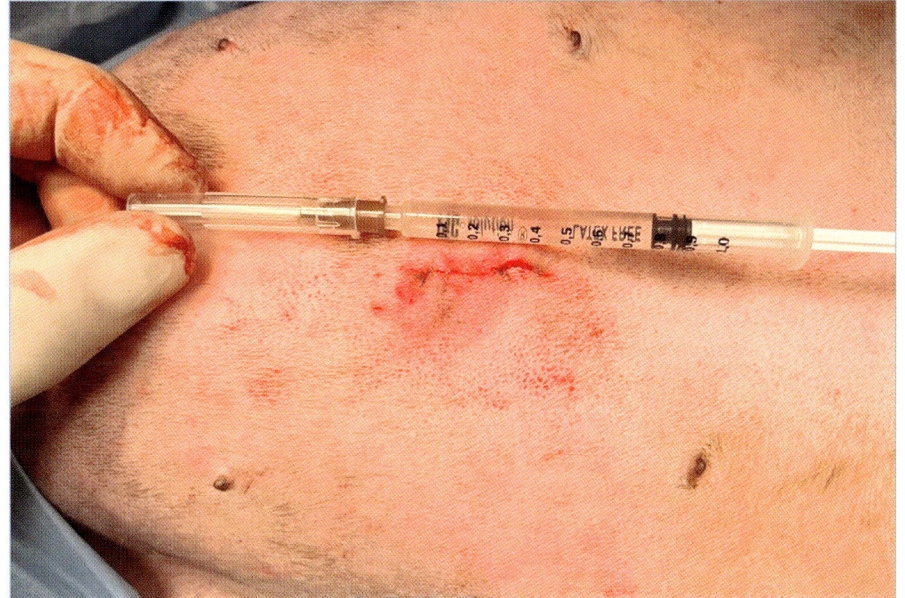

Fig. 12. La minitoracotomía se cierra de forma rutinaria por planos. En la imagen se puede apreciar el resultado del pequeño abordaje realizado.

Pericardiocentesis percutánea

La pericardiocentesis percutánea se ha descrito en pacientes humanos y caninos como tratamiento paliativo para el taponamiento cardiaco.

Después de inducir la anestesia general, bajo imagen fluoroscópica, se introduce un catéter con balón de 20 mm de diámetro a través del espacio intercostal 5. El balón se llena con medio de contraste y solución salina isotónica. Luego, bajo visión fluoroscópica y ecográfica, con la ayuda de una sonda transesofágica, se posiciona el balón en el pericardio y se infla tres veces consecutivas.

El procedimiento concluye una vez que se verifica que el líquido presente en el pericardio ha drenado hacia la cavidad pleural.

Ver vídeo 6
Pericardiocentesis percutánea

Posoperatorio

Como en todos los procedimientos quirúrgicos torácicos, en el posoperatorio inmediato es necesario realizar radiografías del tórax en las tres proyecciones para descartar la presencia de acumulación de líquido o gas. Además, es importante evaluar que el drenaje torácico se ha colocado correctamente. Los autores recomiendan el uso de drenajes torácicos de pequeño tamaño para evitar el dolor asociado a drenajes más grandes (fig. 13). La frecuencia de las aspiraciones a través del drenaje puede ajustarse según los hallazgos clínicos y radiográficos que se vayan registrando. Cabe resaltar que debe aspirarse en cualquier momento que la frecuencia respiratoria en reposo del paciente aumente. El drenaje se dejará en su lugar durante el tiempo necesario y se retirará solo cuando se observe una producción mínima o nula de aire o líquido. Según la experiencia de los autores, en ausencia de complicaciones anestésicas o quirúrgicas, el drenaje suele poder retirarse a las 12-24 horas después de la intervención.

Aunque el procedimiento toracoscópico está asociado a menos dolor, se recomienda establecer un tratamiento analgésico posquirúrgico para evitar complicaciones como la hipoventilación y la hipoxia. En la experiencia de los autores, los bloqueos anestésicos locales preoperatorios combinados con la administración de un anestésico local a través del drenaje torácico y un fármaco antiinflamatorio no esteroideo son una buena técnica para el control del dolor.

Generalmente, puede darse el alta al paciente entre 30 y 40 horas después de la intervención, si no hay complicaciones posoperatorias. Los tratamientos posteriores al alta suelen consistir en la administración de un fármaco antiinflamatorio no esteroideo.

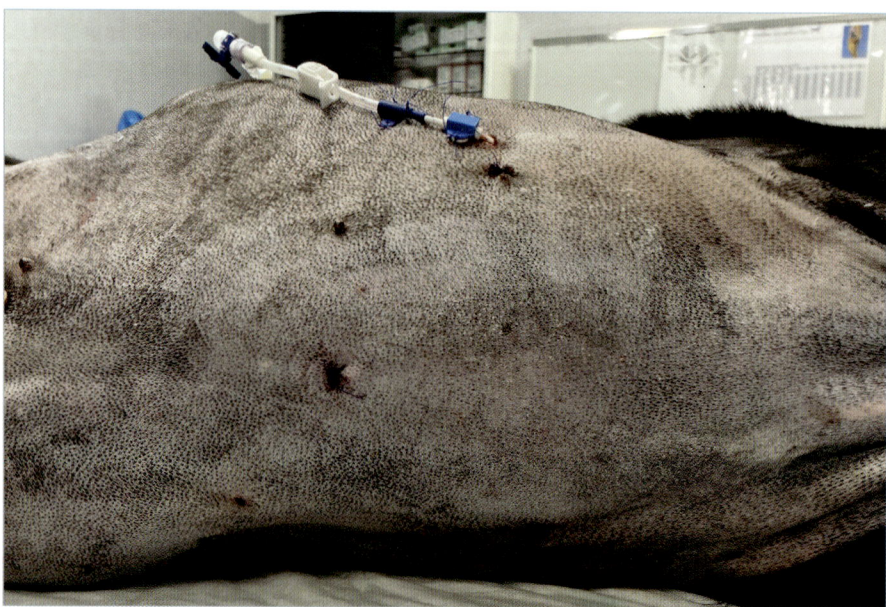

Fig. 13. Drenaje pleural después de su colocación bajo control toracoscópico y de su fijación a la piel del paciente.

Posibles complicaciones

Las complicaciones se pueden clasificar según el momento de aparición.

- Dificultad para visualizar el pericardio: es la primera complicación que puede presentarse y que normalmente se debe a la conformación del perro (según la experiencia de los autores, es más frecuente en los perros braquicéfalos de pequeño tamaño). También, cuando el pericardio es muy grande y ocupa mucho espacio en la cavidad torácica, se reduce su visualización. Para minimizar esta complicación, los autores recomiendan realizar una ecocardiografía el día de la intervención y llevar a cabo una pericardiocentesis para evacuar el contenido del saco pericárdico. Esto también reduce el riesgo anestésico intraquirúrgico.

- Sangrado: puede deberse a lesiones en los vasos intercostales durante la colocación de los trocares. Para resolverlo, se puede cauterizar el vaso sangrante con un instrumento bipolar. Como alternativa, se puede taponar el vaso durante 3-5 minutos mediante torundas pequeñas manejadas con pinzas. En los sitios de biopsias pleurales, mediastínicas y linfáticas también puede ocurrir un sangrado, por lo general, autolimitado. Sin embargo, la penetración accidental en el corazón o en los grandes vasos podría causar un sangrado importante que requerirá la conversión inmediata de la técnica quirúrgica a través de una toracotomía o esternotomía, según la ubicación de la lesión.

- Espacio de trabajo estrecho e inadecuado: se puede presentar en los pacientes pequeños con una caja torácica plana, típica de los braquicéfalos. Aunque, a veces, esta circunstancia requiere la conversión a cirugía convencional a cielo abierto, los autores prefieren usar una técnica mínimamente invasiva como la pericardiectomía paraxifoidea (ver vídeo 2). Otra técnica para mejorar la visualización intratorácica es realizar la ventilación selectiva de un solo pulmón.

- Falta de movilidad de los instrumentos: se puede minimizar, en algunos pacientes, mediante la eliminación de los puertos e introduciendo directamente los instrumentos a través de las heridas, empleando trocares de silicona o bien instrumental con el extremo flexible.

- Manipulación difícil del pericardio: en algunos casos puede presentar cierta dificultad debido a su superficie lisa y gruesa. Si el pericardio está muy distendido, se puede pasar una sutura transcutánea para sujetarlo y facilitar su apertura con tijeras en el punto de mayor tracción.

- Falta de visualización del nervio frénico: puede ocurrir cuando el pericardio está muy engrosado. En este caso, se debe prestar mucha atención en la parte dorsal del corazón, aunque la lesión unilateral del nervio no debería causar ninguna afectación grave de la función respiratoria.

- Fibrilación ventricular: recientemente se han descrito casos de muerte intraoperatoria por este motivo.

- Los autores recomiendan tener cuidado con el uso de instrumentos de radiofrecuencia por el calor que irradian. Se sugiere una distancia mínima de 1 cm entre el pericardio y el epicardio durante la pericardiectomía. El uso de instrumentos ultrasónicos puede ser más seguro.

- Neumotórax: se puede producir por la lesión accidental del pulmón durante la técnica quirúrgica o por un barotrauma en caso de pleuritis crónica. El tratamiento depende de la causa desencadenante. En la mayoría de los casos, una terapia conservadora mediante drenaje torácico suele ser efectiva.

- Metástasis: hasta ahora y en conocimiento de los autores, no se han descrito metástasis en el sitio de inserción de los trocares después de la pericardiectomía, pero puede ser una posibilidad en el caso de un tumor pericárdico. Por esta razón, el uso de una bolsa de recuperación para extraer cualquier tejido es útil para evitar esta complicación.

Ver vídeo 7
Pericardiectomía con ventilación unipulmonar

Ver vídeo 8
Neoplasia de pericardio

Cuarto arco aórtico derecho persistente

Francisco Julián Pérez Duarte,
Jorge Gutiérrez del Sol,
Miguel Ángel Sánchez Hurtado,
Isabel Rodríguez Piñeiro

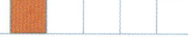
Índice de presentación

Etiología, signos clínicos y diagnóstico

El cuarto arco aórtico derecho persistente (AADP) es una alteración congénita de los grandes vasos torácicos, la cuarta malformación cardiovascular más frecuente en la especie canina, después del conducto arterioso persistente, la estenosis pulmonar y la estenosis aórtica. Su característica principal es la formación de un ligamento arterioso (anillo vascular) alrededor del esófago, lo que provoca una estenosis esofágica cranealmente a la base del corazón y, por tanto, la retención de alimento sólido y la dilatación del esófago craneal.

> *Existen varios tipos de anillos vasculares, de los cuales el más habitual es el cuarto arco aórtico derecho persistente.*

Durante el desarrollo embrionario, seis pares de arcos aórticos rodean el esófago y la tráquea. El desarrollo y la regresión selectiva de estos arcos forma la vascularización adulta. En circunstancias normales, el cuarto arco aórtico derecho origina la arteria subclavia derecha, mientras que el cuarto arco aórtico izquierdo contribuye al desarrollo de la aorta por el lado izquierdo. Además, la aorta está comunicada con la arteria pulmonar mediante el conducto arterioso, lo que evita la circulación pulmonar fetal. Este conducto se ocluye tras el nacimiento y da lugar al ligamento arterioso.

Sin embargo, durante el desarrollo fetal de un animal con AADP, el cuarto arco aórtico derecho es el que da lugar a la aorta definitiva, situada en estos casos a la derecha del esófago. Así, tras el nacimiento, el esófago queda comprimido entre el ligamento arterioso dorsalmente, la aorta por la derecha y la arteria pulmonar y la base del corazón ventralmente y por la izquierda. Esta estenosis esofágica limita el paso del bolo alimenticio durante la deglución hacia el estómago, lo cual produce una dilatación esofágica craneal. Desde el punto de vista quirúrgico, las estructuras anatómicas más relevantes que el cirujano debe tener en cuenta son el esófago, el nervio vago, el ligamento arterioso, la aorta, la arteria subclavia y el nervio frénico (fig. 1).

 > *Es frecuente que el cuarto arco aórtico derecho persistente se presente junto con otras anomalías vasculares, como la arteria subclavia aberrante.*

El signo clínico más frecuente es la regurgitación posprandial de alimentos sólidos y semisólidos, que aparece después del destete. Como consecuencia, los animales con AADP suelen presentar un retraso en el crecimiento, en comparación con el resto de la camada, a pesar de poseer un apetito voraz. En muchos casos, debido a las constantes regurgitaciones, ocurre una neumonía por aspiración que puede cursar con fiebre, tos, disnea, apatía y anorexia.

> *En la anamnesis, es importante diferenciar entre regurgitación y vómitos, porque el cuarto arco aórtico derecho persistente causa regurgitación. Si el cachorro presenta vómitos, habría que investigar otras causas.*

En el diagnóstico diferencial de esta enfermedad hay que considerar otras causas de regurgitación en el cachorro, como el megaesófago congénito, un cuerpo extraño esofágico o la disfagia cricofaríngea.

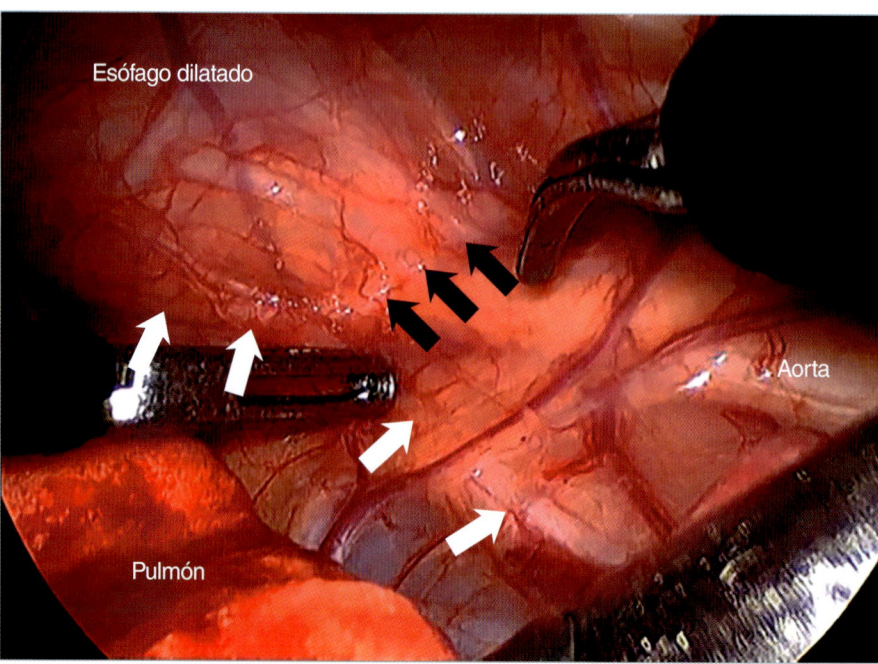

Fig. 1. Imagen toracoscópica del mediastino craneal izquierdo en un paciente con un cuarto arco aórtico derecho persistente. Se pueden visualizar el esófago dilatado, el lóbulo pulmonar craneal izquierdo, la aorta, el nervio vago (flechas blancas) y el ligamento arterioso (flechas negras).

La radiografía simple en proyección laterolateral de las regiones cervical y torácica mostrará una dilatación del esófago cranealmente a la silueta cardiaca. En ocasiones, en la proyección ventrodorsal se podrá identificar la aorta a la derecha del esófago y la desviación de la tráquea hacia la izquierda a su paso cerca del corazón. Con la radiografía de contraste, se apreciará la dilatación de la primera porción torácica del esófago hasta la base cardiaca. Sin embargo, no se puede establecer un diagnóstico definitivo basado exclusivamente en la radiografía, ya que hay otras afecciones que causan estos signos radiográficos.

La endoscopia esofágica complementa el diagnóstico y ayuda a descartar otras causas de dilatación esofágica en ese punto, como una estenosis intraluminal (fig. 2). Identificar la presencia de pulso aórtico a la derecha del esófago aumenta el índice de sospecha de AADP.

Aunque con la radiografía y la endoscopia es posible aproximar el diagnóstico, actualmente se considera imprescindible realizar también un estudio de tomografía computarizada. Con él se puede identificar el arco aórtico implicado (casi siempre el cuarto derecho) y la presencia de otros anillos vasculares concomitantes, como una arteria subclavia aberrante o un arco aórtico doble.

> *La planificación quirúrgica y la dificultad del procedimiento variarán en función del tipo y del número de malformaciones detectadas mediante tomografía computarizada.*

Tratamiento y selección de los casos

Inicialmente, mientras se lleva a cabo el diagnóstico, se debe instaurar el tratamiento conservador para la dilatación esofágica, que incluye una dieta blanda, o incluso líquida, y la alimentación con el paciente en posición erguida. En los casos más graves, puede ser necesario la colocación de una sonda de gastrostomía para asegurar la correcta nutrición del paciente y reducir el riesgo de neumonía por aspiración hasta que se resuelva el proceso.

El tratamiento definitivo del AADP es quirúrgico, ya sea a través de toracotomía o toracoscopia. La técnica quirúrgica consiste en la sección del ligamento arterioso, así como de todo el tejido fibroso circundante que pueda comprimir el esófago.

 La intervención quirúrgica no debe retrasarse en exceso, ya que a medida que el animal crece el proceso patológico tenderá a agravarse, incluso hasta provocar la dilatación irreversible del esófago y daños permanentes en su función motora.

Como en cualquier procedimiento mínimamente invasivo, la correcta selección de los casos resulta fundamental para evitar complicaciones graves. El tamaño del animal y la conformación del tórax son dos factores que determinan el espacio intratorácico disponible. Así, el abordaje toracoscópico es más difícil en los pacientes muy pequeños (por debajo de los 2-3 kg) o en aquellos con un tórax redondeado. El tipo de anomalía congénita también es importante a la hora de considerar a un paciente candidato al abordaje toracoscópico. La presencia de una arteria subclavia aberrante dificulta la operación, aunque, con una adecuada experiencia del cirujano, puede llevarse a cabo por toracoscopia. El arco aórtico doble es el único tipo de anillo vascular cuya resolución mediante toracoscopia no se ha descrito todavía.

 Si existe una arteria subclavia aberrante que cause compresión esofágica, este vaso debe ocluirse y seccionarse.

Por último, la existencia de un ligamento arterioso con un flujo sanguíneo residual también representa una dificultad añadida al abordaje toracoscópico, aunque no constituye una contraindicación absoluta.

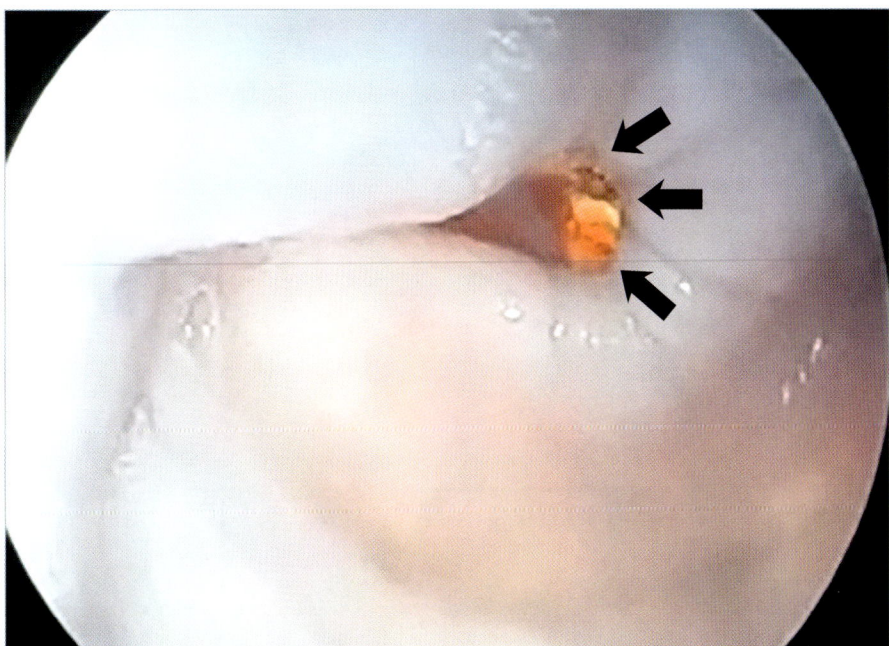

> *El diagnóstico de cuarto arco aórtico derecho persistente se fundamenta en los signos clínicos, los hallazgos de la exploración física, las radiografías tanto simples como de contraste, la endoscopia y la tomografía computarizada.*

Fig. 2. Esofagoscopia en un paciente con cuarto arco aórtico derecho persistente. Se aprecia una marcada estenosis (flechas negras) cerca de la base cardiaca debido a la compresión extraluminal que ejerce el ligamento arterioso.

Tratamiento toracoscópico del cuarto arco aórtico derecho persistente

Aspectos quirúrgicos generales

Preparación del paciente

Algunos animales pueden presentarse con una neumonía por aspiración, por lo que antes de la intervención se debe estabilizar al paciente y asegurar una función pulmonar adecuada.

 Aunque no es imprescindible, el colapso pulmonar selectivo (ventilación unipulmonar) aumentará el espacio de trabajo y mejorará la visualización del ligamento arterioso durante el procedimiento.

El depilado del tórax debe ser similar al del abordaje convencional por toracotomía izquierda, por si fuese necesario una rápida conversión a cirugía a cielo abierto. Por ello, se rasurará todo el hemitórax izquierdo, aunque el abordaje toracoscópico se realice por los espacios intercostales caudales.

Posicionamiento del paciente y de los equipos

La organización de los equipos dentro del quirófano y la disposición de los cirujanos son dos aspectos que influyen enormemente en la ergonomía del procedimiento. La torre de laparoscopia se sitúa en el lado izquierdo de la mesa, cerca de la cabeza del paciente, mientras que los cirujanos se colocan en el lado derecho o a los pies de la mesa (fig. 3). Resulta extremadamente útil controlar el procedimiento con la ayuda de esofagoscopia; la torre de endoscopia flexible se sitúa cerca de la torre de laparoscopia para que el cirujano pueda visualizar al mismo tiempo las imágenes toracoscópicas y esofagoscópicas.

El paciente se coloca en decúbito lateral derecho, con un paño pequeño enrollado debajo de la zona media del tórax para abrir los espacios intercostales y aumentar así el espacio de trabajo interno. Durante la intervención, puede ser necesario elevar la zona lumbar del paciente para mejorar la visualización de la región craneodorsal del hemitórax izquierdo, lugar donde se localiza el ligamento arterioso.

Colocación de los trocares

El trocar de la óptica (T1), de 5 mm de diámetro, se posiciona en el espacio intercostal 9, en la zona media del hemitórax izquierdo. Bajo visión directa, se colocan otros dos trocares, de 5 mm (T2) y de 3 mm (T3), en el espacio intercostal 9, dorsal y ventralmente a T1, respectivamente, para conseguir la triangulación entre la óptica y los instrumentos (fig. 4). Es importante que T2 se sitúe en la zona dorsal del tórax para que el instrumental entre de forma perpendicular al recorrido del ligamento arterioso y facilitar así su disección.

Aunque se ha descrito la colocación de los trocares en los espacios intercostales 3-5, en opinión de los autores, resulta preferible abordar el tórax desde el espacio intercostal 8 o 9 para aumentar la distancia de trabajo entre los puertos de entrada y el campo quirúrgico.

En algunas ocasiones, puede ser necesario colocar un cuarto trocar (T4), de 3 mm, en la zona ventral del espacio intercostal 8 o 9 para retraer el lóbulo craneal del pulmón izquierdo.

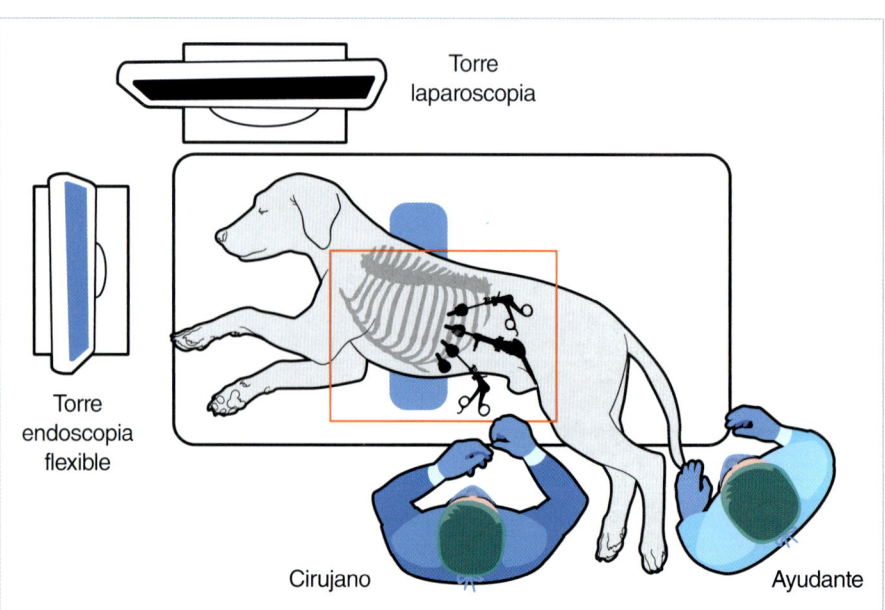

Fig. 3. Posicionamiento del paciente y de los equipos para el tratamiento toracoscópico del cuarto arco aórtico derecho persistente.

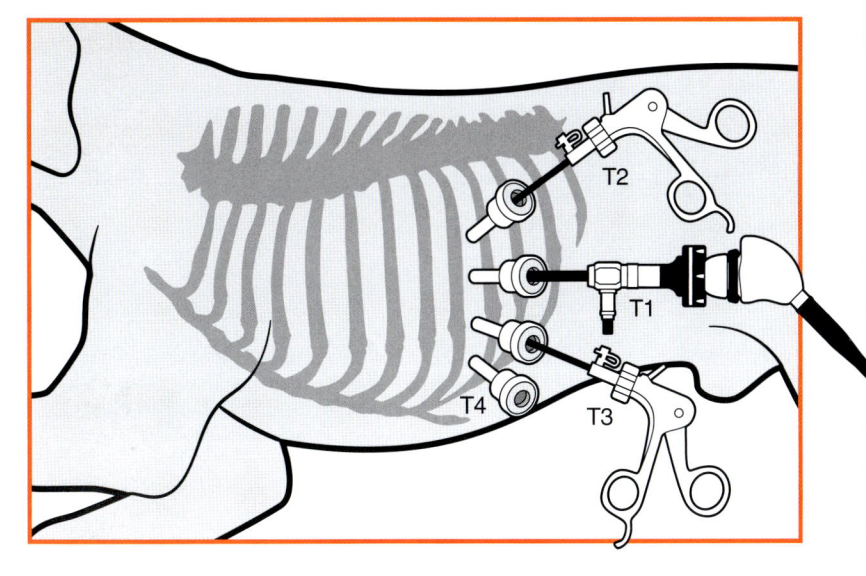

Fig. 4. Colocación de los trocares para el tratamiento toracoscópico del cuarto arco aórtico derecho persistente.

* **Al ser generalmente pacientes jóvenes, y por tanto de pequeño tamaño y con poco espacio intratorácico, se deben extremar las precauciones a la hora de introducir los trocares, por la proximidad del parénquima pulmonar (fig. 5).**

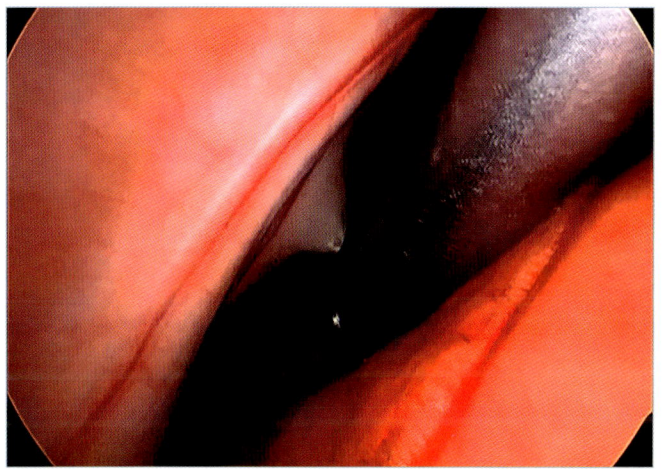

Fig. 5. Disección roma de la pared torácica para la introducción de uno de los trocares. En casos como este, en los que el espacio de trabajo es muy reducido, se puede proteger el parénquima pulmonar con una pinza para evitar lesionarlo iatrogénicamente.

Técnica quirúrgica

Dificultad técnica

Ver vídeo 1
Resolución laparoscópica de la persistencia del cuarto arco aórtico derecho

Una vez colocados todos los trocares, la intervención continúa con la exposición del campo quirúrgico, para lo cual es necesario retraer ventralmente el lóbulo pulmonar craneal izquierdo (fig. 6). Para evitar lacerar el pulmón, resulta preferible desplazarlo empujándolo con suavidad con una pinza de punta redondeada cerrada o con un palpador, en lugar de sujetarlo directamente, aunque la pinza sea atraumática. Si no se ha realizado el colapso pulmonar selectivo, generalmente será necesario mantener la retracción del lóbulo pulmonar durante toda la operación, con la pinza introducida a través de T4.

313

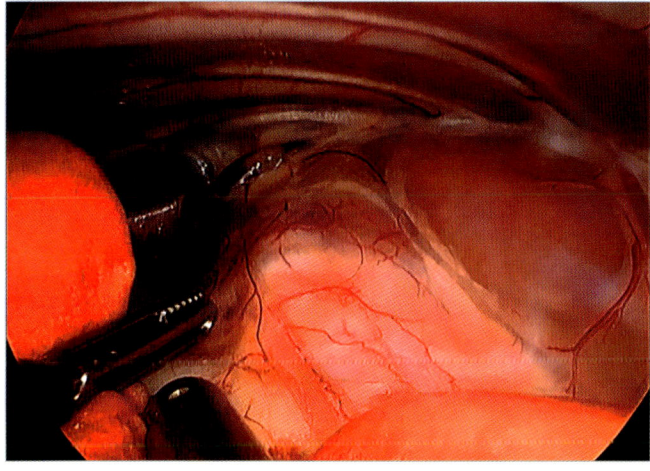

Fig. 6. Exposición del mediastino craneal retrayendo ventralmente, de forma suave y delicada, el lóbulo pulmonar craneal izquierdo.

Inicialmente el ligamento arterioso no es visible, ya que está recubierto por la pleura y por el tejido conjuntivo o la grasa. Para localizarlo con más facilidad, la esofagoscopia resulta de gran ayuda, ya que permite identificar el recorrido del esófago por transiluminación (fig. 7) y el lugar exacto de la estenosis; en este punto el esófago no se dilata con el aire, y el endoscopio (o una sonda gástrica) no puede avanzar (fig. 8). En ese lugar del mediastino, cranealmente a la base del corazón, se identifica el ligamento arterioso desplazándolo con suavidad con un palpador o con una pinza de punta roma (fig. 9).

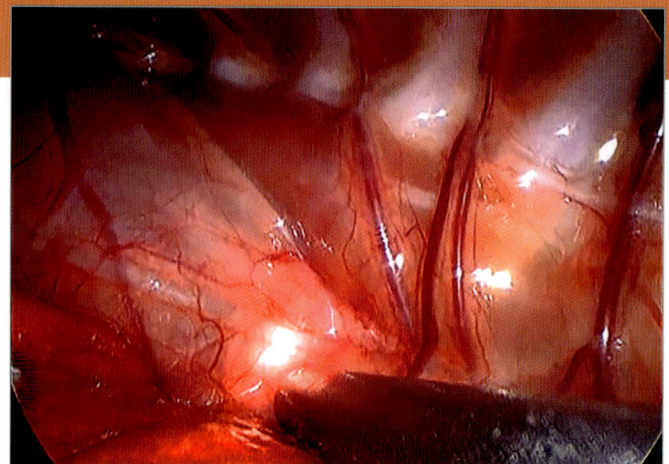

Fig. 7. Identificación del esófago gracias a la luz procedente del gastroscopio.

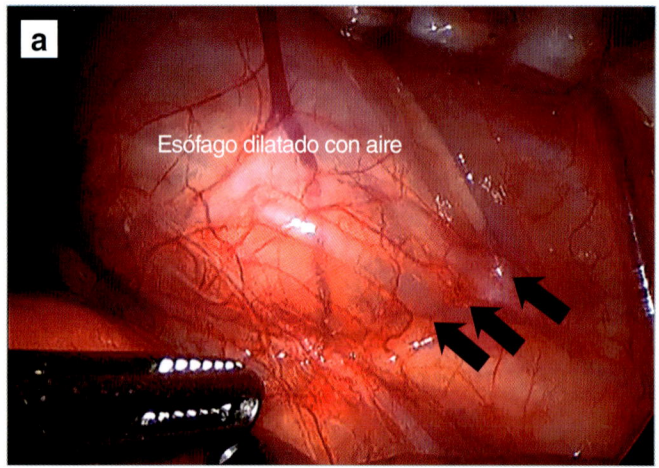

Esófago dilatado con aire

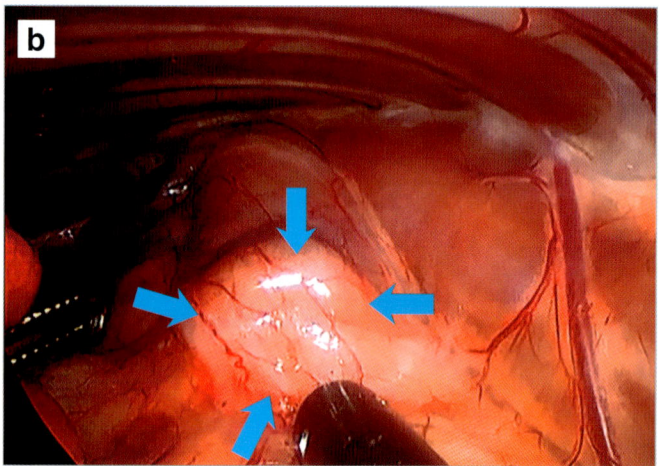

Fig. 8. La insuflación del esófago con aire permite identificar el punto exacto en el que el ligamento arterioso ejerce la compresión (flechas negras) (a). Si no se dispone de un gastroscopio, se puede emplear una sonda gástrica para localizar la estenosis esofágica: será el punto donde la sonda no pueda avanzar (flechas azules) (b).

✳ *El instrumental de 3 mm facilita las maniobras de disección del ligamento arterioso, que pueden ser difíciles debido al reducido tamaño de los pacientes y de las estructuras anatómicas implicadas.*

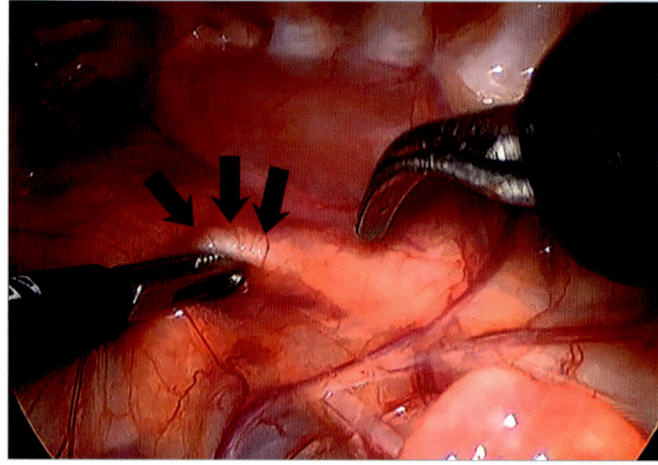

Fig. 9. Identificación del ligamento arterioso (flechas negras) por debajo de la pleura mediastínica.

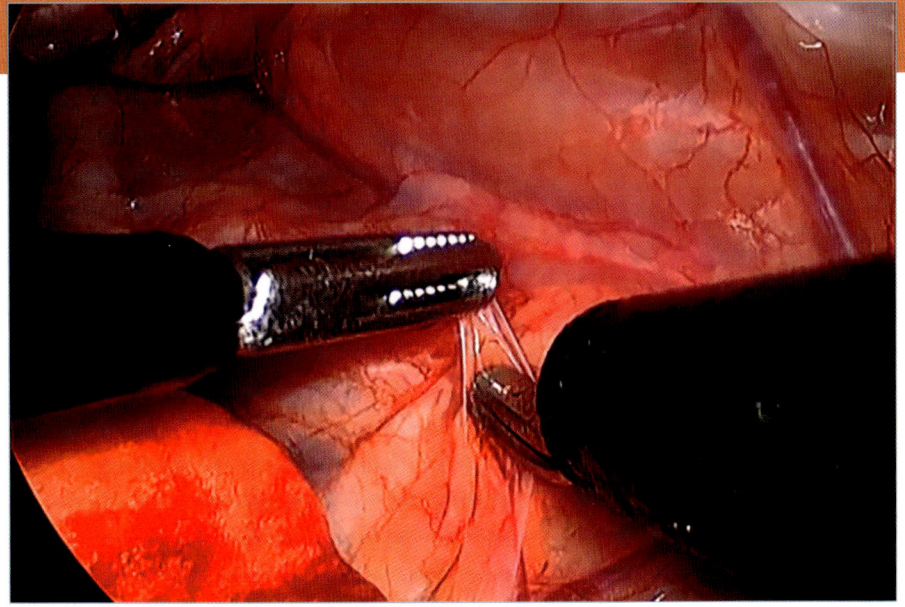

La pleura sobre el ligamento arterioso se incide con coagulación monopolar, un sellador vascular o disección roma (fig. 10), y se profundiza la disección hasta visualizar el ligamento arterioso en su cruce sobre el esófago (fig. 11). Durante estas maniobras, se debe tratar de identificar los nervios frénico y vago para evitar lesionarlos iatrogénicamente.

Fig. 10. Durante la disección inicial de la pleura mediastínica, es muy importante traccionar de ella para separarla del esófago.

En la mayoría de los pacientes afectados, existe cierto grado de dilatación esofágica cranealmente al ligamento arterioso. Durante la disección del ligamento, realizada en dirección caudocraneal, se deben extremar las precauciones porque la tendencia es que el cirujano presione contra la pared dilatada del esófago.

315

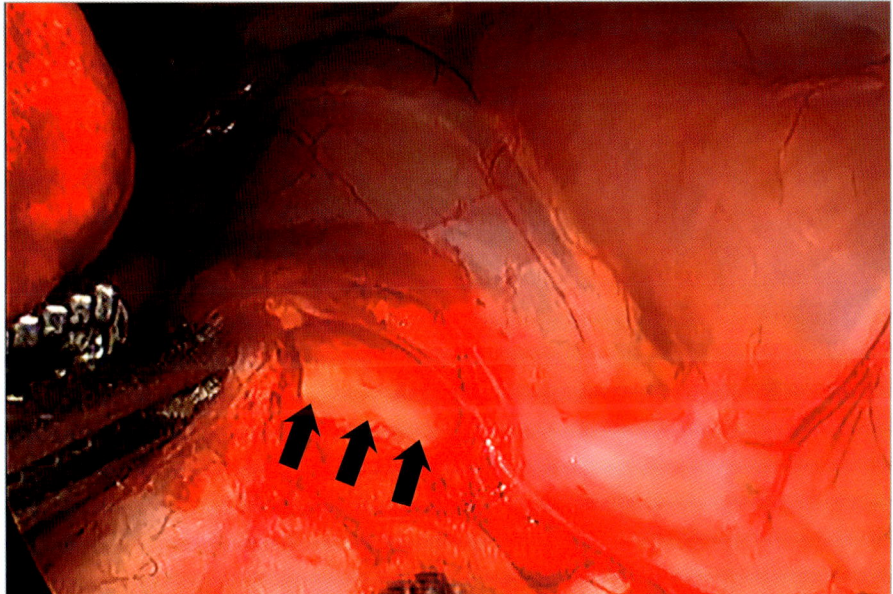

Fig. 11. Imagen toracoscópica del ligamento arterioso expuesto (flechas negras) una vez disecada la pleura que lo recubre.

Después, se individualiza el ligamento arterioso empleando un disector de Maryland o uno de ángulo recto (fig. 12). En este paso, resulta fundamental la asistencia de la imagen esofagoscópica para no profundizar demasiado la disección en la pared del esófago y evitar así perforarlo.

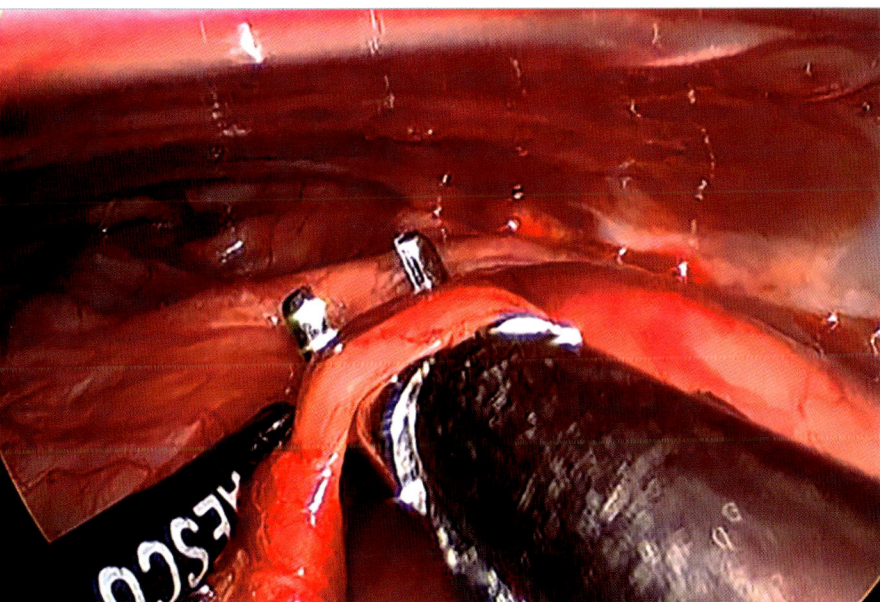

Fig. 12. Disección del ligamento arterioso con un disector de ángulo recto.

Aunque no es muy frecuente, en algunos pacientes el ligamento arterioso puede tener flujo sanguíneo, por lo que esta estructura se debe ocluir con clips vasculares antes de su sección (fig. 13). Esto no será necesario si la sección se lleva a cabo directamente con un sellador vascular (fig. 14).

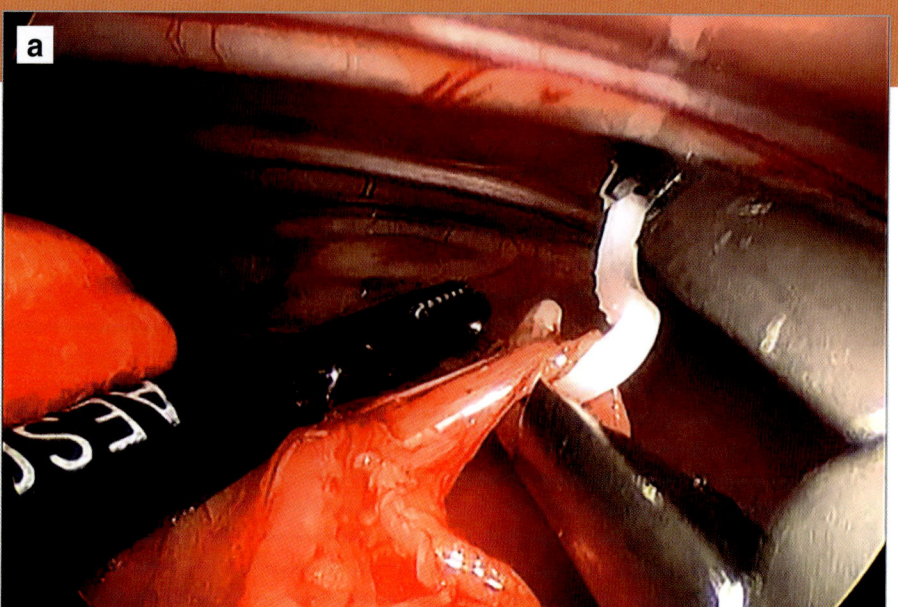

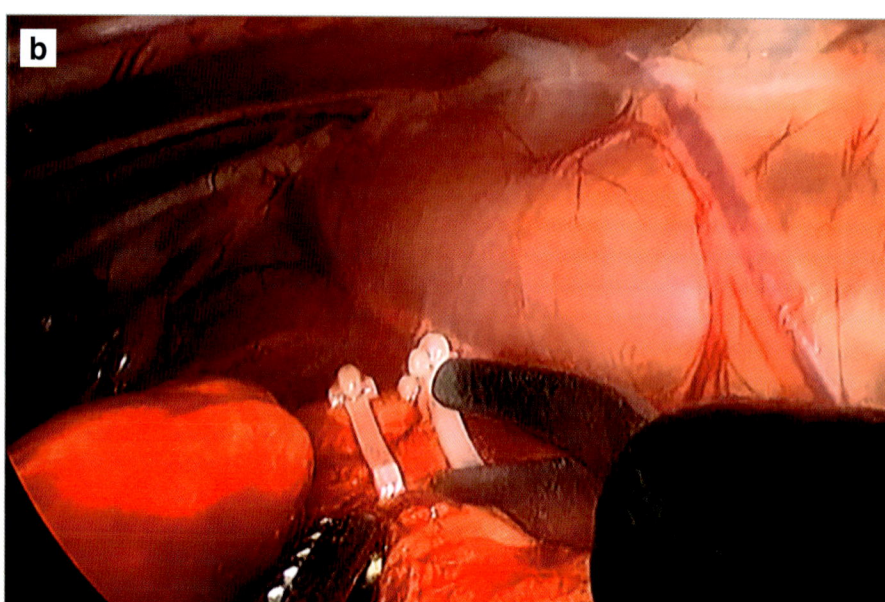

Fig. 13. Oclusión del ligamento arterioso con clips de polímero (a). Sección del ligamento arterioso con corte frío entre los dos clips colocados previamente (b).

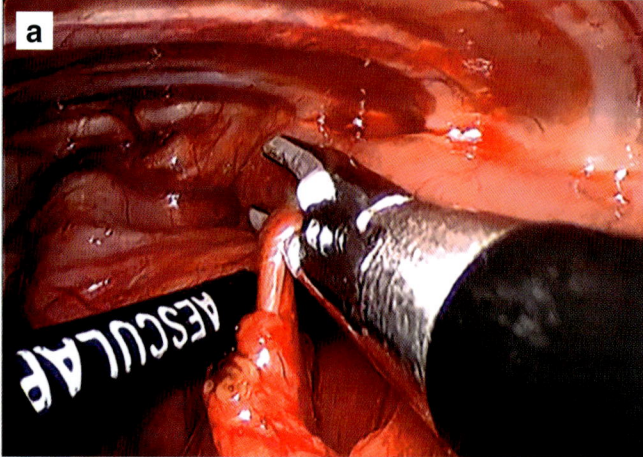

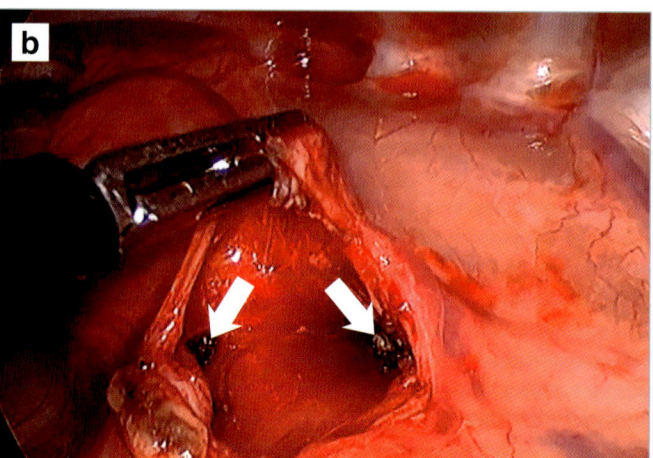

Fig. 14. Sección del ligamento arterioso con un sellador vascular (a). Cuando se corta el ligamento arterioso, sus bordes (flechas blancas) suelen retraerse bastante debido a la tensión que ejercían sobre la pared esofágica (b).

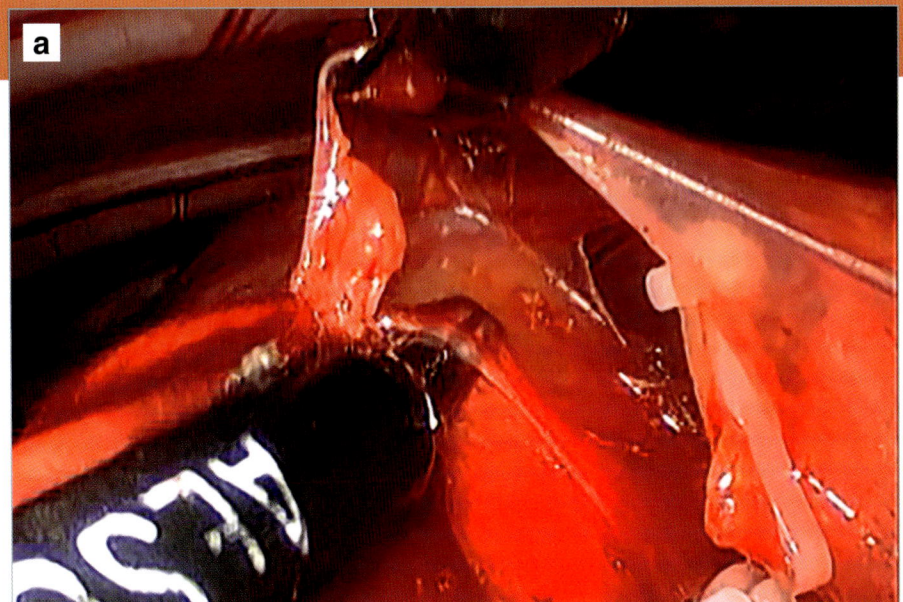

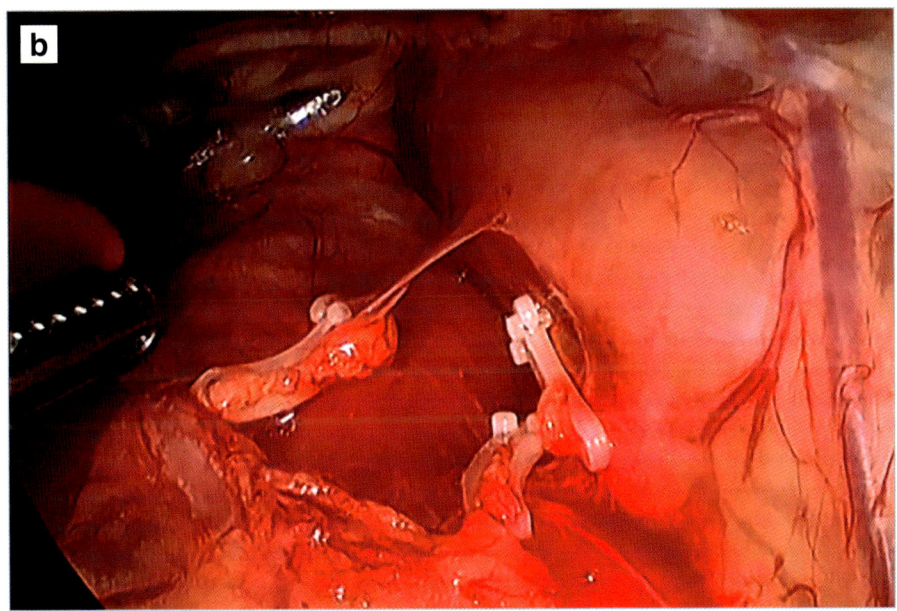

Una vez seccionado el ligamento arterioso, se diseca y elimina el resto de los tejidos conjuntivo y fibroso que estén comprimiendo el esófago, teniendo especial precaución de no lesionar el nervio vago (fig. 15). Si existe una arteria subclavia aberrante concomitante que cause compresión esofágica, esta se debe igualmente disecar, ligar y seccionar.

317

Fig. 15. Disección del resto de las bandas fibrosas que continúan comprimiendo el esófago (a). Aspecto del esófago una vez liberado por completo del tejido fibroso que lo rodeaba (b).

Por último, se realizan dilataciones esofágicas, preferiblemente con un balón, para romper el tejido fibroso que no se haya podido disecar (fig. 16a). Por toracoscopia se comprueba que no existan bandas fibrosas que impidan el inflado del balón de dilatación (fig. 16b).

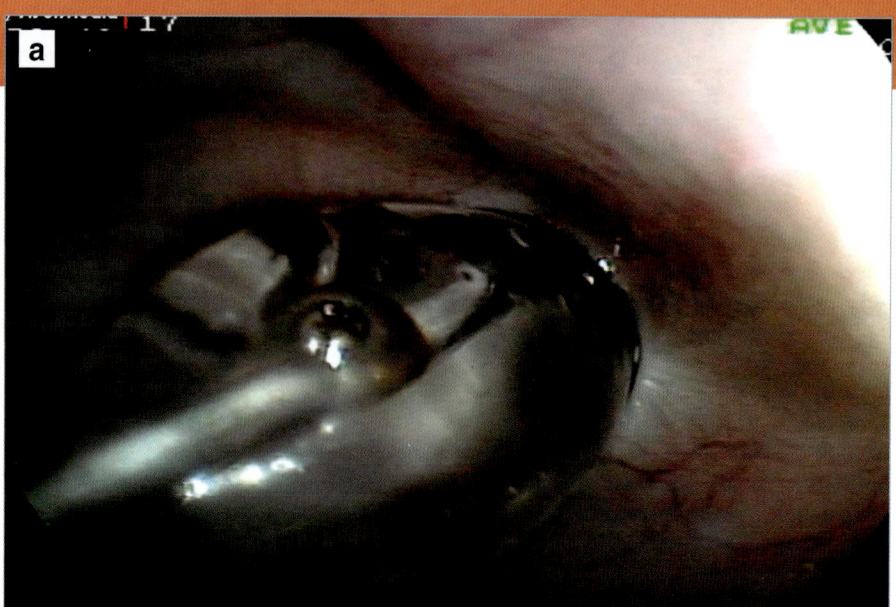

> * *Antes de finalizar la operación, es necesario cerciorarse mediante esofagoscopia de que no existe tejido que continúe comprimiendo la luz esofágica.*

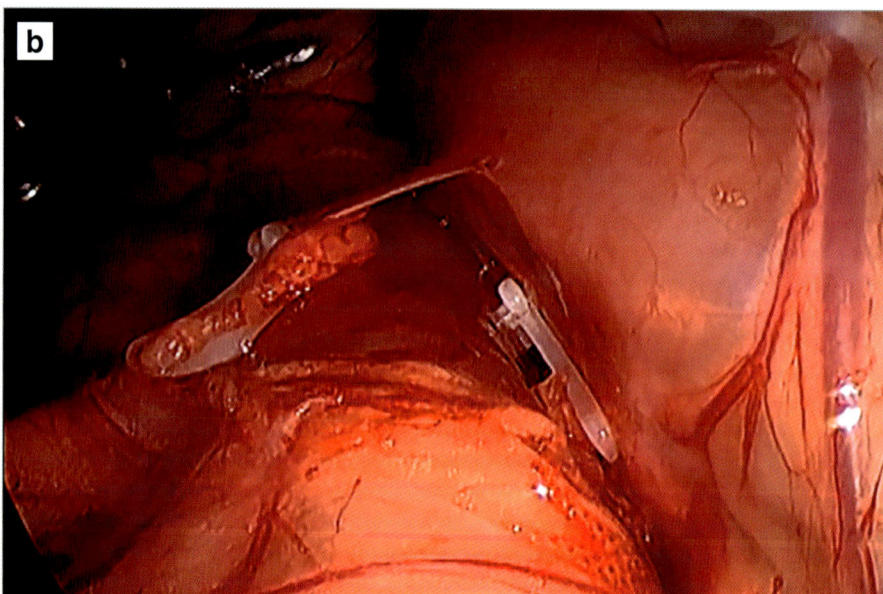

Fig. 16. Imagen esofagoscópica de la dilatación con balón de la zona estenótica (a). Imagen toracoscópica del esófago durante la dilatación con balón (b).

Posoperatorio

En el posoperatorio inmediato, se debe monitorizar de manera exhaustiva las constantes vitales del paciente para detectar precozmente cualquier posible complicación. Igualmente, hay que vigilar el drenaje torácico, asegurándose de que se mantiene bien colocado; si no hay producción de aire o líquido, se puede retirar 12-24 horas tras la intervención.

Puede ser necesaria la administración de oxigenoterapia durante las primeras horas posquirúrgicas, mientras la capacidad pulmonar del paciente se recupera por completo.

A pesar de tratarse de un procedimiento mínimamente invasivo, se debe prestar atención a la analgesia posoperatoria. Para ello, se puede emplear la instilación intratorácica de lidocaína o bupivacaína y la administración sistémica de opioides y antiinflamatorios no esteroideos.

La supervivencia posquirúrgica y la probabilidad de mejorar la función esofágica son buenas cuando la intervención se realiza de forma temprana. En la mayoría de los casos los signos clínicos mejoran, aunque algunos pacientes pueden seguir sufriendo regurgitaciones esporádicas. El retraso en el diagnóstico y en el tratamiento puede dar como resultado una mayor dilatación del esófago y una menor motilidad esofágica.

En el posoperatorio inmediato, se recomienda que los pacientes continúen con una dieta blanda y la alimentación en posición erguida. Después, se incorporará gradualmente alimento sólido, vigilando la aparición de regurgitación. Si esta no ocurre, se podrá alimentar al paciente en la posición horizontal normal. El pronóstico de estos animales suele ser favorable, con una mejora gradual de la sintomatología conforme van creciendo de tamaño.

> *Un porcentaje significativo de los pacientes necesitará consumir una dieta modificada durante el resto de su vida, ya que suelen tolerar mejor el alimento humedecido. Aun así, su calidad de vida será excelente.*

Posibles complicaciones

- Perforación esofágica: es una de las principales complicaciones que pueden producirse durante la operación al diseccionar la superficie medial del ligamento arterioso. El empleo de esofagoscopia en este paso reduce notablemente el riesgo de lesionar la pared esofágica, ya que permite identificar con mayor claridad el plano de disección también desde el interior del esófago.

- Lesión de los grandes vasos o de la arteria subclavia aberrante: es otra complicación que puede ocurrir durante la cirugía. En la mayoría de los casos, será necesaria la rápida conversión a cirugía a cielo abierto para controlar la hemorragia.

- Lesión del parénquima pulmonar en pacientes jóvenes o de pequeño tamaño: en estos casos el riesgo de lesionar el parénquima pulmonar durante la colocación de los trocares es más elevado, por lo que conviene extremar las precauciones en ese momento y usar siempre trocares de punta roma. También se pueden provocar lesiones pulmonares intraoperatorias debido a una introducción poco cuidadosa de los instrumentos en el tórax o al traccionar del pulmón para exponer el ligamento arterioso.

- Lesión de los vasos intercostales: puede ocurrir al introducir o retirar los trocares y ocasionará un sangrado muy abundante y difícil de controlar si no se amplía la incisión en la pared torácica.

Quilotórax

Francisco Julián Pérez Duarte,
Jorge Gutiérrez del Sol,
Miguel Ángel Sánchez Hurtado

Índice de presentación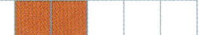

Etiología, signos clínicos y diagnóstico

El quilotórax es una patología caracterizada por el acúmulo de quilo dentro de la cavidad pleural, siendo en muchos casos una entidad idiopática. Aunque su origen sigue siendo un tema de debate, en general, se piensa que está producido, bien por un traumatismo (poco frecuente, ya que el conducto torácico cicatriza con facilidad) o por un aumento de la presión venosa en los grandes vasos y, por consiguiente, dentro del conducto torácico. Algunas circunstancias que pueden originar ese aumento de presión son las masas en el mediastino craneal, la insuficiencia cardiaca derecha o los trombos en la vena cava craneal. Resulta fundamental realizar las suficientes pruebas diagnósticas para determinar si realmente el quilotórax es idiopático o si, por el contrario, existe de forma concomitante con algunas de las patologías anteriormente citadas.

> *Siempre que exista una causa primaria que esté ocasionando el quilotórax, esta debe tratarse como medida principal; de lo contrario, el tratamiento quirúrgico tendrá muy pobres resultados.*

La sintomatología del quilotórax puede resultar inespecífica en su inicio, incluyendo entre los principales signos clínicos: debilidad, tos, disnea, pérdida de peso, deshidratación e, incluso, malnutrición. Sin embargo, para poder diagnosticarlo asertivamente es necesario drenar el fluido presente en el tórax y analizarlo, llevando a cabo recuentos celulares y de triglicéridos. El quilo verdadero es un fluido de color blanquecino a rosáceo, en el que la concentración de triglicéridos es superior a la del suero, mientras que sus niveles de colesterol son inferiores a los del suero.

Tratamiento

En determinados animales el quilotórax puede resolverse tras unas semanas de tratamiento médico, siempre que se combine con drenajes periódicos del quilo que se vaya acumulando en el tórax. Existen ciertos fármacos que se pueden usar, como las benzopironas (rutósido o rutina) o la octreotida, aunque su efectividad no está claramente demostrada. Igualmente se ha propuesto para el manejo médico del quilotórax la administración de dietas bajas en grasas. De esta forma, el quilo que se forme tendrá menor proporción de grasa, por lo que se reabsorberá más fácilmente. Sin embargo, el tratamiento médico del quilotórax idiopático generalmente no es efectivo, por lo que la cirugía acaba siendo en muchos casos necesaria.

> *No resulta conveniente alargar el tratamiento médico más de dos semanas, ya que el quilo ejerce una acción irritante dentro del tórax causando pleuritis. Se ha comprobado que los animales con una pleuritis muy acusada en el momento de la cirugía presentan peor pronóstico.*

El tratamiento quirúrgico principal de esta patología consiste en ligar el conducto (o conductos) torácico en su lugar de entrada al tórax, aunque también se han propuesto otras técnicas como la pericardiectomía, la ablación de la cisterna del quilo, la omentalización del tórax, los *shunts* pleuroperitoneales y la pleurodesis. Las tasas de curación completa con estas técnicas son muy variables, rondando entre el 50 % y 100 % en función de la bibliografía que se consulte.

Ver "Ventana pericárdica y resección del pericardio" 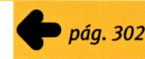 pág. 302

Ver "Ablación de la cisterna del quilo" 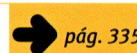 pág. 335

> *Basándose en los estudios publicados, la preferencia de los autores consiste en realizar, mediante toracoscopia, la ligadura del conducto torácico en combinación con una pericardiectomía, una ablación de la cisterna del quilo o ambas.*

Se ha demostrado que la toracoscopia posee unos resultados similares en cuanto a tasas de curación en comparación con el abordaje convencional. Pero, en opinión de los autores, aporta determinadas ventajas específicas tanto al paciente como al cirujano, como son la mejor visualización y amplificación del campo quirúrgico, o el poder realizar la cirugía desde ambos hemitórax simultáneamente. Esto es especialmente útil en este procedimiento, ya que el conducto torácico es una estructura frágil y muy difícil de visualizar.

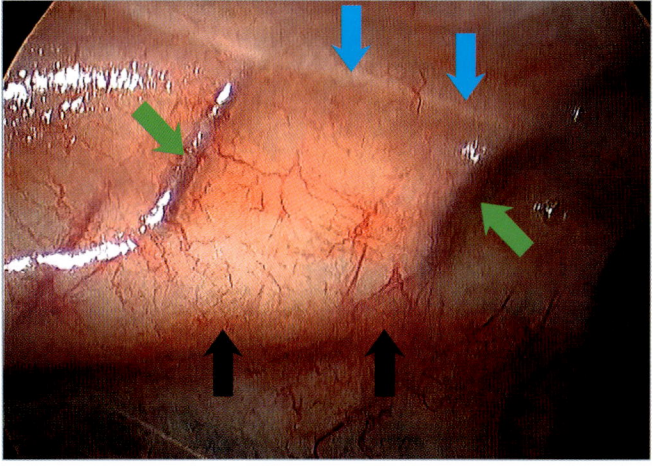

Fig. 1. Antes de comenzar con la disección del conducto torácico, las estructuras anatómicas que se deben identificar son las arterias intercostales (flechas verdes), la aorta (flechas negras) y el nervio simpático (flechas azules). La zona caudal queda a la izquierda de la imagen y la craneal a la derecha.

Recuerdo anatómico

El conducto torácico en el perro discurre por la región dorsal y derecha de la aorta, lateralmente a las arterias intercostales y ventralmente al nervio simpático y a la vena ácigos (fig. 1). Es una estructura muy fina, frágil y semitransparente, por lo que en muchas ocasiones su identificación resulta difícil (fig. 2). Además, su anatomía resulta variable entre distintos pacientes, y puede presentarse como un único conducto o como varias ramas separadas. En su entrada inmediata al tórax puede presentar un diámetro considerable, ya que es una continuación de la cisterna del quilo (fig. 3). En estos casos la ligadura debe realizarse uno o dos espacios intercostales más cranealmente, donde ya adopta su configuración típica de pequeño conducto.

En la especie felina el conducto torácico discurre igualmente por la zona dorsal de la aorta, pero por el lado izquierdo y presenta menos variaciones anatómicas que en la especie canina. Dichas diferencias anatómicas entre especies resultan fundamentales a la hora de plantear el abordaje quirúrgico, como se explicará más adelante.

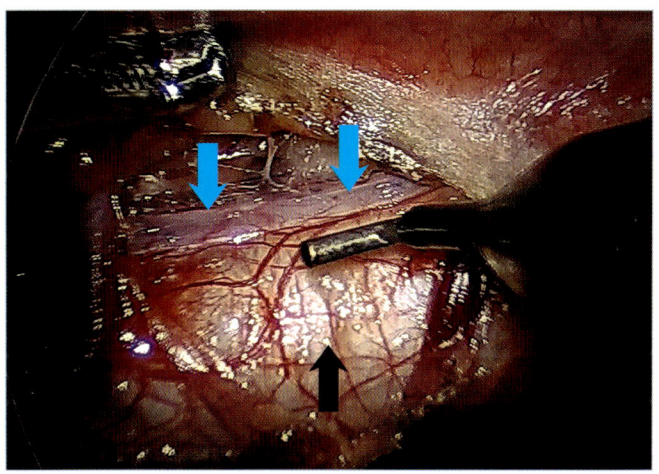

Fig. 2. El conducto torácico (flechas azules) discurre en la mayoría de los casos íntimamente relacionado con la adventicia de la aorta (flecha negra).

La magnificación y la alta resolución que ofrecen los modernos equipos de endoscopia facilita en gran medida la correcta identificación del conducto torácico.

321

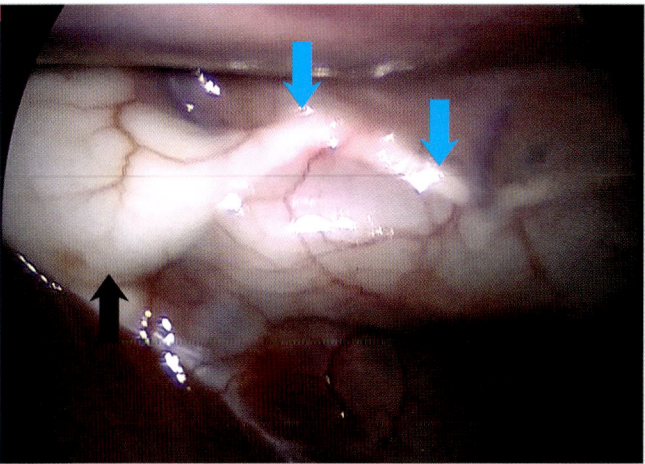

Fig. 3. La administración de nata antes de la cirugía permite diferenciar con mayor claridad la continuación de la cisterna del quilo dentro del tórax (flecha negra), así como el trayecto del conducto torácico (flechas azules).

Oclusión del conducto torácico

Aspectos quirúrgicos generales

Preparación del paciente

Opcionalmente se puede administrar por vía oral una dieta rica en grasas (nata o aceite), siguiendo una pauta de una toma cada hora, comenzando 3-4 horas antes de la inducción anestésica. De esta forma, el conducto torácico se vuelve de un color más blanquecino y es más evidente su visualización para el cirujano (fig. 3). Con este mismo propósito, igualmente se puede inyectar azul de metileno en los linfonodos poplíteos o mesentéricos, coloreando así el conducto (fig. 4). Por último, existe también la posibilidad de visualizar el conducto torácico a través de sistemas de fluorescencia.

Posicionamiento del paciente y de los equipos

Una vez inducida la anestesia general, el animal se posicionará en decúbito esternal y se colocarán toallas o paños enrollados bajo el esternón y el pubis. De esta forma se consigue que el abdomen cuelgue libre y no ejerza presión sobre la mesa, logrando así una menor presión dentro del abdomen y, por consiguiente, mayor espacio dentro del tórax, lo que facilita la exposición del conducto torácico. Además, esta colocación permite acceder simultáneamente a ambos hemitórax, lo cual es muy recomendable para la ligadura en bloque del conducto.

El cirujano principal y el ayudante se colocan en el lado del hemitórax que se va a abordar: derecho si es un perro e izquierdo si es un gato. En caso de llevar a cabo un abordaje bilateral desde ambos hemitórax, otro cirujano se colocará en el lado contrario de la mesa (fig. 5). La torre de laparoscopia se coloca a los pies de la mesa. Si se emplea el abordaje bilateral, se necesitarán dos torres de laparoscopia (fig. 6).

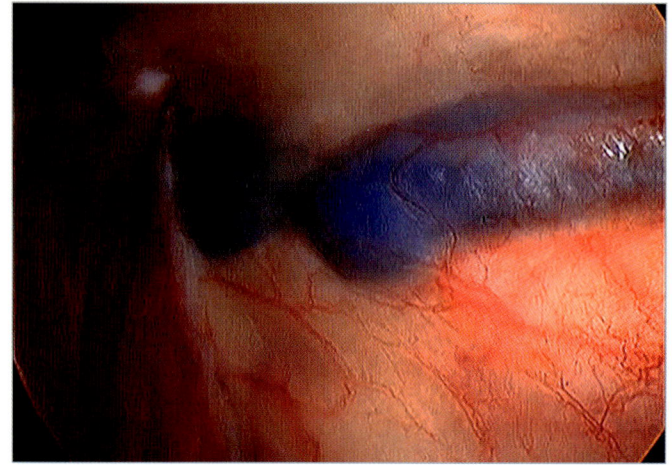

Fig. 4. Detalle de la entrada del conducto torácico en el tórax. En este caso se ha inyectado azul de metileno en un linfonodo mesentérico, por lo que el conducto aparece coloreado de azul.

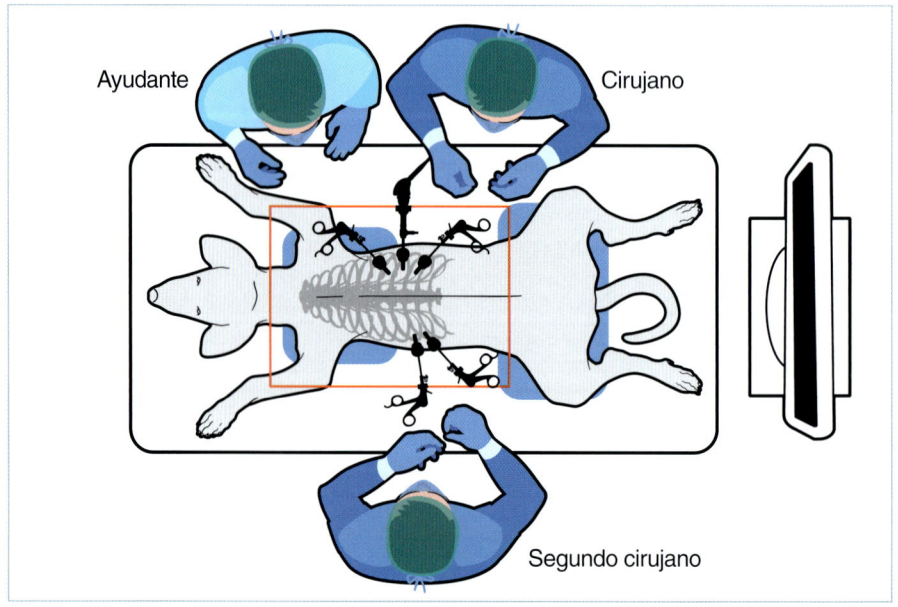

Ayudante

Cirujano

Segundo cirujano

Fig. 5. Posicionamiento de los equipos para la oclusión del conducto torácico con el paciente en decúbito esternal mediante un abordaje bilateral desde ambos hemitórax.

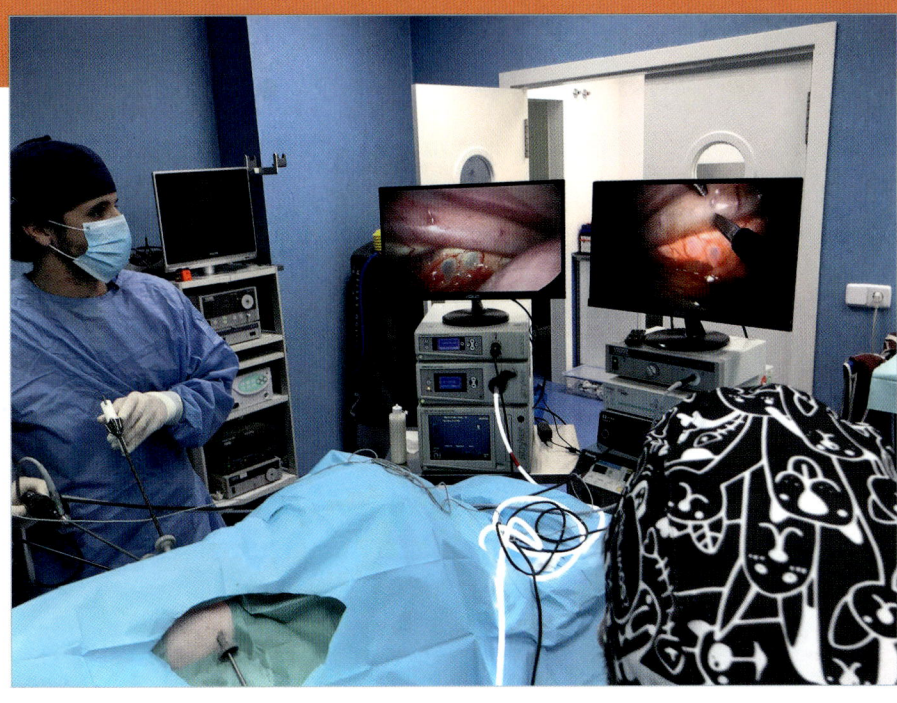

Fig. 6. Paciente en decúbito esternal durante el acceso simultáneo a ambos hemitórax y disposición de los equipos.

Colocación de los trocares

En la especie canina el conducto torácico discurre por el lado derecho y dorsal de la aorta, mientras que en la especie felina transita por su lado izquierdo. Por ello, en el perro la cirugía se llevará a cabo principalmente a través del hemitórax derecho y en el gato a través del izquierdo.

El primer trocar (T1), de 5 mm, se posiciona en el espacio intercostal 10, en la zona media-dorsal del tórax, y se introduce la óptica a través del mismo. Bajo visión directa se colocan otros dos trocares de 5 mm, en los espacios intercostales 11 (T2) y 9 (T3), ligeramente dorsales al primer trocar, logrando así una triangulación entre instrumentos y óptica (fig. 7). Si se desea realizar una ligadura en bloque, se deben introducir otros dos trocares en el hemitórax contralateral, en los espacios intercostales 10 (T4) y 11 (T5), para guiar desde el otro lado simultáneamente las maniobras de disección (figs. 5-7).

En la especie felina, debido a su menor tamaño, se pueden emplear trocares de minilaparoscopia de 3 mm, así las maniobras de disección se realizan con mayor precisión al ser el instrumental de menor calibre.

> *Se deben tener en cuenta las diferencias anatómicas existentes entre perros y gatos a la hora de plantear el abordaje quirúrgico.*

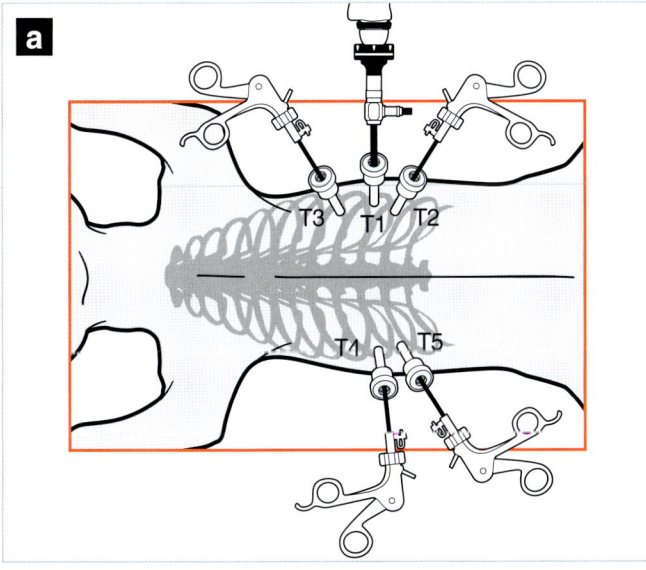

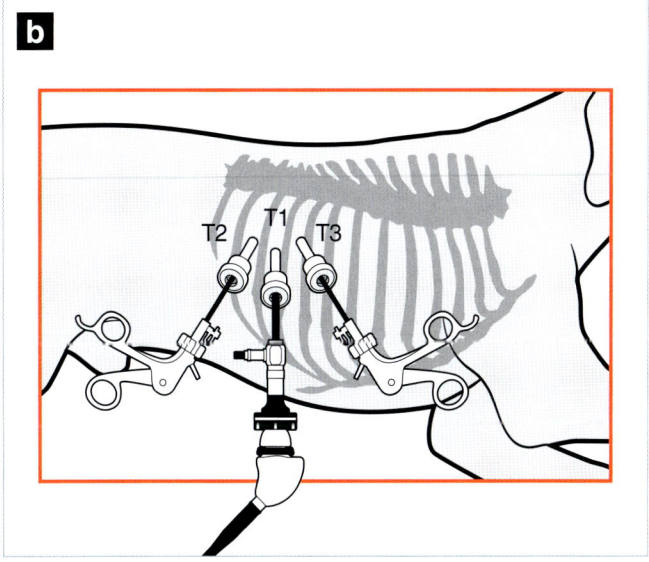

Fig. 7. Colocación de los trocares para la oclusión del conducto torácico con el animal en decúbito esternal. Vista cenital (a). Vista frontal (b).

Técnica quirúrgica: Ligadura en bloque del conducto torácico

Ver vídeo 1
Ligadura en bloque del conducto torácico

Dificultad técnica				

Una vez colocados los trocares se debe aspirar el quilo existente en el espacio pleural (fig. 8) y se procede a identificar las estructuras anatómicas craneales al receso lumbodiafragmático, como la aorta, los vasos intercostales y el nervio simpático (fig. 1). En función del espacio existente dentro del tórax puede ser necesario retraer ventralmente el lóbulo caudal del pulmón o alternativamente realizar un colapso pulmonar mediante intubación selectiva del bronquio contralateral, aunque, por la experiencia de los autores, esto generalmente no es necesario. En casos crónicos de quilotórax la pleura puede estar significativamente engrosada, dificultando así la visualización de las estructuras del mediastino, por lo que resulta de gran ayuda contar con la otra óptica en el hemitórax contralateral para diferenciar mejor la aorta mediante transiluminación.

> *El empleo de un gancho en L para la incisión inicial de la pleura permite separar los tejidos de la aorta, a la vez que se realiza la coagulación de los pequeños vasos, disminuyendo así el riesgo de lesiones iatrogénicas.*

La pleura mediastínica debe incidirse ventralmente a la aorta, teniendo así la certeza de incluir en la disección alguna posible rama del conducto torácico que transite más ventral de lo habitual (fig. 9). Tras realizar una apertura longitudinal en la pleura de al menos 2 cm, la disección se continúa en sentido dorsal hasta exponer completamente la aorta (fig. 10).

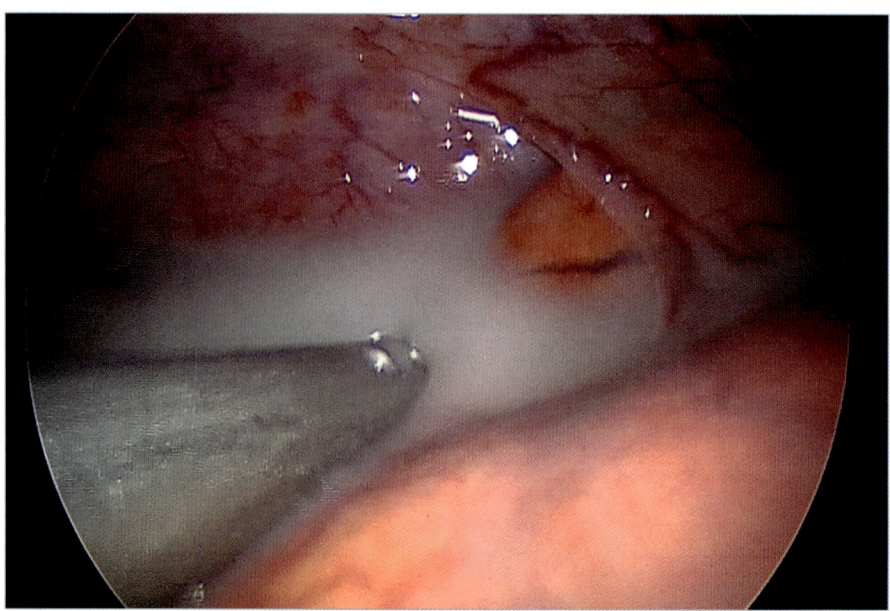

Fig. 8. Resulta conveniente aspirar la mayor cantidad posible de quilo para así favorecer la visualización del campo quirúrgico.

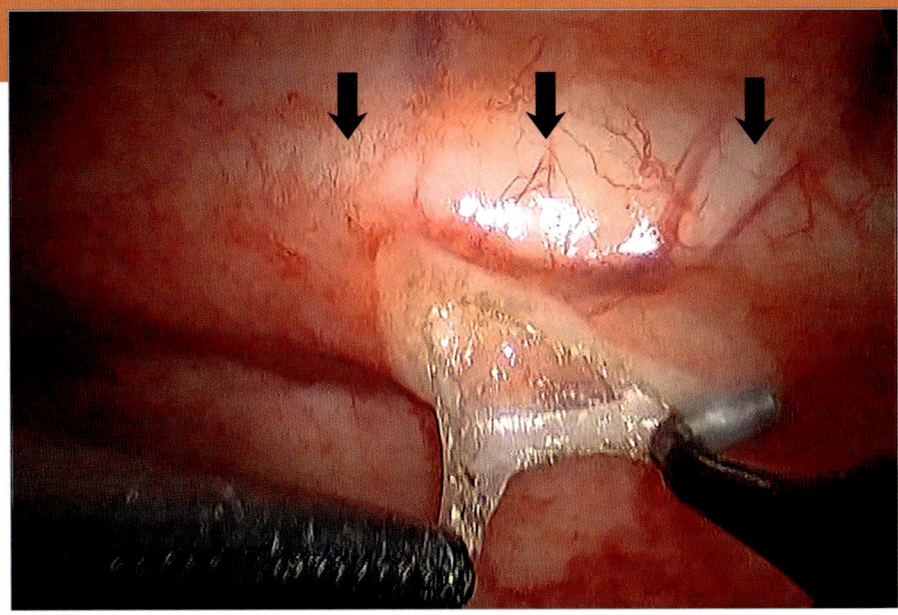

Fig. 9. Se debe realizar una incisión inicial en la pleura, ligeramente ventral a la aorta (flechas negras), de al menos 2 cm de longitud.

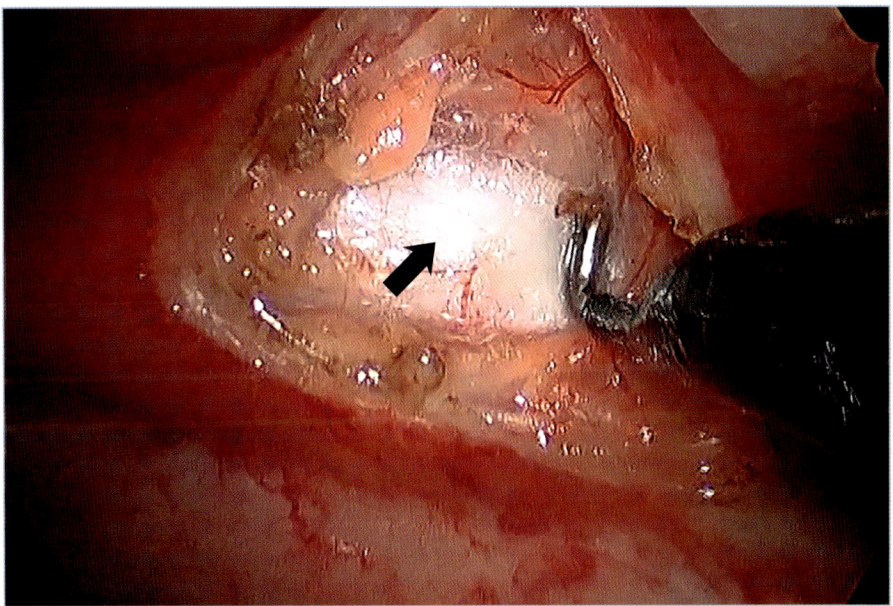

Fig. 10. La disección del mediastino se continúa en sentido dorsal. En algunos animales resulta necesario profundizar en la grasa del mediastino para lograr exponer la pared de la aorta (flecha negra).

325

 Es importante que la disección del mediastino se realice completamente perpendicular a la aorta en el espacio intercostal, ya que si se lleva a cabo de forma oblicua existe riesgo de lesionar el vaso intercostal contralateral.

La hemostasia cuidadosa de los pequeños vasos de la grasa que rodea la aorta evitará sangrados que harán más difícil identificar las estructuras anatómicas.

Inmediatamente dorsal a la aorta se diseca todo el espesor del mediastino hasta acceder al hemitórax contralateral, controlando esta maniobra con la óptica introducida desde este otro hemitórax para evitar una posible lesión del pulmón de ese lado (figs. 11 y 12). Es de vital importancia realizar la disección lo más cerca posible de la aorta (prácticamente a través de su adventicia), ya que muchas veces el conducto torácico transita en muy estrecha relación con la aorta. Durante esta maniobra, en algunos pacientes se puede visualizar el conducto torácico dorsalmente a la disección que se está llevando a cabo (fig. 11).

A través de la ventana creada en el mediastino se llevará un hilo doble de material no absorbible (2/0 o 3/0) hasta el hemitórax contralateral (fig. 13).

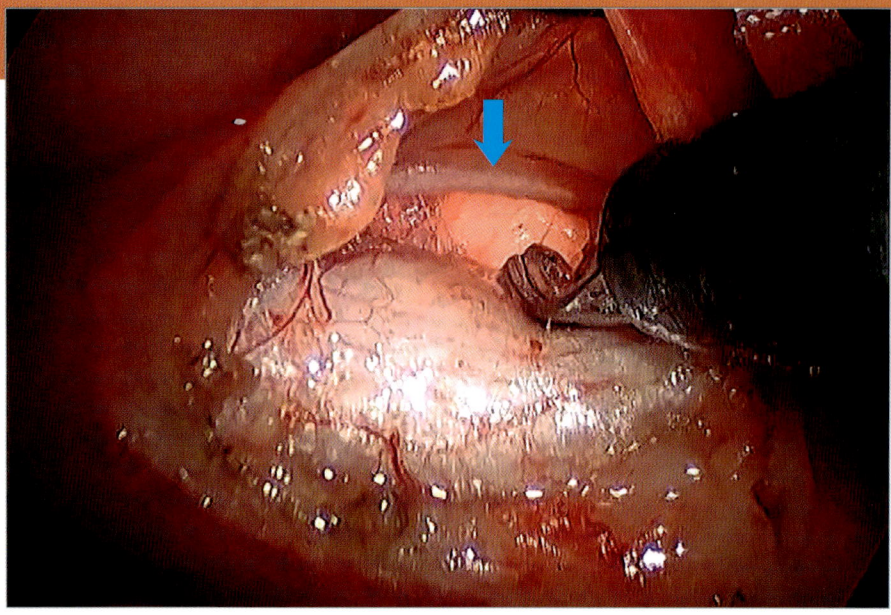

Fig. 11. La disección del mediastino se debe realizar sobre la adventicia de la aorta y presionando ligeramente este vaso en sentido ventral, ya que el conducto torácico (flecha azul) transita íntimamente relacionado con la pared de la aorta.

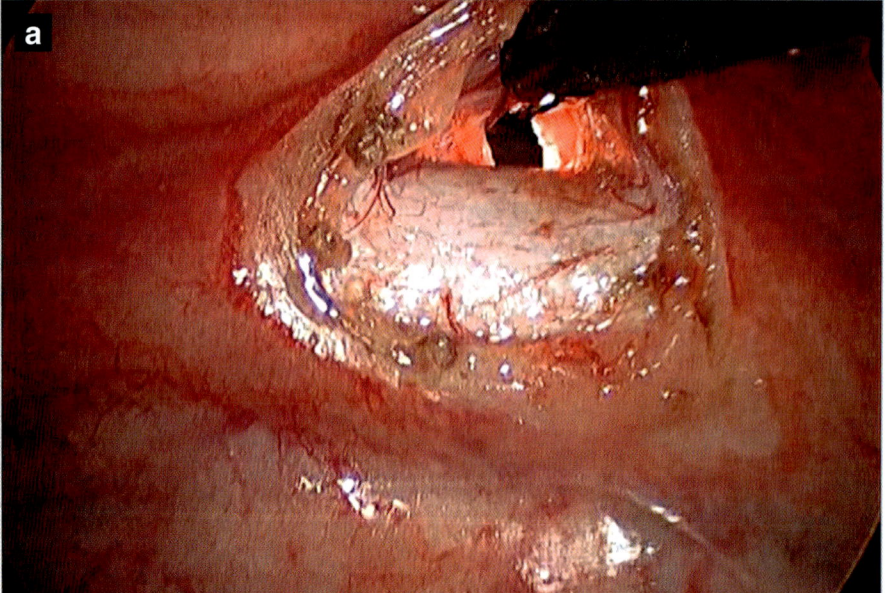

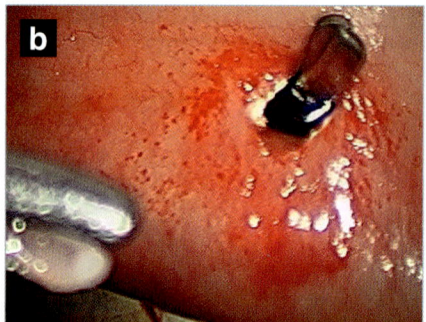

Fig. 12. Hemitórax derecho (a); se debe realizar una disección completa del mediastino, dorsal a la aorta, hasta acceder al hemitórax contralateral. Hemitórax izquierdo (b); estas maniobras de disección se controlan desde el hemitórax contralateral, y de este modo se puede identificar alguna rama del conducto que transite por este lado.

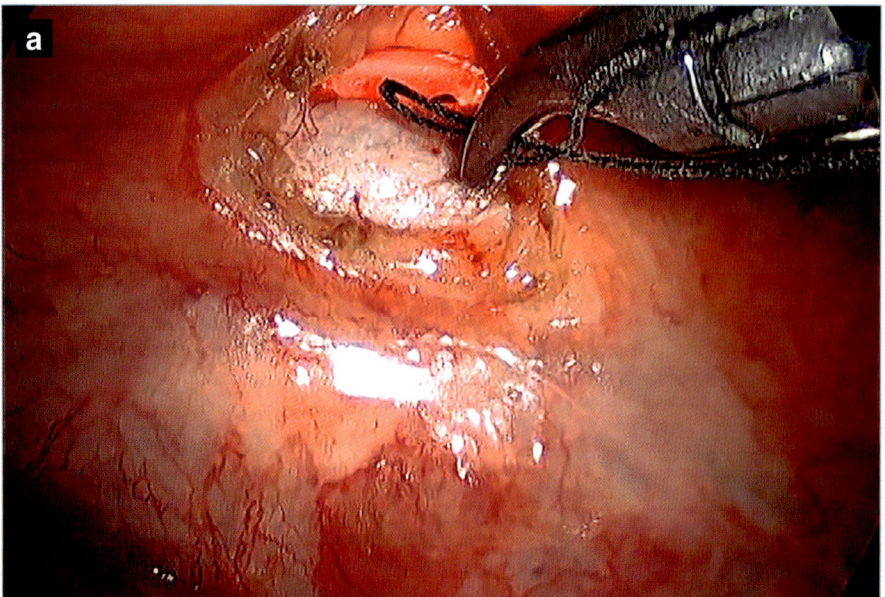

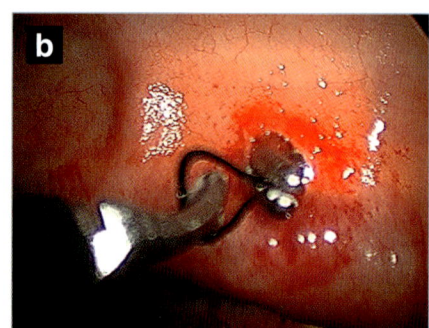

Fig. 13. Hemitórax derecho (a); a través de la ventana creada en el mediastino, dorsal a la aorta, se introduce un hilo doble de material quirúrgico no absorbible (2/0 o 3/0). Hemitórax izquierdo (b); el hilo se sujeta desde el hemitórax contralateral, sin llegar a retirarlo del todo.

Posteriormente se realiza una nueva ventana en el espesor del mediastino, ventral al nervio simpático, accediendo al hemitórax contralateral (fig. 14). Esta maniobra igualmente es guiada bajo visión desde el otro hemitórax, controlando así que en esta disección no se incluya el nervio simpático de este lado.

La ligadura que previamente se había pasado al hemitórax contralateral se recupera desde la nueva ventana creada (fig. 15a). Para esta maniobra es necesaria la ayuda de una pinza de agarre, introducida en el hemitórax contralateral a través de un segundo trocar (fig. 15b).

> *Al pasar la ligadura a través de ambas ventanas se tiene la certeza de incluir todas las estructuras del mediastino entre la aorta y el nervio simpático.*

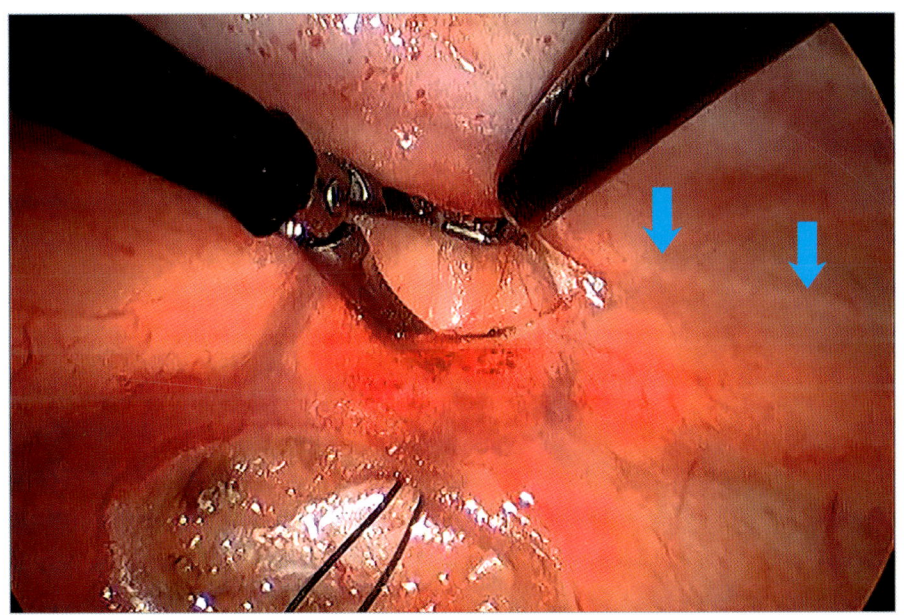

Fig. 14. Ventralmente al nervio simpático (flechas azules) se realiza otra apertura en la pleura y mediante maniobras de disección roma y coagulación se comienza la disección del mediastino

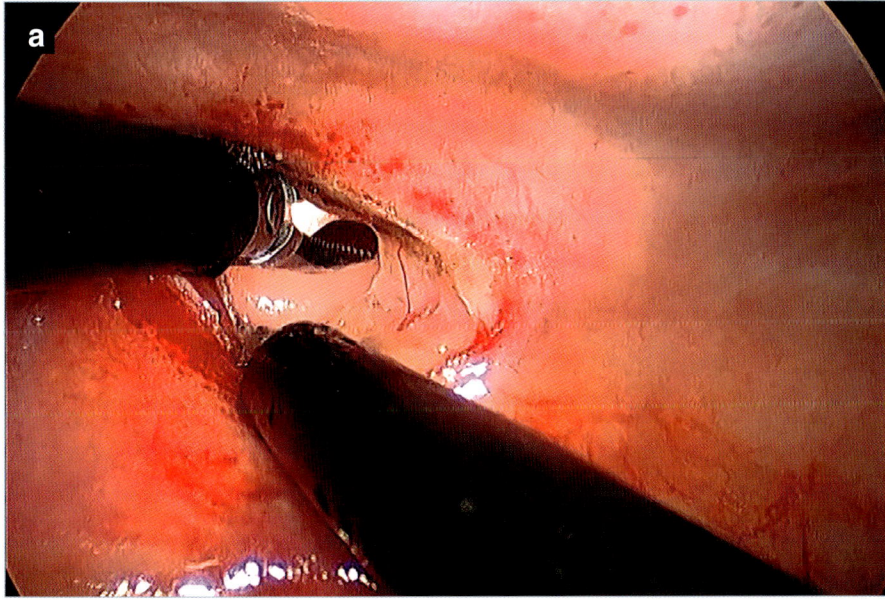

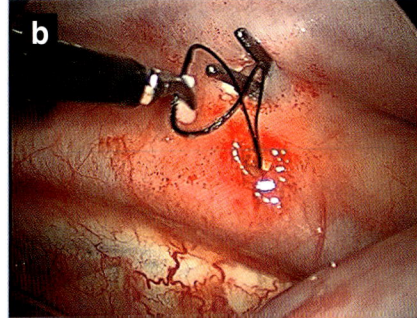

Fig. 15. Hemitórax derecho (a); está disección se debe continuar hasta acceder al hemitórax contralateral. Hemitórax izquierdo (b); a través de esta segunda ventana se procede a recuperar el hilo doble que previamente se había dejado en el hemitórax izquierdo.

Finalmente, el hilo de sutura doble se corta por la mitad para tener dos hilos, que se emplearán para realizar dos ligaduras independientes mediante anudamiento intracorpóreo, empleando para ello dos portagujas o un portagujas y un disector (fig. 16).

La oclusión en bloque del conducto torácico también puede llevarse a cabo con clips hemostáticos de 10 mm, aunque en animales de gran tamaño los clips probablemente no sean lo suficientemente largos como para cerrar todo el espesor del mediastino.

Antes de retirar los trocares se introduce bajo visión toracoscópica un tubo de drenaje torácico. Se procede al cierre por planos de las incisiones de los trocares y se restablece la presión negativa en el tórax a través del drenaje.

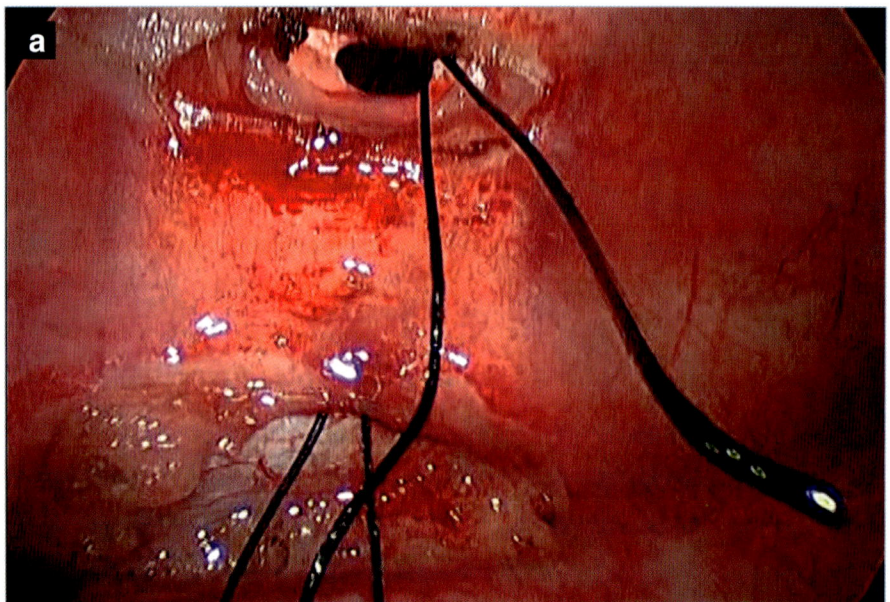

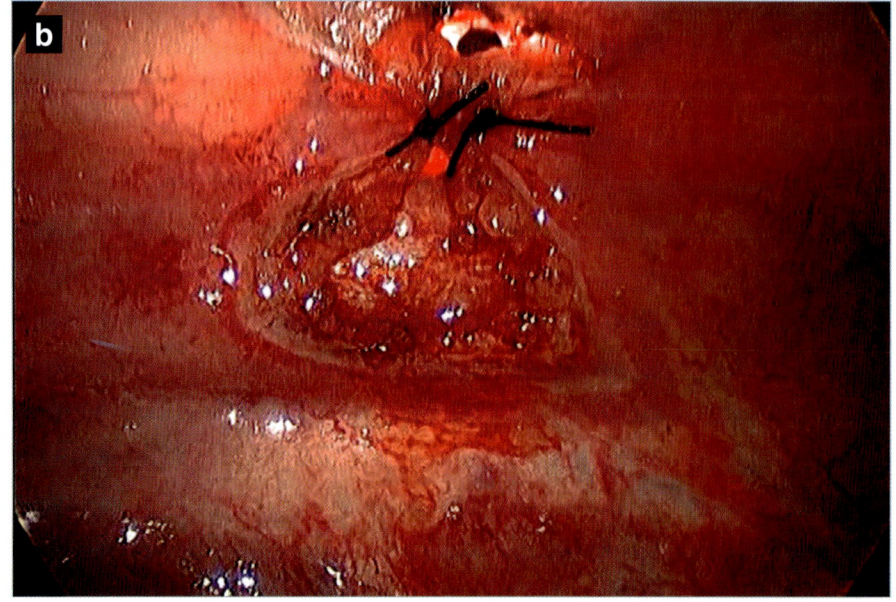

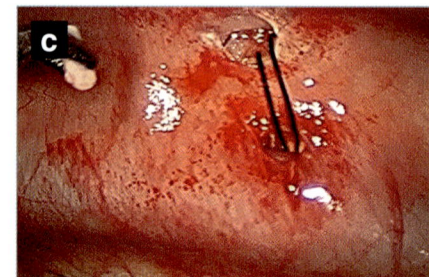

Fig. 16. Hemitórax derecho (a); tras cortar el hilo se obtienen dos ligaduras independientes que engloban el espesor del mediastino y, por lo tanto, todas las posibles ramas del conducto torácico. Hemitórax derecho (b); ambas ligaduras se anudan de forma independiente, procurando separarlas entre sí al menos 0,5 cm. Hemitórax izquierdo (c); desde este hemitórax se garantiza que las ligaduras no se hayan cruzado en el momento del anudado.

Técnica quirúrgica: Ligadura selectiva del conducto torácico

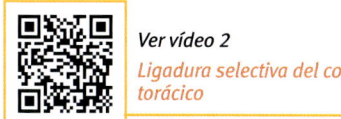

Ver vídeo 2
Ligadura selectiva del conducto torácico

Dificultad técnica				

Una vez se ha accedido al interior del tórax, se procede a realizar una incisión en la pleura parietal cerca del diafragma y ventral a la aorta (fig. 17). Esta incisión inicial se debe ampliar en sentido dorsal hasta visualizar por completo la aorta, exponiendo así el conducto torácico (fig. 18). La identificación del conducto y sus posibles ramas puede resultar dificultosa en muchas ocasiones. Como se ha detallado anteriormente, para visualizar el conducto más fácilmente se le puede administrar al paciente una dieta rica en grasas unas horas antes de la cirugía o se puede inyectar azul de metileno en un linfonodo mesentérico o poplíteo (fig. 19).

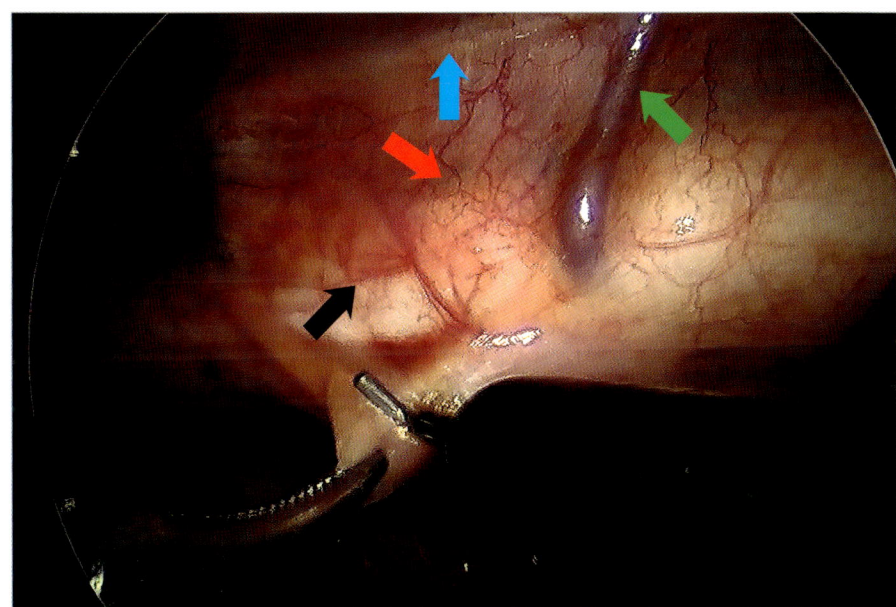

329

Fig. 17. Incisión inicial de la pleura parietal ligeramente ventral a la aorta (flecha negra) en su entrada a la cavidad torácica. Si se emplea coagulación monopolar, resulta fundamental traccionar adecuadamente de la pleura para evitar lesionar de forma iatrogénica la aorta o las arterias intercostales (flecha verde). La flecha roja indica la ubicación del conducto torácico y la flecha azul la del nervio simpático.

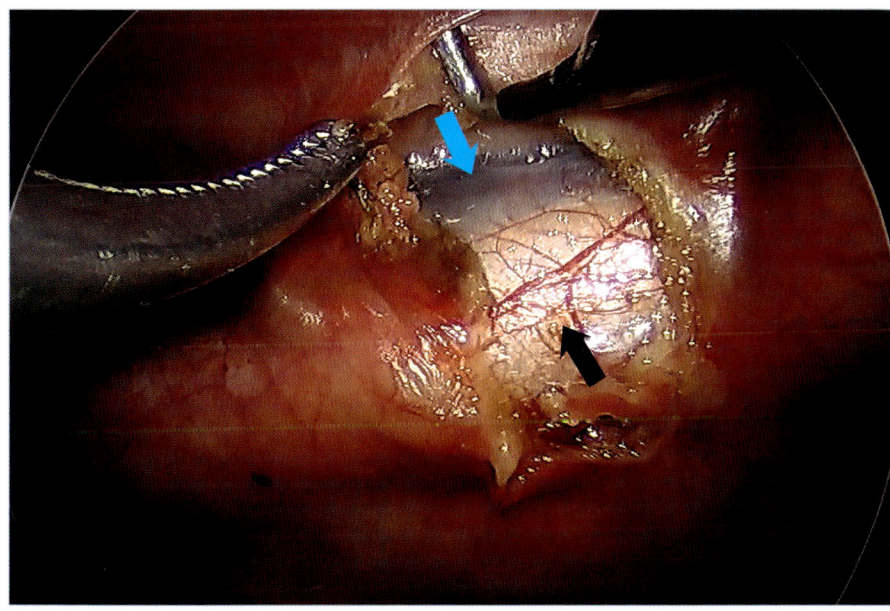

Fig. 18. La incisión en la pleura se amplía en sentido dorsal, exponiendo así toda la aorta (flecha negra) y el conducto torácico (flecha azul). Durante estas maniobras el gancho de coagulación resulta de gran utilidad.

Si se consigue identificar el conducto torácico con claridad, se procede a su disección roma, procurando ser extremadamente cuidadosos durante las maniobras, ya que es una estructura muy frágil. Esta disección se comienza prácticamente en la adventicia de la aorta para no lesionar alguna posible rama del conducto torácico que discurra más ventral de lo normal (fig. 20). Se debe disecar todo el espesor del mediastino dorsal a la aorta para lograr identificar todas las ramas del conducto torácico que pudieran discurrir por el lado contralateral (figs. 21 y 22). En este punto hay que tener también precaución con los vasos intercostales, ya que su lesión iatrogénica provocará un sangrado muy abundante.

Una vez individualizado el conducto y sus ramas (fig. 23) se realiza su ligadura con clips hemostáticos (fig. 24).

> *No ligar alguna de las ramas del conducto torácico provocará una persistencia del derrame quiloso.*

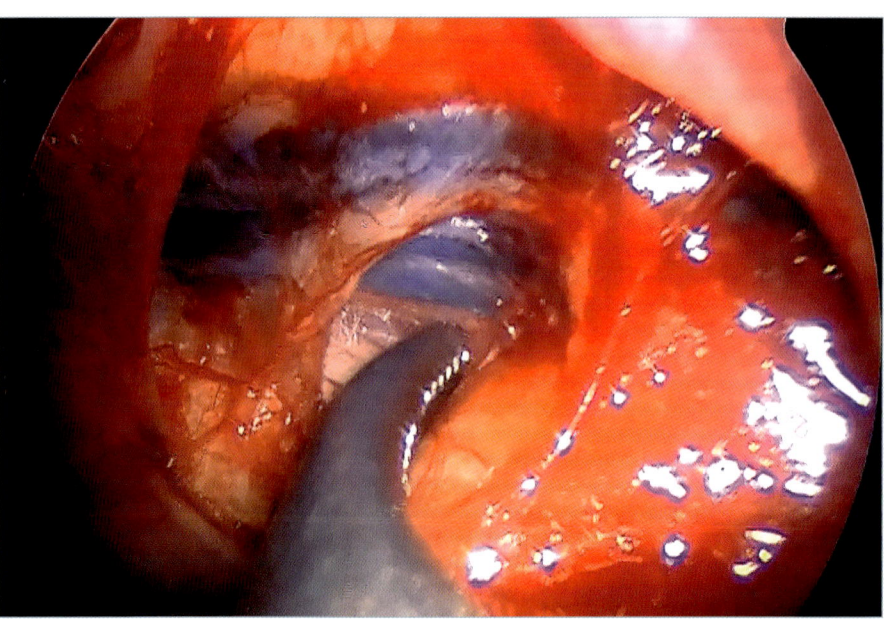

Fig. 19. Detalle de tres ramas del conducto torácico identificadas gracias a la inyección de azul de metileno en un linfonodo mesentérico.

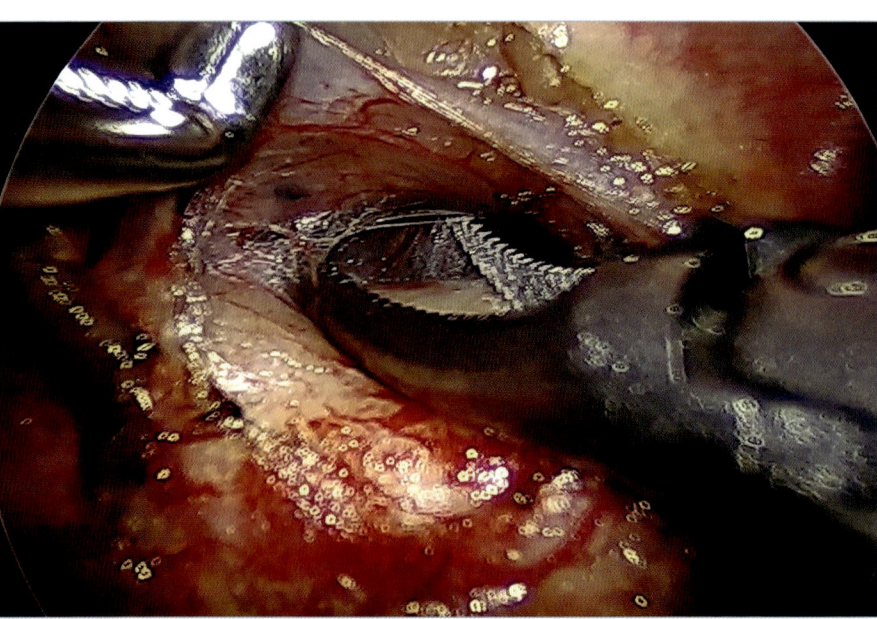

Fig. 20. La disección inicial del conducto se lleva a cabo desde la adventicia de la aorta, ya que en muchos animales la relación entre ambas estructuras es muy estrecha.

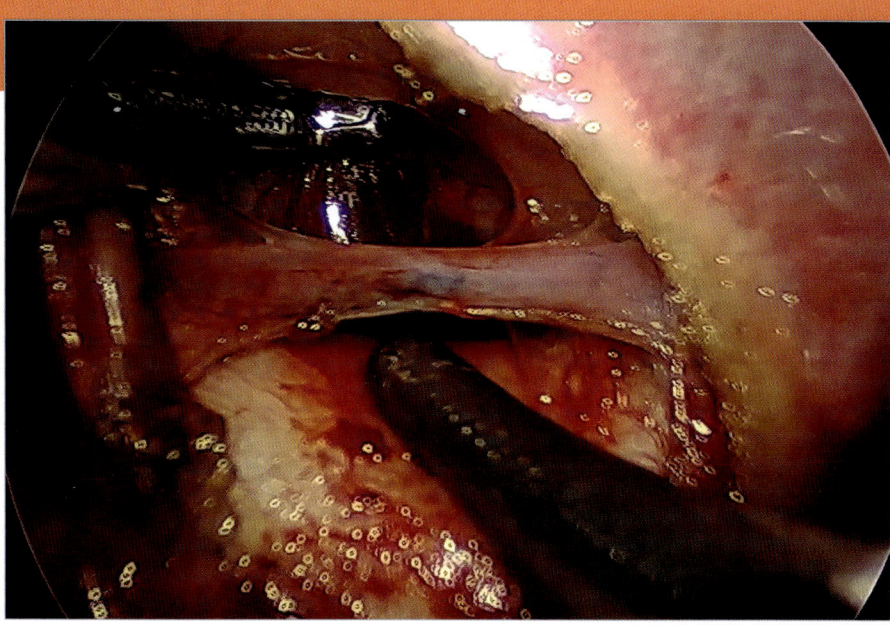

Fig. 21. Una vez separado el conducto de la aorta, la disección debe continuar en el espesor del mediastino, ya que pueden existir otras ramas del conducto que transiten por el lado contralateral.

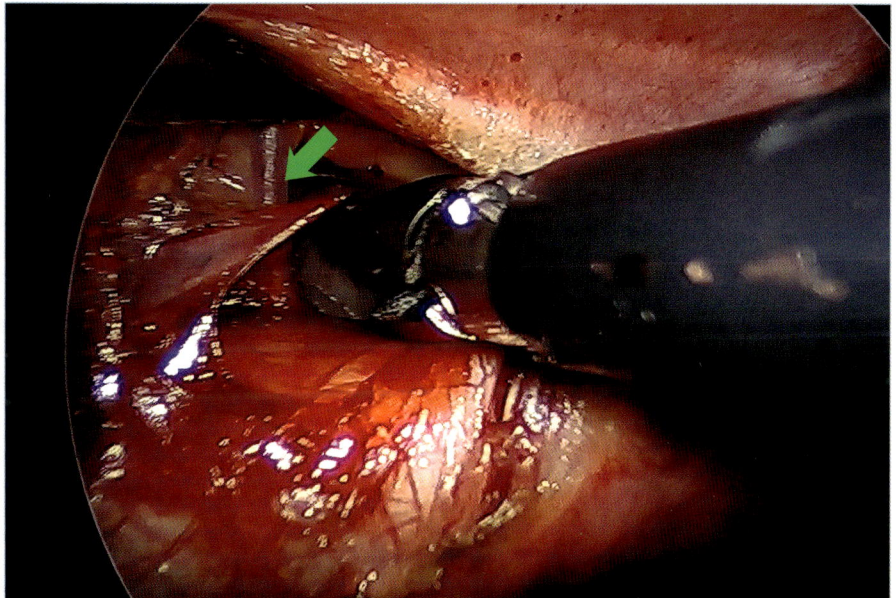

Fig. 22. Durante la disección en profundidad del mediastino se debe prestar especial atención a las arterias intercostales del otro hemitórax (flecha verde), ya que su lesión iatrogénica originará un sangrado muy abundante.

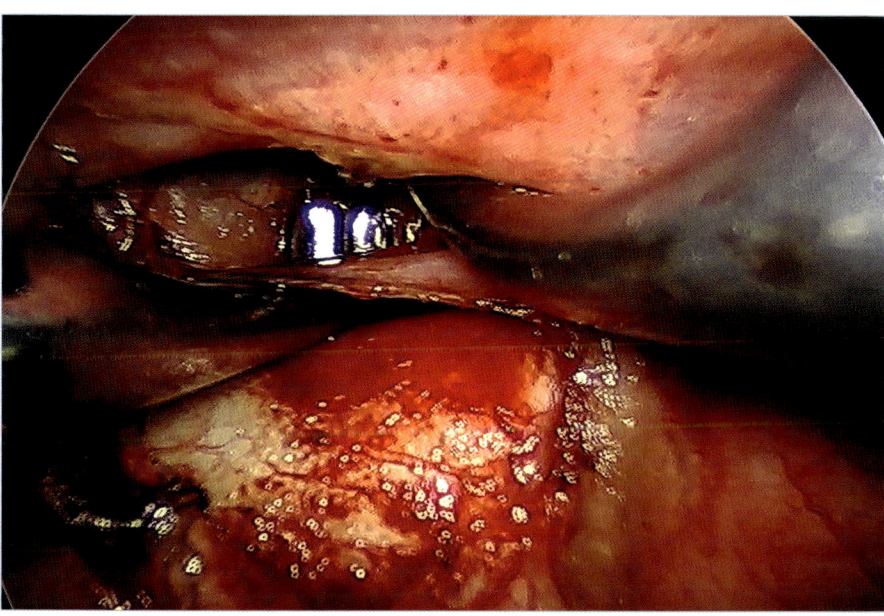

Fig. 23. Con un disector de ángulo recto se termina de aislar por completo el conducto torácico y sus posibles ramas.

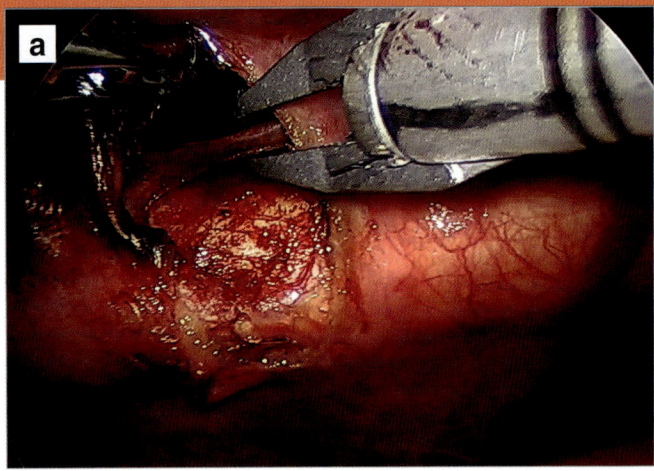

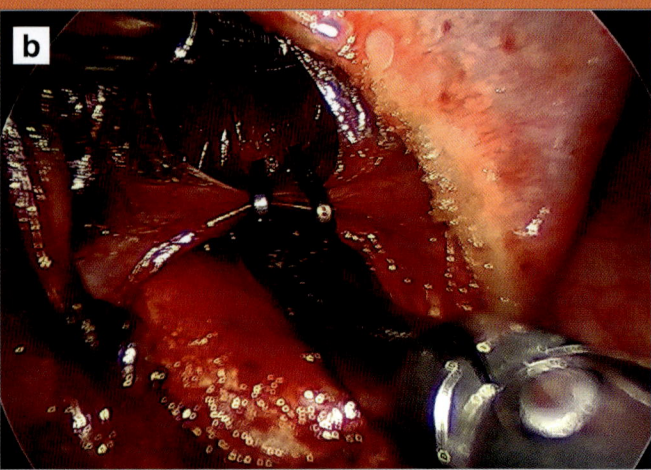

Fig. 24. El conducto torácico y sus ramas se ligan con clips hemostáticos (a). Dos o tres clips serán suficientes para asegurar la oclusión completa del conducto (b).

332

De forma adicional, se puede ligar también el conducto en el espacio intercostal inmediatamente craneal al que se ha estado trabajando, lo que disminuirá las probabilidades de dejar alguna rama sin cerrar. Para ello, se deben realizar las mismas maniobras descritas anteriormente, consiguiendo así ligar de forma independiente el conducto y sus posibles ramas en dos puntos distintos (fig. 25).

Por último, se procede al cierre por planos de las incisiones para la inserción de los trocares y se restablece la presión negativa en el tórax a través del tubo de drenaje torácico.

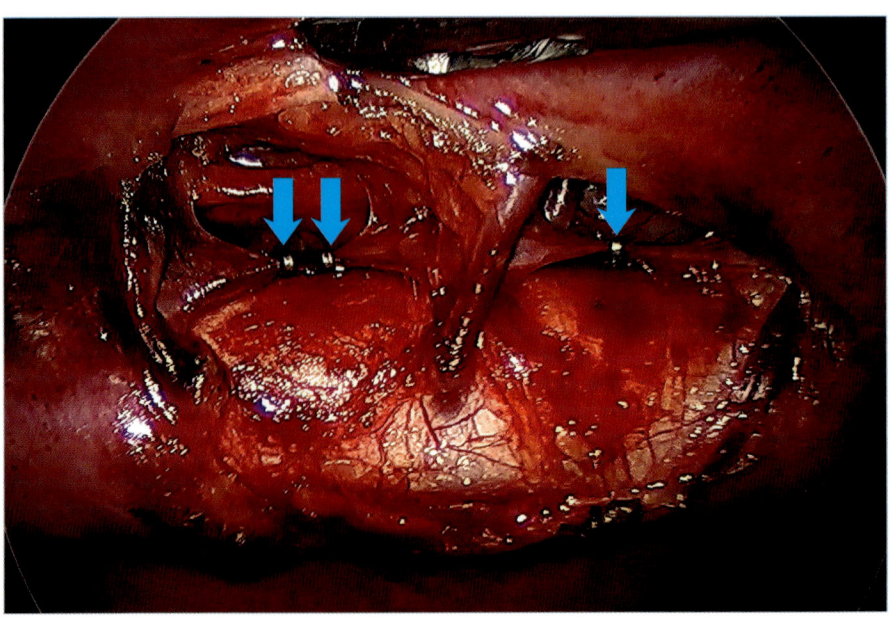

Fig. 25. Imagen final del conducto torácico y sus ramas ligados con clips (flechas azules) en dos espacios intercostales consecutivos.

Técnica quirúrgica: Ligadura del conducto torácico empleando azul de metileno

Dificultad técnica

Ver vídeo 3
Ligadura del conducto torácico
con azul de metileno

Se puede emplear un protector de heridas que actuará a modo de separador y además permitirá realizar una laparoscopia de incisión única en caso de que se desee realizar la ablación de la cisterna del quilo.

La cirugía comenzará con el acceso a la cavidad abdominal a través de una laparotomía subcostal de unos 5 cm (fig. 26).

Tras la exteriorización de un segmento intestinal se procede a inyectar en un linfonodo mesentérico azul de metileno diluido en suero estéril en una dosis máxima de 0,1 mg/kg.

Una vez se ha accedido al interior del tórax las maniobras son las mismas que las descritas en el apartado anterior (ligadura selectiva del conducto torácico). Se realizará inicialmente la apertura de la pleura parietal a nivel de la aorta, pudiendo identificarse fácilmente el conducto torácico, ya que aparecerá coloreado de azul (fig. 27).

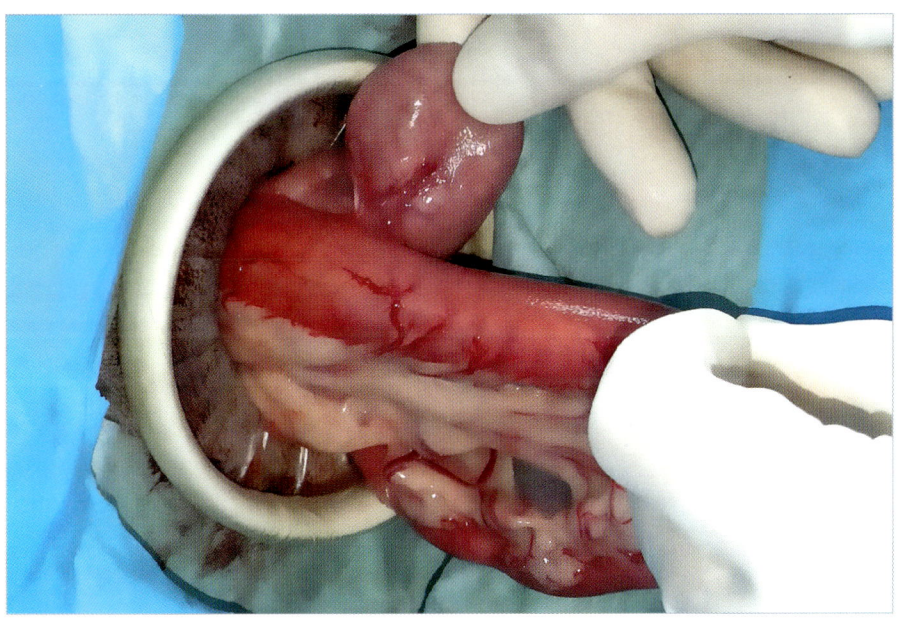

Fig. 26. Exposición de la unión ileocólica, ya que en esta zona los linfonodos mesentéricos son de mayor tamaño y por lo tanto resulta más sencillo inyectar en ellos el azul de metileno.

333

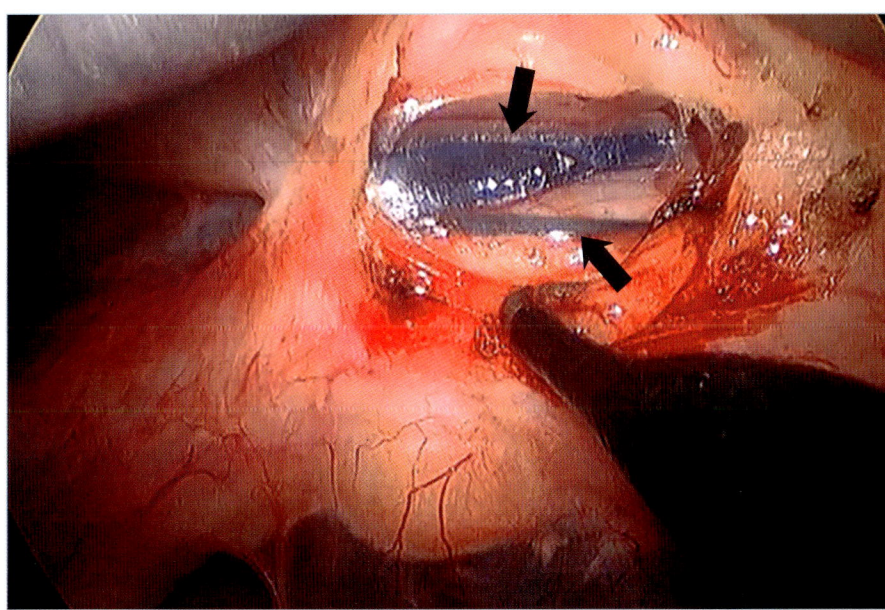

Fig. 27. Tras la apertura de la pleura parietal, dorsal a la aorta, se pueden identificar claramente dos ramas del conducto torácico (flechas negras).

Aunque se identifiquen claramente una o dos ramas del conducto torácico de buen tamaño, siempre es necesario disecar todo el espesor del mediastino, ya que en muchas ocasiones existirá alguna rama más que transite por el lado contralateral (fig. 28).

Tras haber aislado todas las ramas del conducto torácico, estas se ocluirán con clips hemostáticos. Siempre se deben ligar en primer lugar las ramas más profundas del conducto para evitar que los clips ya colocados puedan dificultar el cierre de las ramas más superficiales (fig. 29).

> *En la experiencia de los autores, el tiempo de permanencia del azul de metileno en el conducto torácico resulta variable, y puede ser necesario en algunos animales volver a inyectar más cantidad si la cirugía se alarga.*

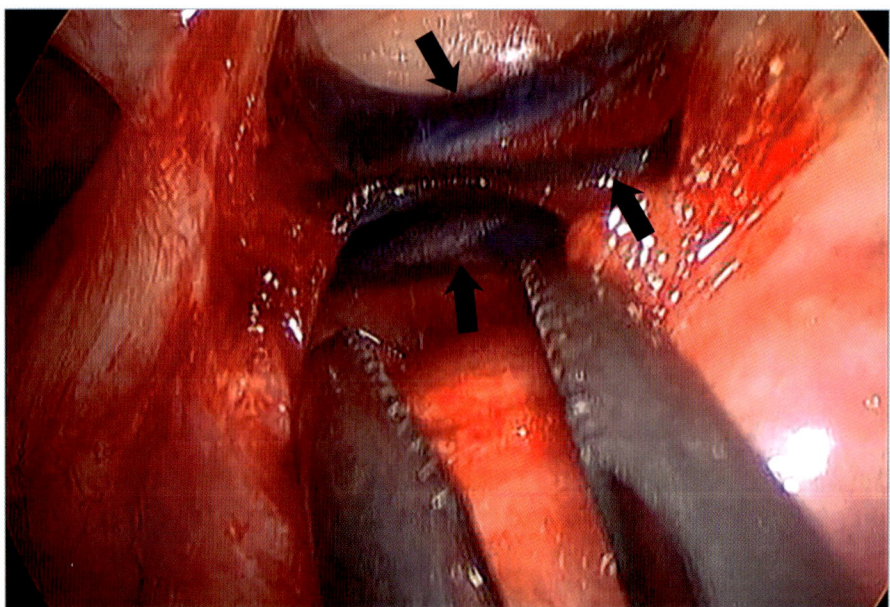

Fig. 28. La disección en profundidad del mediastino pone de manifiesto la presencia de una tercera rama del conducto torácico (flechas negras).

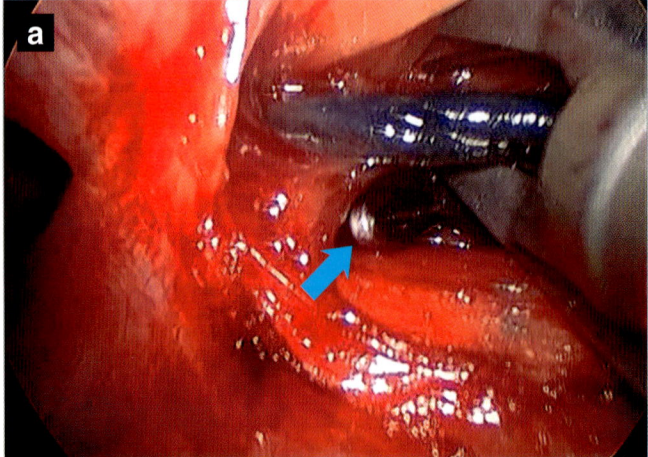

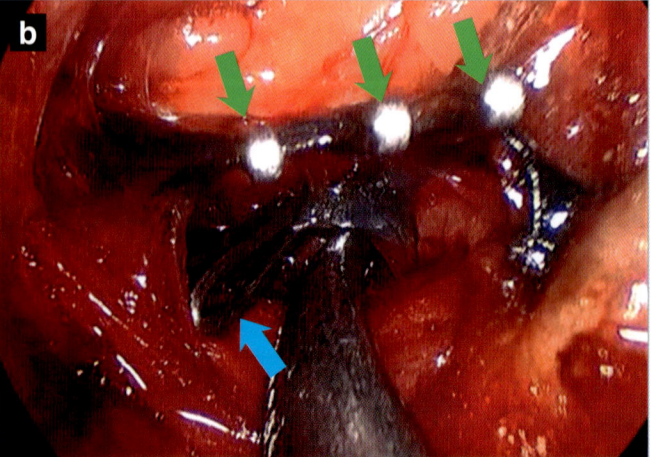

Fig. 29. Tras haber ligado con clips hemostáticos (flecha azul) la rama más profunda del conducto torácico (a), se procedió a ligar también las primeras ramas que se visualizaron (flechas verdes) (b).

Ablación de la cisterna del quilo

David García Rubio

Aspectos quirúrgicos generales

La cisterna del quilo es una dilatación retroperitoneal sacular del sistema linfático que recibe la linfa proveniente del abdomen y las extremidades posteriores. Se continúa posteriormente con el conducto torácico en su trayecto intratorácico. Aunque se ha comprobado la alta variabilidad anatómica de esta estructura entre diferentes pacientes, en la mayoría de los casos suele localizarse en la cara dorsolateral derecha de la aorta abdominal, entre las vértebras L1 y L4.

La ablación de la cisterna del quilo se emplea como tratamiento quirúrgico para la resolución del quilotórax, normalmente asociada a otros procedimientos (ligadura del conducto torácico, pericardiectomía) para maximizar la probabilidad de resolución de la patología.

El objetivo de la cirugía es la rotura de la cisterna del quilo y, con ello, la salida del quilo a la cavidad abdominal. La finalidad es beneficiarse de la mayor capacidad de absorción de líquidos que hay en la cavidad abdominal, así como la menor repercusión clínica de su acúmulo comparado con la cavidad torácica.

> *Un estudio de tomografía computarizada con linfangiografía previo a la cirugía puede ofrecer una información valiosa acerca de la localización, el tamaño y la forma de la cisterna del quilo.*

Posicionamiento del paciente y de los equipos

Para la realización de la ablación de la cisterna del quilo, se aprovecha el abordaje utilizado para ligar el conducto torácico, normalmente con el paciente en decúbito esternal y accediendo por el lado derecho en perros y por el izquierdo en gatos.

Colocación de los trocares

Tras posicionar al paciente en decúbito esternal, se colocan los trocares torácicos de la misma manera que para la oclusión del conducto torácico, previamente descrita. Después, se aborda la pared abdominal ipsilateral practicando una miniincisión de 2-3 cm para la búsqueda y abordaje de los linfonodos yeyunales (el linfonodo ileocólico es habitualmente uno de los más accesibles), donde se realiza la inyección linfática del tinte elegido (azul de metileno o verde de indocianina). Por último, se coloca un sistema monopuerto en la pared abdominal para el cierre temporal y protección de las vísceras (fig. 30).

> *El manejo del instrumental en sistemas monopuerto puede resultar complejo si no se tiene experiencia o material específico. Si llevar a cabo el procedimiento está siendo especialmente difícil, se puede colocar un puerto adicional para el uso del disector.*

335

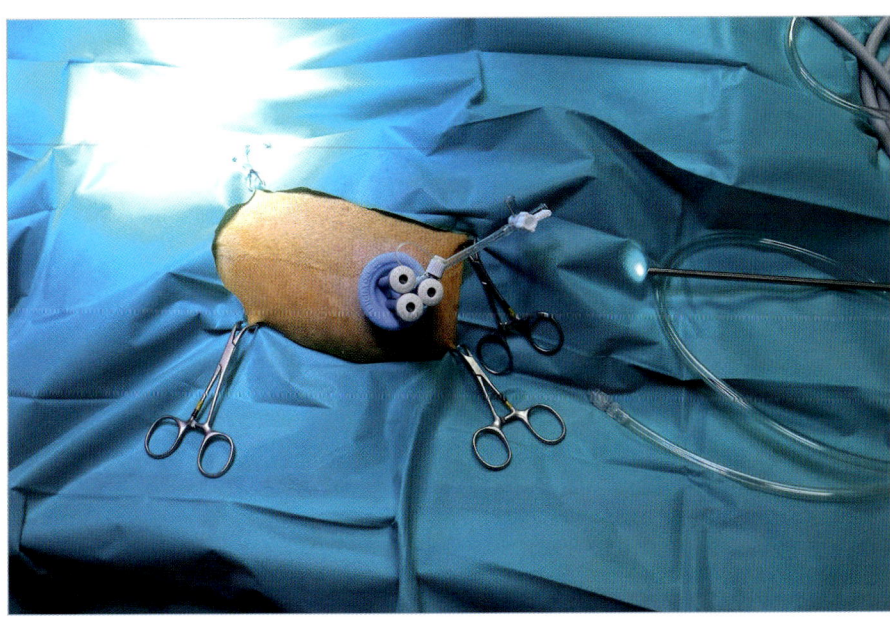

Fig. 30. Uso de un sistema monopuerto en un gato para el abordaje de la cisterna del quilo a través de la pared abdominal izquierda.

Técnica quirúrgica

| Dificultad técnica | ▮ | ▮ | ▮ | | |

Antes de la ablación de la cisterna del quilo, se ocluye el conducto torácico a través del abordaje torácico mediante alguna de las técnicas descritas antes en este capítulo.

A continuación, mediante el abordaje abdominal, se debe localizar el punto del tejido retroperitoneal donde se comenzará la disección (fig. 31). Este punto normalmente está en el polo craneal del riñón izquierdo (en el gato) o derecho (en el perro), aunque en ocasiones se puede realizar una disección más caudal por el lado derecho.

La disección debe ser cuidadosa, parando regularmente a observar el latido cardiaco para localizar la aorta abdominal. Debe tenerse especial cuidado para no lesionar las glándulas adrenales ni la vena frénicoabdominal, especialmente en abordajes por el lado izquierdo.

Una vez localizada la aorta, se puede observar la cisterna del quilo como una estructura de paredes finas íntimamente ligada a la arteria. Si la tinción con azul de metileno ha sido adecuada, podrá reconocerse su color azulado (fig. 32).

La ablación de la cisterna quilífera para que el quilo salga a la cavidad abdominal puede realizarse mediante desgarro con un disector (fig. 33) o mediante corte con tijeras (fig. 34). En ese momento se suele poder observar la salida de material quiloso a la cavidad abdominal. La ablación debe ampliarse todo lo posible, prestando atención a que la cisterna quede completamente desgarrada.

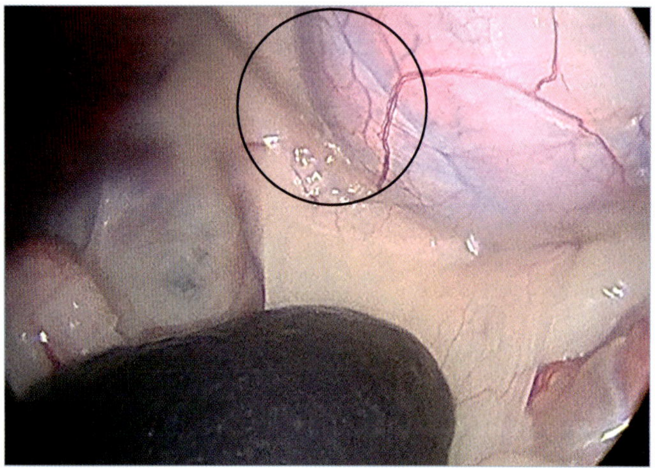

Fig. 31. Zona quirúrgica de elección para la búsqueda de la cisterna del quilo por el lado izquierdo. El círculo indica la zona adecuada de disección. Puede verse el riñón izquierdo en la parte superior derecha de la imagen y el bazo en la inferior izquierda.

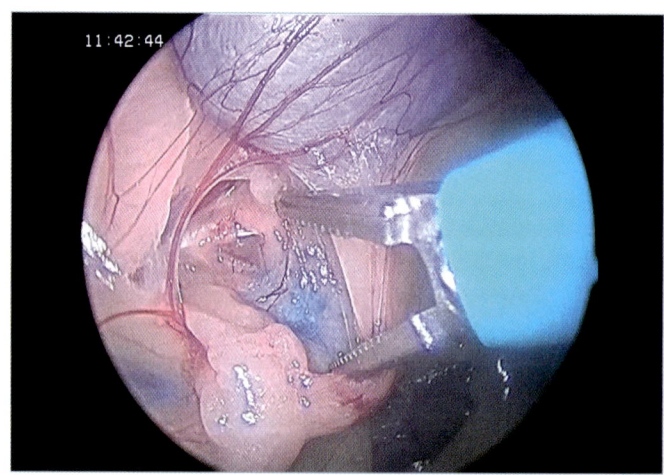

Fig. 32. Tras la localización de la aorta, puede apreciarse con facilidad la cisterna del quilo teñida con azul de metileno. Abordaje por el lado derecho en un perro.

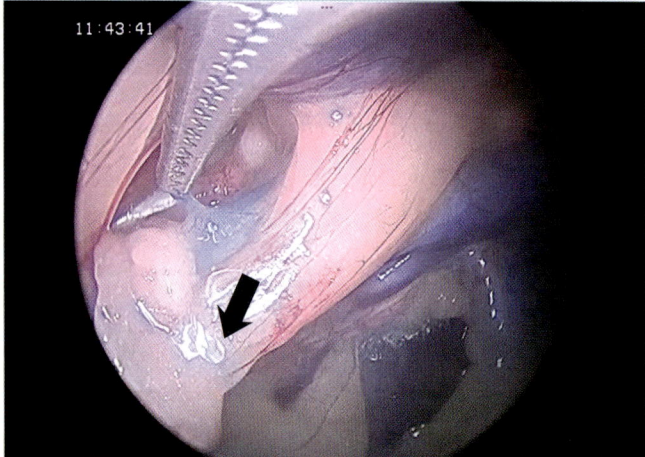

Fig. 33. Ablación traumática de la cisterna del quilo mediante un disector de Maryland en el mismo paciente de la figura anterior. Al incidirla, en ocasiones puede verse claramente la salida de quilo (flecha negra).

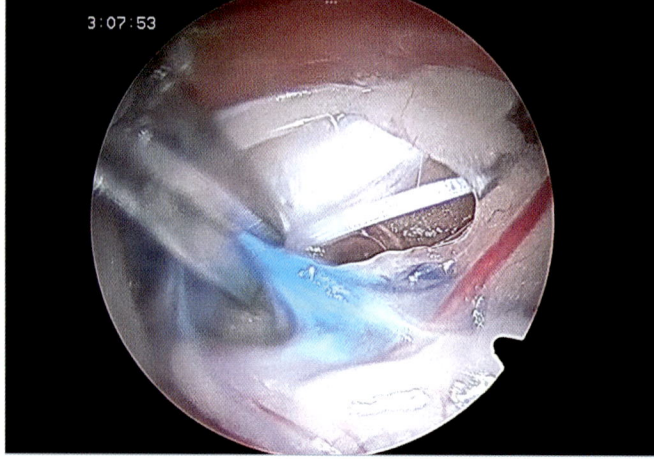

Fig. 34. Corte de la cisterna del quilo mediante tijera en un paciente felino por abordaje abdominal izquierdo.

Posoperatorio

Como en cualquier cirugía torácica, durante el posoperatorio inmediato el paciente debe ser hospitalizado, monitorizado y vigilado para detectar el desarrollo de signos de sangrado, neumotórax o dolor agudo.

En algunos pacientes, durante este periodo, puede ser necesario administrar oxígeno por vía nasal para mantener la normoxemia mientras los pulmones se reexpanden completamente. También resulta fundamental controlar que el tubo de drenaje torácico se encuentra correctamente implantado y que el vendaje que lo protege no comprime demasiado el tórax, comprometiendo la ventilación.

Igualmente, en el posoperatorio inmediato, se debe aspirar el espacio pleural cada 4 horas y realizar análisis de colesterol y triglicéridos del fluido extraído para determinar si se trata de quilo o de derrame inflamatorio.

> *Si la ligadura del conducto torácico ha tenido éxito, el derrame pleural debería detenerse en 1 o 2 días tras la cirugía, por lo que en estos casos el tubo de drenaje se podrá retirar al segundo o tercer día tras la intervención. Sin embargo, en determinados casos el derrame puede persistir hasta 2 semanas.*

Aunque la toracoscopia es significativamente menos dolorosa que la cirugía convencional, se debe prestar especial atención a los signos de dolor del animal y administrar una adecuada analgesia posoperatoria. Lo más recomendable es el empleo de protocolos de analgesia multimodal, con la administración de opioides cada 4-6 horas o en infusión a ritmo constante, así como de bupivacaína en infusión intratorácica a través del tubo de drenaje torácico.

El periodo de hospitalización de los pacientes varía en función de su evolución clínica, pero si la intervención ha tenido éxito y el paciente evoluciona satisfactoriamente, este puede ser dado de alta a los 2 o 3 días tras la cirugía.

> *Una vez resuelto el quilotórax, se debe llevar a cabo el seguimiento clínico durante varios años, ya que está descrita la recidiva del quilotórax transcurrido un periodo de 1-3 años desde la cirugía.*

Posibles complicaciones

Las principales complicaciones que pueden surgir en el periodo posoperatorio son:

- Persistencia del quilotórax o derrame serosanguinolento: esta es la complicación que aparece con mayor incidencia tras la cirugía. Si se observa derrame serosanguinolento tras la cirugía, repetir la ligadura del conducto torácico no aporta ningún beneficio. En estos casos es preferible recurrir a otras técnicas como los *shunts* pleuroperitoneales, la pericardiectomía (si no se ha realizado) o la administración de análogos de la somatostatina (octreotida) o rutina.

- Pleuritis fibrosante: es otra complicación que puede presentarse en el quilotórax crónico. Esto ocasionará que los pulmones no puedan reexpandirse adecuadamente, incluso en ausencia de derrame pleural, por lo que el paciente continuará con disnea. La etiología de este tipo de pleuritis no está clara, pero parece que está provocada por la irritación que el quilo ocasiona en la pleura en los casos de quilotórax crónico.

- Inmunosupresión: puede aparecer en pacientes que han sido sometidos a frecuentes toracocentesis, debido a una disminución de la cantidad de linfocitos.

- Pancreatitis tras la ligadura del conducto torácico: no está descrita en veterinaria, pero sí en medicina humana y en el ámbito experimental. Aunque no está clara la causa de esta pancreatitis, se piensa que puede estar relacionada con detener de forma brusca el flujo de linfa hacia el tórax o con la administración antes de la cirugía de grandes cantidades de grasa.

- Quiloabdomen: pese a que la cavidad abdominal posee una mayor capacidad de absorción del quilo, se ha descrito la aparición de quiloabdomen tras la ablación de la cisterna del quilo. La necesidad de drenaje por peritoneocentesis o, incluso, la colocación permanente de una válvula de drenaje dependerá de la cantidad de quilo acumulada y de los signos clínicos que esta provoque.

Masas mediastínicas

Manuel Jiménez Peláez, Daniel Aguilar García

Índice de presentación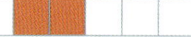

Etiología, signos clínicos y diagnóstico

Las masas mediastínicas más frecuentemente descritas en pequeños animales son el timoma y el linfoma tímico, aunque también se ha informado de otras como el carcinoma mediastínico, el carcinoma tiroideo ectópico, el sarcoma, el quiste branquial y el granuloma/absceso.

El timoma es el segundo tumor mediastínico más habitual en perros y gatos. Puede aparecer a cualquier edad, aunque normalmente afecta a animales mayores (9 años en perros, 10 años en gatos). Los signos clínicos pueden incluir letargo, regurgitaciones, vómitos, anorexia, pérdida de peso, tos, taquipnea y disnea. Aunque menos frecuente, puede observarse el síndrome de vena cava craneal (edema en cabeza, cuello y miembros torácicos) por la dificultad en el drenaje venoso de la porción craneal del cuerpo. El síndrome paraneoplásico se registra en el 67 % de los perros con timoma. Este síndrome puede incluir miastenia *gravis* (hasta el 40 % en perros, menos frecuente en gatos), megaesófago y neumonía por aspiración (hasta 40 % en perros), dermatitis exfoliativa (el signo más frecuente en gatos), eritema puntiforme, hipercalcemia, linfocitosis, anemia, miocarditis y polimiositis.

Las radiografías torácicas revelan una masa mediastínica craneal, con o sin derrame pleural o desplazamiento de la silueta cardiaca. Igualmente, la radiografía puede ser útil para evaluar comorbilidades como el megaesófago (fig. 1) o la neumonía por aspiración.

Es importante caracterizar internamente la masa mediastínica mediante ecografía o tomografía computarizada (TC). La TC con contraste se recomienda para determinar la extensión, agresividad y capacidad de invasión de la enfermedad, con el objetivo de considerar si es extirpable y, de esta forma, planificar la intervención quirúrgica. En este sentido, la capacidad de invasión del tumor (vascular o hacia otras estructuras) no descarta completamente al paciente como candidato para cirugía toracoscópica; la experiencia y habilidad del cirujano suponen un factor determinante. La identificación del tipo de tumor antes de la cirugía es fundamental (fig. 2). A este respecto, la punción-aspiración con aguja fina (PAAF) guiada por ecografía o TC da un resultado exacto en un alto porcentaje de los casos. La biopsia con aguja gruesa o *tru-cut* puede ser otra opción si los resultados de la PAAF no son concluyentes.

> ✳ *Antes de plantear la intervención, es imprescindible tener un diagnóstico citológico o histopatológico de la masa, ya que el linfoma tímico no es una enfermedad quirúrgica, mientras que el timoma sí lo es.*

338

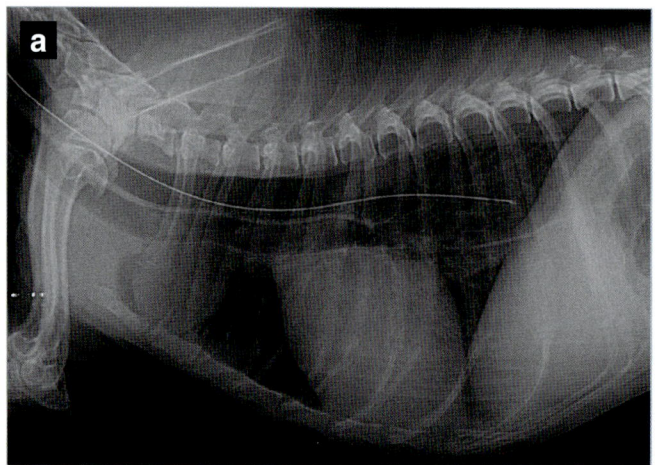

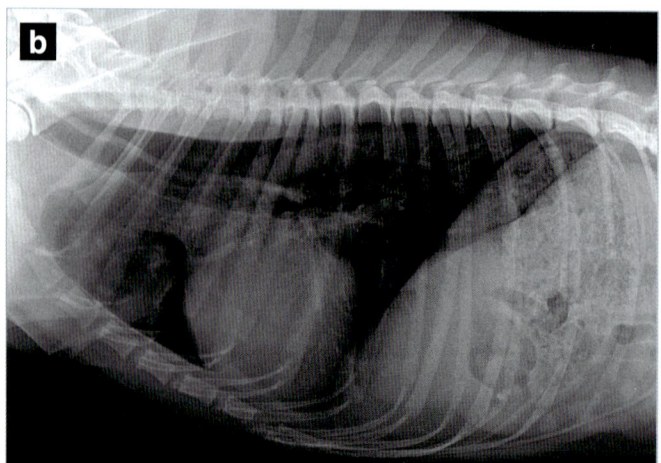

Fig. 1. Radiografías laterales de dos perros con una masa mediastínica (timoma) y con megaesófago y miastenia *gravis* asociados.

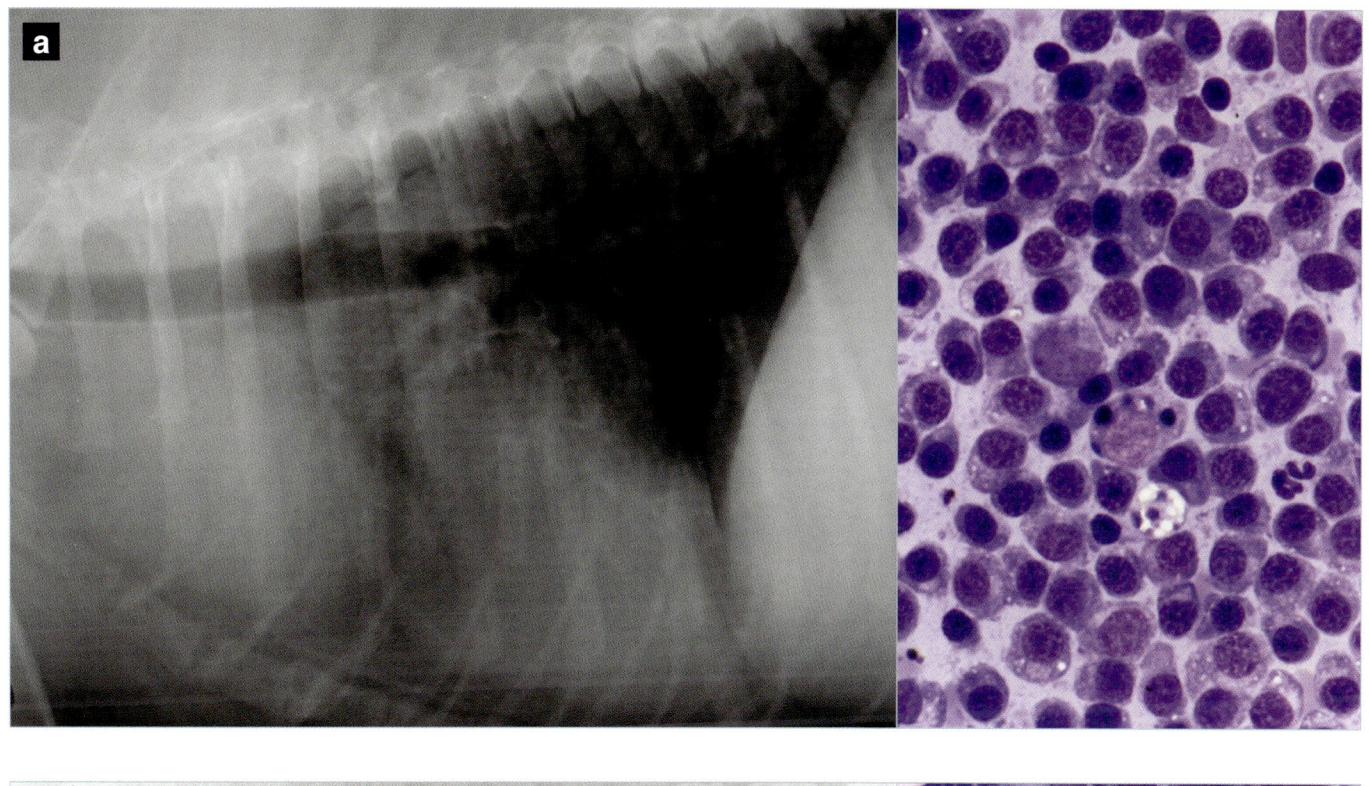

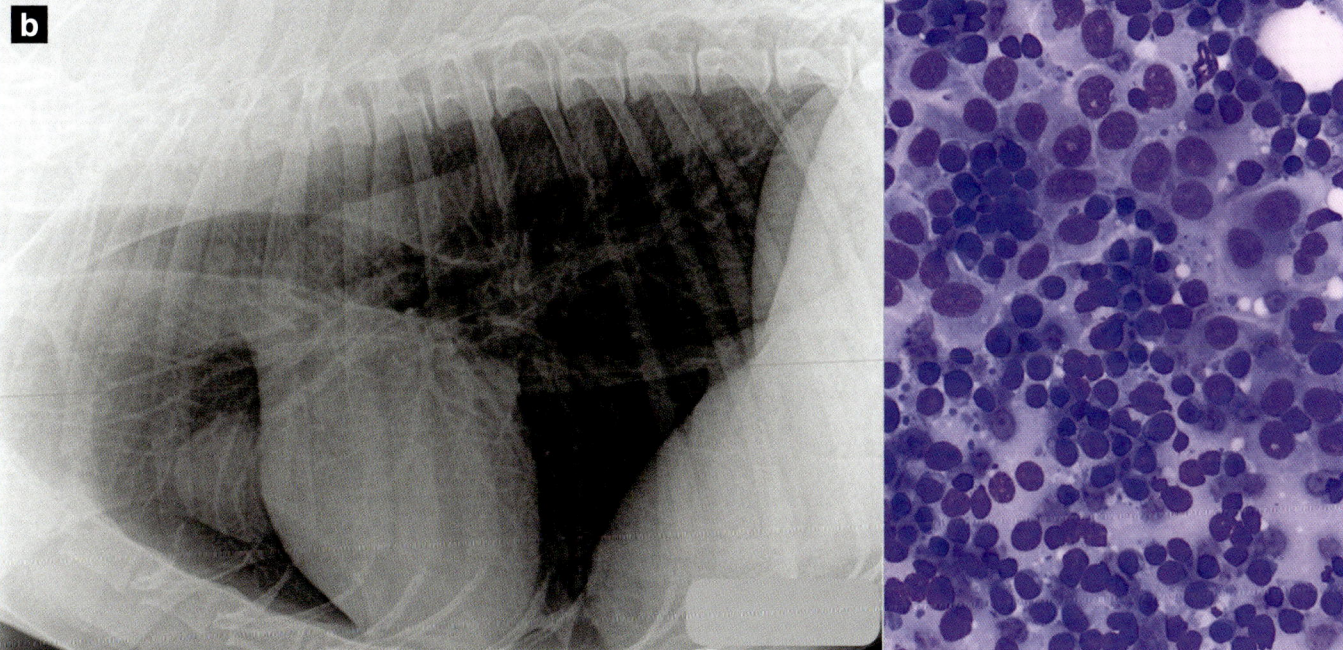

Fig. 2. Radiografías torácicas laterales e imágenes citológicas compatibles con un timoma (a) y con un linfoma mediastínico (b) en dos perros.

La tomografía computarizada es fundamental para la selección del candidato para cirugía toracoscópica. Los candidatos ideales son aquellos pacientes con timomas bien delimitados, encapsulados, de tamaño pequeño o moderado y no invasivos (fig. 3).

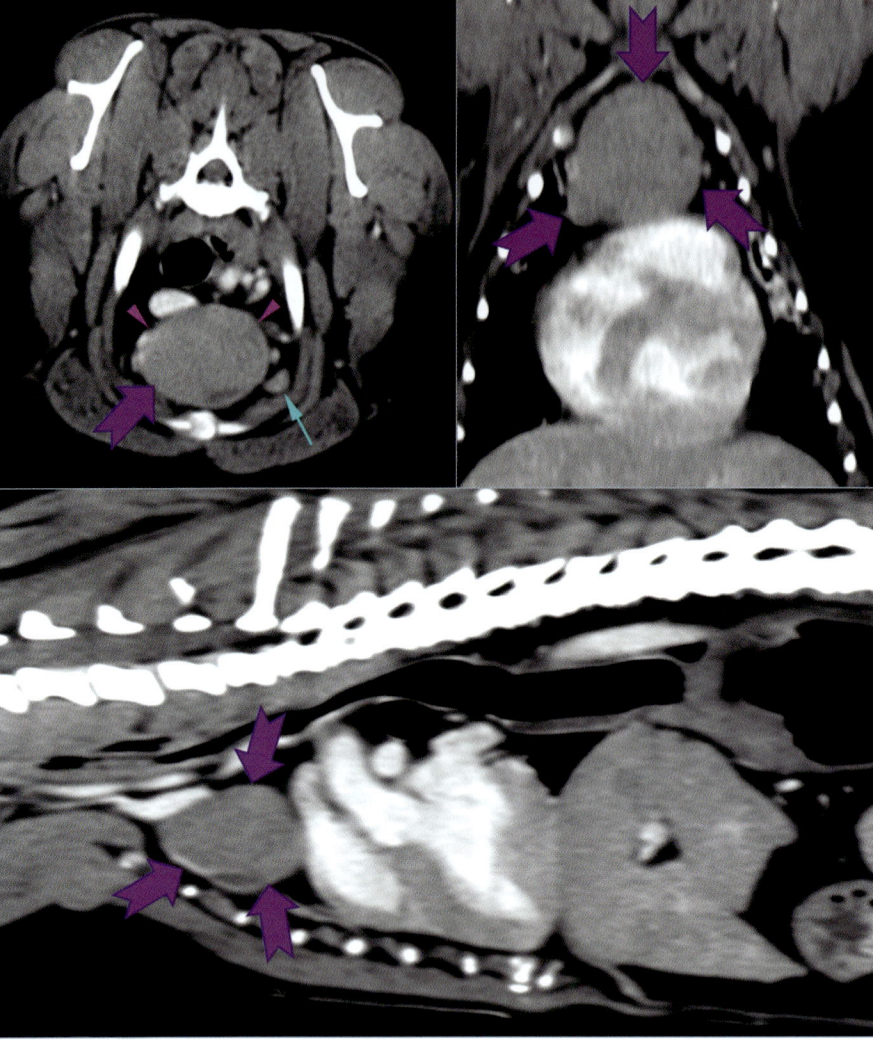

Fig. 3. Imágenes de tomografía computarizada torácica que muestran un timoma (flechas moradas) bien delimitado, encapsulado, de tamaño moderado y no invasivo en un perro. Este paciente es un ejemplo del candidato ideal para el tratamiento quirúrgico mediante abordaje toracoscópico. La flecha azul indica el linfonodo esternal izquierdo.

Recuerdo anatómico

El mediastino es el espacio entre los sacos pleurales derecho e izquierdo, donde se alojan varios órganos, vasos y nervios. El mediastino craneal contiene el esófago, la tráquea, los nervios vagos y frénicos, la vena cava craneal, las grandes arterias de la cabeza y de los miembros torácicos (subclavia izquierda y tronco braquiocefálico), el timo y el conducto torácico. Los nervios vagos tienden a seguir el curso del esófago, mientras que los nervios frénicos se sitúan cerca de la vena cava craneal y divergen dorsolateralmente hacia el pericardio. Las arterias torácicas internas nacen de las arterias subclavias y discurren caudoventralmente en un pliegue de la pleura desde el mediastino hasta el borde craneomedial del músculo transverso torácico, donde pasan profundamente a dicho músculo. Hay dos linfocentros (linfonodos esternales) a cada lado del mediastino craneal ventral, situados justo cranealmente al músculo transverso del tórax y craneoventralmente a los vasos sanguíneos torácicos internos. También hay varios linfonodos mediastínicos situados más dorsalmente y asociados a los grandes vasos, que rara vez son visibles.

Tratamiento y selección de los casos

El tratamiento del linfoma mediastínico, la otra enfermedad principal del diagnóstico diferencial de una masa mediastínica, es mediante terapia médica basada en quimioterapia. Por el contrario, el tratamiento de elección en el caso del timoma, siempre que sea posible, es la resección quirúrgica de la masa; la supervivencia media es de 1.825 días en el gato y 790 días en el perro. Los pacientes con timomas no invasivos, bien delimitados, encapsulados y de tamaño pequeño o moderado se consideran los candidatos ideales para la intervención mediante abordaje toracoscópico. El tamaño y la invasión local del tumor son factores importantes que deben evaluarse en relación con el tamaño del paciente, de manera que no se vea dificultada la capacidad de lograr un buen espacio de trabajo para la visualización y manipulación instrumental. En algunos casos, se puede retirar la masa mediante cirugía torácica videoasistida (VATS), realizando una incisión intercostal limitada para ayudar en la disección y en la extracción (fig. 4).

> *Actualmente, algunos cirujanos consideran candidatos para la extirpación toracoscópica a los perros de más de 30 kg con una masa de hasta 8 cm y a los perros de menos de 30 kg con una masa de hasta 5 cm, aunque esto es una simple indicación y no un dogma.*

341

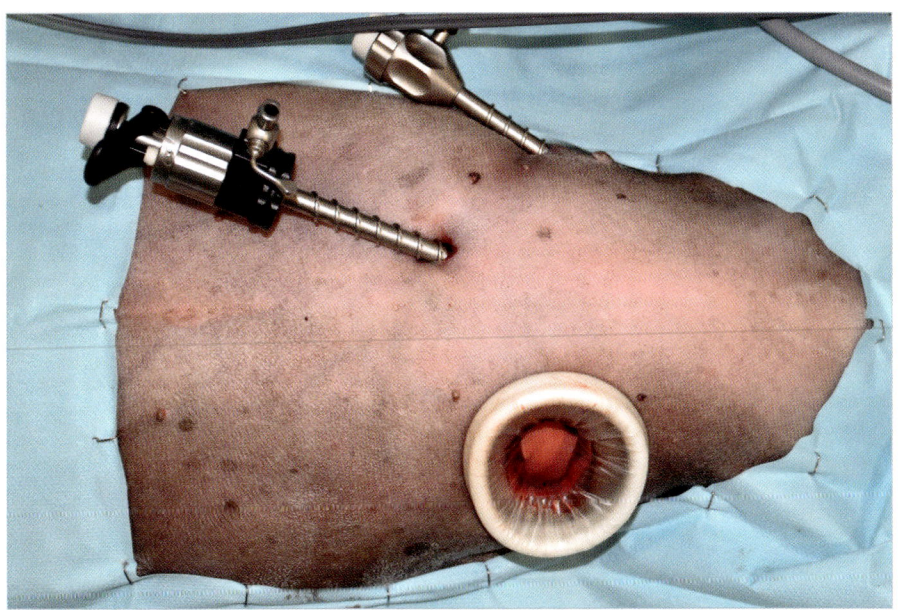

Fig. 4. Imagen intraoperatoria de cirugía torácica videoasistida (VATS) para la resección de un timoma. Se ha realizado una incisión intercostal limitada para introducir un protector de heridas, a fin de facilitar la disección y la extracción de la masa.

Extirpación toracoscópica de un timoma

Aspectos quirúrgicos generales

Preparación del paciente

Debe rasurarse al paciente desde la región cervical caudal hasta la mitad del abdomen ventral, incluyendo ambos laterales torácicos. La preparación aséptica debe realizarse de forma similar a la que se haría para una cirugía abierta convencional, ya que puede ser necesaria la conversión, urgente o no, del procedimiento. Igualmente, la colocación de los paños de campo debe ser similar para poder realizar una conversión rápida a una técnica abierta mediante esternotomía media.

> ✳ *El rasurado y preparación del campo debe ser el mismo que para la cirugía abierta convencional, ya que puede ser necesario convertir de forma urgente.*

Posicionamiento del paciente y de los equipos

El paciente se coloca en decúbito dorsal, ya que las masas mediastínicas suelen estar suspendidas en el mediastino craneal. Este posicionamiento permite una buena visualización de la superficie medial y lateral del mediastino craneal, así como de la relación de este con las estructuras circundantes. Los miembros torácicos del paciente se extienden cranealmente para permitir el acceso a ambos lados del tórax.

Se recomienda colocar el monitor en la zona craneal izquierda o derecha del paciente, en la cabeza de la mesa (con la óptica en posición sub- o paraxifoidea). La torre de laparoscopia se sitúa en la cabeza de la mesa. El cirujano y el ayudante se colocan uno a cada lado de la mesa si el paciente supera los 15 kg, mientras que si el paciente pesa menos de 15 kg, ambos se sitúan a los pies de la mesa (fig. 5).

Colocación de los trocares

Habitualmente, se utilizan tres trocares: dos de 5 mm, para la óptica y un instrumento, y uno de 10 mm, para el segundo instrumento y la bolsa endoscópica con la que se extrae el tumor. Aunque se puede realizar una exclusión pulmonar, ya sea usando bloqueadores bronquiales o tubos endotraqueales de doble luz, los autores prefieren emplear la técnica de neumotórax abierto con los trocares de laparoscopia con las llaves abiertas y sin válvulas. Si la exposición no es suficiente, lo cual es relativamente frecuente, se usarán trocares de laparoscopia con las llaves cerradas y se realizará una pequeña insuflación torácica de CO_2, a baja presión, que normalmente es bien tolerada por el paciente (fig. 6).

> *La insuflación torácica de CO_2 a baja presión (2-3 mmHg) mejora considerablemente la exposición del campo quirúrgico.*

Primero, se coloca el primer trocar en posición sub- o paraxifoidea, inclinándolo hacia un lado para evitar introducirlo en la grasa mediastínica ventrocaudal. A continuación, se inserta la óptica para evaluar la posición intratorácica del trocar e insuflar CO_2 a baja presión (2-3 mmHg). Posteriormente, mediante visualización directa, se coloca el segundo trocar en la pared torácica ventrolateral del mismo hemitórax donde se ha introducido la óptica, aproximadamente en el espacio intercostal 8-9, y, por último, se inserta el tercer trocar en el otro hemitórax, de la misma manera (fig. 7). Se debe estar a una distancia suficiente del tumor para permitir la inserción de los instrumentos y la disección cómoda de la masa.

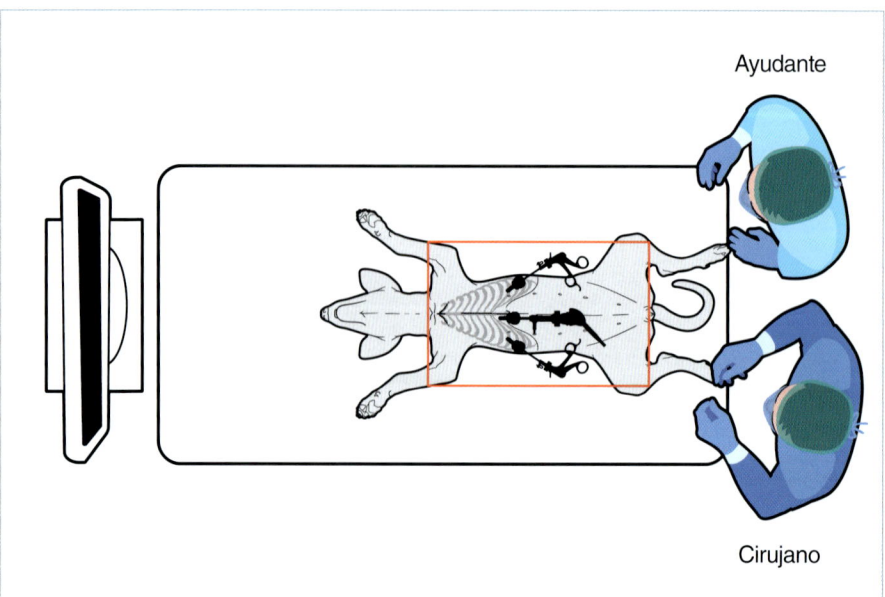

Ayudante

Cirujano

Fig. 5. Posicionamiento del paciente (<15 kg) y de los equipos para la extirpación toracoscópica de un timoma.

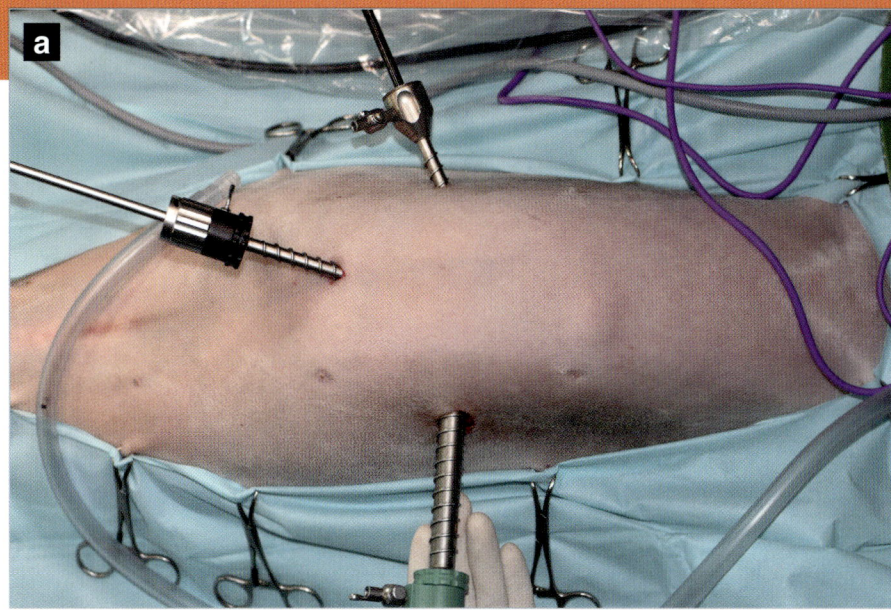

La elección del espacio intercostal para los instrumentos viene determinada también por el tamaño del animal; en los pacientes más pequeños se recomienda colocar los trocares en un punto más caudal, mientras que en los pacientes muy grandes hay que tener en cuenta la longitud de los instrumentos para poder acceder al interior del tórax craneal sin dificultad.

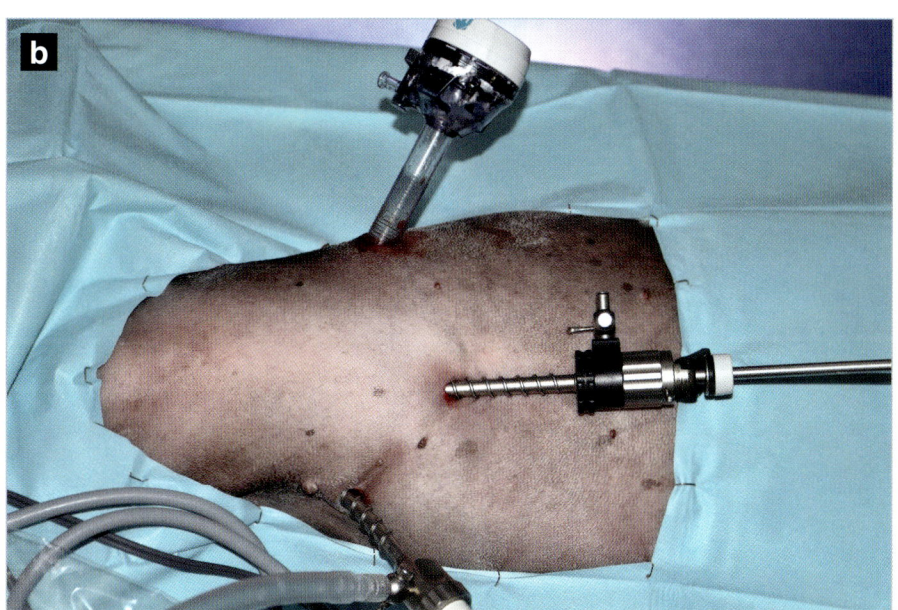

343

Fig. 6. Imágenes intraoperatorias de la disposición de los trocares para la resección toracoscópica de un timoma. Técnica de neumotórax abierto, con los trocares con las llaves abiertas y sin válvulas (a). Técnica de neumotórax cerrado, con los trocares con las llaves cerradas para realizar una pequeña insuflación torácica de CO_2 a baja presión (2-3 mmHg) (b).

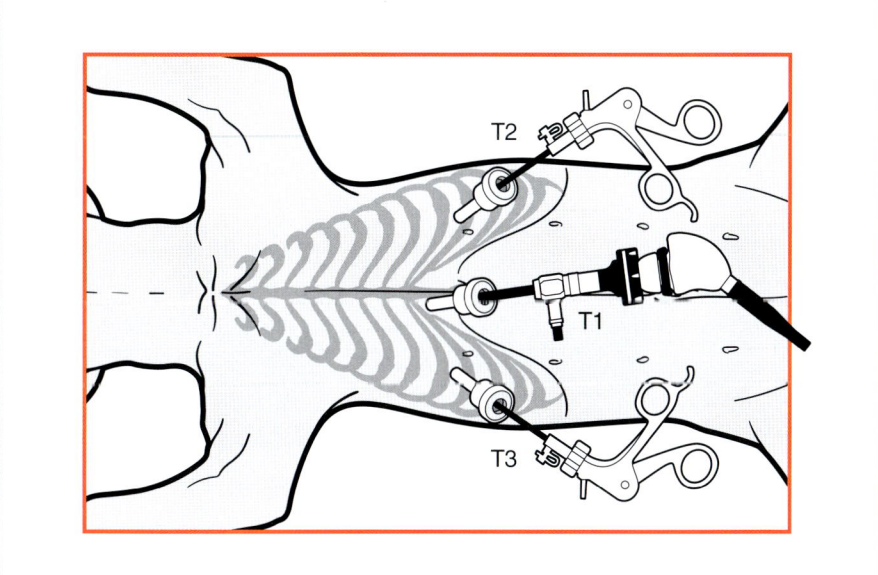

Fig. 7. Colocación estándar de tres trocares para la resección toracoscópica de un timoma (con T1 en posición subxifoidea).

Técnica quirúrgica

En primer lugar, se debe liberar, desde la parte caudal a la craneal, el mediastino ventral de manera completa o incompleta. Si la masa está suspendida en el mediastino, este no se libera completamente en su zona craneal, donde se encuentra la masa, ya que, en este caso, el mediastino suspende la masa y ayuda a la disección entre la masa y el pericardio y alrededores (vídeo 1).

Una vez localizada la masa (fig. 8), se debe identificar los nervios frénicos, que suelen discurrir por la cara dorsolateral del pericardio y en la proximidad de la vena cava craneal. Las dos arterias y venas torácicas internas descienden a ambos lados del mediastino craneal, y las masas se localizan a menudo caudal y dorsalmente a ellas. La masa mediastínica puede no ser visible si está rodeada

Ver vídeo 1

Disección de timoma (parte craneodorsal) con sellador. Se observa la vena y arteria torácicas internas derechas y el nervio frénico derecho

de grasa. La palpación con una sonda roma permitirá diferenciar entre la masa, de mayor consistencia, y la grasa mediastínica, más blanda. Esto puede facilitarse manipulando el mediastino cerca de la masa para ejercer tracción. A continuación, se diseca cuidadosamente la masa del mediastino, pericardio y tejidos circundantes con un sellador vascular/tisular (fig. 9). La combinación de disección roma y disección con un sellador es lo más eficaz (fig. 10).

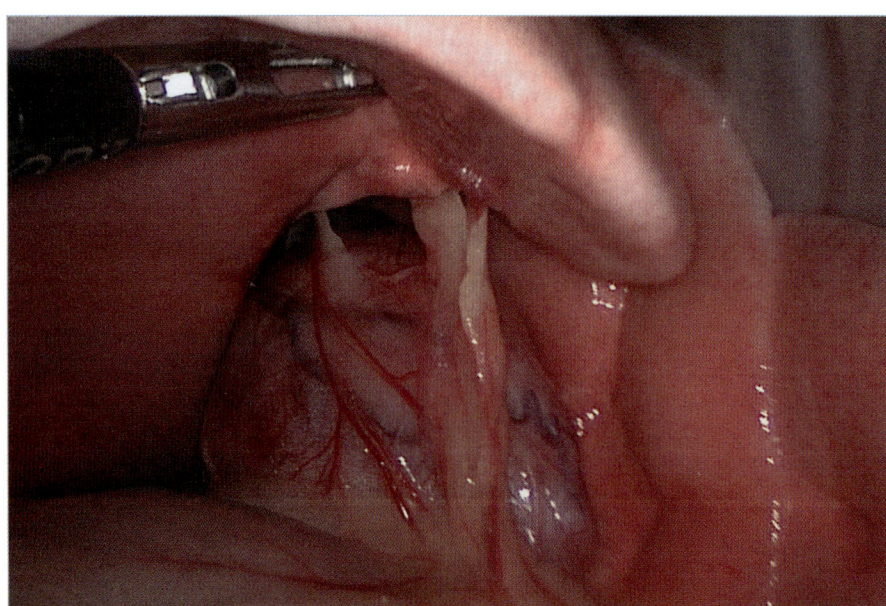

Fig. 8. Imagen toracoscópica de un timoma en la región mediastínica craneomedial en contacto con el pericardio, pero sin adherencias visibles.

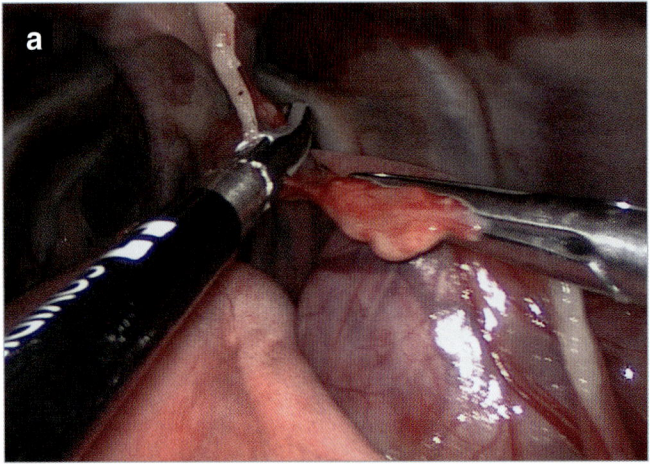

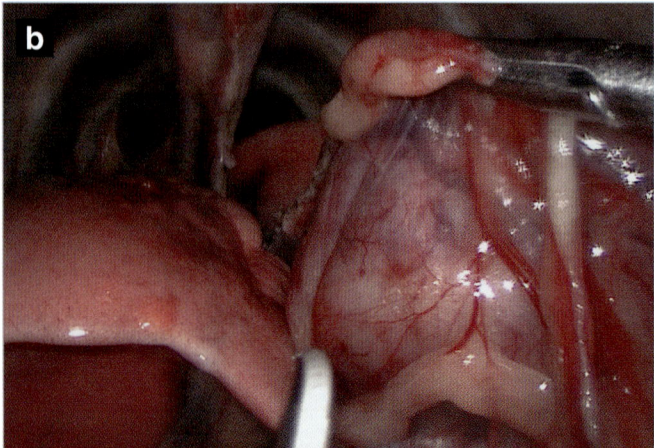

Fig. 9. Mientras se tracciona indirectamente del timoma usando el mediastino, la masa se diseca de sus fijaciones craneales y ventrales con un sellador vascular/tisular.

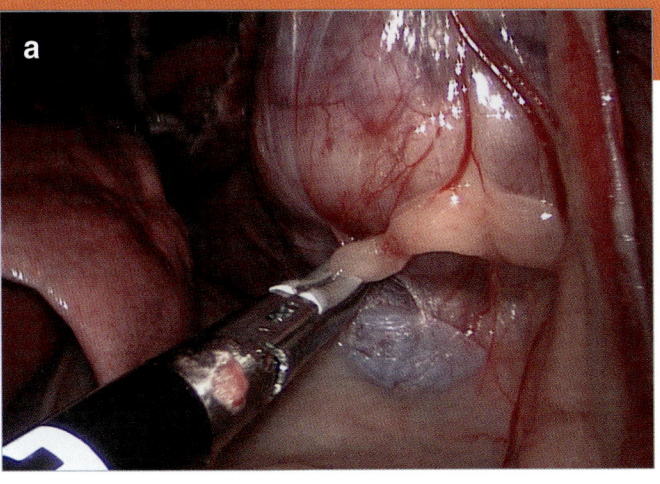

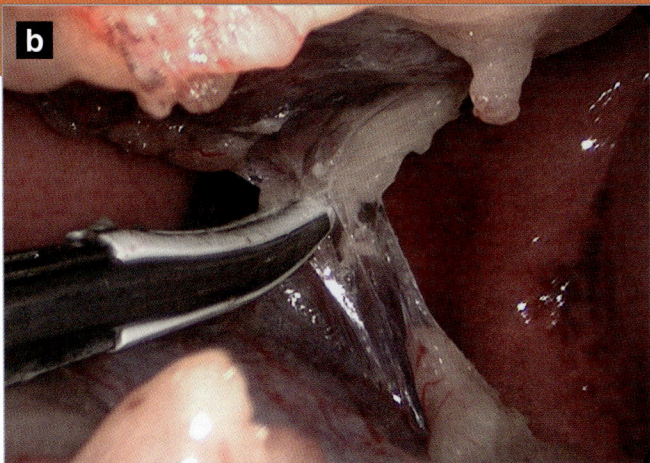

Fig. 10. Se termina la disección/sellado del timoma de la zona en contacto con el pericardio mientras se tracciona del mediastino ventral.

✳ *Durante el procedimiento, se recomienda comprobar regularmente la posición de estructuras como los nervios frénicos y la vena cava craneal para evitar daños iatrogénicos (vídeo 2).*

Ver vídeo 2
Disección de timoma con sellador. Se observa la vena cava craneal y el tronco braquiocefálico (derecha) y el timoma (izquierda)

Siguiendo los principios de oncología quirúrgica compartimental, hay que evitar la ruptura de la cápsula del timoma, para que no ocurra la diseminación de células tumorales, por lo que nunca se debe traccionar de la cápsula directamente durante la disección, sino que debe sujetarse el tejido pericapsular o empujar cuidadosamente el timoma con un separador o una pinza de agarre abierta, para facilitar la disección (fig. 11). Para llevar a cabo la extracción de la masa, y evitar la ruptura capsular y la consecuente diseminación celular, se recomienda utilizar una bolsa endoscópica (fig. 12); esto previene también la implantación de células tumorales en la pared torácica (vídeo 3). Generalmente, será necesario ampliar la incisión del trocar de 10 mm lo suficiente como para permitir la exteriorización de la masa (fig. 13). Después, en función de los hallazgos de las pruebas de imagen, se debe realizar una linfadenectomía regional. Una vez asegurada la hemostasia (fig. 14), se coloca un tubo de toracostomía (fig. 15) y se cierran las incisiones de los trocares en la pared torácica de forma rutinaria por capas (fig. 16). El tejido extirpado se envía a un laboratorio para su análisis histopatológico (fig. 17).

Al estar trabajando muy cerca de estructuras vasculares y nerviosas de gran importancia, se debe extremar las precauciones al usar el sellador vascular, ya que puede provocar lesiones por dispersión térmica.

Durante la extracción del timoma se debe evitar que este contacte directamente con la pared torácica, ya sea colocando un protector de heridas en la incisión o introduciendo la masa en una bolsa endoscópica.

345

Ver vídeo 3
Introducción de timoma en bolsa endoscópica para extracción

Ver vídeo 4
Extracción de timoma en bolsa endoscópica (caso 1)

Ver vídeo 5
Extracción de timoma en bolsa endoscópica (caso 2)

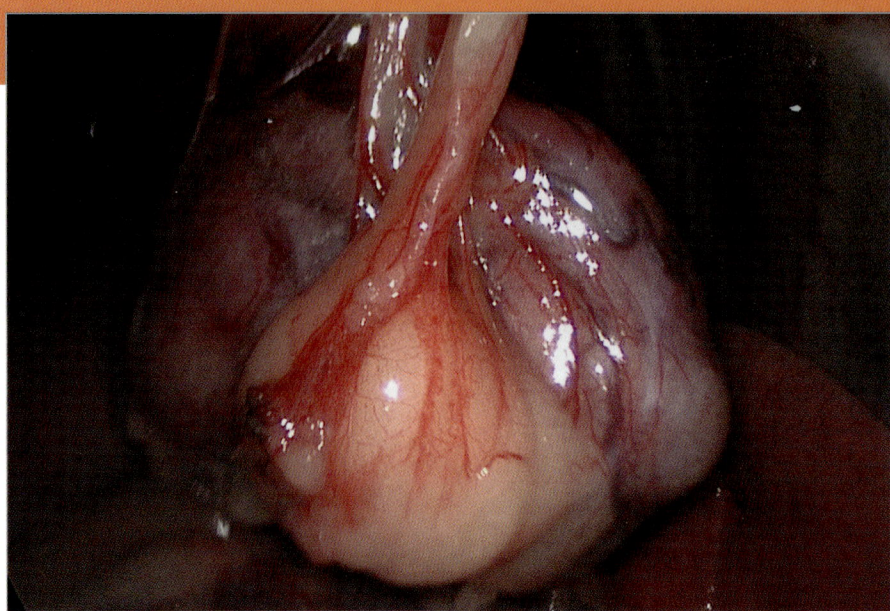

Fig. 11. Imagen toracoscópica del timoma íntegro, una vez disecado y aislado por completo.

346

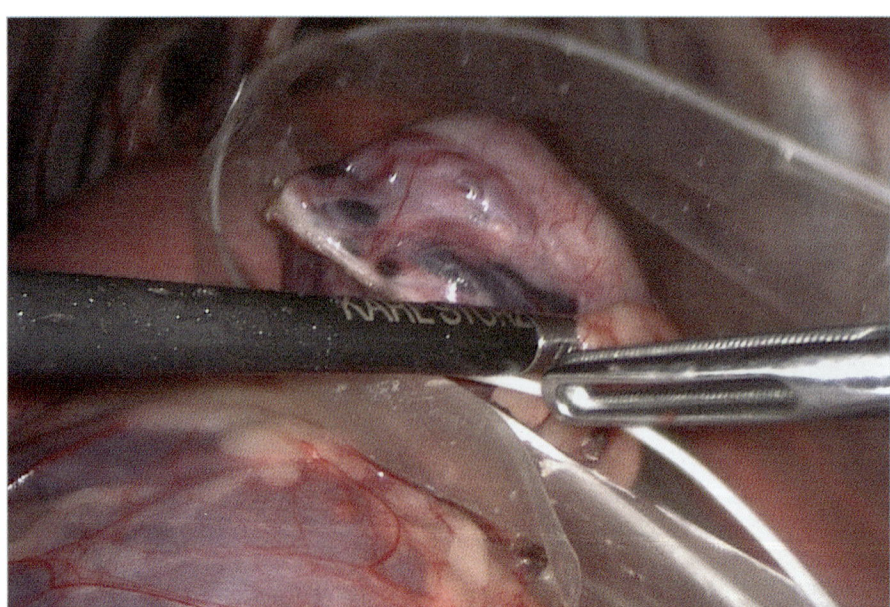

Fig. 12. Se introduce el timoma dentro de una bolsa endoscópica antes de su extracción del paciente.

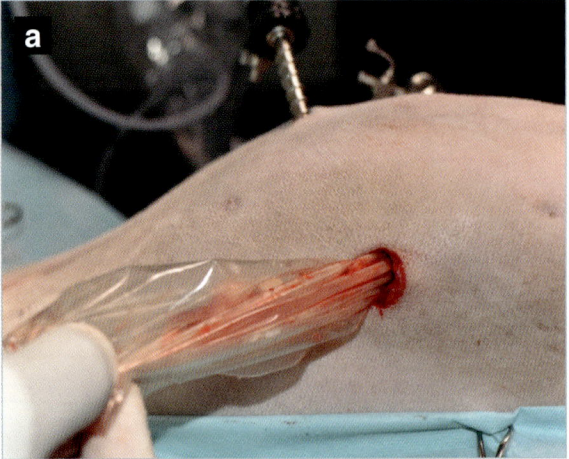

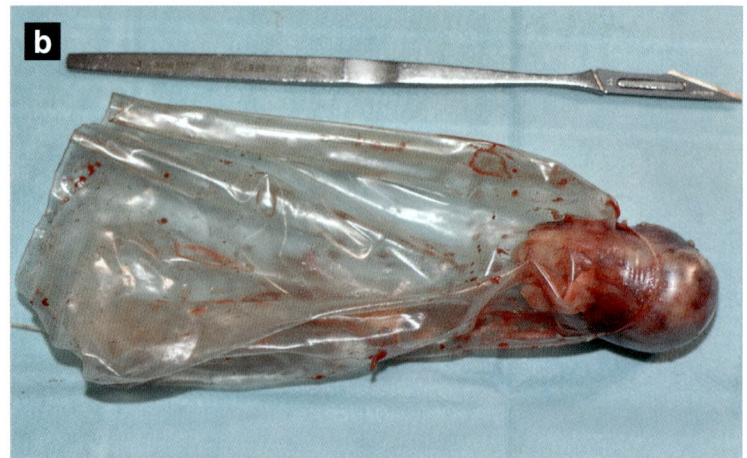

Fig. 13. El timoma, dentro de la bolsa endoscópica, se exterioriza de la cavidad torácica tras haber agrandado ligeramente la incisión del trocar de 10 mm (a). Imagen del timoma dentro de la bolsa una vez fuera del tórax (b).

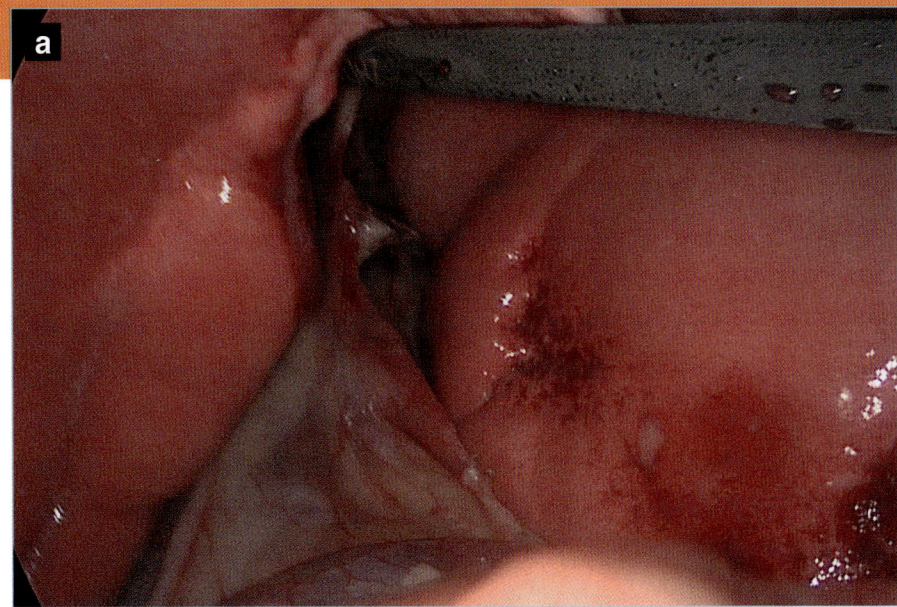

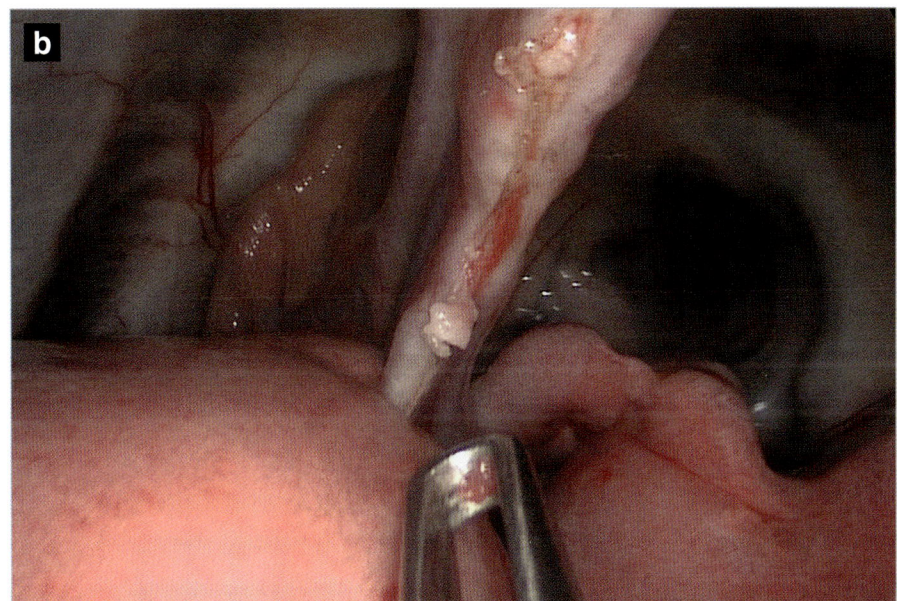

Fig. 14. Se debe realizar una exploración para confirmar la extirpación completa del timoma y la ausencia de sangrado activo.

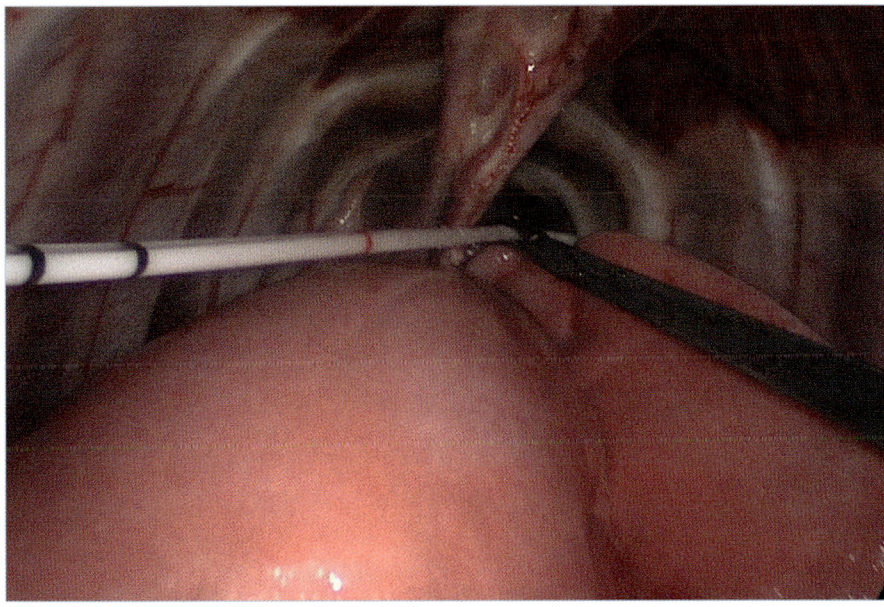

Fig. 15. Se coloca un drenaje torácico guiado por toracoscopia.

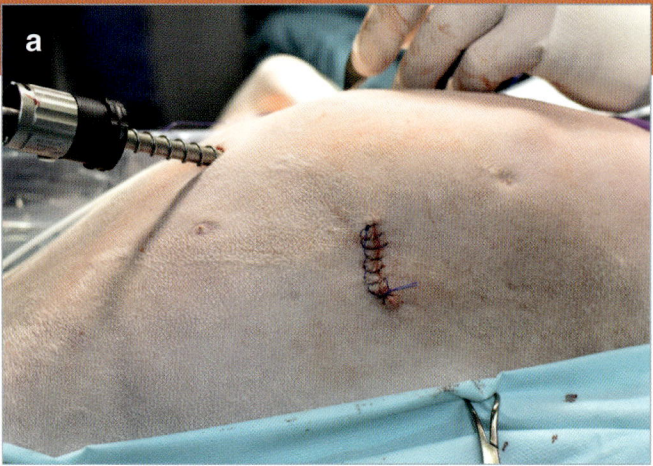
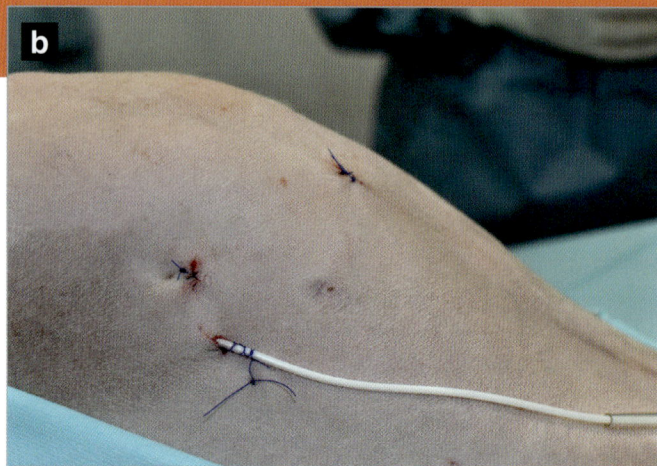

Fig. 16. Las incisiones de los trocares se cierran de forma rutinaria en tres capas (muscular, subcutáneo y piel) (a). Se fija el drenaje torácico a la piel del paciente (b).

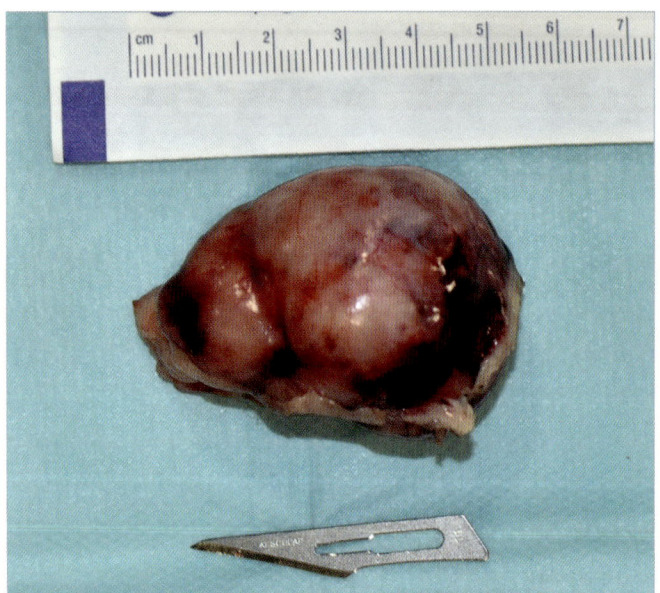

Fig. 17. Imagen del timoma, completo y sin efracción capsular, una vez extirpado y antes de ser preparado para su examen histopatológico.

Posoperatorio

Como en cualquier cirugía torácica, es crucial una estrecha vigilancia del drenaje torácico para revisar la producción de aire o líquido. En la mayoría de los casos sin derrame pleural preoperatorio, cabe esperar que se pueda retirar el tubo de toracostomía a las 24 horas después de la intervención. El tratamiento del dolor puede incluir bloqueos de los nervios intercostales y la administración subcutánea o endovenosa de opiáceos y antiinflamatorios no esteroideos, con una transición al tratamiento oral en 1-2 días. Al igual que con cualquier incisión quirúrgica, debe comprobarse la aparición de inflamación, secreción, dolor o hemorragia en las heridas.

Posibles complicaciones

Las principales complicaciones asociadas al tratamiento quirúrgico de las masas mediastínicas son hemorragias, neumotórax (asociados a adherencias o laceraciones pulmonares), recidiva local (más frecuente en casos infiltrativos o de ruptura de la masa durante el procedimiento) y neumonía (sobre todo si el paciente presenta miastenia *gravis* con megaesófago).